# 伊藤清夫
# 漢方著作集

伊藤清夫 著
伊藤清夫漢方著作集刊行委員会 編

メディカルユーコン

# 『伊藤清夫漢方著作集』の発刊によせて

　伊藤清夫先生は、奥田謙蔵先生に師事して漢方の道に入り、漢方の道を究められ、同門の藤平健先生・小倉重成先生とともに、敬意を込めて「千葉の三羽がらす」と呼ばれました。古方を中心に本草学の知識を駆使して生薬の加減法に取り組まれ、附子の成分研究など、科学的な視点を重視して多くの患者さんの治療に当たられました。

　また医業の傍ら、日本東洋医学会の運営をはじめとした学会・研究会活動にも心血を注がれました。さらに、漢方医学の将来を憂い、数々の提言をなされ論文にも遺されており、その内容は，現在読んでも、実現すべきことであり、先生の先見性には驚かされるものであります。

　伊藤清夫先生は、『漢方の臨床』誌をはじめ、数多くの論文や連載などを執筆されましたが、刊行された著作がほとんどないことが惜しまれます。そこで「伊藤清夫漢方著作集刊行委員会」を設立し、数年前より準備を進めて参りました。そしてこの度漸く、伊藤清夫先生の偉業を後世に遺すべく、先生が遺された論文の中から数篇を精選し、『伊藤清夫漢方著作集』を上梓する運びとなりました。

　本書が今後の漢方界の発展と進むべき道程に羅針盤的役割の一端を果たすことができれば、刊行委員一同望外の喜びであります。

　　　　　　　　　　　　　　　　　　　　　　　　　令和7年2月吉日
　　　　　　　＜発起人＞
　　　　　　　　　藤巻日出夫（藤巻クリニック）
　　　　　　　　　鎌田慶市郎（元鎌田耳鼻咽喉科医院）
　　　　　　　　　盛　克己（盛クリニック）
　　　　　　　＜事務局＞
　　　　　　　　　並木隆雄（千葉大学和漢診療学）
　　　　　　　　　兒玉由佳（元千葉大学和漢診療学）

# 目次

**第1編**　実践漢方入門……1

　はじめに……2
　実践漢方入門講義について……3
　日本漢方の教育事情と問題点……4
　**❶ 風邪の漢方治療**……8
　　① 風邪の治療に漢方が有利なこと……9
　　② 風邪の漢方治療から学ぶもの……10
　　③ 風邪の漢方治療と『傷寒論』……13
　　④ 風邪の症状と問診……17
　　⑤ 風邪の症候の把握……18
　　⑥ 風邪の初期に用いられる薬方……22
　　⑦ 太陽病で他の証を挟む薬方……25
　　⑧ 太陽病で他の証を挟む薬方(続)……33
　　⑨ 風邪の第2期に用いられる薬方……37
　**❷ 風邪の治療というもの**……43
　　① 風邪の治療の問題点……43
　　② 風邪の養生法……46
　　③ 風邪の食事……48
　　④ 風邪の予防……49
　**❸ 柴胡剤の運用**……51
　　① 小柴胡湯の解説……56
　　② 小柴胡湯の解説(続)……63
　　③ 大柴胡湯と柴胡桂枝乾姜湯の解説……69

④ 柴胡桂枝湯と柴胡加竜骨牡蛎湯と四逆散の解説……**74**
⑤ 柴胡湯類の構成について……**81**
⑥ 証と目標について……**90**
⑦ 柴胡剤の運用ということ……**91**
⑧ 柴胡湯類の適用について……**96**
⑨ 柴胡剤使用 40 年を過ぎて想う……**105**
⑩『皇漢医学』と柴胡剤……**106**
⑪ 柴胡剤というもの……**109**
⑫ 柴胡剤の適応について……**119**
⑬ 柴胡剤の適応の実際 (1)……**121**
⑭ 柴胡剤の適応の実際 (2)……**124**
⑮ 柴胡剤の適応の実際 (3)……**138**
⑯ 柴胡剤薬方の構成生薬について……**147**
⑰ 柴胡剤の今後の漢方診療における期待……**153**

**4 水の代謝とその薬方**……**157**
① 水毒(水滞)とは―水の代謝……**159**
② 水の代謝に関連のある症候……**161**
③ 水の代謝に関係のある疾患、症候……**162**
④ 駆水作用のある生薬……**164**
⑤ 水の代謝異常を知るための問診……**170**
⑥ 日本の漢方診療の根本問題……**176**
⑦ 薬能について……**179**
⑧ 水の代謝の薬方について (1)……**182**
⑨ 水の代謝の薬方について (2)……**187**

## 第2編　薬局漢方入門……205

**1 薬局漢方の使命**……**206**
① 漢方治療というもの……**208**
② 薬局漢方の役割……**210**
**2 漢方で治る病気の話**……**211**

①漢方がよく効く症状、病気（A群）……**213**
　②漢方が比較的よく効く症状、病気（B群）……**215**
　③西洋医学的治療と漢方の併用で有効な疾患（C群）……**218**
**3 風邪の漢方治療 (1)**……**218**
　①風邪の治療に漢方が有利なこと……**218**
　②風邪の漢方治療と『傷寒論』……**219**
　③漢方治療に便利な風邪の分類……**219**
　④風邪の治療と問診……**221**
　⑤『傷寒論』から学ぶ……**222**
**4 風邪の漢方治療 (2)**……**226**
　①風邪の症候の把握……**226**
　②風邪の初期に用いられる薬方……**231**
　③太陽病で他の証を挟む薬方……**233**
　④風邪の第2期に用いられる薬方……**236**
　⑤風邪の養生……**239**
**5 漢方相談**……**241**
　①漢方相談の目的……**241**
　②言葉について……**243**
　③症状把握上の注意……**245**
　④服薬法の注意……**246**
**6 呼吸器系疾患の治療**……**247**
　①咳嗽の治療……**248**
　②肺結核と漢方……**253**
　③気管支喘息……**254**
　④喘息に用いられる薬方……**257**
**7 消化器系疾患の治療**……**262**
　①便秘と下痢……**262**
　②急性の下痢……**265**
　③慢性の下痢……**267**
　④下痢の食養生……**269**

5 便秘……**270**

6 慢性便秘の薬方……**273**

7 便秘の食事……**276**

8 消化器疾患の問診の前の予備知識……**277**

9 腹痛の問診……**280**

10 急性胃炎……**282**

11 慢性胃炎……**283**

12 胃・十二指腸潰瘍の治療……**284**

13 胃・十二指腸潰瘍の食養生……**289**

**8 身体痛の漢方療法**……**292**

1 痛みに使う生薬について……**293**

2 痛みに使う基本薬方……**295**

3 体痛の漢方療法……**297**

4 肩こりについて……**298**

5 筋肉痛(肩こり、腰痛)……**299**

6 神経痛(坐骨神経痛、四十腕、五十肩、肋間神経痛)……**302**

身体痛の薬方とその適応疾患……**307**

身体痛に用いる主な薬方解説……**310**

痛みに用いる主な薬味の薬能……**315**

## 第3編　薬局漢方講座……**321**

**1 駆瘀血剤について**……**322**

1 瘀血の歴史……**326**

2 瘀血の症状……**328**

3 瘀血の成因……**330**

4 瘀血に関連する疾患例……**331**

5 駆瘀血剤の構成生薬……**333**

6 薬能……**333**

7 駆瘀血剤薬方の構成生薬の薬能……**339**

**2 柴胡剤の運用について**……**343**

①『傷寒論』の条文からみた小柴胡湯……**343**
　②小柴胡湯の構成と薬能……**349**
　③柴胡剤への期待……**355**

## 第4編　日本の漢方診療の現状と今後……**361**

**1 日本の漢方治療の現状と中医学**……**362**
　①日本漢方と中医学の用薬について……**362**
　②漢方の診察、診断法（随証治療）……**368**
　③証という類型・パターン認識について……**370**
　④随証治療の長所・短所……**375**
　⑤随証治療と中医学の弁証論治……**390**

**2 漢方エキス製剤の諸問題**……**397**
　①現行のエキス剤における問題点……**398**
　②エキス剤改善の問題点……**400**

**3 日本漢方の今後の在り方**……**404**
　①日本漢方のあるべき姿……**404**
　②日本漢方界の現状……**409**
　③漢方治療の経済性……**413**
　④漢方医学の再評価の問題……**415**

**4 伝統医学について**……**417**

**5 日本漢方の評価の問題**……**426**

**6 漢方エキス製剤の評価について**……**431**
　①小柴胡湯について……**433**
　②エキス製剤の評価について……**436**
　③逐次実験法……**449**

**7 日本の漢方診療の今後**……**454**
　①証ということ……**454**
　②『傷寒論』は治療の原典である……**461**
　③証の判明している薬方を使うということ……**462**
　④随証治療の欠点とその補い方……**464**

- ⑤ 随証治療で漢方を発展させるには……**465**
- ⑥ 「新年のことば」を読んでの筆者の所感……**467**
- ⑦ 「新春座談会」を読んでの筆者の所感……**470**
- ⑧ 日本漢方の学問的基本理論と診察・診断法の確立……**477**
- ⑨ 小柴胡湯の副作用問題について……**481**
- ⑩ 最高の漢方治療を目指して……**485**
- ⑪ 随証治療での可能性……**487**
- ⑫ 漢方に進歩はあるか……**488**
- ⑬ 筆者個人の漢方治療の進歩……**495**
- ⑭ 進歩を考えるための問題点……**496**
- ⑮ 漢方湯液治療研究会について……**499**
- ⑯ 随証治療と中医学的治療の現実的な違い……**501**
- ⑰ 随証治療の進歩に有利な点……**504**

**❽ 現在の日本の漢方治療と中医学的治療の問題……506**
- ① 日本漢方の由来と現状……**507**
- ② 中医学的湯液治療について……**515**

**❾ 証について……520**
- ① 随証治療の「証」と弁証論治の「証」……**520**
- ② 国際的観点からの日本の漢方……**526**
- ③ 『傷寒論』の薬方の構成と加減方と合方……**530**
- ④ 証ということ……**540**
- ⑤ 古方の証について……**541**
- ⑥ 漢方の臨床と証……**543**
- ⑦ 逐次実験的治療と『傷寒論』……**544**
- ⑧ 証についての結語……**550**
- ⑨ 逐次実験的治療法……**553**
- ⑩ 逐次実験的治療法の実際……**556**
- ⑪ 逐次法から『傷寒論』をみる……**557**
- ⑫ 逐次法を随証治療に活かすには……**559**
- ⑬ 証と科学的ということ……**562**

⑭「血清薬理学」について……**562**
⑮「証」を発展的に考える……**567**
⑯「証」の検討 (1)……**569**
⑰「証」の検討 (2)……**572**
⑱「証」の検討 (3)……**594**
⑲「証」の検討 (4)……**598**

**❿ 古方を考える**……**602**
① 吉益東洞の業績とその思想……**602**
② 曲直瀬道三と吉益東洞……**611**
③ 東洞の医説……**614**
④ 吉益東洞の意図を考える……**622**
⑤ 現代の日本の漢方医は古方から何を学ぶか……**630**
⑥ ミッシェル・フーコー『臨床医学の誕生』から……**633**
⑦『諸科学の解体─科学論の可能性』から……**641**

**⓫ 漢方診療の今後の発展のために**……**652**
① 日本の伝統医学漢方と臨床医学……**653**
② 吉益東洞の考え方と臨床医学……**655**
③ 科学というもの、科学的ということ……**672**
④ 中西医結合の問題……**676**
⑤「気」の概念について……**694**

**⓬ 最後に**……**724**

## 第5編　食方漫筆……727

**❶ 食養の目指すもの**……**728**
① 東洋的食養について……**729**
② 西洋医学的食養について……**732**
③ 食養の立場とその目指すもの……**733**

**❷ 胃潰瘍と酒**……**736**

**❸ ミキサー**……**739**

**❹ 水**……**742**

① 水分の摂取量……**745**
② 水の飲み方……**748**
③ 続・水の飲み方……**751**
**5** 味……**754**
① 味・その (1)……**754**
② 味・その (2)……**757**
**6** 夏の飲み物……**760**
**7** 薬と養生……**764**
**8** 風邪の食方……**767**
**9** 不老長生と食……**772**
① 強精食……**773**
② 白髪と禿……**775**
③ 肥満と痩せる工夫……**780**
**10** 美しくなるために―肌の美―……**786**
**11** 強精食談義……**790**
**12** 塩……**793**
① 塩の由来と用途……**793**
② 塩と味……**796**
**13** 酒と肴……**799**
① 酒と肴・その (1)……**799**
② 酒と肴・その (2)……**805**
**14** いかもの……**809**
**15** 嗜好品……**812**
**16** 食方的喫煙考……**816**
**17** 嗜好品としてのたばこ……**820**
**18** 気管支喘息の食養……**826**

**附編** 伊藤清夫評伝……**831**

**1** 生い立ち……**832**
**2** 漢方医として……**833**

① 奥田門下……833
　　② 日本東洋医学会……835
　　③ 臨床医……836
　　④ 食養生……837
　　⑤ 附子の研究……838
　　⑥ 漢方湯液治療研究会……838
　**3 漢方の普及・教育・交流**……839
　　① 全国での漢方普及活動……839
　　② 日本漢方協会の発足……840
　　③ 千葉大東医研の常任講師……840
　　④ 聖光園細野診療所との交友……840
　**4 晩　年**……841
　**5 人物・趣味人**……842
　　① 写真……843
　　② 食通……843
　　③ 新短歌同人世話人……844
　　④ 焼き物収集……845
　　⑤ 演劇……846
　　⑥ 音楽・舞台芸術鑑賞……846
　　⑦ 絵画……846
　　⑧ おしゃれ……846
　**6 著書・著作**……847
　　① 著書……847
　　② 著作……847

**文献リスト**……849
**索　　引**……859

## 第1編
# 実践漢方入門

## はじめに

　まず初めに私の言う「実践漢方」とは何かを説明して、読者諸賢のご理解を得ておきたい。

　20余年前、日本漢方協会の発足にあたって、当時日本東洋医学会の理事長（現在の会長）であった私に、漢方の講義を引き受けて欲しいという要請があった。学会の理事諸氏の賛成を得て、講義のテキストを作り、連続講義が始まった。受講者は薬剤師が大半であったので、薬局向けの講義をして欲しいという要望があったが、病人を治すという点では、医師も薬剤師も区別はない。ただ薬剤師は診察が出来ないので、漢方相談で漢方薬を出す時は、診察が無い分だけ、よけいに頭を使って判断しなければならない。講義は日本漢方で必要と思われる知識を盛り込む。薬剤師はその知識を自分の仕事に役立つように工夫すればよいと、要望は断わった。そして出来たものが、今でも通信講座に使っているテキストである。この時以来、日本の漢方教育について考え続けているのである。学会の理事長を5年勤めた後、日本漢方医学研究所の仕事を10年勤めた。この研究所の仕事は、漢方関係の古典の研究と漢方の有能な医師を作る教育である。今でも漢方教育関係では、関係者一同努力していると思う。私はこの20余年、東京では連続22年の講義、地方では、20回、30回の連続講義を行なっているが、講義には工夫を凝らし、どうしたら分かり易く、実際に役立つ講義ができるか考え続けてきた。

　実践漢方の実践という意味は、平たく言えば実地に役立つ、漢方の臨床の場で、病人の病態に最も適した処方を作るのに役立つという意味である。その知識を修得するのに、なるべく時間がかからず、その知識が活用しやすいことが望ましい。実践漢方の知識は、医師なり、薬剤師なりが使える臨床の場での必要最小限のものは含むようにしたいと願っている。漢方の研究には、古典の研究、文献学的な研究、古人、先人の業績の研究と、拡げれば限りなくあるが、現実の臨床に役立つのはその一

部である。現今では中医学理論の研究も行われているが、日本の漢方の臨床の現場で役に立つものでなければ、単に知識に終ってしまう。

実践漢方というのは、実際に私どもの診察診療に役立ち、効果があるものを目標にしなければならないと思う次第である。「実践漢方入門」はその初めの部分である。それに続くのは、実践漢方治療であるが、これは臨床の場で診察（望間間切）の実技を修得し、諸種の難症を含む病態を、可能な限り改善する方法であるが、西洋医学的治療と協力し、最善の効果を発揮することが期待される漢方の専門的分野である。

## 実践漢方入門講義について

50年前、私たちが奥田謙蔵先生から受けた漢方古方派の教育は、『傷寒論』の講義から始まり、次いで『金匱要略』、『類聚方広義』の講義を受け、それから漢方湯液治療を始めたものであった。実際の診療の際の教科書にあたるものは、奥田先生の「皇漢医学要方解説」（後、『古方要方解説』として、奥田先生の没後、再版が私どもの手で出版されている）で、これが最も役に立った。要するにある程度『傷寒論』中心に勉強した後で、臨床治療に臨んだわけである。

現今では、漢方薬方の解説書は相当多く出版されており、保険診療ではエキス製剤の投与は、西洋医学的症状、病名で投与する。つまり傷寒・金匱の勉強をしなくても、一応薬方を処方して投与できるようになった。したがって日本漢方の基本になっている傷寒論系の知識が無くて漢方治療らしきものを行っている者が非常に多くなった。この傾向に最も大きな影響を与えているものは、健康保診診療に漢方エキス製剤が採用されたことである。一薬方の漢方エキス製剤を西洋薬の一品と同一視するのであるから、昔、漢薬使いと軽蔑されたのと同じ使い方で、漢方治療とは言えない。

漢方エキス製剤は随証治療を基盤として作られているのであるから、その薬方の証を考慮して、その証に合致する病態に投与するのが漢方的

に当然である。したがって薬方の証を活かすには『傷寒論』の論理を系統的に勉強することによりその方法を修得しなければならない。

「実践漢方入門」講義では、薬方の運用を解説する際に『傷寒論』の解説を挟んでいき、『傷寒論』の考え方を知って貰うようにする。例えば風邪の初期に用いる薬方、桂枝湯、葛根湯、麻黄湯を解説する際に、太陽病上編の中の傷寒、中風の話を挟むというやり方である。

それでは入門講義では、どの程度の話をどの位の病気の種類まで拡げるかということであるが、日本の漢方診療ではエキス製剤使用が主流を占めるに至っているので、一応現在製造が認可されている150数方の範囲を目途としたい。薬方の解説もエキス製剤として使用することを目安としたい。しかし、これらの解説の中で日本の漢方の特徴、随証治療の方法(診察法も含めて)を理解して頂けるように話したいと考えている。

先ず風邪の治療、次に柴胡剤の運用、以下駆瘀血剤の運用、駆水剤の運用、附子剤の話、鎮痛に用いる薬方、こじれた風邪の治療(呼吸器疾患の治療を含めて)、消化器疾患の治療、皮膚疾患の治療と順次講義を進めていく。

## 日本漢方の教育事情と問題点

漢方診療の講座が、今年から初めて、官立大学である富山医科薬科大学の和漢診療部に和漢診療学講座として開かれた(今まで官立大学に正式の漢方診療の講座は無い)。

ここで、今までの日本漢方の教育事情をふりかえり、問題点を考えてみたい。50年前、筆者らが、古方の大家奥田謙蔵先生から受けた講義は『傷寒論』、『金匱要略』、『類聚方広義』の講義で、『傷寒論』の講義には最も重点が置かれ、筆者の記憶では、16年間に、3回半の講義を拝聴している(最後の講義は、先生の御逝去数ヵ月前で中断している。この『傷寒論』の講義は、『傷寒論講義』として、奥門会(奥田先生の門人の会)により、医道の日本社から出版されている。編集は筆者で、索引は、『傷寒

論再発見』の遠田氏である。

『類聚方広義』の講義は、実用的なので、最も長い時間がかけられた。講義後の質問も盛んで、実際的で、先生のお答えも臨床的に役立つものが多かった。

奥田先生宅の座敷で毎月行われた講義は、集うものは 20 人以内でも、研究熱心な者たちで、漢方界で、学会、教育関係、著書で活躍した人々が何人も居る。和田正系、藤平 健、長浜善夫、小倉重成、石野信安、遠田裕政の諸氏である。漢方塾という雰囲気で、現今の広い講堂で行う講義とは凡そ違う。伝統的な経験医学である漢方の講義は、雰囲気の中で行われる方が、身に沁みるのではないかと思ったりするわけである。

以上のような教育事情では、実際に治療してある程度患者を扱えるようになるには、10 年位はかかるわけで、現在のように症状、病名投与で、エキス製剤での治療を行なうのに比較すると凡そ気の長い話である。このような基礎的講義を受け、臨床治療をはじめて 40 余年、いろいろ工夫しながら、臨床経験を積み重ね、ようやくこの 10 年位、治療成果に期待を持てるようになった。これも気の長い話であるが、経験医療ではこれが当然なことではないかと、最近は感じている。

昭和初年、日本東洋医学会創立 6 年目、千葉側で学会の運営を引き受けることになり、理事に就任、以後 18 年、5 年間の理事長の仕事を終えるまで、学会の仕事をしていたが、その中で最も大きな関心事は漢方教育の問題であった。この漢方の教育ということは、日本漢方の特質と直接関係あることで、この問題を、学会の仕事に関与して以来考え続けている次第である。

昭和 48 年、中日国交回復の年、中華医学会代表団を迎え、筆者がその交渉、接待の役を担った。その時以来、日本漢方と中医学との関係を考えなければならない事態になったのである。現今のように中医学理論の刊行書が氾濫する事態になると、尚更この問題を真剣に考える必要があるわけである。

日本東洋医学会の仕事を終わり、引き続き、日本漢方医学研究所の仕事を担当するようになったが、本来この研究所には、日本の漢方教育を担当する仕事があるので、更に真剣に日本漢方の特質と、その教育方法を考えなければならなくなった。

尚、日本漢方医学研究所の仕事と前後して、日本漢方協会の講義を引き受け、講師代表として講座編成の企画をし、10数年、薬局漢方を中心として漢方教育を考えた。

一方現実の漢方治療は、エキス製剤が健保診療に採用されて、急速にエキス製剤診療が拡大されて、今や湯液治療の比率の方は急速に減少しつつある。漢方薬は普及したが、エキス製剤使用が拡大しただけで、漢方診療の進歩はそれに伴っていない。中国の中医学治療（原則的にエキス製剤を採用していない）の進歩に追随していけなくなることを危惧している。

エキス製剤は、日本漢方の特徴である随証治療の方向で作られていて、使い方は病名診療であろうと、随証治療の方則に従わなければならない。勿論湯液治療で後世方の薬方が使われていても、現実的には中医学の弁証論治の方法に従って処方を作るようなやり方ではなく、随証治療的であると言える。したがって、日本で漢方治療と言えば、現実的には随証治療の方則に従わざるを得ない。以上のように考えてくると、なるべく早く、実地に漢方治療ができるようにする実践漢方入門の講義内容には、自ずから条件がつけられることになる。

(1) 昔のように悠長に勉強していられないので、学修した分が、直ぐ実地に適用できるように整理された内容であること。風邪の(漢方)治療の話を真先にしたのは、風邪は最も遭遇し易い疾患で、風邪の初期は、『傷寒論』の初めの部分、太陽病の上篇の薬方で治療でき、『傷寒論』の話の導入にも便利なこと。

風邪が少しこじれると、少陽病に移行するが、その少陽病の初めの薬方が柴胡桂枝湯であるので、そこまでを風邪の初期治療として一括して

述べる。

　第二項目は柴胡剤の運用で、風邪の治療に引き続いて、風邪の進行した場合に用いられるので説明しやすいこと。また慢性疾患に最も多く使われるのが柴胡剤の薬方群であることも、第二項に説明する理由である。以下、駆瘀血剤の運用、水毒の薬方の運用と続くわけだが、ここまでの話で、許可されている漢方エキス製剤の半数近くが、使用できるように配慮しているわけである。

　(2) 日本の漢方治療は、随証治療が基盤であるので、随証治療について考える機会を講義内容の中に加えること。

　(3) エキス製剤の使用が一般的になり、健保診療では、症候、病名投与が行なわれているが、使う薬剤の性質をよく知らないで診療に使うことは、非科学的である。科学薬品と、生薬の複合薬剤とは性質が違う。「証」を考慮しなければならないのは、複合薬剤であるからであり、更にその薬剤の構成生薬の性質をある程度知る必要があるのは、ファジイ性の強い生薬複合製剤であるからこそで、少しでも科学的に使用するための努力である。したがって湯液治療の場合であるが、ある薬方を診察、診断の結果、処方して使う場合、既知の薬方であっても、新しく薬方を作るつもりで使えという奥田先生の言葉の重みは、エキス製剤使用の場合でも同じであると考える。

　したがって、薬方を説明する場合は、その構成生薬をあげ、その生薬の性質を簡単にでも書き添える努力をしたいと思う。

　以上のほか尚書きたいことがあるが、前言が長すぎるので、一応終りとする。

# 1 風邪の漢方治療

　一般に風邪といっても、冷え込み、湯ざめなどがきっかけとなっておこる普通の「かぜ」から、小流行の感冒、大流行の悪性の流行性感冒まである。英語では「かぜ」はコールドで、寒気、寒冷と同語で、普通のかぜは、コンモン・コールドである。感冒は誤まりであると辞書にあるが、古い辞書には、寒疾という言葉があり、「寒気のする病、風邪、感冒のこと」と解説している。風邪も感冒も用語便覧などでは、ともに「かぜ」と振り仮名がふってある。もちろん風邪は漢方用語で、寒邪に対応するものであるが、外から侵襲してくる外邪の一種である。風邪は軽く、寒邪は重く強いという区別がある。この風邪が日本に根付いて風邪となった。標題に、かぜと書かず風邪としたのは、風邪と書いた方が漢方的な感じがするからである。

　現代医学では、近頃の研究で、風邪の90%はビールスにより起こり、残りの10%が細菌性であるとされている。古代中国医学では、外邪によると考えたのは、それと符合しているわけである。

　現代の西洋医学の風邪の治療は、細菌に対する抗生物質を除けば、対症療法である。決定的には、ビールスのワクチンが有効に使えるようになることであるが、それまでは、漢方治療に匹敵するような良い方法は無いのが現状である（かぜのビールスは種類が多く、100種類はあると言われ、しかも変型が早い。ワクチンが出来上がった頃には、そのビールスによる流感は終ってしまう）。悪性の流感でない限り、漢方治療には手軽に使えて、的確に効く薬方群がある。

　風邪ひきの頻度は、大人で年3、4回、小児で6〜7回と言われているが、悪性の流感でもない限り、致命的にはならない。しかし不快で仕事

の効率が上がらなかったり、仕事を休んだりして生じるエネルギーの損失は、社会全体からみれば莫大なものである。

　また風邪は万病のもと、という言葉があるが、これは風邪と称するものの中に他の病気の初期のものが混じっていたり、風邪がもとになって二次感染を起こし、それが悪化して重い病気になったりすることを言っているのであろう。老人に風邪から肺炎になって死ぬ例が多いのは周知のことである。したがって一口に風邪の治療といっても、非常に広範囲にわたり、熱性病の種々の型を含んでおり、また幾つもの段階があるので、漢方の初歩の治療は、風邪の治療の話で始めるが、あらゆる場合の風邪の治療を的確にできるようになるには、漢方の奥義を究めなければならないと言われている。

## ①風邪の治療に漢方が有利なこと

　これは西洋医薬による風邪の治療との比較ということになるが、西洋医薬治療では、病源と症状を結びつけて治療することを目指しているが、風邪のビールスのワクチンを有効に使える段階には至っていないので、症状に対してその都度単発的に処理することしかできない。

　これに反して漢方では、

　❶風邪のあらゆる症状を、『傷寒論』の体系の中の病態と結びつけて、系統的にとらえて治療することができる。したがって発病の初めから終末までのあらゆる病態、症状に対し、的確な治療薬（漢方）があるわけである。近頃では、西洋医薬の風邪薬と伍して葛根湯がよく使われるようになったが、葛根湯はかぜ薬という感覚で使っている者が大半である。風邪の初期の段階でも、病態を区別して、麻黄湯や桂枝湯を使い分ける必要があることを知らない。

　❷風邪が長びいてこじれて、咳が続いたり、熱がとれなかったり、さては肺炎になりかかったりした場合、漢方ではそのあらゆる変化に対して打つ手がある。その変化を『傷寒論』の特長である系統的な把握によ

り、『傷寒論』の病態把握、即ち「証」と照合して、薬方を選び投薬するのである。何時でもこのような処理を的確に出来るようにするために、『傷寒論』、『金匱要略』をはじめとする漢方書を勉強するわけである。かぜ引きに単に葛根湯を投与するのとは違って、遙かに複雑な知識と経験が要るわけである。

❸漢方治療では「証」の把握をまちがえなければ、副作用はない。葛根湯や桂枝湯、麻黄湯などの薬方は、2000年前から使われていて何千万回かの服薬経験を経ているのである。その間に、どんな病態に効くか、どんな時は使ってはならないかの経験が集積して、いわゆる「証」として表現されるようになったと思う。即ちその経験の集積「証」を無視しなければ、副作用はないわけである。近頃、漢方薬の副作用が云々されることがあるが、大半は漢方に対する勉強不足と証の無視の結果である。これに反し西洋薬の風邪薬では往々副作用が問題になる。葛根湯などの何千分の一も、人体実験を経ていないのであるから、当然かもしれない。したがって新顔の西洋薬の風邪薬ほど注意しなければならない。

❹漢方治療では病気が治るのと平行して、体調もととのえられ、回復が順調になることを経験する。これも有利な点であろう。

漢方治療は身体全体を治すことによって病気を治すので、病気が治れば身体も良くなるのは当然である。

葛根湯の構成を考えると、麻黄・芍薬は純粋に薬であるが、葛根・生姜・甘草は一半は食品的であり、大棗は、薬効も考えられるが滋養強壮の効の方が大きい。薬の作用の強いものには、それを緩和するものが配されている。胃腸を整え、体力をつける物も組み合わせてある。非常に巧妙な構成である。これが前記の利点と結びついているわけである。

## ②風邪の漢方治療から学ぶもの

一般に漢方の習いはじめは、葛根湯などの風邪薬を使ってみるのが第一歩になることが多い。先ず自分や家族の者たちに使ってみて、その適

確な効果に驚く。筆者も50年前にそうして麻黄湯や葛根湯を使いはじめて、その効果を知ったわけである。勿論当時は煎薬であったので効果もはっきりしていた。後に漢方エキス製剤が出て、指示通り使ってみて効果が鈍いのを感じ、エキス製剤の製造、使用法には考慮すべき問題が相当あるものと感じた次第である。

旅に出るときは、漢方の風邪薬、麻黄湯、葛根湯、桂麻各半湯を持参することを習慣づけている。忘れていって本式に風邪になった苦い経験がある。これも旅先での話であるが、寒気を感じ、鼻水が出始めた。風邪だと直感、すぐ葛根湯エキスを服用。30分経たないうちに、身が熱くなり、少し汗がにじみ、風邪気味は退散してしまった。旅先の話をもう一例。同行の製薬会社の職員、相当の高熱で顔を赤くして、苦しそう、葛根湯しかないので、2包一度に服ます。効いたようでないので、2時間位経ってもう一度2包服ます。車で移動して、宿泊予定地に着く。2、3時間経っているのに、熱は下がらない。漢方の仲間から麻黄湯エキスを届けて貰い服用さす。明朝は、熱が下り、どうやら一緒に行動できるまでになった。

以上の自験例から考えられることは、❶服薬の時期ということ、風邪は、適当な風邪薬を適期に服むとよく奏効すること、❷薬が病態に合わない、即ち証の判定を間違えば、十分な効果は望めないこと、❸服用しても、風邪の場合は、休養をとらないと十分に奏効しないこと等である。以上の例ではエキス製剤を用いたのであるが、使用が簡便で携帯にも便利なことは、エキス剤の大きな利点である。但し筆者の用量は1包3～3.5gである点が、一般の投薬指示とは違っている。即ち❹その病人の治療に十分な量でなければ適確な効果は望めない。以上の4項目が一応考えられることである。

次にもう一例、2年前の筆者自身の体験を紹介して、考えてみたい。翌日の夜に、漢方の講義が予定されていた朝、突然、筋肉痛を伴い流感らしい熱発（悪寒は伴わない）が起こった。今までにない病態で判断に

苦しんだ。流感の一種には違いないので、筋肉痛を考慮して、診療中なので、一応葛根湯エキスを5g服用、効かない。3時間以上経ったが熱の下がる気配がない。もう1回葛根湯を6g服用。熱下がらず。筋痛はあるが、熱状が違うように思う(自分の症状であるので、残念ながら迷いが出る)ので、兎に角、麻黄湯エキスを7g位服用して、午後3時頃から臥床する。3時間位眠り、全身、滝のように汗が出て、眼が覚めたら、見事に熱が下がっている。身も楽になったが、左胸部に強い筋肉痛が残る。左胸部なので初め心臓が悪くなったのかと疑ったが、筋肉痛であることがわかった。翌日午後、東京の診療所に出かけ診療し、千葉に戻り、午後7時から、2時間の講義を兎に角済ませた。高熱は短時間に下げたものの、しかし流感の余波は後まで尾を引く結果になった。翌日の夜行で青森の講演に出かけたので、胸痛は2週間以上も続き、これが後々まで祟る結果になった。

　この自家経験では、流感(と思うが)にはまだ未知の型があり、漢方の常識的な判断では十分に処理できないものがあることを感じた(エイズの流行も10年前では予測できなかったと思う)。新しい眼で事実をよく視ることの必要と、その病態をよく観察して、それに対応する処置を考える必要のあることを痛感した。病態に対応する処方を考えるには、既成の証の概念をそのまま適用するだけでは処理できないことを感じるわけである。漢方のような経験医学(医術)が、今日まで進展して来たことは、病態、病状をよく観察したこと(親験実試)の結果と考えられるわけである。

　このような場合は例外で、一般的には、風邪、流感の治療には、『傷寒論』の薬方は十分に期待に応えてくれる。その薬方群は、病態の変化を全人的に捉えて、連続的に一貫した把握の仕方をする時に最も効果を発揮する。風邪の漢方群を用いる時、このことを強く感じる次第である。したがって『傷寒論』を学ぶことは、非常に大切なことになる。

　しかし『傷寒論』をある程度理解するには、相当の年月の勉学が必要なので、勉学時間が限られている現代人は、その勉学の方法に工夫が要

るわけである。風邪の初期には、『傷寒論』の太陽病の薬方が主として使われるので、その薬方を理解し得る程度に『傷寒論』を読み、先ずその薬方を使ってみることで、使うには患者の病状をよく観察しなければならない。風邪は最も多く遭遇する病態なので、『傷寒論』の薬方、麻黄湯、葛根湯を投与する機会も多いわけで、実際可能である。要するに活きた勉強ができるわけである。奥田先生はよく、「病人から学ぶ」と言われた。病人をよく観察しつつ薬方を適用する、その効果を検討する。これを繰り返す。これが臨床医学、医術の方法である（筆者の言う逐次実験的治療法である）。風邪の初期の治療をしながら、麻黄湯、葛根湯の使い方を習得していく。こじれた風邪では、柴胡桂枝湯、小柴胡湯、また半夏厚朴湯との合方（柴朴湯）の使い方を体験的に習得していく。このような勉学法が手堅く、確実な方法と考える。長年考えてきた筆者の入門講座の方法である。

## ③風邪の漢方治療と『傷寒論』

　風邪を漢方で治療する場合は、単発的にその都度の症状に対する薬を用いるというのではなく、病人の病態を全般的に観察し、また時間とともに変化する病態を流動的に把握して、次々と適応した薬方を処方していくのである。

　『傷寒論』は熱性病の転変する病態を流動的にとらえて、各時期に適応した薬方を適用していくところに最大の特徴があるが、風邪の変化を十分に観察して、『傷寒論』の薬方の運用を会得することは、また『傷寒論』の理解にも役立つわけである。

　（傷寒論は周知のように日本漢方の治療の原典であるので、解説書は無数にある。詳しくは、それらで研究されたい。しかし、解説、解釈には異論もあるので、日本漢方では、どう解釈したらよいかは考慮する必要がある。筆者の考え方は、講義の進展につれ適当なところで、詳解していく予定である）。

これから『傷寒論』の概要を紹介しながら、太陽病の薬方を説明していく。

『傷寒論』では熱性病を傷寒（寒、即ち強いストレスに傷害された悪性の熱性病）と中風（風、即ち弱いストレスにあたった良性の熱性病）とに分け、初発の太陽病期から、少陽、陽明（ここまでは陽病で体力が病毒に打ち勝っている）に及び、次に病毒のほうが体力より強くなり、体力の衰えた陰病期に入り、太陰（陽病期と陰病期の中間とみられる）から、全く陰証になった少陰、病重く死の前期の厥陰に至るまでの病態の変化を述べ、各時期のそれぞれの病態に応じた薬方を説いている。

中風の太陽病の代表的薬方が桂枝湯であり、傷寒の代表的薬方が麻黄湯である。麻黄湯と位置は同じだが、病態が少し違う薬方に葛根湯がある。少陽病の代表的薬方は小柴胡湯であり、少陽の入口で、まだ太陽病の影響が相当残っている時の薬方が柴胡桂枝湯（桂枝湯と小柴胡湯を合せた薬方）である。

風邪の初期には、これらの薬方をうまく処方して用いるのである。したがって、各薬方の性格をよく知ることが治療の第一歩である。

まず、桂枝湯を説明するが、次の桂枝湯方の所には、薬の服用例を詳しく述べているので参考までに併記する。これは漢薬を服用する時の範例を示したものと考えられる。

**桂枝湯方**

桂枝（三両去皮）芍薬（三両）甘草（二両炙）生姜（三両切）大棗（十二枚擘）右五味、咬咀一二味、以水七升、微火煮取三升、去滓、適寒温、服一升。

服已須臾、歠熱稀粥一升余、以助薬力温覆令一時許。遍身漐漐、微似有汗者、益佳。不可令如水流離。病必不除。若一服汗出病差、停後服。不必盡剤。若不汗、更服依前法。又、不汗、後服小促其間、半日許、令三服盡。若病重者、一日一夜服、周時観之。服一剤盡、病証猶在者、更作服。若汗不出、乃服至二三剤。禁生冷、粘滑、肉麺、五辛、酒酪、臭

悪等物。

　以上は原文であるが、意訳すると5種の薬を7合(1升は今の1合位)の水で、弱い火で煮て、3合にし、滓を去り、適温にして、1合を服用する。薬を服用しおわってしばらくして、熱いうすい粥を1合余りすすって、薬力を助け、2時間許り温かくして寝る。全身にじわじわと汗が出ればよいが、水が流れるように発汗させてはいけない。病が除かれない。もし一服で汗が出て病が治ったら、後は服用しない。必ずしも1剤(3服分)を服みつくす必要はない。もし汗が出なければ、更に前のように服用する。また汗が出なければ、後の服用は少し間を縮めて、半日に3服を服みつくす。もし病重い者は、一昼夜服用し、1日中これを観察する。1剤を服しおわって、病証がなおある者は、更に服用する。もし汗が出ない時は、2～3剤を服用するようにする(食物の禁忌は、本当は何を指すかはっきりしないが、冷たいもの、粘ったもの、臭いの悪いもの、刺激物などを禁じると言っている)。

　以上でみるように、服用法は用意周到である。熱性病の服薬の際の発汗の状態をみながらの服用法は、今でもよい参考になる。

### 葛根湯方

　葛根(四両) 麻黄(三両去節) 桂枝(二両去皮) 生姜(三両切) 甘草(二両炙) 芍薬(二両) 大棗(十二枚擘)

　右七味、以水一斗、先煮麻黄葛根、減二升、去上沫、内諸薬、煮取三升、去滓、温服一升。不須啜粥。覆取微似汗。余如桂枝法、将息及禁忌。

### 麻黄湯方

　麻黄(三両去節) 桂枝(二両去皮) 甘草(一両炙) 杏仁(七十箇去皮尖)

　右四味、以水九升、先煮麻黄、減二升、去上沫、内諸薬、煮取二升半、去滓、温服八合。覆取微似汗。不須啜粥。除如桂枝湯去将息。

　以上の3方を比較してみると、煎じ方に違いがあり、服用法では、量が違い、また、薬力を助けるのに粥をすするのが桂枝湯にはあるが、他方にはない。各々の薬方は煎じ方、服用法にそれぞれ指示があって、む

やみに勝手に変更してよいものではない。

次に以上の3薬方の証(漢方的適用)を、次の条文から解説して参考に供したい。

**太陽病**……太陽の為病。脈浮。頭項強痛。而悪寒(第一章)

太陽病というものは、脈が浮で頭痛し項がこわばり、悪寒がするものであるというのであるが、この悪寒は発熱を言外に含めている。

**中風**……太陽病、発熱、汗出、悪風、脈緩者。名為中風(第一二章)

太陽病であって、発熱し、汗が出て悪風(悪寒の軽いもの)し、脈が浮で緩のものは、中風と名づける。太陽病と冒頭にあり、第一章の太陽病の条文をうけているので、脈は浮であるから浮緩であり、頭痛、項強ももちろんあるのであるが、簡潔にするため略してあるのである。

**傷寒**……太陽病、或已発熱、必悪寒、体痛、吐逆、脈陰陽倶緊者、名曰傷寒(第三章)

太陽病であって、あるいはすでに発熱している場合もあるが、必ず悪寒を伴い、体が痛み、嘔がはげしく、脈が浮緊のものは傷寒という。

第一章の太陽病をうけているので、頭項強痛もあるわけである。

**桂枝湯**……太陽病、頭痛、発熱、汗出、悪風者、桂枝湯主之(第十二一章)

太陽病で頭痛、発熱し、汗が出て、悪風する者(脈は浮緩である)は、桂枝湯が主治するというのであるが、中風の主薬方である桂枝湯の正証を論じたものである。

**葛根湯**……太陽病、項背強几几、無汗悪風、葛根湯主之(第三十一章)

太陽病で、項、背が強ばりのびず、汗出ず、悪寒する者(脈は浮で緊張し、頭痛、体痛、吐逆もあってよい)は葛根湯が主治する。傷寒であるが、次の麻黄湯とは、病邪の位置が違う。

**麻黄湯**……太陽病、頭痛、発熱、身疼、腰痛、骨節疼痛、悪風、無汗而喘者、麻黄湯主之(第三一十五章)

太陽病で、頭痛、発熱、悪寒し、身が疼き、腰その他関節まで疼痛し、

汗が出ず、ために息苦しく（脈浮緊）の者は、麻黄湯が主治する。麻黄湯は傷寒の主薬方で、病邪が強く、骨節の位置まで浸透した場合で、葛根湯はそれより浅い筋肉の部位を犯した場合で、共に汗が出ない。桂枝湯は病邪が弱く体表に散漫していて、また、皮膚のしまりが悪いので汗が出やすい状態にあるわけである。なお以上の３方の適応する場合を幾条にもわたって『傷寒論』は説いている。以上の原文の意味を頭に入れて、次に各薬方の実際の使い方を考えてみたい。

## ④風邪の症状と問診

　漢方の診察の望診、聞診、問診、切診、即ち四診のうち、風邪の診断には、望診、聞診から得られるはずの情報を加味した問診が最も大切である。電話の応答だけで漢方を決めなければならない場合もあり、使いの者に症状を聞いただけで薬を渡さなければならない場合もあるので、問診の結果は漢方の決定に重要な役割を務める。

　風邪の初期に用いられる薬方の証、症状を適確に知って、問診で症状をある程度確実に把握できれば、風邪の初期治療に非常に有利である。風邪の症状を、漢方を決定するのに役立つことを念頭において次に挙げる。

❶寒け、熱感（実際の体温）、頭痛、倦怠感、異和感、筋肉痛（肩こり）、関節痛

❷鼻水（濃、淡）、くしゃみ、鼻閉

❸喉頭痛、扁桃炎、頸部淋巴腺腫脹

❹咳、痰（色、量、濃淡）、発汗、渇

❺眼の充血、顔の紅潮、発疹

❻胃症状（悪心、嘔吐、胃痛）、下痢、腹痛

❼睡眠、食欲、食物の味の変化

❽既往症（麻疹、風疹、百日咳、流行性耳下腺炎、ジフテリヤなど）

❾現病での服薬の有無、また既往の薬による副作用の有無

❿アレルギー体質

❶流感ワクチンの接種の有無

❷家族、または集団(職場など)の風邪の流行状態、流行している風邪の特徴

　以上の全部を問診する必要はないが、現病に関連する症状は、丁寧に問診する必要がある。薬方に直接結びつく症状は聞き落さないことが肝要である。発熱している時の汗の有無、発病と悪寒の関係、体痛が主として筋肉痛(筋のこりの時もある)か、関節痛が咳も乾性か湿性か、痰が濃く切れにくいか、うすくて量が多いか、体温計では熱があるのに、寒けだけ強く、熱感がない(陰証の風邪)か、食物の味が何時変わったか(口苦の始まり)などが問題になる(なお、熱性病、急性病の診断には、脈診が重要な役割をする。薬局では脈診は許されないが、脈拍数、強弱などを病人から聞くぐらいの心がけは要ると思う)。

　風邪に限らず熱性病の漢方診断に大切なのは、先ず傷寒(悪性の流感のように症状が急激で激しいもの)か、中風(良性の風邪)かの区別で、次に風邪が何時始まって、今どの段階まで進んでいるかを見定めることである。この病態の基本的位置づけが先ず大切で、それに更に細かい症状を関係づけて薬方が決定される基本を間違えると、薬は効かないばかりか、誤治となって障害を起こす。

## ⑤風邪の症候の把握

### ❶風邪ひきの人の周辺の情報

　風邪を大別して、普通の風邪と流感に分けると、普通の風邪は、個人の身体状態と関連が強いが、流感のほうは、悪性になればなるほど、個人の状態より流感そのものの性質が問題になる。その時、流行している流感の情報を予め知っておくことは、実際の風邪ひきに直面した時、診断の役に立つ。流感には、小地域の流行にとどまるものと、広地域に流行する悪性の流感とあるが、どのような性質のものかを知っておくと役に立つ。

例えば、悪寒高熱で始まり、関節痛が伴うもの、熱は高くないが始めから咳がひどく、咳がなかなか治らないもの、等いろいろな型がある。それで流感を次のような型に分けておくと、後に薬方を考えるうえに都合がよい。①鼻炎、咽頭炎型（はなかぜ、のどかぜ）②気管支炎、肺炎型（せきが強く、肺炎を併発しやすい型）③胃腸型（嘔吐、下痢を伴う流感で、呼吸器系の症状がはっきりしない場合もある）④リウマチ型（高熱で始まり、腰痛その他の関節痛を伴う電撃的に来る悪性流感にみられる型）に分類する。体のほうの状態も関与するのであろうが、流感にこのような発病の特徴をみることが少なくない。漢方治療の場合、こんどの流感は小青竜湯がよく応じるとか、麻黄湯でなければうまくいかないとかいうことがあるが、以上の分類は薬方を考える場合に直接役に立つ。

　以上のような流感の情報を予め知っていると、病人の風邪の症状の訴えが簡単であっても、大きな見当違いをしないですむ。即ち病人の周囲の病的環境を知ることで、病人の状態を把握しやすくすること。この心がけが大切であると考える。家族の何人かが流感にかかっているとか、仲間うちに流感の者がいれば、突然、悪寒、高熱を出したら、その病人も同じ流感にかかったとみるのは常識であろう。漢方治療では病気だけを問題にしないで、病人全体を問題にするのが特徴であるが、その病人を環境を関連させてみるのもよりよく病人の状態を知る上に大切であるわけである。

### ❷風邪ひきの人自身の情勢

　まず、風邪をひきやすい素因があるかどうか。またどんな型の風邪を起こしやすいか。ふだんからその人の風邪ひきの状態を知っていれば症状の把握に役に立つ。咽をやられ、すぐ気管支炎になり咳がひどくなる型の人もあれば、鼻がくずくずになり治りにくい型の風邪ひきの人もある。流感が前の気管支炎・肺炎型であれば、ふだんから気管支炎になりやすい人は、特に用心が要るわけである。

　肩を冷やすと風邪をひく、寝びえしやすいとか、湯ざめしやすいとか、

いろいろ個人によって癖があるが、それを知っていると症状の把握に有利であるし、予防を考えるうえに更に役立つ。家族全体が風邪をひきやすい傾向である時は、体質的傾向も考えなければならないが、生活状態、例えば偏食傾向、ほこりっぽい環境なども考慮すべきであろう。

### ❸風邪ひきの現症状の把握

①風邪といって来ても、一応その病状が本当に風邪かどうかを疑ってみる。特に高熱や悪寒が強い場合は、風邪と決めてかかって薬を渡し、後でとんでもないことになったと言われることが起こらないように用心する心がけは何時でも必要である。

②本人が来た場合は、観察すればある程度のことはつかめるが、容態を言って薬を求めに来た場合は、年令、体質、体調をできるだけ知る必要がある。漢方流に言えば、実証か虚証かの判断は、薬方の選択に重要であるし、後の効果、並びに故障にも関係があるからである。ひどい虚証の人に麻黄湯を与えたらどうなるか、実証でがっちりした人に桂枝湯を与えて効くかどうかが問題になるのである。

次に大切なのは、風邪をひいてどの位たったか、病気の経過と時期を知ることが大切である。風邪の初期なら葛根湯ですむが、1週間たって、まだ熱がくずくずしている場合、漢方では、少陽期に入っているかどうかが問題で、柴胡桂枝湯を与えなければならない場合もあるし、小柴胡湯か大柴胡湯を出さなければならない場合もある。時期を知ることは病気の時期を判定する上に、また薬方を決定する上にも重要である。特に問題になるのは病気が急激かどうかということで、起こる症状の激しさと関連して、正しく判断しなければならない。即ち、悪寒、戦慄、高熱をもって電撃的に始まる風邪は、多くは悪性の流感であって、漢方でいう傷寒である。素早い対応策が要る。

### ❹初期の風邪の症状

風邪の初期の診断で注意しなければならない症状は次の通りである。

①**発熱**……熱の高さとその出方が問題で、悪寒戦慄、悪寒が伴うかど

うか、急激に出たかどうか。傷寒では必発である。

②**頭痛・項のこりの強弱**

③**体痛**……筋肉や筋が痛み、こる。肩こりを強く感じる場合もある。これは筋脈のこり、痛みで、主として葛根湯を考える。桂枝湯の場合は程度が弱いのが普通である。

関節痛。腰痛が多いが四肢の関節が痛む場合、悪寒、発熱が伴えば、大半は麻黄湯を使わなければならない。熱が高くなくとも関節痛を伴う場合は、麻黄湯系の薬方、例えば桂枝麻黄各半湯が効果がある。要するに体の痛みを筋肉系か関節部かを分けて考えることが漢方を決めるのに大切である。

④**汗**……ふだんから虚弱で汗が出やすい人、また風邪をひいて、汗が出ている人には、桂枝湯が、また肩こり、筋肉痛があって汗が出ている場合は桂枝加葛根湯が適応である。身体がしまっていて汗が出にくい人の風邪、また熱があっても発汗しない場合、麻黄湯や葛根湯など麻黄の配伍された薬方が用いられる。尚、肥満体でがっちりした身体で汗が出やすい場合もあるから注意が要る。汗が出るだけで、桂枝湯を考えるわけにはいかない。また、発汗と喉の渇き、尿の出方と摂水量とを関連して考えていないと観察を誤る。

⑤**胃腸症状**……風邪の比較的初期から嘔気、下痢などを伴う場合がある。胃腸型風邪と言われるものがこれで、この場合葛根湯、葛根加半夏湯が効果がある。また風邪が進行して胃腸症状が併発する場合があるが、発熱がまだおさまらない時、葛根湯、葛根加半夏湯、また時には麻黄湯の適用のことがある。

風邪の初期症状がとれてこじれた状態になり、嘔気、食欲低下等の胃症状が出た場合は、漢方的には少陽の時期に入ったと考えられ、柴胡桂枝湯、更に小柴胡湯や大柴胡湯が用いられるわけである。

要するに胃腸症状を孤立させてみて、胃が悪い腸が悪いと考えるのでは、漢方の治療にはならない、その進行のどの時期に嘔気、嘔吐が起

こったかで、受けとり方が違い、薬方が違うわけで、葛根加半夏湯で治る嘔吐もあれば、小柴胡湯で治る嘔吐もあるということになる。

⑥**鼻水・くしゃみ**……くしゃみ、鼻づまり、水涕など鼻炎の症状で始まる風邪があるが、これも傷寒の初めである場合もあれば、良性の中風である場合もある。鼻炎の状態のままで悪化しないものは中風のことが多いが、他の症状と関連させて、葛根湯、麻黄湯を使うことが多い。桂枝湯で身体が温まって治ってくる場合もある。鼻水だけ孤立させて考えては薬方が決まらない。

鼻炎型の風邪で水涕が多いものは、水気ありとして、小青竜湯を当初から用いる場合がある。

⑦**喉頭痛**……喉頭炎の風邪で、まず喉が痛くなるものが、少し経過して喉が痛くなり咳が出るようになるものもある。

体温計では相当熱がある筈だが、寒気が強く、熱感がない風邪は、多くは虚弱な人、老人や抵抗力のない小児に起こるが咽頭痛を伴うことが多い。この場合麻黄附子細辛湯を用いなければならないものもある。少しこじれて、咳だけがとれない場合は、小柴胡湯に半夏朴湯を合方してなおる場合、また麻黄杏仁甘草石膏湯を使わねばならない場合がある。

以上、主として風邪の初期に出現する症候について述べたが、記述の都合上、初期を過ぎたものについても言及した。また、説明なしに薬方を挙げたが、これらの説明はいずれ後に出てくるので省略する。要するに出現する症候は、全体と関連させて考え、病の進行の時期と病原の強弱、病体の強弱と関係づけなければ、正しくとらえられないで、薬方の決定(証の判定)はできないことを述べたわけである。

## ⑥風邪の初期に用いられる薬方

湯液(煎薬)では、桂枝湯(桂枝、芍薬、大棗、生姜、甘草)、桂枝加葛根湯(桂枝湯加葛根)、葛根湯(桂枝加葛根湯加麻黄)、葛根加半夏湯(葛根湯加半夏)、麻黄湯(麻黄、杏仁、桂枝、甘草)、桂枝麻黄各半湯(桂枝湯3分

の1と麻黄湯3分の1の合方)、麻黄附子細辛湯(麻黄、細辛、附子)などが、風邪の初期に用いられるが、前記の症状を把握、整理して薬方を選用するものである。エキス剤を使用する場合は、以上の全部はできないので、代表的な桂枝湯、葛根湯、麻黄湯、桂枝麻黄各半湯(桂枝湯エキスと麻黄湯エキスを半分宛合わせる。但し本式の桂枝麻黄各半湯より桂枝・芍薬・甘草が多くなる)、について説明する。

○**桂枝湯**……脈浮弱、頭痛、発熱、悪風、汗出、鼻鳴、乾嘔、尿は清、腹筋拘攣。なお更に下痢、腹満、臍下悸、身体疼痛、心下悶の軽症を呈することがある。以上を目標とする。

○**葛根湯**……脈浮緊数、項背強急、発熱、悪寒し、汗無く、鼻閉塞、鼻汁、流涙、筋肉痛。そのほか上衝、下痢、口噤等のあることがある。

○**麻黄湯**……脈浮緊、頭痛、悪寒、発熱、骨節疼痛、腰痛、喘して胸満し、あるいは鼻血あるもの(傷寒の発熱実証の最たるもの)。

○**桂枝麻黄各半湯**……桂枝湯証と麻黄湯証とが殆ど相半ばする証。麻黄湯を使いたい症状があるが、麻黄湯証のように激しくなく、それでいて葛根湯証のような項背強急(項から背にかけての強ばりひきつり)、筋肉のこり痛みが無く、麻黄湯証にみる関節痛、悪寒、発熱がある。脈は麻黄湯証のような緊ではなく桂枝湯証にみる浮弱に近い。桂枝湯を適用したいような人が、流感で前記の症状を呈した時、また麻黄湯を使いたいが虚して麻黄湯を使えない人に適用される。

　桂枝麻黄各半湯は、桂枝二麻黄一湯とともに、『傷寒論』では本来、感冒などでその初期の処置がうまくいかず、発汗の機を逸して数日経ち、熱が鬱滞して解散せず、桂枝湯の力だけでは及ばないので、麻黄湯の力を借りてその鬱熱を発散する時に用いる薬方である。

　桂枝麻黄各半湯より重く、熱と水毒が結ばれて、鬱して発散しにくいものに、麻黄湯の代わりに越婢湯(麻黄、石膏、大棗、生姜、甘草)を桂枝湯に合わせた桂枝二越婢一湯がある。桂枝湯の証で、喘咳して渇し、あるいは浮腫を来したり、尿利が減少するものに用いるが、これは流感などがこじ

れて治らず、身熱が深い時に用いられる。石膏が加味されているところが特徴で、この薬方の更に重症になったものが大青竜湯なのである。

このように、桂枝二麻黄一湯(桂枝湯二、麻黄一の割合)、桂枝麻黄各半湯は、感冒がこじれた時、本来使われるのであるが、前期のように、風邪の初期に用いることができる薬方で、筆者は桂枝湯二分の一と麻黄湯二分の一の桂枝麻黄各半湯を作って常用しているが、風邪の初期には葛根湯と同じくらいの使用頻度がある。

さて以上4方のうち桂枝湯は、虚弱な人、心臓の悪い人、麻黄に過敏な人に用いるが、一般には適用は少ない。但し、風邪がぶりかえしてまた発熱した時、前に葛根湯を用いても、こんどは虚しているので、桂枝湯を用いなければならない場合がある。それで、簡単な問診で風邪の処方を決めなければならないとすれば、葛根湯、麻黄湯、桂枝麻黄各半湯の区別ということになる。

まず風邪の起こり方の急激さから言えば麻黄湯、桂枝麻黄各半湯、葛根湯の順になる。電撃的に起こる流感ではまず麻黄湯を考える。少々虚弱な人でも、まず最初は麻黄湯を1回用いなければならないこともある。こんな時、安全を期せば、桂枝麻黄各半湯が使われる。なかなか便利なものである。

関節痛を伴えば、麻黄湯、その軽症は桂枝麻黄各半湯であり、筋肉痛、肩こりが伴えば葛根湯である。胃腸症状を伴う時はまず葛根湯(できれば葛根加半夏湯)を与える。

漢方の初歩で誤解を起こしやすいのは風邪の軽いものは桂枝湯、進行して、葛根湯、麻黄湯となると思っている人がいる。そうではなく、葛根湯の風邪は初めから葛根湯であり、麻黄湯で処理しなければならない流感は、初めから麻黄湯を用いなければならない。

葛根湯は麻黄湯より病(漢方でいう)の位置が浅いのであるが、風邪の症状は麻黄湯と同じ強さであることもあるので、誤解しないことである。

風邪は、初めの24時間の勝負であると思う。初めの5〜6時間内の投

薬が決め手になる。的確な処方をすることが漢方の勉強の始まりであるが、あらゆる風邪の症状を的確に処理できれば、漢方は名人級であろう。風邪の初期で発熱を伴う場合は、熱感（熱いという感じ、漢方では熱といえば熱感があり、実際に熱いことで体温計で測って体温が高くても、寒く感じれば、熱と言わない）を伴うものが普通であるが、初めから悪寒が甚だしく、寒さを強く訴え、発熱微少（但し体温計では38、9度もある場合もある）あるいは頭に冷痛を感じたり、あるいは水洟をたらたら流したり、咽のちくちくする痛みを訴える風邪がある。これは陰証の風邪で、老人や虚弱体質の人に起こりやすい。また、ふだん丈夫な人でも、何かの事情で身体がひどく弱っている時、陽証の熱感のある風邪にならず、陰証の風邪になる。脈は沈細なれど沈傾向で浮ではない。これは麻黄附子細辛湯の適応である。老人の気管支炎、肺炎などの時にもこの証がある。また発汗法のあと脱力感と寒気が強くなり、この証になることもある。エキス剤でも麻黄附子細辛湯があると思うが、加工附子を使っているものが多いので、生薬の附子を使うような危険はない。以上で風邪の初発に用いられる主要薬方は述べたわけである。

## ７ 太陽病で他の証を挟む薬方

　風邪はひきはじめの4、5時間、できれば1、2時間以内に証に合った薬方を服み、安静にしていれば悪性の流感でない限り、半日か1日で片づくものである。

　ところが多くの場合、それ以上の時間が経ってから、中にはそのうち治るだろうとぐずぐずしていて、1、2日経って服薬する場合もある。このような場合、証が変わらなければ太陽病の初期の薬方、麻黄湯や葛根湯を使えるが、多くは少し証が変化していて、薬方を工夫しなければならない。さまざまな変化が起こるので、対応する薬方は相当多い。一応、（表）で薬方の構成を示し、風邪ひきで起こりやすい変化に対応する薬方を説明する。風邪薬というと、簡単なものと考えがちであるが、適確に

証を把握して薬方を処方するとなると、漢方治療に相当習熟しなければむずかしい。

さて風邪の経過中、変化に応じて適応した薬方を選び処方するには、風邪の病態の変化を一貫した経過として把握することが先ず大切で、その経過の各時期に応じた薬方を選び処方するわけである。そのためには、薬方を一連として把握しておくと考え易く、便利である。また各薬方の構成生薬の薬能を、簡単でよいから知っておくと、薬方の働き、証を理解するに有利である。それで、風邪の初期に用いる薬方の構成と、使用生薬の薬能の（表）を挙げて、御参考に供したい。

（表1）でみると、桂枝湯→桂枝加葛根湯これに麻黄が加わったのが、葛根湯と一連のものであることがすぐ理解できる。麻黄湯は桂枝湯系と違うこともすぐわかる。桂枝湯と麻黄湯の合方が、桂麻各半湯であり、桂枝二麻黄一湯である。麻黄湯系に越婢湯があるが、石膏が重要な働きをしている。また麻黄湯と麻杏甘石湯とは、桂枝と石膏の違いにすぎないが、薬方としての働きは相当違う。

桂枝湯に桂枝が二両増えた桂枝加桂湯も、芍薬を二両増量した桂枝加芍薬湯（太陰の薬方になる）もわずか生薬二両の増加で働きが相当大きく変わる。『傷寒論』では、病態の微妙な変化に応じて、薬方を精細に加減していったことがわかる。

（表1）、（表2）を見ながら、薬方の解説を読んでいけば、理解しやすく、覚えやすいと思う。

さて、葛根湯や麻黄湯を投与して、奏効せず、症状が変わった場合、また服薬せずに初期の症状とは違う症状を呈したりした場合、どんな病態が少陽病へ移る前、即ちまだ太陽病期にあって、発現するか。要するに柴胡桂枝湯、小柴胡湯証の発現までの変化に対する薬方は何が多く使われるか。症状が把みにくいことが多く、適方が考えにくい。最もよく使われるのは、桂枝麻黄各半湯（桂枝二麻黄一湯）、桂枝二越婢一湯（桂枝湯、越婢半々湯）であろう。

(表1) 風邪の初期に用いられる薬方の構成

| 桂枝湯 | | 桂枝(三両) 芍薬(二両) 甘草(二両) 生姜(三両) 大棗(十二枚) |
|---|---|---|
| | 桂枝加桂湯 | 桂枝湯方内加桂枝(二両) |
| | 桂枝加黄耆湯 | 桂枝湯方内加黄耆(二両) |
| | 桂枝加葛根湯 | 桂枝湯方内加葛根(四両) |
| | 桂枝加厚朴杏子湯 | 桂枝湯方内加厚朴(二両) 杏仁(五十個) |
| | 桂枝加附子湯 | 桂枝湯方内加附子(一枚) |
| 葛根湯 | | 葛根(四両) 麻黄(三両) 桂枝(二両) 生姜(三両) 甘草(二両) 芍薬(二両) 大棗(十二枚) |
| | 葛根加半夏湯 | 葛根湯方内加半夏(半升) |
| 麻黄湯 | | 麻黄(三両) 桂枝(二両) 甘草(一両) 杏仁(七十個) |
| | 麻黄甘草杏仁石膏湯 | 麻黄(四両) 甘草(二両) 杏仁(五十個) 石膏(半升) |
| | 桂枝二麻黄一湯 | 桂枝(一両十七銖) 芍薬・生姜(各一両六銖) 大棗(五枚) 麻黄(十六銖) 杏仁(十六個) 甘草(一両二銖) |
| | 桂枝麻黄各半湯 | 桂枝・芍薬・甘草・麻黄(各一両) 大棗(四枚) 杏仁(二十四個) |
| | 桂枝二越婢一湯 | 桂枝・芍薬・甘草(各十八銖) 生姜(一両三銖) 大棗(四枚) 麻黄(十八銖) |
| | 越婢湯 | 麻黄(六両) 石膏(半升) 生姜(三両) 大棗(十五枚) 甘草(二両) |
| | 越婢加半夏湯 | 麻黄(六両) 石膏(半升) 生姜(三両) 大棗(十五枚) 甘草(二両) 半夏(半升) |
| | 越婢加朮湯 | 越婢湯方内加白朮(四両) |
| 大青竜湯 | | 麻黄(六両) 桂枝(二両) 杏仁(四十個) 生姜(三両) 大棗(十二枚) 石膏(鶏子大) |
| | 小青竜湯 | 麻黄・芍薬・乾姜・甘草・桂枝・細辛(各三両) 五味子(半升)［加石膏(半斤)］ |
| | 苓甘姜味辛夏仁湯 | 茯苓(四両) 甘草(三両) 五味子(半升) 乾姜(三両) 細辛(三両) 半夏(半升) 杏仁(半升) |

（表2）風邪に用いられる薬方の薬味の薬能

| 薬味 | 薬徴・効用 | 分類 |
|---|---|---|
| 桂枝 | （薬徴）上衝ヲ主治ス。<br>（効用）健胃、矯味、矯臭、発汗、解熱、鎮痙、上逆、頭痛、疼痛等に用いる。 | （発汗剤） |
| 葛根 | （薬徴）項背強急ヲ主治ス。<br>（効用）発汗、解熱に用いる。 | （発汗剤） |
| 麻黄 | （薬徴）喘咳、水気ヲ主治ス。<br>（効用）発汗、解熱、鎮痛、鎮咳。 | （発汗剤） |
| 芍薬 | （薬徴）結実シテ拘攣スルヲ治ス。<br>（効用）収斂緩解剤で筋肉の攣急を緩解し、身疼痛、腹満、下痢等を治す。 | （緩解剤） |
| 甘草 | （薬徴）急迫ヲ主治ス。<br>（効用）粘滑性緩和剤、矯味剤で組織または筋肉の緊縮の急迫症状を緩解する。 | |
| 大棗 | （薬徴）攣引強急ヲ主治ス。<br>（効用）緩和強壮利水剤で、筋肉の急迫、疼痛及び知覚過敏を緩解する。 | （緩解剤） |
| 厚朴 | （薬徴）胸腹脹満ヲ主治シ、腹痛、喘ヲ兼治ス。<br>（効用）胸腹部の膨満、腹痛、喘を治す。利尿、袪痰の効もある。 | （緩解剤） |
| 石膏 | （薬徴）煩渇ヲ治ス。（薬考）熱ヲ逐イ、胃ヲ清シ、渇ヲ止ム。<br>（効用）解熱、鎮痛、止渇剤。 | （解熱剤） |
| 半夏 | （薬徴）痰飲、嘔吐ヲ主治ス。嘔ハ生姜之ヲ主る。痰飲嘔吐ハ半夏之ヲ主ル。<br>（効用）水毒の上逆による悪心、嘔吐の要薬である。 | （駆水剤） |
| 生姜 | （薬徴）辛温、胃ヲ開キ、嘔ヲ止ム。<br>（効用）鎮吐剤で利尿、健胃、鎮咳の効あり。 | （駆水剤） |
| 杏仁 | （薬徴）胸間ノ停水ヲ主治ス。<br>（効用）胸間の水毒を駆逐する。咳、喘、呼吸困難、浮腫に用いる。 | （駆水剤） |
| 細辛 | （薬徴）宿飲、停水ヲ主治ス。<br>（効用）温性の駆水剤、乾姜は新陳代謝を亢進、水毒上衝を治し、細辛は水毒下降、厥冷を治す。 | （駆水剤） |
| 黄耆 | （薬徴）肌表ノ水ヲ主治ス。<br>（効用）肌表の水毒を去るもので、利尿、強壮の効がある。 | （駆水剤） |
| 五味子 | （薬徴）咳逆ヲ主治ス。旁ラ渇ヲ治ス。<br>（効用）収斂袪痰剤で、咳嗽頻発して渇する者に用いる。 | （袪痰剤）<br>（鎮咳剤） |
| 附子 | （薬徴）水ヲ逐ウヲ主トス。（薬議）辛温、陽ヲ回し、寒ヲ散ジ、痛ヲ去ル。<br>（効用）陰証虚証の大熱薬、振興・強心・鎮痛・強壮作用。 | |

薬徴（重校薬徴）　薬考（古方薬品考）　薬議（古方薬議）

❶桂枝麻黄各半湯

『傷寒論』に挙げられている本方の証は「太陽病八九日、瘧状の如く、発熱、悪寒し、熱多く、寒少く、一日に二、三度発し、面に熱色あり、少汗出づる能はずして、身痒き証」である。風邪が少し時間が経って、こじれて瘧（おこり）のような状態になり、熱が出たり、少し寒気がしたり、皮膚が痒くなったりする状態に用いる。風邪の初発に発汗がうまくいかなかったり、風邪を放置しておいてこじれたりした時など相当多く使用する機会がある。

尚『傷寒論』には、桂枝二麻黄一湯が載っており、瘧の発作が、桂麻各半湯が1日2、3度発なのに対し、日再発者となっていて、桂麻各半湯より軽い場合に使うようになっている。実際の状態をよく観察して、その差を発見して、その病態に適合する薬方として考え出したのであろうと思うが、精妙な考え方に感銘する。

桂枝麻黄各半湯は桂枝湯1/3と麻黄湯1/3の合方であり、桂枝二麻黄一湯は、桂枝湯5/12と麻黄湯2/9の合方という比例で構成されている。さて前回に風邪の初期に用いる薬方の一つとして、桂枝麻黄各半湯を紹介したが、筆者の風邪の初期用の桂麻各半湯は、桂枝湯1/2と麻黄湯1/2の合方であることをご承知置きいただきたい。

❷桂枝二越婢一湯

先ず越婢湯を説明しておく。越婢湯（麻黄、石膏、生姜、大棗、甘草）は麻杏甘石湯の杏仁を去り、生姜、大棗を加えたものであり、証の条文では喘して渇し、水を飲まんと欲し、或は悪風、悪寒する者を治すであり、脈浮で渇あり、一身腫れ、自汗出で喘する者、或は汗無く、悪風、悪寒し、尿利減少する者に用いる（水腫性脚気・皮膚病性腎炎及其の類症、関節リウマチ、皮膚病等に用いる）。

桂枝二越婢一湯は、桂枝湯3/5と越婢湯1/2の合方であるが、証の条文では、太陽病、発熱悪寒、熱多く、寒少く、となっている。桂枝麻黄各半湯の証の条文では、太陽病、之を得て八九日、瘧状の如し、発熱、

熱多く、寒少なしと、瘧状の説明を、その後で、1日2、3度発すると書いてある。ところが桂枝二越婢一湯の条文では、同じ熱状を述べていて、その後に瘧の起こる回数は書いてない。桂枝麻黄各半湯より頻発しているからであると解される。前記の越婢湯の効用をみると、鋭く強い感じがする。したがって風邪をこじらして1週間以上も経って、熱がこもってとれず瘧状になっている場合の治療は、前記の3方をうまく使い分けることが必要である。咳や咽の痛み、体痛は、場合により増減があり、それだけでは決め手にはならない。桂枝二麻黄一湯、桂枝麻黄各半湯、桂枝二越婢一湯と熱が内部にこもっていく順に病状が重くなる、というように理解するのが必要で、こじれて扱いにくくなった進行した風邪の状態を処理する場合、役に立つことを経験している。そして『傷寒論』が実に巧みに病の進展の状態を把握し、薬方（証）を考え出したか、それがやや分かるように思うのである。

　話は本筋からそれるが、以上の3薬方を合せ考察してみると、合方の方策が伺えるように思う。各半、二、一の比例の薬方の合方例は他に見当たらないが、この3例は、合方の方策を示唆しているように思う。我々が、2方の証が混在している時、合方したい場合、強く効かしたい薬方の方を多くするということは普通に行っている。この理屈から言えば、桂枝麻黄各半湯以外に、桂枝二麻黄一湯があるなら桂枝一麻黄二湯があってよく、桂枝二越婢一湯以外に、桂枝越婢各半湯も当然あってもおかしくないことになる。この考え方を、加減方について言えば、桂枝加芍薬湯の芍薬は、桂枝加芍薬湯として作用するに必要なだけの芍薬の量が必要なのであり、芍薬を単に二両増量すればよいというわけではない。薬方の中の主要生薬の薬能を考慮して加減するのが当然であろう。杓子定規に薬方の分量、生薬の分量比を考えるのは、薬方の活用を妨げる結果になると考える次第である。

　さて本筋にもどって、風邪がこじれて扱いにくくなった場合、以上の3方を『傷寒論』の病態把握を活用して薬方を運用するのが有効な方法

であると考える。以上の3方以外、太陽期の症状があって、咳、咽喉痛等が強くなる場合に用いる薬方がある。これらの薬方は少陽期の変化が強くなれば、柴胡桂枝湯、小柴胡湯等と併用、合方しなければ効果があがらない。

❸麻黄杏仁甘草石膏湯

喘息や気管支炎でよく使われるので知られた薬方であるが、『傷寒論』では「発汗して後、汗出でて喘し、大熱無き証（身の表面に発熱の状態少なく、……身熱ある証」「下して後、汗出でて喘し、大熱無き証」とあるが、要するに、風邪の初発の治療がうまくいかず、汗が出て喘息のような状態になったものを言うのである。

ふだんから咳が出やすい者、喘息ぎみの者は、風邪の初めからこの状態を呈するもの、風邪が少し経過して、こじれて咳が頻発したり、喘息様症状を呈するものに用いる。

発熱はあっても、麻黄湯や葛根湯のように熱感が表面に強く無く、汗が出て、渇があり、喘咳が多い時に使われる。

麻杏甘石湯は、麻黄湯の桂枝を石膏に変えた薬方であるが、薬方としての働きは、相当大きく違うことに注目して欲しい。

石膏は身の深いところに鬱滞している身熱を解消する力があり、渇を治す作用がある。昔から石膏の使い方はむずかしいとされている。特にどの位の量を用いるかが問題である。麻杏甘石湯の場合、水の代謝に関係ある、麻黄（身体表面の水の代謝）・杏仁（胸間の水の代謝）・石膏（身内の熱と関係する水分の代謝）の三者の微妙な関係の調整がむずかしい。痰の濃淡と分泌量は杏仁の量に関係があり、喀出の難易は、石膏の量に関係がある。

❹小青竜湯

薬方名だけでは、構成生薬はわからない。麻黄、芍薬、乾姜、甘草、桂枝、細辛、五味子より成り、麻黄湯系である。

「心下に水気あり、欬して微喘し、発熱して渇せざる証」と『傷寒論』

にある。本来水気(水毒)のある人が風邪をひき、熱がうまく解散しないため、それが水気と影響し合い、咳が出たり、ゼイゼイいったりする場合、それが小青竜湯の適応する病態というわけである。

　風邪の当初からこのような状態で咳が出る場合に適用する場合もあれば、風邪が少しこじれて咳が強くなった場合に用いることもある。水気があるので咳は湿性で、ゼイゼイいう。水涎がたらたら出る場合にも使う。湿性の気管支炎、気管支喘息や、アレルギー性鼻炎に使われるのは、この応用である。

　使用目標……胃内停水、水毒ある者、外邪により発熱し(風邪、肺炎)、咳、喘、上衝等の症状をあらわす病態。尿利減少、呼吸促迫、眩暈、下痢等を伴うこともある。脈は多くは浮、細数。

　咳を伴う慢性気管支炎、気管支喘息等では、麻杏甘石湯と小青竜湯が最も多く使われる。この両薬方のエキス製剤を風邪の初期に使う葛根湯、麻黄湯、桂麻各半湯とともに家庭に常備させておくと、非常に便利である。

　喘息の子供にも、喘息発作時のこの両薬方の使い分けを教えておくと、大変役に立つ。登校時にも持たせておいて、発作の初発に服ますとひどくならず助かる。そこで、麻杏甘石湯と小青竜湯の簡単な使い分けを教えておくことにしている。

　乾いた咳　痰乾いて切れにくい　ヒュウヒュウ

　湿った咳　痰水っぽく多い　ゼイゼイ

　前者が麻杏甘石湯、後者が小青竜湯である。薬方を適確に使うことは、専門家でもむずかしいが、簡単な問診程度の会話で、症状に合った薬を売る薬局では、薬方使用の要点をよく把んでおく必要がある。

**❺桂枝加厚朴杏仁(子)湯**

　これも風邪をひいて咳がひどい時よく使われる薬方で、桂枝湯に厚朴、杏仁が加わったのであるから、桂枝湯の証があって咳喘状態が加わった風邪の初期に適用するか、最初の処置がうまくいかず、自汗が出て、あるいは少しく悪寒を感じ、喘咳するやや風邪のこじれた状態に使う。熱

はあるが、熱で苦しむことなく、のぼせ気味で咳がひどい時に使う。風邪の他の症状はひどくない。

以上で太陽病で他の証を挟む場合の重要な薬方を解説したが、悪性の流感のこじれた状態を処置する場合、役に立つと考える。

## ⑧太陽病で他の証を挟む薬方（続）

桂枝加桂湯、桂枝加黄耆湯、桂枝加附子湯などを解説する。薬方で、エキス製剤のないものについては、既存エキス剤での工夫を附記する。

### ❻桂枝加桂湯

桂枝湯方内で桂枝を二両増加した薬方である。桂枝が五両になるわけである。桂枝湯の性格を持っているのであるが、その証、使用目標は相当大きく違っている。

（証）桂枝湯の証で上衝激しき者で、桂枝の上衝を主治するという『薬徴』の表現を端的に現したものである。

（目標）発汗の後、熱性症状は甚だしくないが、身体が重く、頭眩（頭がくらくらする感じ）、逆上感（のぼせて顔が赤くなる）が非常に強く、頭痛が甚だしく、下肢は冷える上熱下寒の典型的な場合に用いられる。脈は浮虚、あるいは著変なし。要するに風邪で解熱剤を用いて、発汗して、熱はとれたが、のぼせが強くなり、強い頭痛を起こした状態で風邪でなくても、脚が冷え、上衝が激しく、頭痛がひどい場合にも適用される。風邪の経過中、この証が現れた時、本方を用いると、1, 2服で美事に奏効することがある。薬方の中の桂皮の質、量が関係するので、単に桂枝二両を増量すればよいと考えればよいわけではない。一両を1gとするか、2gと換算するかで違うわけであり、要するに桂枝加桂湯証として効果があるまで桂枝を加減すべきである。単方で1味を加減して効を得ようとする時、何時も問題になる。

### ❼桂枝加黄耆湯

桂枝湯方内に黄耆二両を加えた薬方である。黄耆は『薬徴』に肌表の

水を主治するとあるように、皮膚の上表の水毒を去る能力がある。肌の水分を調節する働きがあり、異状な発汗を調節したり、浮腫を治したりする作用、利尿作用があり、強壮作用もある。桂枝湯はもともと汗の出やすい状態に用いる薬方であるが、黄耆が加わると発汗を調整する作用が生ずる。

（証）桂枝湯証で、汗が出やすく、盗汗(ねあせ)があったりする場合に用いる。風邪で発汗過多になり、脱汗状態になった時によく効く。

（目標）桂枝湯の証があり、脈浮虚、汗出易く、または盗汗あり、尿不利。顔面に軽度の浮腫あり、身体疼重感、時に下腿の冷感あるものに用いる（虚弱体質者の感冒で、脱汗状態を起こしやすい者によく用いられる）。

風邪で解熱、発汗作用のある薬方を用いた時、熱は下がったが、汗がむやみと出て止まらなくなった時、よく効く。この場合も黄耆の量が問題で、桂枝より多い方が効くと思う。

風邪が第2期に入り、柴胡桂枝乾姜湯を使わなければならなくなり、脱汗が強い時は、柴胡桂枝乾姜湯加黄耆、また茯苓・黄耆にしてよく奏効する。更年期障害で、急にカッとして汗が出る場合にも応用される。

### ❽桂枝加附子湯

桂枝湯方内に炮附子一枚を加えた薬方である。一枚は一個のことであるので、現在の附子を何g加えたらよいか問題である。『傷寒論』でいう炮附子が、現在市販の炮附子と、どう違うかも問題である。

（証）桂枝湯の証で、悪寒し、手足の関節が微痛し、屈伸し難い者。桂枝湯証であるが陰証に陥った病態の薬方である。

（目標）風邪で発汗が過度になったため、陰証になり悪風、悪寒し、自汗が洩れ、尿利も不良、四肢微痛し、屈伸し難い者に適用（脱汗のため、陰証に陥り、手足が伸びにくくなった状態である）。身体が衰弱して、陰証で虚証に陥った時、附子は偉力を発揮する。桂枝湯に附子を加えただけで意外な働きが出る（この際も附子の分量が問題である）。

### ❾大青竜湯

　麻黄、桂枝、甘草、杏仁、生姜、大棗、石膏という構成であるが、麻黄湯の去加方で麻黄湯と越婢湯の合方で、麻黄と石膏を増量した構成の薬方である。

　（証）本方は、麻黄湯の位で、邪熱が骨節の位置に迫らず、肌肉の位置に沈留し、外に発することができず、身は疼まずただ重く、外見が少陰病に似ている。傷寒の極で、脈浮緊、発熱悪寒し、身疼痛せず、汗出でず、渇して煩する者を治す（桂枝湯と越婢湯の合方を、病邪が強いので、麻黄湯と越婢湯の合方にしたような形と考えられる）。

　（目標）いわゆる表実証で、麻黄湯に似て更に重症なもので、煩躁が加わった症である。脈浮緊。悪性流感の重症に陥ったもの、肺炎を併発したものに適用される。

　　　　　　　　　　　　　＊

　以上の薬方は、太陽病期に属するが、風邪の進行の具合により、柴胡剤を適用する少陽病に移行しないで、陽明病の色彩を帯びる症状を呈する場合がある。そのような症例、適応薬方を説明する。

### ❶白虎加人参湯

　風邪で陽明病位まで症状が及ぶ場合は少ないが、悪性の流感では起こりえる。知母、石膏、甘草、粳米、人参の構成の薬方で陽明病期の薬方である。

　（証）熱病、汗出でて、煩渇し、高度の体液減少を来し、脈洪大、大便かたく、心下痞鞕し、あるいは四肢沈重、腹満、口辺麻痺状、尿利頻数等のある病態に適応する薬方である。

　太陽病期から陽明病期へいきなり病気が進行し、しかも、太陽、少陽の症状を僅かずつ残したもの。即ち三陽の合病で、陽明病の薬方である。

　（目標）感冒で発汗過度になり、高熱を発して、頭、胸、腹は暑くて汗を出しているのに、背の方は水につかっているような寒さを感じ、のどがひどく乾いて、食欲が全く無い症状のものに適応する。

### ❷葛根黄連黄芩湯

葛根、甘草、黄連、黄芩4味の薬方。

（証）桂枝湯の証であるのに誤って下し、（または下したと同じ症状になり）下痢止まず、脈促、渇して汗出ずる者。項背強急、心悸の症がある病態に適用する（太陽と陽明の合病）。葛根湯証に似て非なるもの。葛根湯の二陽の合病の下痢とは異なる。

（目標）発汗の後、病解せず、発熱して項背強急し、下痢日に数十行、心下部痞満し、汗出でて脈浮数のもの。精神不安、心悸亢進を伴うものもある。悪性の流感などで起こる可能性があるが、めったに遭遇する病態ではない。

### ❸五苓散

沢瀉、猪苓、茯苓、白朮、桂枝5味よりなる水毒の薬方の代表である。

（証）発熱、汗出で、尿利少なく、渇して水を飲み、あるいは水入れば直ちに吐する者に適応。

（目標）渇して頗る水を欲し、水を飲めば直ちに吐く者（即ち水逆の症である）。発汗、逆上、尿利減少、頭痛の者。また胸腹微痛、身体痛、微熱のあることもある。風邪に使う場合は、発汗がうまくいかず、前から体内にあった水毒が影響し、熱がうまく解散せず、渇を来たし、尿利が減少したり、頭痛や肩こりが加わったりする者（表に熱邪あり、裏に水毒のある証）に適応する。

嘔吐、腹痛、下痢等の胃腸症状がある胃腸型の風邪の場合、熱が高くなく、呼吸器の症状もなく、嘔気、下痢があるので、五苓散を投与することが起こり得る。しかしうまく奏効しない場合がある。葛根加半夏湯を用いると、うまく処理できる。胃腸型の流感で、相当熱があり（熱が無いこともある）腹痛、眠気、または下痢する場合は、先ず、葛根加半夏湯を投与するのが重要である。この初期治療がうまくいかないと、吐き気、下痢を伴う状態に移行する。この時は五苓散が適応である。

ふだんから吐きっぽい小児で、風邪をひくとすぐ吐く場合は、五苓散

で奏効する。

　ふつうの風邪で進行して、胃腸症状を起こして嘔吐など起こした場合、柴胡桂枝湯証までに至らない時は、五苓散で奏効する。少陽期に入れば、柴苓湯（小柴胡湯と五苓散の合方）などを用いねばならない。

## ⑨風邪の第2期に用いられる薬方

　太陽期で始まった傷寒、中風の風邪が進行して少陽期に入ると、表面の症状は一応治まって、太陽期のような激しい様子はなくなって、一見病が軽くなったようにみえるが、実は病は胸脇部（胸部から季肋部、心下部、即ち半表半裏の域）に進行して病状としては重くなっている場合がある。病を表の部位で喰い止められず、裏の方へ深く進行したということなのである。現れる症状は、裏の症状（消化管の症状）の初期と胸部の臓器の症状とである。舌苔が生じたり、食欲が落ちたり、吐き気を催したり、胸苦しかったり、微熱が出たり冷めたりして続き、咳が深くなったりするわけである。

　いわゆる風邪をこじらすと、いろいろな症状が複合してあらわれ、扱いにくくなる。抵抗力のない老人や子供、虚弱者は肺炎を併発して命を落とすことが起こる。腎炎やリウマチなどの慢性病は、風邪をこじらせた時、悪化しやすい。風邪は万病のもとと言われているのはこの辺の事情からであろう。

　さてこの風邪の第2期に用いられる薬方が少陽病の薬方群である。その代表的なものが柴胡剤である。柴胡剤は、慢性疾患に用いられる薬方の中心になるものであるから解説と運用を詳述する。

### ❶柴胡桂枝湯

　構成は、柴胡、黄芩、半夏、桂枝、芍薬、大棗、生姜、甘草の9味の薬方で、要するに桂枝湯と小柴胡湯の合方である。

　（証）『傷寒論』には、発熱、微悪寒し、支節煩疼、微嘔し、心下支結して、外証未だ去らざる証、とある。『方極』には、小柴胡湯と桂技湯と、

二方の証相合する者を治す、とある。

　この方は、桂枝湯証から小柴胡湯証へ移る中間の薬方と考えればわかりやすい。

　（目標）風邪がこじれて、熱がこもって取れず、倦怠感があり、治らない状態になった時、軽ければ単方で、症状が複雑になれば、加味方、合方で多用される。ひどくこじれる場合は多くは悪性の流感の後である。高熱で始まる流感ではないが、初発から長びきそうな感じがする、治りにくい流感がある。症状は劇しくないが、これも悪性の流感と考えられる。また老人など抵抗力の弱い人間は、長びく経過中、肺炎を併発したりする。

　薬方を処方する場合、最も苦心するのは、風邪がこじれてはいるが、まだ太陽病期にあるか、少陽期に入りかかったか、完全に少陽病になったかの区別である。

　少陽病の症候の胸脇苦満、往来寒熱（弛張熱）は、そう簡単にはっきりつかめない。少し注意すれば誰にでもわかるのは、風邪の初期には無かった胃障害である。最もわかりやすいのは舌苔の出現である。症状では嘔である。食欲低下、食味の変化も気付きやすい。また、咳痰の進行状態も気付きやすい。要するに風邪が進行して胸脇部、心下部に病変を起こし、その症候が現れて来るので、それを捉えて判断するわけである。

　風邪がこじれて1週間も10日も経ち、熱が続き、倦怠感が強い状態でも、少陽の症状が加わらなければ、桂枝麻黄各半湯か、桂枝二越婢一湯で処理すべきである。

　少陽病の症状が加わってくれば、先ず柴胡桂枝湯が適応で、熱があり、咽喉が痛ければ柴胡桂枝湯加桔梗石膏が考えられる。咳が出て痰も切れにくくなれば、柴胡桂枝湯と麻黄杏仁甘草石膏湯との合方が考えられる。また刺戟性の乾いた咳が連発する場合、半夏厚朴湯との合方が考えられ、更に咽喉、口内の乾燥が強ければ麦門冬湯との合方の形で麦門冬を加味して効を得る場合もある。筆者はこのようにして、風邪の第2期の初め

の状態を、柴胡桂枝湯中心に処理して、効果を上げている。少陽病の症状が明瞭になり小柴胡湯証がはっきりすれば、勿論小柴胡湯を用い、前記のような合方、加味を行うが、柴胡桂枝湯の段階で処理するのが得策であると思うし、この段階で風邪は処理すべきであると思っている。

エキス製剤で小柴胡湯加桔梗石膏が出ているが、柴胡桂枝湯エキス加桔梗石膏エキスの方が先に用いられるはずで、湯液治療では、柴胡桂枝湯加桔梗石膏の方が風邪の治療の実際に多く使われ、効果を上げている。また事実大半の風邪は、柴胡桂枝湯あたりまでで終る。悪性で進行の早い流感、抵抗力が落ちている時、処置(薬方の使用)を誤った時、無理をして養生を怠った時などは、更に先へ深く悪化していくことになる。

風邪の場合、最も問題になるのは、いつ柴胡桂枝湯を使い始めるか、即ち太陽期から少陽期の入口にかかる時期の判定である。流感で悪性ならば進行が早く、また薬方の適用が間違ったり、無理して養生を怠ったりした時は、三日ぐらいで柴胡桂枝湯証を表わすが、ふつうは4、5日で柴胡桂枝湯証が出現する。

治療上問題になるのは、この証の時期、即ち少陽期に入ったのに、太陽期の薬方を使い続けている場合である。風邪をひいたら風邪薬を服めばよいと単純に思いこんでいる人は多い。少陽期になったこじれた風邪状態でも葛根湯を服み続けている場合が相当ある。適期に適当した薬方を用いるという漢方治療の知識が無いからである。

風邪は最もありふれた、また誰でもかかる病気であるが、適確な治療薬は無いと言われている。漢方薬の中で葛根湯が最も売れているということは、西洋薬の風邪薬より良いと思われているからである。しかし先述のように葛根湯が西洋薬と同じように使われていては、漢方治療の真価は発揮できない。風邪の経過を観察して、適期に適した薬方を択び使えば、即ち漢方治療の方法を理解して薬方を使うようにすれば、数倍の効果が期待できる。そうするには、どうすればよいか。

まず、一人一人が風邪の治療、予防に対する知識を持って、風邪に対

応できることが大切である。その知識の中に風邪の漢方治療に対する心得が含まれていれば、風邪の治療は大きく前進すると思う。

　筆者は、全部の患者というわけにはいかないが、風邪をひきやすい患者には、風邪薬の使い方と治療の心がけを書いた紙を渡し、初期用の風邪薬として、葛根湯、麻黄湯、桂麻各半湯のエキス製剤を、柴胡桂枝湯のエキス製剤を第2期用として渡し、使い方を説明しておく。慣れてくると患者自身で病状を判断し、薬1方を択んで服薬するようになる。家族の風邪にも役立つ。医者も手が省ける。医者は悪性の流感かこじれた風邪だけ扱えばよいわけである。

　このような方法が普及すれば、風邪の初期治療が徹底し、風邪による損害は半減すると考える。風邪の流行による社会全体としてのエネルギー（労力）の損失は莫大である。

　風邪の第2期、少陽期に入ると、西洋医学的には症状に合わせての適確な薬はない。漢方では柴胡剤という有力な武器がある。2期の入口に用いる柴胡桂枝湯を常識的に考えて使ってみても非常に有利であると思う。桂枝湯の解熱作用と小柴胡湯の体力増強の作用により、柴胡桂枝湯だけ服んでいても、熱もとれ食欲も出てきて自然に快復していく（西洋医学にはこれに匹敵するような便利な薬はない）。

### ❷麦門冬湯

　麦門冬、半夏、人参、甘草、粳米、大棗。

　（証）小柴胡湯の変方とみられ、久欬、上逆し、心下痞あり、悪心ある者。

　（目標）久しく欬嗽あり、咽喉乾燥し、喘満、痰粘着、呼吸促迫し、逆上感強く、渇し、心下痞え、嘔吐傾向あり、身体衰弱、皮膚枯燥する者（麦門冬湯は少陽の薬で、風邪の初期の咳嗽には普通は使わない。太陽位の風邪の初発の時の咳は、葛根湯、麻黄湯等で治る筈である）。

　この方を風邪に適用する場合は、風邪が長びき咳がひどくなった場合で、喉が乾き、痰が粘り、切れにくくなり、更にそのために咳が連発する状態になった時である。要するに咽喉、気管が乾燥し、痰が粘り、切

れにくくなって咳が連発するのであるから、滋潤の作用のある薬味を十分使う必要がある。麦門冬を十分量使うのが要点である。小柴胡湯に必要量の麦門冬を加味しても、目的を達することがきる。

### ❸麻黄附子細辛湯

麻黄、附子、細辛3味の薬方。

少陰病の薬方で、いわゆる風邪の概念とは離れた感じであるが、老人、虚弱者等で体力の衰えたものが、悪性の流感や肺炎にかかった時用いる（風邪の第2期に使うばかりではないが、太陽病の薬方ではないので、2期に入れて解説する）。

（証）陰病、蹠臥し、舌和し、心下に停飲あって咳嗽を発し、あるいは浮腫あるもの。『傷寒論』には、「少陰病、始めて之を得、反って発熱し、脈沈」とある。

（目標）いわゆる少陰病で、熱候なく（熱症状がないという意味）、無力、貧血性で、身体疼重、手足に冷感あり、悪寒、咳嗽、尿不利、浮腫等があり、脈は沈、沈細数の者に適応する。

感冒、老人の気管支炎や肺炎で、体温計では熱があるのに、病人は熱感を訴えず、寒気を強く訴え（悪寒強く）、時には虚熱を発し、身体疼重感ある者に用いる。脈が沈であることに注目すべきである。虚弱者、また普通の健康の者でも、極度に疲労、衰弱した場合、風邪の初発でも、本方証になることがある。

麻黄は発汗により体表に働き、附子は新陳代謝、賦活能力で最も深い所で水を動かす。この2味を組み合わすことを考えついた古人の知恵は卓抜である。陰証に陥った風邪のこじれた状態の観察が初めにあったと思うが、この薬方のような働きをする薬剤は、西洋医学には見当たらない。

尚、麻黄附子細辛湯の証のやや緩和なる者には、細辛の代りに甘草が入った麻黄附子甘草湯を用いる。

### ❹真武湯

茯苓、芍薬、生姜、白朮、附子5味の薬方（これも少陰病の薬方で、太陽

病の薬方ではないので、風邪の第2期に入れて説明する)。

(証)陰病、心下悸し、眩暈し、身体震戦して倒れんとし、小便利せず、あるいは嘔し、もしくは下痢し、もしくは腹痛する者。

(目標)少陰病の薬方で、陰証で虚証、新陳代謝機能沈衰し、水毒の症状が強い者(五苓散とともに水毒の薬方の代表である。前者は陽病の薬方であるが、本方は陰病の薬方である)。

風邪に用いる場合は、『傷寒論』太陽病中篇の次の条文による。「太陽病、発汗、汗出不解、其人仍発熱、心下悸、頭眩、身瞤動、振振欲擗地者、真武湯主之」。

真武湯のめまいは、苓桂朮甘湯の起立性眩暈と違い、眼を閉じていてもふらふら、またはふわふわ浮いたような感じがし、仰臥していると身体が浮くように感じる。

風邪の場合でも、水毒と身体の衰えのためこのようなめまい状態になることがある。風邪の初期でも、進行して第2期でも真武湯の適応することがある。しかし、真武湯や麻黄附子細辛湯を適用するには、病人の病態をよく観察し、証の把握を誤らないようにすべきである。

❺柴胡桂枝乾姜湯、小柴胡湯、柴胡加竜骨牡蛎湯、大柴胡湯は、柴胡桂枝湯適応の状態を越えて少陽病になった場合使われるわけであるから、風邪の2期にはすべての柴胡剤が証をみて使い分けられることになる。柴胡剤については、風邪の漢方治療の次に総括して詳しく解説するので、ここでは省略する。

## ❷風邪の治療というもの

　風邪（ふうじゃ）と書いてかぜと読む。風邪は漢方用語で 2000 年前から使われている。風邪（ふうじゃ）による病気の一つが「かぜ」であるが、いつの頃か、日本では、風邪が「かぜ」そのものになってしまった。人間が病気を意識した始めからある最も古い病気の一つがかぜであると言えよう。これほど古くから親しんできた病気であるのに、決定的な治療薬がないというのも不思議である。それで先ず、風邪の治療で、何を問題にしたらよいかを考えてみたい。

### ①風邪の治療の問題点

　風邪が他の疾患と違う面で、治療上問題になる点を挙げて考えてみたい。
　❶風邪は古い病気であると同時に、非常に広範囲に流行したり、流行地域が移動したりする一般的な病気である。
　また誰でもかかる病気で、日本国民は年平均 3〜5 回は風邪をひく。しかし、極く悪性の流感以外は、致命的になることは少ない。軽い場合は放置しておいても治る。
　しかし抵抗力の乏しい小児、老人では、肺炎などを起こして、致命的になることがある。長生きの要点に、骨折するな、とともに、風邪ひくながある所以である。
　❷軽く経過する大半の風邪は、病気としての苦痛は少ないが、大なり小なり日常生活は阻害される。仕事が妨げられる場合は、社会的に見れば労働力の損失になる。流感が広範囲に流行すれば、社会全体の労働力の損失は莫大なものになる。
　先般テレビで、医者を交えて、「かぜの座談会」が放送された。かぜの

民間療法から、かぜのビールス、ワクチンの話まで出たが、最終的には、かぜにはまだ適確な治療薬がないという結論であった。漢方の医者は、出席しておらず、漢方薬の話も部分的に話題に上ったが、組織だった風邪の漢方治療の話は全然話題に出なかった。組織だった漢方の治療法を皆にも知って貰いたいと思った。かぜのビールスの研究が進んで、そのワクチンが実際に有効に使えるようになるまでは、今の西洋医学的かぜの治療は対症療法的で、現在のところ組織だった漢方治療の方が、より有効で科学的であると言える。

❸以上、風邪という病気の特徴を考えるとその治療法、予防法は自ら方向が定まる。

　風邪をひく度に医者に診て貰うことは、実際問題としては不可能である。先ず自分で風邪を治すことを考えるのが第一である。

　風邪の治療法を十分知って、いつも適当な風邪薬を常備していれば、風邪を初期に処理でき、こじらすことは少ない。予め、薬局なり医師なりから薬を手に入れておくことが必要である。風邪をひいてから薬を買いに行くようでは、最も大事な初発の治療が手遅れになる。医者は長く来ている患者には、風邪の治療の要点を教え、必要な風邪薬を常備するようにさせる。こうすることにより、その患者も、その家族の者も非常に助かる。風邪薬の使用に慣れると、小学生でも自分でその常備薬を使えるようになる。

　手遅れしたり、悪性の流感であったりして風邪をこじらしたら、早めに来院、来院できないなら、詳しく容態を報告させ、適方を処方して服薬さすことが医者の仕事である。

　以上のやり方を実際に行うには、先ず風邪の治療の要点を患者に納得させ、漢方の風邪薬を常備させ、その使用法を教えておくことである。要点を簡単に書いた紙片を薬と共に出すようにして、20年以上になるが、患者が要領を納得してうまく風邪薬を使いこなすようになると、風邪で悩むことは少なくなる。

(表3) 患者用・風邪薬の使い方の説明文

## 「風邪の治療の要点と風邪薬の服用法」

### 風邪の治療の要点
(1)風邪の治療で最も大切なのは、安静(休養、保温、臥床)である。
(2)風邪をひいたと思ったら、できるだけ早く(少なくとも2、3時間以内に)適当な風邪薬を飲むことである。
・風邪を早く治すこつは、症状に合った風邪薬をなるべく早く飲んで、暖かくして寝ることである。
・風邪をこじらしたら、症状によく合った処方の薬を飲んで、十分静養することである。

### 風邪薬の服用法
症状をよく観察して、症状に合った薬を選び、適期に飲むこと。症状が変化したら変化に合った薬を選んで適期に飲むこと。
・症状に合わない薬を飲んでは、効果があがらない。
風邪薬初期用【A】流感の初期に適用。
　　［症状:発熱(やや高熱のことあり)関節が痛むことあり、やや汗出やすい、のど痛が多い。症状は流動的］
風邪薬初期用【B】普通の風邪の初期
　　［症状:発熱、頭痛、肩こり(筋肉痛)有り、汗は出にくい。一般に【A】より症状が非流動的］
　◎特別の使い方。胃腸型のかぜ(腹痛、嘔気、嘔吐、時に下痢を伴い、熱感の他、普通のかぜの症状の呼吸器の病状は無い)に用いる。
　※【A】と【B】の使い分けは実際の場でもむずかしい。個人差もあり【A】が効くという人と【B】が合うという人がある。
風邪薬初期用【C】高熱、悪性流感の初期
　　［悪寒、戦慄、ついで高熱になる悪性の流感には、初発の服薬が、治療の決め手である。関節痛を伴うことが多い。病気の進行が早く、肺炎になる率も高い。高熱にならなくても、当初から悪性らしい感じの強い流感にも【C】を適用する必要がある］
【風邪薬服用の注意】
　①エキス製剤は湯でとかして、温かいのを飲む方が効きがよい。
　②服薬したら温かくして就床して、発汗しやすくする。
　③葛湯、重湯などの温かいものを飲んで発汗しやすくするとともに、水分の補給を考える。

> 風邪第 2 期の薬の服用法
> (1)風邪薬初期用【A】を使う方法。風邪の当初の熱が下ったが、まだ熱がこもって十分とれない状態(身熱がある状態)に、【A】を何日か服用する。
> (2)風邪薬第 2 期用の使い方　風邪の当初の症状の、頭痛、発熱、身体痛は大体おさまったが、微熱、倦怠感、食欲不振等がある第 2 期に入った時は第 2 期用を何日か用いる。
> 　第 2 期用を用いる状態で、咽の痛みがとれなかったり、咳が強くなったりした時は、この 2 期用に合わせて用いる薬の用意がある。
>
> ◎風邪は発熱から 1 日以内に勝負をつけるのが最良であるが、これには、初発から 2、3 時間以内の服薬が決め手となる(悪性流感の時は、初発の 1、2 服の薬が最も大切である)。
> 風邪をこじらせても、第 2 期の入口で片づけるつもりで治療する心がけが大切である。
> ◎エキス製剤の風邪薬は、既製品しかないので、こじれて長びく風邪は治療しにくいが、煎薬で治療する場合は、どんな病状にも適応する処方を作ることができる。
>
> 初期用【A】は桂麻各半湯、【B】は葛根湯、【C】は麻黄湯である。2 期用に【A】を用いる時は、量を減らす。2 期用は柴胡桂枝湯である。

　風邪薬の使い方を上手に説明することは、なかなかむずかしいが、(表3)に掲げるのは今使っているその説明文である。

## ②風邪の養生法

　言うまでもなく、治療の根本は、自然治癒能力が最高に発揮できるようにすることである。ふだんの養生は、身体が最良の状態になるように生活を整えることだが、病気の場合の養生は、自然治癒能力が最大の力を出せるように配慮してやることである。
　漢方では、証の把握が正しく、薬方が適確であれば、自然治癒能力が最もよく発揮できる方向へ薬効が働くものである。一に養生、二に薬と昔から言うが、薬と養生がうまく協力すれば、治療がうまくいくわけで

ある。

　風邪の場合は、この自然治癒能力が十分に発揮できるようにしてやれば、薬を用いなくても、治るわけである。いくらよい薬を使っても、無理したり、不養生したりすれば、うまく治らないことが起こる。この自然治癒能力のことを忘れて、むやみな風邪薬を服んで、風邪も治らず、薬害で苦しむ例が最近相当あるようである。

　さて風邪のような急性熱性病で、自然治癒能力を発揮させるために最も重要なことは、安静である。安静は病気の起こっている患部へ、十分な血液、エネルギーを供給して病気との戦いを有利にしてやるための必要条件である。

　風邪などの急性病では、体力が充実している間に戦いを終えるようにすることが肝要で、病気が長びいて体力が消耗してきて尚、病気との戦いを続けなければならない場合は、エネルギーの補給に余分な力が必要になり、いわば二方面作戦になって非常に不利である。風邪などは、12時間から24時間の勝負であると思う。したがって発病当初の安静は非常に重要な意味を持つ。風邪薬を服んでも、休まずに動いていることは、最も損なやり方である。初めに半日休めば治ったのに、無理して働いて風邪をこじらし、3日も4日も休まねばならないはめに陥ることは、よくみかけるが愚かなことである。

　安静はあらゆる病気療養の眼目である。長い病気には精神の安静も必要であるが、熱性急性病では身体の安静が重要である。安静は不必要なエネルギーの消耗を防ぐのであるから、余分な動きを少なくし、臥床しているのが最も能率的である。

　保温はエネルギーの損失を少なくし安静の効果を増大する役目をする。絶食、減食も急性病の時は、安静の効果を増大する。消化、吸収には相当のエネルギーが要るので、風邪で高熱の時は、一時的に絶食した方が治りがよい。水分の補給は必要だが、暖かいうすいお粥などが適当である。保温とエネルギーの補給に役立つ。

このように安静を専一にするとともに、身体の症状をよくみて、自然治療能力が発揮し易い方向へ援助をしてやることである。発汗すべき時は発汗しやすいように、便で排泄すべき時は、それを助けるようにすべきである。漢方の薬方は、証の把握を誤らなければ、自然治療能力を増強するように働くはずである。養生は更にそれを助ける形になるわけである。

## ③風邪の食事

風邪の食養は、昔から言い伝えられている「白粥に梅干」がその要点を現している。これは長い経験から得られた知恵であるとともに、桂枝湯の服用例などが影響しているように思う。白粥は熱稀粥にあたり、梅干だけで摂ることは食禁を犯さないことを意味する。熱稀粥は水分の補給になり、エネルギーの補給とともに身体を温め発汗を助ける。梅干は酸、食塩の補給になる。温かい葛湯もよい。水分の補給の際、レモン汁などの柑橘類の果汁を入れると、ビタミンＣの補給にも役立つ。

ふだん十分に栄養を摂っていれば、水分とビタミン、無機質の補給が十分なら、1日や2日の絶食、減食には十分に堪えられる。高熱の風邪の初期には、この食養的な絶食をやると効果的で治癒が早い。筆者は流感の時この方法を利用して効果を上げている。

昔、そば屋（うどん屋）に、うどん一服薬というかぜ薬を売っていた。それを服んで、熱いうどんを食べると、うまく発汗してかぜが治るというわけである。但し、肉や天ぷらを入れた種物は駄目で、素うどんが良い。

さて食養でむずかしいのは、病気が長びいたり、再発したりして、体力が消耗して来ているのに食欲がなく、消化力が落ちて十分栄養が補給できない時期である。病気は尚存続していて、その方面も考慮しなければならないし、栄養の補給もしなければならない。ふだんから体力の乏しい老人や子供の場合は特にむずかしい。

また、快復期に向った時でも、極度に衰えた消化力を考慮しながら、漸時健康時の食事にまで導く方法が案外厄介である。風邪をこじらして、

胃腸障害が起き、食欲が落ちているような場合、栄養をつけようと焦って、濃厚な油物などの食物を早めにとると、更に胃の負担になり、失敗することが多い。どんなものから順に摂ったらよいか、食物の知識が必要になるわけである。

風邪の食養はおろそかにされているが、風邪を適確に早く治そうとするには、安静とともにおろそかにできない問題である。

## ④風邪の予防

風邪をひいたら、なるべく早く適確に治すという話をしてきたが、最も大切なのは、風邪を予防することである。当然なことであるが、人々は風邪薬の話の半分の関心も持たない。医者や薬屋は、風邪薬の話には関心を示すが、風邪の予防には関心を示さない。一般人も同様であるが、風邪があまりに一般的な病気であるという面と、反面、風邪がこじれて悪化したり、余病を併発したりする危険性をよく知らない面と両面からであろう。

日常の挨拶にも、風邪をひかないようにという言葉が始終出るが、風邪の予防についての知識は乏しいようである。本屋へ行っても健康、病気に関する本は無数という位出ているが、風邪に関する本は2,3冊で、その中で風邪の予防について書いてある本は見当たらなかった。一般人が予防の知識を持たないのは不思議ではない。

風邪の予防の第一は、当然のことながら、体調を整えて、体力を養うことである。その体力、抵抗力のことだが、風邪をひきやすい子供に、柴胡剤など少し長期間服ますと、風邪をひかなくなるのが普通である。また漢方の服薬を続けている患者は、一般に風邪をひかなくなる。流感がはやった時、漢方薬を服んでいる患者だけ、流感にやられないという例は、いくらでもある(風邪の療法の指導をして、風邪薬を常備させている患者宅では、流感の時でも、その一家の被害は少ないのを屡々経験している)。

風邪の予防法として一般的に言われているものに皮膚の鍛練がある。消極的には、厚着をしないで寒さに対する抵抗力をつけることである。積極的には、裸体になって乾布摩擦をしたり、海水浴、日光浴、冷水摩擦、冷水浴をしたりするなど色々言われているが、何が効果的なのか。参考までに筆者の体験をお話しするが、皮膚の弱い人は追試してみて貰いたい。中学4年の3学期（当時の中学は5年制、但し4年生で高等学校の受験ができた）、高校入学の願書を出した直後、風邪だと思っていたのが肺結核の初期だとわかり、それから1年間休学、療養生活（自宅）を余儀なくすることになった。当時は郷里の福井県などでは、結核は死病と思われていた。事実その後、父、弟二人は結核で死亡、親友の二人も結核で亡くしている。その療養の1年間は、生死の問題を考えざるを得なかったので、ある程度の悟りを開くまでは、精神的にはひどく悩んだ。生ある者は必ず死ぬ、人の一生はそれまでの毎日を全力をあげて生きていくより他に方法がない。「明日を思いわずらうこと勿れ、一日のことは一日にて足れり、明日は明日のわずらいあればなり」という言葉の意味が少しわかってきて心も安定し、病気も良くなってきた。この言葉の意味することが、次第にはっきりわかるようになって、これまでの年月を導かれてきたと言ってよいと思う。

　さて、休学1年、次の5年生の1学期から通学をはじめたが、医者から、名物のように風邪をひくから用心しろと言われた。この時から、皮膚の鍛練を思い立って、冷水摩擦をはじめた。療養中に栄養学の本を読み、ある程度の栄養の知識も出来、できるだけ調和のとれた食事をした。朝は牛乳1本だけのこともあったが、とにかく毎日飲んだ。1年経って八高の試験を受けたが、驚いたことにそれまで1回も風邪をひかなかった。半年目ぐらいから冷水浴に変えて、水を浴びたわけである。冷水摩擦、冷水浴の偉力を知ったのである。

　要するに寒さにあった時、血管が敏感に反応するようにすることである。今でも風呂上りには、下半身に水をかけ、冷水で全身を拭くように

している。こうすれば湯ざめすることはない(ちなみに、患者をみている関係で、流感にはかかるが、風邪のため仕事を休んだことは、この20年間には無い)。乾布摩擦は、寒さに対する血管の鍛練にはならない。日光浴も効果は少ない。

　講義や講演の時、来会者に風呂上りに、冷水浴するか、冷水摩擦をするか質問すると大体20％ぐらいしかない。冷水浴も下半身だけでよい。これなら心臓の悪い人でもできる。医者自身が風邪の予防が出来ないようでは、患者の指導はできないのではなかろうか。

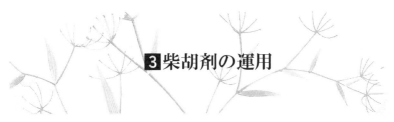

## ❸ 柴胡剤の運用

　柴胡を主薬とした柴胡剤は、日本漢方、特に古方では、最も繁用される薬方群である。柴胡剤が繁用される理由には、次に挙げる幾つかのことが考えられる。

　**❶歴史的にみて**……『傷寒論』の条文をみると、衆方の権輿(けんよ)(物事のはじめ)である桂枝湯関係の条文が当然最も多く、次が柴胡湯関係の条文である。柴胡湯類の重要性が伺われる。

　日本の漢方古方派の基盤を築いた吉益東洞も、その著、『類聚方』の中で、桂枝湯類に匹敵するくらいの頁数を柴胡湯類にさいている。また興味あることは、万病一毒説に関連して、小柴胡湯に言及していることである。参考までに、『医事或問』の最後にある文章を引用してみたい。

　「又問いて曰く、道を得る事、得て聞べきか。

答えて曰く言いがたし、然れども余が執行したる事をいふべし。夫れ万病唯一毒という事、医断に著したるは既に二十年ばかり以前の事なり。然るに万病の唯一毒なる事を自得したるは、漸く此の八九年このかたなり。

　其のもとは呂氏春秋に鬱毒の論あり、扁鵲の伝に、越人之為方也、不

待切脈、望色、聴声、寫形言病之所在。とあり。傷寒論に傷寒にも中風にも宿食にも瘀血にも、皆小柴胡湯を用いてあり、是によりて万病皆一毒という事を覚悟し、医断に記したれども、其の術を得ず、只書籍によりて書記したり。それゆへ薬を与れとも、心に疑ひ生じ、始めつけたる方を病の盡るまで用る事あたはず、遂に方を変るなり。其の方かわるゆへに、未だ一毒の術を得る事あたはず。是によりて古を稽て方意を探し、療治に狎習ひ、自然のことく方を扱ひしよりこのかた、病の治する事格別なり。病の能く治するに随て、一毒の術を心に得たり。其の疑ひなき事、たとへば知たる道を往来するがことし。是を道を得たりといわんか」。これが『医事或問』下の最後の問答である。

ここで万病一毒説をもう少し説明しなければならないが、この引用は、この説の発想に小柴胡湯が関係していることを知って欲しかったからである。しかしこの引用文からでも、万病一毒の一毒がいわゆる毒でなく、哲学的ともいうべき概念を含んでいるものであることがわかると思う。この引用文の少し前でも、先生常に扁鵲仲景も万病を一毒と見られしといへり、然るに史記傷寒論に見えざるはいかん。という問いに対し、小柴胡湯による治療を挙げて、仲景の万病を治するも、一つの毒を目当てにしたる事明なり。と東洞は答えている。

東洞は『傷寒論』を研究するにも、呂氏春秋(紀元前239年頃)扁鵲倉公伝(紀元前90年頃)にまで遡って考えている。王叔和撰次の『宋版傷寒論』より数世紀遡った時代の思想を参考にして考えていたわけである。このような東洞の『傷寒論』の研究の中で、柴胡湯類が重視されたことは、意味がある事と思う。

### ❷湯本求真先生と柴胡剤

『皇漢医学』は、湯本先生の代表的著作であるが、その中では柴胡剤の運用が説かれているが、晩年になると柴胡剤と駆瘀血剤とは更に繁用されたようである。これは湯本先生の弟子であった大塚敬節先生がある折話されたことである。春陽堂が企画した実験漢方医学叢書に湯本先生が、

薬方の話を書くことになった。最近自分は柴胡剤と駆瘀血剤を多用するようになったので、色々の薬方のことを書くのは煩らわしくなった。大塚、お前やれと言われたとのことである。要するに湯本先生が晩年、柴胡剤を多用されたということは、東洞を継承しているので当然と言えば言えるが、恐らく湯本先生はその使用経験から柴胡剤を繁用するようになったと推察する次第である。私は、湯本先生より漢方治療年数は長い。『皇漢医学』を最初に読んだのであるが、特別柴胡剤を多用する考え方は起こらなかった。しかし慢性患者を多く扱っているうちに、柴胡剤を長服している患者が、治療成績が良く、長生するのを多く経験するようになって実際経験に基づいての判断で、柴胡剤を繁用するようになったのである。この実例は柴胡剤の運用の部で詳説する予定である。

### ❸『傷寒論』の立場からみて

柴胡湯類は、『傷寒論』の六病分類の少陽病期に用いる薬方群である。少陽病期は、太陽病期から陽明病期に至る中間の期間で、両方の病期の影響を受ける時期であり、複雑な変化を起こしやすい。風邪を例にとれば、太陽期の発熱が甚だしい時期には、麻黄湯、葛根湯などを適確に使えば、うまく発汗、解熱して治癒する。しかし、服薬が遅れたり、証の判定を誤まって不適当な薬を服ましたり、最も悪い場合は風邪ぐらいとたかをくくって、薬も服まず、休養もとらなかったりした場合などで風邪がこじれて、咳が加わったり、微熱が続いたりして、複雑な症状が出てくる、即ち少陽病期に入ったわけである。風邪などは、この少陽病期の入口、即ち柴胡桂枝湯が適用される時期で仕末をつけなければいけない。そうなると色々な症状が加わり、太陽病期よりは治療しにくくなる。悪性の流感では、柴胡桂枝湯より更に悪化して、小柴胡湯、大柴胡湯を使わねばならない場合が生じる。大柴胡湯は陽明病期に近い薬方であり、感冒では使うことは少ない。

さて、ここで20年も昔の話であるが大柴胡湯を使って劇的に治ったこじれた風邪の例が忘れられないので、紹介しておく。

50歳代のがっちりした体の男性、風邪をひいて2週間になるのに、洋薬の解熱剤を服んでも、38、39度の熱が下がらないということで往診を頼まれた。高熱が続いているのに、あまり衰えていない。明らかに実証タイプで、便秘が1週間以上続いている。典型的な大柴胡湯の証である。大黄を3g？にして、大柴胡湯を5日分投与。翌夕電話あり、1日分の服薬で、便通あり、熱も下がり、夕食をおいしく食べたという。1日分の服薬で片づいてしまった。あまり見事に効いたので記憶に残っているわけである。

　慢性疾患で微熱が続く肺結核、熱はないが体調が悪くなり、色々の障害が加わる、慢性肝炎、慢性腎炎などで、少陽証を呈する場合は、熱性急性疾患の感冒のように簡単には片ずかない。感冒をこじらせ、慢性気管支炎になり、更にそれが喘息様気管支炎になり、喘息発作を繰り返すようになった場合も柴胡剤の適用のことが多いが、治療は複雑である。

　以上の諸例のように、多岐の疾患が少陽病の証を現してくる。少陽病の発現する胸脇部は、諸種の臓器と関係深い部位で、呼吸器疾患、心臓疾患、消化器疾患、肝臓疾患、膵臓疾患など少陽病との関連が考えられる。これらの疾患に柴胡剤を用いて奏効する臨床経験から、前記の関連の妥当性が頷ける。柴胡剤が広範囲の疾患に適用されることがこれでわかると思う。

　以上のような柴胡剤の使い方のほかに、日本では、小柴胡湯など小児の聖薬と言われ、虚弱児などの体質改善に用いられ奏効している。

　筆者は、小児とは対蹠的な老人の健康維持にも、柴胡剤を長服させ、長生の実を挙げている。

　このようにみてくると、柴胡剤は万能薬の観があるが、巧みに柴胡剤を使えば、それ相応の効果が期待できると考えている。

　大切なことは、各柴胡剤適応の証を適確に診断して適剤を用いなければならないということである。この為に『傷寒論』をはじめとする柴胡剤関係の薬方を研究するわけである。

❹日本漢方に於て柴胡剤が多用されるに至った理由
①腹診の発達
　柴胡剤の適応、柴胡湯類の証の判定には、吉益東洞以来、腹診が重視されてきた。先述の如く、東洞は柴胡湯類を重視したが、その証の判定にも腹証を考慮し、胸脇苦満などは必須条件のように言っている。しかし、腹診の問題は、腹証一つ一つについて言えば、未解決、不明の部分が多く、今後の検討を要する問題と思う。
　しかし、腹診の重視によって、胸脇部の状態がより詳細に観察され、柴胡湯証判別の有力な助けになってきたことは事実である。胸脇苦満、胸下鞕満、心下満痛、心下急微煩、心下痞、心下痞鞕、心下濡等の症状の区別、振水音の有無強弱、また腹直筋の攣急の状態、腹動の有無強弱など、柴胡湯類の証の判定に重視された。日本ではこの腹診が柴胡剤の運用に役立ち、柴胡剤の多用になったとも考えられる。また逆に日本の腹診の発達には柴胡湯類の腹診の研究が役立っているようにも思えるのである。

②柴胡について
　日本には、「ミシマサイコ」という良質の柴胡が生産された。漢薬資源の乏しい日本では珍しいことである。筆者なども、40年前はミシマサイコを使っていた。香気が強く、紙袋には油がにじみ出ていて、袋の外から柴胡ということが分かった。今、問屋から来る、栽培物のミシマサイコとは格段の違いであった。今の柴胡より少ない量で効果があったように思う。輸入物の柴胡は使わなかったので、我々の使う量は十分あったと思う。
　良質の柴胡が国産で得られて、柴胡剤が自由に使えたことが、日本の古方派漢方で柴胡剤を多用されるようになった一因ではあるまいか。
　東洞時代では、朝鮮人参は貴重品であったので、東洞の『類聚方』に書かれた治験は、国産の竹節人参を使った例だという。小柴胡湯の人参もそうであったのだろうか。

### ③柴胡剤のエキス製剤について

　漢方エキス製剤の中で、最も繁用されているのが、柴胡剤で、その中で小柴胡湯が最も多い。また副作用が云々され新聞に報道されるのも小柴胡湯が多い。小柴胡湯の副作用として発表された例には、小柴胡湯の証を無視して病名投与した例が大半である。薬の誤用の例に属するもので副作用とは言えないと思う。それに何万例も使われている小柴胡湯の使用例のうち、十数例というのでは、1％未満であり、またその副作用なるものも、服用日数と障害度から言えば問題視するほどのものではない。

　筆者が40数年柴胡剤を湯液で繁用しての経験から言えば、証の判定を誤らなければ、副作用と言えるようなものは一例もない。長服していて、体調の変わった時、違和感を訴える例を経験しているが、処方を変えれば故障は残らない。

　要するに、柴胡剤の運用も柴胡湯類の証をよく知って行なわなければならないという当然な話になる。但し、エキス製剤の場合は、製剤として問題があれば、話は別で、柴胡湯類そのものの問題ではない。

## 1 小柴胡湯の解説

　柴胡剤が日本の漢方治療に於て多用される理由を、色々な角度から説明した。言うまでもなく、古方を主とする日本漢方の治療の原典は『傷寒論』である（中国医学の原典は、『黄帝内経素問』、『黄帝内経霊枢』、『傷寒論』、『神農本草経』であるが、臨床治療の原典は、『傷寒雑病論』《『傷寒論』と『金匱要略』》である）。筆者らは、『傷寒論』を学ぶことから、漢方に入った。奥田謙藏先生の講義を40数年前に聴講したことから始まったわけである（奥田先生の講義は、筆者ら門下生が、先生の逝去後、『傷寒論講義』として、医道の日本社から出版した）。

　昨今、漢方を学ぼうとする者で、『傷寒論』の勉強から始めようとする心掛けの者は殆ど居ないのではなかろうか。漢方エキス製剤中心の治療では止むを得ないことであると思うが、事人間の生命健康に関する治

療の問題である。制限の多いエキス製剤による治療でも、勉強すればもっと治療成績は上げられる筈である。医療に携る人間は責任を感じてもっと努力して欲しい。

　実践漢方入門講義の目的は、実際に治療に役立つ勉強を目標にしているが、その日本の漢方治療の原典の『傷寒論』の話を加えるのは、『傷寒論』に対する理解を深めて貰いたいと思うからである。

　『傷寒論』に対しては無数の考え方、意見があることは承知しているが、今までの日本漢方を支えてきた『傷寒論』に対する色々な意見を検討し、今後の日本の漢方を科学的に推進する一助にしたいと考えている。40数年、『傷寒論』を基本に漢方診療を続けてきて、自分なりに『傷寒論』から学んだというわけであるが、その一端を講義の中に加えて行きたいと思う次第である。

　さてここでは、柴胡剤薬方群の中心、少陽病正対の証である「小柴胡湯」を解説して筆者の考えの一端を紹介したい。

　『傷寒論』は、どういう症状、症状の複合、即ち証に、どういう薬方（生薬の複合）を用いて治療した、またはどう変化したかを述べた条文と、薬方の構成、即ち薬味とその分量を書いてある部分から成り立っている。薬方の構成生薬の性質の説明も、生薬を組み合わせた理由も述べられていない。

　後年になると生薬の薬能や帰経を考えて、生薬の組み合わせを考えたり、加減したりして薬方を構成するのが普通になっているが、『傷寒論』では出来上がっている薬方が示されているだけで、生薬の組み合わせの理由は「証」、薬方の働きから類推するより仕方がない。

　以上のような次第で、『傷寒論』の薬方の薬味の配列の順序は、少し薬味の多い薬方では、版本毎に違い、幾通りもある。そこから生薬の組み合わせの理由を考えることはできない。このことも生薬の条文の解釈をむずかしくしている。

　以上のような情況なので、小柴胡湯の条文と薬方を択ぶのは、色々問

題があるが、最も古い形とみられる『康治本傷寒論』の小柴胡湯の条文を選び長沢元夫先生の解釈を参考にしてこの薬方をどう考えるかを述べてみたい。

『康治本傷寒論』第二六条（和文）

「傷寒、中風、（一）往来寒熱し、胸脇苦満し、黙々として飲食を欲せず、心煩喜嘔す、（二）①或いは胸中煩すれども嘔せず、②或いは渇し、③或いは腹中痛み、④或いは脇下痞鞕し、⑤或いは心下悸し小便不利し、⑥或いは渇せず身に微熱あり、⑦或いは咳する者は、小柴胡湯、之を主る」……和文にし、説明の便利のため（一）（二）①②③④⑤⑥⑦を附した。

この条文を、最も知られている、『宋板傷寒論』で見たければ、日本漢方協会学術部編『傷寒雑病論』「傷寒論」「金匱要略」の傷寒論巻第三、辨太陽病脉證并治中第六の66（53頁）の小柴胡湯の条文をご覧願いたい。

最初の傷寒、中風は、この康治本が最も簡単で、宋板及び『外台秘要』、『千金翼方』では傷寒五六日中風になっており、康平本では傷寒五六日、成本では傷寒中風五六日となっている。宋板では多くの条文に日数が入っているが経絡説で説くので当然であろう。康治本では全然日数が入っていない。

傷寒、中風だけなら傷寒でも中風でも、（一）の状態になるといっていることになる。康治本でこの表現をとったのは、重症の熱病である傷寒でも、軽症の熱病である中風でも、同じように（一）の状態になるというのではなく、傷寒は背面を通って下に行く系路を言い、中風は前面胸の方を通って下に行く系路を言うのであって、病の軽重と関係なく系列の問題だという。これが長沢先生の解釈で、納得できる考えで、傷寒で重い場合でも、中風で軽い場合でも、五、六日で（一）に到達するという今までの多くの解釈は、納得しにくい（但し長沢先生の説は、もう少し解説が要るが、後に譲る）。

次に最も重要なのは、（一）の部分、小柴胡湯の正証を示した四句である。その第一番目が往来寒熱で、太陽病の悪寒と発熱とが殆ど同時に起

こるのに対し(傷寒の甚だしい時は、悪寒で寒くてがたがた震えていた直後、急に発熱高熱になる悪性の流感が典型的である)、いわゆるおこりの熱状で、寒さが去ってしばらくして発熱する。その熱が去り、次の寒さがやってくるという寒と熱とが往来する熱の状態が、少陽病の熱状で、少陽病の病態の中で太陽病の病態と際立って異なっている。悪性の流感にかかった人は、高熱が下がって弛張熱になるのを経験していると思う。

　次は「胸脇苦満」であるが、胸の正面と胸の横つまり胸脇の部が、強く物がつまった感じになっていることで、自覚症状である。

　日本の古方派は、胸脇苦満を腹診上他覚症状にとっていると言われているが、筆者は自他覚症状とみている。柴胡剤を多用した結果からみて、胸脇苦満らしい症状が無くても柴胡剤の有効な場合を経験している。胸脇に病変が及んでいれば、柴胡剤の適用を考慮してよいと筆者は考えている。胸脇苦満を自覚症だけとすると、患者の訴えが把握しにくい場合、胸脇苦満の存在を決定しにくい。訴えがなくても、胸脇部を触診して変化を捉えることが出来る場合もある。ある程度腹診に習熟してくると、患者の訴える自覚症状と医師の触診により把握する他覚症状とを相関させながら、胸脇部の変化を相当細かく把握することが出来、診断の材料になる。胸脇部の診察は、その部分だけ独立して行うのでなく、上方は頸胸部と連絡させ、下部は腹部と関連させてみているのであって、胸脇部の自覚症状だけで判断することは誤認を起こしやすい。吉益東洞は胸脇苦満を小柴胡湯の証の条件の第一に挙げているが、往来寒熱という熱形のようには明瞭で特徴的ではない。『薬徴』で、柴胡の薬能では胸脇苦満が必発の条件のように述べているが、行き過ぎであると思う。柴胡だけ単用してみた結果ではないので、小柴胡湯の他の薬味、黄芩、半夏等との協力作用と考えるのが自然であろう。長年柴胡剤を使っているが、柴胡の薬能を未だ十分には納得できない。

　次の「黙々として飲食を欲せず」は、気分が暗くなり、飲食を欲しないということで、気分が暗くなって飲食を欲しないと、気分が暗くなるこ

とと、飲食を欲しないとは因果関係はないという二つの解釈ができる。しかし実際には小柴胡湯が適応する時は、どういう状態が多く出現するかが問題である。

　流感で高熱を出した場合でも、処置がうまくいって解熱し、太陽期だけで症状が消失した場合は、前期の小柴胡湯の症状が出現するところまでは行かない。ところがうまく解消せず、病状が進行して柴胡桂枝湯の証に近づくようになると、病気が胸脇部に移行するので、問題にしている小柴胡湯の症状を予測させるような状態を少しずつ起こしてくれる。風邪の漢方治療のところで述べたように、風邪をこじらせないためには、柴胡桂枝湯を投与するまでで風邪を治してしまい、少陽の中心近くまで進行させてはいけないわけである。そうすると少陽に現れてくるような症状の片鱗を早期に捉えて処置することが有利なわけである。

　このようにみてくると「黙々として、飲食を欲せず」は、病気が胸脇に迫ってきた時の心下部あたりの実感のように感じる。次の「心煩喜嘔」はそれが現実的事象として現れたものと見てもよいと思う。

　「心煩」は、胸の部分が熱っぽい、あるいは重苦しい感じがあること、「喜嘔」はしばしば嘔気があることである。胸の熱っぽく重苦しい状態が心下部に波及すれば、体質的に胃内停水のある胃部は、しばしば嘔気を催すということである。

　この「心煩喜嘔」の次、第二段の最初に、「或は胸中煩して嘔せず」という句が出て来る。「胸中煩す」は、心煩と同じ意味であるので、この句は、心煩しても嘔き気がないということになり、「心煩喜嘔」と反対のことを言っている。この場合は、同じように小柴胡湯証であっても、胃内停水が無い体質の人では、嘔き気を生じないということを言っている、と解さないと意味が通じない（この長沢先生の解釈は妥当であると思う）。

　以上、小柴胡湯の正証を示した4句を説明したが、勿論この4句は「小柴胡湯之を主る」に連なり、小柴胡湯で治るわけである。

　『宋板傷寒論』には「傷寒、中風、柴胡の証有り。但一つの証を見せば

便ち是なり。必ずしも悉くは具えざるなり」という章があるが、但一つの証とは、小柴胡湯の正証の4句を指すと言える。また大半の学者がこれを小柴胡湯の正証と認めているようである。

さて実際に小柴胡湯を適用する場合には、正証の4句を現実的にどう捉えたらよいか。第1の「**往来寒熱**」は、熱状をよく観察すれば、この熱状の把握はむずかしくはない。体温計を使えば、体温も正確に計れる。第2番目の「**胸脇苦満**」を自覚症状だけに限定すると、患者から「**胸脇苦満**」の症状を聞き出すのは相当困難である。吉益東洞が、他覚的症状を導入したことは頷ける。自覚症状を起こすだけの変化があれば、他覚的にも触知できる変化があり得ると思う。筆者は、自他覚両面から症状を得たいと心掛けている。胸脇部の症状を出来るだけ他覚的に捉えたいと思っている。次に「**黙々として飲食を欲せず**」は、前述のように胸脇部、心下部の内部の実際的の変化を反映していて、心理的の変化と同時に、舌苔の変化、心下部胃部の変化を注目すべきである。

「**心煩喜嘔**」は心下部中心に実際に起こる症状なので自覚でき、実感があるので把握しやすい。しかし、小柴胡湯の正証の半ばが抽象的なのは、西洋医学の診断の根拠の大半が科学的実証的なのと較べると、判断の根拠があいまいだといわれても止むを得ない。このような漢方の一面が漢方の科学性を云々される原因となるのであるから、小柴胡湯を適用する場合、その投与の根拠となる症状をなるべく現実的に捉えるように努力すべきである。

次に小柴胡湯の条文の第二段（二）①～⑦を解説するのであるが、この或は或はで区切る証句は、正証の4句と違って、異論が多いところである。奥田先生は第二段に書かれた症状は、兼証だと言っているが、学者により見解がまちまちである。

（二）の7証句の最後は、正証と同様に「**小柴胡湯之を主る**」に連る。即ち小柴胡湯を投与すべき証であるとなっているのは、小柴胡湯の守備範囲だということである。

長沢先生の師匠の荒木正胤師は、この第二段の部分は、少陽病の激証である。つまり小柴胡湯の合病の状態を示したものだと解釈したというわけである。

　ここで、『傷寒論』の薬方運用の基本問題の一つである合病、併病を説明しなければならないが、ここでは合病について述べる。合病という言葉の出現は、葛根湯の処方が出る二章だけである。

　「太陽と陽明との合病なる者は、必ず自下利す、葛根湯、之を主る」。

　「太陽と陽明との合病にして、下痢せず、但嘔する者は、葛根加半夏湯之を主る」。

　『傷寒論』の本文の中には合病の説明はない。古い解釈は、『註解傷寒論』の中の成無已の解説で、「二経倶に邪を受け、相合して病む者、之を**合病と謂う。合病なる者は、邪気甚だし**」で、成無已の立場では経絡が病むことで、二つの経絡が同時に邪を受け病気になったものが合病であり、そういう状況では普通の状態より悪性である。これは経絡説で説明したものである。

　日本では、太陽、少陽、陽明の病位で考えるから、太陽（首から上）、少陽（胸を中心にした部位）、陽明（胃から下）の二病位、または三病位に病邪が及んでいるのが合病であり、併病である。

　合病も併病も、一途に始まるが、邪が甚だしいため、その邪が他の部位に移るのであるが、併病の場合は、太陽、少陽、陽明と順の方向に進むが、合病の場合は、上から下に進む場合もあるが、太陽から陽明へとぶ場合もあり、下から上に影響を与えるという異常な場合も合病と呼んでいる。前期葛根湯の条文の、「**太陽と陽明の合病は、自下痢す**」は、前者であり、これは病邪が劇しくて、少陽位をぬかし、陽明位に影響を及ぼし、下痢を起こしたのであり、この場合は、もとの病位に使う葛根湯を使えばその下痢も同時に治まるというわけである。

　太陽と陽明の合病でも、下痢せず、但嘔するものは、陽明より上位の少陽に影響を及ぼし嘔が甚だしくなった場合で、これには葛根湯に半夏

を加えた薬方を与えて治すというのであるが、やはり葛根湯が治す力を持っているわけである。

さて、この合病の考え方で、条文の第二段（二）の①～⑦をみると、①は前に説明したように「**胸中煩**」は正証の部の「**心煩**」と同じであるが、胃内停水が無いため嘔が出ない、と言っているのである。これは変症ではあるが劇症とは言えない。しかし小柴胡湯の主治である。②「**或は渇し**」は、渇は陽明の症状であるが、少陽病がひどいため、病邪が陽明の部位に波及して渇を起こしたので、これも小柴胡湯で治せる。③「**或は腹中痛み**」も、陽明位に病邪が進行したのであるが、これも小柴胡湯の主治である。④「**或は胸中痞鞕し**」は、胸腹部がつかえてかたくなった場合で、⑤「**或は心下悸し、小便不利し**」は、胃のところが動悸し、小便不利（陽明の変化）がある場合で、⑥「**或は渇せず身に微熱あり**」は少陽の症状がひどいため太陽の部位に影響を与えて微熱を出した（往来寒熱とは違う）時でも、⑦「**或は咳する者**」は少陽の部位の変化で（正証には無い症状）、これも小柴胡湯の主治であるというのである。

以上（二）の7項目の変化は、皆小柴胡湯の主治するところであるというわけであるが、これを合病と解して、病邪が劇しいため他の部位へ影響が及んだと解することも出来るが、劇症の症状とは考えられない症状も含んでいるので、変証とか兼症とかいう考え方が出てくるのであろう。しかし小柴胡湯の守備位置が胸脇の部位で、太陽位から陽明位に至る中間の部位であり、関係する臓器も多く、関係する症状も多いので、特別合病を考えなくても小柴胡湯が広く使えるのではなかろうか。

正証の4項に加えて、幾つかの症状を小柴胡湯の守備範囲に入れれば、前記の諸症状を皆治し得るのではなかろうか。これは、小柴胡湯という薬方の構成とも関係が深いと考えられる。

## ②小柴胡湯の解説（続）

『傷寒論』の条文には、薬味の解説が無く、また薬味の組み合せについ

ての説明もない。このことが薬方の薬味の配列の順序が、版本の違いにより、異なる原因となっている。後世に作られた一般の薬方は、構成薬味の薬能をふまえて構成されるのが普通であるので、薬能をある程度わかったものとしているわけである。しかし素朴に考えてみると、『傷寒論』の古い薬方が、経験が積み重なって出来た後世の薬能の知識を使って組み立てられたとは考えられない。

後世の我々は、『傷寒論』の薬方の恩恵を受けて漢方治療を行っているのであるが、薬方の構成、薬味の説明がない。小柴胡湯という多用する薬方の薬味の性質を知り、構成を知ることは、更に小柴胡湯を活用するには大切なことである。

エキス製剤を使う場合は、西洋薬の一種のような使い方もあるが、漢方薬として効果的に使う場合は、その薬方の構成、構成薬味の性質を知っている必要がある。漢方エキス剤でも、2種以上同時に使う場合は、その薬方の構成をよく知っていなければならない。

湯液で、加減したり、兼用したり、合方をしたりする場合は、薬方の構成と薬味を知悉していなければ不可能である。

薬の効果をいうとき、薬効と薬能という言葉が使われるが、筆者は、単味の薬の効果をいう時は、薬効と呼ぶことにしている。生薬でも、西洋薬でも一味の効果を言う時は、薬効と言い、服用して出現した効果をいう。西洋薬で成分が判明していれば、その薬効と成分とは直接関係があると判断される。西洋医学的診療の場合、成分がわかっている薬品を使った場合の服用結果は、科学的検査のデータとして採用されるわけである（但し、数種の薬品を同時に服用して、体内で効果を発揮する場合、一つの薬品の効果は、他の薬品の影響を受けることを計算に入れる必要がある。現今の日本の診療のように、何種類もの薬品を同時に使用する場合、一つ一つの薬品が体内での効果を、科学的に正しく判定するのは実際には相当むずかしいと思う。

生薬の場合は、これによく似ていて、1味の生薬でも多くの成分が含

まれていて、その成分のうち幾つかが科学的に構造や薬効が判明していても、服用した場合、どの成分が本当に有効かどうかを科学的に判定するのは、大へんむずかしい問題である。

　薬能というのは、漢方の薬方(生薬の複合)を投与してみて、その薬方の中の1生薬の効果をいう。前述のような1生薬を単独に服用させたり、動物に投与したりしての薬効をいうのではない。『傷寒論』の中の薬方を服用させた場合、その薬方の中の一つの生薬の働きを考えたものが薬能である。薬方の中の生薬は煎じているうちに、他の生薬と反応して、その成分はもと生薬と同じではない。更に煎液を服用した場合は、煎液の中の成分は、体内で更に複雑な作用を受けて変化する。したがって、1生薬の薬能を探るのは容易なことではない。

　ここで、吉益東洞が『薬徴』で試みた方法は、画期的な意味を持っていることを考えてみたい。1生薬、例えば芍薬を例にとれば、芍薬を構成の中に含んでいる薬方を集め、各薬方の証を考え、投与した場合の症状の変化、治療効果を観察し、共通した作用、効果を総合して、生薬芍薬の薬能を類推するというわけである。『薬徴』の芍薬の項をみると、芍薬の入っている薬方18方の証を挙げ、どんな病態に用いられているかを検討し、総合観察して結論を出している。『薬徴』の芍薬の項の一部を参考までに引用すると、薬方の証を列拳し、「**右歴観此証方。曰腹痛。曰頭痛。曰腹満。曰咳逆。曰下利。曰排膿。曰四肢疼痛。曰攣急。曰身体不仁。一是皆結実而所致也。其所謂痛者。拘急也。若夫桂枝加芍薬湯。小建中湯。桂枝加大黄湯。皆芍薬為主薬。而其証如比。由是観之。其治結実而拘攣也矣**」と言い……芍薬の働きを「**主治結実而拘攣也。旁治腹痛頭痛。身体不仁。疼痛腹満、咳逆。下利。腫膿**」と要約している。筆者は、結実して拘攣するを主治するを薬能とみている。旁治すの症状は この主治に他の薬味の薬能の協力がなければ効果が発揮できないとみている。

　実際の診療の場合、芍薬のこの『薬徴』の主治は『傷寒論』の薬方を運用する場合、現実に役立つ。実際に芍薬を多く用いている薬方を実験的

に運用して芍薬の働きを把握したのであるから、実際に効果があるのは当然であろう（親試実験の精神に則って、逐次実験的に診療を重ねていって結果を出したものと筆者は推測する）。芍薬の主治の薬能を結実拘攣に絞ったのは卓見と思うが、中薬学でいう瘀血に関連する効果を取り上げなかったのは、不備と思う。18方中瘀血に関係する薬方は芎帰膠艾湯一方だけが取りあげられ、当帰芍薬散が抜けている。東洞は当芍散をあまり使わなかったようで、興味が薄かったのであろう。50余種の生薬を実験的に検討するのは容易ではなかったと考える。

　薬能のことを少し詳しく書いたのは、漢方の基本問題に関わるからである。薬方は当然生薬で構成されているが、薬能を期待して薬方は運用される。生薬の選品も薬能を目標にしている。一証を具体化したものが薬方であるとすれば、結局薬方の働きを通して証も薬能と関係があるわけである。

　漢方エキス製剤を服用する時は、生薬の薬能を考慮する必要はないが、証に応じて一定比例で生薬を組合せて薬方を作り、服薬する場合は、その生薬の選品と薬能がいつも問題になる。

　随証治療による漢方治療でも、加方、減方、兼方、合方をする。その際は、変化さす生薬の薬能を必ず考慮しなければならない。もともと薬能は、薬方の中で他の生薬との関係を考慮したものであるから当然である。中医学治療の弁証論治で処方を作る場合、1味1味の生薬の薬能を、他の生薬との関係を考えながら組み合わせる場合、日本の随証治療でのような厳しさが、足りないように思う。一方日本では薬方と証との関係を厳しく考えすぎて、新しい薬方を発展さす妨げになっているように思う。

　さてここで『傷寒論』の小柴胡湯の薬方の構成を薬能と関連させて考えながら、問題点を述べてみたい。

　小柴胡湯の薬味の配列の順序を挙げる(**表4**)。

　以上の小柴胡湯の薬味の順序は、全部違っている。もしこれが、証の条文と関連させ、小柴胡湯の働きと関連させて配列されているとしたら、

(表4) 小柴胡湯の薬味の配列順序

| | | | | | | | |
|---|---|---|---|---|---|---|---|
| 『康治本』 | 柴胡 | 黄芩 | 半夏 | 生姜 | 人参 | 甘草 | 大棗 |
| 『宋板』『康平本』 | 柴胡 | 黄芩 | 人参 | 半夏 | 甘草 | 生姜 | 大棗 |
| 『古方用方解説』(奥田、浅田) | 柴胡 | 黄芩 | 人参 | 甘草 | 生姜 | 大棗 | 半夏 |
| 『経験・分量集』(大塚) | 柴胡 | 半夏 | 生姜 | 黄芩 | 大棗 | 人参 | 甘草 |
| 『竜野処方集』(竜野) | 柴胡 | 半夏 | 黄芩 | 人参 | 大棗 | 甘草 | 生姜 |

小柴胡湯の解釈に違いがあることになる（煎薬を実際に作るための処方の配列は、実際に調剤する時の便宜を考えて作ってあることが多いので止むを得ないが、小柴胡湯を解説する書に載っている薬方の配列が以上のように違うことは問題である）。『康治本傷寒論』の解説で、長沢先生の生薬の配列の説明が注目に値すると思うので紹介する次第である。

　処方構成がその適応症を理解するのにどの位合理的に表現されているかが大切で、その薬方(処方)が、どういう症状に対応しているかが、一目で分かるように並べることが望まれるわけである。

　前掲の康治本の小柴胡湯の配列をみると、柴胡、黄芩の組み合わせが往来寒熱と熱状に対応し、またその熱状の存在と関連する場所の状態として胸脇苦満が挙げられ、半夏と生姜の組合せは心煩、喜嘔に対応し、人参、甘草、大棗、それに生姜が関与し、黙々不欲飲に対応している。

　『宋板』、『康平本』、『古方要方解説』(奥田謙蔵、浅田宗伯)では半夏と生姜の間に1味が挟まれており、『竜野処方集』では、半夏と生姜の間に4味が挟まれている。大塚、竜野の処方集では、肝腎な柴胡と黄芩の組み合わせがわからない。

　長沢先生は、薬味の効果(筆者がいう薬能)をもとにして、以上の症状に対する薬味の組み合せを言われるが、先述したようにその薬能や組み

合わせは、『傷寒論』の中に説明がないわけである。薬能と考えられる生薬の働きは1味を使っての経験、2味を使っての経験、更に何味かを組み合せての経験から得られたと考えるのが自然である。『傷寒論』の古い薬方は、一応長年月の経験の集積とみるのが自然である。素直に経験医術の力を認めるより仕方がないであろう。いわゆる科学的でないとして排斥するのは、治療に関する宝庫を放棄することになる。

　中医学的治療では、弁証論治により、薬味を選び処方を組み立てる場合、一つ一つの症状に対して薬物を選定するが、薬能的に一つの薬物に複数の働きを認めず、主要な作用で選定するので薬味数が多くなり、総薬量が、『傷寒論』の薬方を中心とした日本の漢方治療より多くなることになる。

　小柴胡湯では、構成生薬が互いに協力して少陽から陽明、時に太陽位までの症状を治療できるように構成されている。巧みな構成である。我々は、小柴胡湯のような名薬方を択び研究し、診療に用いながら、その構成薬味の薬能を研究し、更に生薬の薬能を深く究め、新しい薬方の開発に役立てたいものである。

　煎薬を用いての漢方治療では、体内で変化を受けた無数の生薬成分の中の何が、身体の病的症状に関連するかが重要である。この作業を科学的に遂行できるのが血清薬理学であると思う。しかし漢方治療の場合は、その薬方が何病、どんな障害に関係するのか、即ち証の判定の問題が先にある。そしてその証の薬方の構成が関連し、したがって薬味の薬能が少しでもよくわかっていることが望まれる。勿論、単味の構成生薬の科学的分析も必要で、成分の科学的構造も必要であるが、その結果が最終的に体内で有効な成分として働くものを発見することに役立つことが必要である。

　漢方治療という古い経験的医術が、日本漢方の随証治療に伝承され、『傷寒論』の薬方群が、証、薬方構成、構成生薬の薬能を通して血清薬理学と結びつく。古い漢方治療の部分は、伝統的な手仕事に似て、人間の

五官をせい一杯働かせ、頭を働かせて努力するほかはない。

## ③大柴胡湯と柴胡桂枝乾姜湯の解説

『康治本傷寒論』では、柴胡湯類は、小柴胡湯と、この大柴胡湯と柴桂枝乾姜湯との３方しかない。柴胡桂枝湯は小柴胡湯と桂枝湯の合方と考えられるし、柴胡加竜骨牡蛎湯は、薬味数が多く、竜骨、牡蛎、鉛母のような特別な薬味が加わっていることからみると、後から作られた薬方と考えられる。四逆散は、湯でなく散であるし、柴胡、黄芩という重要な組み合わせが無く、適応症も他の柴胡湯類と違うものがあり、柴胡湯類には加えないという考え方もある。このようにみてくると、前記３方が、柴胡湯類の中心を形作っているとみられる。小柴胡湯に続いて、大柴胡湯、柴胡桂枝乾姜湯を、構成を比較しながら、その働きを考えてみたい。

### ❶大柴胡湯

大柴胡湯の条文は「太陽病、反って二三これを下して後、嘔やまず、心下急、鬱々微煩する者、大柴胡湯これを主る」である。この条文は、小柴胡湯の正証を論じた条文（「①小柴胡湯の解説」**56**頁参照）をうけている。即ち少陽病の他の症状があると考えなければならない。太陽病であったから発汗すべきところを、間違って2、3回下剤下痢を起こさせたため、病位が太陽病から少陽病に変わって、嘔止まずという少陽病の症状を現したというわけである。嘔止まずは、小柴胡湯の条文の「喜嘔」（しばしば嘔く）より激しい症状であることを示している。「心下急」は、心下部（胃部）が堅く張ってひきつれてイライラする感じがすることで、自覚症状である。

「鬱々微煩」は、小柴胡湯記の「心煩」「黙々」のひどい状態で、気が塞がることである。

要するに、一つ一つの症状は、どれも小柴胡湯より重い症状になっている。小柴胡湯より胃部の症状が激しくなっている。しかし胸部の症状の胸脇苦満については言及していないので、小柴胡湯より胸脇苦満が強

いとは言っていないことになる（日本漢方の腹診では大柴胡湯が胸脇苦満が最も強いことになっているが、条文からはその裏付けとなるものはないわけである）。

大柴胡湯の薬方の構成は「柴胡半斤、黄芩三両、半夏半升、生姜五両、芍薬三両、枳実四枚、大棗十二枚。

右七味水一斗二升を以て煮て、六升を取り、滓を去り、再び煎じて、三升を取り、一升を温服し、日に三服す」である。柴胡、黄芩は小柴胡湯と同じあり、半夏半升も同じであるが、生姜五両は、小柴胡湯の三両より多い。これは吐き気が強いことに対応している。小柴胡湯の人参、甘草に対しては、枳実、芍薬が入っている（枳実、芍薬が入っているところは、四逆散の柴胡、枳実、芍薬、甘草の構成と縁があることを思わせる）。

この大柴胡湯の薬方構成には大黄が入っていない。大黄のない大柴胡湯が基本だと言えるわけで、『宋板傷寒論』も『康治本』も大黄が入っていない。但し宋板の場合、薬方の文章の最後に、「**一方、加大黄二両、若不加、恐不為大柴胡湯**」と註釈してあるので、大柴胡湯には大黄が入ることになってしまったのである。日本漢方でも大黄が入っているから、実証であるという解釈になる。しかし大黄のない大柴胡湯が基本であると思う場合に遭遇することが相当多いので、実際的には必要がある時に大黄を加減して入れることになる。

柴胡、黄芩の組み合わせは、小柴胡湯と同じく、往来寒熱、胸脇苦満に関連する、胸脇部の熱状を解消し、病状を改善する主要な役割を持つ。半夏、生姜の組み合わせは、胃内停水を解消し、嘔気をおさえ、胃を調え、食欲を増進さす。「心下急、鬱々微煩」に対するのが、主として枳実、芍薬の組み合わせで、胃部の硬直、痙攣疼痛を治す。大棗は、緩解作用で、枳実、芍薬に協力すると思われる。大黄の入らない大柴胡湯でも、便通が良くなることを経験するが、筆者は、便通の便秘の程度により芍薬を加減、また大黄も加減して用いている。便秘していても、大黄を増量して通じはあるが不快感を訴える場合、大黄を減らして、芍薬を増量して

気持ちよく便通がつく場合がある。

　どういう処方を使う場合でも考えなければならないことであるが、その薬を使ったから、身体状態、症状が良くなったと、端的に言えない場合があることである。即ち、服用する人間側に問題があることを常に考えておかねばならないと思う。

　昔、身体の調子が悪いという女性に、便秘しているというので大黄甘草丸を試しにさしあげたところ、一月位経って、便通も良くなったが、身体の調子がひどく良くなったと、すっかり健康な顔色になって現れて、驚いたことがある。これを端的に大黄甘草丸の効果であるとは言えない。これは、玄米食をやるようになったら、便通も良くなり、身体も丈夫になったというのに似ている。

　これも昔の話であるが、漢方治療していた気管支喘息の小学生、喘息発作が起こっていて、便秘しているというので、たまたま、手許にあった西洋薬の緩下剤を与えたところ、相当強い下痢が半日続いたが、それが良くなるとともに、喘息発作が止まり、それ以後喘息の発作が起こらなくなった。これには驚いた。一種の刺激療法のような形になった。

　要するに人間の身体は複雑で一人一人違うということである。『宋板傷寒論』に、「**加大黄二両**」となっているので、もし一律に大黄二両を加えたら、どういうことになるであろうか。漢方治療では、附子と大黄と石膏が使えるようになったら一人前の腕になったと言われるが、前に述べたように薬能がある程度わかり（それには逐次実践的治療をやりながらの長い経験が必要である）、病人を診察する技術も身に着ける必要があるのである。

　次に柴胡桂枝乾姜湯の話をする。その後で小柴胡湯、大柴胡湯と柴胡桂枝湯を比較検討しながら少陽病全体に通じる問題点を考えることにしたい。

### ❷柴胡桂枝乾姜湯

　柴胡桂枝乾姜湯の康治本の条文は次の通りである。「傷寒汗を発し而して復たこれを下して後、胸脇満微結、小便不利し、渇し而して嘔せず。

但だ頭に汗出で、往来寒熱し、心煩する者、柴胡桂枝乾姜湯、これを主る」。

　本条文の冒頭の「**傷寒**」は、小柴胡湯の正証を述べた条文の冒頭の傷寒中風と同じ意味であるから、傷寒、中風ということで、小柴胡湯の変証、一層下方へ病邪が進行した病態であることを示すためのものである。「**胸脇満**」は、小柴胡湯証の胸脇苦満の甚だしいという意味の苦を除いたもので、胸脇苦満の軽症と解される。「**微結**」は結胸の微なるもの、即ち胸脇に水毒が少しく存在することを言っている。

　「**小便不利**」と「**渇**」は、裏熱のために生じた水毒による変化の症状を述べており、邪が下方に進行したことを示している。「**而して嘔せず**」は、小柴胡湯が胃内停水があるため喜嘔するのと反対に、本方では胸脇部には水毒がわずかあり微結するが、胃内停水は少なく、渇すれども嘔せずで、嘔はないわけである。

　「**但だ頭に汗出で**」は、身体が弱って、上気ぎみになり、頭に汗が出る状態を言っている（肺結核の患者で、衰弱した状態になると、夜寝ると盗汗があったり、昼少し動いたりするとのぼせて頬が少しく赤味がさし、頭、首から上が汗ばむのをみている）。

　「**往来寒熱**」、「**心煩**」は、少陽病の正証、小柴胡湯に近いことを示している。

　最初に「**胸脇満**」とあり、離れているが、「**往来寒熱**」があるので、少陽病であることは間違いない。小柴胡湯の正証の条文では、「**往来寒熱**」が先で、「**胸脇苦満**」が次にあるが、柴胡桂枝乾姜湯では、「**胸脇満**」が「**微結**」（結胸状態が微かにある）と一句になり、その後に水毒の変化を示す句が続きその後に「**往来寒熱**」がある。要するに胸脇部の水毒の症状の変化が上にも下にも及び、邪が下方に進行したことを示す条文になっていると思う。冒頭の「**汗を発し**」、「**下して後**」の句と、同じ意味の句は、陥胸湯にも、半夏瀉心湯にも、甘草瀉心湯にもあり、この柴胡桂枝乾姜湯が特に強く津液を失うことの理由に挙げているのは当たらない。単に水毒症状の変化が相当強いことを前提としていることを言っているので

あると思う。

次に薬方の構成を挙げ、証との関連を考えてみたい。

「柴胡半斤、黄芩三両、牡蛎二両熬る、栝楼根三両、桂枝三両皮を去る、甘草二両炙る、乾姜一両。

右七味、水一斗二升を以て煮て、六升を取り、滓を去り、再煎し、三升を取り、一升を温服す、日に三服す」

柴胡と黄芩は、小柴胡湯と同じで、胸脇部の熱状に対応している。小柴胡湯の胃内停水、嘔などの胃部の症状に対応する半夏、生姜の代りに牡蛎、栝楼根が入っている。牡蛎は身熱、動悸を治し、栝楼根は裏熱と消渇（いくら水を飲んでも渇が消えない、強い渇の状態）、口渇という水分代謝異常を治す。

桂枝と甘草の組合せは気の上衝を治す。乾姜を少量用いて甘草とともに、甘草乾姜湯の形になり、弱っている時の陽気を回復する。

『傷寒論』のこの柴胡桂枝乾姜湯を理解するために、瘧（おこり）に用いる場合の同一構成の柴胡桂姜湯を紹介する。

『金匱要略』瘧病脉証并治第四……「柴胡桂姜湯　治瘧寒多微有熱、或但寒不熱。柴胡半斤桂枝三両乾姜二両栝楼根四両黄芩三両牡蛎三両甘草二両」、『傷寒論』の薬方と分量が多少違う。使用目標が違うせいもあるからかもしれない。生薬は同じある。

『外台秘要』には、久瘧で瘧状で口が渇いて身体が疲労した人に使うとあるが、しかし『傷寒論』の文章には瘧に使うことは書いてない。

『宋板傷寒論』では「傷寒五六日、已に発汗而復下之」となっているから小柴胡湯の「傷寒五六日中風」と時間経過は同じである。これによれば、小柴胡湯と同じ時期に使えることになり、久瘧とか慢性病で虚した状態に使うだけと考えると、急性病の時にも使うことがあることを見落とす結果になる。

一応、大柴胡湯、小柴胡湯、柴胡桂枝湯、柴胡桂枝乾姜湯の順に、実から虚になると一般に日本の漢方では言われているが、前記三柴胡湯を

検討したところでは、柴胡湯を適応する場合で最も実証であるから、大柴胡湯を使うというわけにはいかない。また胸脇苦満が多いから大柴胡湯を、弱いから柴胡桂枝乾姜湯を使うと単純に決めるわけにもいかない。条文を証と対照させて、よく検討しなければならない。次に三柴胡湯の構成を一括して表示してみると、次の通りである（表5）。

(表5) 三柴胡湯の構成生薬

| 小柴胡湯 | 柴胡・黄芩 | 半夏・生姜 | 人参・甘草・大棗 |
|---|---|---|---|
| 大柴胡湯 | 柴胡・黄芩 | 半夏・生姜 | 芍薬・枳実・大棗 |
| 柴胡桂枝乾姜湯 | 柴胡・黄芩 | 牡蛎・栝楼根 | 桂枝・甘草・乾姜 |

　以上、『康治本傷寒論』の小柴胡湯、大柴胡湯、柴胡桂枝乾姜湯を、長沢先生の意見を中心に、検討してみた。恩師の奥田先生の『傷寒論講義』の意見、大塚先生の『傷寒論解説』の説も検討しながら、実際に柴胡剤を長年臨床に使っての経験を省みながら、実践的な使い方を考えてみたい。

## ④柴胡桂枝湯と柴胡加竜骨牡蛎湯と四逆散の解説

### ❶柴胡桂枝湯

　『傷寒論』太陽病下編の条文は「傷寒六七日、発熱し、微悪寒し、支節煩疼し、微嘔し、心下支結し、外証未だ去らざる者は、柴胡桂枝湯之を主る」。尚、『金匱要略』にある条文は、腹満寒疝宿食病脉証治第十の「外台、柴胡桂枝湯方、心腹卒中痛の者を治す」である。

　薬方は、筆者の考えで、小柴胡湯と桂枝湯の合方とすると、薬味の順序は次の順になる。柴胡、黄芩、半夏、生姜、甘草、大棗、桂枝、芍薬になる。小柴胡湯を中心に考えれば、小柴胡湯に桂枝、芍薬を加えた形になる。桂枝湯から小柴胡湯へ病態が進行すると考えれば桂枝湯に、柴胡、黄芩、半夏を加えた形になる。流感のような急性熱性疾患で、初発に麻黄湯を使って、柴胡桂枝湯を使う段階になった場合は、桂枝湯の方に重

点を置いてみたくなる。当初から、慢性疾患に使う場合は、小柴胡湯を中心にして考えたくなる。

『傷寒論』の条文の場合は、熱性病の推移の状態の表現であるが、『金匱要略』の場合は、胃部中心に考えられていて、処方も柴胡四両、黄芩、人参、芍薬、桂枝、生姜各一両半、甘草二両、半夏二合、大棗六枚になっている。

さて『傷寒論』の柴胡桂枝湯の条文を解説すると、『宋板傷寒論』の小柴胡湯の条文の「**傷寒五六日中風**」(『康治本』では、傷寒中風となっている) を受け、また、結胸熱実の状を述べ大陥胸湯の主治を述べた条文の「**傷寒六七日**」を受け、傷寒六七日中風が冒頭になっている。傷寒が始まり、何日か経っていることを示している。

「**発熱微悪寒**」はあるが微かに悪寒があるのは、表証は微になり、病がやや少陽に及んでいることを示している。

「**支節煩疼**」は四肢の関節が煩熱(わずらわしく熱っぽい)があり疼く感があることで、これも尚太陽の証である。「**微嘔**」は、少陽の症状であるが、少陽の正証である小柴胡湯の「**喜嘔**」に比べれば嘔は微である。

「**心下支結**」は、心下部がつっぱり、つかえて、固くなったような感じをいうが、結胸のように石のように鞕くなるのに比べれば、非常に軽い感じである。これも少陽の症である。「**外証未去者**」は、発熱微悪寒の外証があるから当然であるが、ここでわざわざ外証未だ去らざる、と言ったのは、傷寒にかかって6、7日になっているので、本来なら少陽の位になっているのに、太陽の症状がまだ残っている状態であることを強調するためである。これが柴胡桂枝湯を適用すべき「証」であるが適切に表現していると思う。

傷寒を流感にかかったとして考えてみると、良性のものなら3、4日経つと高い熱は治まり、少陽の症状が出ないうちに、流感は治ってしまう。流感が悪性であると麻黄湯、葛根湯を初発にうまく服用しても、熱、悪寒がなかなかとれず、6、7日経っても程度は低くなるが残ってしまう。

もしこの場合、少陽の症状がなければ、桂麻各半湯、桂枝二越婢一湯などの適応となる。少陽の症状が加わり、心下部の変化、胃腸症状の変化が加わってくると、柴胡桂枝湯の適応になる。外証がとれ、少陽証になれば小柴胡湯を投与することになる。この時の熱状は、往来寒熱になっているわけである。しかし流感などの場合、大半は柴胡桂枝湯、またその加法で治療できる。初期に治療を怠ったり、適方を服用できなかった場合は、こじらせて、小柴胡湯などを用いる状態に陥る。但し、幼児、老人、または持病を持っている場合は、流感でも油断できない。肺炎などを併発して厄介なことになる。要するに柴胡桂枝湯の使用法に習熟しておれば、柴胡桂枝湯とその加減方で、流感は始末をつけられると考える。

次に『金匱』の「心腹卒中痛を治す」であるが、腹満寒疝宿食病編に入っているのであるから、胸から腹にかけての病気を治す一端を柴胡桂枝湯で処理するわけである。表に外邪があり、内に寒邪があって卒かに痛むものは外台烏頭湯の適応であり、表に邪あり、内熱を挟んで卒かに痛むものは柴胡桂枝湯の証である。と古人は述べている。

心腹部の疼痛性諸疾患に応用することが出来るが、筆者は、胆嚢炎や胃潰瘍に応用して便宜を得ている。胃潰瘍の痛む場合は、柴胡桂枝湯（芍薬は加減する）加牡蛎、茯苓、小茴香を普通に用いるが、黄連を加味することもあり、痛みが強ければ、延胡索、縮砂を加える場合もある。これで相当よい成績を上げている。

柴胡桂枝湯の使用は、風邪の時が最も多いが、胃潰瘍、また痛みを伴う胃疾患には相当便利に使っている。体力をつける場合は、お種人参を増量できるのも便利である。

尚、柴胡剤の実際的な運用の総括の時、柴胡桂枝湯の他の方面への応用を述べる。

### ❷柴胡加竜骨牡蛎湯

『傷寒論』太陽病中篇の条文は、「傷寒、八九日、之を下し、胸満煩驚し、小便不利、譫語し、一身盡く重くして、転側す可からざる者は、柴胡加竜

骨牡蛎湯之を主る」である。

　この章の前には、血証(瘀血症)の代表である桃核承気湯の条文がある。この章は神経症状様の症状が多いので、血症と関係あるようにみられるが、柴胡湯の変証で、むしろ水毒の影響がある。

　次に解説の都合上薬方を記す。

　「柴胡四両　黄芩一両半　半夏二合　生姜　人参　甘草　桂枝　茯苓各一両半　大棗六枚　竜骨　牡蛎　鉛丹各一両半　大黄二両、右十二味、以上水八升　煮取四升　内大黄　切碁子　更煮一二沸　去滓　温服一升」。この薬方中の鉛丹は、普通日本の処方集では省かれている。一応『傷寒論』の薬方の紹介の時は書いてあるが、一般の処方集には省かれている。奥田先生の『古方要方解説』の柴胡加竜骨牡蛎湯には鉛丹が入っているが、奥田先生も我々が講義を受けた頃には使っていられなかったと思う。我々も鉛丹を入れて使った経験がない。

　鉛丹は黒鉛を精錬した金属鉛化合物。有毒。中国では布に包んで煎じるという。鉛丹のような毒物を敢えて用いるということは、水毒症状が強いと考えてのことであろうか。条文をみると、小便不利、うわ言をいい、一身盡く重く、寝がえりができない位となっており、水毒症状とすれば強いわけである。しかし現在日本では柴竜湯を用いる場合は、このような強い症状に用いることは殆どないので鉛丹のような危険を伴うものを使う必要はないと思う次第である。

　煎法のところで、大黄を除いた他薬を1回煎じて、それに大黄を碁石大にきり、入れさっと1、2回沸騰させ滓をしぼる。とあるが、これは大黄の下剤としての作用を求めるのでなく、瀉す力を求めたわけである。三黄瀉心湯を振り出しで用いるのと同じ方法である。

　条文を解説すると、「傷寒、八九日、之を下し」は、傷寒にかかり8、9日経っているのであるが、この間に下すべき症状が出たので、これを下したのである。しかしその症状が改善されず、「胸満煩驚」が加わってきた。小柴胡湯証の胸脇苦満、心煩喜嘔に似て更に一層甚だしいものである。

胸部がつまった感じが強くなり、煩悶し、怯え驚き（神経過敏の状態）、「**小便不利**」があり「**譫語**」（うわごとを言い）し、「**一身盡重**」全身が重い感じがして、「**不可転側**」寝返りがうてない者は、柴胡加竜骨牡蛎湯の主治する証だというのである。

　神経過敏の症状が強く、うわごとを言い、全身が重く、寝返りが打てない症状だとすると相当重症のような感じを受けるが、薬方をみると、小柴胡湯に、竜骨、牡蛎、鉛丹が加わっただけであるから、竜骨、牡蛎にそれほど強い力を感じないので、先述のように鉛丹の作用を考えたくなる。奥田先生の『古方要方解説』の応用例をみても、神経症状が強い時は、症状が重いように感じられたのではないかという疑いを持ちたくなる。大塚先生も『傷寒論解説』で原方は違っていたものであろうと言っている。

　少陽の症状があり、陽明の症状が加わり、水毒症状が、心胸部にも心下部腹部に診られる症候群と解される。薬方を大まかに分けて考えてみると、柴胡、黄芩、半夏、生姜、人参、甘草、大棗は、小柴胡湯である。それに桂枝が加わるので、見方によれば、柴胡桂枝湯から芍薬を除いたものとも考えられる。鉛丹を加えないとすると以上の薬味に茯苓、竜骨、牡蛎が加わり、利水、鎮静の作用が加わることになる。要するに小柴胡湯の証で、水毒症状に関連した神経症状を伴った場合と考えられる。応用範囲が広い薬方なので、柴胡剤の運用の総括の時、詳述する。

### ❸四逆散

　四逆散は『傷寒論』では少陰病篇に出ているので、四逆湯と紛らわしいが、四逆湯のように少陰病ではない。また柴胡が使われているが、小柴胡湯類に入れにくい。散剤であることも違っている。少陰病の四逆湯は、裏に寒があって、四肢逆冷になるが、四逆散は、水毒により内熱が生じ、その熱が内に閉じこめられて、精気が四肢に到達できなくて、手足が冷えている状態である。四逆の名がついているが、温邪の変による結果である。

条文は「少陰病、四逆。其人或は咳し、或は悸し、或は小便不利、或は腹中痛み、或は泄利、下重する者、四逆散之主る」で、この章の前章は、裏寒、外熱、手足厥逆の通脈四逆湯を論じたものであるが、この章は、熱邪が、水気に影響され、精気が四肢に達せず冷え、またその水気の伏在により、或は咳し以下の種々の兼証を表わすものである。

　奥田先生は、傷寒論講義の「補」で「元来四逆散は大柴胡湯の変方と見なすべき者なり。蓋し平素、蓄水ある者、邪を得て胸脇の位に欝閉し、精気四肢に及ばずして四逆すれば、水気もまた潜伏してその壅退を助く。故に種々の兼証を現すなり。精気、邪の為に阻まれて四逆する本方証は、夫の虚寒にして四肢逆冷する四逆湯証と正に相反するなり」と。

　四逆散方　甘草　枳実　柴胡　芍薬　右四味。各十分。擣篩。白飲和。服方寸七。日三服。四味をついて粉にし、一回約四.〇グラムを白湯でのむ。

　この薬方を愛用した和田東郭は次のように言っている。「此の薬方は最も尊信すべし。古の方か、また後世に至って、医術に委しき人の組立てし方なるべし。ただに傷寒のみにあらず、雑病の上にでも大いに用る場ある薬にして、時々に効験を奏すること其の数枚挙すべからず。治療の士、能々心得あるべき方なり。方意は、甘草、芍薬の二味、合して両脇を緩め、枳実胸中心下をおしひらく意なり。只此薬、散薬よりは煎湯にして用ゆる時は、其功尤まされり」。

　以上のように東郭は言っているので、東郭は散でも湯でも用いたのであろう。しかし、散で用いるのと、湯で用いるのでは、柴胡のサイコサポニンの種類によっては、薬液の中のサイコサポニンの量が違うということが起こる、ということがある。一概に湯液にした方がよいとは言えない場合がある。研究に値することである。薬味が４味と少なく、また基本的な薬味を選んでいるので、この方は古くできた薬方と考えられよう。面白い治験例があるので、散にしても、湯液にしても、基礎的な研究をする必要がある。柴胡剤運用の総括の際、応用例を紹介したい。

### ❹柴胡去半夏加栝楼湯

『金匱要略』瘧病脉証并治第四の『外台秘要方』の中の薬方である。条文は短く「**瘧病渇を発する者を治す。亦労瘧を治す**」である。瘧病は、おこりである。昔は日本でも、ハマダラ蚊の多い地方ではよくみられたマラリヤである。労瘧は慢性化したマラリヤである。

薬方は「柴胡八両　黄芩三両　栝楼根四両　生姜二両　人参三両　甘草二両　大棗十二枚　右七味　水一斗二升を以て、煮て六升を取り、滓を去り、温服一升、日に三服す」である。

薬方構成は、小柴胡湯の半夏を、津液を生じ、燥渇を潤す力のある栝楼根（きからすうりの根）に代えただけである。小柴胡湯の往来寒熱も寒と熱とが交互に来るのであるからおこり様の熱状である。また「**或は渇し、或は渇せず**」が条文にあるが、おこり状の熱がはっきりして、その渇が強くなった状態が、本方の適応症である。このように考えれば、柴胡去半夏加栝楼湯の適応証は考えやすい。

『古方要方解説』の応用のところで、マラリヤ、及び其の類似疾患に用いる。肺結核及び其の類似疾患で、日暮に微熱を出し、痩せ衰えて、手掌、足蹠煩熱に堪えざる者。又、腐敗性気管支炎に用いた例は興味が深い。

### ❺柴胡加芒硝湯

『傷寒論』太陽病中編の薬方であり、小柴胡湯（あるいは大柴胡湯）に芒硝を加えただけの構成であるから、『傷寒論』での、1味の加味で薬方の性格が変わるのを考えるのに、よい例である。

条文は、「**傷寒、十三日解せず、胸脇満して嘔し、日晡所潮熱を発し、已にして微利す。此れ本と柴胡の証。之を下して利するを得ず、今却って利するは、知る医丸薬を以て之を下せるを。その治に非ざる也。潮熱は実也。先ず宜しく小柴胡湯にて以て外を解すべく、後柴胡加芒硝湯を以て之を主る**」。

傷寒にかかって13日にもなるが、病が解せず、胸脇満して嘔すという少陽病の柴胡湯の証と、日晡所（午後4時頃、日暮れ）潮熱（潮が満ちてくる

ように全身に熱が満ちあふれ、悪風、悪寒なく、全身が汗ばむ陽明病の熱である)という陽明病(承気湯などの証)に紛らわしい症状を呈する。

これは本来柴胡の症で下痢は無いはずであるが、医者が誤って巴豆のような強い下剤の入っている丸薬を与えた為である。

「潮熱者は実也」以下は治療法を述べたわけで、潮熱は裏が実しているためで、承気湯のような利下の力ある薬方を用いる時である。しかしそれには外を解しなければならない(先表後裏の法)。それで小柴胡湯で外を解し、ついで裏の病邪を柴胡加芒硝湯で主治すべきであるというのである。

傷寒にかかって、病邪が進行する順から言えば、小柴胡湯証が先ず先で、それが進行すれば大柴胡湯証の時期に至り、それが過ぎれば柴胡加芒硝湯を与える時期になると言えよう。柴胡加芒硝湯は、小柴胡湯に芒硝を加えたものと、大柴胡湯(大黄の加わらない)に芒硝を加えたものと、二通りあると考えられているが、筆者は大柴胡湯説をとりたい。『宋板傷寒論』の薬方は、「柴胡加芒硝湯方　柴胡二両六銭　黄芩一両　人参一両　甘草一両　生姜一両　半夏二十銭　大棗四枚　芒硝二両」芒硝は、煎液に内れ、更に微沸となっている。

奥田先生の傷寒論講義では、小柴胡湯方内に芒硝四両を加うとだけあって、薬方は書いていない。凡らく、大柴胡湯加芒硝か小柴胡湯加芒硝を決定したくない気持ちがあったのではなかろうか(症状によっては、両者とも有ってよいとも思うが)。

以上で柴胡剤を一応解説したのであるが非常に広範囲に応用される薬方群なので、その応用を述べながら、なるべく平易にまとめて説明したい。

## ⑤柴胡湯類の構成について

前に繰り返し述べたように、柴胡湯類は日本の漢方治療では最も繁用される薬方群であるので、是非正しい知識と実践運用に役立つ理解を得ていただきたく、少々執拗に書くことをお許し願いたい。今回は柴胡

湯類の構成の話である。

**❶柴胡湯類の構成と証**

　四逆散は、湯ではないが、現在は湯として使われることが多いので、柴胡湯類とした。

　柴胡剤を運用するには、各薬方の構成を知らねばならない。薬方を構成する薬味とその薬能を先ず知らなければならない。更に構成薬味の分量を知り、出来上がった薬方の煎じ方、服用法を知らなければならない。これは、薬方の証（簡単に言えば、適応証であるが、証については、註で解説する）を知り、薬方を選び、湯液を作り服用する時の最小限の必要事項である。

　まず、「柴胡湯類の薬味構成」を（表6）に示す。

　（表6）の薬味構成は、柴胡湯類の構成と、証（薬方の働き）との関係を理解するためのものである。『傷寒論』の薬方は、1味の甘草湯（忘憂湯）を除いて、2味以上の薬味の組み合せである。1味でも生薬は複雑な多数の成分の複合であるから、2味の組み合わせでは、成分数も多くなり、生薬の分量比の違いで、薬方としての働きも違ってくる。例えば、甘草乾姜湯（甘草四両）、乾姜（二両）、甘草と乾姜を同量にすれば、働きが違ってくるはずである。芍薬甘草湯（白芍薬、甘草各二両）であるが、この甘草を四両にすれば、おそらく働きが違うはずである。また生薬の良否によっても差が出る。選品が重視される所以である。

　柴胡湯類は、4味の四逆散を除けば、5味以上の構成で、相当多くの成分数で、その構成生薬の質、量の差によっても、薬方の働きに差があると考えなければならない。エキス製剤の小柴胡湯は、製剤各社によって、違うはずである。まして、小柴胡湯の湯液とは、働きが違っても当然である。要するに、漢方薬は生き物である。それを服用する人間も生き物である。適合する漢方の薬を服ますことは、非常にむずかしいことになる（二重盲検法で検査が行なわれているが、某社の一時期に作った何湯のエキス製剤を用いて行なわれた検査は、その製品についてはある程度

(表6) 柴胡湯類の薬味構成

| | | |
|---|---|---|
| 小柴胡湯 | 柴胡半斤 八分(3.2)、黄芩三両 三部(1.2)、生姜三両 三分(1.2)、人参三両 三分(1.2)、甘草三両 三分(1.2)、大棗十二枚 三分(1.2) | 『傷寒論』1日分『類聚方』1回量『漢方古方解説』1回量 g で示す |
| 柴胡加芒硝湯 | 小柴胡湯方内に芒硝六両を加う八分(3.2) | |
| 柴胡去半夏栝楼湯 | 柴胡、黄芩、栝楼根四両 四分(1.6)、生姜、人参、甘草、大棗 | 小柴胡湯の半夏が栝楼根に代わっただけ。 |
| 柴胡桂枝湯 | 柴胡四両 七分二厘(2.9)、黄芩一両半 二分三厘(1.0)、半夏二合半 五分四厘(2.2)、生姜一両半 二分五厘(1.0)、人参一両半 二分五厘(1.0)、甘草一両半(0.7)、大棗六枚 二分五厘(1.0)、桂枝一両半 二分五厘(1.0)、芍薬一両半 二分五厘(1.0) | |
| 柴胡桂枝乾姜湯 | 柴胡半斤 八分(3.2)、黄芩三両 三分(1.0)、牡蛎三両 三分(1.2)、栝楼根四両 四分(1.6)、桂枝三両 三分(1.2)、甘草二両 二分(0.8)、乾姜三両 三分(1.2) | |
| 柴胡加竜骨牡蛎湯 | 柴胡四両 六分(2.4)、黄芩一両半 二分三厘(0.9)、半夏二合 四分五厘(1.8)、生姜一両半 二分三厘(0.9)、人参一両半 二分三厘(0.9)、桂枝一両半 二分三厘(0.9)、茯苓一両半 二分二厘(0.9)、牡蛎一両半 二分三厘(0.9)、竜骨一両半 二分三厘(0.9)、大棗六枚 二分三厘(0.9)、大黄二両 二分(0.8) | |
| 大柴胡湯 | 柴胡半斤 八分(3.2)、黄芩三両 三分(1.0)、半夏半升 六分(2.4)、生姜五両 五分(2.0)、芍薬三両 三分(1.2)、枳実四枚 四分(1.6)、大棗十二枚 三分(1.2)、(大黄)二両 二分(0.8) | |
| 四逆散 | 柴胡七分(2.8) 芍薬七分(2.8) 枳実七分(2.8) 甘草七分(2.8) | |

の信憑性はあるが、他社の製品については意味が薄くなる。まして、その検査で、何々湯の効果を云々するとしたら、科学的とは考えられない)。漢方の薬方を正しく処方して、漢方治療の特徴を生かした適確な治療を行うには、西洋医学的治療とは違ったきびしい配慮が必要なわけである。

さて薬方の薬味の配列の順序であるが、古典により異なり、何通りもの組み合わせがあり、また実際に調剤する場合には、調剤に便利なように配列してあるのが多い。(**表 6**)の配列は、先述の『康治本傷寒論』の配列を参考にして、薬味の組み合わせの意味、相互関係がなるべく理解できるようにした。まず薬味の薬能を考え、薬味の組み合わせから薬方の構成をする。もちろん病人の証と関連させて考えるのが本筋である。千差万別の病人の病状をよく観察し、病人の証を判定し、その証に適応する薬方を考える。病人のあらわす証(症状複合)は、流動的で、変化が多く、決まった薬方(小柴胡湯とか葛根湯の一定比、一定量のエキス製剤)でぴったり対応できることは、非常に少ない。病人の証に適合するように加減の加減を考えるのが、漢方治療の本筋であると思う。

薬方の薬味の分量の話であるが、『傷寒論』の古い薬方では、斤と両だけで一斤は十八両である。斤両で表わした量は、1日分である。その横に分、厘で示した量は、『類聚方広義』1回分の量であり、その下の算用数字は、奥田先生が、分、厘をgに換算した『漢方古方要方解説』の、同じく1回量の分量である(したがって、1回量を1日分にして用いる時は、2倍、3倍にする)。分量の問題は、漢代の両が何を表現し、今の何gに当たるか、異論も多く、中国と日本とでは相当の開きがあり、尚研究を要する。

(筆者は、奥田先生が、『類聚方広義』の1回量が、実際に用いて妥当と思うという考えに従って、1回量を2倍、3倍、物により2倍半にして1日量として用いている)。

前述の柴胡湯類の薬方の解説を(**表 6**)をみながら再度目を通していただきたい。小柴胡湯は少陽病正対の方と言われていて、少陽病の中心的位置に位するが、小柴胡湯を中心において、大柴胡湯、柴胡桂枝湯の構成を見、次に小柴胡湯と桂枝湯の合方の柴胡桂枝湯を見、小柴胡湯に桂枝、牡蛎、竜骨の加わった、柴胡加竜骨牡蛎湯を見て、即ち(**表 6**)を見ながら、各薬方を見ると異なった薬味の薬能を考えることによって、薬

方の証の違いが生ずることが、わかってくる。柴胡加芒硝湯は小柴胡湯に芒硝が加わっただけ、柴胡去半夏加栝楼湯は、半夏が栝楼根に変わっただけであるから、分かり易い。小柴胡湯の働きを知っていれば、芒硝、栝楼根の薬能を知っていれば薬方の働きが分かるわけである。薬方名とその証を知っているだけでは、薬方の理解が固定化して、十分な運用は望めない。

（エキス製剤だけ使っていると、使い方が頭打ちになって、進歩しない。薬方の構成を知ってエキス製剤を使うと、使い方が巧みになることは、周知のことである）。

### ❷薬味の薬能について

証(薬方の働き)を理解する上において、生薬の成分、薬効を知ることも大切であるが、薬能を知ることは、更に大切である。筆者は前から、薬効と薬能を使い分けている。1民間薬のように生薬をそのまま投与して得た効果をその生薬の薬効と表現し、その中の一成分を用いた効果は、その成分の薬効と言う。薬能は、薬方を構成している何味かの協同作業によって生じた薬方の効果のうち、1薬味の薬としての効果を推量した結果を言う。東洞が『薬徴』に記載した薬の働きが薬能である。漢方で処方する時は、この薬味の薬能を知らなければ、効果的に薬味を扱えない。

さて薬能の古来の表現は、表現する人の学問、知識、経験により様々である。学問的系統により表現が異なるのは当然で、古方家は、古方的解釈で表現する。古方系の漢方医は、『薬徴』や『古方薬議』等を参照している。奥田先生もそうであった。

金元李朱医学の輸入によって始まった日本の後世派の薬に対する考えは、古来の中国医学の薬物に対するおびただしい伝承の結果を受けているわけで、薬能の表現もその影響下にある。吉益東洞は、その後世派の考えに飽きたらず、『薬徴』を著したというわけである。

（現在の中薬学の状況を知るために、『漢薬の臨床応用』という書名で神戸中医学研究会訳、編で、医歯薬出版から刊行されている『中薬臨床

応用』(中山医学院、中葯臨床応用、編写組編)の序言から引用する)。

「中医学と西洋医学を結合することによって、生薬の臨床的応用の水準を高めよう。生薬の臨床応用は日々変化しつつある」と冒頭にあり、「我々が実践を通じて認識したことは、中医学理論を基礎にしなければ、生薬の臨床応用経験の精華を十分吸収することはできず、現代科学の知識と方法で整理、研究しなければ、生薬の臨床応用を進歩させることはできない、ということである」と末尾に述べている。

また、訳者の序の冒頭に「中国の伝統的な医学薬学は、現象の観察と、それをもとにした治療実践を数千年にわたって集積し、経験と資料を総括しながら独特の医学体系をつくりあげてきた。現在は西洋医学と対置させてこれを中医学と呼んでいる。中医学の大きな特徴は"弁証施治"というもので、……以下弁証施治の説明……」と述べている。

本書は、千種以上の生薬を解説しており、臨床に関する記事、西洋医学的成分分析も載せており、筆者なども参考にして役立てているが、端的に日本の現在の漢方医が、役立てたい、「薬能」的表現は、求め難い。

なぜ、長々とこのような話をしたかというと、1生薬の薬能は、その生薬が組み込まれている薬方(処方)の中での働きを指しているので、その生薬を単独で投与した働きと違って処方内の他の生薬の働きと絡みあって非常に複雑であることを理解して欲しいからである。生薬の成分を分析し、その成分の構造式を突きとめ、それを動物実験、更に人体に投与して求めた西洋医学的薬物学の結果は、その成分についての成績であるに過ぎない。たとえ1生薬の主要成分が大体解明されても、他の幾つかの生薬と処方の中で組み合わされると、お互いの相互関係で、変化が生じる。これらを考慮に入れて、1生薬の薬能を解明しようとすれば、気の遠くなるような努力を重ねなければならない。複数の生薬の組み合わせである漢方薬方の治療効果を生薬の面から解明することは、現在までの科学的医学の方法だけでは、歯が立たないわけである。非科学的であると敬遠するのは簡単であるが、それでは何時までたっても、漢方薬の

効果は解明できない。

　さてしかし、我々が実際に漢方治療を行うとなると、漢方薬方の証(働き)を考えなければならない。証をある程度しっかりと理解しようとすれば、その薬方の構成と、構成生薬の薬能を知らなければならない。しかし現実には「薬能」を、簡潔に説明したものは存在しない。あるのは、古人の遺した無数の解説の文章である。我々はその中から診療に役立つと思われるものを選んで用いるわけであるが、親試実験的に逐次実験的に治療に用いて納得ができて、生薬の薬能を自分なりに理解していくのである(吉益東洞が親試実験して、『薬徴』を作った苦労が偲ばれるというわけである)。

　古来おびただしくある薬方の証をそのまま信用して、薬方の効果として、薬方を投与する場合(漢方エキス製剤を、西洋医薬的感覚で使用する場合など)は、薬能を知らなくて済むが、漢方湯液治療で、加味、加減、合方等を行う場合は、薬能を知らなくては不可能である(エキス製剤で治療する場合でも、処方構成を知り、構成生薬の薬能を勉強すると、エキス製剤の使用が巧みになり、治療効果が上がることを経験するという話はよく聞く)。

　いずれにしても漢方薬を投与するとなると、ある程度は薬能を知り、処方構成を知らなくてはならない。それで、処方構成を述べる際、最小限の薬能の解説を表にすることにする。古典的な解説として『薬徴』の文をあげ、現代的な説明としては、和田正系著『漢方治療提要』の薬物、薬能篇から引用した文と、筆者が考えて変更、加筆した文とを記し、表にして、薬方構成の表をみる際の参考になるようにした(**表7**)。忙しい現代日本の漢方薬使用者に、日本の漢方古典の勉強や中医薬学の学習を強要することは無理であると思うので、和田先生が試みた、西洋医薬学的用語を使って、説明することにした。しかし大変厄介な仕事であり、実践漢方入門に、ある程度役立つことを目標にした試みであることを御了解の上、御意見、御助言を御願いしたい。

## （表 7）柴胡湯類の薬味の薬能

| | |
|---|---|
| 柴胡 | 胸脇苦満を主治し、往来寒熱、腹中痛、黄疸を兼治す。 |
| 黄芩 | 心下痞を治す。胸脇苦満、心煩、煩熱下痢を兼治す。 |
| 半夏 | 痰飲、嘔吐を主治す。兼ねて心痛、逆満腹中雷鳴、咽痛、咳悸を治す。 |
| 生姜 | 嘔を主治す。故に兼ねて乾嘔、噫(噯気)、噦逆(吃逆)を治す。 |
| 人参 | 心下痞鞕、支結を主治す。旁ら嘔吐、不食、唾沫、心痛、腹痛、煩悸を兼治す。 |
| 甘草 | 急迫を主治す。故に裏急、急痛、攣急を治す。旁ら厥冷、煩躁、衝逆を治す。 |
| 大棗 | 攣引強急を主治す。旁ら咳嗽、奔豚、煩躁、身疼、脇痛、腹中痛を治す。 |
| 枳実 | 結実の毒を主治す。旁ら胸満、胸痺、腹満、腹痛を治す。 |
| 芍薬 | 結実して拘攣するを主治す。故に腹満、腹痛、頭痛、不仁を治し、下痢、煩悸、血証、癰膿を兼治す。 |
| 栝楼根 | 津液を生じ、煩渇を潤すの能あり(『古方薬品考』)。 |
| 乾姜 | 結滞の水毒を主治す。故に乾嘔、吐下、厥冷、煩躁、腹痛、腰痛、小便不利、小便自利、咳唾、涎沫を治す。 |
| 桂枝 | 上衝を主治す。故に奔豚、頭痛、冒悸を治す。発熱、悪風、自汗、身体疼煩、骨節疼痛、経水の変を兼治す。 |
| 竜骨 | 臍下の動を主治し、驚狂、煩躁、失精を兼治す。 |
| 牡蛎 | 胸腹の動を主治し、驚狂、煩躁、失精を兼治す。 |
| 茯苓 | 利水を主る。故に能く停飲、宿水、小便不利、眩、悸瞤動を治し、煩躁、嘔渇、不利、咳、短気を兼治す。 |
| 大黄 | 結毒を通利するを主る。故に能く胸満、腹満、大便不通、宿食、瘀血、腫膿を治し、発黄、譫語、潮熱、小便不利を治す。 |
| 芒硝 | 堅を需(軟)らぐを主る。故に結胸、心下石鞕、鞕満、燥屎、大便鞕、宿食、腹満、小腹急結、堅痛、腫痞等の解し難きの毒を治す。 |

解熱、抗炎症作用あり、胸脇部疾患に多用される。

消炎作用あり、充血、炎症による心下痞を主る。

水毒上逆による悪心、嘔吐の要薬である。

水毒の上逆による嘔吐、悪心、噫気を治す。

強壮、興奮剤である。胃の衰弱を伴う新陳代謝機能の亢進を主治する。

粘滑性緩和剤。矯味剤で、組織または筋肉の急激な緊縮による疼痛、急迫症状を緩解する。また薬毒を解消し、諸薬を協和させる。

緩和、強壮、利水の作用あり、筋肉の急迫牽引痛および知覚過敏を緩和する。

肋骨弓下、腹直筋の結実の毒を治し、胸満、胸痛、腹痛に用いる。


解熱、止渇、催乳の効あり。

陰証虚証の温薬で、新陳代謝機能の沈衰を振興し、水毒を駆逐する。

発汗、解熱、鎮痙、上逆、頭痛、疼痛等に用いる。

収斂、鎮静作用あり、臍下の動悸を鎮める。

収斂、鎮静作用あり。胸腹の動悸を治し、制酸、健胃の効果あり。

利尿作用あり、浮腫、健胃、身体疼痛、胃内停水に用いる。

消炎健胃下剤として、腹満、腹痛、便秘、尿利異常、黄疸、瘀血、膿腫に用いる。

硫酸ナトリウム（塩類下剤）で、利尿作用もある。陽実証の堅塊、宿食、腹満に用いる。

## ⑥証と目標について

　柴胡剤を適確に使うことは、そう簡単なことではない。最もよく使われる小柴胡湯にしても、エキス製剤を病名投与して、効果が無かったり、副作用が出たりするというような場合、大半は漢方の証を無視して使った場合である。小柴胡湯を湯液で投与した場合、朝鮮人参を使う場合と竹節人参を使う場合とは、作用が違う。中国のように党参を使えば、また当然違った作用が出る。小柴胡湯を初老の男性に投与した例であるが、体力増進を考えて朝鮮人参を毛人参で4g加えたところ、非常に元気になったが、亢奮して困るし、血圧も大分上がってきたという。人参を竹節人参に変えたら体調が良くなり血圧も安定したと喜んでいたが、しばらくすると、今度は少々物足りなくなってきたというので、毛人参と竹節人参を各2gにしたところ、今度は非常に具合が良いというので、それを続けて、何年にもなり快調になったと喜んだ。このように人参という名の生薬でも種類が変われば作用が違い、それが証の判定にも影響する。柴胡剤の主薬、柴胡にしても、現在入手できるものは、昔のような自生の日本産ミシマサイコはなく、栽培ものの柴胡か、輸入の柴胡である。天然産のミシマサイコと較べると雲泥の差がある。このように考えると、証を正しく判定しても、現実に使用する薬が大きく問題になる。二重盲検法を漢方薬の検査に使うと言うが、以上の話から考えれば、一製薬会社のある時に同時に作った「小柴胡湯エキス製剤」を検査するということで、その検査結果を、全小柴胡湯エキス製剤に適用したり、更にそれを漢方製剤にまで及ぼすということは、科学的検査とは凡そ遠くなる。エキス製剤の効果、薬害を漢方湯液治療に拡大して考える場合は、慎重な考慮が必要である。

　以上のように、薬を服用する段になると、前記のような問題があるが、薬方を決定するための証は、病態の数多い観察から生まれたと思われるので一応確立していると考えてよい。したがって、それを十分理解する

ことは、病態を観察し、証を決定する上で非常に重要である。しかしその証の薬方を実際に病人に適用する時は、用薬に伴う前記の生薬に関する注意が必要であるということである。したがって必ず古典における証を学ぶことが重要になるわけである。

## ⑦柴胡剤の運用ということ

　運用ということは、薬方の証をよく知り、診察・診断の結果、最適の証の薬方を選び、その薬方を調剤し、治療効果を最高に上げることを意味する。単に薬方を選び投与することを言うのではない。

　奥田謙蔵先生は「証(證)とは、疾病の証拠なり。即ち、身体内に於ける病変を外に立証し、以て其の本を推定し、之を薬方に質すの謂なり」と定義している。筆者の注目するところは、この薬方に質すという言葉である。病変を外からみて、その本態を推定し、病人の証を立て、その証に対応する薬方を選ぶ(ここまでが漢方の診察診断に相当する)。証が薬方で表現されているので紛らわしくなるが、この病人の証を投与する薬方に問い質す。病人の証を小柴胡湯と診断したら、実際の小柴胡湯を投与してみて、病人の証(小柴胡湯証)が正しいかどうかを確かめてみる、ということである。つまり、病人を小柴胡湯証と診断しても、実際薬方の小柴胡湯を投与してみなければ、小柴胡湯の証かどうかわからない。薬方を投与して、それが奏効してはじめて、小柴胡湯の証であることが決定するわけである。極めて実証的な考え方である。

　なぜ奥田先生の言葉を引用したかというと湯液でもエキス剤投与でも、何々の証だからと、あまりに簡単に言いすぎると思うからである。薬方を投与して、その投与結果を十分検討しないで、証が合っている、いないと軽々しくいうことは、漢方治療の実証精神に反すると思うからである。病人の証を決めるにも慎重であり、その証に対応する薬方を投与するにも慎重であってほしい。柴胡剤を自由に運用して、実効を上げるには、病人の証を正しく判断し、その病人の証を薬方に正しく反映させて、

逐次実験的に工夫する必要がある。そこでまず「古典における証」を表にする(表8)が、解説は、一応前記「柴胡剤の運用」の①〜③を再読されたい。その解説の中にない、(表8)の中で新しく加えた条文は、後で解説する。(表8)の古典の条文の細かい解釈は省いて、診察、診断に関する注意点を述べることにする。

小柴胡湯の条文の②で「頸項強ばり」とあるが、これは胸鎖乳突筋の強ばりで、頸部から肋骨にかけての強ばりで、葛根湯の項背強ばりと区別され、鑑別の一つの要点になる。

③の「但一証を見せば是なり」とあるが、この一証の解釈が問題である。柴胡の証ありと言っているので、柴胡の証のあることはわかっているが、

(表8) 古典における証

| | |
|---|---|
| 小柴胡湯 | ①傷寒、中風、往来寒熱し、胸脇苦満し、黙々として飲食を欲せず、心煩し、喜嘔し、或は胸中煩して咽せず、或は渇し、或は腹中痛み、或は脇下痞鞕し、或は心下悸し、小便不利、或は渇せず、身に微熱あり、或は咳する者は、小柴胡湯之を主る(『傷寒論』太陽病中篇)。<br>②傷寒四五日、身熱、悪風し、頸項強ばり、脇下満ち、手足温にして渇する者は、小柴胡湯之を主る(『傷寒論』太陽病中篇)。<br>③傷寒、中風、柴胡の証有り、但だ一証を見はせば即ち是なり、必ずしも悉く具わらず(『傷寒論』太陽病中篇)。<br>④凡柴胡湯の病証にして之を下し、柴胡の証罷まざる者は、復た柴胡湯を与う。必ず蒸々として振い。却って発熱汗出でて解す(『傷寒論』太陽病中篇)。<br>○⑤胸脇苦満し、心下痞鞕し、或は寒熱往来し、或は嘔する者を治す(『方極附言』)。 |
| 柴胡加芒硝湯 | ○小柴胡湯証にして、苦満解し難き者を治す。小柴胡湯証にして、堅塊有る者、之を主る(『類聚方広義』)。 |
| 柴胡去半夏加栝楼湯 | ○瘧病、渇を発する証。また労瘧を治す(『金匱要略』瘧病篇附方)。<br>○小柴胡湯証にして渇し、若くは微嘔する者を治す(『方極附言』)。 |

| | |
|---|---|
| 柴胡桂枝湯 | 傷寒、六七日、発熱、微悪寒し、支節煩疼し、微嘔し、心下支結して、外証未だ去らざる者は、柴胡加桂枝湯之を主る（『傷寒論』太陽病下篇）。<br>○外台柴胡桂枝湯方、心腹卒かに痛む者を治す（『金匱要略』腹満寒疝宿食病篇附方）。<br>○小柴胡湯と桂枝湯と、二方証相合する者を治す（『方極』）。 |
| 柴胡桂枝乾姜湯 | 傷寒、五六日、已に発汗し、復た之を下し、胸脇満、微結し、小便不利、渇して嘔せず、但だ頭に汗多く、往来寒熱し、心煩する者は、此れ未だ解せずと為す也。柴胡桂枝乾姜湯之を主る（『傷寒論』太陽病下篇）。<br>○瘧、寒多くして微しく熱有り、或は但た寒して熱せざるを治す（『金匱要略』瘧病篇附方）。<br>○胸脇苦満して、胸膜に動あり、乾嘔し、上衝し、渇する者を治す（『方極附言』）。<br>△小柴胡湯の如くにして、之を按ずるに力無く、亦苦満少なくして動気甚だし（腹診配剤録）。 |
| 柴胡加竜骨牡蛎湯 | 傷寒、八九日、之を下し、胸満、煩驚し、小便利せず、譫語し、一身尽く重く、転倒すべからざる者。柴胡加竜骨牡蛎湯之を主る（『傷寒論』太陽病中篇）。<br>○小柴胡湯証にして、胸腹に動あり、煩躁、驚狂し、大便難に、小便不利の者を治す（『類聚方広義』）。 |
| 大柴胡湯 | ①太陽病、十余日、之を下し、後四五日、柴胡の証仍ほ在り、先ず小柴胡湯を与え、嘔止まず、心下急、鬱々として微煩する者、未だ解せずと為す也。大柴胡湯を与えて之を下せば愈ゆ（『傷寒論』太陽病中篇）。<br>②傷寒、十余日、熱結ぼれて裏に在り、復た往来寒熱する者は、大柴胡湯を与ふ（『傷寒論』太陽病下篇）。<br>③傷寒、発熱し、汗出でて解せず、心下痞鞕し、嘔吐して下利する者（『傷寒論』太陽病下篇）。<br>○之を按じて心下満痛する者は、これ実と為す也。大柴胡湯に宜し（『金匱要略』腹満寒疝宿食病篇）。<br>○小柴胡湯証にして、腹満、拘攣し、嘔劇しき者を治す（『類聚方広義』）。 |
| 四逆散 | 少陰病、四逆し、或は欬し、或は悸し、或は小便不利し、或は腹中痛み、或は泄利下重する者。四逆散之を主る（『傷寒論』少陰病篇）。 |

柴胡湯の症状は多岐にわたっているので、把握しにくい。小柴胡湯は少陽病正対の方と言われており、少陽病の中央に位する薬方であるが、「往来寒熱(熱状)、胸脇苦満(病変の存在場所と病変の状態を表す)、黙々と飲食を欲せず(気分的状態の表現)、心煩し、喜嘔し、(胸部、胃部の自他覚的症状)」……ここまでが小柴胡湯の証の中心的表現とみられている。したがって、この4症状を満たせば、小柴胡湯症と言えるわけである。或は、或はと挙げられている症状は、小柴胡湯の適応範囲を示した症状群である。したがって「但だ一証を見せば是なり」という一証は前記の中心的症状の4症状を指すものと、筆者は考えたい。特に「往来寒熱、胸脇苦満」が重要と思われるが、胸脇苦満は病気の発現位置と病変の状態を表現しているので重要な症状である。但し、胸脇苦満だけを取り上げて一証とするのは筆者は採らない。この③の条文は、奥田先生も後人のざん入とみなしているが、柴胡剤の適応の範囲があまり広いので、混乱し易く判断しにくいので、この一文を加えたのではないかと思う。
　④の条文は、柴胡湯の病証があるとして、柴胡湯で瀉下の作用のあるものを投与したがなお柴胡湯の証が続いていれば、また柴胡湯を与える。柴胡湯を一度与えて良くならず、まだ柴胡の証が変わらなければ、また柴胡湯を投与する。柴胡湯は穏やかに解熱するのだが、強く発熱して、汗が出て、病が解す。というのであるが、瞑眩を起こしたのである。瞑眩は湯液を少し過量に与えた時起こる現象で、一時症状が劇しくなるが、病状が一度に解消する現象を言う。「薬瞑眩せずば効かず」という言葉が昔にあるが、昔は思い切って薬を多く使ったことがあるらしい。瞑眩と中毒とはまぎれやすいが、現今は大量投与することは少なくなったので、異常な変化が起これば中毒であろう。この条文で学ぶべきことは、柴胡湯を投与して柴胡の証がとれなければ、またよく診察して柴胡湯の証があれば、また柴胡湯を与えるという、慎重さと診察における自信のある態度である。
　○⑤の『方極附言』の条文は、柴胡湯を与える場合の必要条件を最も

簡単に示したものと考えてよい。

　柴胡加芒硝湯の条文は、芒硝の下剤の働きを利用するわけだが、小柴胡湯証で、堅塊のような塊り状のある腹状のものを治すというので、小柴胡湯加大黄と違った腹状に使うと思われる。

　柴胡去半夏加栝楼湯は、小柴胡湯の半夏を栝楼根に代えただけの処方で、鎮嘔の力のある半夏の代わりに滋潤の力のある栝楼根を加えた薬方である。1味の変化で薬方の働きが変わるのであるから、その生薬の薬能をよく知り、うまく加減して用うべきである。

　○『方極』の、「小柴胡湯と桂枝湯と、二方証相合する者を治す」は、柴胡桂枝湯の構成と性格を端的に表現した条文である。実際に柴胡桂枝湯を運用する場合は、『傷寒論』の条文より考えやすい。例えば風邪で葛根湯を投与して、初発の熱がとれ、その熱状が小柴胡湯の特徴の往来寒熱に変わる徴候がみえた時は、柴胡桂枝湯の領域に病気が進行したと考えればよい。舌に白苔が出始めたり、食欲が低下し始めたり、食味が変わってきたりして、小柴胡湯の症状が加わってきたら、柴胡桂枝湯の適用を考える。風邪の治療で最もむずかしいのは、柴胡桂枝湯を適応する時期の判断である。小柴胡湯の正証がはっきりすれば迷わないが、小柴胡湯で治せる小柴胡に附随する咳もあれば、桂枝麻黄各半湯で治さなければならない咳もある。風邪の治療で柴胡桂枝湯を使う時期を決めるには、咳とか胃腸症状のような部分的な症状を考える前に、大きく桂枝湯や葛根湯の太陽病の薬方と、小柴胡湯と二方証を合方するつもりで考える方が、迷いが少ない。

　○『外台』の「心腹卒かに病む者を治す」は、『傷寒論』の条文からは考えにくいが、胃痙攣や胃潰瘍で病む場合に使って相当よく効く。薬方の構成からは考えにくいので、この腹痛に効くことはあるいは経験的に発見したものかもしれない。

　柴胡桂枝乾姜湯の○瘧に使う金匱の条文は、昔はおこりが多かったので、多く使った経験が物を言っている感じがする。今ではおこりにぶつ

かる機会がないので、実際的にどのように効くかはわからない。

　〇『方極附言』の条文と△『腹診配剤録』の条文は実際に腹診する場合の要点を教えてくれる。後に柴胡剤運用の実際の要点を述べる時詳述する。

　柴胡加竜骨牡蛎湯の〇『類聚方広義』の条文は、実際にこの方を使う場合の症状を端的に挙げている。

　大柴胡湯の③をみると、心下部に病変があるが、上下に病の勢いが動き、嘔吐して下痢する症状をあらわす。この条文をみると、大柴胡湯が実証で便秘する者に用いると単純に考えるべきではないことがわかる。〇『金匱要略』の条文、『類聚方広義』の条文共に、大柴胡湯の実際の証状を端的に示しており、診察、診断の折役に立つ。

## ⑧柴胡湯類の適用について

　柴胡湯を適用して、実際の効果を期待するには、病態を診察して、まず大きく病変がある部分が、柴胡湯類の適応範囲の胸脇部にあることを認めねばならない。今までに述べたように、柴胡湯類が有効な疾患の病変は、胸脇部を中心にして、上方は頭部、下方は心下部から下腹部までに及んでいる。病変の中心が何処にあるか、その病変の波及が何処まで及んでいるかを診察によって把握し、同時に診察によって病態の陰陽虚実を観察し、病人の状態を全体的に総合、即ち病人の証を決定する。その病人の証と、薬方の証、ここでは柴胡湯類の証とを照合して、何々湯と診断、例えば小柴胡湯と判定して、小柴胡湯を投与することになる。

　薬方の証は、『傷寒論』、『金匱要略』その他の中国の古典に記載されている証、日本の漢方の古典に記載されている証で、古人の臨床経験を集大成したある病態の治療法の模範回答である。それが薬方の形で表わされていて、小柴胡湯の一証は、小柴胡湯という薬方の名で表現されているわけである。

　病人の現わす証は、薬方の一証とぴったりというわけにはいかない。実際の投薬では、薬方に加減するわけで、薬方の証を越えれば、別の薬

方に変方するのである。

　柴胡湯類の古典の証を解説することは、厄介な仕事で、その一部は、既に述べた。後は各人の古典の研究に期待する。

　柴胡湯類をうまく適用するには、多くの古人の記述があり、古典の証の知識にそれを加えて、学習すれば、柴胡湯類を適確に使えるようになると思う。筆者の経験も加えて「柴胡湯類の適用目標」として(**表9**)にまとめる。(**表9**)の適用の目標をみても、実際に漢方の診察で、望診、聞診、問診、切診をして、病人の症状を実際に把握しなければ、その総合結果をまとめて、証を正しく決定することはできない。(**表9**)の目標をばらばらに症状としてみても役に立たない。(**表8**)の古典における証は、『傷寒論』等の解釈を読むか講義を聴かなければわからない。(**表9**)は、古典の証に実際の症状を附加して、診察の役に立てようとしたものである。(**表10**)は、柴胡湯の陰陽虚実を図示したもので、図をみれば理解できると思う。文章で言葉だけで説明するより分かり易いと思うが、言葉でいう、陰証、陽証、また虚証、実証が、現実の診察の時、実際はどういう状態を表わしているものを言うのか、言葉だけで説明するのはむずかしい。実際に腹診をしていて、この位腹部が緊張していて力のあるのを実証というと説明しながら、見学している者に納得させれば、何回か経験しているうちにはっきり分かるようになる。これが臨床の利点というもので、臨床の医術は臨床の場で学ばなければならない部分が多い。

　漢方の講義で薬方の適用を説明したり、文章に書いたりしていて、いつもはがゆさを感じる次第である。漢方のような臨床医術を学ぼうとするものは、出来るだけ臨床の場で、病人、患者の状態から学ぶようにして欲しい。

### (表9) 柴胡湯類の適用目標

往来寒熱し、胸脇苦満(心下痞鞕)、脈は、弦細、弦数、弦がふつう。その他、食欲不振、舌白苔、口苦、嘔気、咳嗽、心煩、心下悸、小便不利、胸腹痛、下痢または便秘、口渇、頸項強ばる等の諸症状あるもの(少陽病正対の方)。

小柴胡湯は、少陽病正対の方と言われ、少陽病進行の中間に位置し、少陽病の代表的症状を具備している。したがって小柴胡湯の証(症状群と言える)を理解することは、他の柴胡湯類を理解する上に重要である。

少陽病は、熱性病の太陽期から陽明病期へ進行する中間期、少陽病に発現する。その病変は胸脇部を中心に発現する。胸脇部およびその周辺は、多数の臓器が存在する。したがって、少陽病は、肺、心、肝、胃、膵、脾等の臓器、更に小腸、大腸などの病変と関連するわけである。古典における証に挙げられている症状を理解してそれを実際の臨床に適用できるようにするのが「運用目標」である。

**小柴胡湯**

小柴胡湯の運用目標……往来寒熱は、小柴胡湯の熱状の表現である。字義的には、弛張熱の状態の表現であり、典型的には瘧(おこり)の熱状がある。緩慢に持続的にあらわれる肺結核の夕方の微熱も往来寒熱に属するものである。

熱性病傷寒、中風の代表の一つである流感、高熱、悪性の流感は傷寒に当たり、軽症の流感、いわゆるかぜ(風邪に当たる)は、臨床的に最も多く取り扱うことが多い。

熱性病の太陽期の熱状が、少陽期の熱状(往来寒熱)に移行するのであるが、その移行期の熱状の判別が実際問題としてむずかしい。少陽期に入ったなら、柴胡桂枝湯を用い、はっきり少陽期に入り、小柴胡湯証を呈すれば、それを適用しなければならない(この間の熱状および他の症状の把握の方法については、「**1**風邪の漢方治療」(8頁)を参照されたい)。

往来寒熱は、小柴胡湯を中心とする柴胡剤の熱状を代表しているのであるから、柴胡剤を熱性病に適用する時は最も重要な症状である(柴胡剤を慢性疾患に適応する場合、熱状が問題にならなければ、往来寒熱は無視することになる)。

胸脇苦満は、少陽病の発現する場所の変化、症状を代表するものであるから、柴胡剤を運用する場合の最も重要な症状である。本来は胸脇部の自覚症状を言っているのであるが、日本の古方派は、それを腹診の際の胸脇部の変化として切診しうるものとして柴胡剤運用の重要症状とした（吉益東洞は、柴胡の薬能の部で記載したように胸脇苦満を柴胡剤適用の必要条件とした。切診による胸脇部の抵抗、圧痛等を重視した。これが古方派で慢性疾患に柴胡剤を適用するようになったことに、与って力があったと考えられる。胸脇苦満については、後に詳述する）。

　「黙々として飲食を欲せず」は、暗い気分になり、食物が欲しくない気持になることを言っているので、神経症状とみられる。「心煩」は、心下部を中心に熱っぽく煩らわしい感じを言い、「喜嘔」は、しばしば吐き気を催す、要するに吐きっぽくなっていることである。「心煩、喜嘔」は小柴胡湯証の心下部を中心にして胸から心下に及ぶ症状を述べているわけである。この症状には、肝、胆、胃、脾、膵等の変状が関係あると考えられる。

**小柴胡湯**

　以上の小柴胡湯の正証とみられる「往来寒熱、胸脇苦満、心煩、喜嘔」は、少陽病の証を巧みに表現したもので、この正証の条件をあらわすものは、「古典における証」(92頁)の③に述べてある「但だ一証を見わせば是なり」ということから、柴胡剤を適応できるということになる。

　以上の小柴胡湯の正証だけでは、小柴胡湯を適用することは、むずかしい。それで、古人の言、先輩の意見に筆者の私見を加えて、小柴胡湯の実際的運用目標を挙げる。
　小柴胡湯の条文「古典における証」の①に挙げられている或は或はと挙げられている10症状は、「小柴胡湯主之」の前にあり、小柴胡湯の主治の範囲内である。小柴胡湯の適用範囲が相当広いことを現している。これから考えると、小柴胡湯を適用するための目標は、相当変化があるわけで、太陽病の麻黄湯、葛根湯を使う目標のように、簡単ではない。「病」が半表半裏の胸脇部に及んだので、複雑になることは当然であろう。まして、雑病や慢性病に応用することになれば、脈は弦。というように単純にいうわけにはいかない。往来寒熱という熱状が無い場合にも応用できるわけである。

| | |
|---|---|
| 小柴胡湯 | 　一般雑病や慢性病に応用する時、最も目標になるのは、胸脇苦満である。脇下痞鞕、心下部の痞塞感、強ければ痞鞕も胸脇苦満に近縁の症状とみられる。胃に関連する症状としては、舌白苔（乾いている場合多い）、口苦、口渇、食欲不振、嘔気があり、胸部に関係する症状としては、咳嗽、心煩、心下悸、胸痛などがある。消化管全体に関連する症状としては腹痛、下痢、便秘がある。<br>　熱症状としては、代表的な往来寒熱（軽、重あり）の他に、身熱があり、雑病では無熱の場合もある。<br>　筋肉の凝り、圧痛では、「頸項強」（胸鎖乳突筋の凝り）が、特に慢性疾患に柴胡剤を適用する判定の役に立つ（葛根湯証の項背強と区別される）。<br>　脈状は、弦が普通で、弦、数、弦細等が多いが、雑病では、浮緊、反対に沈、沈遅の場合もあり得るので、脈弦だけでは、小柴胡湯適用の決め手とはならない（小柴胡湯の適応範囲が広いので、脈の変化があるのは当然であろう）。<br>（『金匱要略』で、小柴胡湯を使う病変に、黄疸病、新産の婦人の病変、婦人産後の病変、産牀にあって、発露、四肢煩熱、頭痛するものに用う等が参考になる）。 |
| 柴胡加芒硝湯 | 　小柴胡湯に芒硝を加えた薬方であるから、芒硝の働きがわかっていれば、使えるわけである。小柴胡湯に大黄を加味する場合もあるので、それに近い証とみてよい。芒硝は、塩類下剤として働き、利尿作用もある。大便が水分を失って固く燥屎になって出悪いものに用いる。加大黄はよく用いられるが、柴胡加芒硝湯も用いられてよい薬方である。 |
| 柴胡去半夏加栝楼湯 | 　小柴胡湯証で、渇し、もしくは微嘔する者。小柴胡湯証で、嘔少なく、渇し、煩悶する者。<br><br>　小柴胡湯から半夏を去り、栝楼根を加味した薬方である。半夏は悪心、嘔吐の要薬であるが、それを去るということは嘔が少なく、渇が強い場合である。小柴胡湯を適用して、嘔気はとれたが、やや虚状になり、虚渇（口乾など）を生じた時用いる薬方である。柴胡桂枝乾姜湯に近い感じだが、それよりやや実して、腹動はない。 |

## 柴胡桂枝湯

小柴胡湯と桂枝湯と二方の証合する者。発熱悪寒し、頭痛し、或は身体疼痛し、汗出で、心下痞して、嘔する者。

小柴胡湯と桂枝湯と二方の証を合せた薬方と考えてよい。太陽病から少陽病に移行する中間に適用する薬方であるが、現実には、太陽証が多く少陽証が少ない場合もあればその逆の場合もある。桂枝二麻黄一湯、桂麻各半湯の構成から考えれば、桂枝湯証が多い薬方も考えれば、小柴胡湯証が優位の薬方も考えられる。非常に応用範囲の広い薬方である。

桂枝湯証が優位で、小柴胡湯証が少ない状態が、『傷寒論』には、古典の証として述べられている。傷寒六七日とあるから、傷寒にかかって、6、7日経っているのに、発熱、微悪寒がある。熱状が続いているから、支節煩疼や心下支結などが加わってきたのだと思う。また熱が続いているから汗が多く出て、亡陽し、甚だしければ、譫語(うわごと)をいうようになることが、古典の証に挙げられている。

しかし、熱状が強くない場合、慢性疾患に適応する場合は、小柴胡湯証でやや熱状が加わるか、無熱の場合にも、使われる(臨床応用は後に詳述する)。

『金匱要略』の心腹卒痛の証は、広く胃の疼痛ある場合に用いられる。無熱である。小児にも、小柴胡湯を用いるところで腹部緊張ぎみの者に、体質改善剤として用いる。

## 柴胡桂枝乾姜湯

小柴胡湯の如くであるが、体力衰え、また苦満少なく、胸腹に動悸あり、上衝して渇する者。小柴胡湯に似ているが、体力衰え、また苦満少なく、脈は微細数のことが多く、腰脚に寒冷の候あり、胸脇苦満、悪心、往来寒熱等軽微。上衝、頭汗、口渇、心煩、心悸あり、尿利減少のこと多し。

『傷寒論』の太陽病下篇の条文を読めば、発汗また下して後の変化であることがわかる。傷寒を初期にうまく処理できず、こじらした状態で、まだ治り切っていない状態であると言える。勿論相当虚状が強くなっている。古典の証の『方極附言』の条文、『腹診配剤録』の腹状が適用する時の参考になる。また東洞が「按ずるに、頭に汗出ずる者は、是れ衝逆也」の頭汗の状態も参考になる。

体格的に虚弱のように見えるから、柴胡剤では最も虚している柴胡桂枝乾姜湯を適用するというのではない。

熱性病の経過で、柴胡桂枝乾姜湯証になったから、それを適用するというのである。

## 柴胡加竜骨牡蛎湯

小柴胡湯で、胸腹に動悸あり、煩躁、驚狂し、大便かたく、小便不利の者。小柴胡湯証に近く、（大柴胡湯証より虚し）神経症状加わったもの。即ち胸脇満して、嘔吐せんとし、心下悸、胸腹部の動悸甚だしく、或は不眠あり、煩躁、驚狂、譫語、尿利減少、便秘等の傾向ある者。

『傷寒論』太陽病中篇の条文は、柴胡桂枝乾姜湯の5、6日より長い8、9日になっており経過が長く、病状の表現も重症であることを現している。しかしこの症状のうち水分の代謝がうまくいかなくて起こったと思われる症状があり、水の代謝と関係深い茯苓、牡蛎が加えられているので、一部の症状は、水毒の影響でないかと思われる。

柴胡桂枝乾姜湯も柴胡加竜骨牡蛎湯も神経症状のあるものによく用いられるが、前者の神経症状が発揚的なのに対し後者のは沈重の感じがする。栝楼根と牡蛎に対し、茯苓、竜骨、牡蛎が用いられている。薬能的に興味をそそられる。共に腹動が問題になるが、共に水毒と関係がある。しかし、水毒の性状が異なっている感じを受ける。

## 大柴胡湯

小柴胡湯証で、胸腹拘攣し、嘔劇しい者。小柴胡湯より陽明に傾いたもの。脈は沈遅、（実）（弦）をふつうとし、舌黄苔、乾燥し、食欲少なく、便秘の傾向が多い。悪心、嘔吐あり、胸脇苦満著しく、心下部の抵抗、圧痛強く、右側の直腹筋の攣急あるのを目標とする（柴胡剤中最も実したものと言える）。

大柴胡湯は、柴胡剤中最も実証のものに用いるとされているが、柴胡桂枝乾姜湯が、十余日、柴胡加竜骨牡蛎湯が傷寒、八九日、柴胡桂枝乾菱湯は五六日になっていて、大柴胡湯の経過が最も長い。次第に病状が重くなるのは当然であろう。しかし現実の熱性病の治療では、病邪と抵抗力との対抗関係で、経過の日数とは関係なく、3薬方使い分ける場合が多い。流感の場合、ビールスの強さは同じでも、罹患した患者の抵抗力は相当差があるので、適応する柴胡剤が違うということになる。流感のような熱性病の場合は、柴胡剤を使うにしても抵抗力のある者は、柴胡

|  |  |
|---|---|
|  | 桂枝湯あたりで治ってしまう。抵抗力の少ないもの（不養生、治療の誤りなど）は、長びいて、小柴胡湯、大柴胡湯を用いるところまで進んでしまう。このように見てくると、見掛けの実、虚と、病毒に対する抵抗力に相応する薬方の実虚とは間違えないようにしなければならないと考える。 |
| **大柴胡湯** | 　大柴胡湯の運用目標……小柴胡湯より陽明期に近いもの、脈は沈実、沈遅、実弦をふつうとし、舌黄苔、乾燥し、食欲少なく、便秘の傾向が多い。悪心、嘔吐あり、胸脇苦満強く、心下部の抵抗、圧痛強く、右側の腹直筋の攣急あるものを目標とする。<br>　古典の症の『傷寒論』の条文、『類聚方広義』の条文は参考にすべきである。 |
| **四逆散** | 　四肢微冷し、咳嗽、動悸、小便不利、腹痛し、泄利下重する（しぶり腹）者。四肢微冷、胸腹部微満、腹痛下痢の傾向、心煩、精神うっ塞あって、時に咳嗽、心悸亢進、小便不利、不定熱等の症状ある者。胸脇苦満、腹直筋の攣急（二本棒）あり、大柴胡湯に似る。<br><br>　古典の証にある如く、少陰病と冒頭にあっても、少陽病に属する。大柴胡湯に似て、陰証を帯びたものと言える。<br>　四肢微冷し、胸脇部微満、腹痛、下痢の傾向、心煩、精神うっ塞あって、時々咳嗽、心悸亢進、小便不利、不定熱等ある。胸脇苦満、腹直筋の攣急（二本棒状、中間抜けている）あり、大柴胡湯に似ている。 |

（表10）柴胡剤の陰陽虚実

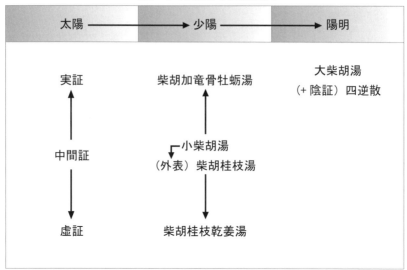

（表11）柴胡剤の加減と虚実

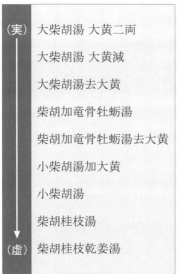

（表12）柴胡湯合または兼、駆瘀血剤

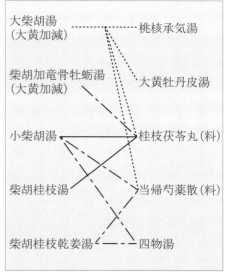

（注）実線最も多し、破線それに次ぎ、点線は稀である。

## ⑨柴胡剤使用40年を過ぎて想う

　戦後、焼け跡のバラック建築で、漢方湯液、煎薬による投薬をはじめてから、40数年になる。千葉医科大学を昭和13年卒業、眼科学教室に入った当初は、学生時代から関心のあった食養に中心をおいて勉強していた。石塚左玄の『化学的食養長寿論』を偶然に古本屋でみつけたのもその頃である。この本は明治29年に出版され、日本食養会の基礎的理念の出発点となった本である。左玄は福井の出身、20歳前後に上京、帝大関係の研究所で化学を学び、後に陸軍中将、薬剤監になった傑出した人物。『化学的食養長寿論』は、食物を、ナトリウム、カリウムの含有により、陰陽に分け、その陰陽の調和を説いた本。この陰陽の概念は、左玄が漢方医関係の出身であり、書中に漢方の薬方名が相当多く出てくるのでもわかるが、明らかに漢方の陰陽の概念から取ったものであろう。カリウムの多いものは陰性、ナトリウムの多いものは陽性、食物は、ナトリウムとカリウムとの均衡がとれていなければならない。玄米はそのバランスがとれている食物であるということになり、後に玄米食が喧伝されることになる。その頃、千葉大学の図書館へ行って検べたが、日本の食物に関する本が1冊もないのに驚いた。街の本屋で、二木謙三先生の『健康への道』をみつけたり、桜沢如一の食養の叢書をみつけて読んだりして、その後東京の食養の研究グループに出席するようになった。

　千葉大で、2級下の藤平、長浜両君が中心になり、恩師伊東弥恵治先生（後、日本東洋医学会の初代の名誉会長。また先生のお陰で、眼科学教室に日本東洋医学会の事務所も置けるようになった）の理解で、東洋医学研究会が発足、そこへ出席するようになった。長浜とは、劇研究会の仲間であったので前から知っていたが、藤平さんと親しくなったのは、藤平さんが、眼科へ入局してからだと思うが、医局で、「この本は漢方を勉強するには良い本ですよ」と教えられたのが、湯本求真の『皇漢医学』であった。奥田先生の講義を昭和22年から聴くようになるまでは、漢方の

知識は、この『皇漢医学』から学んだわけである。

　以上、食養の考えを『化学的食養長寿論』から、漢方の入門は『皇漢医学』から、得たわけであるが、これらが、将来の実際の漢方治療、特に柴胡剤の多用と関連するところがあるので、少し長く前言したわけである。

　石塚左玄からは、食物の陰陽の調和から、身土不二という、人間生活を全体的にみる考え方を学び、『皇漢医学』からは、柴胡剤の運用とその健康状態全体に及ぼす影響を考えることを学んだわけである。

　柴胡剤の多用という点では、40年にも及ぶので、吉益東洞、湯本求真両先達より、柴胡剤投与の症例では、相当多いと思うので、柴胡剤の運用について、少しは異なった柴胡剤適用法を考えついたと言えるのではないかと思う。

## ⑩『皇漢医学』と柴胡剤

　湯本四郎右衛門（雅号求眞）著。昭和3年4月28日初版、『皇漢医学』第二巻は、少陽病篇から始まっている。少陽病に関する師論注釈から説きおこし、小柴胡湯から四逆散に及ぶ。そのうち小柴胡湯に関する註釈は、45頁にもなる。最後の四逆散の註釈は151頁から2頁だけ、その前の大柴胡湯は120頁〜127頁で8頁である。少陽病の正対の薬方である小柴胡湯は、全柴胡剤の註釈の3分の1を占めている。

　多く註釈に頁をさいているものに、桂枝湯の17頁、葛根湯の4頁があるが、それに較べると小柴胡湯の45頁は桁はずれに多い。湯本求真先生が、柴胡剤に注いだ関心の大きさが伺われる。

　筆者は、奥田先生の『傷寒論』の講義を16年間に3回受けており、『類聚方広義』、『金匱要略』の講義もその間に拝聴しており、厳しい古方派漢方の考え方は十分知っているつもりであるが、漢方入門の初めに読んだ『皇漢医学』の影響は相当強く、これが柴胡剤の多用につながっていることを、最近気付いた次第である。『皇漢医学』には、奥田先生の跋があり、湯本先生は奥田先生宅へよく伺ったそうである。大塚先生がお伴したそ

うであるが、湯本先生は、豪快で酒をよく飲んだそうで、酒を飲まない奥田先生と対蹠的である。『皇漢医学』では、小柴胡湯の加味方を15方も挙げている。また合方も相当多く、中でも駆瘀血剤との合方は、巧みに数多く行われている。『皇漢医学』のこの傾向を意識していたつもりではないが、筆者も治療上の必要から長年の間に自然に柴胡剤と駆瘀血剤の合方が増えていったと思う。

　湯液治療で試行錯誤しながら煎薬を出し始めて何年ぐらい経ったであろうか、当初から生薬を配達してくれていたウチダ和漢薬の鈴木さんが、柴胡剤を服用している患者は、長続きするという話をした。この意味が納得いかなかったが、記憶に残った。

　柴胡剤を証を厳しく考えないで、病態の全体的把握から比較的自由に使っているうちに、柴胡剤を少し長く服んでいる患者から、身体の調子が良くなってきた、風邪をひかなくなってきたという声を聞くようになった。患者の訴えをきいて、その要求に答えようとして処方を変えると、訴えの病状は少し良くなったが、体調全体としては、柴胡剤を服んでいた時の方が良いという声を聞くことがあった。

　自験例も加えて、胃潰瘍の患者に、痛みが相当あるというので、安中散、半夏瀉心湯などを用いるとある程度は良いが、すっきりしないという声が出る。柴胡桂枝湯の「心腹卒中痛する者を治す」も考慮に入れて、柴胡桂枝湯加茯苓・牡蛎・小茴香を用いると、心腹卒中痛に効く場合もあるが、治りにくかった胃潰瘍が、次第に改善され、全治するのを何例も経験した。それで胃潰瘍には、当初から柴胡桂枝湯に茯苓、牡蛎、小茴香、黄連、延胡索などを加減して加え用いるようになり、それが常用処方になった。

　最近には慢性肝炎に柴胡剤を多用しているが、胸脇苦満など、いわゆる柴胡剤の証が必ずしも全部具っていなくても、長服さすと効果が出て来て、C型肝炎と言われた患者が、次第に体調が良くなり、全治といってよい状態にまで回復するのを経験している。

柴胡剤を常用している患者は、風邪をひきにくくなり、一家中流感にやられても、その患者だけかからないという例も出てくる。後に柴胡剤の適用例を一括するが、この中には、柴胡剤がなぜ効くか納得しにくいものがある。適用例を説明した後、筆者の考察を述べる予定である。

　柴胡剤を中心に、加味、合方をして、服用させている患者は、それを服用していれば調子が良いので、自然に長服するようになる。このようにして、10年、20年と柴胡剤を服用する患者が、自然に増えてしまった。

　大塚敬節先生とは、中将湯ビル診療所（今の金匱会診療所）で、約20年間、午前中診療されていた大塚先生が、診察を終えられたところへ午後の診療の筆者が出勤するということで、30分位は会話を交わす時間があった。短い時間ではあったが、20年間毎週火曜日にはお目にかかっていたので、色々お話をうかがった。その話の中の一つと思うが、奥田先生の『皇漢医学要方解説』（今『漢方古方要方解説』として再版されている）も入っている春腸堂皇漢医学叢書の中に、湯本先生も処方解説を書く予定になっていたが、大塚先生の話では、「湯本先生は、最近は、自分は柴胡剤と駆瘀血剤とで、大半の治療は済ませてしまうので、色々の処方解説を書くのは面倒だ。大塚、お前処方解説を書けと命じられた」ということであった。要するに湯本先生の晩年の治療は柴胡剤、駆瘀血剤中心であったことになる。『皇漢医学』の柴胡剤の註釈のところをみると、十分にそれが頷ける。臨床を長くやっていた結果、自然とそこへ落ちついたという感じがする。

　筆者も意識して、無理に柴胡剤、駆瘀血剤を多用するようになったわけではない。40年間の臨床治療で自然にそこへ落ちついたという感じである。漸くこの10年、色々の患者の治療を効果的にやれるという感じになったが、この治療の中で、柴胡剤の占める比重は大変大きいと思う。散漫な書き方になってしまったが、臨床で辿ってきた道が、吉益東洞の晩年の治療の考え、湯本先生の晩年のやり方と、同じ方向に来ていることを感じている次第である。

## ⑪柴胡剤というもの

　湯本先生が柴胡剤を多用するようになったのは、おそらく臨床に使っていて、その効果に気付いた結果であろうと思う。『皇漢医学』の緒言の終りの方に、「本書論ノ多クハ余ノ経験的事実ヲ基礎トシ、之ニ理論ヲ添加セシモノナレバ仮令理論中多少ノ誤謬アリトスルモ事実ニ於テハ断ジテ虚偽ナシ」の言葉があるので、柴胡剤の多用も臨床経験の結果と考えてよいと思う。

　引用書目は150余に及び、古方関係の書が半数以上に及ぶのは、古方派の湯本先生としては当然である。吉益東洞の書は全部含まれているが、緒言の中で、尾台榕堂の『類聚方広義』の題言を引用して、「方ハ長沙ヨリ古キハ莫シ、又長沙ヨリ善キハ莫シ、実ニ萬世不利ノ典刑(典籍)トナス、後世諸家私意捏造ノ方ト、日ヲ同ウシテ語ルベケンヤ。……」と古方の尊重すべきを述べている。この榕堂の前言は、東洞の『医断』、『医事或問』の中の考えを述べているのである。

　前置きが長くなったが、実は湯本先生の柴胡剤の多用と、東洞の『医事或問』の中の柴胡剤に関する話と関連するところがあると考えたので、その点を追求したいのである。

　一、「或問曰上工治未病といふ事醫書にもある事かいかん
　　答曰是疾醫の語ならん今の陰陽醫にては治未病といふ語解しかたきゆへ相生相剋の義をもて解すたとへは肺は金、肝は木、肺亢（たかぶる）ときは金剋木とて肝木を剋して肝を病しむる事を知り其肝のいまだ病さるさきに肺を瀉して肝を補ひ餘の病ひを肝に受ぬやうにする事なりといふ是口にはいひても術に成事あたはさるなりしたかふべからず又疾醫の語なりといふは都ての人病毒靜りてある時は毒なしとおもふものなり其腹をうかゞふに病毒のある人多し其病毒動く時は百病を發し気を病しむるなり其靜りてある時病毒を取去ば百病を發する事なし是をいまだ

病さるを治するといふならん後世の説に迷うへからす」。

　上工は未病を治す。という意味を、万病一毒説という考え方から説いている、すべての人病毒が静っている時は、いわゆる病気として発現しない時は、毒なしと思うものである。しかしその腹をうかがう（腹診すると）と病毒のある人が多い。その病毒が動く時は百病を発することになる。しかし病毒を取り去れば百病を発することはない。疾医（陰陽医に対して病を治す医者をいう）は、その病毒が動かない時、病毒を取り去ることができるので、このことを未病を治すというのである。柴胡剤を運用して、諸種の病気の発現を防ぐことができるのを考えると、頷ける話である。


　一、「或る問曰先生常に扁-鵲　仲-景も萬病を一毒と見られしといへり然るに史記傷寒論に見えざるはいかん

　　答曰古扁-鵲の薬方を漢の仲-景傳記せしを晋の叔-和撰次したるは今の傷寒論是なり彼撰次の時叔-和己かこと加へたるか仲-景の本意に合さる事甚多しすなはち其書にいはく傷寒云云小柴胡湯主之中風云云小柴胡湯主之経水適断熱入血室云云小柴胡湯主之有宿食云云小柴胡湯主之是をもて見れは傷寒も中風も瘀血宿食も皆小柴胡湯にて治するやうに見ゆれとも此一方にて治せす胸脇苦満の毒に小柴胡湯を處て治すれは以前の諸症皆治するをもて傷寒中風瘀血宿食等は後人の擾入なる事知へし右のことく病因替りなんそ薬方のかはらざる道理あらんや夫諸病ともに一つの毒ありて其毒動き萬病を発すなり故に萬病ともに小柴胡湯の症を発すれは小柴胡湯をあたへ桂枝湯の症を発すれは桂枝湯をあたふ各其症に随て是を治す是仲-景の萬病を治するも一つの毒を目當にしたる事明なり扁-鵲曰病應見于大-表是大表に在といはす大表にあらはるゝといふ時は則腹中に一毒ある事知へし其毒動きて萬病を発す頭にありては頭痛をなし腰にありては腰痛をなし足にありては痿躄をなすの類千變萬化あけて数ふへからす是扁-鵲　仲-景も

萬病一毒と見たる事明らかなり彼傷寒論金匱要略の語にては萬病治せす是後人の攙入ある故なり扁−鵲　仲−景の通り萬病一毒の意をもて攙入を取捨すれは治せさる病なし病の能治するをもて見れは扁−鵲仲−景の言葉違ふ事なきなり」。

この問答には、小柴胡湯が出てくるので引用したのであるが、小柴胡湯は万病一毒を説くのに格好の薬方と思われる。王叔和の撰次した『傷寒論』が東洞時代に出廻っていたが、叔和の意見が加えられて、張仲景の本意に合わないことが多い。傷寒、中風、瘀血、宿食等が小柴胡湯で治せるといっていることは、後人の攙入(ざん)である。この場合は病因を言っているので小柴胡湯で治するように見えるが、小柴胡湯一方だけでは治せない(病因が変れば、薬方が変わらない道理はないはずである)。

諸病はいずれも一つの毒があって、その毒が効いて万病が出る。万病すべて小柴胡の症を発すれば小柴胡湯を与え、桂枝湯症を発すれば桂枝湯を与える。各その症に従ってこれを治す(随証治療のことである)。これは仲景も万病を治するのに、一つの毒を目当にしたことになる。

扁鵲、仲景は「病の應は大表にあらわれる」といっているが、大表にあるといわずに、あらわるるという時は、則ち腹中に一毒あることを言っているのである。……以下引用文をみればわかると思うが、……東洞は萬病一毒の意をもて、後世の攙入を取捨すれば、治せざる病なしと言っている。病の能く治するをもてみれば、と言っているは、東洞の親試実験の結果の発言であると思う。

(この引用文には、萬病一毒という意味、方ということ症(証)ということを考える上の示唆が含まれている)。


一、「或問曰古方とは仲−景の方是なり今專ら控涎丹滾痰丸等を用るをもて見れは古方と云かたしいかん答曰古方といふは世の唱なり此方には病の能治するを法とす方に古今なし唯験效あるを用るなりしかれども後世には效の有方すくなく古昔には多きゆへ古昔の方を多く用

るなり是をもて世上の人名つけて古方と唱ふ何そ方に古今の差別あらんや」。

ここで古方のことを言っているが、『傷寒論』の方でも効かなければ取らないといっている東洞の厳しさが感じられる。

さてこのあと、『医事或問』下巻の最後の部分を少し長いが引用する。明和6年(1769年)の東洞の著作で、刊行は文政8年(1825年)9月である。東洞は安永2年(1773年)の秋に72歳で逝去しているから、『医事或問』はその4年前の著述である(安永31年には、杉田玄白の『解体新書』が刊行されている)。

『医事或問』は東洞の晩年の著述であるから、東洞の思想が円熟しているはずで、長い生涯の医業について考えたことが最もよく伺えると思うのである。古方派の者には重要な著作であると思う。

一、「門人問曰病を治するは方のみ故に師の傳るは方意なりと聞然るに先生の教のことく毒の在ところを見定て方を處れとも治しかたきゆえ其病人先生に治を求め先生も同方を處給ふに其病治す是何といふ事そ

答曰道を得ると得さるとのみ」。

一、「又問曰先生常に二三子を教るに醫の學は方のみといへり然れは方の外に道はなきはづなり然るに道を得ると得さるとのみと聞ときは方の外にみちありやいかん答曰夫醫者は病を治するものなり病を治するは方なり故に醫の學は方のみといふしかれとも道を得さる人の方を處るは死物になりて動かす方は道によりて活動するものなり故に道を得ると得さるとのみといふ夫道は行の名なりたとへは往來する道のことし人の往來するも其道を得れは往來する事自由なり其道を得されはゆきゝ成かたし療治するも道を得たると得さるとは大に違ひあり其道を得んとなれは先第一に生死は天の司にして人の司所にあらす醫者は只疾苦を救職分にして萬病唯一毒なりと心得一毒を取去療治をなし

生死に迷はぬ時は道よく達し方よく廻り病よく治す但し病毒を去事能く手にいりたる後ならでは生死をしらぬといふ事心に決定なりかたし依て醫の學は方のみにして道は子にも傳へかたく自得を待ものなりかへすかえす生死の事をいふは一人にても道を會得せしめんかためなり醫道の大事はこゝにあり能々考知へし」。

この質問は大変興味がある。病を治すのは方である。先生の教えるのはその方意であると聞いている。

ところが先生の教えのように毒のあるところを見定めて薬方を作っても治らないので、その病人が先生に治療して貰いに行くと、先生も同じ方を処方されるのに、その病が治る。これは何という事ですか。

（昔医学生時代、先輩の医者から聞いた話であるが、自分が診て処方して薬を与えたがうまく治らない。それで師の教授に診察して貰い処方により投薬したところ、すぐ治癒した。その処方は、薬は同じであったが、分量が違っていた。という話であったが、今でも記憶している。この話と同じではないが、実際の治療というものは、微妙なものだという感じが深い）。

東洞の答えは、道を得ると得ざるとのみ、であって、これだけでは凡庸のものには雲をつかむようで、途方にくれる。そこで次の質問が出るわけである。先生の教えでは、方の他に道はなきはずなのに、道を得ると得ざるとのみを言われる。それでは方の外に道があるのですかという質問が当然出る。

答えは、医者は病を治するものなり、病を治するは方なり、しかし道を得ざる人の処方は死物になって働かない。道によって活動するものである。

この道と方との関係を質問したのに対し、「道を得されば方意を得る事あたはず、方意を得されば道を得る事あたはず」と言っているが、道の説明はやはり納得しにくい。特に今の人間のように合理的にあるいは科学的に把握しようとする場合はわかりにくい。

そこで『医事或問』の最後の問いになるがこの答を読むと、道を得るということが、おぼろげながらわかる。ここに小柴胡が出てくるが、それからわかる手掛かりをつかめるように思うのである。

　一、「又問曰道を得る事得て聞へきか答曰言かたし然れとも余が執行したる事をいふへし夫萬病唯一毒といふ事醫断に著したるは既二十年はかり以前の事なり然るに萬病の唯一毒なる事を自得したるは漸此八九年このかたなり其もとは呂氏春秋に鬱毒の論あり扁−鵲の傳に越人之爲方也不待切−脈望−色聽−聲寫−形言百二病之所在とあり『傷寒論』に傷寒にも中風にも宿食にも瘀血にも皆小柴胡湯を用てあり是によりて萬病皆一毒といふ事を覺悟し醫断に記したれとも其術を得す只書籍によりて書記したりそれゆえ薬を與れとも心に疑ひ生し始つけたる方を病の盡るまで用る事あたはす遂に方を變るなり其方のかはるゆへに未一毒の術を得事あたはす是によりて古を稽て方意を探療治に狃習ひ自然のことく方を扱ひしよりこのかた病の治する事格別なり病の能治するに随て一毒の術を心に得たり其疑ひなき事たとえは知たる道を往來するがことし是を道を得たるといはんか」。

『医事或問』下終

道を得ることを聞くことができるかという問いに、曰く言いがたしと言うが、しかし余がやったことを言おうと述べた話は、東洞の実感がこもっていて、筆者には最も興味が深い。

万病一毒を『医断』に書いたのは20年ばかり以前であるが、それを自得したのは、この8、9年このかたである、と言うのである。『医断』は1747年刊行（東洞46、7歳）、万病一毒を自得したのは、漸くこの8、9年このかた、というのであるから、東洞60歳頃からの話になる。この勘定からいくと、万病一毒説を発表してから、それを自得するまでに、10年以上かかっている。万病一毒説は色々言われているが、東洞自身が、万病の唯一毒たることを自得したのは、60歳前後からであると言っている

のである。万病唯一毒は、長年の体験（臨床経験）によりはじめて納得できることであると考えてよいのではないか。

万病唯一毒説を、呂氏春秋のうつ毒の論、扁鵲傳の越人爲方也……言病之所在を言う、『傷寒論』の小柴胡湯の条文（下段の条文）から、示唆を得て、『医断』に発表したわけであるが、その術（本当の使い方？）を得ず、長年苦労してもうまくいかず「是にかんがえよりて古を稽て方意を探り、療治に狎習ひ、自然のごとく方を扱ひしよりこのかた病の治する事格別なり」「病の能く治するに随って、一毒の術を心に得たり」。

以上のような状態になった時、「道を得たるといはんか」と、『医事或問』の最後に言っている。万病唯一毒を自得して、病の治すること格別になり、道を得たると自覚できるようになったということは、東洞晩年の60歳過ぎのことになる。東洞にしてこの有様である。少々漢方の知識ができたとしても、東洞のこの境地に到達することは、容易なことではない。

さて引用文の中に「傷寒論に傷寒にも中風にも宿食にも瘀血にも皆小柴胡湯を用いてあり」といって、小柴胡湯を万病一毒論を示唆した一部に挙げているが、小柴胡湯のどこに注目したのであろうか。

既に紹介ずみであるが、話を進める都合上『康治本傷寒論』の小柴胡湯の条文を再掲載する。

「傷寒、中風、往来寒熱し、胸脇苦満し、黙々として飲食を欲せず、心煩喜嘔す、或は胸中煩すれど嘔せず、或は渇し、或は腹中痛み、或は胸下痞鞕し、或は心下悸し、小便不利し、或は渇せず身に微熱あり、或は咳する者は、小柴胡湯、これを主る」。小柴胡湯証は、少陽症正対の証と言われ、少陽病の代表であるから、小柴胡湯がよくわかれば、少陽病が理解できるわけである。

長沢元夫先生の解釈が最も正鵠を得たものと考えるので、その解釈を述べることにする。

「傷寒（傷寒系列の熱性病）中風（中風系列の熱性病）が、太陽病期でう

まく治らなくて、少陽病期に進むと、熱型は往来寒熱（弛張熱あるいは間歇熱と西洋医学でいう熱型）になり、胸脇苦満（胸、脇が満を覚え苦悩を感じる）を生じ、暗い気分になり、心下痞塞して、飲食を欲せず、しばしば嘔を催すものは、小柴胡湯の主治する証である」。ここまでが小柴胡湯の正証である（一症があれば、小柴胡湯を使ってもよいという条文があるが、この一症というのは、前記の小柴胡湯の正証「第一段」を意味していると考えると納得できる）。

　ついで或は、或はと症状が挙げてあり、最後にいずれも、「**小柴胡湯主之**」、即ち正証と同じく小柴胡湯の主治するところである。

　或は、或はのこの第二段を、あることもあり、無いこともある症状を列記したものであるとか、兼症だとか言っている学者がいるが、或る学者の発想を受けて、長沢先生は、この第二段の症状は、小柴胡湯の合病であるといっている。合病の場合は、その病位の症状が激しく、影響が他の病位へ波及する場合をいうが、この第二段の症状は、少陽病位の中の変症とみられるものもあれば、激症で他の病位にまで波及したものまである。即ち少陽病、小柴胡湯の症状が太陽位にまで、波及したり、陽明位まで波及しているとみられるものまで含まれる。しかしいずれも小柴胡湯の治療範囲であることは、条文通りである。

　「**或は胸中煩して嘔せず**」は、胃内停水が無いため胸苦しいだけで嘔がない状態で、これも少陽病で治せる。

　「**或は渇し**」は、病邪が陽明の裏位に波及したためであり、これも小柴胡湯で治すことができる。

　「**或は腹中痛み**」は、陽明内位に病邪が移った時でこれも小柴胡湯で治せる。「**或は胸下痞鞕し**」は脇腹のところがつかえてかたくなった場合、「**或は心下悸、小便不利し**」は、胃部で動悸が起き、陽明の裏位に熱が入って小便不利を起こした状態、今度は「**或は渇せず身に微熱あり**」は少陽症の症状が強いため、太陽の部位にまで影響を与えて、微熱を出した時であり、「**或は咳する者**」は少陽部位の変化である。いずれも小柴胡

湯の治するところである。

　小柴胡湯は少陽病であるから部位は胸である。食を欲せずとか吐き気などは胃の異常であるから、胃部が守備範囲に入り、第二段の症状は、下の腎、膀胱、腸まで影響を及ぼし、上は首、頭の範囲まで影響を及ぼす、即ち小柴胡湯で治することが出来るわけである。このことは、小柴胡湯の薬物には、胸部の上にも下にも影響を与える力のある薬物が含まれているからである。小柴胡湯の薬味構成の妙である。ここで小柴胡湯の話は終りにして、東洞が、万病唯一毒を考える一つの根拠に、小柴胡湯を挙げた理由を考えてみたい。

　前掲の「扁鵲仲景も万病を一毒と見られしといえり」という問いの答えの中の小柴胡湯に関する文章をみると、「傷寒、中風、瘀血(熱血室に入る)、宿食も皆小柴胡湯にて治するように見ゆれども、此一方にては治せず……病因替りなんぞ薬方のかはらざる道理あらんや……王叔和の撰次した傷寒論に書いてあるのは攙入である」(この辺の文章の意味はわかりずらい)。胸脇苦満の毒に小柴胡湯を処方すれば以前の諸症皆治するのであるから、傷寒中風瘀血宿食等のこと書いたのは攙入である(おそらく前掲の小柴胡湯の正証を書いた条文以外の小柴胡湯に関する条文を言っていると思われるが、はっきりしない)。要するに一つの毒があって、その毒が動けば病気を発する。小柴胡湯証は胸脇苦満の毒の発現したもので、その証を把握して小柴胡湯を処方して投与すれば治るというわけである。桂枝湯証を発した場合は、そのもとに桂枝湯で治療できる毒があるので、桂枝湯を投与することになる、というのである。

　「王叔和撰次の傷寒論 金匱要略の語にては万病治せず、是後人の攙入ある故なり、万病一毒の意をもて攙入を取捨すれば治せざる病なし、病の能く治するを見れば扁鵲仲景の言葉違ふ事なきなり」。要するに『傷寒論』『金匱要略』の攙入以前の古代の条文を中心として、万病一毒の意をもって治療しようというわけである。

　万病一毒談の東洞の主張は、わかりずらいが、小柴胡湯を中心にして、

筆者なりの理解のもとに、柴胡剤の運用に関して述べたい。

　柴胡剤を筆者は長年多用してきた。多用しようと思ってそうしたわけではない。臨床に使っているうちにそうなったのである。しかしそれが未だに続いているということは、効果があるということである。東洞の言葉を真似るわけではないが、古を稽えて方意を探り、治療に狃れて、薬方(筆者の場合、柴胡剤・駆瘀血剤中心)方剤を自然の如く扱うようになって、前にない治療成績が自然に上がるようになった。自分でも不思議に思っていたのであるが、たまたま柴胡剤の運用をまとめることになり、『皇漢医学』、『医事或問』を読んでいて、或問の最後の問答をみると、あれだけ勉強した東洞でも、自由に治療効果が上がるようになったのは、60過ぎ、残年72歳の10年位前からであることを知った。東洞、求真共、柴胡剤に関心が強く、多用したらしいこともわかった。万病一毒説の一つの示唆は、小柴胡の効果の多面性にあったのではないかと思うのである。

　小柴胡湯だけでも多用性があるのに、大柴胡湯、柴胡桂枝乾姜湯その他の柴胡剤を加えると胸脇部を中心にして頭から下腹部まで広範囲の疾患に対応できる。東洞は、その後すべての疾患が、胸脇部の苦満を来たす一毒と関係あるとみるわけである。胸脇部は身体の中央にあり、少陽病の発現する場所でもあり太陽から陽明に向う中間にあり、臓器の最も多いところでもある。胸脇苦満の毒がその多い臓器に関係あるわけで、したがってこれらの諸疾患に柴胡剤が適用され奏効するわけである。小柴胡湯、柴胡桂枝湯で、慢性肝炎や胃潰瘍の治療ができるし、胸脇苦満を目標にして柴胡剤を用い、それを長服することにより身体が改善され、丈夫になり、結局長生きさすこともできる。小柴胡湯は子供の聖薬といわれ、虚弱児童を丈夫にするのに使われる。東洞に胸脇苦満が重視され、胸脇部の一毒という考え方が出たのは、自然の成り行きと言えるのかもしれない。

　病気を治すのに、それに対応する薬だけを考えるのとは、柴胡剤、あるいは駆瘀血剤で身体全体を目標に投薬するのとは、違うと考えてよい。

漢方は、その身体全体を目標に全人的治療をするわけで、これが、西洋医学の治療法と違うところである。今後、全人的治療が求められることが増加すると思うが、漢方の真価を発揮するのは、その方面である。これは東洞の万病一毒説とも関連し、日本漢方古方が東洞から出発したことは、興味あることである。

## 12 柴胡剤の適応について

　薬の適応、適用と言えば、西洋医学的には病気を診察で診断して、病名または病状に対して薬を投与することである。慢性肝炎には、保険診療では、小柴胡湯を投与してもよいことになっている。即ち病名投与である。漢方的な投与方法ではない。漢方治療では、病態を漢方的に診察、診断して、証を判定して、それが小柴胡湯証なら小柴胡湯を投与するわけである。小柴胡湯を投与して有効である範囲に、肝炎があり、肺疾患があり、胃炎、胃潰瘍その他多くの疾患があるのである。小柴胡湯の副作用、または薬害ということで問題にされた症例は、大半は漢方的な証を判定しての投与ではなく、いわゆる病名投与で、慢性肝炎という病名で小柴胡湯を投与したのが、小柴胡湯証でなかった病態であったため副作用を起こしたと考えられる症例である。西洋医薬でも適用すべき病態の判断を間違っていれば、いつでも起こることで、殊更、漢方薬の問題として取り上げることではない。保険診療のエキス製剤投与は、西洋医学的病名、症状を目安にしていて、漢方的診断に必要な証の説明は能書には不十分であるので、漢方エキス製剤の投与は、漢方治療の効果を十分に発揮できない。また投薬の分量の制限、加減、合方ができないので、漢方薬としての本当の効果を発揮するには程遠い現状である。漢方エキス製剤だけで診療している医師を、漢方専門医に数えるのは、妙な話である。

　さて、実際に柴胡剤を適用する段になると望聞問切診の実際的な知識と、診察の手技が必要になる。漢方の一般的な診察法は、別に学んで頂

くとして(実践漢方的な考え方から、いずれ診察法は解説するつもりである)、柴胡剤に特に関係ある胸脇苦満、および関連する腹症については、ここで説明する必要がある。

　吉益東洞は、柴胡剤の証の中の症状のうちで、胸脇苦満を最も重視した。柴胡剤は胸脇部の病変であるから、当然のことであるが、『傷寒論』の条文では、往来寒熱が胸脇苦満の先にあり、熱状が先ず取り上げられ、次が胸脇苦満である。熱性病に柴胡剤を適用する時は、これが当然である。東洞は少陽病のうちで、熱状が顕著でない慢性病に柴胡剤を適用することが多かったと思うが、その際胸脇苦満が最も顕著な症状であることに気付き、それを掘りさげて追及したと思われる。胸脇苦満の苦満は、字義から言えば、甚だしく一杯になった感じということであるが、東洞はそれを切診によってわかる胸脇部の圧痛、圧感にまで拡大した。即ち胸脇苦満を腹診の一部として切診の中で位置づけをしたのである。しかしこれによって柴胡剤の適用範囲が拡大し日本漢方の中で柴胡剤が重要な位置を占めることになった、と思う。

　胸脇苦満が切診によって確認されるようになったことは、腹診を発展させる上でも有力な力になったと思う。腹診を中心に薬方を運用するということが、変化が多く浮動的な脈診、舌診を中心に診断する中医学診療に較べて日本の漢方を実証的にした上で与って力があったと思う。

　腹診、およびその中に含まれる胸脇苦満の診察は、臨床の場で実際のやり方を学ばなければ、即ち実習しなければ、実際を把握できないので、切診を実際にやらない限り、証の判定に役に立たない。東洞は切診も含めて胸脇苦満を重視したが、問診だけで、柴胡剤の証を判定して、柴胡剤を使い分けることは、非常にむずかしい。東洞は、柴胡剤を使うには胸脇苦満が必須条件のようにいっているので、胸脇苦満を実際に把握できない場合は、柴胡剤を使えないことになる。しかし現実には胸脇苦満が認められない病態でも、柴胡剤が奏効する場合がある。そうなると柴胡剤を適用し、使い分けるには、どう考えたらよいか実際的な臨床の問

題となる。先に紹介したように東洞が『医事或問』の中で方を学び、方意を知っても、それをうまく働かす道を知らなければ治療はうまくいかないと言っているが、東洞の何分の一も勉強していない者が、柴胡剤を使いこなせるか、心細い話である。

### ⓭柴胡剤の適応の実際 (1)

　感冒その他の熱性病で、太陽期から少陽期に入れば、柴胡剤を適用するのが、普通の経過であるが、その適用は今まで説明した証の表を頭に入れ、また風邪の治療のところの柴胡剤の運用を読めば、理解できると思う。

　[熱状が往来寒熱で、胸脇苦満を伴う熱性疾患には当然広く柴胡剤が用いられる。往来寒熱を伴うマラリヤにも当然適用される]。

　熱性病の経過で柴胡剤を適応する時は、柴胡剤の熱型の表現である往来寒熱が目標にできるが、無熱の雑病では、胸脇苦満と、呼吸器関係、消化器関係の症状などを目標にして適用する、柴胡剤を選ぶわけである。しかしこれで条件がそろえば、簡単であるが、現実的にはもっと漠然としていることが多い。そこで筆者の経験的な方法を紹介して参考に供したい。

　先ず柴胡剤を適応すべきか否かが問題になる。柴胡剤の適応部位が、胸脇部を中心にして、その上、下に及んでいるので、その部位の臓器に関連する症状、疾患に関係しているわけであるから、先ず、症状なり、疾患なりが、この柴胡剤の適応範囲内であることを知る必要がある。次にその病態、(あるいは病人全体)の陰陽、虚実および、柴胡剤を適応する症状、疾患の有無を検討する。

　**104** 頁の(**表 10**)、(**表 11**)を参照して、先ず、陰陽、虚実から、小柴胡湯なり、大柴胡湯なりの薬方を大まかに選ぶ。

　次に(**表 13**)に適用病名を挙げている。この病名から薬方を選んでみる。安易に薬方を選ぶことは、単なる病名投与に陥るおそれがある。し

(表13) 柴胡剤の運用例

| | 小柴胡湯 | 大柴胡湯 | 柴胡加竜骨牡蛎湯 |
|---|---|---|---|
| 頸部 | るいれき<br>扁桃炎<br>中耳炎<br>耳鳴り<br>耳聾 | | 耳鳴り<br>耳聾<br>バセドウ病 |
| 胸部 | 呼吸器病<br>肺結核<br>肺炎<br>急・慢性気管支炎<br>気管支喘息 | 気管支喘息 | 心臓弁膜症<br>狭心症 |
| 脇胸部 | 肝・胆疾患<br>肝炎<br>(慢性肝炎)<br>胆のう炎<br>吃逆 | 胆石症<br>黄疸 | |
| 心下部腹部 | 胃疾患一般<br>急・慢性胃炎<br>胃酸過多症 | | |
| 全身 | 腺病体質改善 | 動脈硬化症<br>高血圧症<br>糖尿病<br>肥満症 | 高血圧症<br>動脈硬化症<br>神経性心悸亢進 |
| 特異例 | 円形禿頭症 | | 円形禿頭症<br>てんかん<br>神経症 |

※以上の諸疾患に用いる時、証に従って次の如き薬味が加えられる。
　石膏、桔梗、橘皮、芍薬、薏苡仁、麦門冬、栝楼根、地黄、芒硝、大黄、等。

|  | 柴胡桂枝湯 | 柴胡桂枝乾姜湯 | 四逆散 |
|---|---|---|---|
| 頸部 |  |  |  |
| 胸部 |  | 心臓弁膜症 | 気管支喘息 |
| 脇胸部 |  |  |  |
| 心下部腹部 | 胃潰瘍<br>慢性膵炎<br>腸疝痛 |  | 胃潰瘍<br>胆石症 |
| 全身 |  |  |  |
| 特異例 | てんかん<br>神経症<br>夜尿症<br>夜啼症 | 神経症<br>不眠症 | 神経症<br>血の道症 |

※小柴胡湯が運用される諸疾患には、他の柴胡湯類も適応することが多い。したがって小柴胡湯以外の柴胡湯の適応疾患は、その柴胡湯がよく応ずる疾患に小柴胡の運用例の疾患を書き加えたかたちになる。

かし(表13)に挙げた疾患は、先人が用いて効果があったものであるから、参考にする価値は十分あるわけである。次には、筆者の使用例を挙げるが、その中には、20年、30年の長期使用例が含まれる。駆瘀血剤との併用、合方にも言及する。

(表13)は、エキス製剤のように、当初から健保診療で病名、症状投与を建前にしている場合は便利ではあるが、根気よくと柴胡剤を使ったらよいという感じの病態を処理、処方を決定するには、先述のように、病態の陰陽虚実から始めて、十分症状を観察して薬方を決めるようにしないと、漢方診療にはならない。

## [14]柴胡剤の適応の実際 (2)

(表13)には、柴胡剤を治療に使える疾患が相当数挙げられている。熱性病の少陽期に出現する病態に適用することは当然であるが、慢性病に使う場合は、柴胡剤の条文からは思いつかないような疾患も挙げられているのに戸惑いを感じるのではなかろうか。胸脇部に病変の中心があるのが柴胡剤であるので、呼吸器疾患や心臓疾患、肝胆疾患は納得がいくが、中耳炎や耳鳴りなどの耳の疾患、円形禿頭症などになぜ柴胡剤が効くかは、理解を越えている。小児の腺病体質改善に日本では小柴胡湯、柴胡桂枝湯をよく使い、小児の聖薬などというが、中医学的治療にはそんな考え方は無いらしい。

効果があるという疾患は、使用して奏効した例であるが、柴胡剤をそのまま使ったか、加減をして使ったか、あるいは他薬方と合方して使ったかは、不明である。総括的に何湯が有効であったというだけでは、実際の臨床に使う場合には、十分には役に立たない。大柴胡湯が、高血圧症や動脈硬化症に効くとして、表に記載してあっても、大柴胡湯を単独で使ったという例ばかりであるとは限らない。

もし単方で効果があるなら、漢方エキス製剤を単独で使う建前の健保診療が有利になる。しかし残念ながら現実の臨床では、薬方の性質、

「証」をよく知った上で、病態をよく観察し、複雑な病態に薬方を適合させなければならない。病態は現実にそこに存在している、それを改変して常態に戻すのが治療である。薬方の証は、ある病態の限られた範囲の病変を総括して所謂病人の証と言われているものに対応して成り立っている。臨床的現実から言えば、病人の証が、薬方の証にぴったりするなら、薬方をそのまま投与してよいが、ぴったり適合しないなら、薬方を変化させて、ぴったり適合するようにしなければならない。その時加減や合方が必要になるわけである。

　昔は、一に養生、二に薬といわれていた。薬が少なく貴重であった時代の言葉である。薬が氾濫する現代では、治療は薬を投与することが先になりがちである。健保診療では、特にその傾向が甚だしい。投薬の前には検査が必要なので、検査漬けにもなり、病人をいたわって、病態をよく観察し、最適な薬を投与するという心掛けが薄れていく傾向にある。

　漢方の場合は、病人の証をよく研究し、それに対応できる薬方をよく勉強しなければ、よい治療はできない。師の奥田先生は、薬を出す時、知悉の薬方でも新しくその薬方を創るつもりで検討するくらいの心構えが要ると言われた。エキス製剤を簡単に病名、症状で投与しているものには、痛い言葉である。(表13)に載せてある疾患に柴胡剤を投与する時も、その心掛けが当然必要である。

### 高血圧症、動脈硬化症

　日本人の死亡率の40％は、血管系の疾患、主として動脈硬化関連の疾患である。したがって慢性疾患に使うことが多い柴胡剤とは密接な関係がある。

　動脈硬化症は、脳出血、脳梗塞、心筋梗塞等、直接死因となる症状と直結している。糖尿病の怖いのも、糖尿病が動脈硬化を進行させるからである。高血圧症も動脈硬化を促進させるから厄介なのである。血圧が高くても、動脈が硬化して、破れたり、つまったりしなければ、むやみと怖がる必要はない。

さてこれらの血管系の疾患には、直接的には駆瘀血剤が関係するが、駆瘀血剤だけで治療することは少ない。大半は、柴胡剤の大柴胡湯、柴胡加竜骨牡蛎湯と併用、合方して効果を上げている。なぜ、血管系の疾患に、柴胡剤と駆瘀血剤とを同時に使うかというと、先に小柴胡湯の解説で述べたように、臓器が最も多く存在している胸脇部に働くのであるから、いわば全身に作用を及ぼす力を持っているということになる。一方血液は全身を巡って、全身に影響する。したがって、柴胡剤と駆瘀血剤の同時使用は、全身的疾患である動脈硬化系血管疾患を扱う場合、当然と言えよう。

以上のような見方からすれば、血管系疾患が実証ばかりに存在するとは限らないわけであるから、(表13)には挙げていない小柴胡湯でも、柴胡桂枝乾姜湯でも用いる可能性はある。駆瘀血剤も四物湯、当帰芍薬散を用いる可能性が出てくる(駆瘀血剤の話が済んだ時、柴胡剤と駆瘀血剤の併用の実際を紹介する)。

さて高血圧症は、漢方の臨床で最も多く扱う疾患の一つであるので、筆者の使う薬方を紹介して参考に資したい。今まで述べた柴胡剤、駆瘀血剤の合方の効果を期待して、漢方エキス製剤を使うとなれば、2処方になるので健保診療では不可能である。効果的に処方が使えるのに、法規で使えないのは残念である。病人の病態の改善を優先すべき医療を、法規がそれを妨げているのは、納得できない。

湯液では自由に処方が構成できるので、柴胡剤、駆瘀血剤の合方が自由にやれて、有効な処方ができる。さて、よく使う湯液の処方は、柴胡加竜骨牡蛎湯加牡丹皮・桃仁・芍薬で桂枝茯苓丸が合方したことになる。また大柴胡湯に桂枝茯苓丸合方は、大柴胡湯加牡丹皮・桃仁・桂枝・茯苓である。実際に投与する処方になると、瘀血症状が少なければ、柴胡剤に牡丹皮、あるいは桃仁だけを加えて症状を観察する場合もある。筆者が普通に使って効果を上げている高血圧症の処方を例示すれば、次のようになる。

柴胡加竜骨牡蛎湯大黄加減、あるいは去大黄更に去大黄加甘草・牡丹皮・桃仁、更に芍薬を加味する場合もあり、血圧の高さにより釣藤鈎を3.0～5.0加味、高ければ10.0までにする。血圧がそう高くなくても、神経鎮静の意味で3.0位加味することが多い。上衝気味であれば、黄連・山梔子を加える。これにより、釣藤鈎との併用になり、神経症状が沈静して、睡眠が良くなり、血圧の安定も良くなる場合が多い。これだけ複雑な加減を適宜自由に行えば永年使用していた降圧剤を用いなくても血圧が安定し、健康になり、ひいては長生きできることにもなる。要するに湯液治療の能力を精一杯に活用することになるわけで、漢方治療の有難さを経験することができる。エキス製剤を制限をして服用しているのとは、雲泥の差があることを経験できるわけである。

### 気管支喘息

　次に、気管支喘息に柴胡剤を用いる場合の効果について述べる。

　気管支喘息、喘息様気管支炎は、喘息発作の苦しさが問題である。誰しもその発作を早く止めたいと思う。漢方薬方にも、発作や咳嗽に用いる薬方が相当ある。洋薬にも多くの種類が開発されている。しかし根治しようと思えば、体質的素質の改善を考えなければならない。その際柴胡剤が重要な役目をするわけである。

　気管支喘息は、体質的な素因が強く、多くは小児喘息から引き続いて慢性的になっている場合が多いようである。この場合、アトピー性皮膚炎が伴うことが多い。初めにアトピー性皮膚炎があり、風邪などひいて、喘息発作を起こし、それが気管支喘息として定着する例をよくみる。

　喘息様気管支炎は、小児とは限らず、風邪をひいて咳嗽が止まらず長びき、喘息様発作を伴うようになり、喘咳に悩まされるわけで、これが2年、3年も続いて苦しむ場合も出てくる。この場合、体質的には実証で、大柴胡湯を適用しなければならない場合が多い。しかし、小児のアトピー性体質から引き続いて起こる気管支喘息よりは、治療は漢方的には楽である。

以前から出ている『漢方診療医典』に、大柴胡湯半夏厚朴湯合方を長服させて、劇しい咳嗽発作が連続する喘息を治した例が挙げられているが、喘息様気管支炎であるように思う。気管支喘息で、このような常態になれば、治療に手間どるのは当然で、大柴胡湯半夏厚朴湯合方だけの治療では、足りないように思う。

　この2、3年間に経験した例であるが、病院の看護婦、流感の後、気管支炎になり、喘息発作を伴い、病院で治療、何回か病院に入院、喘息発作を抑える治療したが、一時小康を得てもすぐ再発し、また入院して点滴治療を受けたりしている。発作を繰り返すようになって2年になり、来院。喘息様気管支炎と考え、昔から丈夫であったというので、体質的には実証と診断。大柴胡湯合桂苓丸料に麻杏甘石湯を加減して加えて治療。2ヵ月で喘息発作起こらず、後は体質改善の目的で大柴胡湯合桂苓丸を服用。非常に健康になった。尚数例、喘息様気管支炎で、何年も苦しんでいた症例も、大柴胡湯を用いられるようなら、短期に喘息発作から、解放できることを経験した。

　体質的異常を生来持っていて発生した気管支喘息には、麻黄剤その他で発作や咳嗽を鎮静しながら、柴胡剤をうまく運用して体質を改善しなければ、喘息の根治はむずかしい。前記の喘息様気管支炎のように、短期間では奏効しない。

　エキス製剤しか飲もうとしない5歳まで位の幼児の場合は、小柴胡湯、柴胡桂枝湯、場合により大柴胡湯のエキス剤に、出来れば半夏厚朴湯エキス剤を柴胡剤の二分の一位加え、投与する。柴朴湯エキス剤も使える。発作時には、洋薬を服んでいたならば、洋薬を服まして発作を抑えさせるか、漢方なら麻杏甘石湯や小青竜湯を服用させる。

　柴胡剤に出来れば半夏厚朴湯を合方して少し長期間服用させておくと、発作が起きなくなり、発作を抑えるための薬は要らなくなる。そして健康になり、風邪もひかなくなる。

　順調に治療が出来れば、小児喘息は、そうむずかしくない。

患者の子供が、湯液を服んでくれるなら、小柴胡湯半夏厚朴湯の合方を服用させれば効果が早い。喘息の治療には、柴胡剤は必須の要薬である。

**肝疾患**

胸脇部に病変の中心がある疾患を治療するのが柴胡剤と考えれば、心臓、血管系疾患、肝、胆、胃腸疾患は当然その守備範囲である。このうち、肝疾患が注目されるようになって、柴胡剤の使用が特に増大する傾向にある。健保診療では、漢方をよく知らない者までも、小柴胡湯エキス剤を投与して、一時小柴胡湯の副作用が問題にされたことがある。日本東洋医学会関東部会で、小柴胡湯の副作用の症例の発表があった時、筆者が質問に立ったところ、漢方的診断の結果、小柴胡湯を適用したのではなく、病名投与であったことがわかったという一幕があった。長年漢方診療に携っている者でも、柴胡剤を適用する、そのうちの小柴胡湯を適用するということになると、相当診察に苦労するのであるから、病名投与で柴胡剤を正しく使うことは無理な話である。胸脇苦満らしいものがあるからといって、それだけで柴胡剤を適用できない場合もある。吉益東洞は、胸脇苦満を柴胡剤適用の必須条件に挙げているが、全然胸脇苦満も認められない場合でも「証」の条件から考えて、柴胡剤の一つを適用して、効果がある例を経験している。漢方の診断はむずかしいものであるといつも思い知らされる。

しかし一方に、むずかしいと言われるC型肝炎が、柴胡剤の長服で意外に好転する例も経験する。60歳の男性、平成5年1月来院。C型肝炎と言われ3年前から治療を受けていたが、当初、GOT、GPT、高い時は600以上、最近でも500〜300位から下らないという。先ず、漢方治療を開始、平成5年10月には、まだGOT170、GPT202、初診から1年経った平成6年2月には、GOT104、GPT141。6年5月、過労が続いた後、GOT138、GPT196と少し高くなり、6年10月には、GOT72、GPT98と、何年ぶりかで、100を割った。7年2月にはGOT72、GPT90となり症状も安定してきた。

数値を挙げないと説明できないので、GOT、GPT を挙げたが、漢薬服用1年過ぎから、種々あった愁訴が殆ど消失、体調は何年来にない快調、仕事量が増えても疲れなくなった。

　なぜこの症例を挙げたかというと、肝炎だから、柴胡剤の一つを使えばよいということではないことを言いたかったからである。処方は小柴胡湯に駆瘀血剤の一部、黄連解毒湯の一部を加味した複雑なもの、これを2年使ってようやく効果がみられるようになったのである。柴胡剤の単方を、ましてそのエキス剤を使っていたのでは、恐らく効果は期待できなかったと思う。

　中医学治療では弁証論治の結果、複雑な処方をつくるのがわかる気がするが、その複雑な処方の煎薬を投与した結果を追跡検討することは、日本の随証治療の投薬のように簡単にはできない。

　これが難点であろう。日本の漢方治療は、証のわかった薬方に、1味を加えたり、また減らしたりしてその結果を検討しながら、加減する逐次実験的治療なので、ある程度、その加減の効果を検討することが可能なので、一応科学的に処理できる。例えば、痛みの程度を理解しておけば、附子の加減と痛みの程度を照合して、附子の量を決定することができる。附子である程度痛みが減少するが、附子をそれ以上使えなかったり、附子でとれる痛みでない、延胡索でとれる痛みと判断したら、延胡索を加減して逐次実験的に用い、その適量を判定することができる。結果として、相当複雑な構成の処方になっても、1味、1味の生薬を加減逐次実験的に行うのであるから、当初の薬方の証を把握していれば、加減した生薬の薬能を加えるだけであるから、投与した薬方全体の働きの効果を理解しやすい。病人の証が変われば、その変化に対する対応（生薬の加減）も、やり易いと言えよう。

　エキス製剤を、1薬方として使う場合は、効果があった場合はよいが、効果のなかった場合は、病人の証を検討しなおさなければならない。そしてうまく適合する薬方を見出すまで努力しなければならない。湯液で、

加減をしながら、ぴったりした薬方を作る方が、むしろやり易いわけである。

（表13）の柴胡剤適応の疾患の治療を解説しながら、疾患別に柴胡剤の一つを指示するが、この程度で、疾患の治療が十分できるだろうか、特にエキス製剤を制限の多い保険診療で用いる場合を考えると、治療効果を期待している病人に対して相済まないのではないかと考える。病人をよく診察し、逐次実験的治療で、病状に十分適応した薬方を投与して治することが医療する側の当然の仕事ではないかと思う次第である。

さて余分なことを書いたついでに、柴胡剤の効果に注目させられた、30数年前の治験2例をお話する。今は肺結核は殆ど問題にされない病気になったが、昔は不治の病として恐れられた。筆者も旧制中学の5年の1年を肺結核で休学、療養した。その後、兄弟二人と父親を結核で失くしたのである。

1例はその結核患者の話で、昔の千葉診療所の中年女性の入院患者で、10年以上入院していて、ひどく悪化することはないが退院することができないという。病院で薬を煎じることができないし、まだ漢方のエキス製剤もなかったので、自家製の小柴胡湯丸（丸薬を作っている薬剤師に依頼して作らせた）を服んで貰った。詳細は忘れたが、2ヵ月位服用した頃、体調が良くなり、続いていた微熱が出なくなり、半年位小柴胡丸を続けたところで、長年入院していた千葉療養所を退院した。柴胡剤が結核のような慢性疾患に著効があることを自験したわけである。

今一人は、筆者の高等学校の先輩で、千葉の銀行の頭取。がっちりした体躯の60歳近くの男性、高血圧症（但し降圧剤を常用する程ではない）。初診時、10数年続く肩こりを訴える。大柴胡湯を湯液で投与。10日服薬して来院。肩こり、全然無し。患者も驚いていたが、筆者も永年続いた肩こりが、短時日で消失したので驚いた。漢方は慢性疾患や慢性症状に効くと思っていたが、証の判定が適確ならば即刻に効くことを知った。

次に日本漢方の実証、虚証を柴胡剤で考える場合の話であるが、漢方

治療でそれを言う場合は、薬方とそれを投与する病態との相関関係で言うのである。一人の人間の健康状態を、ある基準を作って、欠点がなく健康であれば上とし、欠点が多ければ下とするというようにして段階を作れる。一方薬方を区分して、大柴胡湯は実証、柴胡桂枝乾姜湯が虚証ということは、それを投与する病態との関係で、病人に投与しないなら、実証も虚証もない。即ち薬方を用いて漢方治療を行う場合の判断の便宜のための基準を実証、虚証という言葉で表わしたものである。単なる健康度（健康の定義も、基準を作ることもむずかしい）や薬方を考えない、実証型、虚証型は、参考にはなるが、漢方治療で言う実証、虚証とは直接関係は無い。実証タイプだから大柴胡湯を投与するというのは、漢方治療ではない。

　以前にも述べたが、筆者は痩せ型で一見虚証にみえるのに、大柴胡湯を服用して快調になったと発表したら、漢方仲間は筆者を実証だと認めてくれた。同じく痩せ型で、心臓弁膜症の持病のある奥田先生が逝去3ヵ月前に大柴胡湯を服用して調子が良いと言われた話もした。

　長年月の間に洗練されてできた名薬方は、ある身体状態の改善に絶妙な働きをする。漢方治療は、その働きに適合する病的状態で、その作用の強さ（虚実の程度ということになる）に匹敵する生命力を持った病態に投与すると十分な効果を発揮する、というわけである。その病態の持つ生命力の強弱で、病人の虚実を言うと思うのである。漢方の診察、特に切診で、その病人の生命力、即ち虚実の程度を判定し、薬方を選ぶというわけである。

　喘息の治療でも、柴胡剤の一つを選び、それに強弱を加減した麻杏甘石湯なり、小青竜湯なりを合方し、治療すれば早く治すことができるということになる。高血圧症、動脈硬化症の治療も、先ず柴胡剤を選び、それに駆瘀血剤を合方したり、釣藤鈎を加減したりして治療すれば、効果的な治療ができるわけである。

## 頸部疾患

るいれきという病名は近頃は使われないが、筆者の若い頃の俗間の病名としてよく使われていた。なぜるいれきが問題にされたかというと、腺病質、肺結核にかかりやすい体質と関係があると思われていたからであろう。るいれきは、頭部淋巴腺の腫脹が連続したものを言うが、扁桃炎があり、風邪をひきやすい子供によくみられた。これらは、肺結核と関係があるとみられていて、肺結核が死病と言われ恐れられていた時代には腺病体質児は、虚弱児童の代表のようにみられていたと思う。小柴胡湯が小児の聖薬と言われるようになったのは、おそらくこの腺病質の小児によく効いたからであろう。現代でも風邪ひきやすい、いわゆるひ弱い子供に小柴胡湯や柴胡桂枝湯を少し長く服ますと風邪をひかなくなり、丈夫になるのを経験する。成人でも柴胡剤の長服で体質が改善されると言えるほどの効果を得ることが屡々あるが、小児の場合は、その効果がめざましいので、聖薬と言われたのであろう。

耳鳴り、耳聾、中耳炎にも、小柴胡湯、柴胡加竜牡蛎湯がよく効くが、胸脇部の疾患でないのに不思議である。経絡的の説明ができるかも知れないが、横隔膜神経の分岐が耳の所まで延びているのも関係がありそうである。

突発性難聴は、良い治療法が無いと言われているが、柴胡加竜牡蛎湯で奏効した例を持っている。耳鳴りも強弱様々であるが、奏効する例は相当多い。しかし、耳鳴りは減少するが完全に無くなるまで良くなるのは少ない。

バセドウ病、甲状腺機能亢進症などを含めた機能障害には柴胡剤が奏効することが相当多い。駆瘀血剤を併用した方が、効果のある率が高い。十分症状を観察し、適応した処方を与えないと、効果が上げられない。それには症例を挙げて説明する必要があるが、ここでは効果があった症例を1、2紹介するに止まる。初老のバセドウ病の男性、専門病院で数年治療しているが、効果が上がらない。柴胡加竜骨牡蛎湯の服用数ヵ月で、

甲状腺縮小、全身症状も改善して驚いた例がある。中年の女性、専門病院に数年間通院、服薬を続けていたが、やはり柴胡加竜骨牡蛎湯を中心に投薬していて、1年経つ頃には、全身症状も著しく改善され、洋薬の服用を中止したが、漢方療法だけで健康になり、仕事も出来、社会生活を続けられるようになった例もある。なぜ効くか、効くという症例は数多く挙げられているが、説明はついていない。しかし効くことは確かである。

### 円形禿頭症

次に円形禿頭症の治療を紹介する。柴胡加竜骨牡蛎湯で効果を上げたことが多いので、桂枝加竜骨牡蛎湯を使ったことはない。記憶に残った興味ある例をお話する。昔の患者で、カルテを捜し出すのが大変なので、記憶で要点を話す。30歳少し前の男性、妻君と女の子があり、運送関係の仕事をしており、禿頭の他は著変なく、健康体。帽子をとると、頭部は禿の部と毛の生えている部分と半々ぐらい。柴胡剤、駆瘀血剤投与の症状は具っているので、柴胡加竜骨牡蛎湯去黄芩加甘草（人参は毛人参3gにする）に桂枝茯苓丸料合方を投与。3ヵ月くらいで、禿の部が場所によりまちまちであるが、平均して毛が生えてきた。半年服薬して、帽子をかぶらず来院、禿は目立たなくなった。その後1年位、断続的に服薬していて、来院しなくなった。

4、5年経って、突然来院した。頭には黒々した毛があるので、何で来たのかというと、かつらを取ると、完全に毛がない。どうしたのかと、問いつめると、いざこざがあって妻君と離婚した。仕事は前と同じだが、一人暮らしで面白くない日が続いているうちに、すっかり毛が抜けてしまったという。さて、この時も同じような処方で投薬したが、今度は以前のようにすぐ毛が生えてこない。1年以上経っても、ようやく薄く全般に生えてきた程度であった。かつらを使っているので、頭がむれるのではないかというと、夜はかつらをとっているという。2年経って、ようやくその毛が黒くなってきた。今度結婚することになったと打ち明けられた（頭の毛のことなど問題にしない相手が見つかったということだ

ろうか)。その後2、3年断続的に服薬を続けていたが、来院しなくなった。頭の毛がどの位生えたのかは、わからない。昔、恐怖の一夜を明かしたら、髪の毛が真白になったという話を聞いた。ストレスの影響を考慮しなければならないことが療養上問題になる。

　著効があったので、30年以上前の例であるが、1例加える。筆者の同級で、内科の助教授を長くやり、その後市立病院長をやっていた親友の紹介で、ひどい禿頭症の某市の保険所長をしている大学の後輩を診ることになった。ベレー帽を脱ぐと、大きな円形禿が、頭の半分近くを占めている。よく見ると眉の毛が無くなっていて、墨で描いている。柴胡加竜骨牡蛎湯加減を煎薬で出す。2ヵ月経つ頃には、眉毛は生え揃い、3ヵ月経つ頃は頭の円形禿は、全体に毛が生え、ベレー帽を使わなくてもよい位になった。その後少し間をおきながら3ヵ月位服薬したであろうか。治癒したとみえて来院しなくなった。

　次にこの例はカルテがあるので具体的に書く。

　昭和60年1月14日初診、32歳の主婦。昨年4月出産。11月中旬、七五三の祝をやり、その時子供にやけどをさせ、心配し苦労した。頭頂に円形禿発見。皮膚科に12月初旬に行った。18歳の時、体調悪くなり、当院で漢方治療を約1年受けている。当時の体重は、55kg(身長155cm)。今回の体重65kgになり、太っているのに、体調は悪い。神経症で、頭痛、肩こり、のぼせが常にある。

　柴胡加竜骨牡蛎湯去黄芩甘草、桂苓丸料合方、山梔子・黄連加味を投薬する。後に当帰・川芎・紅花を加味、この処方を昭和63年まで続ける。一時体調良くなり禿もなくなって休薬。ストレスに弱く、体調を崩して、また禿が大きくなったり、新たな禿が他所に出来る。体重が減り、身体がしまり、真の健康にならない限りは、完全に禿頭症は治らないように思う。

　以上、体調を崩すこと、過労、ストレスが円形禿頭症に関連が深いことを感じるので、少し長く書いたわけである。

(表13)で小柴胡湯以外の柴胡剤の適応疾患には、高血圧症、動脈硬化症、糖尿病、肥満などの全身の血管の状態を考えなければならない疾患が含まれているが、胸脇部に存在する臓器に関連する疾患を治療する柴胡剤が、これら全身の血管状態と関連する疾患の治療に役立つことは、全人的治療ということから言えば、不思議なことではない。

高血圧症、動脈硬化関係の疾患に、柴胡加竜骨牡蛎湯、あるいは大柴胡湯がよく用いられて、効果があることは、柴胡剤をよく使う者は知っていることである。筆者の常用する処方の一例を挙げると、柴胡加竜骨牡蛎湯大黄加減合桂苓丸料、血圧が高ければ釣藤鈎加味(現在入手している釣藤鈎では、5g以上用いないと、降圧効果はない。但し、鎮静作用はあるので、不眠の症状には有効である)。また、上衝、頭痛などを伴う時は、山梔子、黄連等を加味すると、釣藤鈎と協力して、柴胡剤単独に用いるよりは、遙かに効果的な高血圧症、動脈硬化症の治療ができる。

次に神経症、神経性心悸亢進、てんかん等の神経系疾患がある。なぜ、柴胡加竜骨牡蛎湯や柴胡桂枝湯が効果があるか、その解明はむずかしいが、先人の治験を研究して試用すると、意外な効果例にあう。漢方治療に魅せられていくのは、こんなところからであろう。一つ一つの症例に打ち込んで治療したくなるのである。

(表13)に挙げた疾患以外にも、柴胡剤で効果を得た疾患例は多い。書けば、限りが無いので、雑談的な話が多く申し訳けなかったが、一応、区切りにする。

### 柴胡剤と長生き

(表13)に挙げられた柴胡剤を用いる疾患の他に、『漢方保険診療指針』の病名別適用薬方をよくみれば、まだある程度増やすことができるであろう。しかし何時でも適確に効く疾患となると、適用範囲の広い柴胡剤でも(表13)に挙げられた以外にはそう多くはない。

さて今まで誰も言わなかった柴胡剤の運用についてお話する。筆者は投薬(湯液薬方)を開始してから50年になるので、その間に長期服薬して

いる患者が居る。その中には柴胡剤を服薬している患者が多くいる。その患者の健康がどう推移して行ったか、長生きしたかが問題であるわけで、柴胡剤の運用を書き始めて気がついたのである。連続20年、30年、柴胡剤を服用している患者はそう多くない。長年月なので、カルテを探し出すのも容易ではない。手近にあった2、3人のカルテを参照しながら、気付いたことをお話したい。

村○美○、明治37年1月20日生、主婦。昭和43年10月3日初診、64歳。小柄で、顔は上気して赤っぽいが、ひ弱そうな感じ、訴える疾患としては高血圧症、ストレスから来るという、最低血圧は85以下であるが最高血圧は150から180の間、上り下りが著しい。軽い糖尿があると言われた。

更年期の終り、45歳頃、血圧が上がって医者へ行ったら、ストレスからの不安神経症だと言われた。本年の2月には、東京、鶴見の病院に、ストレスから来た心筋梗塞といわれて1ヵ月入院。

初診当時四街道市に住み、平和病院にかかっている。東京大森で薬局の漢方薬を服みはじめた。西洋薬は服みたくないと言う。

血圧が上ったり、のぼせがあったり、動悸が強くなったり、眠れなかったりすることを訴え、神経症状が多いが、そのわりには動きは良く、仕舞をしたりする。但し、一人で来院することなく、いつもお供がいる。早死にするとは思っていなかったが、訴えが多いので、長生きするとは思っていなかった。

血圧を安定させ、神経症状を落ち着けるのを目標にし、診察の結果、柴胡加竜骨牡蛎湯大黄加減を主として、山梔子、黄連、釣藤鈎を加減する処方を中心として治療をはじめ、症状の変化をみて、加減して治療を進めていった。2年経った昭和45年頃から、駆瘀血剤の一部を加えたり、八味丸を兼用したりして、症状、体調の変化をみながら投薬していったが、1日も休薬することがない。2年を過ぎる頃から、相変わらず、どこか故障をみつけて訴えるが、体調は全体的に崩れることなく、風邪もひ

かず、いわゆる丈夫になり、2,3年前とは見ちがえるような状態になってきた。しかし本人は、毎回、何処か悪い所をみつけてぶつぶつ言っている。当方も慣れて、適当にあしらっているうちに、80歳を過ぎてしまった。本人は謡曲をやり仕舞をやっているという。弱そうにみえて、よくやるなと感心した。よく続けて薬を服むなと感心して、今度カルテを調べてみると、一月置きに薬を取りに来ている。最後が平成5年11月19日になっている。いつも一緒に来る長女59歳が再婚して名古屋の方へ行ってしまったので、来なくなったわけであるが、そこで音信が絶えたので死んだと思っていた。今回、カルテを調べる都合があり、気がついて名古屋へ電話してみると、まだ丈夫で、相変わらず仕舞もやっているというので驚いたわけである。91歳になっているはずである。柴胡剤中心の服薬、20数年である。初診時の症状では、こんなに長生きは出来ないと思う。

さてこの他3人、病気があったり、虚弱であったりして、80歳過ぎまで生きていた、柴胡剤中心の服薬が20年以上になる男性一人、女性二人について書く予定でいたが、長くなるので割愛する。

要するに、結論として、柴胡剤が長生きの有力な手段になることを言いたいのである。

### ⒂柴胡剤の適応の実際(3)

柴胡剤は慢性疾患に日本では最も繁用される薬方なので、延々書き続けた。最後に柴胡剤を繁用した浅田宗伯翁の柴胡剤に対する考え方をうかがってみたい。

筆者の漢方の師は奥田謙蔵先生で、筆者らの受けた講義は、『傷寒論』、『金匱要略』、『類聚方広義』で専ら古方的のもので、講義の後の質疑応答の会話の中で、浅田翁のことに触れた話は、16年間の受講期間中には1回も無かったように思う。奥田先生の『皇漢医学要方解説』(今再版して出版されている『漢方古方要方解説』)の中の薬能の解説には、浅田翁の

古方薬議が頻繁に引用されているので、奥田先生が翁の著書を全然見ていないはずはない。奥田先生に直接お聞きしたのではないが、浅田翁の折衷派的な考え方、治療が気に入らなかったのではないかと思う。

奥田先生の教えを受けた筆者が、古方的であるのは当然で、柴胡剤の運用を書いていて、宗伯翁が、柴胡剤をどのように運用したかを、長谷川弥人先生の『浅田流漢方入門』で調べてみた。多彩な柴胡剤の運用を読んでみて、宗伯翁が色々な病気を抱えた多くの患者を治療した方法の一部が分かったような気がする。

次に、長谷川弥人先生の『浅田流漢方入門』の「第四章　主要薬方とその類方」のうちから、「小柴胡湯」を引用してご参考に供したい(**表14**)。

**(表14) 小柴胡湯 (『浅田流漢方入門』)**

| | |
|---|---|
| 胸脇苦満 | **小柴胡湯**『傷寒論』<br>(柴胡、黄芩、人参、甘草、生姜、大棗、半夏)<br>往来寒熱、胸脇苦満、黙々飲食を欲せず、嘔吐、耳聾が目的、小児食停に外邪を兼ねるもの、久しく大便せざるもの、傷寒差ゆる後、さらに頭痛壮熱あり、煩悶す『傷寒翼方釈』 |
| 煩渇甚だし | **小柴胡湯加石膏湯**<br>寒疾を得て往来寒熱し、煩渇嘔逆す(『橘窓書影』)、耳前後腫るるもの(『橘窓書影』)、停耳初起(『方読便覧釈』)、血熱、頭疼、面赤、耳鳴、歯痛、脳疽、髪疽、焮熱、赤腫するもの、麻疹、往来寒熱、汗出で頭痛裂るが如し(『橘窓書影』) |
| 煩渇 | **小柴胡加知母石膏湯**<br>瘧疾(大熱渇して水を引き汗流るる如し)(『橘窓書影』) 瘟疫(『橘窓書影』) |
| 頭瘡・麻疹 | **小柴胡加桔梗石膏湯**<br>耳聾、毒を解し核を散ず、時毒、頭瘡。葛根桔石にて発汗後、腫痛解せざるもの、麻疹。嘔渇、煩悶、咽痛、食を欲せず(『橘窓書影』) |

| | | |
|---|---|---|
| 血熱 | **小柴胡加地黄湯**『本事』<br>五心煩熱、日晡瘧の如く寒熱を発す | |
| 血熱 | **小柴胡加地黄栝楼根**<br>血熱、肩背強急、歯痛(凡そ熱のもの、宗筋之れが為に乾燥し強急す、故に清熱剤に滋潤の剤を加う)(『橘窓書影』)、血熱、口中赤爛、飲食する能はず(『橘窓書影』) | |
| 血熱 | **小柴胡加紅花湯**<br>血気刺痛、心下に衝逆し、嘔吐す | |
| 血熱 | **小柴胡加地黄紅花湯**<br>血熱甚だし(『橘窓書影』)<br>注)小柴胡加地黄湯＝五心煩熱、日晡瘧の如く、寒熱を発す<br>小柴胡加石膏＝頭庭、面赤、耳鳴、歯痛<br>小柴胡加紅花＝血気刺痛、心下に衝逆し、嘔吐する | |
| 上部の血証 | **小柴胡加山梔子牡丹湯**<br>寒熱甚だしく胸脇に迫り、嘔気等あるもの、発熱、両耳膿を流し、頭痛(『橘窓書影』) | |
| 上部の血証 | **小柴胡加山梔子牡丹地黄湯**<br>頭痛甚だしく、四肢煩熱、飲食せず(『橘窓書影』) | |
| 右脇痛 | **小柴胡加青皮芍薬湯**<br>右脇の硬痛、熱気あるもの | |
| 咳嗽 | **小柴胡加五味子乾姜湯**<br>咳嗽、胸脇苦満して両脇へ引痛する、風邪、胸脇に迫り、舌上白苔あり、両脇に引いて咳嗽 | |
| 乾咳 | **小柴胡加葛根草菓天花粉湯**<br>熱固着して瘧状をなし乾咳つよきもの、寒熱瘧の如く咳嗽甚だし。麻疹、微熱、咳嗽止まざるもの(『橘窓書影』) | |

| | | |
|---|---|---|
| 麻疹 | **小柴胡加荊芥防風連翹湯**<br>しょうさいこかけいがいぼうふうれんぎょうとう | 寒熱解せず、発透の勢いうすく或は痒揚或は熱鬱して疹発する能はざるもの(『橘窓書影』)、麻疹やや発し熱頗る解する餘熱未だ解せず。神色了了ならず、食未だ進まざるもの、頭瘟後餘熱腫あり(『橘窓書影』) |
| 麻疹 | **小柴胡湯合犀角消毒飲**(小柴胡湯加牛蒡子、荊芥、防風、犀角)<br>しょうさいことうごうさいかくしょうどくいん | 麻疹の発疹し能わざるもの(『橘窓書影』) |
| 嘔吐、下痢 | **小柴胡加黄連茯苓**<br>しょうさいこかおうれんぶくりょう | 内熱解せず、胸中煩悶或は嘔吐或は下利(麻疹)(『橘窓書影』)、心下痞満、飲食を欲せず(外感後)(『橘窓書影』)胸腹に邪気留滞し、時に嘔せんとし、或は腹痛し、小便不利なるもの(『治瘟編釈』) |
| 伏暑 | **小柴胡加茯苓**<br>しょうさいこかぶくりょう | 伏暑発熱し、汗し渇し不語す(『回春釈』)或はさらに生姜を加う。 |
| 頭痛 | **小柴胡加茯苓山梔子**<br>しょうさいこかぶくりょうさんしし | 頭痛、或は去半夏人参加薄荷石膏(『方読便覧釈』) |
| 暑湿 | **小柴胡加茯苓草菓檳榔**<br>しょうさいこかぶくりょうそうかびんろう | 暑湿の邪、内に伏す、寒熱止むの後、脚気に変ぜんとす(『橘窓書影』) |
| 湿熱上行 | **小柴胡加竜胆胡黄連湯**<br>しょうさいこかりゅうたんこおうれんとう | 湿熱上行して頭痛甚し、或は目赤耳鳴、湿熱上部に専らなるもの |
| 内外蛀 | **小柴胡加竜胆胡黄連車前子**<br>しょうさいこかりゅうたんこおうれんしゃぜんし | 内外蛀、身熱し、小便渋滞す(『方読便覧釈』) |
| 胸動 | **小柴胡加竜骨牡蛎湯**<br>しょうさいこかりゅうこつぼれいとう | 小柴胡湯の証にして胸腹動あるもの(『橘窓書影』) |

| | |
|---|---|
| 灸 | **小柴胡加牡蛎黒豆**<br>灸火を被り、発熱、喘息するもの(『先哲医話釈』) |
| 嘔噦、頬腫 | **小柴胡加連翹**<br>咽喉痛、頬腫および嘔噦するもの(『先哲医話釈』) 小柴胡、連翹等分とす。 |
| 雷号 | **小柴胡加当帰香附羚羊**<br>寒熱間作、口苦く、咽乾き、頭痛、食を欲せず。眼中に時に紅影をみる(『方読便覧釈』) |
| 熱甚だし | **人参飲子**《『十便』》(小柴胡加麦門竹葉)<br>小柴胡湯の一等熱甚だしく、煩渇、嘔吐止まざるもの |
| 麻疹後 | **加杏仁**<br>(麻疹後) 咳嗽、声啞。 |
| 麻疹 | **加杏仁桔梗**<br>飲食進まざる者(麻疹心得読録釈) 咳嗽痰喘止まず或は嘔渇 (『橘窓書影』) |
| 麻疹 | **加鼈甲**<br>潮熱、麻疹後の労役 |
| 傷寒 | **去半夏加附子**(『傷寒溯源集』、既済湯と名づく)<br>少陽の将に厥陰に脱陥せんとするもの〈『傷寒翼方釈』〉<br>注)易簡の既済湯と異なる。 |
| 暑疫<br>熱甚だし | **加味小柴胡湯**〈『本朝老医伝』〉(小柴胡に竹筎、麦門、黄連、滑石、茯苓を加う)<br>暑疫、下利、協熱利に似て熱消し難し(『橘窓書影』)、人参飲子の邪熱一等重く、煩熱心悶するもの(去滑石)、また竹筎温胆湯の症の往来寒熱するもの |
| 暑痢 | **柴胡三白湯**〈家方〉(小柴胡加白朮茯苓芍薬)<br>暑痢、嘔渇、腹痛止まざるもの、参胡三白湯の一等熱甚だしいもの、往来寒熱、微嘔、下利、日に3~4行(『橘窓書影』) |

| | |
|---|---|
| 暑疫 | **柴苓湯**〈『得効』〉（小柴胡合五苓散）<br>小柴胡湯の証に煩渇下利するもの |
| 少陽太陽 | **柴胡桂枝湯**『傷寒論』（小柴胡湯合桂枝湯）<br>心下支結を目的とす。寒疝腹痛、腸癰生ぜんとして、腹部一面拘急。 |
| 経閉 | **加大黄**<br>心下支結して経閉するもの |
| 歴節 | **加犀角**<br>歴節支節煩疼し、表証未だ解せず（『雑病翼方釈』） |
| 眼目 | **加菊花**<br>上気頭痛し、眼目闇翳するもの（『方読便覧釈』） |
| 風寒暑湿を論せず | **発陳湯**〈『徳本』〉（柴桂湯の人参、大棗を去って蒼朮、茯苓を加う）寒熱、頭疼、腹痛、嘔気ありて下利するもの |
| 諸瘡瘍 | **柴胡解毒湯**〈『正伝』〉（小柴胡湯合黄連解毒湯）<br>胸中に鬱熱あり、咽喉に瘡腫糜爛を生ず、或は目赤、頭瘡内攻壮熱煩悶す |
| 瘧 | **柴胡去半夏加栝楼湯**〈『金匱』〉<br>（小柴胡の半夏を去り栝楼根を加う）<br>瘧疾発渇、小柴胡湯の証にして渇するもの、労瘧 |
| 小児諸瘡 | **去加柴胡湯**（前方に連翹、荊芥、防風を加う）<br>小児の諸瘡・痘疹の餘毒 |
| 乳疾 | **柴胡去半夏加栝楼新加橘皮連翹薏苡**<br>一切の乳癰乳疾未だ膿の成らざるもの（『方読便覧釈』） |
| 虚労寒熱 | **柴胡四物湯**〈『保命』〉（小柴胡湯合四物湯）<br>小柴胡湯の証にして血虚を帯ぶ、小柴胡加地黄湯に比し血燥を兼ねるもの、腰痛折るが如く悪露下る（『橘窓書影』） |

| | |
|---|---|
| 耳聾 | **柴蘇飲**〈本朝経験〉（小柴胡合香蘇飲）<br>小柴胡湯の証にして鬱滞を兼ねるもの、耳聾、傷風、暴に耳聾し頭鬱冒するもの（『方読便覧釈』） |
| 胸満喘急 | **柴陥湯**〈本朝経験〉（小柴胡湯合小陥胸湯）<br>大陥胸湯の一等軽きもの、胸中より心下に至るまで結痛、亀胸（『橘窓書影』） |
| 結胸の類症 | **柴胡枳桔湯**〈『蘊要』〉（小柴胡湯方中の人参を去り、栝楼仁、枳実、桔梗を加う）<br>胸脇痛み、咳嗽短気、寒熱あり、肺癰を醸さんとす |
| 肺癰 | **柴胡枳桔湯葶藶**<br>肺癰初起、寒熱胸痛甚だしきもの |
| 胸痛 | **柴梗半夏湯**〈『医学入門』〉（柴胡枳桔湯に青皮、杏仁を加う。または柴陥湯の黄連、人参を去り、青皮、枳実、杏仁を加う）<br>柴胡枳桔湯の咳嗽甚だしいもの両脇まで刺痛し、咳嗽甚だしいもの |
| 少陽陽明合病 | **柴葛解肌湯**〈『蘊要』〉（小柴胡湯方中に葛根、芍薬を加う）<br>風薬、家方の柴葛解肌湯の症にして汗出で、煩渇せず脈弦長なるもの |
| 太陽少陽合病 | **柴葛解肌湯**〈家方〉（小柴胡湯合葛根湯の人参、大棗を去り石膏を加う）<br>嘔渇甚だしく四肢煩疼するもの |
| 瘧 | **九味清脾湯**〈『済生』〉（小柴胡湯の人参、大棗を去って、橘皮、厚朴、茯苓、草菓を加う）<br>瘧病および熱少陽部位にありて類瘧の状を呈す。 |

| | |
|---|---|
| 瘡瘍 | **九味柴胡湯**〈『枢要』〉（小柴胡湯の大棗、生姜を去って、山梔子、竜胆、当帰、芍薬を加う）<br>注）枳園の同名異方がある<br>瘡瘍の寒熱あるもの<br>注）下部は竜胆瀉肝湯、上部は小柴胡加竜胆胡黄連、本方は中位にあり |
| 痔疾 | **乙字湯**〈南陽〉（小柴胡湯の半夏、人参、大棗を去り、升麻、大黄、当帰を加う）<br>諸痔疾、脱肛、或は前陰痒痛、心気不定のもの<br>**加桃仁**<br>下血、臓毒、脱肛（『方読便覧釈』）<br>**加乳香**<br>痛甚だしいもの（『済世塾口訣』）<br>**大柴胡湯**〈『傷寒論』〉（小柴胡湯の人参、甘草を去り、芍薬、枳実、大黄を加う） |
| 蛔虫 | **清肌安蛔湯**〈『蔓難』〉（小柴胡湯の大棗を去り、鷓鴣菜、麦門冬を加う）<br>小児蛔虫により寒熱を発するもの |

　この小柴胡湯の多彩な使い方をみると、『傷寒論』中心に、古方的に小柴胡湯を運用する場合より、後世方的な加味が多く行なわれている。浅田流漢方が、折衷派的と思われたのであろう。事実、後世方的な知識がなければ、小柴胡湯をこのように複雑には運用できないと思う。

　しかし、浅田翁は、次の同じく長谷川弥人先生の「浅田流漢方について」（『漢方の臨床』40巻4号別刷）を読めばわかるように、『傷寒論』の治療体系に従うべきことを主張している。

　浅田翁24歳代の初めの著述『傷寒弁術』には、はじめに『傷寒論』の治療法を紹介した後に、中国本邦の歴代の名医の特技と欠点とを詳しく論評し、その勝れた点を併せて具備しているのは、『傷寒論』の張仲景で

あると結論し、特に局方の学を排斥した（局方の学とは、本邦では『衆方規矩』『古今方彙』などの如く、病門別に薬方を挙げた医書）。そのもとは『和剤局方』、これらを読んでそれで医術を行うものを指している。

　要するに浅田翁は、その最初の著書で、『傷寒論』の治療体系に従うべきであることを主張しているわけである。『傷寒論』が中国医学の治療書の原点であるのであるから、当然と言えよう。

　しかし小柴胡湯とその多数の類方の使用法をみると、後世方の処方を十分知らないと不可能であると思わざるを得ない。浅田翁が活躍した明治の初期は、西洋医学が導入されたとは言え、その西洋医学も今のように発達しておらず、導入した日本人の西洋医学的治療は、その当時の多岐な疾病を十分に治療できる段階になっていなかったと思われる。当然漢方治療を運用すべき疾病は多かったと推測される。浅田翁はその多岐な疾病の治療に対応して、処方を工夫して、治療に当たったと思われ、それが、小柴胡湯類の使い方にもあらわれていると思われるのである。

　西洋医学的治療が主流になっている今の日本の医療では、浅田翁時代に較べて、漢方の扱わねばならぬ疾病は非常に少ない。抗生物質とステロイド剤の発達、外科技術の発達は、漢方的治療が必要とされる病気の範囲を大きく限局する結果になっている。今漢方治療に期待されているものは、体質、体調、全身の抵抗力を改善する、いわば全人的治療を必要とする範囲の慢性疾患である。柴胡剤、駆瘀血剤等の長期服用が有効な疾患群である。同じ小柴胡湯を使う場合でも、浅田翁時代とは違った使い方が要求されると考えられる。この視点から、**(表14)** の小柴胡湯の使用をみると、浅田翁がこのように多岐な使い方をしたことが頷けるわけである。

　一応筆者の柴胡剤、駆瘀血剤の長期服用の理由も、理屈がつくと思うのである。体質的なものを治療するのには時間がかかる。しかし、長服して思いがけない効果があることがわかる。病弱であった人が、丈夫になって長生きする例を多く経験している。その時の病気を治すだけが漢

方治療の長所ではないわけである。

　時代の要求に応じ、時代とともに処方が生まれてきた。経験的伝統医学は、治療手段の宝庫である。しかし、薬方を運用するのは、現代の我々の医療の世界の中である。奥田先生の教えに、「古い薬方を処方として使う場合でも、新しくその処方とする薬方を創るつもりで、診察、診断に望むべきである」という言葉があるが、至言である。

　また治療の原典である『傷寒論』の薬方を学ぶ場合でも、2000年の昔、その薬方が、どのような臨床事実から作られたかを考える必要があると思うのである。おそらく、桂枝湯や麻黄湯、葛根湯、更に小柴胡湯のような名薬方は、何十年もの臨床経験を経て生れたものであろう。1味の生薬の性質、薬能を把握するのに、何年もの逐次実験的治療が必要であることを思えば、吉益東洞が『薬徴』で費した薬能の探求の苦労が推察されるという次第である。

## ⑯柴胡剤薬方の構成生薬について

　広範囲に応用して、効果を上げることができる小柴胡湯にしても、一定数の一定量の生薬で構成されていることは、他の薬方と違いはない。他の薬方より広範囲に用いられて、治療に役立つとしても、その効果は、用いられた生薬の質、量を越えるものではない。美事に薬方が効いたときは、その効果を神秘的に思いたくなるが、証の判定が適確であり、薬方の構成生薬が良質であったに過ぎない。

　ところが、ある薬方を投与して、効かなかった場合は、厄介である。先ず考えることは、証の判断が間違っていたか、いなかったかである。いないという確信があれば、薬が悪いわけで、構成生薬の一部、あるいは大部分が必要成分を含んでいなかったことになる。また一部がよくても、その一部の必要生薬の薬能を、他の生薬が悪くて、阻害するという場合も複合生薬治療ではあり得る。

　生薬による薬方なら、もとの生薬を検査するという方法も採り得るが、

これが、エキス製剤になると、そのエキス剤の有効、無効を判定するには、生薬の選品から配合比、分量、更にエキス剤製造技術、保存技術まで、多くのチェックすべき事項がある。

　葛根湯を投与して、効かなかった場合、そのエキス剤が不良なら、風邪の治療にはならないはずである。

　『和漢薬』8月号(507号)の「矢数道明先生と語る」を読んで、西洋医学と東洋医学(漢方、中医学)との関係が話題になっていて、矢数先生が意見を述べられていられるのを読ませて頂いた。

　筆者は以前から、西洋医学と東洋医学(中医学と日本漢方)などの違いを考え、協調する方法を考えてきたが、多くの人の認識では、いずれも医療、医学であるので、人を治す、人を救うという点では、同じであるが、西洋医学では科学的薬品を用いるところが違うだけであると考えている。ところが、西洋医学的知識を持ち、西洋医学的治療に漢方薬治療を併用している日本では、漢方治療の性質の一部しか知らない。複合生薬による治療は西洋医学的治療とは、全然違っていると言ってよいほど、複雑な様態を帯びている。

　生薬は、多くの成分の複合である。そして生薬の成分は、一つ一つの生薬で極端に言えば全部違っている。人間で考えれば、同じ人間は一人もいないと言えば、大体想像つくはずである。植物でも生物である以上同じものは二つはないはずである。

　西洋医学では、一定の成分を規格通りに含んだ科学薬品を治療に使う。そして一定の効果を期待するのである。一つ一つの薬のその効果を期待して、治療を進めるのであるが、薬を投与される人間の方は、男女の別、老若、体質、体調、一人一人全部違うのである。今の日本の西洋医学的治療では、この人間の個人差をできるだけ無視する方向に進んでいる。一定の治療方針に合わない人間は、治療からはじき出される結果になる。

　一方漢方湯液治療は、人間をよく診察し、その個々の違いをふまえて薬方を投与、経過をみながら、また処方をその時の容態に合わす、いわ

ば全人的治療である(漢方エキス製剤による治療は、一定の処方が組み立てを変更できないように製剤されており、人間の個人差、経過によるその人間の変化に適応できないから湯液治療の治癒能力より遙かに劣る)。

さて科学的医学である西洋医学的治療と複合生薬治療(漢方、中医学治療)との違いはどこにあるか。西洋医学的治療では、簡単に言えば科学的に成分が判明していて、その薬理作用も大体は実験でわかっているものを用いて治療するのに対し、複合生薬治療では、一部しか成分の解明されていない生薬を幾つか組み合わせて薬方をつくり、それを投与するのである。薬方は日本漢方に於ては、投与目標の身体の証を診察によって判断し、それと薬方の証を照合して、処方として投与するのである。投与された生薬の成分は、煎液の中に溶出されるが、1生薬でも無数の成分があり、科学的に構造が判明していて、薬効が判明している成分は極く一部であり、大半は不明である。この大半は内容の不明の生薬を幾つか合わせて、漢方処方が作られているのであるから、煎薬として投与した薬液の中の成分は無数になり、その中の僅かの成分が、西洋医学的に解明されているとしても、大半の成分は未知で、薬としての働きがわかっていない。

また問題になるのは、西洋医学的薬理学で構造式がわかり、作用がわかっているとしても、体内に入り、他の成分と混在している中で、体外での薬効と同じ働きをするかどうかも簡単にはわからない。ようやく最近血清薬理学が発足し、血清内における有効成分の研究が、田代真一氏らにより進展し始めたが、これで漸く、治療に直接有効な成分が、血清内で確認することが出来るようになったのは、複合生薬治療の解明の第一歩を踏み出したことになる。

今まで推測するより仕方のなかった、生薬治療の解明に光が見えてきたわけである。

「知るを知るとせよ、知らずを知らずとせよ」は、科学精神の基本信念と思うが、方法が見出だせないで、その解明の方法を発見出来ない、西

洋医学系の人々が、漢方は非科学的であると言っているのは、自己の無策を隠すためであると言われても仕方あるまい。

さて、柴胡剤の話に戻って、小柴胡湯の薬味の話をする段階であるが、薬味のうち最も重要な「柴胡」と「黄芩」の薬能を、長沢元夫先生の『漢方薬物学入門』から引用させて頂いて、小柴胡湯の働きが、構成薬味の薬能と密接な関係にあることを考えて頂きたい。

「柴胡」の薬能が非常に多岐にわたっているのが、一つは小柴胡湯の適用範囲の広さと関係があると考えられるが、柴胡と協同して働く、「黄芩」、また小柴胡湯が胸脇部以外の疾患の治療に関与する時は、「人参」「半夏」とも協同して働くと思われる。

縦横に結び合って、小柴胡湯の働きを発現している生薬の薬能を簡単には解明できないのは当然で、これをわからないと言わないで、漢方は非科学的だとごまかす態度の方が非科学的であると思う。次に「柴胡」の薬能の一部を引用して、御参考に供する。

　　日本でミシマサイコと言っているものは、漢字では三島柴胡と書きます。江戸時代の資料では三島柴胡、鎌倉柴胡と呼んでいたものが、柴胡の中の一級品です。ですから本州の神奈川県と静岡県で採集される野生品が一級品です。そのころ九州で取れたものを九州柴胡と言い、それは二級品扱いになっています。これはミシマサイコの変種で、和名はキュウシュウサイコです。これが分布している地域は九州と山口県です。ミシマサイコの分布区域は四国と本州の北が茨城県ですから、それよりも南西の方に分布しているのがキュウシュウサイコです。市場に出てくるのは神奈川県と静岡県のものです。以前はサイコを掘る人は必ず果実ができたときに根を掘り、果実はもんで地面に落として種が絶えないようにしたものです。果実ができたときに採集するということはその種類をなくさないための配慮だったわけです。ところが競争して採るようになりますと、人よりも早く行かなければ収穫量が

減るというので、だんだん早くなり、花が咲いている時に採るようになってしまったわけです。それで一級品と言われていた静岡県と神奈川県のものがほとんど全滅しました。その後、昔は二級品だった九州の方のサイコを採るようになり、ここでも競争して、なくなりかけたのです。そこで栽培を始めましたがそれはキュウシュウサイコをもとにしたようです。その時、なぜ一級品のものをちゃんと決めてそれをもとにして栽培を拡大しなかったかと非常に残念です。今では一級品の種を山に行って探し、それをもとにして栽培を始める人がごくわずか出てきました。この商品が主にならなければだめです。柴胡の有効成分がサポニンだというふうに限定して考えますと九州のもので十分間に合うのですが、柴胡の薬効の複雑さということを考えると、単純に割り切れるものではありません。

4、50年前に入手した三島柴胡は、非常に優秀で、袋の外に油成分がにじみ出ていて、強い香気であった。今入手する三島柴胡と称するものと雲泥の差である。今の柴胡でも、とにかく薬効があるのであるから、我慢して使うしかないが。

　中国の薬理実験で確認できた作用は、次のようになっています。
①中枢神経系に対する作用です。これはいろいろな薬効が調べられています。鎮静、鎮痛、解熱、降温（体温を下げること）、鎮咳などのたくさんの作用が中枢神経に関係したものとして動物実験で確認されています。
②抗炎症作用。
③消化系の作用。具体的には利胆作用、肝硬変や肝炎に有効だということです。
④循環系の作用。具体的には血圧降下作用、心臓を収縮させる作用、心臓の動悸の鎮静作用などです。

⑤代謝に関する作用。血糖値を高める作用。
⑥免疫機能増強作用。
⑦腎臓に対する作用。利尿作用。
⑧病原体に対してその成長を抑制する作用。これらは動物実験及び人体でわかっていることです。ですからたいへん多くの作用をもっているわけで、これを一口で表現するということは不可能です。

『薬徴』は《主治胸脇苦満也。旁治往来寒熱、腹中痛、脇下痞鞕》になっており、日本の漢方家の認識はそこの胸脇苦満に集中しています。『重校薬徴』は旁治ではなく、兼治になり、《兼ねて往来寒熱、腹中痛、黄疸あるを治す》と書いてあります。

胸脇苦満という言葉が使われていますが、ここでいう胸脇苦満は自覚症状ではなくて他覚症状です。腹診で胸脇苦満といいますと、肋骨の一番下のところの肋骨弓の下に三本指を当てて、肋骨の下に指を入れようとする動作を左右にします。指が入らなくて抵抗する、それだけでなく患者がいやがるとか痛がるということを胸脇苦満といいます。つまり胸脇苦満と言いながら、実際は胸の下つまり胃や肝臓のあたりの感触のことをいっています。

薬理実験でわかった作用が、そのまま薬方の中での働き、(薬能)というわけではないがこの引用から、小柴胡湯の広範囲に及ぶ薬効と関係があるということは、推察できると思う。

『薬徴』の「胸脇苦満を主治する也」は東洞の腹診と関連して、古方家には、重要な文章であるが、長沢先生の言う自覚症状ばかりでなく、他覚的に考えてもよい面も相当あると考えられる。なお、「黄芩」「人参」「半夏」等についても、引用して解説したかったのであるが、実際に処方を作って生薬湯液治療する者以外には興味が無いと思うので割愛する。

柴胡剤を実際に運用するということになると、構成生薬1味1味について薬能を考えなければならないし、更に発展的に薬方を処理しようと

なると、生薬の知識がある程度ないと不可能である。諸兄も、生薬あっての漢方治療であるから研鑽を積まれんことを期待する。

## 17 柴胡剤の今後の漢方診療における期待

　柴胡剤の運用の話の最後に、この10数年、柴胡剤と駆瘀血剤の合方を癌患者に適用してみての結果を報告し、癌治療における漢方治療の今後の役割を考えてみたい。

　癌は我が国の死亡率の25％、4人に1人は癌で死ぬわけで、身内、友人知己に癌患者の居ない人は少ない。漢方が何にでも効くと思っている人は、漢方に助けを求めてくる。急速に癌患者が増えたので、我々漢方家にも、癌が持ち込まれてくる。無下に断わるわけにはいかない。

　告知されているいないは別として、一応西洋医学的の診断を受けているか、手術を受けた後に我々のところに来るのだが、問題は副作用の多い抗癌剤を使っている場合である。我々は体力抵抗力を落とさないように極力、努力するのだが、抗癌剤を使うとそれが著しく低下する。もし、両者が協力し、体力を低下させないで治療ができれば効果的なのだがと、嘆いている次第である。抗癌剤を使う西洋医に、漢方をもう少し理解して欲しいものである。

　さてこれから本筋の柴胡剤と癌治療の話になるのであるが、柴胡剤の応用のところで述べたように、柴胡剤が多方面の疾患の治療に用いられ奏効していること、また一般に体力を増進し、風邪などに罹患しにくくなることを考えれば、この免疫力増強の力を、癌治療にも応用できないかと考えるのは、当然な思いつきである。それに、癌疾患と関係深い駆瘀血剤を組み合わせれば、更に効果的になろうと考えるのも当然な成り行きである(中医学で用いる癌治療の生薬には駆瘀血関係のものが多い)。柴胡剤は広範囲な疾患に用いられ、駆瘀血剤は血液血流関係から、全身の疾患と関係のあるわけで、この両者の組み合わせで、漢方の特徴の全人治療が行えるわけである。

さて現在難治とみられている疾患は、癌にしろ、RA にしろ、皮膚病関係の難治疾患にしろ、血液、血管系(動脈硬化系)の疾患にしろ、すべて漢方の全人治療が必要と思われる。少なくとも漢方の複合生薬の力を借りた方が有利だと思われる疾患が大半である。

　さてこれから筆者の扱った癌患者の話をするわけであるが、癌患者の治験発表になると、諸検査による症状の変化の確認の上、データに基づく発表をしなければならないので、検査も癌の診断も人任せの多忙な漢方専門医師の癌患者の漢方的扱い方は、漢方的特徴を活かした湯液治療が中心になると思う。

　今から 20 数年前の話で、カルテを探し出すのは大変なので、話としてお聞き願いたい。

　県の副医師会長をしていた筆者より年長で、趣味も一致していたので、親しくしていた外科の医者。過労になっていたので漢方薬を服用した方がよいということになって服薬を始めたところが、そのうち胃の調子が悪いと言い、大学(千葉)の外科で検査して貰ったら、胃潰瘍なので手術することになったという。手術するなら、手術前にも手術後にもこれを(補中益気湯)服んでいた方がよいといってエキス製剤で出しておいた。退院して来院しての話では胃潰瘍で、大したことは無いという。筆者は、診察して、柴胡剤、瘀血剤の合方に黄連少量を加えて出したように思う(今のように、よい胃潰瘍の薬ができていれば使えない嘘であるが、胃癌を胃潰瘍といい手術するのが常套手段であった)ので、筆者は当初から癌を疑っていた。その当時の内科の教授の胃癌の時も、弟子共は手術後、切除した部分をわざわざ教授にみせて胃潰瘍だからと説明して教授を安心させようとしたという話がある。手術で切った切片が、他の本当に胃潰瘍の患者の切除片をすり変えて持ってきて見せることもできるわけである。内科の大家が、そう簡単にごまかされるはずはない。自分の病気であるので後で聞いた話では、筆者らも教えを受けたその内科の教授は、弟子共が一生懸命に師匠を安心させようと嘘の工作をしているのを知っ

ていて、騙された振りをして弟子共を安心させていたということである。
　漢方診療を求めてくる癌患者でも、半数は告知されておらず、附添いの家の者から用心して診察してくれと頼まれる。これは医者にとっては余分な負担になる。また養生、食養生面でも余分な配慮が必要になり、癌疾患全般に対する良い治療体系が出来ないものかと、つくづく思う。何時の間にか扱う癌患者の数が増え、何とかそれに対応する薬方も考えなければならなくなってきて、いつの間にか先述の柴胡剤と駆瘀血剤の合方を常用するまでになっていた。勿論、全人的な体調改善の効果を認めたのであるが、これに制癌作用のあると言われる、かわら茸、薏苡仁、半枝連、霊芝その他を加味して用いている。また柴胡剤も小柴胡湯のみでなく、他の柴胡剤も証をみて用い、例えば小柴胡湯の人参を増量したり、柴胡桂枝乾姜湯に人参を加味する等、自在に変えて加減して用いる。合方する駆瘀血剤も、桂苓丸料、当芍散料、四物湯、芎帰膠艾湯など、自由に組み合わせて用いる。癌という厄介な疾患に対応するには、効くと考えられるものは、出来るだけ試してみることにしている。溺れるものは藁をもつかむという診の心境である。
　手元にあるカルテから最近診察している患者を数名、参考に供したい。
　❶乳癌……現在54歳の主婦、6年前右乳房乳癌手術、術後、放射線治療、数回、以後癌は検診だけ。生理不順、胃障害、体調悪く、視力低下で来診。柴胡加竜骨牡蛎湯去大黄加甘草、桂苓丸料各3.0g、当帰5.0、薏苡仁8.0、かわら茸5.0、投与。この処方を基本にして、これに4〜5種の薬味を症状により加減して今日に至る。乳癌のことは忘れているくらいであるから問題にはならない。当初多かった愁訴、今は殆ど無く、たまに風邪をひくだけ、見違えるほど健康になった。全身治療の手本のような症例。このような薬方の運用で、乳癌手術後の女性を宅の診療では10名位、東京の診療所で10名位、検べてみないので本当の人数は不明だが、乳癌の再発、一人も記憶にない。いずれカルテを整理して調べてみたい。

❷胃癌２例……共に高齢者の男性、一人は本年90歳、一人は本年85歳。共に漢方関係で親しい人で、何とかして更に延命させたいと願っている。

二人共、胃手術後満４年になる。胃全摘の場合は、５年生存率は最近では40%であると言われているので、何とか先へ延ばしたいと念願している。二人とも手術退院後、筆者の漢方処方で服薬を続けて貰っている。処方は、高齢の方は、小柴胡湯（毛人使用）加牡丹皮、当帰、茯苓、朮、かわら茸、霊芝、半技連で、多少の加減はあるが、これで４年間通している。服薬を延ばし気味で、時々督促して、きちんと服むよう促している。

若い方の処方は、小柴胡湯（毛人参使用）茯苓、朮、当帰、牡丹皮、芍薬、半枝連、霊芝、かわら茸、薏苡仁、大黄加減であり、前者と殆ど同じである。こちらの方は、きちんと服んでくれるので、安心している。

大体以上のような処方で胃癌手術後の容態に対処しているが、効果があるような手ごたえだと思っている。

ところが、若い二人の患者の胃全摘後の処置を頼まれて、苦慮している。病院では抗癌剤を規定通り使おうとしているので、副作用で患者が弱ってくる。こちらの漢方処方服薬で体力、体調が回復してきたところで、また抗癌剤を使われ、体調低下、食事もうまく入らない状態になる。いずれ無害な抗癌剤が出れば解決することと思うが、それにしても全人的治療の漢方の効果は、洋薬には期待できない。二人の患者共に筆者の20数年の漢方の患者の身内の者、何とかしてやりたい。

洋方と漢方とをうまく組み合わせた、有効な方法が出現することを切望するものである。

柴胡剤の最後の記事が、こんなみじめな話で終るのは、誠に残念であるが、４人に１人が癌で死ぬことを考えれば、漢方に携わる人間は全力をあげて癌に立ち向わなければならないのではなかろうか。

# 4 水の代謝とその薬方

　日本の漢方治療の基本は随証治療である。病人の証を把握し、その証に適合する薬方を投与して奏効すれば、治療は終わりである。エキス製剤を証に合わせて使って治療する場合、薬方の働きを証として知っていれば、薬方の生薬構成を、更にまた生薬の薬能を知る必要はない。

　このようにして、漢方エキス製剤は、西薬医薬と同じように使われている。漢方を証の働きを知って使えば、薬方の薬味構成を深く考える必要はない。薬方を構成する薬味の薬能を知る必要もなくなるわけである。また基本概念である気血水を考える必要も少なくなる。

　「現在、健保診療で行われている漢方エキス剤による治療は、以上のような次第で、現在の中医学治療の弁証施治とは、凡そ遠い存在であり、また日本の湯液治療で、ある程度、自由に処方に加減し、合方して病態に適応した処方を作り治療するのとも離れていく。これでは、新しく漢方の治療を前進さすことは出来ない。

　古来の有用な薬方の構成を検討し、その運用を拡大するとともに、その研究を生かし、新しい薬方を志すことが、今後の漢方の発展のために必要であると考える。

　このためには既成の有用な薬方を薬味の薬能の検討を含めてやらねばならないわけである。

　20年前、実践漢方入門の教科書的なものを作ろうとして、気血水の水にあたる部分を「水毒とその薬方」としてまとめた（水毒、または水滞という言葉が普通であったので、そのまま用いたが、これは瘀血というのと同じ趣旨の言葉である。しかし、水の働きを考えると、水の代謝とした方がよいと考え、今回から水の代謝を表題にする）。この旧著の内容

は、一応漢方の随証治療に必要な項目は記載してあるので、一応そのまま採用し、今日新しく考案した部分を加えていく形で、「水の代謝の薬方」として述べていく。

（最近の水の研究の進歩は著しく、漢方のような古い伝統医療でも、もし今後の医療の中で、西洋医療と協力して発展させていかなければならないとしたら、それだけの考慮と努力をしなければならないと考える）。

\*

気から気血、血から血、水が分かれて結局、気血水という概念ができるわけであるが、人間の生理の観察が進んでくることを意味すると同時に、血、水に対応する薬がはっきりしてきたためであると考える。

実証的な医術、医学の発達では、実際に効果がある薬がある程度はっきりして理論、概念ができていくものと考える。血、水という概念は、血、水の薬方の発達と関連して考える必要がある。

気、血、水の薬方が気血水論により運用され、治療上有効に利用されたことは周知のことであるが、現在の漢方治療に利用するには、次のように考えると、更に理解しやすくなる。

一般に傷寒、中風のように、外邪に犯されて起こる疾患、熱性病は、太陽病、少陽病、更に太陰病、少陰病と進んでいく。即ち、縦系統に病気が進行していくと考えられるわけである。西洋医学的の病気の把握は、大半はこの縦系統に沿っての把握である。外からのストレス、細菌、ビールスの侵襲によって起こる疾患ばかりでなく、癌のような内部原因によって起こる病気でも、その発端から終焉まで、縦系統に把握しているように思う。

一方、外因とみられる外邪が侵襲しても、内因とみられる素質、体調の不調がなければ、必ずしも病気として発現しないこともあるのを考えなければならない。病気を起こす基盤が内在しているわけで、瘀血、水毒などは、その基盤を形成する有力な素因と考えられる。瘀血体質、水毒体質と言われるように、それだけでも病気として発現する可能性を

持っている病的状態があるわけで、これに外邪が加われば、そのような体質的傾向を持っていないものより病気として発現しやすく、また進行すれば、治りにくくなることも考えられる。即ち、横系統に基礎となる病的状態を把握することも、病気、特に慢性病の治療では必要である。

西洋医学でも、この横系統把握の考え方があるが、素質、体質を改善する有利な方法が少ないので、この考え方は有力ではない。例えば、気管支喘息や湿疹のようなものを治療する際、アレルギー体質を考えるが、縦系統にアレルゲンを探究するというやり方である。漢方は、その体質的傾向を水毒、瘀血あるいは食毒(湯本求真説)と結びつけて治療し、成功している。即ち、漢方は横系統的把握で、相当広い範囲の病気の治療に成功している。

治りにくい慢性疾患の場合、多くはこの横系統把握の体質的病態が存在している。したがって、その治療には、水毒、瘀血などの薬方を駆使しなければならない場合が多い。この意味で、水毒が影響すると思われる疾患に、水毒の薬方を巧みに適用することは、治療の鍵になる。瘀血症状を処理しなければ、治癒しない疾患のあることも認識しなければならない。

後世方では、瘀血、水毒の薬味が、一つの薬方に組み合わせているが、古方では、瘀血、水毒の薬方と縦系統の薬方を併用、合方して用いることが多いので、古方の治療では、瘀血、水毒の概念をはっきり認識し、その薬方の性質をわきまえて活用することが大切である。

## ①水毒(水滞)とは―水の代謝

血液を除く体液で、汗、涙、唾液などの各種分泌液も含めて生理的とみられるものを津液と呼び、更に、津と液とに分けて考えられている。津は肌膚、腠理の間に出入するもので、腠理(毛あな)より汗となって出、膀胱からは尿となって排泄される。液は、関節、脳髄、孔竅即ち目、耳、口、鼻などに行くものである。二者は通常は、共にめぐり、脈内では血液の成分となり、脈外では組織間隙を行くものである。津液に対し、何ら

かの原因によって、体液が有害性をもったものを、水気、水毒、痰飲という。『傷寒論』では、水の変調に対して、水気、水逆という表現が使われているが、はっきりと病症を水の変調によるものとして説明している条文は少ない。これに対し、『金匱要略』では、「痰飲咳嗽病、水気病」のところで、水の変調は詳細に説明されている。水気の所在によって、それぞれ名称が変わり、症状も変わることを説明している。

○風水、其脈自浮、外証骨節疼痛、悪風

○皮水、其脈亦浮、外証浮腫、按之没指不悪風、其腹如鼓、不渇、当発其汗。

○正水、其脈沈遅、外証自喘。

○石水、其脈自沈、外証腹胸満、不喘。

○黄汗、其脈沈遅、身発熱、胸満、四肢頭面腫久不愈、必致癰膿(ようのう)。

裏水者(裏水は皮水であるとの説あり)一身面目黄腫(黄腫は洪腫との説あり)其脈沈、小便不利故令病水、仮如小便不利、此亡津液、故令渇也、越婢加朮湯主之

以上のように水気病篇には、風水、皮水、正水、石水、黄腫など区別して、それぞれの症状と薬方を述べている。

痰飲という言葉は、広く水の変調を総称していう場合もあれば、胃腸内の水滞に対して使用する場合もあるので、区別する必要がある。また、痰は、粘稠性で濁ったものを言い、時に咳痰を指す場合がある。飲は薄くて無色のものをいう。なお、湿を水の変調のある場合に使い、湿家という言葉が使われる。『金匱要略』痙湿暍病脈証第二に、その湿家の症、治が述べられている。

以上、古くから水の変調、水毒症状が注目されていたが、我々にとっては、水毒という現象を如何にとらえ、その薬方を如何に運用するかが現実的問題である。水滞は全身に発現し、水毒に関連すると思われる症状は多岐にわたっていて、これらの現代医学的解明は非常にむずかしく、今後の重要な課題の一つであるが、ここでは、今までに問題にされてき

た水毒症状を取りあげ、それに対応する薬方を検討、その現実的応用を考えてみることにする。

## ②水の代謝に関連ある症候

❶生理的な水分代謝、分泌の異常
①排尿異常、②渇の異常、③汗の分泌異常、④唾液の分泌異常、⑤痰の異常、⑥涙の異常

❷他覚的水毒症状
①浮腫、②胃内停水、③下痢、④腹中雷鳴

❸自他覚的水毒症状
①呼吸困難(息切れ)、②咳嗽、喘鳴、③心悸亢進(動悸)

❹自覚的水毒症状
①眩暈(起立性眩暈)、②頭重、頭痛、③耳鳴、④身体痛、⑤振顫、痙攣、しびれ、麻痺、⑥冷え

以上の症状は、排尿異常、浮腫などの水毒症状を直接表現すると思われる以外は、瘀血症状、その他の症状と総合的に観察しなければ、水毒の表現だとは言えないので注意を要する。

水毒の有無を問診で探る場合は、水の代謝に関連する事項を総合的に問うことが大切である。水分摂取量(必ずしも液体状態のものの摂取ばかりでなく、果物や水気の多い野菜も考慮すべきである)と渇状態(虚渇と実渇とあり、虚渇は咽乾口燥、口乾などと呼ばれ、のど口は乾く感じがするが実際には水分は口を湿す程度で多くは要求しない。したがって、渇状態を聞く場合、渇感と実際の摂取量と関連して聞かなければ誤る。また、舌の乾燥状態も観察しなければならない)。排尿状態(夜間尿、昼間尿の回数、量、総量がどれくらいか頻数の場合は回数が多いということだけにまどわされないで、総量が減少していることに注目すべきである。摂水量が多くて排水量が多ければ当たり前であるが、少なければ異常である。摂水量と関連して聞かなければ、排尿異常はつかめない)と

発汗状態（摂水量と関連して考えるとともに、発汗しやすい体質、体調が問題になる。また発汗は、発熱と関連が深い）とを総合的に問診、観察する必要がある。

また、浮腫、腹水、その他の場所の水分の貯溜、水分を失う下痢、出血なども前記の渇、排尿、発汗などと関連して考えるべきである。

現在のように、科学的検査法の無かった古代では、身体状態を把握するのに、身体の表わす症状を五官で観察する他に方法がなかったので、実によく観察している。摂水状態、発汗、渇、排尿、大便の硬軟、下痢などを克明に観察して、そこから証を立てている。これは漢方治療の場合は、現代でも重要なことで、正しく証を把握する場合、ゆるがせにしてはならないことである。

直接観察できる浮腫、腹水は、漢方でも重視されるが、漢方でも水毒の薬方と密接な関係があり、十分な観察が必要である。浮腫の起こった部位、浮腫の状態（実腫と虚腫、またその中間を考える）を排尿状態、摂水状態、塩分の摂取状態と関連させて観察しなければならない。また、浮腫の反対の皮膚枯燥も漢方では重視される症状である。具体的には、薬方の証の解説のとき説明する。

水毒と密接な関係があると思われる症状に、起立性眩暈、頭眩、頭痛、更に麻痺、痙攣、身体痛（関節痛、筋肉痛、神経痛など）がある。身体痛の薬方は、駆水剤が中心となっているので、その薬方を理解するには、やはり水毒症状を理解していなければならない。

以上のように考えると、広義に考えた水毒症状は、漢方薬方の大部分に関連していて、基本になる水毒の薬方を十分に理解することが駆瘀血剤の理解とともに、漢方を理解し、運用する上に重要であると考える。

### ③水の代謝に関係のある疾患、症候

水毒の薬方を用い、効果の認められた疾患、症候を挙げて、薬方運用の参考にしたい（**表**15）。しかし、効果が上がるのは、ここに挙げた疾患、

（表15）水毒の薬方と適応疾患・症候例

| ❶腎疾患 | 急性腎炎、慢性腎炎、ネフローゼ、萎縮腎、尿毒症、腎結石、妊娠腎。急・慢性膀胱炎、膀胱結石。夜尿症、遺尿症。 |
|---|---|
| ❷胃腸疾患 | 嘔吐、下痢を伴う急・慢性胃腸カタル、胃拡張、胃アトニー、胃下垂、吐乳症。 |
| ❸呼吸器疾患 | 咳嗽、喘鳴、呼吸困難、心悸を伴う気管支炎、肺炎、感冒（嘔吐を伴う場合もある）。 |
| ❹心臓疾患 | 心悸、呼吸困難などを伴う、神経性亢進症（心臓神経症）、心臓弁膜症、心不全、心臓喘息。 |
| ❺身体痛 | 関節リウマチ、神経痛、変形性関節症、冷え。 |
| ❻眩暈、運動失調を伴う諸疾患 | 耳性・神経性眩暈、起立性調節障害、車酔い、メニエール症候群、脳出血後遺症、振顫、痙攣を伴う疾患 |
| ❼分泌過多、浮腫を伴う眼疾患、湿疹、潰瘍 | 浮腫を伴う脚気、肥満症（水ぶとり） |

症候に限られるわけではなく、薬方の運用次第で、西洋医学的病名に適用される範囲は更に拡がるものと考える。水毒の漢方は、構成する駆水作用を持つ生薬が相当多いので、まだ解明されていないが、複雑な作用が考えられ、今後の応用の拡大が期待される。

　身体のどこかに水分代謝異常、浮腫などのみられる疾患は、一応、水毒の薬方の適用対象と考えられる。

眼疾患なら、眼底に浮腫の来る慢性球後性視神経炎があるが、苓桂朮甘湯で奏効する。内耳の水分代謝異常で起こるとみられる眩暈は沢瀉湯でみごとに治る。

身体痛、冷えは、血液循環障害、水分代謝異常と関連するもの多く、水毒の薬方と附子の組み合わせで、改善、治癒するものが多い。水分代謝異常は、広範囲の疾患に関係があるので、水毒の薬方の活用により、新しい治療範囲が発見できると思う。

### ④駆水作用のある生薬

水毒の薬方は、駆水作用があるとみられる生薬を中心に組み立てられている。しかし、これらの生薬は、西洋医学の利尿剤という概念で考えると、誤解を生じる。

水毒の薬方の代表とみられる五苓散は、桂枝と駆水作用のあるとみられる茯苓、朮、沢瀉、猪苓の5味から構成されている。ところが、この4味をそれぞれ煎じて、単味のエキス成分を健康な動物に服ませても、人間に服ませても、ほとんど利尿作用は認められない。茯苓は単味で煎じた場合、煎出されるエキス分も非常に少ない。さて、それでは、五苓散が、いつでも、誰にでも利尿作用を起こさせるかというと、そうではない。健康な人間に服ませて、いつでも誰にでも利尿的に効くとはいえない。五苓散の証がある程度によって、利尿作用が起こる。完全に五苓散証であれば、見事に奏効し、尿量が増加し、浮腫がとれ、随伴していた頭痛とか嘔気、肩こりなども同時に治る。要するに、五苓散は、五苓散証という病的状態に対して作用し、奏効するのである。

五苓散証で五苓散を投与した場合、尿量が少なければ、利尿的に働き尿量が増加して病状が改善される。しかし、服用によって、尿量が減少、普通の排尿状態に戻り、即ち尿量が減少した形になる場合がある。このように、五苓散は病態に作用して尿量を調節するように働くのであって、西洋薬の利尿剤とは異るわけである。

健康な人間を実験的に五苓散証の状態にしようとすることはかなりむずかしい仕事であるし、まして、五苓散証の動物を作ることはむずかしい。水分代謝に関係深い発汗は、人間に特有な作用で、動物には馬を除いてない。その馬の発汗の性質は人間と異なる。したがって、動物で五苓散証を作ることは無理である。

　要するに、五苓散の作用機序は、単なる利尿剤としての働きでなく、五苓散証で表現されるある病的状態全体に効くわけで、その結果として、利尿作用が起きるのである。したがって、五苓散の構成薬味である茯苓や猪苓を利尿剤と表現するのは当たらないわけで、これらの駆水作用は、五苓散という薬方の中での働き（これを薬能という）として考えねばならない。それで、これから挙げる生薬の駆水作用は薬能として考察したもので、西洋医学的な実験による利尿作用ではない。

　生薬の薬能を誤解のないように説明すると、生薬の薬効というのは、生薬を実験的に投与した効果、また分析して、その生薬の成分の薬理効果を総合したものを指す。生薬の成分は多数あるので、結局、生薬の一成分の効果を云々する場合が大半である。例えば、麻黄の成分のエフェドリン、その中のメチルエフェドリンの薬効、というように限定されたものについて言うのが薬効である。多成分の生薬の服用実験結果は、構成成分の判明している西洋薬の薬効とは同一に論じられない。薬能というのは、更に違っていて、五苓散のように一定の処方を構成している薬方の中の1生薬のその薬方の中での薬としての作用を指している。例えば前掲の五苓散の中の茯苓は、単独で煎じたものは、単用しても殆ど利尿作用を呈しない。五苓散の中から茯苓を抜いて煎薬を作ると五苓散としての利尿作用が違って来る。したがって茯苓の薬能に駆水作用があるということは、薬方の中での働きを指している。

　吉益東洞の『薬徴』は、その薬能について述べたものである。茯苓に小便不利、また水腫を言っているのは薬能的な表現である。

　（効用）として挙げたのは、和田正系先生の『漢方治療提要』から引用

したものであるが、茯苓に利尿剤として、と書いたのは、西洋医学的表現である。その後の言葉は、東洞の『薬徴』からの引用に和田先生の考えを加えたものである。いずれにしても、東洞の『薬徴』の考えに沿ったものであるから、薬能を説明していることになる。

さて、駆水作用のあるものとして、次のような生薬が考えられる。茯苓、朮（蒼朮、白朮）、沢瀉、猪苓、防已、黄耆、麻黄、杏仁、細辛、附子、木通、呉茱萸、半夏、生姜、乾姜、薏苡仁、商陸、その他。

❶茯苓……『薬徴』悸、及び内瞤筋惕を主治するなり。旁ら小便不利、頭眩、煩躁を治す。

（効用）利尿剤として、水毒を去るに用いる。すなわち小便不利、胃内停水、水腫、心悸亢進、眩暈、筋肉の痙攣に用いる。

❷朮……『薬徴』水を利用するを主る。故によく小便の自利を治し、旁ら身の煩疼、痰飲、失精、眩冒、下痢、喜唾を治す。

（効用）利尿剤として、浮腫、健胃、身体疼痛、胃内停水等に用いる。

❸沢瀉……『薬徴』小便不利を主治す。故によく、支飲、冒眩を治し、吐、渇、涎沫を兼治す。

（効用）利尿剤、尿利減少、または頻数、胃内停水、冒眩、口渇等に対し、水毒を駆逐する。その効、猪苓、茯苓に類似し、多く陽虚証に用いる。

❹猪苓……『薬徴』渇して小便不利を主治す。

（効用）利尿剤。解熱、止渇の効がある。

❺防已……『薬徴』水を治するを主る。

（効用）水毒を駆逐するもので、水腫、神経痛、関節炎に用いる。

※木防己すなわち、アオツヅラフジは、表証に対する利水、鎮痛作用、すなわち表部の水滞によるリウマチ、神経痛、関節炎、浮腫に用いることが多く、オオツヅラフジは裏証に対する利水作用、すなわち裏部の水滞による心臓性浮腫、心臓性喘息に用いられたことが多い。

❻黄耆……『薬徴』肌表の水を主治する也。故によく黄汗、盗汗、皮水を治し、又旁ら身体の腫、あるいは不仁の者を治す。

（効用）肌表の水毒を去るもので、利尿強壮の効がある。自汗、盗汗、浮腫、麻痺、疼痛、小便不利に用いる。

さて、次の❼麻黄、❽杏仁は、普通、駆水作用を主として考えない。麻黄は解熱を中心として考えるし、杏仁は痰の分泌と関連して考えることが多い。『重校薬徴』では喘咳水気を主治するとなっている。杏仁は『薬徴』では胸間の停水を主治するなり、と実にうまい表現をしておる。心臓疾患に応用する時、ぴったりの表現である。❾細辛は少陰病の感冒に用いるが、細辛の身体を温める作用は、附子の作用に近く、興味がある。

❼麻黄……『重校薬徴』喘咳水気を主治す。故に一身黄腫、悪風、悪寒、無汗を治し、頭痛、発熱、身疼、骨節痛を兼治す。

（効用）①発汗解熱作用、表実証の発熱悪寒、頭痛、身体痛、鼻塞、無汗等に用いる。②鎮咳作用もすなわち喘咳に用いる。

※麻黄の中のエフェドリンは、鎮咳作用を示し、プソイドエフェドリンは利尿作用を示す。メチルエフェドリンは交感神経興奮作用による気管支平滑筋弛緩作用が強いと言われる。

❽杏仁……『薬徴』胸間の停水を主治する也。而して旁ら短気、結胸、心痛、形体の浮腫を治す。

（効用）①鎮咳去痰作用、すなわち咳嗽及び痰の切れ難いものに用いる。②潤下作用すなわち、乾燥性の便秘に用いる。③消腫作用すなわち、麻黄等を組み合わせて、浮腫疼痛に用いる。

❾細辛……『薬徴』宿飲、停水を主治する也。故に水気心下にありて咳満し、あるいは上逆し、あるいは胸痛するを治す。

（効用）陰証に対する駆水剤で、水毒が心下にあって咳嗽頻発し、胸満、腹痛するものに用いる。乾姜とともに温性の駆水剤で、乾姜は新陳代謝を亢進して、水毒上昇による嘔吐を治し、細辛は水毒下降による厥冷を治すと言う。

※①解熱作用、少陰病の感冒(発熱はあるが、熱感は少なく、悪寒、脈沈、喘咳、全身倦怠等を伴う)に、麻黄と配合して用いる。②鎮咳去痰作

用、すなわち寒証の水毒による慢性気管支炎、喘息、感冒の喘咳や薄い多量の痰、鼻水または鼻閉等の諸症状に用いる。③鎮痛作用、すなわち悪寒、手足の厥冷等を伴う体痛、腹痛等に用いる。細辛の体の温める作用は、精油の作用と強心作用を呈するヒゲナミンによるものと思われ、これによる水毒の除去と局所麻酔作用が協同して鎮痛作用を呈するものと考えられる。

❿附子は、それだけで、一章分の説明が必要な重要生薬であるが、ここでは、駆水作用を主として解説する。

❿**附子**……『薬徴』水を逐うを主る也。故によく悪寒、身体、四肢及び骨節の疼痛、あるいは沈重、あるいは不仁、あるいは厥冷を治し、而して旁ら腹痛、失精、下痢を治す。

（効用）陰証の虚証に用いる大熱薬で、新陳代謝機能を振起せしめ、利尿、強心の作用あり、熱無く悪寒する者、身体四肢関節疼痛、沈重、厥冷、腹痛、下痢、失精等に用いる。

※附子の作用を挙げれば、①振興作用、すなわち中枢神経及び末消神経に対する興奮作用により、各種臓器の機能を興振する作用。低下した新陳代謝を亢進し、起死回生の薬効を呈することがある。②去寒作用、すなわち①の振興作用と関連ある作用で、中枢性に体温調節中枢の興奮による体温上昇（振興作用）と末梢性には知覚神経末梢の刺激による温暖感、血管神経の興奮による血行の改善等により厥冷を除く作用。③鎮痛作用、これは一つには附子に含まれるアコニチンの興奮作用に次いで発現する麻痺作用によるものと、一つには、①②による血行改善作用により、疼痛部の水毒が除去されて発現する鎮痛作用とがあると考えられる。④強心作用、すなわち一つにはアコニチン類による中枢性、末梢性の強心作用と、一つにはアコニチン系以外のヒゲナミンによる強心作用とが考えられる。

要するに、附子は利尿、強心作用、振興作用等により、低下した新陳代謝を振い起こし、起死回生の力を発揮するが、初めの興奮作用が強いと、続く麻痺作用も強くなり、中毒を起こしやすい。その初期の興奮作

用は、熱実証の人、熱実証的環境（入浴、暖房、運動、夏期暑熱等）、各種興奮作用を呈する薬物の服用によって増大するので注意を要する。

　煎薬での附子は、白河附子（アコニチン含有量の標記を注意する）なら1日分0.5gぐらいからはじめ、漸増する。煎出は50分前後とする。加工附子の場合は、致死量の150分の1から30分の1程度の減毒なので、1日分1.5gぐらいの服用からはじめ、漸増して5〜10gになっても障害は起こさないと考えられる。ついで、⓫木通、⓬呉茱萸、⓭半夏、⓮生姜、⓯乾姜、⓰薏苡仁、日常の漢方治療で繁用する生薬であるが、駆水作用と関連させてみると、薬方運用に役に立つ考えが浮かぶ。水と関連する疾患は非常に多いので、使われている駆水作用のある生薬をよく研究することは、臨床上大きな力になる。

**⓫木通**……『薬性提要』湿熱を除き、小便を通じ関節を利す。

　（効用）①小便不利による浮腫、水腫に用いる。②消炎鎮痛作用、尿道炎、月経不通、関節炎などによる疼痛に用いる。

**⓬呉茱萸**……『続薬徴』嘔して胸満するを主治する也。

　（効用）温性の健胃利尿剤で、水毒上衝による頭痛、嘔吐、胸満を治す。

**⓭半夏**……『重校薬徴』痰飲、嘔吐を主治す。兼ねて心痛、逆満、腹中雷鳴、咽痛、咳悸を治す。

　（効用）水毒の上逆による悪心、嘔吐の要薬である。咳嗽、眩暈、心悸亢進、腹中雷鳴等に用いる。

　※①鎮咳・去痰作用、湿っぽい痰の咳嗽に用いる。②利水作用、眩暈、胃部の水分停滞感等に用いる。

**⓮生姜**……『重校薬徴』結滞水毒を主治する。故に乾嘔、嘔吐、厥冷、煩躁、腹痛、胸痛、腰痛、小便不利、小便自利、咳唾涎沫を治す。

　（効用）　鎮吐剤で、利尿、健胃、鎮咳の効あり、水毒の上衝による嘔吐、咳嗽、吃逆、悪心、噯気を治す。生姜の健胃鎮吐の効は乾姜に優る。生姜汁はその効、生姜より速やかである。

　※①発汗・解熱作用、②健胃鎮吐作用、③鎮咳作用、咳嗽、白色粘痰等に用う。

❻乾姜……『古方薬品考』乾姜は宣通、寒を逐い、中を温む。

（効用）陰証の虚証の温薬で、新陳代謝機能の沈衰を振興し、水毒を駆逐する。

❻薏苡仁……『重校薬徴』癰膿を主治し、浮腫、身疼を兼治す。

（効用）①健胃・利尿作用、胃腸虚弱により、全身に異常水分貯留、浮腫を生ずるを治す。③鎮痛・鎮痙作用、湿熱による痔痛、筋肉の痙攣、疼痛を治す。

以上の他、逐水作用があるとみられる生薬は、連翹、車前子、商陸、甘遂、茵蔯蒿、冬瓜子、桑白皮、赤小豆、滑石など実に多い。

以上の生薬類を利尿剤、逐水剤、利水剤などと分類して説明している人がいるが、西洋医学的概念の利尿剤ではなく、薬方の中で、他の生薬との協同作用で、薬方の証を呈している人間が服用すれば利尿作用なり、発汗作用なりを呈して、水毒とみられるものが除かれるということなので、薬能として駆水作用があるとみられる生薬類というのが妥当であろう。また、生薬である以上、同じような利尿作用を呈していても、薬理的に同一種類に分類できるものはないわけである。

駆水作用の薬方を説明する前に、駆水作用のある生薬が、大体どのような部分に働くかを考えておくことは、臨床上便利である。と思うので、筆者の経験を述べることにする。

## ⑤水の代謝異常を知るための問診

水の代謝が異常で健康が損なわれているか、異常に見えていても健康が一応保たれているか、漢方的診療で外から観察しただけではわかるものではない。しかし健康が損なわれて病気の状態になった時の、外からわかる症状の変化を把握して、その症状を総合的に判断して、処方を作り、患者に投与するのが仕事である。

日本漢方は随証治療が本筋で、病人の証を診察により判断し、それに適応する薬方を投与して治療するわけである。病人の証を判断するのは病

人の観察(四診)によるのであるが、その症状をできるだけ正確に把握する必要がある。いわゆる科学的でないと言われる漢方を少しでも科学的にしようとすれば、症状の観察(四診)をなるべく正確にしなければならない(しかし、四診の対象になる症状には、科学的に数量的に記録することが非常にむずかしいものが多い。顔色、声、痛み、皮膚、筋肉の状態等、言葉で表現するより仕方がないものが多い)。水の代謝関係のものも数量化できるものもあるが、漢方の診察ではそんな時間もなく、大まかな記載しかできない。しかし、できるだけ正確に記載しなければならない。

次に、水の代謝の状態を知る症状の問診について、一言する。筆者の工夫したカルテで、全身状態を把握する質問の中に、水の代謝に関する項目が含まれていて、順次に質問していくと、水の代謝が把握できるようにしてある。水の代謝は全身の動きと関連しており、疲労とも関連している。昔、アフリカ戦線で活躍した兵士の状態について書いた物を読んだが、米本国からアフリカに着いた当初は、暑いので、汗が多量に出て、疲れ易いが、そのうち汗の出方も減って来るし、汗に出る塩分も薄くなり、前のように疲れなくなったと書いであった。

昔、学生時代、山歩きをしたが、同行の同級生は、のどがすぐ乾いて、水を多く飲み、汗が多く出て筆者より早く疲れて歩けなくなり、困ったことがある。のどが乾いてきた時、梅干の種を口に含んで、汗が多くても水分をなるべく摂らないのが、山歩きの心掛けの一つである。今一つは、山小屋へ着くまでは、弁当の一部、握り飯一個でも必ず残しておくという心掛けである。空腹で低血糖になり、山小屋の見える所まで来て、倒れてしまった例を知っている(こんな時の水分の補給も大切である)。

毎日の生活でも、疲労と全体的の動きと、休息休養のとり方とは、均衡がとれていることが大切で、これらと密接な関係にあるのは飲食物の摂り方である。あらゆる食物には、水分が含まれているし、飲料として水分を多く摂っているので、カロリー源となる食物と水分、塩分との関係を考慮しなければならないわけである。現代の日本では、食物不足は

殆ど問題にならないが、水分(および塩分)の代謝は、疾患と結びつけて考えなければならない問題を含んでいる場合が多い。

水の代謝と関連して問診で問題にしなければならない症状、症候を次に挙げて考えてみたい。

❶疲労……病気があり、体調が悪く疲労を感じるのは、当然であるが、何となく疲れやすいという時、汗の変化(汗が出易くなった)とか冷え(脚が前より冷える)とかを考える。

❷発汗……汗の出方、また汗の多い場所を考える。発汗は発熱と関連して考えねばならないことが多い。汗無く熱高い場合と自汗があり熱のある場合の違い、汗はなく、あまり高くない熱が持続する場合、……熱だけ考えて、汗のことを見落とすと、状態の把握、判断を誤る。

上熱下寒といって、上半身が熱気あり、温かく汗ばむのに、下半身、特に下肢が冷えているのは、病的で瘀血を考えなければならない。頭寒足熱は、普通の程度なら健康状態をいう。異状に頭だけ冷えるのは、病的の場合がある。

手足煩熱は病的で特別な薬方が適用されることがあるが、瘀血も考えられる。普通に手足が温かいのは健康である。手足が冷えて汗っぽいのは、油手、油足で瘀血のある場合であり、手足のべたべたしているのは、普通の汗ではない。油手、油足は、桂枝茯苓丸で改善されることが多い。発熱と発汗は、熱性病(例えば感冒)の場合は、その関連を考えながら薬方を工夫しなければならない。

汗の出る部位も注意しなければならない。首より上に汗のある場合、胸の部位に汗のある場合、背、腹は温なのに、腰以下の冷えている場合、血液循環の状態を考える必要がある。

身体のある部分に熱があり、腫れている場合は、炎症があると考えなければならない。化膿している場合は、熱感が伴う。変形性関節症の場合は、熱がなく、関節の腫れだけ目立つ場合もある。RAの関節部の腫れ、痛みは、熱を伴い、炎症ではあるが、化膿ではない。

❸**咽喉・気管・気管支**……肺の水の代謝と関係ある症状は、咳、痰と気道の乾燥状態とに関係がある。この乾燥状態、また分泌過多を制御することは、漢方でも苦心する所である（しかし西洋薬より害少く、コントロール出来るように思う）。

❹**胃腸**……胃腸障害による水分代謝異常は、急性、慢性、色々あり多い。嘔吐、下痢のように水分過多の場合もあれば、便秘のように水分不足の場合もある。しかし、腎臓、膀胱のように水分代謝が直接問題になることはない。

❺**眩暈・起立性眩暈（立ちくらみ）・頭痛・頭重・（耳鳴）等**……水分代謝と関係あり、身体痛、痙攣、しびれ、麻痺、冷えも関係がある。

❻**浮腫、腹水、その他の場所の水分の貯溜**……重篤な疾患、癌、炎症などと関係あり、水分の貯溜の程度を注目しなければならない。

❼**泌尿器疾患**……直接日常生活と関係するので、水分代謝（塩分代謝を含めて）関係の疾患で最も注目される。漢方的に症状を把握する場合の問診にも工夫が必要となる。

1日の排尿量（排尿回数が最も気になる。実際の排尿量は、1日分の尿を蓄えておかないと正確にはわからない）、普通、排尿回数を考える時は、昼間何回、夜就寝中何回と分ける。夜間尿が多くなると眠りが妨げられる。普通、心臓衰弱が進むと組織に出た水分が心臓から腎臓へ行く量が昼間は減る。安静にしていて心臓の余力が出ると、それが尿になり、夜間尿の回数が増える。即ち、夜間尿が減ることは、体調が良くなり、心臓の力が増してきたことになる。夜間尿の回数が減ると、それだけ睡眠がよくとれることになる。夜間尿の回数を減らすには、全般的に摂水量を減らし、特に夕食、夕食後の水分を控えることも大切である。夜間尿の減少は動脈硬化症、高血圧症などの場合は、体調の回復してきた証拠である。心臓血管系の疾患がある場合は、摂水量を減らす工夫をして、夜間尿を減らし睡眠を良くするように心掛けることが、養生の第一歩である。

勿論、食養上、食塩を控えることも大切である。心臓血管系の疾患の

ある場合の食養は、減塩、食事量の制限、体重を減らすことが、3要点である。

尿利頻数という症状がある、1回の排尿量が少なくなり、回数が多くなる。総量は減っているのである。この場合泌尿器系の疾患を考えねばならない。

大便の場合は、便秘と下痢が問題であるが、小便の故障ほどは苦労しない。但し、下痢で水瀉性の下痢でむやみと回数が多くなると、厄介でもあり、水分不足を来たし、急速に体力が落ちる。多くは中毒性の食当たり、赤痢のような細菌性疾患で、急速な手当が必要である。

次に夜尿症について一言すると、子供の夜尿症は、神経的原因が多く、柴胡桂枝湯など、老人の夜間尿増には、八味丸などが用いられる。以上水の代謝異常を考えながら問診してみると、頭から足までの色々な症候と関係があることがわかる。したがって各症候、症状を水の代謝を頭において総合的に把握する心掛けが必要である。

さて、切診(望診を含めて)で問題になるのは、浮腫である。浮腫は、殆ど全身に及ぶが、重い疾患と関連するものもあれば、無害で問題にしなくてよいものまである。重い疾患と関連するものは、勿論、西洋医学的に病源を検査しなければ、治療できるものではない。

浮腫を起こす病気を挙げて、浮腫を診察する時の参考にしたい。

### ❶全身性浮腫／腎臓炎

①急性腎炎……浮腫は必発、血尿で気づく。小児に多い。小児の場合、浮腫も血尿も母親が注意しなければならない。いわゆる風邪、咽頭炎があり、溶連菌感染があり、2週間経ち、その抗体が腎炎を起こす。

②ネフローゼ症候群……高度の浮腫、高度の蛋白尿、低蛋白血症を主徴とする。

ネフローゼ症候群の中には、慢性腎炎から来るもの、エリテマトーデスから来るもの、糖尿病性腎炎から来るもの、アミロイドージスから来るもの等あり、治療も経過も違う。

③慢性腎炎……①前記のネフローゼ症候群を合併するか、②腎不全となった場合は、浮腫が生じる。

④腎不全……急性と慢性とある。

急性腎不全……今まで腎臓に異変がなかったが、手術、外傷、異常分娩、薬物中毒などにより、急に無尿、乏尿になったもので、浮腫の有無に関わらず、救急処置の必要な救急疾患である。

慢性腎不全……慢性の腎疾患(慢性腎炎、腎盂腎炎であれ、すべての腎疾患がやがてこの腎不全の状態に陥る)。腎機能が正常の3分の1以下になると老廃物がたまり腎不全になり、更に進めば尿毒症になる。

❷**全身性浮腫／心臓性浮腫**

普通は右心室の故障で、全身に浮腫を起こすが、最初から両心不全でも起こる(強心剤、浮腫をとる利尿薬、食塩制限などで心機能を強化する治療が必要)。

肝臓病の浮腫、腹部に水がたまりやすいのが特徴で、長期間続いた肝臓病の経過、長年にわたるアルコール飲用の結果、肝硬変に陥ってから、浮腫が生じる。

以上、漢方診察の際、関係あると思われる全身性浮腫について述べた。次に、切診の時出会う、部分的の浮腫についで述べておく。

❸**局所性浮腫**

上半身に浮腫がなく、下肢だけ浮腫があれば部分的浮腫である。虫に刺されて、その部分だけ腫れるのも局所的浮腫である。

炎症が起これば、その部位に浮腫が起こる、切診の時、これにより炎症の存在と、強弱がわかる。細菌感染があれば、熱を伴い、なおよく炎症の程度がわかる。なお、診察の時注意しなければならないのは、ステロイドホルモン、インダシン、男性、女性ホルモンの使用によって起こる浮腫で、炎症によるものと区別しなければならない。

栄養と関係ある浮腫もあるので、これも注意する必要がある。ビタミン$B_1$不足で脚気になり浮腫むのがその一つであるが、今時そんなことが

起こらないと思うのは、当たらない。無計画なダイエットをやる場合起こり易い。また若者たちが、栄養の知識を持っていないことも勘定に入れる必要がある。低蛋白血症になるのも、智識が無いからで、無理な痩せ方は危険である。

## ⑥日本の漢方診療の根本問題

　水の代謝、水毒の薬方を理解するは、薬方構成の薬味の薬能を知ることが重要である。薬方の証を本当に理解するにも、新しく薬方を考えるにも薬能を知らなければならないが、健保診療の病名、症状治療では一応その必要は無いわけである。このことは、日本の漢方診療の根本問題に触れることで、安易に見過ごしてよい問題ではない。また漢方診療（漢方と省略する）と西洋医学的診療（洋方と省略する）との根本的相違にも関連する。更に現実的には、現在の日本の診療体系（健保診療が中心）が問題になる。それで余事ではあるが、漢方と洋方の根本問題と関連するので、考えてみたい。

　健保診療で投薬過剰、薬漬け診療が問題になり、投薬の規制が強化される事態になったり、エイズ訴訟で座り込みが行われたり、厚生行政でも、騒然とした政界、財界と似たような事態がみられる。

　投薬過剰では、漢方エキス製剤も一役買っている。元来、漢方は全人的治療が建前で、病人を全体的に診て症状を総合統一して、一つの薬方に統合して、それで治療するのが本筋である。洋方で何種類もの薬を使うのに比べれば、薬の節約になるという考えが出てくる。現実にこの節約になるという考えを持った人が居た。20数年前、九州出身の参議院議員（姓名は失念）が、我々日本東洋医学会の役員数名と、この節約になるという考えを中心に漢方治療を推進することについて話し合いをした。2、3回会合を開いたと思うが、立ち消えになった。

　健保診療で漢方エキス製剤が採用されると漢方製剤も病名（あるいは症状）治療で用いられることになり、洋薬と併用することが普通になり、

薬の節約どころか、過剰投与を推進する結果になった。本来漢方治療は全人的治療で、1薬方で病人の全体の症状を治療することができる。水毒症状の嘔吐があり、頭痛がして、眩暈があり、微熱があっても、五苓散の投与で全症状が治癒する。また急性腎炎で、五苓散適応の症状がある程度揃っていれば、五苓散投与で治癒する結果になる。洋薬なら、何種類かの錠剤などを使わなければならないので、薬価が嵩むことになる。即ち漢方の証による投薬では薬代が節約されるわけである。

武見太郎日本医師会長は、英断をもって漢方エキス剤を健保診療に導入したが、それを病名投与にしたため、洋薬と同じ扱いになり、漢方的診察、診断で漢方薬を投与するのとは異なった結果をもたらした。エキス剤使用の拡大で、漢方薬という名称は世間的に拡がったが、本式の漢方煎薬により漢方診療する者は減少する結果になった。エキス剤を投与している医師でも、本式に漢方を学んでいるものもいるが、湯液治療のように煎薬の生薬を、自由に加減して、十分病態に適合する薬方を作って治療する結果には及ばない。

武見先生に、大塚、矢数両先生が、漢方の教育をもう少し推進させてから健保診療に導入したらと、進言したら、自分の目の黒いうちにやらなければ、永久に導入されないだろうと、きっぱり言われたとのことである。健保診療が建前の日本の医療界では、普及には漢方エキス製剤が役立ったが、漢方を本当に勉強して、漢方の真の発展を望む者には、不満足な結果になった。

経済的事情が優先する現今では、健保診療の運用、薬剤投与、検査頻度にも、その影響が顕著に表われ、真の医療から外れる場合も生じる。漢方エキス製剤も、うまく利用すれば、それなりの効果が上げられるが、不用意の使用は、特に漢方診療の原則を無視した使用では、副作用問題さえ起きる場合がある。漢方診療に必要な原則的知識は心得ていて欲しいものである。

さて以上の様に書いてきて、漢方エキス剤を使っている医師、薬剤師

が、漢方診療の特徴、本質を、どの位認識しているか、ふと疑問に思った。しかし、開き直って西洋医学治療と漢方治療との違いは何かと訊かれると、端的に答えるのはなかなかむずかしい。

　漢方診療の特徴、①全人的治療。②人間の病態を四診により総合的にみて、その診察の結果を総合して、病人の証を判定する。病人の証に対応する漢方の証(既知もあれば、既知の証に加減したり、合方したりした生薬の複合)で生薬の煎薬を作り、投薬する。③用いる生薬は、既知、未知の無数の生薬を使えるわけであるが、日本漢方では、既知の200～300の生薬を(中医学ではその12倍位の既知の生薬を常用し、更に新しい生薬を試用している)常用している。

　1味の生薬でも、相当数の複数の成分を含んで居り、完全に成分の判明している生薬はない。そのような生薬を複合して用いる漢方薬方には、無数の成分が含まれていて、成分の判明している西洋薬を何種類か使う洋方治療とは、基本的に違う。成分の判明している洋薬を使い、治療の結果を科学的に検討し、その効果を判定できる西洋医学的治療を行う者は、漢方治療を非科学的と言っていたが現今では、漢方エキス製剤を投与して、その結果を西洋医学的に検討して、効果があることを知っているので、結局は複合生薬の煎薬である漢方薬の成分が、極く一部しかわからず、大半は不明であることを非科学的と言っているに過ぎない。漢方治療の特徴は、生薬を複合して使って治療効果を上げていることで、2味、3味の組み合わせから、数味、10数味の組み合わせを、経験的に効果を追求しながら、薬方として作りあげていったことであると思う。漢方の薬方は、筆者の言う逐治実験的治療を長年月繰り返して得た貴重な成果であると思う。名薬方と言われる『傷寒・金匱』の中の薬方は、伝統的経験医療の成果とみられるもので、西洋医学的診療を行う者も、ここから臨床上に示唆を得ることが出来ると思う。

## 7 薬能について

　次に前に言及した薬能について一言しておきたい。薬能とは、一定の薬方を構成している薬味(生薬)のその薬方の中での働きを指していて、その1味の生薬を単独で使った場合の効果(薬効)を指すものではない。東洞の『薬徴』は、その薬能について書いたもので、例えば、芍薬については、「結実して而して拘攣するを治する也」とあるのが、薬能に当たる。「傍ら腹痛、身体不仁、疼痛、腹満、咳逆、下痢、腫膿を治す」はその薬能と関連する症状を挙げたものである。

　桂枝加芍薬湯、小建中湯、桂枝加大黄湯以下、芍薬の入っている18方を検討し、考徴(検討)し、各薬方の中の芍薬の共通する働きを通観し、前記の芍薬の薬能に相当する働きを、条文にしたのである。現今は、これに薬理学的検討、実験、分析などの結果を参考にすることが出来るが、多成分の生薬の働きを端的に短かく表現することは出来ない。今でも一生薬の働きを、薬能的に表現するには、東洞が『薬徴』で試みた方法に近くなる。

　東洞は、芍薬の入った薬方の証、『傷寒・金匱』の条文を挙げて、薬方全体の働きを示しているが、実際にある病態に効果があることを確認するには、何回も実際に使ってみ確認した筈である。即ち臨床的に実験を繰り返したはずである。『薬徴』が出版されるまでに長年月がかゝり、死後に出版される結果になったのは、当然と思われる(また各薬方を十分使いこなしていなければ、各薬方について、自信のある判断は下せないと思う)。

　要するに薬方の中の生薬の働きを、端的に表現するには、親試実験的に追求した漢方治療の長い経験と、本草の相当な知識が必要と思われる。薬能の知識は、薬方を運用し、病人の病態変化にぴったり合った処方を作る時、最も重要である。関節リウマチの治療で、関節部の痛みが強い場合、先ず附子の適応、加減を考える。炎症を伴い関節部に腫脹がある場合、朮の適応を考える。朮附が炎症を伴う疼痛に効くのを考えれば、朮

を増加することにより、腫脹が減り、痛みも軽減する。炎症を伴わないで、関節部以外に浮腫が強い時は、茯苓を加え、また増量して効を奏するのを経験する。茯苓と朮の水の代謝に及ぼす働きの違いを知るわけである。

　30数年も前の話であるが、五苓散(沢瀉、猪苓、茯苓、朮、桂枝)、真武湯(茯苓、朮、芍薬、生姜、附子)のように、茯苓と朮が入った薬方で、なぜ茯苓、朮が同時に入っているか、また別々に1味だけ入っている処方の中の働きを考えていた時、面白い症例に会った。中年のやゝ肥満型の女性、膝の変形性関節症で来院、腫張は強いが痛みは極めて少ない。この病気によく使われる防已黄耆湯を10日分投与したが、殆ど腫れはひかない。一思案して、防已茯苓湯を与えたところ、3、4日で腫張が急速に減り、10日ですっかり腫張はとれてしまったので驚いた。

　防已黄耆湯は、防已、黄耆各5.0、生姜、大棗各3.0、甘草1.5で、防已茯苓湯は、防已、黄耆、桂枝各3.0、茯苓4.0、甘草1.0である。両薬方の違いで、浮腫に関係すると思われる薬味で目立つのは、朮と茯苓である。『薬徴』の茯苓と朮の薬能にあたる文を、もう一度引用してみると、茯苓―悸及び肉瞤筋惕を主治するなり。傍ら小便不利、頭眩、煩躁を治す。朮―水を利するを主る。故によく小便の自利を治し、傍ら身の煩疼、痰飲、失精、眩冒、下痢、喜唾を治す。この茯苓と朮の『薬徴』の文をみただけでは、水の代謝に関する働きの違いが、簡単にはつかめない。和田先生のように両者共、利尿剤と言ってしまえば簡単であるが、茯苓には、傍ら小便不利を治すとあるが、朮には、水を利するが主治になっており、小便の自利を治すが加えられている。朮の排尿に及ぼす作用は、自利、不利両面に及ぶわけで、内部的な水の変化と利尿作用が関わり合っている。一方、茯苓では、外面的な変化と関わり合っている。要するに『薬徴』を読んだぐらいでは、生薬の薬能はつかめない。

　2味の薬方から生薬の薬能を考えることは比較的簡単にみえるが、例えば朮附湯は鎮痛に効く作用があるが、附子と離すと朮だけでは、はっきりした鎮痛作用はない。附子は、その成分のアコニチン類に鎮痛作用があ

ることまではわかっているが、数種あるアコニチンのどれに鎮痛作用が強いかまだわかってない。附子と朮と組み合わすと、はっきりした鎮痛作用が現れるが、その作用機序は、まだ科学的には十分解明されていない。

　薬方を運用する時、今までの日本漢方の常法の如く、薬方の証に従って形を崩さず用いるのであれば、薬能について深く考える必要はないが、病人の示す複雑な複合症状に対応できる処方を作るには、既知の薬方に、加減、あるいは更に合方する必要が起こり、薬能の知識が必要になる。

　複雑な多成分の生薬を組み合せて処方を作り患者に用いる場合、その処方（一定の効果を得られる場合は、薬方と言われる）の中の１生薬が、実際にはどんな働きをしているか（その働きを薬能という）を本当に解明するには、今後の気の遠くなるような探求の仕事が要る。生薬を単独に分析して、成分を実験の結果知り、作用を知るのとは、更に異なった努力が要るわけである。

　次に、水分代謝関係の薬味の、次のような種類分けは、薬方運用上の参考になると思う。

❶**陽証傾向**……麻黄、半夏、沢瀉、猪苓、滑石、商陸、甘遂など
　**陰証傾向**……朮、乾姜、細辛、甘遂など

❷**浮腫の位置による分類**
　表水……麻黄、防已、黄耆、細辛など
　裏水……朮、乾姜、細辛、呉茱萸、附子など

❸**症候、治療別**
　発汗……麻黄、細辛、生姜など
　鎮咳……麻黄、杏仁、半夏、桑白皮など
　利尿……茯苓、朮、沢瀉、猪苓、車前子、滑石、木通、防已など

❹**作用部位の深さ**（筆者の臨床経験による推測）
　（表）……→ ……（裏）
　麻黄　　細辛　　朮　附子
　黄耆　　茯苓

水の代謝に関係ある生薬について書いていて、生薬の薬能の問題を少し突っ込んで書くことになった。漢方の薬方の証を理解する上にも、大きくは漢方全体を科学的に解明する基本的問題に触れることになるので、諸氏の一考を期待する次第である。

## ⑧水の代謝の薬方について (1)

10数年前、水毒の薬方の運用を書いた頃は古来の気血水の概念を頭においで、主として、五苓散、真武湯、苓桂朮甘湯等の解説をしたが、当時からみると日本の漢方界は大きく変化したと思う。天安門事件直前、天津、北京を訪れ、中国の友好医院の薬局で、煎薬を作るところを見学したが、1回の煎薬の生薬量(100g以上)、煎じる温度は沸騰温度で、日本のおだやかな温度のかけ方と違う点、また水が硬水であることなど、その診察法の違いとともに印象に残った。日本のように水に恵まれているところでは考えられないことが、中国では当然と思われ、日常行われている。

さて、日本に於ける水の研究は、この10数年急速に進歩し、水の性質は昔の常識とは違って考えねばならない時代になったように思う。

薬方は昔通りの構成、分量としても、煎薬で服用するのと、一度エキス製剤で乾燥させたものを水で服用するのと同じ条件と考えてよいか、ということも問題になりそうな時代になってきたように思う。このように水の性質が問題にされる時代になったのに煎薬に用いる水の性質を問題にしなくてよいのだろうか。

五苓散とか当帰芍薬散、四逆散という散のついた薬方は、本来は散にしたものを水や重湯で服用したのであったと思われる。五苓散を煎じて服む時は、五苓湯と言ったり、五苓散料と言ったりしている。しかし四逆散は湯で用いる時は、四逆散料と言い、四逆湯は別の薬方になる。最近は五苓散で用いることは殆どなく、五苓湯として煎薬で用いる。またエキス製剤では、煎じたものを乾燥したエキス末であるので、これを水、

湯で服む時は、昔のように五苓散を原末で服用するのと違うわけである。また前述のように、五苓散料を煎薬としたものを服用するのとも、厳密に言えば違うわけである。

　湯液治療を行っている者は、エキス製剤を使ってみて、効果が違うことを経験しているが、エキス製剤だけで治療している者は、湯液の方が効果的であることを知らない。極端な言い方をすれば、エキス製剤を用いる治療は、エキス製剤漢方と言うべきである。古典に書かれている薬方の効果は、湯液治療の効果を云々しているわけで、エキス製剤で治療した結果が同じように出なくても、それを承知していなければならない。

　これから水の代謝に関係する薬方の証、用い方を解説するのであるが、古典から引用する薬方の効果は、湯液中心のものであることを頭において読んで頂きたい。

　水の代謝に関係ある薬方は非常に多い。近頃の水の研究の進歩を考えると、薬方構成の生薬の研究、その生薬の煎液の研究は、これからの問題であることを痛感する。科学の時代になってきて、科学以前の伝統医学をどのように研究していくか、浅学の筆者には、気の重い仕事であるが、思いついたことを加えながら、薬方解説をする。読者の叱正をお願いする次第である。

　これから話題にする薬方は、(**表16**)に示す。

　(**表16**)の薬方は、その構成の中に、2種類以上の水の代謝に関係ある生薬を含んでいるもので、薬方として所謂水毒の薬方と言われるものばかりではない。薬能として水の代謝に関係ある生薬が、(**表16**)に挙げた薬方で、どのように使われているか考えてみたいのである。

　興味ある薬方に、朮附湯がある。朮附湯は朮と附子の2味の薬方で、『医宗金鑑』にある薬方で『傷寒・金匱』には、附子の入った薬方で2味のものはない。寒湿で起こる冷え痛みに対する基本処方である。関節炎、神経痛、関節リウマチ等に用いる薬方に加味して使われる。桂枝加朮附湯、葛根加朮附湯、桂枝二越婢一湯加朮附などとして広く疼痛のある疾患

(表 16) 水の代謝に関連してして取り上げた薬方

| 麻黄湯類 | 麻黄加朮湯、麻黄附子細辛湯 |
|---|---|
| 五苓散類 | 五苓散、苓桂朮甘湯、苓姜朮甘湯、茯苓甘草湯、茯苓杏仁甘草湯、茯苓沢瀉湯、猪苓湯、苓甘姜味辛夏仁湯およびその類方 |
| 半夏湯類 | 小半夏加茯苓湯、半夏厚朴湯 |
| 人参湯類 | 人参湯、茯苓飲 |
| 四逆湯類 | 四逆湯、乾姜附子湯、真武湯、附子湯 |
| 腎気丸(八味丸)類 | 八味丸 |
| 防已湯類 | 木防已去石膏加茯苓芒硝湯、防已茯苓湯、防已黄耆湯 |
| 芎帰膠艾湯類 | 当帰芍薬散 |

に使われる。筆者はこの薬方をみて、附子湯に体痛の薬方の基本型を認めて、RA(関節リウマチ)の治療にも広く適用するようになったのである。

　附子湯は少陰病篇の薬方で、附子二枚、茯苓・芍薬各三両、人参二両、白朮四両の構成で、条文は「**少陰病、得之一二日、口中和、其背悪寒者、当灸之、附子湯主之**」、「**少陰病、身体痛、手足寒、骨節痛、脈沈者、附子湯主之**」。痛みに関する条文は、この後の方の条文で身体痛、骨節痛と全身に痛みがある場合の如く書いてある。

附子湯の薬味構成をみると、朮附という痛みの基本処方が入っている。水の代謝関係の薬味は、附子、茯苓、朮の3味、芍薬は緩解剤として働く。それに体力をつける補養の人参が入っている。巧みな構成である。

RAは、体痛も問題であるが、全身と関係ある厄介な病気であるから、痛みとともに全身状態を考えて処方を考えねばならない。RAの状態に最も近似している状態に用いる薬方は、桂枝二越婢一湯加朮附であろう。構成は、桂枝、芍薬、甘草、麻黄、生姜、大棗、石膏に朮附を加えたものである。麻黄に石膏が加わり、内熱が問題であるわけで、RAの場合は、この内熱を一つの目標にして治療するわけである。痛みと熱と浮腫の水と三方面を考えて治療するのであるから厄介である。

次にもう2例、生薬の働きを考えるのに面白い自験例をお話する。

40数年も前の、奥田先生に師事して漢方治療（当時は湯液治療が普通であった）を始めた頃の話である。当時奥田先生は、栃木の疎開先から引きあげて来られて、上野公園の近くに住んで居られたと思うが、夕刻お訪ねした時の話である。筆者は若い頃から、原稿などを続けて書いていて、神経的に過労になると眩暈（廻転性のめまい）が起こり、色々服薬したが（洋薬も服んでみた）、なかなか治らず、2,3週間も続くことがあって苦労した。奥田先生をお訪ねした日は、3週間位めまいが続いて困っていた時であった。

先生にその眩暈の話をすると、『類聚方広義』の沢瀉湯を示された。沢瀉湯は、「治苦冒眩、小便不利者。沢瀉五両朮二両。心下有支飲。其人苦冒眩。頭註に、支飲冒眩症、其劇者、……非此方不能治」とある。

夜、帰宅して、沢瀉湯を作り、12時頃服薬して就寝。夜明4時過ぎ、便所に行こうとして立上ったら、3週間続いた「めまい」が完全に無くなっている。正に神効ありという感じであった。この経験があって、「めまい」に苦しむことは無くなった。「めまい」が始まるとすぐ沢瀉湯を服むようにしたからである。但し薬の分量は、研究して、1日量沢瀉15g、朮6g以上でなければ、効果が早く適確に出ないことを経験した。この1日

量を1回に服用すれば、著効があることも知った。某処方書に「1日量沢瀉5.0g、朮2.0g」とあるが、この量では効果がはっきりしない。

　ある時、旅先で「めまい」が始まった。当時、エキス剤の沢瀉湯が無かったので、持ち合わせの五苓散のエキス剤を1回量20g以上服んだが、効果が無かった。五苓散エキス製剤なら、筆者が常用する沢瀉湯の量に匹敵しているので、効くはずであると思ったが、全然効かなかった。2味の沢瀉湯は2味であって効くのであろう。

　今一つの話は附子の効果についてである。50歳から60歳までは、日本東洋医学会の経営事務の中心に居て、毎日が過労の日々であった。過労の度が過ぎて、胃潰瘍で初めて下血したのは、50歳の時であった。4年前、80歳の時の出血（下血）が7回目である。60歳で5年間の理事長役を終えたが、その最後の年は、初めて中国の中医学の代表を迎えたので、最高に多忙で、役を退いた直後、京都の合同理事会に出席、帰宅して二日目、相当多量の出血で、貧血甚だしくなり、何日か後、胃内停出水甚だしく、噯気が出そうになるが、空気と水が分離せず、下から込み上げてくる泡まじりの液が、上にも出ず、下にも下らず死ぬ思いの苦しさであった。気持よく噯気が出れば、きっと楽になると思ったが、勉強の足りないせいで、すぐよい処方は思いつかない。

　胃の中で液体と気体とが抱状になっていて、分離出来ず、それが上逆して込み上げて苦しくなるのであるから、液体と気体がうまく分離できればよいと考えた。

　目をつけた薬方は附子粳米湯『金匱要略』で、「附子、粳米、半夏、大棗、甘草の構成。目標に腹冷、雷鳴、切痛、胸脇に逆満し嘔多く吐少なきもの」とあった。この薬方を中心に考えたのが、次の処方である。附子、半夏、茯苓、生姜、大棗、甘草、人参であった。要するに、附子の力と、小半夏加茯苓湯の水を捌く力と、人参の賦活力を組み合せたわけである。ようやくの思いで処方を書いて、1日分の煎薬が出来上がり、その半分を服用した。服用する時、効くような気がした。5、6時間経って、あと

半分を服用、少し楽になって、立ち上がろうとして、眼が覚めたら、込み上げて来る状態が全然無くなり、胸元がすっきりしていた。助かったという思いとともに、勉強が足りないことを痛感した。要するに胃中の水を捌くのに、半夏、茯苓を用い、附子の更に強い利水の力を借りたわけである。附子が起死回生の妙薬と言われるのを実感したわけである。このような漢方の効き方を経験して、漢方にのめり込んでいったのである。

## ⑨水の代謝の薬方について(2)

　所謂漢方的に薬方を運用して、臨床的には、相当の効果を上げることができるし、時には神効ありと言われるような効果があって驚く場合もあるが、さてその事実を、所謂科学的に解明しようとすると、どこから手をつけてよいかわからない。

　現在日本では、漢方エキス製剤治療で、証のわかった一定薬方を西洋医学的病名で投与し、その結果を西洋医学的に検討することが普通になっていて、それを科学的と称しているが、これでは一定生薬の一定の組み合わせの効果を統計的に検討しただけで、漢方の薬方を全面的に科学的に検討したことにはならない。

　前に言及した朮附湯は、これだけでも鎮痛作用があるが、桂枝加朮附湯、葛根加朮附湯とすると顕著な鎮痛作用を表わす。また附子だけでも鎮痛作用があるが、朮と組み合わすと明瞭な鎮痛作用を表わす。桂枝加朮附湯は、鎮痛目的でよく使うが、桂枝加茯苓附子湯では、鎮痛作用がはっきりしない。ところが桂枝加苓朮附湯にすると、桂枝加朮附湯に更に別な鎮痛作用が加わることを経験する。

　勿論附子だけでも鎮痛作用を呈するが、附子に含まれるアコニチン類の内どれが顕著に鎮痛作用に関与するかは、未だにはっきりしない。2000年前から使われている附子であるが、科学的に全貌が判明しているとは言い難い。生薬の科学的解明は、確かに相当進んできていて、その1成分の薬理作用は、動物実験、人体実験を経て、判明して来ているもの

は増えてきているが、複合生薬の煎薬の人体に対する効果は、血清薬理学が次第に進歩しても、その全貌を把握できるまでには相当長年月を要するものと思う。

しかし、エキス製剤治療で、一定の効果の判明している薬方を、一定数用いて治療している限り、新しい薬方の出現は望めない。もちろん、有効な役に立つ既成の薬方は数多くあり、また中医学では弁証施治で新しく処方を作るのであるから、新しい有用な薬方が生まれるであろうから、それらの薬方を勉強し、利用すればよいと言えばそれまでであるが、それだけでは日本の漢方の前進的な発展は望めない。

少なくとも、既成有効薬方を、構成生薬の薬能を研究し（生薬の薬理学的研究も十分参考にし、できるだけ薬能を科学的に把握するように心掛け）、2味、3味の薬方から始めて、今までの証の働きを考慮しつつ、薬方の働きを少しでも科学的といえる考え方で整理していく努力が必要ではないかと思う。随証治療に慣れて、既製の証の考えから出られないなら、前進は望めないのではないか。

### 五苓散について

さてこれから、興味ある所謂水毒の薬方について、幾分でも科学的ということを頭に置いて検討する。前に（**表16**）に挙げた薬方の中では五苓散類が最も数が多いので五苓散類から始める。

奥田謙蔵先生は、『漢方古方要方解説』の中で五苓散類の書き始めに、「この部類に属する薬方は、五苓散及び、其の去加方、並に変方若くは類方と見做すべきものにして、凡そ二十四方有り。今其の十四方を採録す」と書いている。

桂枝湯類は、36方のうち22方を採録していて、五苓散類は、それに次ぐ。五苓散類に次ぐのは麻黄湯類の13方である。薬方数からいって、五苓散類が、重要な位置を占めていることがわかる。

代表の五苓散を検討してみたい。

（『傷寒論』の五苓散の条文を、和文の読み下しにして紹介する）

❶「太陽病、発汗の後、大汗出で、胃中乾き、煩躁して、眠ることを得ず、水を飲まんことを得んと欲する者は、少々与へて之を飲ましめ、胃気をして和せしむれば即ち愈ゆ。若し脈浮に、小便利せず、微熱し、消渇する者は、五苓散之を主る」。

❷「発汗しおわって、脈浮数に、煩渇する者は、五苓散之を主る」。

❸「傷寒、汗出でて渇する者は、五苓散之を主る。渇せざる者は、茯苓甘草湯を与う」。

❹「中風、発熱、六七日解せずして、煩し、表裏の証有り、渇して水を飲まんと欲し、水入れば即ち吐する者は、名づけて水逆と曰う。五苓散之を主る」。

以上が『傷寒論』の五苓散の条文である。

※（『傷寒論』の奥田先生の文）「以上の四章は一節なり。初章❶には、単に水のみを与えて癒ゆ可き証と、其の似て非なる証とを併せ挙げて、先づ五苓散の正証を論じ、次章❷には、又本方章の一例を挙げ、又次章❸には、本方証と、茯苓甘草湯証とを挙げて其の区別を明らかにし、終章❹には再び五苓散証の一例を挙げて、一とたびこの論を結べるなり」。

さてここで五苓散方を挙げるが、五苓散というのであるから、散である。しかし現在使用される場合は、大半が五苓湯であり、エキス製剤も湯にしたものを、乾燥したものである。粉末にしたものを白飲（重湯）に和し、服して、煖水を多く飲ませ、汗が出るようにし、汗が出れば、癒える。といっている。前にも述べたが、散を服用したのと、湯にしたものを飲んだのとは、科学的には成分にも、吸収にも差があるのではないかという疑問が出る。

※猪苓十八銖　沢瀉一両六銖半
　茯苓十八銖　桂半両　白朮十八銖
　右五味、為末、以白飲和、服方寸匕、日三服、多飲煖水、汗出愈。
　尚五苓散料（五苓湯）として、『実用漢方処方集』に記載されている分量は、沢瀉6.0、猪苓・茯苓・朮各4.5、桂枝3.0である（中医学では、この倍

量の薬味料であるが、一般に水毒の薬方では、薬味量を多目に使って効果が上がることが多い）。桂枝を除いてあと4味、沢瀉、猪苓、茯苓、朮は水の代謝の薬味であるが、この4味が、どのような薬能で効くのかが最も興味があるところである。

さて条文の意味であるが、❶の前半は、太陽病で発汗し、大汗が出たため、胃の中が乾き、ために胸苦しくなって眠ることが出来ないようになって水を飲みたくなったものは、少々水を与えれば、胃がおさまり、癒える。これは病的の状態でない。

❶の後半は、もし脈浮で、尚表証の病的状態が除かず、下腹部に水気停滞し、微熱があり、消渇を起こし、飲んでも飲んでも渇が治まらないものは、五苓散を投与すれば癒える。五苓散の正証である。この章によれば、五苓散は表を解し、水気をめぐらして、利尿作用を良くして尿利を導き病的状態を解消するのである。利尿作用を主として、五苓散を使うことが多いので、五苓散を利尿剤と錯覚しがちであるが、❶の後半は、尚表証の病的状態が除かず、微熱がある場合に使うことが、本筋であることに注意すべきである。

❷は、発汗し終わって、尚表証解けず、脈浮数（浮より重い）、煩らわしく渇する者は五苓散証である。即ち発汗法だけでは治せないので、発汗作用もあり、また利尿作用もある五苓散を用いるわけである。

❸傷寒は汗出でざるを常とする。この条では発汗したために汗出でて、渇するのである。これは五苓散証である。ところが発汗して、汗が出ても渇しないものは、恐らく胃内に停水があり、その停水動揺の変により渇しないのである。この時は、心下悸、小便不利等の証を呈する。これは茯苓甘草湯の証である。茯苓甘草湯方は、「茯苓二両、桂枝二両、生姜三両、甘草一両」である（五苓散から、沢瀉、猪苓、白朮が抜けている）。

五苓散は、水熱外に集まる。故に渇を致す。茯苓甘草湯は、水熱心下に集まる。故に渇を来さず。茯苓甘草湯の虚したものは、真武湯（茯苓、芍薬、生姜、朮、附子）に疑似する。

❹中風、発熱、(頭痛、汗出の症状)あり、6,7日経っても解せず、煩して、表裏の証(表証は、頭痛、発熱、悪寒、汗出等、裏証は、煩渇、水を飲み、水入れば即ち吐す等)を呈し、渇して水を飲むことを欲し、水入ればすぐ吐く、水逆の証をあらわす。これは五苓散の主治である(……この水逆の証が五苓散には特徴的である。水毒という言葉がぴったりする症状である)。

以上が五苓散証の条文で、五苓散の特徴をよく現している。

### 五苓散の構成生薬の薬能

水の代謝の薬方のうち、代表であり、その臨床効果が最も顕著である「五苓散」を先ず解説してみたい。わずか五味の誰でも、最もよく知っている五味の生薬の組み合わせから、証をよく判定して使えば、顕著な多くの効果を生み出す。1味1味の生薬の働きからは考えられない効果が、生薬の組み合せから生まれる。その組み合わせを作った古代の人々の智慧、経験に驚くとともに感謝したい気持になる。『傷寒論』に伝えられた有用な薬方を考えると、このような臨床の智識が、2000年も前に生れ、今に伝承されたことは、奇跡的と言えよう。

これから五苓散を構成する各生薬の薬能を検討して、五苓散の働きを考えてみたい。

先ず五苓散の構成薬味、沢瀉(一両六銖半)、猪苓、茯苓、朮(各十八銖)、桂枝(半両)の薬能を考えてみたい。複合生薬の薬方の働き、治療効果は、構成生薬の薬味の薬能の複合作用に過ぎない。神効ありと言われるほどの効果も、生薬の組み合わせの結果に過ぎない。したがって薬方の効果を考えるには、先ず各生薬の成分を科学的に追求することと、薬方中における生薬の働き、即ち薬能を研究しなければならない。この科学的な生薬成分の追求もむずかしいが、薬方中の生薬の働きを薬能として把えることは、更にむずかしい(漢方が非科学的などと言うのは、現代科学的医学の方法をもってしても、複合生薬治療の性質は、その一端しか把え得ないのを明らさまにされたくないからであろうか?)。

薬方を全体的に証という形で把え運用する(随証治療)のも、実際の治

療では大切であるが、その薬方の構成薬味の薬能を研究し、その薬方から更に新しい薬方を作り出すことは、漢方の新しい発展のためには、是非必要であろう。手近では、薬方に加減する場合、合方する場合、薬能を知らなければ効果的にやれない。

薬能(薬証)を知るため関係の書には、古方では吉益東洞の『薬徴』、また香川修庵の『一本堂薬選』、内藤蕉園の『古方薬品考』、宇津木昆台の『薬能方法弁』、浅田宗伯の『古方薬議』、また明治から大正にかけての小泉栄次郎の『和漢薬考』がある。薬方を解釈したり、新しく処方したりする時、薬能の知識が必要なので、前記の書を参考にして考えたわけであるが、実際に役に立つ薬能の知識はあまりよくは得られなかった。即ち実際にすぐ役に立つ薬能の書を待望していたわけである。

その待望の書が『平成薬証論』である。畏敬する渡邊武学兄の近刊、『原典に拠る重要漢薬　平成薬証論』である。本書は全般的に、薬能、薬証を知る上に便利にできているとともに、広く漢方、漢薬の知識を得るためには豊富な知識が載っていて、漢方研究者のためには有難い本である。渡邊学兄の漢方、漢薬に関する造詣の深さを感じさす好著である。

さてこの著をここで特に推奨するのは、薬方を解釈したり、処方したりする時に、実際に必要な薬能の知識を供してくれることである。実際にこの本を読んで貰えばよいのであるが、全読者にそれを望むことは無理であるので、五苓散の薬味の薬能を紹介しなければならない場合なので、ここで桂枝、茯苓、朮、沢瀉、猪苓の本書の薬能の説明の記事を引用して、五苓散の薬味の薬能を別に説明する代用にしたい。

―桂―

**別録**

味甘辛。大熱にして毒有り。中を温め(血)、肝肺の気を利す(気)、心腹の寒熱(気)、冷疾(水)、霍乱(気)、轉筋(てんきん)(気)、頭痛(気)、腰痛(気)を主る。汗を出し(水)、煩を止め(気)、唾(水)、欬嗽(気)、鼻齆(びおう)(気)。

能く胎の堕りる（血）を止める。骨節を堅くし（水）、血脈を通じ（血）、不足を利疎し（気）、百薬を宣導し（気）、畏る所無し（気）。久しく服すれば神仙となり、老いず。

**解説**

本経は気の病症が多いが別録では血の病症がでてきます。『温筋通脈、温中、能堕胎、通血脈』の血の症状は、辛温の気剤であれば、温めて血行をよくすることで解消できます。また気剤によって体温が上がれば、冷えや水の症状も解消できるので、本経の主旨に従って辛温の気剤とします。

また桂の『味甘辛大熱有毒』という表現はつじつまが合いません。甘がつくので辛の類でもマイルドな方で、甘なら毒はないはずです。他の辛温剤の山椒、生姜よりはマイルドなのは確かですが、唐辛子や乾姜とは違うから大熱とはなりません。

桂枝はスパイスのシナモンで、古方では桂の皮を指し、セイロン桂皮、日本肉桂など多種類ありますが、いずれも皮の方にエッセンシャルオイルつまり辛温の成分が多く含まれます。小さい枝は全部が皮ですからそれだけ有効成分が多くとれます。中国では実際、桂の枝の方を用いていますが、種類が多くピンからキリまであり値段も様々です。桂枝には揮発成分である精油が多く含まれているので、湯液を煎じる場合も土瓶に蓋をして湯気を逃がさないようにするのが良い方法です。

桂枝の証は、水毒を皮膚から汗として出している状態で、桂枝自体はいわゆる発汗剤ではなく、皮膚が湿っているときに皮膚表面を乾かして水分の発散を助ける気剤です。『傷寒論』の桂枝の入る処方には次の五つの条件が付いています。『脈浮（弱）、頭痛（重）、発熱、自汗、悪寒（風）』

熱があれば暑いはずなのに寒気がし、桂枝を飲めば汗が出るはずですが実際には五グラム飲んでも汗は出ません。湿っている人はそれ以上の汗は出せないので、湿り気を乾かし拭いてやるのが桂枝の働きで

す。悪寒がするのは皮膚は湿っており、汗が気化するときに皮膚表面の熱を奪うので熱があっても寒気がするのです。

　現代医薬学的には桂枝は芳香性健胃剤ですが、『傷寒論』・『金匱要略』では太陽中風の主薬です。無汗か自汗では病像が違います。自汗の者に発汗剤を与えると、肺炎や肋膜炎を起こし、気管から湿気の多い息が出てきて炎症が起こり、少陽病となり柴胡証を呈します。桂枝湯は桂枝三両芍薬三両で、その病態は皮膚から余分な水分を発散しているために、血液が体表面に集まり、その結果、裏の脾胃は貧血し弱っている状態です。処方構成をみると、桂枝、芍薬、大棗、生姜、甘草の順となっています。桂枝は体表の現場処理をし、芍薬はその原因である裏の水をさばき、大棗は胃を守り、生姜は大腸を守り、桂枝、生姜と気剤が二味入るので、これに対応して脾胃剤の甘草が追加されるのです。桂枝湯の処方構成の順序が処方の原理を現わしています。

　桂枝加芍薬湯は太陰病で、陽明の消化管が冷えて起こり、腹が冷えて痛んだり、下痢したりするものを治します。葛根湯は芍薬が二両と少ないですが、少ないということはまだ水を気体で出せる状態で、気体で出すか液体で出すかは芍薬の量にかかってきます。芍薬が三三％増えて三両となると人間の生理としては水を気体で出せなくなり、皮膚は湿ってきます。なお小柴胡湯証は便が硬いもので、激しくなれば大柴胡湯となりますが、軟便で日に二～三回出る人に小柴胡湯のみを与えると残った水がさわってやがて肺炎や肝炎等の症状を引き起こします。こういうことが今の病名漢方の欠陥によって起こっています。

―茯苓―

**本経**
味甘平。胸脇の逆気(気)、憂恚(気)、驚邪(気)、恐悸(気)、心下の結痛(気)、寒熱(気)、煩満(気)、欬逆(気)を主り、口焦(血)、舌乾(血)を止め、小便を利す(水)。久しく服すれば魂魄を安んじ(気)、神を養

い(気)、飢えず(脾)、年を延ぶ。

### 別録

無毒。消渇(気)、好く唾する(水)、大腹の淋瀝(水)、膈中の痰水(水)、水腫(水)、淋結(水)を止む。胸府を開き(気)、藏気を調え(気)、腎の邪を伐ち(水)、陰を長じ(水)、気力を益し(気)、神を保ち(気)、中を守る(脾)。其の根有る者を茯神と名づく。茯神、味甘平、不祥を辟ける(気)を主る。風眩(気)、風虚(気)、五労(水)、口乾(血)を治し、驚悸し(気)、多く恚怒し(気)、善く忘るる止め(気)、心を開き(気)、智を益し(気)、魂魄を安じ(気)、精神を養う(気)。

### 解説

薬味薬性は本経の甘平で後世までほぼ統一されていますから、甘平としてよいでしょう。薬性提要では甘淡としています。淡とは味がうすいということで、実際には茯苓を嚼ってみてもほとんど味がしません。中国では明時代頃から、この淡という薬味を導入して、これを主に利水作用のある従来の甘味剤に適用しています。実際に甘草や大棗のような甘味はないうえ、五行の理論からも、甘は腎・膀胱の機能を抑制する相剋の関係にあるので、甘味の薬物に利尿作用があるとするのは論理的に矛盾するからです。本書は薬味薬性の気剤、血剤、水剤、脾胃剤という、もうひとつの薬効表現法を採用し、二段階で薬理作用を追求していますから、淡という薬味を導入する必要はありません。甘味でも水剤と規定すれば、甘草のような甘い薬物ではありえません。薬味薬性を決定するのは五行の座標を確認することに意味があるので、六味や七味としたり、二重表現にすることは、反ってその点を曖昧にしてしまいます。

本経には気の病症が、別録には水の病症が多く記載されています。気の病症は陰気か陽気か、薬物の薬理が解明されれば分類できます。本経の『利小便』、別録の『大腹淋瀝』『膈中痰水』『水腫』『淋結』『伐腎邪』などはどれも決定的な水滞証で、これだけそろったら水剤と規

定せざるを得ません。したがって、甘平の水剤とするのが適切です。甘平の水剤とすれば、胃内停水からくる『口焦』『舌乾』も解消し、気の病症は陰気と判明するので、陰の要素である水が抜けることにより、『恐悸』も『保神守中』もできます。人体の水分代謝は、呼吸、皮膚、大便、小便の四つで行なわれていますが、このうち生理的に一番楽に、大量に水を出せるのが小便です。小便で出しきれない水の停滞が残ると、それが表に迫って『逆気』『心下結痛』となったり、呼吸器に上がってくると、『膈中痰水』などの病症を惹き起こします。別録に『大腹淋瀝』とありますが、大腹とは臍より上の腹のことです。茯苓は胃内停水を除く水剤ですが、その作用部位は正中線の大腹上、胃の下部にあたり、腹証をとると臍上の動悸として確認することができます。臍上の動悸は水毒が多いほど上まで触れるようになりますが、茯苓はその第一段階ですから、茯苓証は胃内停水の起点といえます。茯神のところに『辟不祥』とありますが、未病を知るうえで、茯苓証は芍薬証とならんで重要なものです。この茯苓証だけの時は水滞証の異常は表面化しませんが、第二段階になり、さらに朮が必要な状態になると自覚的な愁訴が出てきます。さらに第三段階になれば沢瀉が必要となり、これは五苓散証になります。第四、第五段階となると半夏証や人参証となります。

―朮―

**本経**

味苦温。風寒湿痺(水)、死肌(気)、痙(水)、疸(血)を主る、汗を止め(水)、熱を除き(血)、食を消し(脾)、煎じて餌と作す、久しく服すれば身を軽くし、年を延べ、飢えず(脾)。

**別録**

甘無毒。大風が身面にあり、風眩し(気)、頭痛し(気)、目から涙出ずる(水)を主治する、痰水を消し(水)、皮間の風水(水)、結腫(水)

を逐い、心下の急満(気)、及び霍乱(気)、吐下止まず(水)を除く、腰臍間の血を利し(血)、津液を益し(水)、胃を暖め(水)、穀を消し(脾)、食を嗜む(脾)。

**解説**

本経は苦温、別録は甘無毒としています。別録の甘は甘平ということです。苦温と甘平はともに寒熱度プラスマイナス０ですが、苦と甘では薬理が大分違ってくるので検討が必要です。苦で具合が悪い病症には『風寒湿痺』があり、甘で具合が悪い病症には『疸』『除熱』『心下急満』『利腰臍間血』があります。しかし、朮の病症全体では、『止汗』『出目涙』『消淡水』『皮間風水』『霍乱吐下不止』『益津液』と水の病証が基本になっているので水剤と規定できます。水剤であれば苦温でも『風寒湿痺』は解消できます。したがって、朮の薬味薬性は本経の苦温が適確であり、苦温の水剤となります。

朮は水剤の中でも、最も使用頻度の高い薬物で、消化管や体表に停留した水毒を利尿によって体外に排除する働きがあります。乾燥性の中国大陸で使われる処方では、朮の使用頻度が高いのですが、湿性風土の日本では、多くは朮プラス茯苓という形で水滞症に使用されます。朮だけが配合されている原方に、茯苓を加味して運用することを創始したのは、日本でも特に湿気の多い京都で開業していた吉益東洞先生です。京都の人は湿気の多い谷底に住んでいるようなものですから、呼吸器病やしびれ、神経痛を起こす人が多く、東洞先生の薬の効き目が評判になり、門前市をなす盛況を呈したと伝えられます。

胃内停水が茯苓、朮と、同一部位に二段階の水滞として生じると、冷えた胃を温めるために血液が集まってくる結果、胃炎や胸やけを起こしたり、肝腎の両方に影響が出てきます。

京都の年中行事の劈頭を飾る「おけら詣」は、元旦の寅の刻(午前四時)に始まる、祇園の八坂神社の神事です。桧材を摩擦して聖火をつくり、消掛けに移し、オケラを加えて焼き、その火で新年の供物を調

えるのです。この祭事に人々は除夜から参詣し、近頃は大晦日の夕刻からこの神火を火縄に受け、この火で元旦の雑煮をこしらえるのが京都の民家のならわしです。このオケラ火の神事は、祭神の水神にちなんで、水を逐い湿気を払うオケラを用い、水と火への信仰として伝えられてきたものです。

後世になると白朮と蒼朮を区別して使うようになりましたが、傷寒論、金匱要略は中国北方系医学の原典ですから、この時代の朮は蒼朮であったと考えられます。江戸時代に中国から渡来したホソバオケラ（佐渡オケラ）が佐渡で栽培されるようになりましたが、精油成分が多く、針状に結晶する蒼朮系の良品種でした。歌の佐渡おけさは現在も盛んですが、佐渡オケラの方は現在では微々たる生産状態で、惜しいことです。オケラは、日本では以前から和方として使われていた古くからの薬物で、万葉集にも詠われています。

　恋しくば　袖も振らむと　武蔵野の
　　宇気良が花の　色に出でなめ

―沢瀉―

### 本経

味甘寒。風寒湿痺（水）、乳難（水）、水を消し（水）、五藏を養い（脾）、気力を益し（気）、肥健ならしめる（脾）を主る。久しく服すれば、耳目を聡明にし（気）、飢えず（脾）、年を延べ、身を軽くし、面に光を生じ（脾）、能く水上を行く。

### 別録

味鹹無毒。虚損（水）、五労を補し（気）、五臓の痞満（気）を除き、陰気を起こし（水）、洩精を止め（水）、消渇（気）、淋瀝（水）、膀胱三焦の停水を逐う（水）を主る。

### 解説

本経は甘寒、別録は鹹、すなわち鹹平としています。別録の鹹は『起

陰気』『逐膀胱三焦停水』などの効能をいいたいのですが、実際に沢瀉を食べて鹹くないし、鹹の薬味の働きである濡という作用もありません。甘寒でも水剤と規定すれば『膀胱三焦停水』を逐うこともでき、水滞がとれれば『陰気』も起こるようになるでしょう。

　甘寒は寒熱度マイナス一ですが、病症には、寒熱度に見合う熱症は挙げられていません。しかし、胃内停水が多くなると、病態生理として、胃を温めようとして血液が集まり、胸やけ、嘔吐、胃酸過多、胃炎などの熱症を惹き起こします。さらに、胃の周りに熱症があると、肝に影響が及んできます。沢瀉の薬味薬性は甘寒で、胃内停水に原因する胃や肝の熱症を『消水』『逐膀胱三焦停水』、すなわち水滞を除去することによって解消する水剤となります。気の病症のうち水剤で水気や陰気がとれ、甘寒で熱気もとれます。沢瀉には、抗脂肝因子のコリン、レシチンと脂溶性分画成分のアリゾールモノアセタートなど、血液中や肝臓のコレステロール量を低下させる成分が含まれることが、近代医薬学的にも確認されています。しかし、私達の研究で、これらの成分は煎剤では極めて溶出しにくいことが判りました。ところが、先人は経験上からこの事実を知っていたかのように、沢瀉の配合処方の多くは丸剤、散剤として服用するように、原典ですでに指示されているのです。このように、傷寒論、金匱要略など原典での剤形や服薬上の指示は合理的な根拠によるものが多いので、製剤化や服薬にあたっては考慮が必要なのですが、今日に至るまで少しの改善も見られないのが現状です。

　沢瀉の適応症のひとつに、胃内停水が亢じたために起こる、めまい、ふらつきがあります。高所恐怖症もこれに類するものですが、重心が上にあると、安定を欠いてふらふらしてくるのです。
正月料理に必ず登場するクワイはサジオモダカと同科の植物ですから、これにも沢瀉に類似の成分と効果が予想できます。正月にごちそうを食べてあまり動かないと肝臓に負担がかかるので、その予防と考えら

れます。

　本草では沢瀉の別名を「禹孫」としています。禹王は古代中国の皇帝で、氾濫する河川の治水工事に功績のあった人物ですが、沢瀉もまた、人体の治水工事には重要な生薬です。

―猪苓―

**本経**
味甘平。欬瘧(がいぎゃく)(血)、解毒(気)、蠱注(気)、不祥(気)を主る、水道を利し(水)、久しく服すれば身を軽くし、老に耐える。

**別録**
味苦無毒。

**解説**
　本経は薬味薬性を甘平とし、別録は苦無毒としています。苦としている別録には病症の記載がなく、甘平としてる本経には、『欬瘧』という血症が挙げられています。本経の記載だけでは情報が不足ですから後世の本草書を参考にしてみると、多くは甘平という薬味薬性を採用し、圧倒的に記載が多いのは水症です。本経の病症では『利水道』に主作用があるということを示していますから、あえて苦にする必要はありません。苦には冷やすという意味もあり、本経の『欬瘧』という熱症を帯びた症状にも使え、古方薬議の「解傷寒疫大熱」、新古方薬嚢の「内に熱あるもの」にも使う薬物であることを考えると、本経の甘平では不適切です。この意味で猪苓は、甘寒、寒熱度マイナス一の水剤と規定すれば、本経から新古方薬嚢までのすべての病症に対応することが可能です。

　猪苓は尿道に炎症があって小便が出にくくなっている淋病疾患の時などに使う薬物で、この名を冠した古方の方剤に猪苓湯と猪苓散があります。湿性風土の日本では水滞逐う薬物として重要であり、猪苓湯、五苓散、柴苓湯など繁用処方に配合されています。

猪苓湯は、茯苓、沢瀉、滑石の四味の水剤と、阿膠の一味の血剤からなり、小便不利、排尿困難、排尿痛、不眠などに用いられる方剤です。同じく利尿作用のある方剤で、小便不利と口渇を共通の目標として用いる処方に五苓散があります。猪苓湯は五苓散の桂枝と朮の代わりに、滑石と阿膠の入った処方となっています。五苓散は気剤の桂枝と胃内停水を除く水剤の朮を配合しているので、猪苓湯に比べて胃内停水や、気の上衝が著明で、嘔吐や頭痛、めまい等を伴います。これに対して猪苓湯は甘寒の水剤である滑石が尿路の炎症を緩和して、他の水剤と協力して利尿を円滑にし、また血剤で甘平の阿膠が血燥をゆるめ、止血、鎮静する方剤となっています。したがって、五苓散に比べると熱症の強い病症に用いられます。

以上、五苓散の構成薬味の薬能を解説するのに、渡邊武著『原典に拠る重要漢薬　平成薬証論』から、桂枝、茯苓、朮、沢瀉、猪苓の薬能について述べた部分を引用して参考に供した。

この『平成薬証論』の五苓散の薬味の薬能を読んで、五苓散の働きと、その各薬味の薬能との関連を考えてみると、五苓散全体の働きが各薬味の薬能からすぐ納得できるとは言えない。五苓散を投与して、著効を得た時、五苓散の構成薬味から、なぜその効果が生じたか神秘的に感じることがある。

ふだん使い慣れている薬方に思いがけない効果を経験して驚くことがある。3年前から流行している流感、今までの流感にない症状が出現して、戸惑うのであるが、奇妙なことに、葛根湯加半夏湯を初発に使い、1,2服で著効を得た例も何例かあり、また、2,3週経過して、工夫して用いた柴胡桂枝湯加減がうまく効かない時に、葛根湯加半夏湯を使い、うまく奏効した例がある。葛根加半夏湯は『傷寒論』太陽病中篇の「**太陽と陽明の合病、下利せず、但だ嘔する者は、葛根加半夏湯之を主る**」という条文による。合病のことを書いたのは、『傷寒論』中この章他二章だけで

ある。この2、3年流行している胃腸型の風邪(流感)には、この葛根加半夏湯がよく応ずることを経験しているが、胃腸型の流感の症状の無い、高くない体表の熱感が、11ヵ月も続いた熱性病で、桂麻各半湯、桂枝二越婢一湯、さては柴胡桂枝湯桔梗石膏など用いたが、効果なく、葛根加半夏湯を試みて急に熱が下り治った例もある。このような経験から、合病の正体は何なのだろうと考えさせられたし、葛根湯に半夏を加味しただけで、思わぬ反応、効果を経験して、おそらく長年月の経験を経て出来上がった各薬方の素晴らしさに感銘を受けるのである。

以上余分な話を書いてしまったが、五苓散の構成薬味の薬能がある程度わかっても、それから五苓散の素晴らしい効果は説明できないことを、つくづく感じるのである。五苓散のように生薬を末にし、服用して著効が現れるとなると、各生薬の科学的分析が進んでも、末を混合しただけの五苓散の働きは、そう簡単に科学的に解明されそうにもない。

さてここで、昭和48年9月に、医道の日本社から出版された、奥田謙蔵著『漢方古方要方解説』を漢方古方を学ぶ一助にしていただきたく紹介する次第である。『漢方古方要方解説』は実験漢方医学叢書の一巻として、『皇漢医学要方解説』の名称で、昭和9年に、春陽堂から出版したものを第二版改訂版として、後年に再版する予定になっており、奥田先生が原稿に手を入れるということで、先生宅に保管してあったのを、先生の没後、藤平氏と著者が、矢数先生の『漢方後世要方解説』に準じて、『漢方古方要方解説』として出版したものである。湯本求真先生の『皇漢医学』と並んで古方の重要な教科書的な存在である(湯本先生と奥田先生は、親しい仲であり、湯本先生は奥田先生宅を度々訪れている)。

ここで、五苓散の構成、薬味の薬能、五苓散の働きが問題にされているので、『漢方古方要方解説』から、五苓散の項の一部を引用して参考に供することにする。

―薬　能―

　凡そ方剤は、之を組成する諸薬、互に相共同戮力し、以て其の効用を全うするものにして、必ずしも薬品各自の性能にのみ因らずと雖も、若し之を措て顧みざるときは、意に其の方意を窺ふを得ず。故に先ず各薬品性能の大略を明かにするの要あり。

**桂枝**　ケイシ　支那産桂樹の桂皮。其の性能
薬徴に云く
「衝逆ヲ主治スル也。旁ヲ奔豚（一種の神経症）、頭痛、発熱、悪風、汗出デ、身痛ムヲ治ス」と。又、古方薬議に云く
「味辛温、関節ヲ利し、筋脈ヲ温メ、煩ヲ止メ、汗ヲ出シ、月閉ヲ通ジ、奔豚ヲ泄ラシ、諸薬ノ先聘通便ヲ為ス」と。

**茯苓**　ブクリョウ　まつほど（松塊の意なりと）と称する菌体。其の性能
薬徴に云く
「悸、及ビ肉瞤筋惕（一種ノ筋肉攣縮ノ意）ヲ主治スル也。旁ラ小便不利、頭眩、煩躁ヲ治ス」と。
又、古方薬議に云く
「味甘平、胸脇ノ逆気、恐悸、心下ノ結痛、煩満ヲ主ドリ、小便ヲ利シ、消渇ヲ止メ、胃ヲ開キ、瀉ヲ止ム」と。

**朮**　ジュツ　をけらの嫩き根茎をビャクジュツ（白朮）と謂ひ、ほそばをけらの根茎をソウジュツ（蒼朮）と称す。其の性能
薬徴に云く
「水ヲ利スルコトヲ主ドル也。故ニ能ク小便ノ自利、不利ヲ治シ、旁ラ身ノ煩疼、痰飲、失精、眩冒、下利、喜唾ヲ治ス」と。
又、古方薬議に云く
「味苦温、風寒、湿痺ヲ主ドリ、胃ヲ開キ、痰涎ヲ去リ、下泄ヲ止メ、小便ヲ利シ、心下急満ヲ除キ、腰腹ノ冷痛ヲ治ス」と。

**沢瀉**　タクシャ　さじおもだか（匙沢瀉）の根茎。其の性能

薬徴に云く

「小便不利、冒眩ヲ主治スル也。旁ラ渇ヲ治ス」と。

又、古方薬議に云く

「味甘寒、痞満、消渇、淋瀝、頭旋ヲ除キ、膀胱ノ熱ヲ利シ、尤モ水ヲ行ラスニ長ゼリ」と。

**猪苓** チョレイ ちょれい（猪苓）と呼ぶ一種の菌体。其の性能

薬徴に云く

「渇シテ小便利セザルヲ主治スル也」と。

又、古方薬議に云く

「味甘平、水道ヲ利シ、傷寒、温疫ノ大熱ヲ解シ、腫、張満ヲ主ドリ、渇ヲ治シ、湿ヲ除ク」と。

―応用―

（一）吐瀉、腹痛し、精神恍惚、四肢倦怠し、煩渇を発し、脈数なる証。

（二）熱候あり、其の脈浮数、大渇し、嘔吐累日にして飲食するを得ざる証。

（三）吐瀉の後、発熱し、尿利無く、心下部痞塞し、発汗淋漓たる証。

（四）発汗、吐下の後、頭痛し、逆上し、渇飲止まず、大便に異常なく、尿利渋滞する証。

（五）頭痛、発熱し、胸腹微痛し、汗出でて乾嘔し、食物入れば直ちに吐し、脈洪数なる証。

（六）日射病、或は熱射病等にして、発熱、尿閉、煩渇、脈浮なる証。

（七）急性胃腸「カタール」等にして、発熱、尿量減少、煩渇ありて、裏急後重なく、其の下痢水濡様なる証。

（八）腎臓炎等。

（九）糖尿病、及び尿崩症等。

（十）眩暈にして、頭痛、嘔吐を発する等の者。

（十一）小児、吐乳止まず、尿不利なる等の証。

（十二）小児の陰囊水腫、或は故なくして陰茎包皮に腫脹を発する等の者。

## 第2編
# 薬局漢方入門

# ❶ 薬局漢方の使命

　漢方薬の正しい用い方を知るには、漢方の特質を理解しなければならないし、また漢方薬の効力を十分発揮さすためには、養生、食養生をある程度守る必要があるので先ず漢方の基本の説明から始め、各薬方の運用の心得、食養などについて、順次話をすすめていきたい。

　先ず薬局で漢方薬を扱うのは、どういう意味があるか。またそれにはどのような心掛けが必要かを、漢方の特質をふまえて、考えてみることにする。

　使命という大げさな言葉を使ったのは漢方薬を扱う以上は、漢方治療をすると同じような心構えを持って貰いたいからである。近ごろの薬店では、化粧品からちり紙まで扱っている店がある。医薬品を売る場合、もしちり紙を売るような感覚で売るようなことがあったらどうであろうか。薬は健康に良い、病気が治ると思って求めるのに、効かない薬を売られたら、健康、生命を損なうことになる。薬を売るということは、薬の効果を売るということで、効果を正しく発揮する薬を渡さなければならない。質量ともに十分で必要な効く薬を渡すという心掛けが基本的に必要なのである。

　さてそれでは、効く漢方薬を売るということはどういうことか。西洋薬の風邪薬であるならば、風邪という病名に対して薬を渡すことになるが、漢方薬では、風邪の初期に対しても、桂枝湯、葛根湯、麻黄湯、桂枝麻黄各半湯などの薬方の中から、病態に応じた薬方を選んで処方して与えなければ、適確な効果を発揮さすことができない。風邪症候群を更にその病人の病態から詳しく観察、分類し漢方的診断によって、桂枝湯の適応証か麻黄湯の適応証かを決めなければならない。

病人のその時の病態を漢方的に判断しその漢方的観察の結果を「証」という形で捉え、その証に対応した「薬方」を与えなければ、漢方薬は真価を発揮しないのである。

　悪性の流感、風邪のこじれた場合を処置するには、15〜20の薬方を知り、運用する必要があるので、一言に漢方の風邪薬といっても葛根湯だけを指すのではないのである。

　こうなると、能書をみただけで簡単に漢方薬を使おうとしても、十分な効果は得られないわけで、どうしても漢方の特質を知り、薬方の漢方的な運用の仕方を学ばねばならないことになる。

　薬局の仕事は、処方箋により調剤したり、定まった処方の薬剤を売ったりすることであるが、漢方薬の場合は、以上の理由で、風邪の場合でも症状により、何種かの風邪に効くという処方薬（一定の薬方に従って処方された漢方薬）のうちから選んで渡さなければならない。したがって漢方相談が必要となるわけである。もちろん西洋薬のかぜ薬でも薬名を指定しない限りはある程度選んで渡すことになるが、漢方薬の場合は西洋医学の病名だけでは漢方薬が決まらず、病人の体質、体調の漢方的判断を加えなければならないので、西洋薬より相談の必要度が大きいのである。

　さてこうなると、漢方薬を売るのではあるが、現実的には漢方薬による治療という形になるわけである。現在多くの薬局で漢方相談を行って、漢方薬を売り渡しているが、その数が漢方治療をしている医師より遙かに多いので、この薬局漢方が、すべての漢方治療であるかのように思っている人も多い。漢方相談をして漢方薬を渡す以上、相当の責任はあるのであるが、診察に基づいて漢方治療を行っている医師の責任とは違う。しかし、指定してきた薬方名の漢方薬をただ売り渡すのでない限り、やはり責任はあるわけで、したがって、それだけの責任感、使命感をもって事に当らなければならないと思う次第である。

　医師、薬剤師ともに医療に携るわけで、それ相応の責任と使命がある

のであるが、漢方による診療に於いてもその職域に応じた仕事をすべきで、立場を越えた部分に手を出すことは責任を問われても仕方ない。

それでは薬局漢方と医師の行う漢方との違いを考えてみたい。

## 1 漢方治療というもの

漢方薬の本来の形は、湯液というように煎じ薬である。また散という薬方名のもの、例えば五苓散はもとから生薬を粉末にして調合したもので、現在のエキス剤の粉末とは違う。本来丸薬の形のもの例えば八味丸は、粉末を蜜などで固めたものである。

薬局で販売できるのは、製造を許可された薬方のエキス剤、粉末剤の錠剤、顆粒剤などと、一定の処方した煎薬生薬剤（煎薬）とである。自由に処方して内容を勝手に変えるわけにはいかない。漢方薬を出すといっても、薬局では以上の制約があるわけである。

医師が漢方治療で、湯液でやる場合は診察の結果の処方は、薬方そのままの量の場合もあれば、加減したり、合方（二つ以上の薬方を、方則に従って合わせる）したりするわけで、診断により処方は自由に変えられる。しかしそれだけ責任は重いわけである。

診察、診断して処方をする、これが医師の仕事であるわけで、薬剤師にはこれは許されていない。即ち同じ漢方薬を服んでいるといっても、病人自身が素人判断で服むものから、漢方相談で出来上った製品の漢方薬が選ばれて服むのと、身体を詳しく診察して、診断により処方した湯液が出されそれを服むものまで段階があるわけである。

以上でわかるように、薬局漢方には自からその範囲があり、範囲以上の仕事をすることは、一つには法に触れることとして危険をおかす可能性が多くなることがあるので、注意が要るわけである。

漢方の診察は、望診、問診、聞診、切診（脈診、腹診、その他の触診を言う）によって全身を診察し、すべての症状を漢方の方則に従って整理総合し、その結果を証（漢方的診断ということもできる）で表わす。証は

薬方(漢方の方則によって一定生薬の一定量を組み合せたもの)名で表わされる。証が変れば、当然与える薬方も変わるわけである。即ち漢方治療では、その人のあらゆる状態を証という形で把握できれば、適用する薬方を処方することができるわけで、西洋医学的診察で病名が決まらない時でも、病名をつけ得ない病気らしくない病的状態でも、漢方的に診察して証が決まれば、効く薬があるわけである。

今、この漢方治療の特徴を挙げてみると、

❶漢方では病人を治療して病気を治す。いつも病人との対話を通じて自覚症状を聞き、病人の全身状態を直接観察しながら、診察をしなければならないので対話が途絶えるということがない。いつも対話があるということは、病人の治療では大切なことである。

❷漢方では、病人のその時その時の状態を把握して証を決めていくので、病人の時間的経過をおって観察し、その変化経過に従って薬方を変えながら治療を進めていくのが特徴である。

❸使われる生薬は、千数百年の使用を経たもので、古来の用薬の指示に従えば安全であることが長所である。ただし勝手な使い方をした場合は必ずしも安全とは言えない。

❹漢方の治療効果については、「漢方で治る病気の話」のところで詳しく述べる予定であるが、西洋医学で病名のつかない病気、病気らしくない病的状態、半健康状態などでも、漢方的に証を把握できれば治療薬があり、良くなるというのは、これまた一つの強みである。体質、体調を改善したり、衰弱した状態、老衰などにも使い得たりする薬があることは、有難いことである。

以上漢方の長所を述べたが、勿論短所もあるのである。しかし、西洋医学的診療と組み合わすことによって、その短所は補えるわけで、今後は東西両医学の長所をうまく使って、よりよい医療をするよう心掛けるべきであろう。

## ②薬局漢方の役割

❶医師から漢方の処方箋が渡された時、正しく調剤ができなければならない。西洋薬であれば指示された薬名の薬を正確に調合すればよいのであるが、漢方生薬の場合は、その品質が一定していないので、品質鑑定、即ち選品が必要である。選品の能力のない人は良い生薬を選ぶことが出来ない。この方面の勉強が必要となる。

❷漢方相談で薬を出す場合、効果を信頼できる処方生薬、エキス剤等を、正しく選んで渡さねばならない。そのためには、漢方全体に対する知識が相当程度必要になる。漢方を知らないで、能書に頼るだけで漢方薬を売っても、十分な効果は期待できない。

本式の診察による漢方治療をするわけにはいかなくて、しかも正しく薬を選んで渡すのであるから、尚更むずかしいとも言える。脈診も腹診もしないで、正しく薬方を選ぶにはそれ相当の勉強が要るわけである。

❸直接切診ができない、処方を作ることができないので、使う薬に制限があるということで薬局漢方には当然その範囲がある。

漢方で治る病気の話で、病名で分けてあるが、薬局漢方が分担すべき病気について述べる予定である。入院加療を要する病気、直接生命の危険を伴う疾患は、当然扱うことを考慮すべきである。漢方を専門にしている医師でも、扱う病気の範囲があり、手術を要する疾患、癌などで手術すればうまくいく場合などは、時期を失しないよう処置するのが当然で、その病人が最善の処置を受けられるよう常に考慮するのは、医療に携わるものの大切な心掛けである。

❹今、一般の西洋医学的診療で欠けているのは、病人に対するふだんの養生、病気の時は病気に適する養生法、食養生の指導であろう。今の医者は忙しくて、指導を行う時間が無いとも言えるが、検査に中心を置いているので、直接病人と対話しながら、病人の状態を把握するということが少ない。したがって病人の養生指導をする材料も乏しい。病気に

ついての一般療養法は述べられても、病人の生活に則した指導は出来にくい。薬局漢方でこの方面を分担して貰えれば、病人にとって大きな幸せと言えよう。直接、収入にはならないが、人と人との繋がりが出来るという点で大切なことであると思う。これは筆者の薬局漢方にかける期待であるが、このようにして、大きく言えば、日本の医療の一端を担うという位の使命感を持って欲しいものである。

　以上少し説教めいたことを述べたが、漢方薬を正しく扱い、病人の健康を回復し、また更に健康を維持、増進するためには、それ相当の漢方の勉強が必要で、その勉強を効果的にするためには、基本的な心掛けが要ると思うからである。

## 2 漢方で治る病気の話

　漢方を神秘的に考え過ぎて、何でも治せるように思い込んだり、また逆に漢方を迷信扱いにする人が世間にはいるが、医療に携わる人でも漢方をよく知らない場合は、似たような考えの人がいても不思議ではない。漢方をやっている者でも、漢方の効果を過大視する者もいれば、ある程度の効果は認めても、漢方の本当の効果がどのくらいか、疑いを持っているものもいる。

　治療効果の判定は、単純な成分の西洋医薬でもなかなかむずかしく、厳密には二重盲検法が必要なくらいで、それも一定症状に対する効果の判定が多いが、これがある疾患となると更にいろいろの要素、条件が加わり、薬効の判定は容易なものではない。未知の成分をも含む複雑な成分構成の生薬を組み合わせた漢方薬の薬効となると西洋医薬の判定法をそのまま用いることは不可能で、非常にむずかしい。しかしかつて日本東洋医学会で、高血圧症に対する漢方薬（数種の薬方のエキス剤を用い

た）の効果判定を試み、ある程度の成績を上げたので、それを大規模に行えば、相当はっきりした成績を出し得るものと考える。

いずれにしても、治療効果を正確に論じることは、西洋医学でも相当むずかしいが、不明な成分を含む複雑な成分の漢方薬の効果を科学的に判定することは、極めて困難な仕事である。したがって、これから述べる漢方で治る病気の話は、今までの多くの漢方医家の治験から、最大公約数的にその効果を認め得るものについて述べるのである。漢方は実証の学問である。自ら試みて、その効果を経験しないと発言できないわけである。経験したものだけ述べればよいのであるが、それでは範囲が狭くなるので、信頼のおける漢方医家の発表も加えてお話しするわけで、大切なことは、自ら使ってみてその効果を知るということである。

さて、漢方が効くという場合、その方法は二つに大別できる。一つは、西洋医学の特効薬のような効果が期待できる場合で、ある症状、疾患に、ある薬方で特効がある場合である。これは西洋医薬の効果を理解するのと似ているので納得しやすい。しかし、この場合でも漢方薬は、西洋医薬のように効果が鋭くなく、また効く症状、病気の幅が広いという特徴がある。しかし比較的はっきりした一定の薬効が望めるので、その生薬から有効成分（一種の成分とは限らない）を抽出して製剤とすることも考えられる。一般に西洋医学の考え方に馴染んだものには理解しやすく、この特効薬的効果に興味を持つ人が多い。

いま一つは、証を追って薬方を駆使して、変化する病態に適した薬方を次々に処方して、治療効果を上げる場合である。

むずかしい症状や病気には、この方法が適用されるが、これは漢方の本筋の治療法を理解していないと納得しにくい。しかし、漢方治療の真価はこの方法で本当に発揮されるのである。これには相当漢方を勉強し、漢方診断が的確にできないと効果が上がらない。

さて、特効薬的に効くといっても、西洋医薬の特効薬と違い、ある症状に効く漢方薬は、いくつかの薬方から選ばなければ十分な効果は望め

ないので、一つの薬の能書を読んだだけでは選べない。やはり相当の漢方の知識がないと、病人の期待にそえないわけである。次に述べる漢方がよく効く場合は、特効薬的に効くものが比較的多いが、効く程度は、漢方の知識に比例して上がっていくと言えよう。なお、これから症状、病気について述べるが、本来漢方治療は西洋医学の病名を中心にして治療するのではないので、病名を挙げるのは理解の便宜のためである。症状名には共通するものがあるが、内包する概念は違っているものが多いから注意を要する。

## 1 漢方がよく効く症状、病気（A群）

　この群には、重い症状、病気ではないが、西洋医学的にはうまい治療法をみつけにくいものが多く含まれる。その代表的なものは、半健康に属する症状で、ある基本的な疾患に関連して起こるとは考えられない症状が挙げられる。子供の虚弱体質、風邪をひきやすい、疲れやすい、夏ばてするなどの症状や、更にのぼせ症、冷え症、肩こり、頭痛持ち、起立性眩暈（立ちくらみ）、慢性便秘、慢性下痢などである。

　薬方は別に解説されるので、解説なしに薬方名を2、3挙げてみると、虚弱体質の子供に小柴胡湯、小建中湯。疲れやすいのに十全大補湯、補中益気湯、六君子湯。夏ばてに清暑益気湯。頭痛持ちに五苓散、呉茱萸湯、桂枝加桂湯。冷え症、のぼせ症に駆瘀血的な薬方（当帰芍薬散、桂枝茯苓丸等）、当帰四逆加呉茱萸生姜湯、三黄瀉心湯等。

　次に西洋医学にはない、特徴的な病理概念に瘀血があるが、漢方にはこの考え方とともに、治療手段として駆瘀血剤がある。これを使って瘀血と関連ある疾患を治療できるのである。血の道症、月経異常、流産癖、手掌角化症、更年期障害の一部、青春期のにきびなどがこれである。駆瘀血剤でいつも奏効するとは限らないが、これをうまく使えば相当の興味ある効果が上げられる。

　例えば、手掌角化症に桂枝茯苓丸加薏苡仁、当帰芍薬散加薏苡仁、温

経湯など使えば、西洋医学的には、てこずっていたのが簡単に片づいてしまうことがある。血の道症や月経不順にも桂枝茯苓丸、桃核承気湯、当帰芍薬散等の駆瘀血剤が活用される。

次に、しもやけ、蕁麻疹、湿疹などの皮膚疾患に漢方がよく効く場合が多い。しもやけには、よく当帰四逆加呉茱萸生姜湯が使われるが、また駆瘀血剤で奏効する場合がある。蕁麻疹は葛根湯類が使われるが、寒冷蕁麻疹は桂枝茯苓丸だけで治ることもある。湿疹は種類も多く、症状も軽重様々であるが、適した薬方により、長年の苦痛からみごとに逃れた症例も多い。一時的の薬疹などは、慢性湿疹より奏効率はもちろん高い。

次は、症状の変化により証を判定し、薬方を次々と駆使してはじめて効果が上がる感冒、流感、はしか、風疹、気管支炎等がある。風邪の治療は漢方の入門であって、また最後であると言われるほど変化が多く、むずかしいので、風邪が自由に治せるようになれば漢方は達人である。

風邪の初期に効く葛根湯や麻黄湯の効果は一般的にも広く認められているが、風邪がこじれた場合、西洋医学的には散発的な対症療法しかないが、漢方ではあらゆる変化に対応する薬方があり、系統だった薬方の使い方があるのでうまく処理できる。これだけでも漢方を修得する意義があると思う。咳を伴う急・慢性気管支炎は案外てこずるものだが、漢方で処理できることが多い。百日咳なども奏効率は高い。はしか、風疹なども風邪に準じて治療できる。

女性に多い冷えと関連ある慢性膀胱炎、これも猪苓湯で簡単に片づくことが多い。抗生物質を長く使っても思わしくない場合、試みてよい方法である。

慢性胆嚢炎、軽い胆石症などに大柴胡湯や柴胡桂枝湯などの柴胡剤が奏効する場合が多い。長年の苦痛がとれて喜ばれることがある。これも漢方がよく効く疾患と言える。

慢性の胃腸疾患、ひどく悪くはないが不快な症状が長く続くもので、漢方で簡単に治る例が多い。もちろん薬方は選ばなければならない。た

だし癌は十分警戒し、検査を怠ってはならない。慢性だからと薬を出していて、手遅れになるようなことがあってはならない。

宿酔（二日酔）など、五苓散、三黄瀉心湯、黄連解毒湯などで楽になり、喜ばれる。車酔いには小半夏加茯苓湯、五苓散がよく効くが、これらは副作用がなく、ありがたい薬方である。まだいろいろあるが、これらは漢方が相当はっきりと効くことが認められる症状、病気で、漢方相談では最も扱う可能性の多いものであると考える。

### ②漢方が比較的よく効く症状、病気（B群）

これから挙げる症状、病気は西洋医学的にももちろん治療法があり、効果も上げ得るが、漢方のほうがより簡単に奏効するもの、❶この中には西洋医学的には手術に訴えなければならないもので、漢方薬の服用で治るものが含まれる。❷体質的素因が基盤となっている疾患であるが、漢方では体質、体調を改善する手段（薬物）に比較的恵まれているので、奏効するものがある。❸前述の瘀血に関連した疾患で、駆瘀血剤があるために漢方が有利なものがある。❹漢方には附子のような便利な有力な鎮痛剤があるため、痛みを伴う疾患に奏効する場合である。❺体調が低下したり、疲労が甚だしかったりする時は、漢方には朝鮮人参をはじめとして、数多くの体力を回復さす生薬群がある。病後回復、老化防止にも有力な手段となり得る。西洋医薬には、この方面に適当な薬に乏しい。

以上、西洋医学的処置が不十分なところを補い得るものが漢方には相当あるので、その活用は医療手段の拡大になり、西洋医学的治療法とうまく併用すれば、非常に有利な治療ができるわけである。

さて、実例を挙げて説明するが、薬方は証によって選ぶので、簡単には述べられない。ここでは、その1,2を例示するに止める。

❶①慢性副鼻腔炎。手術でうまく治らないのが、葛根湯類を根気よく服用すれば根治する例がある。②幼児のヘルニヤ。手術しないで、小建中湯などで治る例がある。③虫垂炎。大黄牡丹皮湯、薏苡附子敗醬散な

どで治る例が相当多い。

❷①低血圧、②痩せすぎ、③太り過ぎ、④胃アトニー、胃下垂症。これらは特に障害となる症状を伴わなければ治療を要しない場合もあるが、半健康的な症状が本人には不快である。漢方には虚証、実証と体質的傾向により薬方がいろいろあるので、以上の症状、疾患に対処できる処方があるわけである。⑤仮性近視。これも体質的、遺伝的傾向が問題であるが、五苓散、苓桂朮甘湯などで奏効する。⑥アレルギー体質が問題と思われる喘息様気管支炎。⑦気管支喘息の一部は、アレルゲンを考慮することなしに、漢方で体質、体調を改善することにより治癒する例が多い。

❸瘀血の概念に関連する病変は、血管の性状に関するものと血液の性質に関するものがあると思う。したがって、駆瘀血剤は心臓血管系疾患や血液病等に応用されるわけで、①良性高血圧症、②動脈硬化症、③痔疾、④特発性脱疽、⑤痛風などに適用されて奏効する。

高血圧症や動脈硬化症には、駆瘀血剤だけでなく、体調を改善するため柴胡剤（柴胡を含む一連の薬方）を多く使う。降圧剤の必要のない程度の本態性高血圧症、心因性の高血圧症、軽度の動脈硬化症には、柴胡剤と駆瘀血剤の併用で奏効するものが相当多い。

痔も血管の変化であるから、駆瘀血剤で奏効するわけだが、症状により他の薬方も駆使される。痛風にも駆瘀血剤を適用して効を得る場合があるが、痛む場合は附子剤を併用することが多い。

❹附子を配伍した附子剤は、附子と朮、麻黄、芍薬、桂枝、当帰などの協力作用で、よく体痛に奏効する。附子は毒薬であるが、使用法さえ誤らなければ副作用がなく、痛みが取れ、かつ強壮作用があるので誠にありがたい薬である。附子は強壮、去寒の作用も強く、衰弱した病態には起死回生の妙薬で種々の薬方に配伍されて特異な働きをする。

さて、体痛のある疾患であるが、①腰痛。この中には腹部臓器から波及するものがあるが、これは附子剤を使わない場合が多い。体痛（神経痛、筋肉痛、関節痛など）に属するものは、附子剤が奏効する。②神経痛

は肩背部の神経痛から椎間板ヘルニヤによる坐骨神経痛に至るまで、葛根加朮附湯、桂枝加朮附湯の類が奏効する。③関節炎は、炎症、腫脹を伴う場合と、運動痛だけの場合とでは処方内容が違うが、共に附子剤がよく奏効する。膝の変形性関節症で水が溜まる時、防已黄耆湯加附子、防已茯苓湯加附子が奏効して、水も痛みも取れることが多い。④関節リウマチは西洋医学的にもむずかしいが、漢方でも簡単に治せるものではない。炎症があって痛む場合は、桂枝二越婢一湯加朮附あたりが最も使われる。炎症が取れてくれば、前記の②③の薬方の類が使われる。附子をどの程度増量して使うかに工夫が要るところで、処方が必要である。処方で調剤する場合、附子の故に十分注意するとともに、煎じ方(40〜50分の時間をかける)を指示することを忘れてはならない。リウマチは再発が厄介である。これを防ぐため、附子剤と併行して柴胡剤と駆瘀血剤で体質、体調を整えることを筆者は10数年前から試みて効果を上げている。⑤痛風は、附子剤だけでは十分奏効しない。駆瘀血剤、柴胡剤を併用して奏効する場合が多い。

❺過労、病後、手術後の回復、また原因がみつからない疲労には、人参、黄耆、地黄などの補剤の入った十全大補湯、補中益気湯、清暑益気湯、六君子湯などの後世方の薬方が奏効する。西洋医薬にはこの方面にうまく使えるものがないので、漢方薬の有難味がよくわかるわけである。

最後に不老長生ということに言及すると、本来漢方は、その人の刻々の状態を証という形で把握して薬方を選び、その人の健康状態を最良に保つ働きをするものであるから、適方を選んで長服すれば、自然に長生きできるわけである。単に病気を治すだけでなく、この方面に漢方を活用することが、漢方療法の妙味であると言えよう。

尚、B群に属するものには、自律神経失調症、不眠症、夜尿症、しみ、肝斑、胃潰瘍、前立腺肥大、メニエル症候群、白内障、バセドウ病、禿頭症などがあり、有効な薬方があるが薬方の解説は別の所で述べる。

### ③西洋医学的治療と漢方の併用で有効な疾患（C群）

これをC群とする。西洋医学的にもむずかしいが、漢方だけでも効果が上げにくい疾患で、もし十分な協力ができたらよりよい効果が望めると思うものである。堪能な漢方医と西洋医との協力が望まれるものである。

これらの病名は、糖尿病、慢性腎炎、ネフローゼ、慢性肝炎、中等度以上の動脈硬化症、高血圧症、狭心症、心臓性喘息、心臓弁膜症、気管支喘息、卒中後の半身不随、緑内障などである。

## ❸風邪の漢方治療(1)

一般に病気といって医者を訪れる過半数が風邪ひきとみなされている。ある学者の研究によると、すべての病気の66%は気道の疾患と言われているのでもそれが頷ける。風邪をひく頻度は、大人で年3～4回、小児で7～8回平均と言われているので、私たち自身にとっても、風邪の治療の研究は大いに役立つ。開業の内科医や薬局はその年の流感の流行度によって、経済的にも影響を受けるわけである。

### 1 風邪の治療に漢方が有利なこと

これは、西洋医薬による風邪の治療との比較になるが、①漢方では、風邪のあらゆる病態を『傷寒論』の体系の中の一つとして系統的に捉えて治療することができる。西洋医薬では、病源と症状を結びつけて治療することを目指しているが、まだ効果的な方法がなく、その都度単発的に処理することしかできない。②風邪が長びいてこじれてきた場合、漢方ではそのあらゆる変化に対し打つ手があるのに西洋医薬では初期の治療は処理できても長びいて変形した状態に対しては良い手がない。実際

の効果からみて、この面では漢方の方が優れている。③漢方は証の把握を間違えなければ副作用はないが、西洋医薬では往々これに悩まされることがある。④漢方治療では病気が治るのと平行して、体調も調えられ、回復が早いことも有利な点であろう。

漢方治療では身体全体を治すことによって病気を治すので、当然なわけである。近頃、漢方薬の風邪の治療に対する効果が認められてきたが、効果があるだけでなく、西洋医薬の副作用が嫌われるためであろう。

## ②風邪の漢方治療と『傷寒論』

風邪は患者の体質、体調により、また病源のビールスの種類により、様々な症状を表わし、様々な経過をとる。『傷寒論』はこの風邪の変化を実に巧みに捉えている。

風邪を漢方で治療する時、その卓越した観察と治療手段である薬方の構成の妙味に感嘆する。したがって、『傷寒論』を十分に勉強することが、的確に風邪を治療するのに大切であることは言うまでもない。

『傷寒論』は転変する病態を流動的に捉えて、各時期にそれぞれ適応した薬方を適用するところに最大の特徴があるが、風邪の変化を十分に観察して『傷寒論』の薬方の運用を会得することは、また『傷寒論』の理解にも役立つわけである。

風邪を漢方で治療する場合は、単発的にその都度の症状に対する薬方を用いるというのではなく、病人の病態を全般的に観察し、流動的に把握して次々と適応した薬方を運用するのである。

## ③漢方治療に便利な風邪の分類

まず、漢方の薬方運用に都合のよいように風邪の病態を把握することが大切である。風邪の90％はウイルスにより起こり残りの10％が細菌性であるとされている。西洋医学的には風邪の予防は、ウイルスの型を調べ、ワクチンを作りそれを用いるが、あらゆる型のウイルスに対抗する

ワクチンを適期に使用することは大変むずかしいので、風邪の治療の面ではまだ的確な方法はない。対症治療をするわけだが、この点では漢方治療の方が優れていると言えよう。

風邪は上気道の炎症と言えなくもないが、単一疾患ではなく症候群と考えられる。今、風邪症候群の症候を挙げてみると、

自覚的には、①鼻汁の増加、②寒気、熱感、③咳、くしゃみ、④咽頭痛、⑤発汗、⑥頭痛、⑦全身倦怠感、⑧筋肉のこり、関節痛などがある。

他覚的には、①鼻粘膜の発赤腫脹、②咽頭の発赤、潰瘍、苔。扁桃腺発赤腫脹、③呼吸音の粗裂、ラ音などがある。

重症のものは、全身症状が強く、頭痛悪寒、発熱、全身倦怠感、違和感、関節痛などが表われる。

以上の症状は、漢方の診断の上でも大切で、これらの症状が組み合わさって風邪の型ができるが、漢方の証(薬方)を判断するのに都合がよいように、風邪を次のように分類してみた。

❶普通の風邪……湯ざめ、寒さに暴露、過労、過食等が誘因。またアレルギー性原因により起こるいわゆる風邪。

❷小流行の感冒……小地域に流行する感冒。その時々の流行により特徴がある。

❸大流行の悪性感冒……インフルエンザ。何年目か、何十年目に大地域に流行し、罹患率も高く、症状も悪性、被害も大きい。

流行性感冒では、流行っている感冒の症状に特徴がある場合、その症状を把握すると漢方の診断、薬方の判定によい参考になる。

例えば、高熱と腰痛が強い、のどがやられて咳が強い、胃腸がやられて嘔気があったり、下痢を伴うとか、流行により特徴がある。これをよく観察する必要がある。

次に発病の形も漢方診断に役立つ。ⓐ鼻炎・咽頭炎型、ⓑ気管支炎・肺炎型、ⓒ胃腸型、ⓓ関節痛を伴うリウマチ型に分ける。身体の方の要素とウイルスの方の要素とから、感冒、流感にこのような発病の特徴をみ

ることが少なくない。

　漢方の診断は、身体に表われるすべての症状を漢方の法則に従って整理統合して証を決定、即ち薬方を選ぶのであるから、特徴ある症状は診断に役立つわけである。今度の流感の咳には小青竜湯がよく効くとか、関節痛から始まり麻黄湯を用いなければならないとか、治療仲間で話し合うことがある。

## ④風邪の治療と問診

　望診、聞診と合わせて、問診は証の判定(薬方の決定)には重要な役割をする。

　次に風邪の場合の問診の一般的な要領を述べるが、これは他の熱性病の問診の時の参考にもなる。

❶寒け、熱感(実際の体温)、頭痛、倦怠感、異和感、筋肉痛(肩こり)、関節痛

❷鼻水(濃、淡)、くしゃみ、鼻閉

❸咽頭痛、扁桃炎、頸部淋巴腺腫脹

❹咳、痰(色、量、濃淡)、発汗、渇

❺眼の充血、顔の紅潮、発疹

❻胃症状(悪心、嘔吐、胃痛)、下痢、腹痛

❼睡眠、食欲、食物の味の変化

❽既往症 (麻疹、風疹、百日咳、流行性耳下腺炎、ジフテリヤなど)

❾現病での服薬の有無、また既往の薬による副作用の有無

❿アレルギー体質

⓫流感ワクチンの接種の有無

⓬家族、または集団(職場など)の風邪の流行状態、流行している風邪の特徴

　以上の全部を問診する必要はないが、現病に関連する症状は、丁寧に問診する必要がある。薬方に直接結びつく症状は聞き落とさないことが

肝要である。発熱している時の汗の有無、発熱と悪寒の関係、体痛が主として筋肉痛(筋のこりの時もある)か関節痛か、咳も乾性か湿性か、痰が濃く切れにくいか、うすくて量が多いか、体温計では熱があるのに、寒けだけ強く、熱感がない(陰証の風邪)か、食物の味が何時変ったか(口苦の始まり)などが問題になる(尚、熱性病、急性病の診断には、脈診が重要な役割をする。薬局では脈診は許されないが、脈拍数、強弱などを病人から聞くぐらいの心がけは要ると思う)。風邪に限らず熱性病の漢方診断に大切なのは、先ず傷寒(悪性の流感のように症状が急激で激しいもの)か、中風(良性の風邪)かの区別で、次に風邪が何時始まって、今どの段階にまで進んでいるかを見定めることである。この病態の基本的位置づけが先ず大切で、それに更に細かい症状を関係づけて薬方が決定される。基本を間違えると、薬は効かないばかりか、誤治となって障害を起こす。『傷寒論』は、熱性病の初発から終りまでの病態を薬方に結びつけながら説いた、日本の漢方では最も重要な古典であるが風邪にふだん使う薬方の大半はこの『傷寒論』の中に説かれているのである。したがって『傷寒論』を学ぶことが漢方を学ぶ場合の重要な条件となるわけである。

## 5 『傷寒論』から学ぶ

『傷寒論』では熱性病を傷寒(寒即ち強いストレスに傷害された悪性の熱性病)と中風(風即ち弱いストレスにあたった良性の熱性病)とに分け、初発の太陽病期から、少陽、陽明(ここまでは陽病で体力が病毒に打ち勝っている)に及び、次に病毒のほうが体力より強くなり、体力の衰えた陰病期に入り、太陰(陽病期と陰病期の中間とみられる)から、全く陰証になった少陰、病重く死の前期の厥陰に至るまでの病態の変化を述べ、各時期のそれぞれの病態に応じた薬方を説いている。中風の太陽病の代表的薬方が桂枝湯であり、傷寒の代表的薬方が麻黄湯である。麻黄湯と位置は同じだが、病態が少し違う薬方に葛根湯がある。少陽病の代表的

薬方は小柴胡湯であり、少陽の入口で、まだ太陽病の影響が相当残っている時の薬方が柴胡桂枝湯(桂枝湯と小柴胡湯を合せた薬方)である。風邪の初期には、これらの薬方をうまく処方して用いるのである。したがって、各薬方の性格をよく知ることが治療の第一歩である。

まず、桂枝湯を説明するが、『傷寒論』の桂枝湯方の所には、薬の服用例を詳しく述べているので参考までに併記する。これは漢薬を服用する時の範例を示したものと考えられる。

## 桂枝湯方

桂枝(三両去皮) 芍薬(三両) 甘草(二両炙) 生姜(三両切) 大棗(十二枚擘)

　右五味、㕮咀三味、以水七升、微火煮 取三升、去滓、適寒温、服一升。服已須臾、歠歌熱稀粥一升余、以助薬力温覆令一時許。遍身漐々、微似有汗者、益佳。不可令如水流離。病必不除。若一服汗出病差、停後服。不必盡剤。若不汗、更服依前法。又不汗、後服小促其間、半日許、令三服盡。若病重者、一日一夜服、周時観之。服一剤盡、病証猶在者、更作服。若汗不出、乃服至二三剤。禁生冷、粘麺、五辛、酒酪、臭悪等物。

　以上は原文であるが、意訳すると5種の薬を7合（1升は今の1合位）の水で、弱い火で煮て、3合にし、滓を去り、適温にして、1合を服用する。薬を服用しおわってしばらくして、熱いうすい粥を1合余りすすって、薬力を助け、2時間許り温かくして寝る。全身にじわじわと汗が出ればよいが、水が流れるように発汗させてはいけない。病が除かれない。もし1服で汗が出て病が治ったら、後は服用しない。必ずしも1剤（3服分）を服みつくす必要はない。もし汗が出なければ、更に前のように服用する。また汗が出なければ、後の服用は少し間を縮めて、半日に3服を服みつくす。もし病重い者は、一昼夜服用し、1日中これを観察する。1剤を服しおわって、病証が猶ある者は、更に服用する。もし汗が出ない時は、2〜3剤を服用するようにする（食物の禁忌は、本当は何を指すかはっきりしないが、冷たいもの、粘ったもの、臭いの悪いもの、刺激物などを禁じると言っている）。

以上でみるように、服用法は用意周到である。熱性病の服薬の際の発汗の状態をみながらの服用法は、今でも良い参考になる。

**葛根湯方**

葛根（四両）麻黄（三両去節）桂枝（二両去皮）生姜（三両切）甘草（二両炙）芍薬（二両）大棗（十二枚擘）

　右七味、以水一斗、先煮麻黄葛根、減二升、去上沫、内諸薬、煮取三升、去滓、温服一升。不須啜粥。覆取微似汗。余如桂枝法、将息及禁忌。

**麻黄湯方**

麻黄（三両去節）桂枝（二両去皮）甘草（二両炙）杏仁（七十箇去皮尖）

　右四味、以水九升、先煮麻黄、減二升、去上沫、内諸薬、煮取二升半、去滓、温服八合。覆取微似汗。不須啜粥。余如桂枝湯法将息。

　以上の３方を比較してみると、煎じ方に違いがあり、服用法では、量が違い、また、薬力を助けるのに粥をすするのが、桂枝湯にはあるが、他方にはない。『傷寒論』の薬方は、煎じ方、服用法にそれぞれ指示があって、むやみに勝手に変更してよいものではない。

　次に以上の３薬方の証（漢方的適用）を、『傷寒論』の条文から解説して参考に供したい。

　**太陽病**……太陽之為病、脈浮、頭項強痛、而悪寒（第一章）。

　太陽病というものは、脈が浮で、頭痛し項がこわばり、悪寒がするものであるというのであるが、この悪寒は発熱を言外に含めている。

　**中風**……太陽病、発熱、汗出、悪風、脈緩者、名為中風（第三章）。

　太陽病であって、発熱し、汗が出て悪風（悪寒の軽いもの）し、脈が浮で緩のものは、中風と名づける。太陽病と冒頭にあり、第一章の太陽病の条文を受けているので、脈は浮であるから浮緩であり、頭痛、項強ももちろんであるが、簡潔にするため略してあるのである。

　**傷寒**……太陽病、或已発熱、或未発熱、必悪寒、体痛、吐逆、脈陰陽俱緊者、名曰傷寒（第三章）。

　太陽病であって、あるいはすでに発熱している場合も、あるいはまだ

発熱していない場合もあるが、必ず悪寒を伴い、体が痛み、嘔がはげしく、脈が浮緊のものは傷寒という。

　第一章の太陽病を受けているので、頭項強痛もあるわけである。

　**桂枝湯**……太陽病、頭痛、発熱、汗出、悪風者、桂枝湯主之（第十三章）。

　太陽病で、頭痛、発熱し、汗が出て、悪風する者（脈は浮緩である）は、桂枝湯が主治するというのであるが、中風の主薬方である桂枝湯の正証を論じたものである。

　**葛根湯**……太陽病、項背強几几、無汗悪風、葛根湯主之（第三十一章）。

　太陽病で、項、背が強ばりのびず、汗出でず、悪寒する者（脈は浮で緊張し、頭痛、体痛、吐逆もあってよい）は葛根湯が主治する。傷寒であるが、次の麻黄湯とは病邪の位置が違う。

**麻黄湯**……太陽病、頭痛、発熱、身体疼、腰痛、骨節疼痛、悪風、無汗而喘者、麻黄湯主之（第三十五章）。

　太陽病で、頭痛、発熱、悪寒し、身が疼き、腰その他関節まで疼痛と、汗が出ず、為に息苦しく（緩浮緊）の者は、麻黄湯が主治する。麻黄湯は傷寒の主薬方で、病邪が強く、骨節の位置まで浸透した場合で、葛根湯はそれより浅い筋肉の部位を犯した場合で、共に汗が出ない。桂枝湯は病邪が弱く体表に散漫していて、また、皮膚のしまりが悪いので汗が出やすい状態にあるわけである。なお以上の３方の適応する場合を幾条にもわたって『傷寒論』には説いている。

　以上の原文の意味を頭に入れて、次に各薬方の実際の使い方を考えてみたい。

# 4 風邪の漢方治療(2)

　漢方の薬方は、診断が的確なら実によく効くものである。風邪に使う薬方も、適中すればよく効く。しかし、それには各薬方の証をよく知らなければ、期待した効果は上がらない。また薬方の証をよく知っていても診察が十分でなければ的確な診断はできないわけである。

　さて、店頭で風邪薬を渡すことになると、簡単な問診で幾つかある薬方の一つを選ばなければならない。風邪の初期で来る場合もあれば、相当こじれた状態の場合もある。また病人本人が高熱などのため、症状だけを言って家族の者が薬を求めに来る場合もある。こじれた風邪の場合は、西洋薬をある程度服んだあげくである場合もある。問診で見当がつかないから、薬は渡せませんというわけにはいかない。薬方の相当な知識があってもこのような不十分な情報しか得られない場合は、的確に効く薬方を選ぶことはなかなかむずかしいものである。このような場合、漢方の知識、漢方的症状に直接関係のないような情報から探りを入れて結局正しい薬方を選ぶというやり方が考えられるのである。

## 1 風邪の症候の把握

### ❶風邪ひきの人の周辺の情報

　風邪を大別して、普通の風邪と流感にわけると、普通の風邪は個人の身体状態と関連が強いが、流感のほうは、悪性になればなるほど、個人の状態より流感そのものの性質が問題になる。その時、流行している流感の情報を予め知っておくことは、実際の風邪ひきに直面した時、診断の役に立つ。流感には、小地域の流行にとどまるものと、広地域に流行する悪性の流感とあるが、どのような性質のものかを知っておくと役に立つ。

例えば、悪寒、高熱で始まり、関節痛が伴うもの、熱は高くないが初めから咳がひどく、咳がなかなか治らないものなど、いろいろな型がある。それで流感を次のような型に分けておくと、後に薬方を考えるうえに都合がよい。

①鼻炎、咽頭炎型(はなかぜ、のどかぜ)

②気管支炎、肺炎型(咳が強く、肺炎を併発しやすい型)

③胃腸型(嘔吐、下痢を伴う流感で、呼吸器系の症状がはっきりしない場合もある)

④リウマチ型(高熱ではじまり、腰痛その他の関節痛を伴う電撃的に来る悪性流感にみられる型)

に分類する。身体の方の状態も関与するのであろうが、流感にこのような発病の特徴をみることが少なくない。漢方治療の場合、こんどの流感は小青竜湯がよく応じるとか、麻黄湯でなければうまくいかないとかいうことがあるが、以上の分類は薬方を考える場合に直接役に立つ。

以上のような流感の情報を予め知っていると、病人の風邪の症状の訴えが簡単であっても、大きな見当違いをしないですむ。即ち病人の周囲の病的環境を知ることで、病人の状態を把握しやすくすること。この心掛けが大切であると考える。家族の何人かが流感にかかっているとか、仲間うちに流感のものがいれば突然、悪寒、高熱を出したら、その病人も同じ流感にかかったとみるのは常識であろう。漢方治療では病気だけを問題にしないで、病人全体を問題にするのが特徴であるが、その病人を環境と関連させてみるのもよりよく病人の状態を知る上に大切であるわけである。

❷風邪ひきの人自身の情勢

まず、風邪をひきやすい素因があるかどうか。またどんな型の風邪を起こしやすいか。ふだんからその人の風邪ひきの状態を知っていれば症状の把握に役に立つ。咽をやられ、すぐ気管支炎になり咳がひどくなる型の人もあれば、鼻がくずくずになり治りにくい型の風邪ひきの人もあ

る。流感が②の気管支炎肺炎型であれば、ふだんから気管支炎になりやすい人は、特に用心が要るわけである。肩を冷やすと風邪をひく、寝冷えしやすいとか、湯冷めしやすいとか、いろいろ個人によって癖があるが、それを知っていると症状の把握に有利であるし、予防を考えるうえに更に役立つ。家族全体が風邪をひきやすい傾向である時は、体質的傾向も考えなければならないが、生活状態、例えば偏食傾向、ほこりっぽい環境なども考慮すべきであろう。

❸風邪ひきの現症状の把握

①風邪といって来ても、一応その病状が本当に風邪かどうかを疑ってみる。特に高熱や悪寒が強い場合は、風邪と決めてかかって薬を渡し、後でとんでもないことになったと言われることが起こらないように用心する心掛けは何時でも必要である。

②本人が来た場合は、観察すればある程度のことはつかめるが、容態を言って薬を求めに来た場合は、年令、体質、体調をできるだけ知る必要がある。漢方流に言えば、実証か虚証かの判断は、薬方の選択に重要であるし、後の効果、並びに故障にも関係があるからである。ひどい虚証の人に麻黄湯を与えたらどうなるか、実証でがっちりした人に桂枝湯を与えて効くかどうかが問題になるのである。次に大切なのは、風邪をひいてどの位経ったか、病気の経過と時期を知ることが大切である。風邪の初期なら葛根湯で済むが、1週間経って、まだ熱がぐずぐずしている場合、漢方では少陽期に入っているかどうかが問題で、柴胡桂枝湯を与えなければならない場合もあるし、小柴胡湯か大柴胡湯を出さなければならない場合もある。時期を知ることは病気の時期を判定する上に、また薬方を決定する上にも重要である。特に問題になるのは病気が急激かどうかということで起こる、症状の激しさと関連して、正しく判断しなければならない。即ち悪寒、戦慄、高熱をもって電撃的に始まる風邪は、多くは悪性の流感であって、漢方でいう傷寒である。素早い対応策が要る。

③初期の風邪の症状

風邪の初期の診断で注意しなければならない症状は次の通りである。

㋑発熱……熱の高さとその出方が問題で、悪寒戦慄、悪寒が伴うかどうか、急激に出たかどうか。傷寒では悪寒が必発である。

㋺頭痛・項のこりの強弱

㋩体痛……筋肉や筋が痛み、こる。肩こりを強く感じる場合もある。これは筋脈のこり、痛みで、主として葛根湯を考える。桂枝湯の場合は程度が弱いのが普通である。

関節痛。腰痛が多いが四肢の関節が痛む場合、悪寒、発熱が伴えば、大半は麻黄湯を使わなければならない。熱が高くなくとも関節痛を伴う場合は、麻黄湯系の薬方、例えば桂枝麻黄各半湯が効果がある。要するに体の痛みを筋肉系か関節部かを分けて考えることが薬方を決めるのに大切である。

㋥汗……ふだんから虚弱で汗が出やすい人、また風邪をひいて、汗が出ている人には桂枝湯が、また肩こり、筋肉痛があって汗が出ている場合は桂枝加葛根湯が適応である。

身体がしまっていて汗が出にくい人の風邪、また熱があっても発汗しない場合、麻黄湯や葛根湯など麻黄の配伍された薬方が用いられる。なお肥満体でがっちりした身体で汗が出やすい場合もあるから注意が要る。汗が出るだけで桂枝湯を考えるわけにはいかない。また、発汗と喉の渇き、尿の出方と摂水量とを関連して考えていないと観察を誤る。

㋭胃腸症状……風邪の比較的初期から嘔気、下痢などを伴う場合がある。胃腸型の風邪と言われるものがこれで、この場合、葛根湯、葛根加半夏湯が効果がある。また風邪が進行して胃腸症状が併発する場合があるが、発熱がまだ治まらない時、葛根湯、葛根加半夏湯、また時には麻黄湯の適用のことがある。

風邪の初期症状がとれて、こじれた状態になり、嘔気、食欲低下等の胃症状がでた場合は、漢方的には少陽の時期に入ったと考えられ、柴胡

桂枝湯、更に小柴胡湯や大柴胡湯が用いられるわけである。要するに胃腸症状を孤立させてみて、胃が悪い腸が悪いと考えるのでは、漢方の治療にはならない。風邪の場合なら、その進行のどの時期に嘔気、嘔吐が起こったかで、受けとり方が違い、薬方が違うわけで、葛根加半夏湯で治る嘔吐もあれば、小柴胡湯で治る嘔吐もあるという結果になる。

㋬鼻水・くしゃみ……くしゃみ、鼻づまり、水洟など鼻炎の症状で始まる風邪があるが、これも傷寒の初めである場合もあれば、良性の中風である場合もある。鼻炎の状態のままで悪化しないものは中風のことが多いが、他の症状と関連させて、葛根湯、麻黄湯を使うことが多い。桂枝湯で身体が温まって治ってくる場合もある。鼻水だけ孤立させて考えては薬方が決まらない。

鼻炎型の風邪で水洟が多いものは、水気ありとして小青竜湯を当初から用いる場合がある。

㋭咽頭痛……咽頭炎型の風邪で、まず咽が痛くなるのもあるが、少し経過して、咽が痛くなり咳が出るようになるのもある。

体温計では相当熱があるはずだが、寒気が強く、熱感がない風邪は、多くは虚弱な人、老人や抵抗力のない小児に起こるが、咽頭痛を伴うことが多い。この場合、麻黄附子細辛湯を用いなければならないものもある。少しこじれて、咳だけがとれない場合は、小柴胡湯に半夏厚朴湯を合方して治る場合、また麻黄杏仁甘草石膏湯を使わねばならない場合がある。

以上、主として風邪の初期に出現する症候について述べたが、記述の都合上、初期を過ぎたものについても言及した。

また、説明なしに薬方を挙げたが、これらの説明はいずれ後に出てくるので省略する。要するに出現する症候は、全体と関連させて考え、病の進行の時期と病原の強弱、病体の強弱と関係づけなければ、正しく捉えられないで、薬方の決定(証の判定)はできないことを述べたわけである。

## ②風邪の初期に用いられる薬方

　湯液(煎薬)では、桂枝湯(桂枝、芍薬、大棗、生姜、甘草)、桂枝加葛根湯(桂枝湯加葛根)、葛根湯(桂枝加葛根湯加麻黄)、葛根加半夏湯(葛根湯加半夏)、麻黄湯(麻黄、杏仁、桂枝、甘草)、桂枝麻黄各半湯(桂枝湯3分の1と麻黄湯3分の1の合方)、麻黄附子細辛湯(麻黄、細辛、附子)などが、風邪の初期に用いられるが、前記の症状を把握、整理して薬方を選用するのである。エキス剤を使用する場合は、以上の全部はできていないので、代表的な桂枝湯、葛根湯、麻黄湯、桂枝麻黄各半湯(桂枝湯エキスと麻黄湯エキスを半分宛合わせる。但し本式の桂枝麻黄各半湯より桂枝・芍薬・甘草が多くなる)について説明する。

　❶**桂枝湯**……脈浮弱、頭痛、発熱、悪風、汗出、鼻鳴、乾嘔、尿は清、腹筋拘攣。なお更に下痢、腹満、臍下悸、身体疼痛、心下悶の軽症を呈することがある。以上を目標とする。

　❷**葛根湯**……脈浮緊数、項背強急、発熱、悪寒し、汗無く、鼻閉塞、鼻汁、流涙、筋肉痛。その他上衝、下痢、口噤等のあることがある。

　❸**麻黄湯**……脈浮緊、頭痛、悪寒、発熱、骨節疼痛、腰痛、喘して胸満し、あるいは鼻血あるもの(傷寒の発熱実証の最たるもの)。

　❹**桂枝麻黄各半湯**……桂枝湯証と麻黄湯証とが殆んど相半ばする証(麻黄湯を使いたい症状があるが、麻黄湯証のように激しくなく、それでいて葛根湯証のような項背強急(項から背にかけての強ばりひきつり)、筋肉のこり痛みが無く、麻黄湯証にみる関節痛、悪寒、発熱がある(脈は麻黄湯証のような緊ではなく桂枝湯証にみる浮弱に近い)桂枝湯を適用したいような人が、流感で前記の症状を呈した時、また麻黄湯を使いたいが虚して麻黄湯を使えない人に適用される。

　桂枝麻黄各半湯は、桂枝二麻黄一湯とともに、『傷寒論』では本来、感冒などでその初期の処置がうまくいかず、発汗の機を逸して数日経ち、熱が鬱滞して解散せず、桂枝湯の力だけでは及ばないので、麻黄湯の力

を借りてその鬱熱を発散する時に用いる薬方である。

桂枝麻黄各半湯より重く、熱と水毒が結ばれて、鬱して発散しにくいものに、麻黄湯の代りに越婢湯(麻黄、石膏、大棗、生姜、甘草)を桂枝湯に合わせた桂枝二越婢一湯がある。桂枝湯の証で、喘咳して渇し、あるいは浮腫を来したり、尿利が減少したりするものに用いるが、これは流感などがこじれて治らず、身熱が深い時に用いられる。石膏が加味されているところが特徴で、この薬方の更に重症になったものが大青竜湯なのである。

このように桂枝二麻黄一湯(桂枝湯二、麻黄湯一の割合)、桂枝麻黄各半湯は、感冒がこじれた時、本来使われるのであるが、前記のように風邪の初期に用いることができる薬方で、筆者は桂枝湯2分の1と麻黄湯2分の1の桂枝麻黄各半湯を作って常用しているが、風邪の初期には葛根湯と同じくらいの使用頻度がある。

さて 以上の4方のうち、桂枝湯は虚弱な人、心臓の悪い人、麻黄に過敏な人に用いるが、一般には適用は少ない。但し、風邪がぶり返してまた発熱した時、前に葛根湯を用いても、こんどは虚しているので、桂枝湯を用いなければならない場合がある。それで簡単な問診で風邪の処方を決めなければならないとすれば、葛根湯、麻黄湯、桂枝麻黄各半湯区別ということになる。

まず、風邪の起こり方の急激さから言えば麻黄湯、桂枝麻黄各半湯、葛根湯の順になる。電撃的に起こる流感ではまず麻黄湯を考える。少々虚弱な人でも、まず最初は麻黄湯を1回用いなければならないこともある。こんな時、安全を期せば桂枝麻黄各半湯 が使われる。なかなか便利なものである。

関節痛を伴えば麻黄湯、その軽症は桂枝麻黄各半湯であり、筋肉痛、肩こりが伴えば葛根湯である。胃腸症状を伴う時はまず葛根湯(できれば葛根加半夏湯)を与える。

漢方の初歩で誤解を起こしやすいのは風邪の軽いものは桂枝湯、進行

して葛根湯、麻黄湯となると思っている人がいる。そうではなく、葛根湯の風邪は初めから葛根湯であり、麻黄湯で処理しなければならない流感は、初めから麻黄湯を用いなければならない。

　葛根湯は麻黄湯より病(漢方でいう)の位置が浅いのであるが、風邪の症状は麻黄湯と同じ強さであることもあるので、誤解しないことである。風邪は、初めの24時間の勝負であると思う。初めの5～6時間内の投薬が決め手になる。的確な処方をすることが漢方の勉強の始まりであるが、あらゆる風邪の症状を的確に処理できれば、漢方は名人級であろう。

　風邪の初期で発熱を伴う場合は、熱感(熱いという感じ、漢方では熱といえば熱感があり、実際に熱いことで体温計で測って体温が高くても、寒く感じれば、熱と言わない)を伴うのが普通であるが、初めから悪寒が甚だしく、寒さを強く訴え、発熱微少(但し体温計では38.9度もある場合もある)あるいは頭に冷痛を感じたり、あるいは水洟をたらたら流したり、咽のちくちくする痛みを訴える風邪がある。これは陰証の風邪で、老人や虚弱体質の人に起こりやすい。また、ふだん丈夫な人でも、何かの事情で身体がひどく弱っている時、陽証の熱感のある風邪にならず、陰証の風邪になる。脈は沈細なれど沈傾向で浮ではない。これは麻黄附子細辛湯の適応である。老人の気管支炎、肺炎などの時にもこの証がある。

　また発汗法の後、脱力感と寒気が強くなり、この証になることもある。エキス剤でも麻黄附子細辛湯があると思うが、加工附子を使っているものが多いので、生薬の附子を使うような危険はない。以上で風邪の初発に用いられる主要薬方は述べたわけである。

## ③太陽病で他の証を挟む薬方

　風邪はひきはじめの4～5時間、できれば1～2時間に証に合った薬方を服めば、半日か1日で片づく。ところが多くの場合、それ以上の時間が経ってから、中にはそのうち治るだろうとぐずぐずしていて1、2日

経って服薬する場合もある。このような風邪に薬を出す場合は、太陽病の初期の薬方は、証が変わっていなければ出せるが、多くは少し証が変化している。様々な変化が起こるので、対応する全部の薬方は挙げられないが、起こりやすい変化を挙げて、対処する薬方を説明したい。

**❶桂枝麻黄各半湯**

『傷寒論』に挙げられている証は「**太陽病八九日、瘧状の如く、発熱、悪寒し、熱多く、寒少なく、一日に二、三度発し、面に熱色有り、少汗出づる能はずして、身痒き証**」である。風邪の初期に用いる場合は、前に説明したが、この『傷寒論』の証は、風邪が少し時間が経って、こじれて瘧（おこり）のような状態になって、熱がこもって、熱が出たり、少し寒気がしたり、皮膚が痒くなったりする状態に使うことを言っている。風邪の初めに発汗がうまくいかなかったり、風邪を放置しておいてこじれたりした時、相当使う場合が多い。この軽い場合に桂枝二麻黄一湯が使われるわけである。

**❷桂枝二越婢一湯**

この方も前に説明したが、『傷寒論』の証は「**太陽病、発熱、悪寒し、熱多く寒少なき証**」とあるが、これでは桂枝麻黄各半湯と区別がつかない。風邪の場合なら桂麻各半湯より更に深く病が進み、身熱がこもって発散せず、筋肉や関節の痛みなどを伴い、あるいは少し浮腫を現わすような症状の風邪のこじれた時に使う。また悪性の流感がこじれた時、身熱がこもって、何日も治らない時に使う。

**❸麻黄杏仁甘草石膏湯**

喘息や気管支炎でよく使われるので知られた薬方であるが、『傷寒論』では「**発汗して後、汗出でて喘し、大熱**（身の表面に発熱の状態少なく、身熱あるもの）**なき証**」「**下して後、汗出でて喘し、大熱なき証**」とあるが、要するに風邪の初発の治療がうまくいかず、汗が出て、喘息のような状態になったのを言うのである。ふだんから咳が出やすい者、喘息ぎみの者は、風邪の初めからこの状態になることもあり、風邪が少し時間が

経ってこじれてこのよな状態になることもある。

　発熱はあっても、麻黄湯や葛根湯のように熱感が強くなく、汗が出て、渇があり、喘咳が多い時に使われる。麻杏甘石湯は麻黄湯の桂枝を石膏に変えた薬方であるが、薬の働きは相当大きく違うのに注目して欲しい。石膏は身熱、身の深いところに鬱滞している熱を解消する力があるとみられる。石膏の加わった薬方には、渇の症状があるわけである。

### ❹桂枝加厚朴杏仁（子）湯

　これも風邪をひいて咳がひどい時よく使われるが、桂枝湯に厚朴、杏仁が加わったのであるから、桂枝湯の証があって咳や喘状態が少しある風邪の比較的初期、また初発の処置がうまくいかず、自汗が出て、あるいは悪寒し、喘咳する風邪のこじれた場合に使う。この場合も大熱なしという状態で熱はあるが、熱で苦しむことはなく、のぼせぎみで咳がひどい場合がある。咳がひどいから症状が悪いというのではない。風邪の症状としては軽い。喘息ぎみの人は、風邪をひくとこの証になりやすいが、喘咳がひどくなってきたら麻杏甘石湯に変える必要がある。麻杏甘石湯には悪寒がなく、渇がある。

### ❺小青竜湯

　「心下に水気あり、欬して微喘し、発熱して渇せざる証」と『傷寒論』にある。本来水気（水毒）がある人が、風邪をひき熱がうまく解散しないため、それが水気と影響しあい、咳が出たり、ぜいぜいいったりする場合が小青竜湯の適応症だというわけである。風邪の当初からこのような状態で咳が出るのに適用する場合もあれば、風邪が少しこじれて咳が強くなる場合もある。水気があるので咳は湿性で水気多く、ぜいせいいう。水洟がだらだら出る場合も使う。湿性の気管支炎、気管支端息やアレルギー性鼻炎に使われるのはこの応用というわけである。麻杏甘石湯と小青竜湯の違いは、水気の有無であることが適用の際の要点である。

### ❻五苓散

　五苓散は水毒に使う代表的薬方で色々な場合に使うが、風邪の場合は、

発汗がうまくいかず、前からある水毒が影響して、熱がうまく解散せず、渇を来し、小便が少なくなった状態で、頭痛があったり、肩がこったりする症状の加わることもある。小青竜湯では水毒が影響して咳や喘になるが、五苓散では、渇や小便不利として表われる。ただ発汗過多で水を欲しくなって、水をやれば治るのは体内の水分減少によるものであるが、五苓散証の場合は水毒がうまく除去できない状態で起こるので、利水剤が要るのである。なお、桂枝湯の桂枝を増量した桂枝加桂湯は、風邪で発汗がうまくいかず、上衝が激しく、顔を赤くして、頭痛が強い時(熱候はあまりなく、動悸したり下肢が冷えたりすることがある)使うと奏効する。

また、桂枝湯に黄耆を加えた桂枝加黄耆湯は、発汗がうまくいかず、むやみに汗が出る時(脱汗状態)に使うと奏効する。

以上の変化は風邪の太陽病における変証であるが、風邪が深く進む、即ち太陽から少陽(表から半表半裏)に進むと違った薬方が用いられる。風邪は太陽位で片づけてしまうのが理想だが、それがうまくいかず、こじれると少陽位に陥るわけである。

## ④風邪の第2期に用いられる薬方

太陽で始まった傷寒、中風が進行して少陽期になると、表面の症状は静かになって病が軽くなったようにみえるが、実は病は胸脇部(胸部から季肋部、心下部、即ち半表半裏)へ進行して病勢は重くなっている。表から裏へ向かって進行したということなのである。表われる症状は、裏の症状(消化管の症状)の初期と胸部の臓器の症状である。舌苔が生じたり、食欲が落ちたり、吐き気を催したり、胸苦しくなったり、微熱が出たり冷めたりするわけである。

風邪の場合は、食欲が落ち、身熱がとれなかったり、咳がひどくなり、なかなか治らなかったり、倦怠感がひどくなったり、いわゆる風邪のこじれた場合のいろいろな症状を表わすわけである。この時、主として使

われるのが柴胡剤である。これを次に説明する。

### ❶柴胡桂枝湯

この方は、次に挙げる小柴胡湯と桂枝湯の合方である。桂枝湯から小柴胡湯へ移る中間の薬方と考えればわかりやすい。

風邪はこの証を表わすあたりまでで治すべきである。また事実、大半の風邪は柴胡桂枝湯あたりで終わる。悪性で進行の早いもの、抵抗力が落ちている時、処置を誤った時、無理をした時は、更に先へ深く進行することになる。

風邪の場合、最も問題になるのは、いつこの方を使い始めるか、即ち太陽証から少陽証の入口にかかる時期の判定である。風邪が流感で悪性なら進行が早く、また手当てが悪ければ、3日前後で柴胡桂枝湯証を表わすが、普通は4,5日位からこの証を表わす。この証の時期になったのに葛根湯や麻黄湯をなお使っていると、風邪がこじれるばかりでなく、脱汗などの故障が起こる。また部分的症状にこだわって、この先に使う下剤の加わった薬方を使ったりしても、こじれて変わった症状が出現する。柴胡桂枝湯は、あまり力のありそうな薬方にみえないが、風邪の時、その時期に使えば実によく力を発揮する。

次にその代表的症状を挙げると、熱性病(風邪)で、発汗剤を服用して後、なお発熱し(注意すれば、初発の熱の状態と違うことがわかる)嘔気があったり、(舌に苔が出はじめる)、食欲が減退し頭痛、微悪寒があったり、四肢がだるかったりするなどである。発汗剤を使わなくても、時期がくれば、風邪でこの証を表わす。風邪をひいたと言ってくる場合、この証の時期になっている者も多いので、漢方の場合、風邪だから葛根湯をという考えでは、薬方を使いこなせない。

以上、初期に使う薬方から柴胡桂枝湯証まで述べたが、ここまでで、風邪を処理するようでないと、あと厄介なこじれた状態になる。

それで、ここまで少し詳しく説明した。柴胡桂枝湯の次の時期に来るものの代表は次の4方である。

### ❷小柴胡湯

この方は少陽病の代表薬方である。風邪のような熱性病にも使うが、慢性病に実に広く使われるのでよく知っている必要がある。

『傷寒論』の証は「傷寒、中風、往来寒熱し、胸脇苦満し、黙々として飲食を欲せず、心煩し、喜嘔し、或は胸中煩して嘔せず、或は渇し、或は腹中痛み、或は脇下痞鞕し、或は心下悸し、小便不利、或は渇せず、身に微熱あり、或は欬する証」である。「或は」とある症状は、何時でもある症状ではない。「喜嘔」(しばしば嘔すという意味)までが正証である。

これを風邪の場合とすれば、葛根湯、麻黄湯、あるいは桂枝湯を使った後(4～6日後)熱が出たりひいたり、寒気がしたりする弛張熱の状態になって(悪寒は初期のように強くない)胸脇苦満し、食欲が減退し(多くは舌に白苔が出現する)、胸苦しさを感じたり、嘔気を催したり(要するに胃症状が出現する)するのが小柴胡湯の正証である。胸脇苦満は柴胡剤の腹証の代表である。季肋部の苦しさと手に感じる張った状態であるが、触診には練習が要る。季肋部の圧迫感を自覚症として訴えるので推定できる場合もある。

要するに風邪をひいて何日だったかを考え、熱の状態と胃症状の出現を目標にする。柴胡桂枝湯の次の時期に使う薬方として最も使う機会が多い。

### ❸大柴胡湯

小柴胡湯より実証で、陽明病期に近く便秘傾向を伴い、胸脇苦満もより強いのが大柴胡湯証である。舌の苔は黄色を帯びより厚い。風邪をひいて10日位経ち、便秘して熱があり(寒気は少ない)、小柴胡湯より胃腸症状が強い場合に使う。解熱剤を連用していて熱が下がらない風邪のこじれに、大柴胡湯を用い通じがついて1日で快方に向う例がある(大黄は加減して使うのが普通である)。大柴胡湯も慢性病に繁用される

### ❹柴胡桂枝乾姜湯

小柴胡湯証よりは虚していて、腹(および胸)に動気を感じ、口乾、上

衝(のぼせ)があり、汗が出易く、胸脇苦満は少ない証である。桂枝湯を用いるような弱い人が風邪がこじれてこの証になる。おこりのように熱のおこりおさめがあることもある。小柴胡湯より症状が浮動的である。汗は頸から上に出ると言われるくらい上半身に多い。この薬方も慢性病によく使う。

❺柴胡加竜骨牡蛎湯

一言でいうならば、柴胡桂枝乾姜湯証の実したものと考えてよい。便秘ぎみなので大黄を加減して用いる。小便も少ない場合が多く、神経症状も起きやすい。慢性病にはよく使うが、風邪の後に使うことは前記の柴胡剤より少ない。

さて、柴胡剤を用いる時期に入って、風邪の症状で最も困るのは咳である。風邪の初期の咳は、初期の薬方で処理できるが、こじれた咳はとれない。小柴胡湯、大柴胡湯もそのままで咳にも効くが、半夏厚朴湯を合方したものが最も多く使われる。場合により、小柴胡湯に麻杏甘石湯の合方も使う。湯液ではもっと細かい加減をするが、エキス剤の場合、これらの合方は可能である。

更に風邪がこじれて複雑な症状を呈すれば、そのあらゆる状態に応じる薬方があるのが漢方療法であるが、普通の風邪なら以上の柴胡剤あたりまでで、片づくのが大半である。

## ⑤風邪の養生

言うまでもなく治療の根本は、自然治癒能力が最高に発揮できるようにすることである。

漢方では、その証の把握が正しく、処方が的確であれば、その自然治癒能力が最もよく発揮できる方向へ薬が働くものである。薬を使わなくても、この自然治癒能力が十分に発揮できるようにすれば病気は治るわけである。いくら良い薬を使っても、この能力が存在しなければ病気は治らない。この自明の理をとかく忘れがちである。

風邪などの急性熱性病で自然治癒能力を発揮させるために最も重要なのは安静である。安静は病気の起こっている患部へ十分な血液を供給して、病気との戦いを有利にするために必要なのである。風邪などは体力が充実している間に戦いを終えるようにすることが肝要である。体力が消耗してきて、なお病気との戦いを続けなければならない場合は、エネルギーの補給に余分な努力が必要になり、二方面作戦になって非常に不利である。風邪は12時間から24時間で勝負すべきであろう。したがって、発病当初の安静は非常に重要な意味を持つ。身体の安静、精神の安静、共に必要である。保温もエネルギーの消費を減少するに役立ち安静の助けになる。減食や消化の良い食物を摂ることも、消化吸収に要するエネルギーを節減、安静を助ける。

　したがって、昔から言い伝えられている風邪の初期の白粥梅干は合理的であると思う。身体を温め、消化しにくいものが入らず、エネルギーを適度に補給する。

　要するに、濃厚な消化しにくい油物など避け、消化しやすい形で澱粉質のものを温い料理で摂り、ミネラル、ビタミン類の補給に注意する。風邪の初期、高熱の時は、半日位の絶食をする方が勝負が早い。もちろん適応した薬方を用い、水分と食塩、ビタミンの補給をうまく行う。濃厚な動物性食品などを余分に摂ると勝負が長びくのを経験している。

　栄養はふだんに調和よく摂っておくべきで、高熱のある時、急に余分なものを摂ると逆効果になる。風邪は胃腸の病気ではないから、食事などどうでもよいと考えたら失敗する。

　風邪が長びいて、体力が消耗し、それに食欲が減退、消化力も低下してくると、食養生もなかなかむずかしくなる。十分な食養の知識が必要になるわけである。

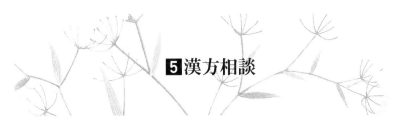

## 5 漢方相談

　本来はここで漢方の診察法をお話しするのであるが、薬局では医師の行うような診察は許されていない。漢方の診察は周知のように四診という形で行なわれる。望診、聞診、問診、切診のうち、漢方相談で行なってよいのは問診に当たるものだけで、これを漢方相談と称するわけである。

　しかし、問診を行なう際、相手の顔色をみるのは望診の一部であり、会話の際には相手の声を聴くので、これは聞診の一部である。本来の望診は全身をよく診ることで、皮膚に表われるすべての症状、身体の動作、状態を観察し、それを他の三診と総合するわけである。また本来の聞診は声や咳の状態ばかりでなく、聴診器で胸部の聴診をしたり、腹部の音を聴いたりすることまで含まれる。それで漢方相談では問診をしながら望診、聞診の一部を併行して行なうという形になる。脈診や腹診などの切診はもちろん行なえないので、漢方相談は非常に限られた手段で、病人の状態を把握、判断して、適した薬方を渡さなければならない。

　さて、それでは漢方相談の目的は何であるか。

### 1 漢方相談の目的

　端的にいって、病人の病状に最も適した薬方を病人に渡すというのが、漢方相談の目的である。医師の漢方診断より少ない手段で、製剤化されたエキス剤、煎薬(1処方の)、即ち制限された薬で病気を治そうというのであるから実は非常にむずかしい話である。医師は病人の病状に全面的に責任を持っているので、病気を治せなかったら医師の腕が悪いと言われるが、薬局で薬を買って病気が治らない時は、薬が悪いと言われるそうだが、これは病人が自分で薬を選んで買った場合は本当であろう。

しかし漢方相談を受けて、薬方を選んで渡した場合はそれなりの責任があることは当然である。人の生命に関係する医療というものは難しいもので、その行なう手段・方法に差異はあっても、その行施できる手段の中で最高の努力をする責任が伴うことは当然であると思う。

それで漢方相談でもその限度いっぱいの手段によって、最も適した薬方を選ばねばならない。それは現実にどうすることなのか。

普通、葛根湯が適するという症候群は葛根湯の証として知っているわけであるが、これは葛根湯という薬方の証である。

病人に表われる症候群は、風邪などの場合経験するように、葛根湯の証がそのまま出現するとは限らない。半ば葛根湯のようでもあり、麻黄湯証が少し加わっていたりする場合が多い。即ち病人の表わす証は薬方の証とずれがあるのが普通である。

漢方の診断は一口で言えば複雑な病人の証（症候群）から最も代表的なものを選び出して、それがどの薬方の証に当たるかを判定する仕事だということになる。

勉強して、薬方の証は知識として持っていても、生きた病人の証にぶつかると薬方の証に比べると矛盾した症状が出るので、薬方の証をつかみ出すのに苦労する。病人の証が典型的に葛根湯の証だけ示していれば、事は簡単だが、そういう場合はむしろ少ない。

確かにそうだと思って与えた薬方が効かない時は、更に迷いが生じる。効いた場合は証が合っていたことになるが効かなかった場合は、次の3項を考えてみる必要がある。

①病人の証の中に、見落としたり、見誤ったりした症状がある場合、即ち情報把握に手落ちがある場合。

②病人の症状はよく把んでいても、勉強不足で薬方の証を正確に知らなかったため。

③証の判断は正確でも、薬の質が悪かったり、量が不足、あるいは過剰であるがために治らない場合。

さて、現実の漢方相談の話にもどるが②の薬方の勉強はできていて③の薬品に欠陥がないものとして話を進めると情報収集に手落ちがある場合というのが問題になる。

漢方相談での情報収集の手段の最大なものはもちろん問診で、問診のやり方如何によって誤った情報が紛れ込んで判断を狂わすことになる。問診の手段は、もちろん言葉、会話であるが、言葉の使い方を知らないとよい問診ができないことになる。

## ②言葉について

問診のときばかりでなく、症状を捉え、記載するのにも言葉が手段であり、道具である。また病人を納得させ、服薬の方法を間違いなく教えるのも言葉である。言葉の使い方がまずいと、自分では正しいことを伝えたつもりが間違った行為となって現れてくる。漢方相談も医療行為である以上、その会話には、雑談の時とは違った厳しさが言葉に要求されるのである。そこで、まず言葉の性質、働きを知る必要がある。

まず、話し言葉と書き言葉の違いを明確にしなければならない。話し言葉は、その話される言葉自身は簡単でも、話す態度、しぐさ、話す調子などで、伝えたいと思う内容を補うことができる。話し言葉では「はい」という肯定の言葉でも声を強めて言えばはっきりした肯定になり、しぶしぶ言えば否定に近い表現になる。極端になれば「はい」と言っていながら、態度によって明らかに否定の意味を現わすこともできる。書いた文字言葉では、こんな芸当はできない。「はい」は肯定であり、「いいえ」は否定である。

さて、問診で話し言葉で捉えた内容を文字言葉で記録することになると、複雑な意味をもった言葉が簡単な意味しか伝えられない文字言葉になってしまう。相談カードで、○×で記録された言葉の内容は、簡単な意味しか表わせない。痛みのような主観性が強い言葉の内容は、弱い痛みを鈍痛と記載すると、病人が話し言葉でいう「ずうずう痛い」も、「きゃ

きゃ痛い」も同じ鈍痛になってしまい、痛みの性質は伝わらなくなってしまう。文字で会話を記録する時は、いつでもこの表現の差があることを頭に置いておかなければならない。「ずうずう痛い」と言ったときは、そのまま書いておいた方が後で内容をはっきり思い浮かべられる。

　次に言葉を大きく、具象語と概念語とに分けるが、具象語は形を具えている言葉というわけで、言葉の内容がすぐ頭に浮かんでくる性質の言葉で、机とか本とか、誰にでもその意味がぱっと具体的につかめるものである。しかしこれにも共通した生活習慣を持っていて、言葉を通じ合える範囲でなければならないという条件がいる。

　概念語というのはまだ経験のない事物や内容が複雑で説明しなければわからないものを表現する言葉である。漢方という言葉もそれを知らない人には、詳しく説明しなければわからない概念語である。しかし漢方治療を長年やっている者同士の会話などで漢方という時は、具象語に近い表現になっている。

　それで、学術語は基本的にはすべて概念語である。漢方の用語も、昔から使われていて具象語と思われそうな言葉もあるが、学術語であるから、実際には概念語として扱うべきである。例えば、田舎の老婆などが便秘しているという時は、具象語で単に糞づまりを意味するが、漢方の記録に載せる「便秘」は、学術語であるから概念語で、医学的内容を具えた専門語でなければならない。そこで病人が答える症状の表現が具象語的な日用語であったなら、記録に記載する言葉は、それを概念語である正確な学問的用語に移しかえて記載しなければならない。例えば口渇の症状を正しく捉えて記載するには、「のどが渇く」という答えも、同時に摂水量、汗の出方、食物の塩気などを考慮に入れてはじめて記録に口渇(+)と書けるのである。その時の口渇が生理的正常のものか、病的な口渇かを判定した上で記録しなければ、学問的用語として意味をなさない。病人になるべく正しい学問的にも通用する答えを出させたい場合は、便秘なり口渇なり、微熱なりの学問的な意味を十分説明してから、答えさ

せるべきである。そうできない場合は、いきなり便秘という言葉をもち出さないで、通じの回数、便の硬軟、排便時の快,不快等を聞いた上で、便秘(++)(+++)と記入すべきであろう。そして同じ便秘でも、大便が兎の糞のように固くころころしているなら燥屎であり、普通、虚秘を表わし、身体の虚状と関連していると考え、臭気が強く大便が太く出にくい場合は実秘で、身体の実状と関連させて考えるというように判定するのである。即ち症状のこのような捉え方は、身体全体、病状全体の虚実、陰陽の判定にまで影響を及ぼすことを忘れてはならない。以上のような次第であるから、漢方相談で病人の病態をなるべく正しく把握しようとするなら、問診をして症状をまず正しく把握記載すべきで、病人自身に○×式で記入さすようなやり方は避けなければならないと考える。

　また薬方の証の表現に用いられている漢方用語(漢方の学術語)の意味を正確に理解している必要がある。漢方用語と西洋医学の術語と同じ言葉を用いても相違がある場合もあるのでその区別も必要であるし、まして日用語との混同は戒めなければならない。

### ③症状把握上の注意

　漢方で薬方を決めるための記録のとり方、その基礎になる症状の把握の仕方での注意を考えてみたい。

　①漢方で症状を捉える場合、最も大切なのは、各症状を陰陽虚実の程度を表現するものとして捉えることである。もちろん西洋医学と同様に症状の障害の程度を示すものであるが、漢方の症状は、その上に身体全体の陰陽虚実の判定の材料となるように捉えなくてはならない。便秘は糞づまりという故障であるとともに、実秘なら身体が実状であることの一表現であるし、虚秘(弛緩性便秘、あるいは麻痺性便秘に当たる)なら身体の虚状の一表現でもある。もちろんすべての症状がうまく陰陽虚実を表現しているとは限らない。無関係のものもあり、濃淡様々である。この症状の陰陽虚実を積み重ね、整理して、即ち病人の証を盤理してど

の薬方の証に近いかを考え、総合判断して薬方の証を決定するのが漢方の行き方である。一つの薬方でぴったりいかない時はその薬方を加減したり二つの薬方を合方したりして、病人の証に近づけるわけである。

②次に症状のうちで、何が主で従かを判定するのであるが、薬方的な証で主症と言われているものと病人が訴える主訴とは混同してはならない。病人は自己の最も苦痛とする症状を主訴とするが、主訴即ち主症状ではない。例えば、頭痛を主訴として強く訴えてもその頭痛が漢方でいう水毒のためであるか、上衝(のぼせ)であるかによって適用する薬方が違い、その薬方でいう主症が違う。水毒を表現している渇、小便不利が主症である場合は、五苓散で主訴である頭痛は治る。のぼせの表現が主症として把握されれば、桂枝加桂湯で頭痛が治るわけである。主訴に引きずられて頭痛に気をとられていると判断を間違え、薬が効かず、主訴もとれない。西洋医学で鎮痛剤を使うのと違うことを認識しなければならない。

漢方相談をしている時は、話を聞くだけでなく、顔色や表情の動き、動作の緩急などを観察し、声の強弱、力強さ、冴え、嗄声状態、咳等に注意を払い、いつも病人を全体として把握するように心掛けなければならない。主訴と限らず、個々の症状にとらわれると、全体としての判断を間違え、結局証の判断を誤ることになる。

③要するに、漢方の薬方の選定は、漢方の診断の物差し、陰陽虚実、表裏内外の区別を中心にして、漢方的に正しく行なわなければ正しく行なわれないし、薬方の効果を本当に発揮さすこともできない。病名で簡単に薬を出して、効かないといっても、それを薬のせいにできない。正しく薬方を選ぶ努力が必要なのである。

## ④服薬法の注意

漢方エキス剤は、本来煎じ薬で服ますべきところを便宜のためにエキス剤化したものである。したがって、エキス剤を溶かして煎剤用にして

服用する方が吸収が早いわけである。風邪で葛根湯エキス顆粒を服む場合は、熱い湯に溶かして服むか粉末を熱い湯で服むのが有効な方法であろう。反対に吐き気が強い妊娠のつわりの時、小半夏加茯苓湯エキス顆粒を溶かし冷やして小量宛服ますと薬も納まり、吐き気も治まる。

　要するにエキス剤であるから、便利に適当に使えばよいと考えないで、薬方の本来の服薬法を頭に置いて、エキス剤を正しく服用さす心掛けが必要で、それによって薬方の効果を更に確実にすることができるわけである。

　胃の調子が悪い時、同じように顆粒状であるからといっても、溶けた後の刺激が違うので、刺激性の生薬の加味されている薬方は、完全な空腹時より、食後1～2時間に服ますとよい場合がある。

　最も大切なのは薬量で、病人の強弱体格、年齢によって加減する必要があることで、杓子定規に能書だけに頼っていては本当の効果は期待できない。これも漢方を正しく学ぶことによってその方法を工夫できると思うのである。

## 6 呼吸器系疾患の治療

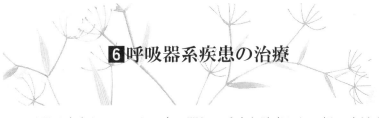

　呼吸器系疾患といっても、命に関わる重症な肺炎から、軽い咳だけの風邪のこじれまである。薬局で扱う範囲は自ずから限定されるわけで、肺結核と判明しているもの、重篤な急性肺炎、肺壊疽、悪性の気管支喘息などは医師が必要であるし、医師が努力しても、治療効果を上げにくいものは扱えない。肺癌なども、初期は軽い咳、わずかな血痰だけで、他に症状のない場合があるが、これに癌の疑いをもって、適当な医療機関での検査を薦めるようだったら、薬局の仕事としては立派なものであろう。咳が出るからといって、単に咳止めを出すに止まり、顔色その他

の症状に注意しないようでは、心掛けに欠けているところがあるとみられよう。長く続く咳、それにもし血痰でもあれば、年齢を考慮して、まず癌を疑ってみるのが常識である。同様に老人の結核も問題にしなければならない。

　さて、薬局で扱う機会の多い呼吸器疾患では、言うまでもなく風邪に関連したもので、流感の流行程度によって薬局の収入が相当大きく左右されることは周知のことである。風邪を的確に処置することが、薬局では非常に大切になるわけである。風邪に関連した症状で最も扱う機会の多いのは、風邪がこじれて長く続く咳であろう。また喘息様気管支炎や軽い気管支喘息ではないかと思う。即ち治りにくい咳嗽が問題になるわけで、これを自由自在に治せるようなら漢方も名人級であろう。そこで、呼吸器系疾患では最も特徴的な症状の咳嗽を取り上げて、その治療を考えてみたい。

## 1 咳嗽の治療

　咳はしわぶき、咳ばらいで痰が少ない咳で、嗽は痰の多い咳という意味だというが、痰の多い咳と痰の少ない咳を分けて考える必要を示唆している。咳の状態を考える場合、痰が多いか少ないか、痰が水っぽいか、粘るか、即ち湿性の咳であるか乾性の咳であるかは薬方を決定する場合大切である。ラッセルがぜいぜいか、ひゅうひゅうかも湿性、乾性の区別になる。

　咳の状態を観察しながら、原疾患を考えなければならないのは当然で、咳の持続期間、強弱、痰の状態、特に血液の混入の有無など、他の全身症状と関連させて観察しなければならない。単純な咳か、重い病気と関連しているものか、いつも忘れてはならない。

　ここで咳嗽に用いられる薬方を考えてみたい。

## 【主に湿性の咳に用いる薬方】

**❶小青竜湯**（麻黄、芍薬、乾姜、甘草、桂枝、細辛、五味子）

泡沫状の水っぽい痰を多量に出したり、水様の鼻水を流したり、喘鳴（ぜいぜい）、湿性のラッセルがあったりして、咳、くしゃみを頻発する場合に用いる湿性の咳の代表的薬方である。平素から水毒（余分な水分の停滞）があり、それに外来の刺激（外からのストレスや風邪などの疾患）が加わって、この両者が衝突した形で起こる諸症状があるわけで、前記の症状の他に熱があったり、浮腫があったりしてよい。

桂枝は麻黄と組んで熱を去り、麻黄、細辛、半夏は、各々働く部所は違うが、水毒を去る働きがあり、協同して利尿の効があり、乾姜は内部を温めて、冷えを去る作用があり、五味子、麻黄、細辛は鎮咳の作用がある。芍薬は桂枝と組んで血行を良くし、体調を調える。各生薬は、単独では力を発揮しないが、協同して、証が適応すれば大いに力を発揮する。

以上の症状、薬味からわかるように、前記のような湿性の咳、鼻水、くしゃみなどの状態のあるアレルギー性鼻炎、感冒、気管支炎、気管支喘息、百日咳、湿性の肋膜炎、肺炎に用いられる。呼吸器疾患以外では、ネフローゼ、腎炎などの発病初期の浮腫に用いることがある。感冒などでまだ咳が残り、浮腫が表われたような時に効果的である。

**❷苓甘姜味辛夏仁湯**（茯苓、半夏、杏仁、五味子、甘草、乾姜、細辛）

小青竜湯から麻黄、桂枝、芍薬を去り、茯苓、杏仁を加えた薬方である。麻黄、桂枝がないので、小青竜湯のような発熱がなく、水毒症状が強く、特に胸部に水の停滞が強く、ぜいぜいと喘鳴があり、息切れがある。手足は冷えやすく、貧血傾向である。

要するに、小青竜湯に似ているが、熱状なく、水毒症状が強く、冷えて疲れやすい場合に用いる。

五味子は半夏、杏仁とともに喘咳を治し、乾姜、細辛は身体を温め、五味子、杏仁に協力し、茯苓は利尿の効があり浮腫を去る。以上の症状、薬味から肺気腫、慢性気管支炎、気管支喘息、心臓弁膜症による肺水腫状

態、慢性腎炎などに用いられる。

本方に大黄を加えた苓甘姜味辛夏仁黄湯は、前記の症状に便秘が加わり上気する場合に用いる。

❺**麻黄附子細辛湯**（麻黄、細辛、附子）

薄い水様の痰を吐いたり、尿も希薄で量が多かったり、前記の2薬方のように、水毒の停滞が強いというより冷えが強いために起こる症状で、悪寒が強く、熱はあっても熱感がなく、寒さを強く訴え、全身無気力を訴え、また咽の痛み咳を伴う場合に用いられる。虚弱体質の者に起こりやすい。

体表の熱を汗により去る麻黄と温める力の強い附子、細辛とを組み合わせた巧妙な薬方で、少陰病の初期、表証のあるものに用いる。

老人や虚弱者の感冒または肺炎などで、寒さを強く訴え、熱があるのに熱感が少なく、咳、咽の痛みあるものに用いる。

同じような傾向のある気管支喘息、気管支炎に用いる。鼻づまりで、顔色悪く、寒さに敏感なものにも効く。頭部冷痛、冷えて痛む三叉神経痛にも応用される。

【主に乾性の咳に用いる薬方】

❶**麻黄杏仁甘草石膏湯**（麻黄、杏仁、甘草、石膏）

麻黄湯の桂枝を石膏に変えた薬方である。

麻黄湯のような悪寒を伴う発熱はないが、身内に熱があり、為に口渇があったり、汗が出たり（麻黄湯には汗がない）することもある。ひゅうひゅうという笛音の場合が多く、呼吸困難、喉が乾きやすく、痰は粘りぎみで喀出しにくい。呼吸困難の発作時には汗が出やすい。以上の症状のある気管支喘息、喘息様気管支炎、百日咳によく用いられる。乳幼児の感冒にもよく使われる。

❷**麦門冬湯**（麦門冬、半夏、粳米、大棗、人参、甘草）

❸**竹葉石膏湯**（竹葉、甘草、石膏、粳米、麦門冬、半夏、人参）

麦門冬湯から大棗を去り、竹葉と石膏を加えたものが竹葉石膏湯であ

るので同時に説明する。

　麦門冬湯は、大病後あるいは慢性病があったり、老人や虚弱者で体液が不足し、皮膚が乾燥し、喉が乾き痰が濃く粘り切れにくく、為に咳が頻発、顔面紅潮し、嘔吐を誘発したり、声が嗄れたりするものに用いる。麦門冬、人参、粳米は身体を滋潤し、体液を回復させる力があり、半夏は麦門冬と組んで、気の上逆を下す作用があると言われ、また半夏の鎮嘔、鎮咳、去痰の作用も働き、前記のような症状のある場合に効くのである。前記のような咳を伴う咽喉炎、咽頭結核、気管支喘息、百日咳、肺結核に応用される。風邪がこじれて前記のような症状、咳を伴う時にもよく使われる。

　竹葉石膏湯は、麦門冬湯に解熱、鎮咳の効のある竹葉と内熱を清解する石膏とが加わったものであるから麦門冬湯証に似て、内熱がこもり、余熱が去らず、皮膚が乾き、口舌乾燥、口渇を訴え、咳を伴うものに用いる。多汗、盗汗、濃い尿色なども伴う。肺炎、麻疹、流感などの回復期で余熱が残り、乾性の痰がとれないものに用いる。肺結核に用いる場合もある。

### ❹半夏厚朴湯（半夏、茯苓、生姜、厚朴、蘇葉）

　これは本来は、気の鬱滞を散じ、気鬱を治す薬方である。咽中がつまる感じ、のどに何かひっかかっている感じで、それが気になるものを治す薬方で、これは咳のある場合で、このような感じのある時に応用するわけである。したがって、一般に痰が無く刺激だけある咳か、痰はあっても少なく、とれにくい場合の咳のある疾患に使うことになる。

　半夏と茯苓、生姜とは、悪心、嘔吐を去り、鎮咳の働きをし、厚朴は筋の緊張、痙攣を緩解し、腹満を治し、蘇葉と協同して気の鬱滞を除く働きをする。

　気管支炎、百日咳、気管支喘息に用いる他、神経症、胃疾患に広く用いられる。咳に用いる時は、柴胡剤と合方することが多い。

　以上、咳嗽に用いられる基本的な薬方をやや詳しく説明したが、これ

らは日常最もよく用いられる咳の薬であるし、この基本薬方をよく理解していれば、これらから出発した後世方の薬方も理解しやすく、またこれらと他の薬方を合方、併用することによって、更に効果を増す方法を見出だすこともできると考える次第である。

次に風邪のこじれて咳のとれない場合や慢性気管支炎の治療を述べる。風邪がこじれて最も困るのは咳がなかなかとれない場合で、更にそれが延長して慢性気管支炎の形になり、いわゆる咳持ち、痰持ちになり持続することである。

風邪の治療の部で述べたように、流感の種類によっては当初から咳が強く、気管支炎、肺炎と進む型がある。もちろん初発は麻黄湯、葛根湯で対処すべきだが、時機を失した場合、小青竜湯あるいは麻黄杏仁甘草石膏湯から始めねばならない場合がある。

咳嗽の薬方の症状を理解していれば、適応薬方がみつかるわけである。

一般に風邪というと、熱、鼻水、咽頭痛、咳が伴うものと考えられているが、この咳は風邪の治療を普通に行えば、即ち麻黄湯、葛根湯、あるいは桂枝麻黄各半湯などを用いれば治るわけで、解熱剤と鎮咳剤を同時に用いるようなやり方は漢方では必要がない。

風邪が初期の段階で処理できなくて、第2期になれば、柴胡桂枝湯、更に進めば小柴胡湯、柴胡桂枝乾姜湯、大柴胡湯などを適用することになるが、咳を伴っていてもこれら柴胡剤で治るわけである。しかし、そう簡単に咳がとれるとは限らない。この際、煎薬を用いる場合はいろいろ工夫が必要で、例えば、柴胡桂枝湯加桔梗、石膏とか、柴胡桂枝湯加厚朴、杏仁などの加味方を症状により用いる。

また、合方がよく用いられるが、煎薬では合方は簡単にできるが、出来上ったエキス剤ではひと工夫がいる。

最もよく咳に用いられる合方は、小柴胡湯合半夏厚朴湯、大柴胡湯合半夏厚朴湯である。小柴胡湯合半夏厚朴湯で、長年の慢性気管支炎が簡単に治ることがある。喘息にもしばしば用いられる。小柴胡湯より実し

た場合は大柴胡湯合方を用いる。

　柴胡剤を用いる証があり、麻黄杏仁甘草石膏湯を用いたい咳の状態に、大・小柴胡湯合麻杏甘石湯がよく用いられる。これも喘息にしばしば用いられる。

　桂枝加厚朴杏仁湯で治る風邪の咳があるが、風邪のこじれで、柴胡桂枝湯あるいは小柴胡湯とこの桂枝加厚朴杏仁湯の合方が用いられる。前に述べた加味方は、この合方と同じ目的である。小柴胡湯と麦門冬湯との合方も用いられる機会がある。

　慢性気管支炎には、風邪のこじれた咳の薬方は全部用いられるし、咳嗽の薬方も皆そのまま用いられる。喫煙家に多い慢性気管支炎は、多くは煙草を止めれば治るものであるが、咳が出ても煙草は止められないものである。

　後世方の栝楼枳実湯がこの煙草のみの咳に効くというが、試みたことはない。

## ②肺結核と漢方

　昔は、蒼い顔をして軽い咳が続くと、すぐ肺結核ではないかと疑ったものである。筆者も20歳前後、肺炎カタルという病名で、1年間休学、療養生活を送った。その後安心できる程度になったのは、大学を卒業する頃で、その間、服薬はしなかったが、食事、栄養に注意した。大学に入学する前の年(昭和8年)に、父を結核で亡くし、その後続いて、弟二人をやはり結核で亡くした。親しい友人二人をやはり同じ頃結核で亡くした。これは福井地方での話で、当時福井県は肺結核の多いことで知られていた。その頃はまだ、現今のような化学療法薬が発見されていなかったので、もっぱら栄養をつけ、抵抗力をつけるというやり方であった。結核の肥満療法が提唱されたのも、その頃からであり、蛋白質、ビタミンが一般にも問題にされ始めたのもその頃であったと思う。筆者が食事療法に関心を持ったのは、このような事情からで、現在に至るまで食物の

研究をしている次第である。
　漢方をやるようになって、肺結核患者に投薬する機会が出てきたが、重症の結核を扱う機会はなかった。興味のあった症例は、相当長く入院療養をしている患者、ひどく悪くはならないが、なかなか退院するまでにはならない患者に入院治療していても服める丸剤を与えたところ何例かが数ヵ月、1年位の服薬で退院したことである。用いたのは柴胡剤の丸薬であるが、柴胡剤の偉力を今のようにはっきり知らなかったので、好結果に少々驚いたのである。柴胡剤と駆瘀血剤をうまく使うと、病気に対する抵抗力が増進するのは漢方では常識であるが、今にして思えば、昔、結核で苦しんだ時、このことを知っていれば、どんなに役立ったことかと残念に思うのである。
　現在、一般に行なわれている結核の化学療法に漢方療法を併用すると、よい経過をとることをしばしば経験するが、これは一つは体力の増進の結果であり、一つは化学薬品による副作用を軽減するためであろうと考える。化学療法薬の量をそう多くしなくても効果が上がるようになり、また効くまで量を上げても、漢方薬（主として、柴胡剤、駆瘀血剤）を併用していれば、副作用の出現が少ないように思う。
　さて、薬局で扱う機会のある結核性のものでは、小児の肺門淋巴腺炎、またはっきりしないが、腺病質で発熱しやすい者などであるが、小柴胡湯、柴胡桂枝湯、柴胡桂枝乾姜湯などが非常によく効くものがある。強い西洋薬を使えない場合、有難いわけである。
　結核には的確な化学療法と適応した漢方薬方と、やはりその患者に適応した食事療法の三者が協力することが最も有利と考える。

## ③気管支喘息

　咳が長く続く場合、軽い咳なら結核、呼吸困難を伴うなら喘息と一般に思われている。
　昔はまず結核を疑ったものだが、最近は喘息を考えるのが常識のよう

になっている。事実、漢方治療を求めて来る小児の半数は気管支喘息であるが、喘息には咳が付き物と思っている向きが多い。喘息と言って薬局を訪れる者は相当多いと思うが、真性の気管支喘息と喘息様気管支炎との区別がついてない場合が案外多い。

気管支喘息と喘息様気管支炎は、咳、痰、呼吸困難などの共通な症状があるため、漢方では同じような薬方が使われることが多いが、前者はアレルギー性疾患で全身症状の一部として呼吸器に症状が出ているのに対して、後者は呼吸器の病変が主であるという違いがある。漢方は、病人の表わす症状群を証として把握して薬方を運用すればよいわけであるから、一応それで咳、呼吸困難は治まる。しかし、真性の気管支喘息なら、それで治ったわけではない。このことを承知していて治療する場合は、薬方の運用にも工夫が出てくる。

まず、気管支喘息と喘息様気管支炎と区別しなければならない。病院・医院で諸検査を受けてはっきりと喘息とわかっていれば問題はないが、薬局などを訪れる場合、はっきりしていないことがある。それでは、簡単な問診で区別するにはどうするか。

### ❶発病の経過の違い

風邪などをこじらせて慢性気管支炎になり、それが良くなったり悪くなったりしているうちに喘鳴、呼吸困難などの喘息様発作を伴って起こるのが喘息様気管支炎であると考えるが、咳が強いことが多いので、それをうまく処理できれば治しやすい。

気管支喘息は、百日咳、慢性気管支炎が発端になることもあるが、突然喘息発作を起こして始まることもある。小児の場合など、当初は大した手当てをしなくても時期がくれば治まってしまうことがある。気管支炎の場合は咳が治りにくいが、喘息の場合は咳は普通強くない。したがって発作の出やすい時期を過ぎれば咳は残らない。小児喘息の場合、アトピー性皮膚炎あるいは湿疹の出やすい傾向が伴うことが多い。喘息と皮膚症状が同時に出ていることもあれば、幼児期に湿疹があり、それ

が消退してから喘息が起こるという例もある。喘息と皮膚症状とが交互に消長する例もある。気管支炎の場合は皮膚症状を伴わないことが多い。

### ❷発作の時期

小児喘息によくある例は、最初9月下旬から10月初旬にかけて発作が起こり、それが少し続き、今度は4月上旬にも起こるようになる。次いで、梅雨時にも起こるようになり、悪化して年中喘息状態となり、前期の三時期には大発作を起こす。また、喘息が相当良くなっても、この三時期には発作を起こす可能性が大きい。9月、10月と発作が続いても、11月に入れば発作が軽減し、冬は軽快するのが普通である。

ところが喘息様気管支炎では、冬場に咳が強くなり、喘息様発作は咳に誘発されて起こる傾向で、時期に支配されることが少ない。

また、1日中で喘息の発作の起こる時刻は一定していることが多く、夜半に強く起こる例が最も多い。気管支炎の場合は、咳を誘発する条件の存在する時、咳、続いて喘息様発作になる。しかし喘息でも悪化すると、ちょっとした刺激でいつでも発作を起こすようになる。

気象関係では台風が問題で、台風が近づいてきただけで発作が起こる。神経痛の場合も雨の降る前に痛みが来るという例があるが、共に興味ある事実である。

### ❸症状の相違

咳症状が強く、続いて喘息発作が起こり、発作が治まっても咳が治まりにくいのは気管支炎傾向、咳に関係なく発作が起こるのが喘息の要素が強いと考えられる。実際問題としては、その場の症状だけでは気管支喘息と喘息様気管支炎の判別はむずかしい場合が相当多い。また、小児の喘息様気管支炎の何％かが、実際に喘息に移行してくという。

以上、両者の区別を一応述べたが、薬方を運用する上の参考になる点があると思うからである。また、真性の喘息なら悪化すれば非常に治療が困難であるが、喘息様気管支炎は治療しやすいという目安もたつ。

## ④喘息に用いられる薬方

　喘息発作のあるときは、まず発作を鎮静させたいと思うのが人情であろう。西洋医学的治療でステロイドホルモンを用い始めると、それをなかなか止められなくなるのもこのためであろう。また、携帯用の吸入剤で発作が簡単に止められると、これもなかなか使用回数を減らしにくい。漢方治療を求めてくる喘息患者には、発作時に錠剤、吸入剤を使用している例が多い。これらで発作を治め、更に発作が激しくなると病院・医院で注射をしてもらうということになる。一方、根本的治療法として、減感作療法を受けている者が多い。これにアストレメジン療法とか、金療法などが併用されている。その他は、身体の抵抗力を増強する一般的な養生法が指示されているだけである。喘息として、これらの医治を受けてはかばかしくない、再発を繰り返すということで、漢方治療を求めてくるのが大半である。軽い喘息、喘息様気管支炎で当初から漢方治療に来るものは比較的少ない。

　そこで、喘息患者が何を漢方に期待しているかをまず考えてかからねばならない。風邪などの一時的の病気を治すのとは訳が違う。吸入剤やテオフィリン系薬剤を相当量使用して発作を治めている場合、それを全部止めさせて、例えば甘草麻黄湯を服用させ、発作を抑えられるかという問題がある。吸入剤は使用は簡単であるが、甘草麻黄湯の煎剤の服用は簡単でないし、相当量服ませないと効かないという場合もあり得る。患者や患者が小児ならその親が、喘息発作を一時的に抑えて欲しいと要求しているのか、喘息を根本的に治したいと思っているのか、はっきりさせておく必要がある。

　そこで、前述の真性の喘息か、喘息様気管支炎かの区別の必要が生じてくる。真性の喘息でしかも医治を受けてきた者には、漢方の体質、体調改善に有利な点を説明し、長期服用を納得させねばならない。場合により吸入剤を使わせておいて、柴胡剤だけ与えて体調を改善し、結局そ

れで喘息発作の起こらない状態にしてしまうということも考えられる。麻黄杏仁甘草石膏湯（麻杏甘石湯）のエキス剤を与えて、これですぐ治りますよと安請け合いをすると、それが効かない場合、漢方薬は効かないという不信感を持たすことになる。

　軽い喘息、喘息様状態で初めから漢方に来た場合、証の判定がうまくいけば、麻杏甘石湯などで非常に簡単に良くなることがあるが、この場合でも真性の喘息なら、また時期が来ると再発してくる。それで、やはり気管支炎系のものか、喘息（アレルギー性）かの判断が必要で、発作は治まっても、体質、体調改善に服薬の必要なことを説明するのが本筋の行き方であると考える。

　前置きが長くなったが、漢方治療を求めてくる者の大半は慢性病で、単にその場の症状さえとれればよいというのではないので、投薬するにもそれなりの方針を決めてかからねばならないことを話したかったからである。

　さて、喘息発作時に用いる薬方であるが、代表は麻杏甘石湯と小青竜湯である。ひと口に言えば、前者は乾性の喘息状態、後者は湿性の喘息状態に適用するわけで、その説明は咳の薬方のところを参照されたい。発作の激しい時、甘草・麻黄２味の甘草麻黄湯を頓服させることがあるが、エキス剤では作られていない。

　なお、麻杏甘石湯、小青竜湯とも、半夏厚朴湯を合方して用いることが相当ある。半夏厚朴湯（半夏、茯苓、生姜、厚朴、蘇葉）は咽中炙臠（のどに焼肉がぶらさがった感じ、即ち咽喉の痞塞感）があり、喉に少しの痰がへばりついて、むずむず刺激する状態があるとき用いるので、このような症状があれば、両薬方に合方すると有効なわけである。

　後世方でよく用いられる五虎湯は、麻杏甘石湯に桑白皮、細茶（緑茶）を加えたもの、神秘湯（麻黄、杏仁、厚朴、陳皮、甘草、柴胡、蘇葉）は、麻杏甘石湯から石膏を去り、半夏厚朴湯の一部を加えたもので、麻杏甘石湯合半夏厚朴湯に近い感じで、咳が長びき、呼吸が苦しく、肺気腫様の

症状に用いる。麻杏甘石湯、小青竜湯に半夏厚朴湯を合方することは、エキス剤でもできるので、単方で効かない時は試みるのも方法である。

　症状が激しく、煩躁がある時、湯液では小青竜湯に石膏、さらに杏仁を加えて用いる。湯液では、場合により麻黄の量も加減して用いるので、エキス剤を一定量用いて効果がないから、その薬方が効かないと簡単に考えるのは早計過ぎる。

　小青竜湯を用いたいような症状があり、更に虚した状態で湿性の喘鳴があり、息切れし、血色悪く、冷え症で、筋肉の緊張度が悪い者の喘息状態に苓甘姜味辛夏仁湯（茯苓、半夏、杏仁、五味子、甘草、乾姜、細辛）がある。気管支拡張症、肺気腫によく用いるが、このような傾向がある喘息状態によい。

　以上の他、越婢加半夏湯（麻黄、石膏、生姜、大棗、甘草、半夏）、麦門冬湯（麦門冬、半夏、粳米、大棗、人参、甘草）などの咳に用いられる薬方が、喘咳の状態により適宜用いられる。

　さて、それでは気管支喘息の患者にどのような証が多くみられるか、現実の状態から薬方を考えてみたい。小児喘息の患者にふだん最も多くみられるのは小柴胡湯証、柴胡桂枝湯証で、これに発作時には麻杏甘石湯証、小青竜湯証がみられ、風邪に誘発されて起こった喘息発作には葛根湯、麻黄湯を一時使わねばならない場合も生じる。小柴胡湯に付随して半夏厚朴湯証も多く、したがって小柴胡湯合半夏厚朴湯がよく使われる。

　湯液で治療する場合、小柴胡湯合半夏厚朴湯に麻黄、杏仁、石膏を加減するという方法をとることもあれば、加減しないで麻杏甘石湯、小青竜湯を喘息発作時に用い、ふだんは少々喘鳴状態があっても小柴胡湯、または半夏厚朴場合方を連服さす方法をとることもある。

　昔こんな経験があった。10歳位の男児の喘息で、確かに小青竜場証であるが、それがうまく効かない。小柴胡湯証もあったが、喘息発作をまず治めようとして、小青竜湯を先に使ったわけである。考えて、小柴胡湯をしばらく与えて、胸脇苦満が大半とれたところへ小青竜湯を与えた

ら、今度は非常によく効いた。考えさせられたことは、いくつかの証があるとき、どの証を先に処置するか。合方、兼用して同時に処置するか、よく検討しなければならないということである。急性症の発現では、先表後裏、先急後緩、双解、合病、併病と証の処置に一定の方則があるが、慢性症の時も出現している症状、証に対して、全部同時に処置を加えることの可否は検討しなければならない。近頃の洋薬の投与のように、症状一つに薬一つというやり方で、何種類もの薬を同時に出すことは、漢方治療ではないわけである。合方をする場合、加減をする場合、それぞれ十分な検討が要る。

　吸入薬や錠剤を使っている小児喘息の場合どうするか。それを全部止めさせることは、子供も母親も不安がる。筆者は、発作止めに必要な最小限を使用させておいて、証をみて小柴胡湯または半夏厚朴湯合方を投与する。身体の改善が進めば、吸入薬の使用は漸減し、そのうち発作も喘鳴も消失、喘息を克服することができる。最も負担のかからない能率の良い方法で治療すればよいので、この際、無理に麻黄剤を使う必要はない。

　次に成人の喘息でよく使われる薬方は、大柴胡湯、小柴胡湯、柴胡桂枝湯、四逆散などの柴胡剤、またそれに半夏厚朴湯を合方したもの、更に瘀血があれば桂枝茯苓丸や桃核承気湯を兼用するという体質、体調改善の薬方を中心に、喘息発作状態には麻杏甘石湯、小青竜湯などを使用する。月経時に喘息が起きやすい若い女性の喘息発作が桃核承気湯でうまく止まった例があるが、洋薬で喘息発作に色々な種類の薬が開発されていることを考えると、漢方でも発作を処理するのに色々な薬方が用いられても不思議ではない。

　しかし、喘息発作を一時的に治めることが出来ても、再発を繰り返すようでは治癒したことにはならない。根本的には、アレルギー体質の改善が必要である。それにはやはり柴胡剤と駆瘀血剤の長期服用が有効であると考える。この方法により、ステロイドホルモンを連用していた喘

息患者のステロイドホルモン服用を漸減、ついに使用しなくて済むまでにした症例を何例か持っている。

　要するに、気管支喘息は呼吸器に症状が出るが、呼吸器疾患ではなく、全身性のアレルギー疾患であることに留意すべきで、気管支炎系のものとの区別を初めに強調したのもこのためである。漢方は体質、体調を改善する有力な薬方群を持っている。これを活用することが、漢方治療の特色を発揮することになると考える。

　最後に養生について一言すれば、風邪をひかないように身体を鍛練することは当然で、特に皮膚の鍛練が大切である。食養生は昔から論議があるところであるが、西洋医学的にもアレルギーという点から種々検討されたわけである。食養には関心があったので、喘息の食養についても検討してきたが、簡単に結論を述べると、喘息発作と摂取食餌全体と関係があると考えられるものは、喘息患者の半数以下であり、そのうちで特定の食餌と関係あると考えられるものは、またその10%に達しない。それも、そのすべてがアレルゲンと考えられるものではない。

　従来、喘息において、アレルゲンになり得ると考えられていた食餌、食品で抗体抗原反応的に検査してみると、真のアレルゲンは非常に少ないということである。今までアレルゲンと考えられていたものの中に、ヒスタミン、ヒヨリン、トリメチールアミン等を含むものは、喘息発作を誘発する仮性アレルゲンである。筍、そば、里芋、くわい、松茸、ゆり根、こんにゃく、たら、さんま、さけ、さば、にしん、あさり、はまぐり等がその例である。もちろん、発作の生じやすい時は、これらの摂取は注意すべきである。この中でそば、こんにゃくは、真性アレルゲンのこともある。

　食餌全体としては、喘息患者は、酸性食過多の者に多いと考えられるので、偏食を避け、バランスのとれた食事を摂ることが大切である。一般に野菜不足が圧倒的に多い。要するに、個々の食品をやかましくいう前に、まず食餌全体のバランスを考えるべきである。

小児の喘息は、母乳の児に少なく、牛乳、ミルクの児にアトピー性皮膚炎とともに多いことを観察している。牛乳アレルギーが相当あることは注目すべきである。

# 7 消化器系疾患の治療

漢方薬に限らず、風邪に次いで薬局に薬を求めに来るのは胃腸疾患ではなかろうか。テレビのコマーシャルでも胃腸薬が最も目立つ。食糧が豊富になるのに比例して、慢性の胃腸疾患が増えてくる。また日本人の食生活や体質の関係があるのか、昔から慢性便秘に悩まされる人も多い。したがってこれら慢性の消化器系疾患で、漢方薬局を訪れる場合が相当あるわけで、適応した薬方を選び、適切な指導をするために、相当の知識が必要になる。普通の胃腸病の半数は、食事の指導で治ると言われているくらいなので、薬を渡すと同時に、二言、三言でも適切な食事の注意をすることが大切であると思われる。

さて、漢方で扱う胃腸疾患は、胃・十二指腸潰瘍などの相当厄介なものもあるが、店頭で簡単な問診で薬を渡すとなると、そう厄介な病気、急激な変化のある病気は考えられない。それで最も遭遇しやすい症状、並びに病気（おそらく西洋医学的診断が付けられている）の漢方治療について考えてみたい。

## 1 便秘と下痢

便秘も下痢も日常よく経験する症状なので、安易に考えがちであるが、時には厄介な病気と関連している場合もあるので、まずその点を検討してみたい。下痢の方が急激な変化と関連が深いので下痢から始める。

その前に、下痢の問診について述べておく必要がある。正常の形を

失った異常に軟らかい大便が排出されるのが下痢で、これは大腸の運動性が亢進し、腸内容が異常な速さで通過してしまうためである。大腸の運動性を亢進させるすべての条件が原因となるが、臨床的には腸管自身に疾患のある原発性下痢と、他の疾患による部分としての続発性下痢とがあり更にその中に急性症と慢性症を分けて考えると便利である。常識的には、下痢は身体に害をするもの、不必要なものを排除する身体の防御作用の一つと考えられるので、下痢することによって身体の調子が良くなり、すっきりするなら、その下痢は歓迎すべきもので、むろんむやみに止めてはいけない。下痢のために、栄養分まで排出され痩せたり、体液が欠乏して中毒症状を起こしたり、腹痛が持続して食事が摂れなかったりすれば、その下痢は何とかして治めなければならない。

　問診の際、最も大切なのは、その下痢の性質が良いか悪いかで、それを判定するには関連する他の症候をよく観察しなければならない。特に注意を要するのは、悪性腫瘍や尿毒症のような重篤な疾患に関連する下痢である。

　ある処方の漢方薬を服用して、いわゆる下剤と考えられる大黄のようなものが入っていないのに下痢状になったり、ごくわずかしか大黄が入っていないのに相当下痢したりすると、驚いて服薬を中止してしまう人がいるが、それが良性のものなら便が軟らかくなったというだけで、栄養の損失はなく、不要なものが排出され、身体には良いわけである。桃核承気湯（瀉下作用あり）を服用し、下痢が続くのであるが、顔色も良くなり、太ってくるという例があったが、これは良性の下痢である。下痢すると痩せて身体に悪いと単純に思い込んでいる人が多いので、薬を与える際に注意しておく必要がある。

　問診では、下痢の始まった日（慢性では下痢の消長、連続するか、とぎれるか）、大便の性状（粘液、血液〔遠隔の胃潰瘍などの出血は、黒色便、タール状便、鮮血には痔の出血もあるから注意〕臭気など）、回数、裏急後重（その反対は水様便が苦痛なく出る）、発熱の有無、他地方への旅行

の有無(感染性のものかどうか)。最も関係あるのは食事で、何を食べたか(食物の種類に無関係に食事すると下痢するか、特殊な食物に関係あるか、食物が悪かったか)を注意する。急性原発性の下痢では感染性のものが多いのが実状で、赤痢菌性のものが全下痢患者の20%位であることは注意したい。慢性の下痢では、心因性、神経性のものが約30%と言われている点にも留意する必要がある。急性の下痢には、食物に原因するものが最も多いので、食物はよく検討する必要がある。牛乳など温めると下痢しないのに、冷たいと下痢する人もあり、飲食物の摂り方でも下痢が左右される。

慢性の下痢では、職業病や特異体質、性格、対人関係まで注意しなければならないことがある。次に簡単に下痢を分類してみると、

❶急性下痢
【原発性下痢】
①感染性……細菌性赤痢、腸炎ビブリオ、サルモネラなどによる食中毒、アメーバ性赤痢、その他伝染性下痢症、コレラなど。
②飲食物……過食、過飲、不消化物、不良食品、毒きのこなどによる。
③アレルギー性……牛乳、卵、その他。
④化学的刺激……下剤、薬品。
⑤機械的刺激……異物、寄生虫、胆石など。
⑥環境的刺激……寝冷え、冷え。

【続発性下痢】
①各種の有熱性疾患……流行性感冒、中耳炎、膀胱炎、敗血症など。
②その他の疾患……尿毒症、心不全、白血病など。
③心因性……精神的過労、乗物酔い。

❷慢性下痢
【原発性下痢】
①感染性……アメーバ赤痢、腸結核、梅毒など。
②潰瘍性……潰瘍性大腸炎。

③悪性腫瘍……癌、肉腫、白血病など。

④その他……慢性うっ血（心不全、肝硬変など）、慢性化学薬品中毒など。

**【続発性下痢】**

①胃性下痢……無酸症（胃癌、慢性胃炎、悪性貧血など）、胃手術後など。

②膵性下痢……膵液分泌不全、糖尿病など。

③ビタミン欠乏症……ペラグラなど。

④慢性中毒……モルヒネ、水銀、砒素など。

⑤心因性……神経症、ヒステリーなど。

⑥その他……尿毒症、骨盤内臓器の炎症や腫瘍など。

以上の分類をみると、急性、慢性ともに相当厄介な病気が原因になっていることがわかる。特に急性の下痢では感染性のものが多いので、単に薬を出せばよいわけではない。適当な処置が必要である。

さて、下痢の漢方療法であるが、陽証から陰証にわたって多くの薬方が用いられるが、ここでは厄介な特別の注意を要する場合の薬方は除いて、普通店頭で扱える範囲の薬方を挙げて説明したい。

## ②急性の下痢

### ❶発熱を伴う下痢

風邪（流感）およびそれに類似する熱性病に伴う下痢

**葛根湯**……風邪の話で説明した胃腸型の風邪で、当初から嘔吐とともに下痢を伴う場合、葛根湯が用いられる。一般に嘔吐が強い場合は、葛根加半夏湯を用いるが、葛根湯でも証が合えば相当効く。逆に平素から胃腸が弱く、悪心があったり、下痢しやすかったりすれば、初めから葛根加半夏湯を用いるのも一方法である。汗が出ないので、病毒（正式には病邪で、この場合は熱邪である）が発散せず、裏（消化管の部位）に追いこまれて、嘔吐や下痢を起こすとみるわけで、西洋医学なら解熱剤と胃腸薬を併用するか、それに抗生物質を兼用するかする所であるが、漢方では葛根湯だけで片づいてしまう。2薬方とも、腸カタルの初期（疫痢の

初期も含む）にも応用される。

**葛根黄連黄芩湯**……葛根湯によく似て、熱があり下痢する場合に使う薬方に葛根黄連黄芩湯（葛根・甘草・黄芩・黄連）がある。黄連は消炎、健胃剤として最もよく使われる生薬、黄芩は充血あるいは炎症性傾向による心下部の痞(つかえ)を目標にし、嘔吐、下痢に用いられる生薬である。葛根湯の薬味と比較すればわかるように、下痢が強い時に用いられるわけで、小児疫痢、赤痢様疾患、急性胃腸炎で下痢の甚だしいものに用いられる。脈早く、項背こわばり、胃部の痞塞感(ひそく)を伴う。薬味の数が少ない薬方は、端的に効くので、生薬の働きがわかって興味深い。

**桂枝加芍薬湯**……急・慢性の腸カタルで下痢し、腹満があり、腹痛を伴う場合に桂枝加芍薬湯が用いられる。桂枝湯の芍薬を増量した薬方である。発熱はない場合もあるが、裏急後重があり、腹痛も強く、発熱があり、実状がやや強くなった場合は、この薬方に大黄を加えた桂枝加(芍薬)大黄湯が用いられる。桂枝加大黄湯はこれらの症状があり、便秘している場合にも使われる。下痢していても、排泄すべき有害物質があれば大黄を加えて瀉下すべきで、便秘しているから大黄を加えるというのではない。

桂枝湯の芍薬が増しただけで陰状が加わり、太陽の薬方が太陰の薬方に変わるのが興味深い。芍薬の去加、増減で薬方の性質が変わる変化の有様を『傷寒論』は実に巧みに説いている。

**❷発熱を伴わない下痢**

**五苓散**……渇が強く、水を飲み、水を飲むと吐き気を催し、時に頭痛を伴い、小便の出が少なく、下痢する場合に用いる。風邪の経過中、発汗後、微熱あり、前記の症状の時にも用いられる。夏期に最も多く見られ、裏急後重のない下痢で、さっと下ってしまう場合に用いる。幼児に多いが、水毒症状のある人に出現しやすい。暑気あたり、旅行して土地が変わっての水当たりに有難い薬で、南方旅行の時は必ず持って行くべきである。水毒体質の人の宿酔い、乗物酔いにもよく効くから旅行の常

備薬である。

**半夏瀉心湯**(生姜瀉心湯、甘草瀉心湯)……半夏瀉心湯(半夏・黄芩・人参・甘草・大棗・乾姜・黄連)で胃腸薬の代表である。心下部つかえ、悪心、嘔吐、腹中雷鳴あり、しぶり腹でない下痢で、熱候はない。腹痛はあっても強くはない。1日2〜3回の下痢で、吐き気が強ければ、半夏瀉心湯でよいが、下痢の回数が多く、神経症状など伴う時は、この薬方の甘草を増量した甘草瀉心湯のほうがよい。また、食物が悪かったりして、悪臭のある噯気(おくび)が出て、腹中雷鳴も強い下痢には、半夏瀉心湯の乾姜を減らし、生姜を加えた生姜瀉心湯が適応する。

以上の3薬方を三瀉心湯と言うが、薬味のわずかの変化で、薬方の性格が変化するのが興味深い。甘草瀉心湯は胃腸症状が著明でなくても、神経症で不安、不眠のあるものによく効く。甘草の増量だけで、このような変化が出るのである。ただし、エキス剤などではこの微妙な変化は出ない。

**四逆湯**……甘草・乾姜・附子の3味の薬方で陰証の虚証の極みに用いられる薬方であるが、エキス剤には作られていない。附子を注意して使えば煎薬でもそう危険なく用いられる。附子理中湯(人参湯加附子)にも、四逆湯が入っている形になるので、案外四逆湯に近いものを使っているわけである。急に激しく吐いたり、下痢したり(完穀下痢といって、全くの不消化便が多い)して体液が失われ、手足がひどく冷え、顔面蒼白、時に身体が痛み、脈微弱、一般状態の悪い時に使う。要するに体力が消耗し、下痢が止まらない状態を救う時に用いる薬方で、赤痢類似症、疫痢、コレラ、急・慢性胃腸炎等に用いる。

### ③慢性の下痢

便が軟らかく、1日2〜3回あり、下痢便様なので気にしている人で、顔色もよく痩せもしない場合、その便通状態はその人にとって正常なので本当の下痢ではない。聖人の便は下痢の如し、という言葉があるそう

で、十分な排泄があれば頭もすっきりし、精神もさわやかで、少なくとも悪いことをする気にはなれないだろう。栄養分が排出され体力を消耗させるような下痢が続く時、その下痢が問題になるので、時々間隔をおいて下痢し、下痢した後さっぱりするようなら、その下痢は不安のものを排出してくれる生理的なものである。

　大した下痢ではないのに、顔色も悪く、貧血ぎみで、体力の消耗が目立つようなら出血があるか、悪性腫瘍があるかで、これは注意が必要で、下痢さえ止めればよいというものではない。検査が必要である。ここでは悪性の疾患と関連していない下痢の薬方を挙げてみる。

　**人参湯**(別名理中湯)……人参・朮・甘草・乾姜の4味の薬方で、冷え症で血色がすぐれず、胃腸の弱い人に多く使われる。胃症状のある場合に使われることが多く、下痢はしやすいという程度のことが多い。しかし、これに附子の加わった附子理中湯は、理中湯に四逆湯を加えた形なので、理中湯より冷えの度が強く、脈も弱く、下痢の強い場合や急性吐瀉病に使われる。

　**桂枝人参湯**……人参湯に桂枝が加わった薬方である。これは急性胃腸炎に用いられ、身体の表面は熱して熱があるのに、裏(胃腸部)に冷えがあり、機能が低下して下痢したり、食欲が落ちたり、吐いたりする。熱はあるが熱勢は強くなく、水瀉性下痢で微熱悪寒があるものに使う。胃腸の弱い人に来る慢性頭痛にも効く。

　**真武湯**……茯苓・芍薬・生姜・朮・附子の5味の構成で、慢性の下痢に使う代表的な薬方である。冷え症で血色悪く、胃腸が弱く、腹にも脈にも力なく、下痢しやすいものに用いる。このような体質傾向の人が、夏など薄着をして冷えたり、過労で体力が低下したりした時、下痢が続いて止まらなくなることがある。このような場合、非常に有難い薬である。

　腸炎、大腸炎、腸結核、あるいは開腹手術後、癒着を起こしたりして、下痢の止まらないものに用いる。痛みなく、さっと水様便を下痢してしまうことが多い。五苓散より冷えが強く、悪寒や動悸、腹痛、尿利異常、

眩暈を伴う。真武湯の眩暈は、眼を閉じていても、ふらふら感じ、寝ても浮上している感じで、五苓散にはこのような眩暈はない。人参湯は胃部を中心に、真武湯は腸部を中心に働くと言われているが、下痢の場合も参考になり、胃が悪くて下痢するのが人参湯、腸が弱くて下痢するのが真武湯と考えてよかろう。

## ④下痢の食養生

　下痢をしたときは、飲食物に注意しなければならないと誰しも考えると思うが、何を摂ったらよいかわからない人も相当いるので、薬を渡すときの適当な食事の指示は喜ばれると思う。下痢に悪いという飲食物は一般的に腸の蠕動を促進する種類のものであるが、個人差があり、アレルギー体質の場合は、普通差し支えないと思われるものでも問題になるので注意が要る。

　液状のものの注意では、量が多いのは不可、熱過ぎるもの、冷た過ぎるもの、油（下剤の作用をする）、塩気の強いもの（みそ汁など）、エキス分の濃いもの（肉汁など）は腸の蠕動を充進させる。

　固形物では、繊維の多いもの、固くて噛んでも微粒にならないもの、エキス分を多く含む物（例えば肉類）が刺激になる。

　食物の種類としては、エキス分多く、脂肪も含む肉類、繊維の多い野菜、果物（冷性であるから特に注意）、牛乳（特に冷たい牛乳、アレルギー性の人は特に注意）、炭酸飲料、塩干物、塩分と繊維の多い漬物などが下痢を促進しやすい。

　下痢をした時、最初に用いる安全な飲食物は、重湯（玄米の重湯が力がつく）、葛湯（本葛がよい）。粘液性の澱粉の煮熟したものは刺激が最も少なく、胃壁を覆い、また醱酵を起こさない。卵は病人の食物と思われているが、醱酵しやすい（特に固く茹でたものは不可）ので、早期に用いることは注意がいる。蛋白質性食品では、エキス分のない植物性のそば、豆腐から始めるのが安全である。

## ⑤便秘

　便秘と下痢という項で、まず下痢を論じたが、今回は便秘を中心に考えてみたい。薬としても、慢性の便秘に使うものが風邪薬に次いで最も多く売られていると思われるので、便秘薬の知識は重要である。

　便秘と下痢をならべて書くことが多いが、同じ大便の状態であるから、もちろん関連して考えなければならない。しかし、一人の人間について言えば、便秘はしても、下痢はしたことがないという人があって、下痢のことを考えなくてもよいことがある。関連の強い場合は、交替性便通異常と呼び、時期を違えて、下痢になったり、便秘になったりする疾患がある（慢性膵炎、過敏性腸症候群などに現れる）。特別の疾患と関係がなくとも、便の初めは固く、後軟らかくなったり、ある時は固く出にくく、ある時は下痢状の軟便になったりする、いわゆる腸の弱い人は多くいる。

　**❶便秘の定義**……大便が長い間腸管内にとどまり、水分が減少して固くなり、排便に困難を伴う状態を便秘という。したがって2〜3日に1回しか排便がなくても、大便の固さが普通で、排便に困難を感じない時は便秘とは言わない。

　これと逆に毎日少量の排便があっても、それが固かったり、出にくかったりして、排便時、努力と苦痛を伴い、不快な症状を伴う時は便秘と考える。

　**❷便秘の種類**

　**急性便秘**……やっかいな急性疾患に伴って起こるので注意が肝要である。①肺炎、腸チフスなどの熱性疾患で脱水状態になり起こる。流感で高熱を出し発汗過多の時、便秘を経験する。②腸閉塞、③胆石、腎結石など、痙攣性疼痛を伴う場合。

　**慢性便秘**……①習慣性便秘。②排便作用に関係する筋肉の弛緩による便秘。③腸の運動減退。④過敏性腸症候群。⑤大腸の癌、ポリープなどの消化管の障害による便秘。⑥骨盤内腫瘍、また骨盤内臓器による大腸

下部圧迫による便秘。直腸癌卵巣嚢腫、妊娠子宮など、これである。⑦裂紅、痔核など肛門周囲の変化。⑧腸癒着、手術後、腸結核などによる。⑨脊髄疾患、脊髄癆、脊髄損傷など。⑩うつ病などの精神障害、精神的ストレスによる。旅行すると便秘する場合もこれに属する。などがあり、慢性便秘といっても単に服薬だけでは処置できないものもある。

次に慢性便秘を機能的にみると、ⓐ弛緩性便秘(腸管のアトニー、運動減少状態から起きる)。老人性便秘、お産後または長期臥床後に起こる便秘。胃アトニーなどを伴う先天的虚弱体質に起こる便秘などがこれである。ⓑ痙攣性便秘。十二指腸潰瘍、精神的ストレスなどによる迷走神経緊張状態により起こる大腸痙攣性便秘で、習慣性、単純性のものもあれば、腸炎に伴うもの、下剤の使い過ぎ、他の腹部疾患に付随した腸炎に伴うものなどがある。ⓒ過敏性腸症候群。便秘と下痢が交互に来たり、腹痛、頭痛、頭重などの全身症状を伴い、精神的要因が強いもの。

### ❸便秘の問診

**急性便秘**……1日ないし数日前から便秘し、同時に腹痛、吐き気、嘔吐を伴うなら急性虫垂炎、腸閉塞が疑われる。発熱または摂食不能を伴うなら脱水による便秘が考えられ、下剤などは用いられない。

**慢性便秘**……弛緩性と痙攣性とを区別することが、処置上必要になる。

①便秘の始まった時期および経過。徐々に何年も前から始まり、特別便秘の状態が悪化しなければ、機能的な便秘と考えられるが、急に便秘が起こり、次第にひどくなるようなら年齢を考慮、悪性腫瘍などの器質的疾患を疑う必要がある。

②便秘の程度。1日1回排便はあるが、少ししか出ず、便の残った感じが強く、苦痛な場合は、腫瘍による大腸狭窄、慢性小腸炎などを疑う。下剤を用いなければ排便がない時は、悪性腫瘍、狭窄、あるいは高度の弛緩性便秘に腸の炎症を伴うものなどを疑う。便秘がある期間続き、次いで下痢が続くような場合、下剤などの使い過ぎ、過敏性腸症候群、慢性膵炎に起因する慢性小腸炎などを疑う必要がある。

③便の性状。ⓐ兎糞状（漢方では燥屎という）なら痙攣性の機能性便秘、ⓑ太い大きい便なら弛緩性の機能性便秘、ⓒ軟らかくてごく細い便は直腸癌などによる直腸狭窄を疑う。ⓓ便の表面に赤い血がつく場合、便が太くて大きいなら痔出血、細くしか出ない場合は、大腸下部の癌を疑う。ⓔ下剤に対する反応は、痙攣性便秘では良好、弛緩性便秘では一般に効きが悪い。

④排便時の随伴症状。㋑肛門痛があるなら痔、㋺排便後も便の残っている感じがある時には痙攣性便秘、直腸腫瘍など、㋩腹痛があるなら痙攣性便秘、過敏性腸症候群、瘢痕性腸間膜癒着を疑う。

⑤便意の有無。弛緩性あるいは単純性便秘は便意が少なく、苦痛も感じないことが多い。これに反し痙攣性便秘または過敏性腸症候群では強い便意があるのに排便できず苦しむのが特徴的である。

以上、便秘の問診を述べたが、漢方で便秘を考える場合にも、病態の実際を知る上で、この程度のことは一応頭に置いておく必要がある。便秘が治らない時、慢然と下剤を出しているだけでは済まない場合がある。癌年齢では癌を考え、また既往の腹部疾患、手術を考慮すべきである。

さて、漢方で便秘を問題にする場合、実秘と虚秘に分ける。実秘は実証で便秘するもので、便は固く充実していて、大黄の配合された薬方でうまく通じがつく。熱性病で内熱のため、水分が失なわれ便秘する場合も多くは実秘である。

虚秘は虚証に起こる便秘で、脈にも腹にも力なく、燥屎になったり、細く乾燥した便になったりする。この場合、大黄の入った薬方を与えると通じがつかないで、反って苦しくなったりする。これは西洋医学的にいう弛緩性便秘に近い状態、また痙攣性便秘の軽症の状態に似ている。この際、漢方では下剤を用いないで腸に潤いをつける薬方、腸の運動を賦活する薬方を用いて、自然な便通をつけるようにする。

さて、西洋医学的に便秘を処理するには先述のように便秘の種類を判別して、塩類下剤、膨脹性下剤、刺激性下剤などを場合に応じて使い分

けなければならない。漢方の場合は、実証、虚証を見分け、漢方の証を把握すれば、虚秘の場合はいわゆる下剤の働きをする、例えば大黄のような生薬を含まない薬方が選ばれることになり、それが証に適合していれば便秘も治るわけである。しかし、器質的変化があったり、病的に強い痙攣性便秘の場合、簡単に処置できない場合があり、西洋医学的処置を必要とすることもある。

### ⑥慢性便秘の薬方

　漢方では大黄を単味で用いるのでなく必ず他の薬味と配合して用いるので、他の薬味との協同作業で便通をつける形になっている。これが西洋薬の下剤の用い方と違うところで、漢方薬方で相当広範囲に、いろいろの型の便秘が治せるわけなのである。便秘を訴えてきた場合、便秘の症状だけでなく、他の症状を総合的に把握、適方を選べば、その便秘はうまく解消する。

　❶大黄甘草湯(大黄、甘草)……湯として用いる場合より、丸剤、錠剤として用いられることが多い。漢方便秘薬として市販されているものには、この薬方が多く用いられている。便秘傾向があって、食べると吐き気を感じ、やや腹満があるのに用いられるが、あまり強くない常習便秘に一般的に常用されている。

　❷調胃承気湯(大黄、芒硝、甘草)……大黄甘草湯に芒硝(硫酸マグネシウム即ち塩類下剤)を加えた薬方。これもエキス散、錠剤にして用いられ、大黄甘草湯より実していて、腹満があり、食滞があり、心下部のうっ滞がある時に用いる。正式には熱性病で、陽明病の入口で、大・小承気湯を用いる一歩手前に用いる。

　❸三黄瀉心湯(大黄、黄連、黄芩)……上衝、胃部の痞塞感、出血傾向がある便秘に用いるが、一般にのぼせ気味の人の実証の便秘に広く用いられる。これも錠剤として、高血圧症などで、のぼせ、精神不安などのある便秘によく使う。

本来は、『医聖方格』に、「**吐血、衄血**(鼻血)、**諸血症**にして、其の人**心下痞鞕**(心下部がつかえて固い)し、鬱々として**熱煩**(熱ばって苦しい)し、大便鞕く、劇しき者は舌黄にして、面目赤し。瀉心湯之を主る」とあるのが、よくその証を説明している。『金匱要略』には「**心気不定、吐血、衄血す**」とあるが、これは端的に証を表わしていて、精神不安のある場合に使うことを指示している。

出血傾向のある疾患に広範囲に用いられるし、神経症傾向の多くの疾患に適用される。卒中の傾向のある高血圧症、動脈硬化症の予防に適していて、便秘がなくても用いられる。便秘ぎみの者ならなお好都合である。

❹**麻子仁丸**(麻子仁、芍薬、枳実、厚朴、大黄、杏仁)……緩和な下剤で、老人や病後などで、体液が欠乏して、皮膚や粘膜が乾き気味で、腸管の潤いの不足のため便秘している者によい。尿の回数も量も多くて便秘している場合に用いる。麻子仁(あさの実)は粘滑性下剤で、大黄の瀉下作用と協働し、芍薬、枳実、厚朴は蠕動を調整し、杏仁は一種の粘滑剤として働いて、緩下剤として作用する。

❺**潤腸湯**(当帰、熟地黄、生地黄、麻子仁、桃仁、杏仁、枳殻、厚朴、黄芩、大黄、甘草)……後世方の薬方で、麻子仁丸と大黄甘草湯の合方から、芍薬を去り、黄芩、桃仁を加え、更に当帰(温性駆瘀血剤)、地黄(補血強壮剤)の貧血症、冷え症に効く薬味を加えたものである。

虚証で体液欠乏により、腸管が乾いて潤いを失い、常習便秘を来したもので、兎糞状の便、皮膚乾燥、糞塊を腹部に触れることなどを目標にして用いる。老人の常習便秘、高血圧症、動脈硬化症、慢性腎炎などに発生する便秘、病後、手術後などの便秘に用いる。

❻**桃核承気湯**(桃仁、桂枝、芒硝、大黄、甘草)……桂枝茯苓丸より急迫症状の強い駆瘀血剤で、月経困難、月経不順よりくる諸症状、月経時に精神異常を呈するもの、諸種の出血症状などに広く用いられる実証の駆瘀血剤である。

調胃承気湯に瘀血を取る桃仁、上衝を治す桂枝が加わった薬方である

から、月経異常を伴い、肩こり、頭痛、のぼせなどを訴える婦人の慢性便秘に用いてよい場合がある。男性でも瘀血症状があるのぼせ症の便秘に使われる。

❼**大柴胡湯**(柴胡、半夏、生姜、黄芩、芍薬、大棗、枳実、大黄)……柴胡剤で最も実証で、胸脇苦満強く、便秘傾向で、胆石、胆嚢炎、肝炎、胃炎、高血圧症、肥満などに広く用いられる。これらの疾患に伴う慢性便秘には、大柴胡湯が最もよく使われる。

大柴胡湯よりやや虚していて、のぼせ、神経症状などを伴うもので、便秘するものには、柴胡加竜骨牡蛎湯が良いことが多い。高血圧症、動脈硬化症で便泌を伴うものによく使われる。

以上、2方とも大黄を加減して用いる。なお、乳幼児の便秘には、小柴胡湯、または柴胡桂枝湯を用いて、自然便が出て元気になる場合がある。共に大黄が入らない薬方であるが奏効する。

❽**桂枝加芍薬大黄湯**(桂枝、芍薬、大棗、生姜、甘草、大黄。芍薬が多い)……腹が下腹で膨満し、腹直筋も緊張しているが、大柴胡湯のように弾力がなく、脈も弱い、即ち虚している慢性便秘に用いる。

胸脇苦満なく、下腹部は張るが力がない場合の便秘に用いるが、これは本来は、桂枝加(芍薬)大黄湯といういい薬方で、冷え症で腹満があり、腹痛し、便秘の傾向のある大腸炎、直腸炎などに用いる薬方である。この際には便秘がなくて下痢していることもある。疫痢様疾患にも用いられる。この薬方を慢性便秘に応用するわけである。

以上、大黄、それに芒硝を加味した慢性便秘に用いる常用薬方を挙げたが、薬味が違い証も違うので、便秘の状態とそれに伴う他の症状とを総合して判断し適方を選ぶべきである。

次に、虚証の便秘に用いる薬方を挙げるが、これには大黄、芒硝は含まれていない。腸管の働きを増し、潤いをつけて便秘を治すわけで、全身的によく観察し、証を正しく判断して適方が選ばれれば、便通も自ずからつくということになる。漢方では、便秘状態でも下剤を与えてはい

けない場合を種々指示しているが、虚状が相当強い場合もその一つで、大黄などの入った薬方を用いない。

次に虚状の便秘に用いる主な薬方を挙げると、小建中湯、八味丸、加味逍遙散、柴芍六君子湯などがある。

桂枝加芍薬湯加蜀椒人参、大建中湯合小建中湯などの変方もこれに属する(各薬方の解説は別に研究されたい)。

なお虚証で弛緩性の便秘、あるいは痙攣性の便秘のある場合、例えば当帰芍薬散を用いるなら、それに大黄を1日量0.3〜0.5gを加えてみるやり方がある。それを何日か服用してみて通じがつけば大黄を減らし、更に大黄を去っても通じがつくようになる。エキス剤なら当帰芍薬散エキス剤に少量の大黄甘草湯エキス剤を加えて用いてみるという方法も可能であると思う。先に述べたように、漢方では全体の症状の中で便秘をみることが大切で、証を把握して投薬すれば、虚証であれ実証であれ、便秘は処理できる。西洋医薬の下剤という考えではいけない。

## ⑦便秘の食事

早朝の冷水、食塩水、冷牛乳が便通をつけることは周知のこと、これを利用することである。水分の摂取は積極的にやる必要がある。ただし、便秘と下痢が交互にくる慢性腸炎性の便秘、過敏性腸症候群の患者では、反って悪化させることがあるから注意を要する。

本来の慢性便秘では、大便の量を増し、直腸における排便反射を刺激するために繊維分の多い食物が薦められる。野菜類、それも繊維の多いもの、果物、海藻が良いことになる。また消化、吸収しないこんにゃく、寒天なども良い。その反対に、牛乳、卵、肉類などは減らす。白米を玄米にしたり、麦飯にしたりしても便通がつく。

また、腹部のマッサージ、体操、散歩などが腸管の運動を促進するために大切で、腹部の運動の減少が便秘に関連することを忘れてはならない。

## ⑧消化器疾患の問診の前の予備知識

　消化器疾患の症状で最も普通な便秘と下痢に次いで、訴えの多い腹痛について考えたい。腹痛には消化器以外の器管に由来するものも多いが、ここでは消化器関係のものに限定して考えたい。腹痛は重篤な疾患、病状に関連するものが多いので、まずその関連する疾患を知り、危急の時はそれ相応の手段をとらねばならない。それには腹痛を起こす疾患の性質を知っておく必要がある。

　その前に消化器疾患についての問診で診断に役立つ注意点を考えてみたい。短時間の問診で病状を判断するには、予め病気についての予備知識を持っていると有利である。消化器疾患に出会った時、その予備知識が役に立つ。

　❶年齢……消化器疾患は一生を通じてみられる病気で、年齢によって、起こる病気の割合がかなり違う。下痢を起こす急性腸炎、赤痢などは、大人よりむしろ子供に多い病気である。急性虫垂炎も、どちらかといえば老人よりも若者に多い。25歳頃から胃潰瘍、十二指腸潰瘍が増えてくる。40歳前後から胃癌が増えてきて、60歳頃まで死亡率の上位を占める。65歳以上では、大半の人が多少なりとも慢性胃炎にかかっている。

　最近は若年層にも胃癌が増えてきたが、食道癌は若年者にはほとんどなく、50～60歳以上の老人に多くみられ、女性に比べて男性のほうがはるかに多い。同じ慢性胃炎でも、若年には胃の粘膜のただれる表層性胃炎が多く、中老年には萎縮性胃炎が多くみられる。

　❷職業……職業病とはっきり言えないまでも、職業に病気が左右されることは多い。同じ会社員といっても、机に坐ったきりの内勤と出歩く外勤とでは運動量が違う。車で送り迎えされる場合と徒歩通勤とでも違う。即ち運動量、肉体労働の種類と時間の違いで、消化器疾患も違う。

　次に問題になるのは精神的ストレスで、管理職の人の苦労、単調な分業による単純な作業の繰り返しの不満、共にストレスになる。現代生活

では、あらゆる面でストレスが増える一方である。

いろいろな病気にストレスが問題になるが、胃腸関係では軽いものでは神経性胃炎があり、胃・十二指腸潰瘍はマネジャー病と言われるほど、精神的負担のかかる仕事をしている人に多い。胃が丈夫だと自負している人も、精神的過労になると突然、胃・十二指腸潰瘍になることがあるので注意を要する。食事上の不摂生と過労が続いた時、胃痛が起こったら用心することである。

❸嗜好関係……飲食物の嗜好、嗜好品が消化器その他に及ぼす影響が大きいことは周知の通りである。

①酒類……胃腸疾患では酒類が悪いと誰しも思っているが、少量ならそれこそ百薬の長と言われているように薬になるとも思われる。要するに飲み方が問題で、酒の種類、量、酒の肴、飲む速度などで違うわけで、ただ酒を飲んでいるから悪いということにはならない。

一般に晩酌の量が多い人は、慢性胃炎になっていることが多い。酒を飲み続けた老人は大半が慢性胃炎になっている。アルコール性慢性肝炎も治りにくいので、近ごろ問題になっている。肝硬変になって命をとられることもある。癌の発生との関係ははっきりしないが、癌になった時は、他の胃疾患と同様、酒類は慎まなければならない。

②たばこ……たばこは百害あって一利なしと言われるが、一利はストレス解消の一助となることで、ストレスが多くなってきた現代社会ではたばこを無くすることはむずかしい。問題はたばこの種類、たばこの量、のみ方にあろう。

たばこは肺癌と最も関係が深いが、口腔癌、舌癌、食道癌また胃癌にも相当関係がある。たばこのニコチンは、胃潰瘍の発生を促すと言われている。胃潰瘍で胃痛がある時は、たばこをのむとすぐ痛くなることがある。また、舌を荒らし食欲を害することはたばこのみが常に経験することである。慢性胃炎を起こしゃすい。

③茶、コーヒー……濃いものを多量に飲む時は、胃に悪いのは当然で

あるが、種類を選び、適量飲むなら、毎日の食生活をうるおす。要するに飲み方を工夫さえすれば害はない。しかし、胃炎、胃・十二指腸潰瘍のある場合は悪化させるので用心すべきである。

④**甘味品**……酒は飲まないが、甘い物多食で胃潰瘍になった例をみて、砂糖の多食が胃に及ぼす影響を知ったのであるが、胃が悪くなってみると、甘い物が胃にこたえるのを痛感する。酒と同様である。病気になった時、摂取して具合の悪いものは、その病気の発生にも影響を与えると考えてよいのではなかろうか。

❹**食生活**……食習慣と食事構成が胃腸疾患、大きくみれば健康全体に及ぼす影響は非常に大きい。日本人の古来の米飯魚食型と欧米流の肉食パン型とは、それぞれその地域に即応して出来上がったもので、それの適する体質、体調には有利であるが、無批判に今までの食習慣にないものを取り入れる場合は用心が要る。

最近、食生活が大きく変化してきていて、それに伴う影響も身体全体にみられるが、胃腸関係への影響も見逃せない。

以前には、白米多食が問題にされていたが、最近は肉食、脂肪過多が問題にされ始めた。各個人によって食事はそれぞれ違うので、発生する疾患も違うが、食事療法もその人間のそれまでの食事情況を踏まえて指導すべきである。胃腸疾患では食事をよく問いただし、適応した食事指導をしなければ、薬だけでは十分な効果は期待できない。

食事はまた、運動（エネルギー消費）と関連して考えねばならない。食事量と運動とは平衡しなければならないのに、これが案外うまくいかない。胃腸に最も関係深い食べ過ぎも、運動と関連して考えなければ正確につかめない。

以上の諸事項は、少し知り合いなら問診以前にもわかることであるし、簡単な問診のうちにもつかめる。これらは大きく病気の傾向を把握するのに役立つ。

## ⑨腹痛の問診

腹痛に限らず、痛みは自覚症で、本人の訴えを聞いて判断しなければならないので、本当の状態の把握がむずかしい。

幼児ではすべての痛みが腹痛として訴えられる。しかし、胸部疾患で腹痛を感じることがあるので、成人でも判定に注意がいる。腹痛では、その起こる部位、強さ、性質がまず問題になり、同時に伴う他の症状との関連が次に重要である。

腹痛といっても複維で、これを内臓の平滑筋の痙攣に刺激されて起こる内臓痛と、内臓痛の刺激が体表に表われる関連痛とがあり、また内臓の近くの腹膜に病変があり、その付近の痛みとして感じる体性痛も考えられる。体表のある部分の痛みがすぐその下の病変を意味しない。

痛みを起こした内臓によって痛みを感じる部位が決まっている。またそれでその痛みを起こす疾患もおよその見当がつく。

**①みずおち(心窩部)の痛み**は、胃・十二指腸、胆嚢、虫垂からの内臓痛で、全腹痛の半数以上を占めている。

食事に関係のある痛み……食後間もなく一定時間に起こる痛みは胃潰瘍が多い。ただ痛みだけで吐き気、嘔吐は伴わないのが普通で、伴う場合は急性胃炎を考える。激しい痛みで胆石症、急性膵臓炎と紛らわしい場合もある。

食後3～4時間後の空腹痛は十二指腸潰瘍が最も多く、鈍痛である。また夜遅く一定時間に起こることもある。空腹痛は過酸性胃炎(胃酸過多症)でも起こるが、何か少し食べると治まる。

食事に関係ない痛み……普段から軽い鈍痛のあるのは、胃癌の初期にみられ、進行すれば心窩部だけでなく、背や腰に重苦しい痛みを感じる場合がある。吐き気、嘔吐、発熱を伴うのは急性虫垂炎の始まりで、心窩部(あるいは腹部全体)の痛みは次第に右下腹部(盲腸部)に限定していく。

心窩部の突然の激痛は胆石症、急性膵臓炎が疑われる。激痛が腹部全

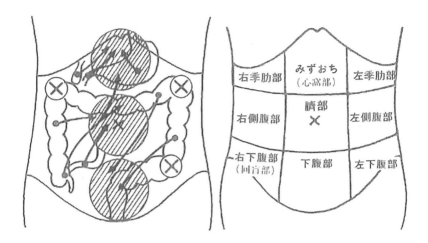

（図1）内臓痛の表われ方
（斜線円内および×印で痛む）

（図2）腹痛の起こる部位の名称

体に拡がるのは、胃・十二指腸潰瘍の穿孔、膵臓壊死などによる急性穿孔性腹膜炎である。腸閉塞、腸捻転でも心窩部から腹全体にかけて激痛が起こる。

②**右季肋部の痛み**は心窩部の痛みに次いで多くみられ（1/8 程度）、激痛は胆石症が考えられ、発作時は気の遠くなる程の痛みのことがある。痛みは背中や肩に放散する。胃・十二指腸潰瘍の穿孔でも激痛が起こり、急性腹膜炎を起こし、ショック状態になることもあるので救急手術が要る。

この部位の鈍痛は、十二指腸潰瘍（空腹時痛）、胆嚢炎、肝炎、肝膿瘍、肝臓癌などで起こる。

③**左季肋部の痛み**は、激しい場合は、急性膵炎、胃潰瘍の穿孔で起こる。鈍痛は胃潰瘍、胃癌が胃の噴門にできた場合に起こる。

④**臍部の痛み**で、痙攣性の締めつけられるような痛みは、急性腸炎が多い。下痢を伴う臍の周りの痛みは小腸炎である。食中毒でもこの部分に痛みが表われる。鈍痛があって、下痢、消化不良が長らく続くのは、慢性腸炎である。腹がごろごろ鳴り、軟便と正常便が交互に来る程度の

下痢である。

⑤**左右側腸部の痛み**は、上行結腸や下行結腸の腸炎が考えられる。

⑥**下腹部の痛み**は、激しいものは、前記の穿孔による急性腹膜炎の痛みである。鈍痛で尿の頻数がある場合は膀胱関係の疾患が大半である。

⑦**右下腹部の痛み**は、最も多いのは虫垂炎である。鈍痛は慢性虫垂炎、回盲部癌を考えるが、回盲部で臍に近い圧痛は、瘀血の圧痛点で、よく慢性虫垂炎と間違えられる。

⑧**左下腹部の痛み**で、しぶり腹で、激しい下痢、粘血便がある時は赤痢が考えられる。しぶり腹だが、激しくはなく、粘血便が長らく続くのは潰瘍性大腸炎を疑う。左下腹部から上腹部へかけて、腹がふくれ上がり、便やガスが出なくなるのは、下行結腸、S字結腸の障害である。

以上要するに、激しい腹痛では、急性腹膜炎、腸閉塞などで速急の手術を要するものが含まれるので、軽々しく扱うことは禁物である。それに激しい下痢を伴うときは、感染症を考慮して手を打つべきである。消化器疾患中心で書いたので、その他の疾患の腹痛を除いたが、同じ場所の腹痛では、鑑別が必要なことは当然である。いずれそれについて述べる機会があると思う。

## ⑩急性胃炎

次に腹痛を伴う消化器系疾患で、漢方で比較的有利に扱えるもののうちから代表的なものを選んで、その漢方治療を考えてみたい。

手術を要する緊急のもの、胃・十二指腸潰瘍の穿孔、急性虫垂炎、激痛の胆石症などはもちろん除外するが、手術までにやや余裕がある潰瘍、虫垂炎、胆石症で漢方が有効な場合があり、痛みの激しい場合でも手術を必要としないものでは漢方が意外によく効く場合がある。ここでは普通遭遇する疾患について述べる。

急性胃炎は、食中毒、暴飲暴食、また薬物によって起こる腹痛、悪心、嘔吐、下痢を伴う最もよくみる疾患で、原因がわかっていて、家庭治療

の対象になる。慢性胃炎と違って治りやすい。問診で食物をよく問いただされなければならない。悪い物を食べた覚えがないという場合でも、よく聴くと何か原因と考えられるものが出てくる。大半は動物性たんぱく質食品である。加工食品の悪くなったものは外見ではわかりにくい。外食の機会の多い近頃では、食べる物を確かめる必要がある。

❶黄連湯(黄連・甘草・乾姜・人参・桂枝・大棗・半夏)……腹痛、嘔吐、吐き気、胃部停滞感、下痢時に便秘、口臭ある場合に用いる。

❷半夏瀉心湯(半夏・黄芩・乾姜・人参・甘草・大棗・黄連)……黄連湯と似ているが、胃痛がないか、あっても軽いものに用いる。最も胃炎によく用いられる薬方で、下痢を伴い腸炎も併発している場合にもよく使う。

❸生姜瀉心湯(半夏瀉心湯の乾姜を減じ、生姜を増したもの)……下痢、腹鳴、噯気、食滞、胸やけがある胃腸炎によく用いる。

❹平胃散(朮・厚朴・陳皮・生姜・大棗・甘草)……心窩部の痞え、腹が張り、噯気あり、食べると腹鳴して下痢する、食当たり、消化不良症に用いるが、腹痛はない。

以上が急性胃炎によく用いられる薬方である。

ところで、急に吐いたり、下痢したり(時に腹痛を伴う)する流感がある。風邪らしい症状がなく、悪い物を食べた覚えがないのに突然、腹痛、下痢をする流感を最近経験したが、何か別の疾患かと疑った。何例かを扱って、このような胃腸型の流感もあることがわかった。子供には、風邪の経過中に胃腸症状を起こすことがよくあるが、成人でも当初から胃腸症状を伴う流感にかかることがある。葛根湯でも効くが、葛根加半夏湯の方が更によく効く。

## [11]慢性胃炎

急性胃炎と違って治りにくい。漢方治療を求めてくる胃疾患のうちで最も数が多い。薬局漢方にこれをうまく処理することが期待される。中年から老年にかけて多くみられ、一般に胃の働きが悪くなり、不快な胃

の症状がとれない。根気よい服薬も必要だが、食養生、精神生活の安定も大切である。西洋医学的には、表層性、萎縮性、肥厚性と分けるが、漢方治療では証により薬方を的確に選べばよいわけである。慢性胃炎には、消化器疾患に使う薬方の大半が証により選用される。ここではよく使われるエキス剤のある薬方を挙げる。

❶**半夏瀉心湯**……心窩部の痞えがあり、悪心、嘔吐、腹鳴があることがあり、軟便または下痢傾向、腹力中等度のものに用い、急性胃炎にも腸炎にも使い、最も多く使われる。

❷**安中散**(桂枝・延胡索・牡蛎・茴香・甘草・縮砂・良姜)……慢性・持続性の腹痛、冷え症、腹力弱く、臍部の動悸、胃部振水音ある痩せ型、弛緩性のものに用る。

❸**人参湯**(人参・甘草・朮・乾姜)……冷え症で血色悪く、虚弱体質で、胃腸機能低下、あるいは腹痛、下痢、嘔吐を伴い、唾液多く、あるいは多尿、心窩部痞え、腹力軟弱、あるいは腹壁薄く張るもの。あるいは胃部、または胃の裏側の背部に冷感あるものに用いる。

❹**柴胡桂枝湯**(柴胡・半夏・桂枝・黄芩・人参・芍薬・生姜・大棗・甘草)……胃痛を主とした胃炎で、胸脇苦満あり、腹直筋の緊張しているものに用いる。この薬方の使い方は、潰瘍性疾患の際に詳述する。

## ⑫胃・十二指腸潰瘍の治療

胃痛を起こす代表的な疾患で、罹患率も高く、全人口の5％〜10％と言われている。昔は、飲酒が最大の原因のように言われていたが、最近では一般人でもストレスが原因だと言うようになった。事実、精神的疲労、ストレスなどが重なった時、潰瘍を起こしやすいことを経験している。

なお、西洋薬を服用する機会は多いので、潰瘍を誘発しやすい薬品を知っていなければならない。問診の際、これらの薬品の服用の有無を注意する必要がある。

❶**ステロイドホルモン剤**　関節リウマチ、気管支喘息、慢性腎炎など

のやっかいな病気に使われることが多いので、その使用を阻止することが、まず面倒な仕事になる。ステロイド剤の効果に匹敵する漢方薬の運用が望まれるわけである。

❷**アスピリン、フェナセチン**　鎮痛、解熱剤として今でも多用されているので、漢方で用いる風邪薬、附子剤、その他を運用して、アスピリン等の使用を阻止することが治療の上でも重要になる。

❸**レセルピン剤**　降圧剤として広く使われているが、これも潰瘍を誘発しやすいので、他の降圧剤に切り替える必要がある。降圧剤を使用しないですむ漢方薬の効果が期待される。

　胃潰瘍は40〜50歳代、十二指腸潰瘍は20〜30歳代に多くみられ、日本では、男性には女性の2〜3倍多く発生すると言われている。

　症状では心下部の疼痛が特徴的で、食後間もなく一定時間に来る痛みは胃潰瘍に多く、空腹時の痛み、就寝前の痛みは十二指腸潰瘍に多くみられる。食欲はあるのだが、食後の痛みが気になって食事が減り痩せてくる。

　痛み以外の症状では、胸やけ、げっぷ、吐き気、嘔吐、心下部の痞えなどがあり、出血していれば、吐血（出血が相当あれば、コーヒーかす状の吐物になる）、下血（出血が多ければ、コールタール状、また炭のような便になる。少なければ便を検査しなければわからない。とにかく便が黒色を帯びていたら要注意である）がある。胃の痛みが無くて出血することもあるから安心できない。

　胃・十二指腸潰瘍でこわいのは、多量の出血、胃壁穿孔、それによる腹膜炎、後に残る幽門狭窄で、入院、手術等が必要である。

　胃潰瘍から癌が発生すると以前は言われたものであるが、近頃では、そんなに高率に発生するものではないことがわかってきた。しかし、治りにくい胃潰瘍が癌化する可能性、また潰瘍と癌が共存する可能性は否定できないわけである。なお、十二指腸潰瘍は癌にならないと言われている。

現実問題として、外科で手術される胃潰瘍と称せられるものの中には、約20%の癌が含まれている。潰瘍は比較的治りよいもので、小さい潰瘍は出来たり、治ったりしている。はじめからぐずぐずして治りにくい潰瘍様の胃疾患は、癌を疑ってよいわけである。この点は漢方治療の際も注意していなければならない。投薬していてなかなか症状が改善されない場合は、胃の検査を薦めるべきである。治療に100日以上もかかる難治性の胃潰瘍もあるが、一般的には統計的にみて、100日以内に90%は治ってしまうのが普通である。しかし再発しやすいのも特徴で、この再発を食い止めるには、漢方による体質、体調の改善の力が大いに役立つわけである。潰瘍の発生の状況から考えても、潰瘍の治療には、心身の養生、食養生が大切であることは当然で、薬を服んでいさえすればよいというわけにはいかない。家庭治療でも、日課をたてて規律ある生活をする必要がある。過労は厳禁で、仕事と休養のバランスをとることが第一である。特に睡眠は重要で、睡眠不足の続いた後の過労が最も危険である。なお食養生は後で詳しく述べる。

　胃・十二指腸潰瘍に用いられる薬方は一般胃腸疾患に用いられる薬方が全部適用される。しかし痛みが主症状である場合は、何といっても鎮痛的効果のある薬方を優先するのが人情である。それでまず、胃痛を中心として薬方を考えてみたい。

　❶**柴胡桂枝湯**……慢性胃炎の最後で述べたが、胃潰瘍に繁用するので少し詳しく説明する。本方には芍薬甘草湯、桂枝湯、桂枝加芍薬湯などと同じ薬味、即ち芍薬、甘草が含まれている。芍薬と甘草の筋攣縮の緩解作用があずかって力がある。桂枝湯内の大棗も一役を買う。この一連の薬方の鎮痛作用は鎮痙作用が中心で、西洋薬の直接作用による鎮痛剤とは趣きが違っているので、使用上注意がいる。服薬してすぐ痛みがとれるとは限らない。また、薬味の量、特に芍薬を増量して効を得ることもある。

　筆者の常用方は、柴胡桂枝湯加牡蛎、小茴香（芍薬加減）、水飲あれば茯

苓、便秘気味には大黄を加味したものである。腹力中等度、腹筋の緊張が良く、体力も相当ある。胃潰瘍の初期にはこの程度のものが多い。やや虚している場合は、人参を朝鮮人参(毛人参でもよい)にして適宜増量する。以上のような加減をして用いると相当広範囲に用いられる。服薬して胃痛の軽減傾向があるようなら、少し長服すると相当の効果が期待できる。統計的に計算したのではないが、半数位の潰瘍患者に有効である。柴胡桂枝湯は神経症的傾向のものにも効果があるので、ストレス軽減の効果もあり、かつ長服できるので、潰瘍の再発を防ぐのにも有効である。

　加味薬の小茴香は芳香性の健胃整腸薬で、胃痛、腹痛を治し、血行を良くし、腹中のガスを排除する作用がある。牡蛎は、鎮静、制酸の効があり、胃痛(酸過多による)、胸腹の動悸を治める作用がある。小茴香を増量(2.0～5.0g用いられる)して胃痛が軽減することがある。胃酸の多い時は牡蛎を増量(3.0～6.0g)すると効果が増すことがある。

　❷**安中散**……これも慢性胃炎に挙げたが、胃痛に最もよく用いられるし、小茴香、牡蛎をはじめ、その他の鎮痛の効果がある生薬を多く含むので検討してみたい。

　延胡索は鎮痛の効果があり、腹痛、頭痛に用いられ、特に婦人科疾患からくる下腹痛に効がある。通経の効があり、月経不順に用いられる(3.0～5.0g)。安中散は、慢性のあまり激しくない腹痛に用いることになっているが、延胡索と小茴香を増量して用いたら、相当に激しい胃痛が即座に止まって驚いたことがある。

　縮砂は芳香性の健胃剤で、食欲不振、げっぷ、嘔吐、腹痛、下痢に用いるとなっている。代謝を良くし、水毒を逐う効があるようだが、特に鎮痛作用が目立つとは思えない。良姜は芳香性健胃剤で、消化不良、胃痛に用いられるとあるが、刺激性で延胡索のような用い方はできない。

　安中散は虚証で、体力がなく、水毒のある冷え症の腹痛に用いられるわけだが、胃潰瘍では、症状があまりは激しくなく、胃痛もじくじく長

びくものに効果があるようで、前記の柴胡桂枝湯加減方が効く型にはあまり効果がないように思う。しかし一時的に鎮痛をねらう時、前記のように延胡索、小茴香、あるいは縮砂を増量したら有効と思われる。とにかく鎮痛効果のある薬味を多く含む薬方として興味がある。

❸**四逆散**(柴胡、枳実、芍薬、甘草)……柴胡桂枝湯とは柴胡、芍薬、甘草が共通の薬味であり、芍薬甘草湯を含むので当然、鎮痙、鎮痛の効果が期待できる。薬味が少ないので効果が直接的でもある。柴胡桂枝湯を用いる場合に似ているが、左右腹直筋の緊張が目立ち、二本の棒状に触れるもので、四逆の名にあるように手足が冷える。大柴胡湯より虚していて大柴胡湯のような嘔、便秘はないが、心下部の痛みは反って強いことがある。胃潰瘍で痛み、胸やけのあるものに牡蠣、呉茱萸を加えると効がある。呉茱萸は健胃、利尿、鎮痛の作用があり、嘔吐、頭痛に効があるが、刺激性なので量は多く用いない(0.5～2.0g)。

❹**清熱解鬱湯**(山梔子、枳実、川芎、香附子、黄連、乾姜、陳皮、生姜、甘草、朮)……安中散とは逆に、体力があり、腹も脈も緊張がある胃痛を主症状としたものに用いる。心下部の鬱滞、痞塞感が強いもの、精神的過労が続いて発病したものに効果がある。

❺**小建中湯**……本方は桂枝加芍薬湯に膠飴を加えたものであり、飴も緩和、鎮痛の効があり、体力の弱ったものに用いられるので、潰瘍が慢性化して体力が衰え、相当痛みが強いものに用いられる。しかし胃痛より、腹痛のほうによく効くように思われる。

以上、胃・十二指腸潰瘍の胃痛を対象にした薬方を挙げたが、三瀉心湯(半夏瀉心湯、生姜瀉心湯、甘草瀉心湯)や人参湯、茯苓飲など、痛みもある程度あるが、他の症状の強いものに証をみて適用する。更に虚して体力の低下したものには四君子湯、六君子湯、附子理中湯(人参湯加附子)、十全大補湯などを用いる。止血の目的では、黄連解毒湯、三黄瀉心湯が用いられる。

以上、腹痛のある疾患として胃・十二指腸潰瘍の話をしたが、もちろん

鎮痛さえすればよいというのではない。鎮痛だけの目的なら西洋薬の鎮痛剤がある。痛みに拘って、痛みに効く薬方ばかりを用いても潰瘍は治らない。柴胡桂枝湯加減方、人参湯、三瀉心湯(小柴胡湯の変方と考えられる)などを用いるのは、体調を調え、体力を増進させ、潰瘍の治癒を促進させるという意味で重要なのである。少々の痛みがあっても、身体の虚実、陰陽を考え、他の症状と合わせて正しい証を捉え投薬すれば、その方が結局治療効果が上がることを忘れてはならない。

筆者は自分が胃潰瘍になり、大出血して陰証の虚証に陥り、附子剤を使わねば処置できない破目になった時、附子粳米湯でようやく活路を見出してみて、証の判定が如何に大切かを痛感した。漢方治療では根本的に虚実の判定、陰陽の区別が大切であることを決して忘れてはならない。

## 13 胃・十二指腸潰瘍の食養生

病気が重くなればなるほど、食事の摂り方が重要であることを知ったが、一般にまだ食養生に対する自覚が足りないように思う。ここでは、痛みを中心として食養生を述べてみたい。

### ❶食養生の基本

食養生全体については小紙面では無理なのであるが、食養生の基本的な常識を忘れがちな人が多いので、二、三述べる。痛みが続く時、苦しまぎれにいろいろと薬を飲んだり、人に薦められた食事療法などにとびついたりするが、基本的な注意を怠ると苦い目にあう。

①まず自分自身のそれまでの食生活の反省をし、悪いところを改善する。今までやったことのない方法、食べたことのない食物を採用する時は慎重にする。牛乳を飲んだことのない人に牛乳は無理なことがある。指導する側でも注意が要るが、やるほうは自分のことであるので慎重でありたい。

②前の注意と関連しているが、ふだんの食養生と病気の時の食事療法とは区別しなければならない。病気の症状に応じて食事療法が決まるの

で、医師の指示をよく理解しなければならない。

　③最も素朴な注意であるが、食物の善悪を言う前に、まず食べ過ぎないことである。食べ過ぎて失敗することが非常に多い。次によく嚙むことである。よく嚙めば食事の量も減り、食べ過ぎないことにもなる。消化の悪いものは嚙まないのと同じことになる。筆者にも苦い経験がある。旅行して疲れて帰って、土産のかまぼこを食べたら、胃の痞えが強くなり、吐こうとして吐けない。その夜半、下血した。そして、その後数十日、要注意の生活が続いた。調べてみると、そのかまぼこは賦形物でゴムのようで、細かく砕いてもやはり固い。消化するはずがないものであった。これに懲りて練り製品を警戒するようになった。

　④食事の基本は、バランスのとれた食事構成である。いろいろ細かい注意はあってもこの基本をくずしてはならない。短期間で勝負のつかない病気では、結局これで勝負がつく形になる。

**❷痛みのある場合の食事の注意**

　次に痛みのある場合の食事の注意を述べる。

　①**刺激物**……主として刺激の強い香辛料であるが、辛い物は直接粘膜を刺激、充血させる。香辛料は、栄養上は不要であるが、食欲増進に役立つので、食欲の落ちた時少し大根おろし、生姜、ねぎ類などをうまく使うことである。

　②**あぶら物**……油の種類と量が問題で、軽い植物油を適量使うなら刺激にならない。穀類も白身の魚も、油を含んでいるので、それらの脂味を生かして摂れば、油も入るわけで、重い、消化の悪い、胃にもたれる動物性脂肪(豚脂、牛脂、羊脂等)は避けるべきである。またその油を含んだ肉類も注意が要る。軽い油でも量が多くなると障害になる。

　③**不消化物**……繊維が多いもの、固いもの、要するに嚙んで細かにしても、液状にどろどろにならないものは避ける。口中でよく嚙んで、残ったかすははき出すようにすれば、味も味わえ、負担にもならない。

　一応胃内滞溜時間の長いものは、消化も悪いとみてよく、料理法に

よっても違うので、食品の知識が要る。

　④味付けの濃厚なもの、塩気、甘味ともに強いものは刺激になる
　❸嗜好品
　さて、食物ではないが、薬局の店頭などでも問題にされるのは嗜好品である。

　①たばこ……肺癌、心臓血管系疾患には禁物であるが、潰瘍、胃痛にはどうであろうか。胃壁の血管を収縮させる点ではやはり悪いはずで、胃痛を誘発したり、増強したりするのを経験している。強いたばこ、空腹時のたばこは刺激しやすい。たばこは種類より喫煙量と吸い方が問題である。たばこのヤニを含んだ唾液は呑み込まないことである。パイプたばこ、葉巻は特に注意が要る。

　②酒類……刺激物としては最も問題である。酒で胃を悪くした人に禁酒させるのは最もむずかしい。アルコールの含有量、摂取量、飲み方、食事との関係で、胃に対する負担が違う。ふだんからうまく飲めて、胃や健康を損わない飲み方を工夫しておく必要がある。胃痛の強い時は禁酒だが、胃痛が遠のくと禁酒がしにくくなる。人間というものはやっかいなもので、このような場合、よい忠告が出来るだけの知識を持っていることが治療に携わるものの使命であろう。

　③茶、コーヒー類……濃い茶、コーヒーは直接刺激になる。

　食養生でむずかしいのは、一つは、衰弱して栄養を補給しなければならないのに食欲が無い時。漢方では幸い有効な薬方が相当あるので、これで処置できる。今一つは、食欲はある程度あるが、胃痛が起こるため食を控えざるを得ない胃潰瘍の処置。この際は薬の知識とともに、食事の方法、食品の知識、嗜好品の扱い方などの心得が非常に大切になる。入院してもなかなか適切な指導は望めない。この方面の相談役、指導役が期待されるゆえんである。

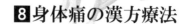
## 8 身体痛の漢方療法

　痛みは人間生活に最も関係の深い症状であり、だれでも経験するものであるが、痛みの本態はまだ不明の点が多い。

　痛みは病的症状の直接の表現であると同時に、痛みそのものが苦痛で、生活の障害になるので問題になる。誰しも痛みから逃れる方法をまず考えるが、痛みが抑えられても、痛みを起こした病気は治っているとは限らないので、治療の上ではこの点の注意が肝要である。

　一般に痛みが強いと病気も重いと思われがちであるが、痛みが強くても危険がない病気もあれば、痛みが無くても重い病気がある。癌などは、痛みが無くてひそかに進行し、症状が出る頃には手遅れになっているという場合もあるので警戒が要る。

　痛みは自覚症であるから、痛みの性質、痛みの程度を測定することがむずかしい。神経質の人は大げさに、我慢強い人は控えめに表現する。そこで痛みの問診の際、その性質、程度を知るのに苦心が要るし、またそれを記録するのにも苦労する。ひりひり、きゃきゃ、ずうずう等と言った場合、それを他の言葉で表現すると違ったものになってしまう。一応そのまま記載しておいたほうが、痛みの性質を理解しやすい。また、大切なのは痛みを起こす原因、病変を知ることだが、多種多様で大変むずかしい。

　さて漢方療法が、痛みにどの程度、どのように効くかということであるが、痛みに直接効く面と、痛みを起こす原疾患に対する効果の面とが考えられる。鍼灸治療は、痛みに直接効く点で高く評価されるが、湯液療法の話なのでここでは触れない。

　直接痛みに効く生薬としては附子が最も重要であるので、後に詳しく

述べる。とにかく漢方には痛みに対して特徴のある有効な方法があるので、それについて検討するわけである。

**痛みの分類**……まず基本的に、大きく身体痛（神経痛、関節痛、筋肉痛など）と内臓痛（胃腸痛、胆石痛など）と分けるが、ここでは身体痛の治療を述べる。なお、頭痛、歯痛など以上の分類に入らないものもある。

## 1 痛みに使う生薬について

漢方は生薬を単独で使わないので、生薬の薬効として鎮痛作用があると端的に言えるものは少ない。西洋医薬の鎮痛剤のようなものを成分として含んでいる生薬もあるが、痛みに使う薬方の生薬は、普通何種類かの協同作業で鎮痛効果を現すのであるから、西洋医薬の鎮痛剤を使うような使い方はできない。

生薬1味(1種)だけの薬方に甘草湯があるが、忘憂湯という別名があるように、痛みを緩和する作用がある。生薬1味の構成だが、立派に薬方として名がついている。いろいろの病気で咽喉が痛むとき、これでうがいをしたり、また飲んだりする。演説や歌唱で咽を痛めたとき、風邪をひいて咽が痛いのに声を出さなければならないとき、この甘草湯でうがいをすると楽になる。選挙運動で飛び回っている人に、これを持たせてやって喜ばれている。痛みのある粘膜部に甘草湯で湿布すると痛みが緩和される。痔の痛みなどに使う。甘草の薬能は、『薬徴』に「急迫を主治す」と端的に言っている。

甘草はグリチルリチン（蔗糖の50倍の甘さという）、その他蔗糖、ぶどう糖などを含み、その甘味はしょう油などの甘味料として利用されている。

甘草に似て甘味をもつ生薬に大棗、膠飴(水飴)、蜂蜜がある。少しずつ作用は違うが、緩和、緩解の作用があり、鎮痛の薬方に組み込まれている。これらの甘味成分は、緩和剤、矯味剤の役をし、組織または筋肉の急激な緊縮(ひきつれ)によって起きる痔痛や急迫症状(切迫した症状)を緩解する作用がある。

この甘草と緩解（筋肉などのひきつれをゆるめ、痛みを緩和する）作用のある他の生薬を組み合わせて、鎮痛効果を期待できる薬方が作られるのである。

　芍薬は収斂および鎮痙剤で、筋肉のひきつれを緩解し、四肢の疼痛、下痢などに用いる薬方に組み込まれる。『薬徴』には芍薬は、「**結実して拘攣するを主治する也**」とある。また芍薬に似た緩解作用のある生薬に厚朴がある。鎮痙作用があり、胸腹部の膨満、腹痛、喘咳などを治す薬方に組み込まれている。また葛根は、『薬徴』に「**項背強るを主治する也**」とあり、発汗、解熱の作用と同時に、凝った筋肉に作用する緩解剤ともみられる。

　以上の痛みに使う生薬の他に、鎮痛作用をもった附子がある。ヤマトリカブトまたはその同類の母根を烏頭、子根を附子といい、薬用にするわけだが、毒性が強いので塩水につけ、次いで石灰にまぶして乾燥するか、塩水に浸してから蒸して乾燥するかして減毒して使う。加工附子は、加圧熱処理して強く減毒したものである。

　附子の成分のアコニチン、ヒバアコニチンなどのアルカロイドは猛毒で、アコニチン3〜4mg皮下注射で大人が死ぬ。加水分解して毒性を減らして使うわけで、附子を加えた煎薬は加熱に十分な注意がいる。普通の煎薬は30分位の時間でよいが、附子を加えた場合は40分から50分は煎じる必要がある。

　附子の薬効的作用は、

①新陳代謝振興作用

②強心作用

③去寒作用

④鎮痛作用

などであるが、この附子の鎮痛作用の発現には二方向があると考えられる。

　一つは、振興作用、去寒作用にみられる血液循環促進作用により、患部の浮腫を去り、老廃物を除去することによって生ずる鎮痛効果で、いま

一つは、その機序はなお不明であるが附子成分の一部による直接の鎮痛作用であると考えられる。後者の直接の鎮痛作用は、最近の研究によるとアコニチン類に起因するとみられ、アコニチン類を加熱分解して生じるベンゾイルアコニン類は、毒性は著しく減弱するが、鎮痛作用もほとんど無くなり、更に分解の進んだアコニンはほとんど毒性が無くなるが、鎮痛作用も無いということである。

　市販の加工附子は、分解の度が相当強く、安全にはなっているが、アコニチン類の残量が少な過ぎて鎮痛には不利である。相当多量使用しないと鎮痛効果は期待できない。加工附子を加味した鎮痛効果を期待するエキス剤では加工附子の量が問題になる。

## ②痛みに使う基本薬方

　痛みを伴う疾患の処置を考えながら、痛みに効く薬方を考えてみたい。

　痛みがある時、まず考えなければならないのは、その痛みが重い病気と関連しているかどうかである。痛みを去れば、後は心配のない場合と、痛みが治まっても原因の病気が長く、生命に関わる場合とがある。

　単純な常習頭痛なら、それが鎮まれば問題はないが、脳腫瘍であれば一時的に頭痛が緩和されても問題は解決しない。

　さて、痛みが強く、それが苦痛である時は、とにかく痛みを緩和しなければならない場合がある。腰痛や神経痛で痛みが強い場合、また痛みが持続する場合、ともすると鎮痛剤の量が増え、また持続的に服用するようになる。そして西洋医薬の鎮痛剤では胃腸や肝臓の障害を起こす場合がでてくる。副作用なく痛みを鎮める薬方があればありがたいわけで、全部とは言えないが、漢方療法はその相当の部分を担当できる。

　関節リウマチでは、ステロイドホルモンが使われる機会があり、痛みによく効くので慣用になりやすい。その副作用は一般にも知られているが、痛みには効くので止めにくく、また、それでリウマチが治るわけではないので、更に進行するという誠に困った状態に陥る。ここに鎮痛作

用があり、副作用の無い附子剤の効果が期待されるわけである。

　さて、まず内臓痛に効く薬方であるが、痙攣性疼痛に用いられる基本薬方に芍薬甘草湯(芍薬、甘草)がある。芍薬と甘草は前述のような作用をするので、この2味を配合すると、痙攣性疼痛に効くわけで、胃腸疾患に伴う疝痛、胆石、腎石による疝痛など、腹部疝痛に有効である。また内臓痛ではないが、腰、脚、手足がひきつれて痛む場合に使われる。要するに急激に起こる筋肉(内臓の平滑筋も含まれる)の痙攣による疼痛に効くのである。

　芍薬甘草湯に附子を加えた芍薬甘草附子湯は、腹部、腰脚、手足の筋肉がひきつれて痛む場合や、坐骨神経痛およびその類似の痛みのある疾患に使われる。附子を増量すると鎮痛作用も強くなる。

　桂枝湯は漢方の基本薬方であるが、腹筋の拘攣(ひきつれ)があり、身体が痛む場合にも使われる。その構成は桂枝、芍薬、大棗、生姜、甘草であるが、芍薬甘草湯が含まれることになり、それに甘草と働きが似ている大棗が加わるので、身体の痛みに効くのは当然と言える。

　桂枝湯に附子を加えた桂枝加附子湯は芍薬甘草附子湯が含まれており、関節リウマチや神経痛に効くのは当然である。

　さて、桂枝加附子湯に朮を加えた桂枝加朮附湯は、身体痛に使う基本薬方と考えられる。朮は利尿作用があり、体組織と結合している水毒を駆逐する作用があって、附子と協力して身体痛に効くわけである。附子はそのものにも鎮痛作用のある成分を含んでいるが、新陳代謝機能を高めて血液の循環を良くし、体組織と深いところで結びついている。痛みの原因となる水毒を駆逐する作用があり、朮と協同して浮腫を去り、組織の膨化による神経への圧迫を緩和して鎮痛の作用を発揮するものと思われる。

　桂枝加朮附湯は芍薬、甘草、大棗で筋肉の痙攣をゆるめ、桂枝で血液の循環を良くし、朮、附子で水毒を去り、鎮痛の効果を上げるわけで、生薬各々の働きを活かしたうまい構成の薬方である。

以上、基本的な鎮痛の薬方を説明したのは、これらの薬方は西洋医薬の鎮痛剤と働きも使用法も異なることを理解して欲しいからである。

## ③体痛の漢方療法

体痛を漢方で治す場合、同じ薬方を神経痛にもリウマチ性疾患にも使うが、一般に神経痛、リウマチと一言で言われているように、両者を区別もしないで治療するのではない。関節リウマチなどは、他の体痛と区別し、慎重に扱うことは漢方も西洋医学的治療と変わりはない。

そこで体痛を起こす場合を簡単に区別して検討してみたい。

❶**筋肉痛**……手脚の筋肉痛、項背の痛み、腰痛など。神経痛にも、関節痛にも、それに関連する筋肉に痛みが起こることがあるので、時には区別しにくいことがある。

❷**神経痛**……神経に障害があって起こる痛みで、神経に沿って放散する痛みと神経に沿って圧痛がある。原因は様々で、原因がわからない特発性のもの、骨などの圧迫や、神経炎、その他の炎症などから続発的に起こるものなどあり、続発型が病人数からみると圧倒的に多い。

原因疾患の明らかなものは、その治療がまず必要である。神経痛を起こす疾患で最も恐ろしいものは、脳・脊髄腫瘍と他所の悪性腫瘍の転移で、全身症状が悪く治りにくい神経痛では、このことを念頭に置く必要がある。

神経痛で最も多いのは坐骨神経痛、次いで三叉神経痛(俗に言う顔面神経痛)、肋間神経痛、上腕神経痛、後頭神経痛などである。

❸**関節痛**……悪性の関節リウマチから、一時的な関節の炎症、また炎症を伴わない関節部の変形による痛みまでいろいろある。

治療上まず大切なのは、炎症の有無を知ることである。更に関節以外に病変があるか、関節だけの疾患かを区別することが必要である。最も問題になるのは、その病気が関節リウマチかどうかということである。炎症のある場合は、痛み、腫れ、発赤、熱が伴うので、病人自身もこれ

らの症状をよく観察し、炎症の有無を正しく報告しないと十分な治療が受けられない。

関節痛を伴う疾患には、流行性感冒、感染性関節炎、リウマチ熱、関節リウマチ、痛風、変形性関節炎並びに関節症、四十肩、五十肩などがあるが、後に各論で詳述する。

なお、骨の疾患で起こる痛み、皮膚に強い痛みの出る帯状疱疹なども身体痛と考えられる。

病人は痛みに気をとられ、痛みの状態の観察を怠りがちであるが、痛みの症状、即ち炎症の有無、痛みの部位、性質、痛みの時間的変化、また同時に起こった全身症状、例えば発熱、倦怠感などを治療する側に報告しなければ、的確な治療は受けられない。痛みは自覚的なものであるから、病人自身が自分の症状を正しく観察し、正しく報告することがぜひ必要なのである。

治療する側も患者の感情的な表現に惑わされず、冷静に的確に、痛みの状態、痛みの原因を観察、把握しなければならない。

## ④肩こりについて

漢方の診察では、必ず肩こりの有無を聞く。肩こりの自覚がなくても触診で凝りを発見する。自覚、他覚合わせて、日本人には肩こりの無い者のほうが珍しいくらい多い。

痛み、麻痺を伴う強い肩こりは、頸椎の変化、椎間板の変性、脊椎カリエス、むちうち症、年齢的にでる五十肩等に関連ある場合が多く、その原疾患の治療がまず問題である。

さて漢方で肩こりを問題にするのは、上半身、また全身の筋肉の緊張、痙攣等の状態が、肩に集中して表われると考えるからである。細い頸で重い頭を支え、その頸に肩、背、腕、胸の筋肉が集中しているのである。漢方的には、頭、項は太陽病の変化が現れる部位とされる。

運動不足の人に肩こりが多い。体操やランニングで肩こりが解消され

る例が相当ある。運動不足の人は、まず適当な運動を始めることである。

近視、遠視、乱視の矯正が適当でないため、頭痛、頭重、肩こりがあることも相当多い。遠乱視がある場合が最も障害が多く、適当な眼鏡をかけさせたら、これらの症状がとれてしまう例が案外多い。このような場合は、薬や鍼灸では治らない。老眼が始まって、以上のような症状の起こる場合も眼鏡が必要である。

### 5 筋肉痛

#### ❶肩こり

特に肩こりを訴えてくる病人ではないが、漢方薬を服用して、他の症状とともに肩こりがとれてしまう例は非常に多い。漢方はいつも全身的に治療するので、全身症状の一部である肩こりが治るのは当然であろう。大柴胡湯、柴胡桂枝湯などを1〜2週間服んだだけで、何年も続いていた肩こりがとれてしまう場合がある。もちろん全身症状も良くなっているわけであるが、あまり急にとれたので、漢方は長く服まないと効かないと思っていたのに驚きましたという始末である。

さて、肩こりと関係のある症状に、頭項強痛（頭痛と項がこる）と項背強（項から背にかけてこる）および頸項強（項から頸が強ばる……側頭部がこる）があるが、一般に肩こりを訴える場合は、このような区別はしないのが普通である。しかし証の判定、薬方を選ぶのにはこの区別が大切である。

風邪などの熱性病の初期に、頭項強痛が現れるが、頭痛の方が強く感じられ、桂枝湯、麻黄湯など風邪の初期に用いる薬方が使われて、風邪が治れば、肩こりは自然にとれる。

項背強は、項から背、背骨にかけてこる、最も多く肩こりとして訴える症状で、葛根湯が代表的な薬方である。風邪の初期でこの症状があれば、もちろん葛根湯の適応症である。しかし風邪でなくても項背強の肩こりであれば葛根湯で治る。この応用として五十肩や頸腕部の筋肉痛に

用いるが、本式に痛みに効かそうとする時は、朮と附子を加えて葛根加朮附湯にする。またこの薬方は肩背の痛みに限らず、全身どこでも筋肉や筋の痛み、また神経痛やリウマチでも、筋肉の痙攣やこわばりを伴う場合はよく効く。

次に頸項強は、いわゆる首筋がこるという場合で、首についている胸の前面の筋肉と関係があり、心下部の痞え感や胸脇苦満と関連があって、大柴胡湯、小柴胡湯などの柴胡剤が奏効する。高血圧症にこれら柴胡剤を使う機会が多いが、血圧も安定し肩こりもとれる。

運動を始めたら肩こりがとれたという例が多い。また玄米食をはじめたり、過食や偏食を直したりしただけで肩こりがとれる例もある。要するに肩こりは、全身の状態と密接な関係があるわけで、服薬の前に、生活状態の検討が必要である。

さて、肩こりの薬方であるが、

①**葛根湯**……前述のように肩こりのある風邪に使うが、風邪でなくても肩こりの時に使って効く。

②**柴胡剤**(大柴胡湯、小柴胡湯、柴胡加竜骨牡蛎湯、柴胡桂枝湯、柴胡桂枝乾姜湯など)……頸項強のある場合、虚実に応じて柴胡剤を選んで使うと、首筋のこりがとれる場合がある。柴胡剤を使う場合は胸部、心下、季肋部にかけての疾患がある場合が多いので、肩こりだけに気をとられないことである。

③**半夏瀉心湯**……心下部の痞えがある胃腸疾患に使う薬方であるが、これが効く肩こりは胃腸が悪いということになる。

④**駆瘀血剤**(桂枝茯苓丸、桃核承気湯、当帰芍薬散など)……これが効く肩こりは、瘀血がある場合である。月経異常のある婦人の肩こりもこれに類する。

五苓散で肩こりが簡単にとれることがある。これは水毒がある場合で、頭痛を伴うことが多い。

## ❷腰痛

　腰痛の訴えは、肩こりの半数以下と思われるが、触診では圧痛のある患者は案外多い。検査の結果では、腰痛の原因では椎間板ヘルニアが最も多く、次いで腰筋筋膜炎で、両者合わせて半数以上ある。変形性脊椎症、脊椎分離症がそれにつぎ、骨自身の変化はわりに少ない。重症者の多い病院での統計であるが、一般に腰痛の半数は、はっきりした原因がつかめないという。

　ぎっくり腰（急性の腰痛症）は相当多くの人が経験するものであるが、最近は椎間板ヘルニアという名が一般的に知られてきて、ぎっくり腰の大半は椎間板ヘルニアから起こると思われている。また急性椎間板ヘルニアであるとか、腰椎の後部にある椎間関節の捻挫だとか、腰椎を結んでいる靭帯の損傷、筋肉の肉離れなどで起こると思われている。しかし、何で起こったか、はっきりしていないことも多く、腰痛症というのは病名というより症候名と言えよう。

　さて、腰痛症に用いられる薬方であるが、筋肉の痙攣を治す基本薬方である2味の芍薬甘草湯がある。手足の疼痛、腎結石、胆石などの疝痛発作などに頓服として用い、鎮痛の効果がある。

　芍薬甘草湯に附子が加わった芍薬甘草附子湯は、附子の鎮痛作用、血液の循環を良くし、温める作用などが加わるわけで、手足が冷え、冷痛ぎみのものに効く。最もよく使われるものに桂枝加朮附湯がある。桂枝湯に朮と附子が加わった薬方で、朮の水毒を去り代謝を良くする作用と、附子の作用とが協力して鎮痛の効果を現す。これが、芍薬甘草湯の作用に加わるわけである。この薬方は急性の腰痛にも慢性にも使うが、附子を加減して使うのである。エキス剤の時は加工附子を加えるが、処方をする場合は医師の指示によらねばならない。

　次によく使われる薬方に葛根加朮附湯があるが、葛根湯に朮、附子が加わった薬方で、桂枝加朮附湯に葛根と麻黄が加わった薬方とみてもよい。筋肉のこりを緩解する力の強い葛根とうっ滞した水毒を除去する麻

黄とが働いて、筋肉痛には桂枝加朮附湯よりよく効く。

次に八味丸であるが、老人性の腰痛、過労で疲れて起こる腰痛によい。下腹部が軟弱で麻痺があり、脚に力なく、またしびれたりする場合が適応である。糖尿病や腎疾患などがあって起こる腰痛に効くと考えてよい。八味丸の構成は、地黄、山茱萸、山薬、沢瀉、茯苓、牡丹皮、桂枝、附子の八味であるが、地黄が最も多く、附子が相当量入っているのに注目すべきで、市販の八味丸には附子の入っていないものや附子の代わりに生姜の入っているものなどがあるので注意すべきである。正しく作られた八味丸を、八味丸の正しい適応症に用いないと本当の効果は上がらない。八味丸は何にでも効くと単純に考えてはならない。

腰痛の養生では、安静が何より大切であるが、よく間違えるものに入浴がある。腰痛ばかりでなく、筋肉痛、関節痛でも症状によっては入浴が痛みを増したり、病状を悪化させたりすることを経験している。入浴中およびその少し後までは痛みが緩和されるので、入浴が良いように思うが、その後に痛みかぶり返してくることがあるので注意すべきである。患部に適当に温罨法すれば効果があるのに、全身浴、特に熱い風呂に長く入った後、痛みも強くなり、結果も良くないという事実は、患部をかばっていた広い範囲の筋肉の緊張がゆるんで、患部に近いところだけで支えなければならなくなり、痛みが集中した形になって、痛みが強くなるのではないかと考えられる。

体痛の諸症で、温めるか、冷やすか、その時間、程度は十分考える必要がある。罨法、湿布療法は昔から行なわれていて、相当の効果があるが、貼り薬による方法も考えられてよい。しかし、まだ本当に良い貼り薬はないようである。この方面の研究が望ましい。

### ⑥神経痛

いわゆる神経痛の中には、痛みを伴う類似の疾患が多く含まれている。神経痛の特徴は、痛みを感じる自律神経と知覚神経のうち、主として知

覚神経の痛みで、①痛みがその神経の通る道筋と、その神経が支配している一定区域に限られている。②痛みの発作には緩急があり、発作の中間には痛みのない時期がある。③神経の走行にそって圧痛点があることである。

痛みは、痛みとなる刺激を受ける受容器と、その刺激を伝える神経路と、その刺激を痛みとして感じる感覚中枢とがあって感じるわけである。この三つのどれかを刺激する器質的な疾患、故障(細菌やビールスによる感染症、糖尿病、ビタミン欠乏などの代謝異常、薬物中毒、腫瘍、椎間板ヘルニア、脊椎の変形などの骨の異常による圧迫)があって起こる症候性(続発性)神経痛が大半である。検査しても原因がつかめない、真性(特発性)神経痛は非常に少ない。

したがって神経痛が起こった時、真性か症候性かを区別し、症候性ならその原因疾患を検査してはっきりさせなければならない。

以上の神経痛と様子が違い、痛みが持続したり、痛みの状態が前記の神経痛と違うようだったら、神経炎、自律神経の痛み、また器質的変化なら腫瘍を考えなければならない。したがって、鍼灸、その他の療法、漢方療法などで痛みがとれない時は、必ず専門医の診察を受けるべきである。こうしたことを頭において、次の漢方療法の方法を試みていただきたい。

頻度の多い順に坐骨神経痛、五十肩(および四十腕)、肋間神経痛、三叉神経痛(顔面神経痛および麻痺を含めて)、後頭神経痛について述べる。

### ❶坐骨神経痛

腰痛を訴えてきた場合、椎間板ヘルニアとはっきり言えないまでも、腰椎に変化のあると思われるものが半数以上である。その中で坐骨神経に沿って圧痛点の発見できるものが半数はある。しかしそのすべてが神経痛を訴えるわけではない。また、坐骨神経痛と言えるもので、X線検査で腰椎に変化が発見できないものも相当ある。腰椎に椎間板ヘルニア、その他の異常がある時は、牽引、薬物注射、そのほか直接に患部への治

療が加えられる。異常が強ければ手術が行なわれる。しかしそれが成功する時ばかりではない。

漢方では、湯液療法またはそれに鍼灸を加えて治療するのであるが、副作用やその他の支障はまず考えられないので、とにかく試みてみるべきである。

桂枝加朮附湯、桂枝加苓朮附湯、葛根加(苓)朮附湯などがまずよく使われる。便秘ぎみで、冷えてひきつれる感じの坐骨神経痛には、芍甘黄辛附湯(芍薬甘草湯と大黄附子湯の合方—芍薬、甘草、大黄、細辛、附子)がよく使われる。大黄は下剤として働き、細辛は温める作用がある。また芍薬甘草附子湯は、腰痛のところで説明したように、やはり冷痛のある坐骨神経痛に用いられる。芍甘黄辛附湯は、芍薬甘草附子湯に大黄、細辛を加えたものと考えてもよい。

糖尿病患者や老人の慢性の坐骨神経痛には八味丸を用いる。腰から下に力がなく、麻痺感があるものによい。急性の強い痛みには期待は持てない。腰痛のところで述べたように、附子の入っていない八味丸や、粗悪な八味丸では鎮痛の期待がうすい。

桂枝加朮附湯、葛根加朮附湯のエキス剤を用いるときは、附子の品質、量が問題で、加工附子を加えて用いる場合は、痛みに効くところまで加工附子を増量しなければならない。

### ❷四十腕、五十肩

四十腕は、頸から肩、腕にかけて痛みやしびれや筋肉のこりがあり、肩の上から親指へ、また脇の下から薬指、小指へというように一定の領域に痛みやしびれが起こるのが特徴である。また手や指に力が入らず、細かい動作ができなくなることもある。この四十腕は、頸椎から出た神経が集まって紐状に組み合わさった叢、頸神経叢と腕神経叢の神経痛が大半であって、五十肩のように肩関節の故障ではないので、肩関節の運動は普通にできて、動かしても痛まない。中年以後の頸椎の椎間板の変性や弾力の減少、また頸椎の変形性関節症などのため、頸椎からの神経

の出口の椎間孔が狭くなるために起こる頸・腕神経痛であるわけである。軽い場合は安静にして、炎症を鎮めれば治るわけで、少し重ければ、牽引やコルセットによる固定が有効である。漢方治療では葛根加(苓)朮附湯が最もよく使われる。五十肩は、ある方向に腕を動かすと肩の関節に痛みを感じるもので、関節自身より、関節の周囲に変化が生じ、肩関節周囲炎という状態になっているものである。肩関節部の退行性変化が基盤である。

　四十腕のような神経の痛みではない。無理しない程度になるべく動かすことが必要で、半年ぐらいで自然に治ることも多い。局所の温湿布、マッサージも有効であるが、四十腕に使う薬方がそのまま使える。しかし効かない場合も相当ある。

### ❸肋間神経痛

　胸の痛みと言えば、肋間神経痛を考えるくらいよく知られているが、真性のものは少なく、大部分は症候性の神経痛であることを注意しなければならない。近頃は、動脈硬化症や高血圧症の人が多いせいか、胸が痛いと心臓疾患を心配する人が多くなってきた。

　狭心症や心筋梗塞の痛みは、左の胸、左の肩から左腕にかけて放散する痛みで、強い時は苦悶感を伴う激痛であるが、軽い時は肋間神経痛などと紛らわしい。

　肋間神経痛は、肋間神経に沿って圧痛および圧痛点があり、寒さが誘因となったり、神経的なショックや過労が影響することが多い。肋間神経痛は男より女の方が多く、20～40歳に多いと言われている。主として片側に起こり、両側の場合は脊椎の変性やカリエスを疑って検査する必要がある。

　また胸椎のカリエスや骨折なども神経痛を起こすし、肋膜の疾患や癒着で胸痛を起こす場合もあるので、単純な肋間神経痛として処理できるものばかりではない。胃の痛みや胆嚢の痛みも、時に胸痛として感じることがあるので、痛みを感じる場所に疾患があると単純に考えると間違

いをおかす。

　胃潰瘍を患った時の自家経験であるが、当初、左心臓部に痛みを感じたので肋間神経痛を疑った。胃部に痛みを感じないで胸に痛みを感じたわけで、胃潰瘍が治ったら胸痛も起こらなくなった。

　胃疾患によく使う人参湯(人参、朮、甘草、乾姜)の証に、「胸痺」(胸がつまった感じで痛む)で、気がわきの下から心臓部に突き上げてくるのを治すというのがあるが、軽い狭心症様の発作に奏効するのを経験している。

　肋間神経痛に使う薬方は、真性の場合、一般神経痛に使う薬方がすべて有効である。症候性の場合はまず原疾患を治療すべきで、治療が成功すれば肋間神経痛も治るわけである。

　胃障害があり、心下部に圧痛があって、左肋胸部にかけて痛むのに用いられる延年半夏湯(半夏、桔梗、前胡、別甲、呉茱萸、枳実、檳榔子、人参、生姜)は、肋間神経痛にも使うが効くわけで、前記の人参湯の用法に似ている。

　小柴胡湯、柴胡桂枝湯、柴胡枳桔湯などの柴胡剤で、胸部疾患と同時に肋間神経痛も治療できるわけである。

## 身体痛の薬方とその適応疾患
◎身体痛によく用いられる薬方　○身体痛に時々用いられる薬方

| 桂枝湯類 | 適応疾患 |
|---|---|
| 芍薬甘草湯<br>芍薬 4.8 甘草 4.8（以下 1 回分の分量） | 腰背脚拘急。あるいは激痛。あるいは歩行し難い |
| 芍薬甘草附子湯<br>芍薬・甘草各 4.8 附子 1.6 | 坐骨神経痛およびその類症 |
| 桂枝湯<br>桂枝・芍薬・生姜・大棗各 3.0 甘草 2.0 | 腰神経痛およびその類症、リウマチ性疾患 |
| ○桂枝加附子湯<br>桂枝・芍薬・生姜各 2.4 甘草 1.6 附子 1.6 | 関節リウマチおよびその類症。諸種の神経痛 |
| 〔参考〕<br>朮附湯<br>白朮（あるいは蒼朮）15.0 附子 9.0（注意、加減、先煎）（1日量） | 寒湿痺の基本処方 |
| 附子湯<br>附子 1.6（注意、加減）茯苓・芍薬各 2.4 人参 1.6 白朮 3.2（1日量） | 諸種の神経痛。リウマチ疾患で熱性症候なき症。下痢性疾患。 |
| ◎桂枝加朮附湯・桂枝加苓朮附湯<br>桂枝加附子湯に（1日量）朮（5.0〜7.0）茯苓（5.0〜7.0）を加う | 半身不随、関節リウマチ、神経痛 |
| 桂枝加芍薬湯 | 腹痛を発する諸症 |
| 桂枝加芍薬附子湯<br>桂枝・大棗・生姜各 2.4 芍薬 4.8 甘草 1.6 附子 1.0〜1.5 | 腰脚攣急し冷痛、悪寒する症 |
| 桂枝加葛根湯<br>桂枝・芍薬・大棗・生姜各 2.4 甘草 1.6 葛根 3.2 | 肩背痛、頸首の旋回困難、脈浮緩の症 |
| 葛根湯<br>葛根 2.8 麻黄・生姜・大棗各 2.1 桂枝・芍薬・甘草各 1.4 | 肩背痛の諸症で、脈浮数の症。 |
| ○葛根加苓朮附湯<br>葛根湯に茯苓・朮・附子を加う | 筋痛を伴う身体痛の諸症 |

| | |
|---|---|
| ◎桂枝芍薬知母湯（この分量は1日量）<br>　桂枝・知母・防風各 5.0 芍薬 3.5<br>　甘草・麻黄各 2.5 生姜・朮各 6.0 附子 | 関節リウマチ（関節の腫脹、皮膚の枯燥） |
| 当帰四逆加呉茱萸生姜湯<br>　当帰・桂枝・芍薬・細辛・大棗各 1.2<br>　甘草・通草各 0.8 呉茱萸 4.0 生姜 3.2<br>　加附子も用う | 手足寒冷、腹筋拘攣。尿不調、脈細沈なる症。…神経痛、腹部冷痛症。（レイノー氏病） |

| 麻黄湯類 | 適応疾患 |
|---|---|
| ○麻黄湯<br>　麻黄・杏仁各 3.0 桂枝 2.4 甘草 1.2 | 熱性病の初期、身体疼痛、関節痛のある症（腰痛のある感冒など） |
| ◎麻黄加朮湯・麻黄加朮附湯<br>　麻黄・杏仁各 3.0 桂枝・甘草各 2.0<br>　白朮 4.0 | 関節リウマチ等で、脈浮の症。筋肉リウマチおよびその類症。（炭酸ガス中毒） |
| ○越婢湯<br>　麻黄 3.0 石膏 4.8 生姜 1.8 大棗 2.4<br>　甘草 1.2 | 神経痛、下肢の関節炎 |
| ◎越婢加朮附湯<br>　麻黄 2.4 石膏 3.2 大棗 1.6 白朮 1.6<br>　甘草 0.8 生姜 1.2 附子 | 関節リウマチ等で陽症に属する症 |
| ○麻杏薏甘湯<br>　麻黄 3.2 甘草 1.6 薏苡仁 6.4 杏仁 1.6<br>　（朮、附子を加えて用いることあり） | 急性関節リウマチおよびその類症、諸種の神経痛およびその類症 |
| ○麻黄附子細辛湯<br>　麻黄・細辛各 4.8 附子 2.4 | リウマチ性疾患で、熱候なく、脈沈微で数、身体疼重、手足に冷感を覚える症 |
| ◎桂枝二越婢一湯加朮附<br>　桂枝・芍薬・甘草・麻黄各 1.8 生姜 2.8<br>　大棗・石膏各 2.4 朮（4.0）附子（1.0〜2.0） | 急性リウマチ、関節リウマチ |
| ◎防已黄耆湯加附子<br>　防已 2.4 黄耆 3.0 甘草 1.2<br>　朮・生姜・大棗各 1.8 附子 1.0〜1.5 | 神経痛、関節炎等で、発汗し易く微腫、四肢冷感のある症 |

| | |
|---|---|
| **桂姜棗草黄辛附湯**（この分量は1日量）<br>桂枝・生姜・大棗各 3.0<br>甘草・麻黄・細辛各 2.0 附子（加減）<br>（桂枝去芍薬湯合麻黄附子細辛湯） | こじれた難症で四肢痛の伴う症 |
| **芍甘黄辛附湯**（この分量は1日量）<br>芍薬・甘草各 3.0 大黄 1.0 細辛 2.0<br>附子 0.5<br>（大黄附子湯合芍薬甘草湯） | 坐骨神経痛 |
| ◎**薏苡仁湯**（この分量は1日量）『明医指掌』<br>麻黄・当帰・朮各 4.0 薏苡仁 8.0<br>桂枝・芍薬各 3.0 甘草 2.0 | 関節リウマチの亜急性期、または慢性筋肉リウマチ（湿痺） |
| ◎**大防風湯**『和剤局方』（1日糧）<br>当帰・芍薬・地黄・黄耆・防風・杜仲・白朮・川芎各 3.0 人参・羌活・牛膝・甘草・大棗各 1.5 生姜 1.0 附子 | 関節リウマチ（桂枝芍薬知母湯より虚している）、下肢運動麻痺（風寒湿痺） |
| ◎**疎経活血湯**『万病回春』（1日糧）<br>当帰・白芍各 6.0 川芎・（熟）地黄・蒼朮・茯苓・桃仁・牛膝・防已・威霊仙・羌活・防風・白芷・竜胆・陳皮・甘草・生姜各 3.0 | 血虚の風湿痺 |
| **防風湯**『宣明論方』（1日糧）<br>防風・当帰・杏仁・茯苓・秦艽・葛根各 9.0<br>桂枝・羌活各 6.0 黄芩・甘草各 3.0 | 風湿痺・四肢や軀幹の遊走性のしびれ痛み、運動障害、軽度の浮腫などの症候。表症を伴うことあり。 |

## 身体痛に用いる主な薬方解説

### 芍薬甘草湯

| 証 | (1)脚攣急の証（『傷寒論』上編）。<br>(2)拘攣し、急迫する者を治す（『方極』）。<br>(3)芍薬甘草湯は腹痛を止むること神の如し。脈遅なるは寒となす。乾姜を加う。脈洪なるは熱となす。黄連を加う（『医学心悟』）。<br>(4)腹中攣急して痛む者を治す。小児夜啼して止まず。腹中攣急甚だしき者も亦奇効あり（『類聚方広義』）。 |
|---|---|
| 応用 | (1)小児の腹痛諸症　(2)腰背脚拘急、微痛、または歩行困難な証<br>(3)子宮内膜炎、胆石等による腹痛　(4)神経痛　(5)排尿痛 |

### 芍薬甘草附子湯

| 証 | (1)芍薬甘草湯証で悪寒する者（『方極』）。<br>(2)陰病、悪寒して攣急する者（『医聖方格』）。 |
|---|---|
| 目標 | 陰証虚証で熱なく悪寒し、腹部、腰脚、手足の筋、拘攣し、あるいは諸関節疼痛する者。 |

### 桂枝加附子湯

〔桂枝湯　桂枝三両　芍薬三両　生姜三両　大棗十二枚　甘草二両〕

| 証 | (1)発汗し、遂に漏れて止まず、其の人悪風し（陽虚）、小便難く、四肢微急し、以て屈伸し難き証（『傷寒論』太陽病上編）<br>(2)桂枝湯証にして、悪寒し、及び肢節微痛し、以て屈伸し難き者を治す（『方極附言』）。<br>(3)病人、汗漏れて止まず、其の人悪風し、四肢微急し、以て屈伸し難く、或は小便難き者は、桂枝加附子湯之を主る（『医聖方格』）。 |
|---|---|
| 腹証 | 心煩して腹に力無し。凡そ附子の腹状は、之を按じて力無し。然れども桂枝剤中に附子ある者は、皆陽証中の客寒也。なんぞ少陰病の腹状の腐瓢を探るが如くならんや（『腹診配剤録』）。 |
| 目標 | 桂枝湯の症状があって、発汗過度のために、悪風悪寒し、自汗洩れて尿利不良、四肢微痛して、屈伸し難き者。 |

### 麻黄加朮湯

〔麻黄湯　麻黄三両　杏仁七十個　桂枝二両　甘草一両〕

| | |
|---|---|
| 証 | (1)湿家(湿邪を有するもの)身煩疼する証(『金匱要略』)。<br>(2)麻黄湯証にして小便不利の者を治す(『方極附言』)。<br>(3)病人、発熱して汗無く、一身尽く疼み、身色薫黄にして喘し、小便少なき者は、麻黄加朮湯之を主る。 |
| 応用 | (1)関節リウマチ等にして、脈浮なる症。<br>(2)筋肉リウマチおよびその類症。<br>(3)急性腎炎およびその類症。<br>(4)炭酸ガス中毒。 |

### 桂枝芍薬知母湯

桂枝 9g(4.0)　白芍 9g(3.0)　防風 9g(4.0)　白朮 9g(5.0)　知母 9g(4.0)　麻黄 6g(3.0)　甘草 6g(2.0)　生姜 3g(3.0)　附子　〔中医学の量。( )内は日本漢方の量〕

| | |
|---|---|
| 適応 | 寒湿痺の熱痛：四肢や軀幹のしびれ痛み・冷え・関節の腫痛等の寒湿痺の症候が基本にあり、関節に発赤・熱感・疼痛がみられるもの。適応する病態は、寒湿痺の状態で、局所の炎症が明らかになったものに相当し、全身的には熱症がみられないことが特徴である。 |
| 応用 | 多発性関節炎、変形性関節症、関節リウマチ等で局所の発赤・熱感を呈するもの。 |

### 麻杏薏甘湯

| | |
|---|---|
| 証 | (1)一身尽く疼み、発熱日晡所(午後4時頃)に劇しき証(『金匱要略』)。<br>(2)麻黄杏仁甘草石膏証にして、浮腫し、一身疼み、煩渇せざる者を治す(『方極附言』)。<br>(3)風湿、痛風(関節リウマチの類)、発熱、劇痛し、関節腫起する者に、朮・附を加うれば奇効あり(『類聚方広義』)。 |
| 目標 | 発熱、浮腫、咳嗽。呼吸困難あり、関節疼痛し、或は身体麻痺する者。 |
| 応用 | (1)急性関節リウマチおよびその類症　(2)諸種の神経痛およびその類症　(3)腎炎およびその類症　(4)疣　(5)手掌角化症 |

### 越婢湯

麻黄六両　石膏半升　生姜三両　大棗十五枚　甘草二両

| | |
|---|---|
| 証 | (1)風水、悪風、一身尽く腫れ、脈浮、自汗出ずる証(『金匱要略』)。<br>(2)喘して渇し、水を飲まんと欲し、或は悪風寒する者を治す(『方極附言』)。<br>(3)陽病、一身尽く腫れ、脈浮にして渇し、続いて自汗出で或は悪風寒する者は、大熱無きも亦越婢湯之を主る(『医聖方格』)。 |
| 応用 | (1)脚気、両脚水腫、脈浮、渇、尿利減少、あるいは喘咳を発する症。<br>(2)皮膚病性腎炎。(3)下肢の関節炎。(4)フルンケル、丹毒。<br>(5)皮膚病。(6)神経痛 |

### 越婢加朮湯

| | |
|---|---|
| 証 | (1)一身面目黄腫し、其の脈沈にして、小便利せざる証(『金匱要略』)。<br>(2)属風気(脚気の類症)、脚弱の症(『金匱要略』)。<br>(3)越婢湯証にして、小便不利の者を治す(『方極附言』)。<br>(4)一身面目黄腫、小便少なく、渇して汗出で、大便鞕く、舌黄なるは越婢加朮湯之を主る(『医聖方格』)。 |
| 応用 | (1)水腫性脚気(陽証)。(2)関節リウマチ(陽証)。<br>(3)急性腎炎および類症。(4)皮膚病性腎炎。(5)皮膚病、疥癬。<br>(6)分泌多い結膜炎。 |

### 越婢加朮附湯

| | |
|---|---|
| 目標 | 水腫、身熱、悪寒、骨節疼重、渇して小便不利の者。 |

### 麻黄附子細辛湯

| | |
|---|---|
| 証 | (1)少陰病、始めて之を得、反って発熱し、脈沈なる証(『傷寒論』少陰病編)。<br>(2)陰病、踡臥し、舌和し、心下に停飲ありて咳し、或は浮腫する者は、麻黄細辛附子湯之を主る(『医聖方格』)。 |
| 目標 | 少陰病、熱候なく、無力性、貧血性、味覚変化なく、身体疼重、手足冷寒、悪寒、咳嗽、浮腫、尿不利、脈沈弱。 |

| 応用 | (1)感冒。(2)老人の気管支炎、肺炎。(3)リウマチ性諸疾患。<br>(4)頭痛（足冷、逆上、脈沈細）。 |
|---|---|

## 防已黄耆湯

| 証 | (1)風湿、脈浮にして、身重く、汗出でて悪風する証（『金匱要略』）。<br>(2)風水、脈浮、或は頭に汗出で、表に他病無く、但し下重く、腰より以上は和し、腰以下は腫れて陰に及び、以て屈伸難き証（『金匱要略』）。 |
|---|---|
| 目標 | 水腫、身体重く疼痛し、発汗傾向、悪風し、尿利減少（陰証の者）、脈浮。<br>本方は水毒あって表の虚した者、肥満した者で疲労し易い者。 |
| 応用 | (1)貧血性疾患で、尿利減少し、下肢に微腫あり、脈弱なる者。<br>(2)神経痛およびその類症で、発汗し易く、四肢に微腫あり、冷感を呈し、脈細弱なる者（変形性関節炎）。 |
| 参考 | 防已茯苓湯（防已・黄耆・桂枝格 2.4　茯苓 4.8　甘草 1.6）<br>〔証〕皮水、四肢腫れ、水気皮膚中に在り、四肢聶々と動く証<br>　　（『金匱要略』）。 |

## 朮附湯『医宗金鑑』

白朮（あるいは蒼朮）15g　附子 9g（先煎）（1日量）

| 適応 | (1)寒湿痺……白朮より蒼朮を用いることが多い。<br>(2)寒湿の下痢……白朮を用いる。<br>※基本方として、他薬に配合する。<br>　例）桂枝加朮附湯、葛根加朮附湯、桂枝二越婢一湯加朮附、<br>　　　桂枝芍薬知母湯、附子湯など。 |
|---|---|

## 附子湯『傷寒・金匱』

附子 1.6　茯苓・芍薬各 2.4　人参 1.6　白朮 3.2　（1回量）

| 証 | 身体攣痛し、小便利せず、心下痞し、若しくは腹痛する者。 |
|---|---|
| 目標 | 真武湯と同様、陰証虚証で水毒症状著明なものを治す。この方は、身体攣痛、腹痛、尿不利、浮腫等の症状高度である（寒湿痺）。 |
| 応用 | 諸種の神経痛およびリウマチ性疾患で、熱性症候なき症。<br>下痢性疾患（身体疼痛、腹痛、下痢）。 |

### 烏頭湯『金匱要略』

麻黄 9g(3.0) 白芍 9g(3.0) 黄耆 9g(3.0) 甘草 6g(3.0) 烏頭 6g(1.0)(先煎)
蜂蜜 60g(40.0)(1日量) 〔中医学の量。( )内は日本漢方の量〕

| 適応 | 寒湿痺……痛痺：固定性の強い関節痛、四肢の冷え、関節の拘縮等で、冷えると増強し、温めると楽になる。痛痺に対する代表処方である。 |
|---|---|
| 応用 | 慢性関節炎、変形性関節炎、関節症、肩関節周囲炎、腰痛症、坐骨神経痛、関節リウマチ |

## 痛みに用いる主な薬味の薬能

**芍薬**（緩解）　補血と補陰（漢臨）

| 『薬徴』 | 結実して拘攣するを主治する也。旁ら腹痛、頭痛、身体不仁、疼痛、腹満、咳逆、下痢、腫膿を治す。 |
|---|---|
| 『古方薬議』 | 味苦平、血痺を除き、堅積を破り、痛を止め、中を緩め、悪血を散じ、臓腑の擁気を通宜し、女人一切の疾、並に産前産後の諸疾を主る。 |
| 効用 | 収斂緩解剤で、筋肉の攣急を緩解し、腹痛、身体疼痛、腹満、下痢、腫物等を治す。 |

**甘草**（緩和）　甘草・大棗・膠飴……緩和作用

| 『薬徴』 | 急迫を主治する也。故に裏急、急痛、攣急を治し、旁ら厥冷、煩躁、衝逆等を治す。 |
|---|---|
| 『古方薬議』 | 味甘平、毒を解し、中を温め、気を下し、渇を止め、経脈を通じ、咽痛を去る。 |
| 効用 | 粘滑性緩和剤、矯味剤で、組織または筋肉の急激な緊縮によって起こる疼痛、および急迫症状を緩和する作用がある。 |

**附子**（振興作用・熱薬・駆水作用）

| 『薬徴』 | 水を逐うことを主る也。故によく悪寒、身体・四肢および骨節の疼痛、或は沈重、或は不仁、或は厥冷を治し、而して旁ら、腹痛、失精、下痢を治す。 |
|---|---|
| 『古方薬議』 | 味辛温、中を温め、寒を逐い、虚を補い、壅を散じ、肌骨を堅め、厥逆を治し、百薬の長と為す。 |
| 効用 | 陰証虚証に用いる大熱薬で、新陳代謝機能を振起せしめ、利尿、強心の作用あり、熱なく悪寒する者、身体四肢関節疼痛、沈重、麻痺、厥冷、腹痛、下痢、失精等に用いる。 |

### 桂枝（発汗作用）

| | |
|---|---|
| 『薬徴』 | 衝逆主治する也。旁ら奔豚、頭痛、発熱、悪風、汗出で、身痛むを治す。 |
| 『古方薬議』 | 味辛温、関節を利し、筋脈を温め、煩を止め、汗を出し、月閉を通じ、奔豚を泄し、諸薬の先聘通使を為す。 |
| 効用 | 健胃、矯味、矯臭、漢方では発汗、解熱、鎮痙、上逆、頭痛、疼痛等に用いる。 |

### 葛根（発汗作用）（筋緩解作用）

| | |
|---|---|
| 『薬徴』 | 項背強ばるを主治する也。旁ら喘して汗出づるを治す。 |
| 『古方薬議』 | 味甘平、大熱を主り、肌を解し、腠理を開き、津液を生じ、筋脈を舒ぶ。 |
| 効用 | 発汗、解熱に用いる。 |

### 麻黄（発汗作用）（駆水作用）

| | |
|---|---|
| 『薬徴』 | 喘咳、水気を主治する也。旁ら悪風、無汗、身疼、骨節痛、一身黄腫を治す。 |
| 『古方薬議』 | 味苦温、表を発し、汗を出し、邪熱を去り、飲逆上気を止め、寒熱を除く。傷寒を療し、肌を解することが第一なり。 |
| 効用 | 発汗、解熱、鎮痛、鎮咳。 |

### 細辛（駆水作用）（温薬）

| | |
|---|---|
| 『薬徴』 | 宿飲、停水を主治する也。故に水気心下にありて咳満し、或は上逆し、或は胸痛するを治す。 |
| 『古方薬議』 | 味辛温、飲逆を主り、中を温め、気を下し、煩を破り、水道を利し、胸中を開き、汗出でず、血行らざるを治す。 |
| 効用 | 陰証に対する駆水剤で、水毒が心下にあって咳嗽頻発し、胸満、腹痛する者に用いる。乾姜とともに温性の駆水剤で、乾姜 |

は新陳代謝機能を亢進して、水毒上昇による嘔吐を治し、細辛は水毒下降による厥冷を治すと言う。

### 茯苓（利尿作用）

| | |
|---|---|
| 『薬徴』 | 悸、及び肉瞤筋惕を主治する也。旁ら小便不利、頭眩、煩躁を治す。 |
| 『古方薬議』 | 味甘平、胸脇の逆気、恐悸、心下の結痛、煩満を主り、小便を制し、消渇を止め、胃を開き、瀉を止む。 |
| 効用 | 利尿剤として、水毒を去るに用いる。即ち小便不利、胃内停水、水腫、心悸亢進、眩暈等に用いる。 |

### 朮（利尿作用）

| | |
|---|---|
| 『薬徴』 | 水を利することを主る。故によく小便の自利、不利を治し、旁ら身の煩疼、痰飲、失精、眩冒、下痢、喜唾を治す。 |
| 『古方薬議』 | 味苦温、風寒、湿痺を主り、胃を開き、痰涎を去り、下泄を止め、小便を利し、心下急満を除き、腰脚の冷痛を治す。 |
| 効用 | 利尿剤として、浮腫、健胃、身体疼痛、胃内停水等に用いる。 |

### 薏苡仁（駆水作用）

| | |
|---|---|
| 『薬徴』 | 浮腫を主治する也。 |
| 『古方薬議』 | 味甘寒、筋脈の拘攣、風湿痺を主り、気を下し、腸胃を開き、水腫を治し、熱を消し、肺痿、肺気の膿血を吐するを主る。 |

### 当帰（温性駆瘀血剤）

| | |
|---|---|
| 『古方薬品考』 | 味甘、辛、気大温にして芳発なり。故に経脈を温達し、気血を調和するの能あり。 |
| 『古方薬議』 | 味甘温、欬逆上気、婦人の漏下、心腹の諸痛を主り、腸胃、筋骨、皮膚を潤し、中を温め、痛を止む。（漢臨）鎮静、鎮痛 |
| 効用 | 温性強壮剤として貧血性瘀血に用いる。 |

### 通草（駆水作用）

| | |
|---|---|
| 『古方薬議』 | 味辛平、血脈、関節を通利し、小便を利し、水腫浮大を主り、煩熱を除く。 |
| 効用 | 消炎性利尿剤、鎮痛、排膿、通経の効あり。 |

### 知母（解熱作用）（滋潤作用）

| | |
|---|---|
| 『古方薬品考』 | 味苦くして甘し、故によく燥渇を潤ほし、熱結を清瀉す。 |
| 効用 | 解熱、鎮咳、祛痰の効あり。 |

### 防已（駆水作用）

| | |
|---|---|
| 『薬徴』 | 水を治することを主る也。 |
| 『古方薬議』 | 味辛平、邪を除き、大小便を利し、腠理を開き、悪結を散じ、脚気を洩し、血中の湿熱を瀉す。風水気を療するの良薬なり。 |
| 効用 | 水毒を駆逐するもので、水腫、神経痛、関節炎に用いる。 |

### 黄耆（駆水作用）

| | |
|---|---|
| 『薬徴』 | 肌表の水を主治する也。故に能く黄汗、盗汗、皮水を治し、又旁ら身体の腫、或は不仁の者を治す。 |
| 『古方薬議』 | 味甘、微温、膿を排し、痛を止め、肉を生じ、血を補い、渇、腹痛を止め、虚労、自汗を治し、肌熱及び諸経の痛を治す。 |
| 効用 | 肌表の水毒を去るもので、利尿強壮の効がある。自汗、盗汗、浮腫、麻痺、疼痛、小便不利に用いる。 |

### 杏仁（駆水作用）

| | |
|---|---|
| 『薬徴』 | 胸間の停水を主治する也。而して旁ら短気、結胸、心痛、形体の浮腫を治す。 |
| 効用 | 胸間の水毒を駆逐するもので、喘、咳、呼吸困難、膨満、疼痛、浮腫に用いる。 |

### 石膏（解熱作用）

| | |
|---|---|
| 『薬徴』 | 煩渇を主治する也、譫語、煩躁、身熱、頭痛、喘を兼治す。 |
| 効用 | 解熱、鎮静、止渇薬として、煩渇、口渇、喘息などに応用する。 |

### 大棗（緩和作用）

| | |
|---|---|
| 『薬徴』 | 攣引強急を主治する也。旁ら咳嗽、奔豚、煩躁、身疼、胸痛、腹中痛を治す。 |
| 効用 | 緩和強壮利水剤で、筋肉の急迫、攣痛及び知覚過敏を緩解する。 |

### 人参

| | |
|---|---|
| 『薬徴』 | 心下痞堅、痞鞕、支結を主治する也。旁ら不食、嘔吐、喜唾、心痛、腹痛、煩悸を治す。 |
| 効用 | 強壮興奮剤である。胃の衰弱痞鞕を伴う新陳代謝機能の低下を亢進し、食欲不振、消化不良、嘔吐、心痛、腹痛、下痢に用いる。 |

### 生姜

| | |
|---|---|
| 効用 | 鎮吐剤で利尿、健胃、鎮咳の効あり、水毒の上逆による嘔吐、咳嗽、吃逆、悪心、噫気を治す。 |

### 乾姜（駆水作用）

| | |
|---|---|
| 『薬徴』 | 結滞の水毒を主治する也。旁ら嘔吐、咳、下痢、厥冷、煩躁、腹痛、胸痛、腰痛を治す。 |
| 効用 | 陰証虚証の温薬で新陳代謝機能の沈衰を振興し、水毒を駆逐する。嘔吐、咳嗽、厥冷、煩躁、胸・腹痛、下痢を治す。 |

### 地黄

| | |
|---|---|
| 『薬徴』 | 血証及び水病を主治する也。 |
| 効用 | 瘀血証、水毒証の止血強壮解熱剤で、貧血及び虚弱の補血強壮剤である。 |

| 川芎 | |
|---|---|
| 『薬性提要』 | 辛温、風湿脳に入り、頭疼寒痺を治す、血を補い、燥を治す。 |
| 効用 | (漢臨)(1)駆瘀血作用 (2)鎮静作用 (3)鎮痛作用。 |

| 痛みに用いる主な薬味の薬能『漢薬運用の実際』より |
|---|
| 防 風 |
| ①発表作用(防風＋荊芥) ②発表鎮痛(防風＋羌活)<br>③発表解毒作用(防風＋荊芥) |
| 白 芷 |
| ①発表作用(白芷＋羌活) ②排膿消炎作用(白芷＋黄芩) |
| 独 活 |
| 発表作用(独活＋防風) |
| 竜 胆 |
| ①清熱鎮痙作用(竜胆＋釣藤鈎) ②清熱作用(竜胆＋柴胡) |
| 威霊仙 |
| (漢臨) 寒痺に用いる。関節リウマチによい。 |
| 牛 膝 |
| (漢臨) ①腰腿部の疼痛に用いる。②淋証に用う。③調経。<br>　　　　④風湿による痺痛に用う。他 |
| 杜 仲 |
| (漢臨) 腎陽虚による腰痛、寒湿の腰痛、〔高血圧〕。 |

| 表 | 麻黄　黄耆　細辛　茯苓　朮　附子<br>防已　杏仁　生姜　薏苡仁 | 深部 |
|---|---|---|

# 第3編
# 薬局漢方講座

# １ 駆瘀血剤について

　薬局薬剤師のための漢方薬応用講座ということで、店頭ですぐに役に立つ技術や理論を説明していきたいと思う。

　最初に挙げるテーマは、使用頻度が高い駆瘀血剤についてである。その前にまず、瘀血について説明していく。(表)を見ていただきたい。
(表 1)は、矢数道明氏が、1975年の日本東洋医学会誌に発表したものからの抜粋である。(表 2)は、筆者が1982年の中国中西医結合研究会第1回全国活血化瘀学術会議で作ったもので、中国人と我々との違いが分かる。(表 3)は、「科学技術庁研究班による瘀血の診断基準」で、富山医科薬科大学和漢診療部の寺澤捷年氏が中心になってまとめた資料である。これは、瘀血症状を男女別に点数で表わしたものである。筆者の経験から見て、この資料は妥当なところだと思われる。しかし、多少の疑問点や異論が残る。例えば、臍傍圧痛抵抗が右に出た場合が、男女ともに10点ずつで、左の 5 点ずつよりも点数が高い、となっている点、そしてその理由として右に出るのは非常に稀なので、これが出る時は相当瘀血が強い、と解釈している点である。

　更に、舌の暗赤紫化や、眼輪部の色素沈着が双方とも10点と、点数が高い部分も、必ずしも妥当ではないと思われる。ここで大切なのは、こういったことを頭に入れておき、その判断の基準として役立てていく、ということである。この表の判断基準は、20点以下が非瘀血病態、21点以上が瘀血病態、40点以上が重症の瘀血病態とある。(表 1)、(表 2)は文章なので、どの程度かを判断するには難しいが、点数にすると極めて分かりやすい。しかし、実際は一つの瘀血症状だけでも絶対的だ、という場合があることは確かである。

(表 1) 瘀血によって起こされる症状(『傷寒』『金匱』より)

1) 脈は多くは沈濇、沈結、沈濇微、大遅などで、左が右に比して細いことが多い。しかし必ずしもこれだけに限定されるとは限らない。
2) 腹証は、主として下腹部の、多くの場合左側に当って、抵抗圧痛を訴える。ただし、時にはこの腹証を欠くこともありうる。
3) 舌の辺縁の暗紫色、唇が蒼く歯齦が暗紫色を呈する。ただし、必ずしもこの変色がなくともよいことがある。
4) 口が乾燥し、口をすすぐことを欲するが、飲みたくはないという。
5) 視診、触診では、腹が膨満していないのに、患者は自覚的に腹満感を訴えることが多い。
6) 全身的または局所的に煩熱感がある。
7) 皮膚や粘膜に紫斑点、青筋、皮膚甲錯(さめはだ)を現わす。皮膚の血色が冴えず、どす黒い印象を与える。これらがあれば確かであるが、必ずしもないときでも腹証によって用いられる。
8) 爪の甲の紫色、暗赤色、手掌の暗赤色、爪を押して、その血色の回復が遅い。
9) 出血や溢血の傾向あり、炎症を起こしやすい。
10) 婦人は、月経不順、月経困難、不妊、性ホルモン機能障害に関する訴えが多い。
11) 精神症状、神経症状、すなわち不眠、不安、不定愁訴、過敏症などが起こりやすく、激しいときは狂を発することがある。

　これらを総括して竜野氏は、血行障害症状、熱症状、乾燥症状、気膨満症状を必須条件とした。

矢数道明：瘀血をめぐって、日本東洋医学会誌 25(4), 1975

　(表 4)の「国際瘀血診断基準試案」は、瘀血研究会会長の小川新氏が昭和 60 年に作ったものである。この中では、瘀血の腹証を必須条件としているが、ほかの項目は (表 3)に準じて考えればよいであろう。これ

### (表2) 瘀血証診断試行基準

〔大項目〕
1. 舌質の紫暗色、或いは舌体のうっ血斑、うっ血点。
2. 渋脈、或いは結・代脈、或いは無脈。
3. 固定性の刺痛、或いは絞扼痛で同時に拒按をみるもの。
4. 病理的腫瘤。この中には内臓腫大、新生物、炎症性或いは非炎症性の腫瘤、組織増生変性を含む。
5. 血管の異常。この中には舌下及びその他の部位の静脈の蛇行拡張、毛細血管の拡張、血管のれん縮、口唇及び四肢末端のチアノーゼ、血管の閉塞を含む。
6. 出血及び各種出血後に引き起こされたうっ血、タール便、皮下うっ血斑等。

以上の大項目のうち、2項目があれば血瘀証と診断する。

〔その他の項目〕
1. 皮膚の粗糙、肥厚、鱗屑増多。
2. 月経不順。
3. 四肢体幹のしびれや片麻痺。
4. 躁状態、或いは健忘症。
5. 周期性の精神異常。
6. 腹水。

以上の項目のうち、1項目以上があり、かつ次に述べる検査所見がみられれば血瘀証と診断する。

検査所見：微小循環障害、レオロジー的異常、血小板凝集性の増大、脳血管造影或いはCT等による血管の塞栓の証明、電子顕微鏡下での血瘀徴候の証明等。

〔ただし書き〕
以上の各項目がみられない場合であって、かつ結合組織病の病歴があったり、原疾患が血瘀と関係ある場合には血瘀証を考慮してよい。

〔証明〕
1. 以上の基準はまだ臨床各科を全面的には包括しておらず、実践のなかでたえず修正、改変、補充を進めてゆく必要がある。
2. 小規模施設で実験設備を欠く場合には、臨床指標のみに従って診断してよい。

中国中西医結合研究会第1回全国活血化瘀学術会議制定　1982.12

(表3) 科学技術庁研究班による瘀血の診断基準（寺澤）

| | 男 | 女 | | 男 | 女 |
|---|---|---|---|---|---|
| 眼輪部の色素沈着 | 10 | 10 | 臍傍圧痛抵抗　左 | 5 | 5 |
| 顔面の色素沈着 | 2 | 2 | 臍傍圧痛抵抗　右 | 10 | 10 |
| 皮膚の甲錯 | 2 | 5 | 臍傍圧痛抵抗　正中 | 5 | 5 |
| 口唇の暗赤化 | 2 | 2 | 回盲部圧痛・抵抗 | 5 | 2 |
| 歯肉の暗赤化 | 10 | 5 | S状部圧痛・抵抗 | 5 | 5 |
| 舌の紫暗赤化 | 10 | 10 | 季肋部圧痛・抵抗 | 5 | 5 |
| 細絡 | 5 | 5 | | | |
| 皮下溢血 | 2 | 10 | 痔疾 | 10 | 5 |
| 手掌紅斑 | 2 | 5 | 月経障害 | | 10 |

| 判定基準 | 20点以下　非瘀血病態 |
| | 21点以上　瘀血病態 |
| | 40点以上　重症の瘀血病態 |

富山医科薬科大学・和漢診療部

(表4) 国際瘀血診断基準試案（抜粋）（昭和60年7月6日　小川新）

**必須項目**：瘀血の腹証
**一般項目**

1. 皮膚：甲錯・粗糙・色素異常（顔面及び体表全体）
2. 舌：紫暗色
3. 固定性疼痛：心・肺・脾・脳・腰・腎・背・四肢
4. 病理的腫瘤：内臓腫大・新生物・炎症性あるいは非炎症性腫瘤組織増生変性を含む
5. 血管異常
   (1)舌下・下肢・腹壁・静脈拡張
   (2)毛細血管の拡張（細絡・手掌紅斑）
   (3)口唇及び四肢末端のチアノーゼ
   (4)血管の閉塞
   (5)手・足(少陰)の脈、渋・弦・結・無脈
6. 出血傾向、出血後瘀血（外傷性瘀血を含む）
7. 月経異常（女）、排尿異常（男）
8. 四肢体幹のしびれ、片マヒ
9. 躁状態或いは健忘症、自律神経失調症
10. 精神異常（鬱病、てんかんを含む）
11. 口乾、手足煩熱

を読めば、瘀血とはどういうものか、またその中で何が重要かということが大体分かるのではないだろうか。富山医科薬科大学では、目の結膜の血流の速さを測定するなど、いろいろと瘀血の証明を試みている。しかし、それは研究としてはよいが、我々が実際に診察するときには、やはり総合的に症状から選んでいくという診断の方法を身につける必要がある。そして、瘀血があると判断して、薬を投与してみて、次に症状がどう変化していくかということをて見ていくのである。

## ① 瘀血の歴史

　血という概念は古くからあったが、それは非常に大まかなもので、瘀血・血の滞りという観念ができたのは、『素問』が書かれた時代よりももう少し後のことと思われる。『素問』にはいろいろなことが書いてあるが、「血」という概念があって、「水」という概念が分かれたのは後のことなのである。「気」は長年かかってできた概念である。それと水が結びついたのは、相当後になってからだと思われる。

　『傷寒論』の原文と見られる「太陽病篇」以下のところは、『素問・霊枢』のできる遙か昔の三代、孔子以前の500年前である。論語の中には気という言葉は4ヵ所しか出てこない。それが500年の間に何十という使い方になっているのである。よって、発達の状態を見ると、古くは気という概念は、そんなに強くなかったと思われる。もっと実際的にものを考えていたのではないだろうか。東洋医学は自然哲学なので、人間の頭で解釈しながら発達していったのだろう。

　古い考え方をすれば、気は、食物を食べて元気が出る、というのが始まりである。気を陰陽五行説に結びつけたのは孔子から500年も経った後漢の時代である。『素問・霊枢』が作られた時は、紀元後50年位である。『傷寒論』は紀元後200年、後漢時代である『神農本草経』は『素問・霊枢』と大体同時代にできたとされている。そうすると、『素問・霊枢』ができた時から『傷寒論』ができた時まで、150年も離れているわけ

である。これは大変な時間である。そして『神農本草経』の中にある考え方は、『素問・霊枢』の影響を強く受けている。様々なことが整理され、学問の対象になったのは、『素問・霊枢』なのである。

　しかし、治療行為の初めは、1味の生薬から始まったと考えるのが自然であろう。それが2味になり、この2味の組み立てからいろいろなことが分かり、3味になり4味になっていったのであろう。この経過は『傷寒論』の初めの部分に記されている。

　『傷寒論』太陽病中編の終わり、抵当湯の章に、「**太陽病、身が黄、脈沈結、小腹鞕ク、小便不利ノ者ハ、血無キト為ス也。小便自利シ、其ノ人狂ノ如キ者ハ、血證諦カ也。抵当湯之ヲ主ル**」とある。血証という言葉は、『傷寒論』にはここだけしかでてこない。抵当湯は、瘀血の薬である。ところが、その前に小便不利というのは水の変化を言っているのである。太陽病で身体が黄ばみ、脈が沈み結ぼれた形になって、臍から下が鞕く、小便不利の者は血の変化ではないと言っているのである。小便が普通に出ていて、神経症状のある人は、血証である。その場合には抵当湯を用いるわけである。「この血証は瘀血を意味していると考えられる」とある。血証は広い意味で用い、瘀血はもっと限定した意味で、停滞したものを指す。

　『金匱要略』にもこれに関する記述を見ることができる。『金匱要略』驚悸衄（鼻血が出る）下血胸満瘀血病脈証治第十六は、瘀血という言葉の初めての定義を行ったものであると考えている。

　「病人胸満、唇萎エ（窄み）、舌青ク、口燥、但水ヲ漱マント欲セドモ、嚥ムコトヲ欲セズ（口が乾き本当に水がほしいのではなく、はしゃぐ感じである。飲み込むことを欲しない）、寒熱無ク（熱状も寒の状態もない）、脈徴大夾遅（脈は微で大いに遅い）、腹満セズ、其の人ハ我満スト言ウ（実際にお腹が膨れていないが、自覚症状では張っている感じがするということ。このような状態は）、瘀血有ルト為スナリ。病者熱状ノ如ク、煩満シ、口乾燥シテ渇シ、其ノ脈反テ熱ナク（煩するから熱があるかと思えば、

実際には熱がない)、**此ハ陰状ト為シ、是レ瘀血也。当ニえテ下スベシ**」
(要するに、血液の症状の変化だということである)

先述の抵当揚と一致した考え方である。喉が渇いても、実際には水を欲しない。だから口燥であり、口渇ではない。これは、瘀血の定義として実にうまく書かれている。瘀血という言葉とともに、症状が相当明らかにされている。

この瘀血に多血状を呈する血実(実証の瘀血)と、貧血を呈する血虚(虚証の瘀血)とがある。これは日本の古方の考え方である。この瘀血は、多くの慢性病の体質的基盤となったり、出血傾向と直接関連したりして、治療に際しては注目すべき病態である。

西洋医学には駆瘀血剤に相当するものが存在しない。したがって、瘀血の概念もないわけであるが、漢方では効果的な薬があり、我々は治療できる症状や病態も経験上知っている。そして、十分に活用して治療効果を上げている。今、漢方家は次に述べるような症状群を瘀血の証として把握し、駆瘀血剤を適用し、その治験を積み重ね、更に瘀血の実態を知り、適用範囲を広めている。

## ②瘀血の症状

瘀血の症状には、どういったものがあるだろうか。先に述べた寺澤氏の表からも分かる通り、ここでは6項目を挙げてみようと思う。

### ❶皮膚の症状

これは直接見ることができるので、非常に大切である。診察の際、顔、唇、目の周りなどを見ただけで、はっきりと診断できることが多々ある。瘀血症状の顔の皮膚色は、ただ色が黒いというのではなく、何とも言えなくくすんでいるという感じである。駆瘀血剤によってこのくすみがだんだん取れてくると、同じ黒でも魅力のある黒に変わってくるのである。色白の人が瘀血のためにくすんでいることもある。皮膚の状態を判定するというのは非常に難しいが、最初に見える部分なので極めて大事であ

る。この見方が分かってくると、一見しただけで瘀血があるか否かの判定ができるようになる。その後、舌の状態などをじっくり見ていけばいいのである。

### ❷出血、鬱血傾向

少し打っただけですぐに出血する人がいる。打ち身を見つけたら、いつ打ったのか、そして出血斑はできるのかを聞くだけでも、瘀血があるかどうかが分かる。また、パスクラールスパイダー(毛細血管)が出ていて、はっきり分かる人もいる。それから出血、溢血傾向がある、歯齦が出血しやすい、痔の存在なども判断材料となる。特に痔の話を聞いたら、必ず瘀血の存在を疑うべきである。痔は一口に言えば肛門の静脈の鬱滞なので、重要な瘀血の症状なのである。

### ❸血行障害

冷え、のぼせ、また足が冷えて顔がのぼせる冷えのぼせ。足がほてる煩熱傾向などの自他覚症状。要するに血液循環障害を言うわけである。

### ❹月経異常

女性の場合はどういう病気であっても、まず月経について聞くことが重要である。月経が早い人で出血の色が薄い人は、大体虚証である。逆に遅れがちで血の色が濃い人は、概ね実証と見て間違いない。こういった情報を得るために、月経について聞くことは必須である。

次に、月経に前後にどういう痛みがあるか、女性の場合は神経症状などもこれに付随している場合があるので非常に重要である。

月経周期が順調で苦痛もなし、28日型、6日前後で終わる人は、一応正常と診る。

### ❺神経症状

神経症状に伴う頭痛、頭重、肩こり、またヒステリー症状、ノイローゼ症状、更に血の道症がある。月経異常に伴う精神異常状態、身体症候群を血の道症と言う。

❻『金匱要略』の瘀血の症状にも述べられていた、腹部の膨満感、お腹

のどこが張っているか（胃が張っているか、下腹が張っているか）によって違ってくる。他覚的には張っていなくても、本人は張った感じがするのである。

　以上、問診や望診から諸症状を総合して瘀血の診断をし、駆瘀血剤を使う。しかし、症状らしいものが発見できなくても、血液・血管の変調を現す疾患には瘀血を予測して駆瘀血剤を使う場合がある。日常広く見られる疾患として、例えば動脈硬化症があると分かっていれば、瘀血症状を呈しうると考えていいだろう。筆者は、高血圧症の患者には柴胡加竜骨牡蛎湯と桂苓丸の合方を一応出す、というやり方をしている。これは大変具合がよろしい。柴胡加竜骨牡蛎湯のみを与えた時と、桂苓丸を合方したのとでは、高血圧の治り方、回復の仕方が違ってくるのである。これも覚えておいて活用するといいだろう。

　また、西洋医学的に慢性腎炎と診断された人に対し、五苓散証が発見されなくとも、腎炎を水の変化と見て五苓散を使うということも可能である。瘀血の場合も血管に変化があれば、ここに記載された瘀血の症状がなくとも駆瘀血剤を使うことは、現代医学をやっている人間にとって当然のことであろう。この点が昔の人と我々との違いである。

## ③瘀血の成因

　瘀血の成因は、未だに科学的な解明はなされていない。しかし、駆瘀血剤で治療が可能な症状や疾患から、瘀血の成因を推測することは可能である。

　まず、駆瘀血剤が奏功する疾患は、月経異常、婦人科疾患、不妊などである。このことから、月経血の停滞が瘀血の素因の一つであろうということが昔から言われている。

　次に、打撲による皮下溢血、熱性病などによる溶血にも駆瘀血剤が奏功する。血管から組織に不自然に出た血液が一素因であるとも言われている。しかし瘀血症状を示す場合、いつもこれがあるとは限らない。

更に肝疾患の治療に柴胡剤のみよりも駆瘀血剤を併用するほうが効果が高いこと、そして瘀血の腹証の存在などから、門脈系を中心とする循環障害も瘀血の素因の一つであると見られている。

どれもいずれか一つだけでは瘀血の成因を説明できないが、これらと血液、血管の体質的素因が相関的に作用して瘀血証を形成するものと思われる。よって、一つの血管の状態がすぐに瘀血に結びつくと短絡的に考えるのは間違いである。

臨床的に応用するために瘀血証を考える時は、血液そのものの性質の変性を考える。その原因が何であろうが、変性した血液を正常に戻す作用のある駆瘀血剤が適用となる。また、血管の変性で、生理的に健康さを失った場合が問題である。心臓血管系の疾患が重要な治療対象である現代では、駆瘀血剤の活用・発展は漢方界に科せられた重要な仕事であろう。

### ④瘀血に関連する疾患例

どのような症状や病気が瘀血と関連しているか、いくつか例を挙げてみる。

**❶婦人科疾患**：駆瘀血剤が直接働く場として最も応用例が多いものである。動脈硬化症とともに、適用例が多いだけ駆瘀血剤の使用法としては最も注目すべきものの一つである。

**❷動脈硬化症、高血圧症などの血管系の疾患**：これは非常に広い範囲にいろいろな症状が出る。女性の下肢に現れる静脈瘤、静脈怒張は、桂枝茯苓丸、当帰芍薬散などで消退することが多い。また、頬や背などの毛細管叢も消退する例がある。

**❸打撲、外傷などによる溢血、出血**：打撲した時は、桂枝茯苓丸を与えると非常に早く、紫斑などが残らずに治る。リウマチやその他の慢性病による紫斑は駆瘀血剤によって消退する例が多く、原疾患そのものにも有効であると思われる。

❹**泌尿器疾患**：膀胱炎、膀胱結石に桃核承気湯が適用される。妊娠腎、慢性腎炎には当帰芍薬散が使われる。特に注目されるのは、妊娠時の当帰芍薬散の適用で、これの持続的な服用により、妊娠時の浮腫、妊娠腎を予防できることである。平素瘀血がある妊婦は、あらかじめの服用で安全な出産が期待できる。筆者はこういった例を数多く持っている。例えば、前回のお産で出血して入院した人が、次回は当帰芍薬散で無事出産したということがある。

さて、当帰芍薬散と桂枝茯苓丸は、虚実の違いがある。桂枝茯苓丸は実証、当帰芍薬散は陰証の虚証である。瘀血のある妊婦に対して、初めに桂枝茯苓丸を使うが、ある時期を過ぎてからもこれを続けると、下手をすると流産してしまうことがある。これは桂枝茯苓丸の中に入っている桃仁や牡丹皮のためである。昔、忍者は牡丹皮を堕胎に使ったそうである。適量を用いるのであれば子宮に充血を来すため、初めの頃はいいのだが、出産が近づき、流産しやすい状態になったら、当然当帰芍薬散に変方することになる。同じ駆瘀血剤を使うにしても、こういう心掛けが必要である。要するに、身体の状態が変われば、初めは実証の駆瘀血剤でも、後は虚証で陰性のものを使うというように変えていくのである。

❺**蕁麻疹、湿疹などの皮膚病**：これには圧倒的によく使うが、中国では四物湯を頻用する。皮膚病の処方を見ると、だいたいが四物湯の変方である。

❻**痔、肛門の疾患**：肛門の疾患には、桂枝茯苓丸、大黄牡丹皮湯などを使用する。また、陰証虚証系の当帰芍薬散、芎帰膠艾湯が奏功することもある。

❼**出血傾向のある疾患**：例えば、歯槽膿漏による出血に桂枝茯苓丸が奏功する。これを続けていると、歯槽膿漏による出血がなくなってしまう。脳出血や衄血の際、桃核承気湯を用いる場合がある。その他出血を起こしやすい傾向のある疾患には、一応駆瘀血剤を考える。青年性の反復性眼底出血にも桃核承気場、桂枝茯苓丸、芎帰膠艾湯の適用が奏功す

ることがある。眼底の血管が変性を来して出血する、非常に面倒な症状であるが、それが柴胡剤と駆瘀血剤の長期服用で出血しなくなった。また、中心性網膜炎は非常に治りにくい病気であり、原因もはっきりしておらず、西洋医学的に良い方法もまだ発見されていない。しかし、これが柴胡剤と桂枝茯苓丸の合方で非常によく改善されるのである。

### ⑤駆瘀血剤の構成生薬

　日本で普通に使う駆瘀血剤の構成について説明する（**表 5**）。

　大黄䗪虫丸は動物性の駆瘀血剤で、特別に作る必要がある。普段は使わない。一般的によく使うものは、桂枝茯苓丸、大黄牡丹皮湯、桃核承気湯、抵当湯を実証に用いる。大黄䗪虫丸は、陳久、古くなった瘀血を取るための薬で、これも実証に用いる。芎帰膠艾湯、温経湯、当帰芍薬散などは虚証で、四物湯はこれに類するものである。芎黄散は、構成に川芎が入っているので**表**に加えた。この方剤は、普通駆瘀血の目的では使用しない。読者諸氏が普段使うのは、桂枝茯苓丸、大黄牡丹皮湯、桃核承気湯、当帰芍薬散、芎帰膠艾湯などであろう。

### ⑥薬能

　薬能は薬効とは異なる。これが非常に大切なところである。薬能とは、例えば「桂枝茯苓丸中の牡丹皮の働き」といったことである。つまり、牡丹皮を単独に取り出して、それだけを投与した場合は、これは薬効である。

　西洋医学には薬能という言葉は存在しない。要するに、薬能とは「処方の中での働き」である。そういう意味では、最も有名なのが吉益東洞の『薬徴』である。東洞は、例えば芍薬の薬能を調べるため、芍薬が入った処方を挙げていき、その中で芍薬がどういう働きをしているのか類推したのである。そうすると、単独で芍薬を使ったのでは見られない作用が出てくるのである。それは薬の共同作用とか、相殺作用もあるし、ま

(表5) 一般的な駆瘀血剤の構成

| | | | |
|---|---|---|---|
| 実証 | 桂枝茯苓丸 | 桂枝　茯苓　牡丹皮　桃仁　芍薬<br>(各等分) | 散剤1回4.0cc |
| | 大黄牡丹皮湯 | 大黄3.2　牡丹皮2.4　桃仁2.0<br>冬瓜子3.2　芒硝3.6 (1回量) | 水550cc→110cc |
| | 桃核承気湯 | 桃仁2.4　桂枝2.0　甘草2.0　大黄4.0<br>芒硝2.0 (1回量) | 水270cc→110cc |
| | 抵当湯 | 水蛭1.6　虻虫1.6　桃仁1.6　大黄4.8<br>(1回量) | 水180cc→110cc |
| | 下瘀血湯 | 大黄16.0　桃仁20枚　䗪虫20枚 | 丸→<br>酒150cc→110cc |
| | 大黄䗪虫丸 | 大黄8.5　黄芩7.0　甘草10.1<br>桃仁17.0　杏仁18.0　芍薬13.5<br>乾地黄34.0　乾漆3.4　水蛭17.0<br>虻虫8.0　蠐螬17.0　䗪虫10.0 | 丸<br>1回2.0g→4.0g |
| | 芎帰膠艾湯 | 川芎1.2　阿膠1.2　甘草1.2　艾葉1.8<br>当帰1.8　芍薬2.4　乾地黄3.6<br>(1回量) | 水36cc<br>酒180cc→110cc |
| 虚証 | 温経湯 | 呉茱萸0.8　当帰0.6　川芎0.6<br>芍薬0.6　人参0.6　桂枝0.6　阿膠0.6<br>牡丹皮0.6　生姜0.6　甘草0.3<br>半夏1.6　麦門冬3.4 (1回量) | 水360cc→110cc |
| | 当帰芍薬散 | 当帰1.0　芍薬5.6　茯苓1.4　白朮1.4<br>沢瀉2.8　川芎1.0 | 散剤1回4.0g |
| | 四物湯 | 当帰5.0　川芎5.0　芍薬5.0　地黄5.0 | 600cc→260cc<br>(2～3回分服) |
| | 芎黄散 | 大黄10.0　川芎6.6 | 煎剤<br>1回2.0g～4.0g |

たある一つの薬についてある薬が非常に密接な関係である場合がある。例えば五つの薬を合わせて煎じると、非常に複雑な反応を起こす。その薬方を全体的に見て（われわれはこれを証という形で捉えている）、この漠としたものを自分なりにはっきり把握すれば、非常にうまく使えるわけである。

　桂枝茯苓丸は、症状を把握すればピタッとうまく治すことができる。それでは、この中で牡丹皮がどう作用しているか、というのは難しい問題である。しかし、生薬の組み合わせが薬方であるから、結局何らかの働きをしていることは間違いがない。しかし、単独で用いた時と、生薬の中での働きは、同じではない。このことが大きな注目点なのである。

　吉益東洞は、苦労して薬の実態をつかもうとして、『薬徴』を作った。現代でも、芍薬の薬能を知ろうと思ったら、この方法しかないであろう。いくら芍薬を分析しても、それだけでは分からないのである。早い話、麻黄にはエフェドリン、メチルエフェドリン、ノルエフェドリンなどが含まれているが、メチルエフェドリンの効果だけが麻黄ではないわけである。現代の判定では、エフェドリンを多く含んでいるものはいい麻黄だとされているが、これが正しいかどうかというのは非常に難しい問題なのである。一つの生薬さえ分析が難しいのに、これが10種類も一緒になったものを分析的に掴もうとしても、できるものではない。また、そこが生薬と西洋薬を使う場合の非常に大きな違いである。

　しかし、西洋薬を使う場合も、一色のものを使う場合と三色のものを使う場合では違う。にも関わらず、現在はこれをむやみやたらに使っている状態である。これは科学的に考えたらおかしなことである。われわれは、漢方という一見非科学的なことをやっているようではあるが、漢方の使い方については、きちんとした一つの法則がある。それを無視して使うとうまくいかないわけである。だから、西洋医学でも組み合わせをもっと厳密に考えなければならない。

　二つ以上の薬を同時に投与した時の実験というものがあまりされてい

(表6) 駆瘀血薬の薬能

| | |
|---|---|
| 桃仁 | (続薬徴)瘀血、小腹満痛を主治し、腸癰、婦人経水不利を兼治す。<br>(効用)消炎性駆瘀血剤 |
| 牡丹皮 | (薬考)血を活かし、煩熱を清涼にす。<br>(効用)消炎性駆瘀血剤、止血、緩下。 |
| 当帰 | (薬堤)甘温、血を補い、燥を潤し、内寒を散じ、諸瘡瘍を主る。<br>(効用)温性強壮剤として、貧血性瘀血に用いる。 |
| 川芎 | (薬堤)辛温、風湿脳に入り、頭疼寒痺を治し、血を補い、燥を潤おす。<br>(効用)温性強壮剤で、貧血性瘀血に用いる。 |
| 乾漆 | (薬堤)辛温、毒あり、血を行らし、虫を散じ、年深く凝結の積滞癥瘀血を破る。<br>(効用)陳久瘀血に用いる。 |
| 水蛭<br>虻虫 | (効用)凝血溶解剤で、陳久瘀血に用いる。 |
| 䗪虫 | (薬徴)乾血を主治す。<br>(薬議)鹹寒、堅積を破り、血を下す。その効、水蛭・虻虫と相近し。<br>(効用)駆瘀血剤で、陳久瘀血に用いる。 |
| 冬瓜子 | (効用)消炎性利尿剤で兼緩下剤である。瘍腫を治す。 |
| 地黄 | (効用)瘀血症状および水毒証の止血強壮解熱剤で、貧血および虚弱の補血強壮剤とする。 |

ないという現実がある。実際の現場では五つも六つもの薬を同時に投与するのに、そういった実験を行っている人間がいないわけである。実際の現場では五つも六つもの西洋薬を同時に投与しているにも関わらず、疑問も持たず、実験を行っていないわけである。筆者はこれを科学的迷信と呼んでいる。科学的だと思っているだけで、実は非科学的であると言えよう。

　薬味の中で血に対して働きかけるものは何なのかを知っていなければ、

今度はその加減ができない。(表6)の薬能には、最小限必要なことだけを挙げてある。薬徴とか薬堤といった昔のものを挙げ、効用は和田正系先生が苦労して作った考え方に筆者の工夫を加えてある。

桃仁：(続薬徴)瘀血、小腹満痛を主治し、腸癰(虫垂炎のようなもの)、婦人経水不利(月経不利)を兼治する。(効用)現代医学的な言葉で表わせば、消炎性駆瘀血剤になる。だから、熱のある者に使うとよい。

牡丹皮：(薬考)血を活かし、煩熱を清涼にする。解熱ではなく、熱の状態を冷やすということである。(効用)消炎性駆瘀血剤。止血、緩下。牡丹皮は、やや下剤的な働きを持っている。

当帰：(薬堤)甘温。これは性格のことである。甘く、温薬であるということである。血を補い、燥を補い、内寒(内にこもっている寒)を散じ、諸瘡瘍(できものなど)を主る。(効用)温性強壮剤で貧血性瘀血に用いる。

川芎：(効用)温性強壮剤で、貧血性瘀血に用いる。

乾漆(漆の干したもの)：これは古い瘀血に用いる。

水蛭・虻虫：水蛭・虻虫は血を吸う性質のある動物である。(効用)凝血溶解剤で、陳久瘀血(古い瘀血で固まった状態のもの)に用いる。これは非常におもしろいと思うのだが、例えば血がすぐ固まってしまえば、蛭は血を吸えないわけである。だから蛭の中には血を固まらせない成分が含まれているのである。虻虫や䗪虫(ゴキブリの類)も同様である。

䗪虫は、乾血を主治する。こびりついたような、古い瘀血を治す。これら動物性のものをいくつか組み合わせて使うのである。効用は、駆瘀血剤で、陳久瘀血に用いる。

冬瓜子(冬瓜の種)：消炎性利尿剤兼緩下剤である。瘍腫(腫れ物)を治す。これは大黄牡丹皮湯に入っており、虫垂炎に使う。

地黄：(効用)瘀血症および水毒証の止血強壮解熱剤で、貧血および虚弱な者の補血強壮剤とする。

駆瘀血剤の中で何が強く働くのかということは知っていなければならない。まず桂枝茯苓丸は桂枝、茯苓、牡丹皮、桃仁、芍薬である。この中

の桂枝は、駆瘀血剤ではない。『薬徴』には上衝を治すとある。効果としては、発汗解熱剤と考えてよい。それから血行促進、鎮静鎮痛作用がある。こういった身体を温めるものを牡丹皮、桃仁、芍薬と組み合わせているのである。茯苓は瘀血とまったく関係がなく、水毒の薬である。

大黄牡丹皮湯は、牡丹皮、桃仁、冬瓜子という駆瘀血剤と、大黄(植物性下剤)、芒硝(鉱物性下剤)との非常にうまい組み合わせとなっている。頑固な瘀血を下して外に出してしまうという処方である。

桃核承気湯は、桃仁、桂枝、甘草、大黄、芒硝である。大黄牡丹皮湯に入っていた冬瓜子が入っていない。

抵当湯は、水蛭と虻虫の動物性生薬に植物性の桃仁、下剤としての大黄が入っている。要するに桂枝茯苓丸以外は下剤の働きをする生薬が入っているのである。

下瘀血湯は、非常に強い駆瘀血作用の桃仁と、動物性の䗪虫と大黄を組み合わせたものである。こうやって比べると、それぞれ量が違うことが分かるだろう。薬味の少ない処方では、1味1味の量が多くなっているので鋭く効く。例えば、下瘀血湯だと桃仁が20枚である。1枚が0.3gとすると、6gなので、他処方よりは確かに量が多い。それから、これらは皆1回量なので、間違えないようにしなければならない。『類聚方広義』では、皆そうなっている。日本では生薬量が少なかったため、1回1回煎じて使っていたのである。もし1日量作ったのに1回分で治れば、残りは無駄になってしまうからである。入手が困難なものほどそういうことを考えざるを得なかったのだ。

芎帰膠艾湯は、当帰と川芎、芍薬の駆瘀血作用のあるものに、止血作用のある阿膠、艾葉を加えてある。乾地黄(干した地黄)も止血作用がある。参考までに、蒸した上に太陽熱を加えて処理した熟地黄は、性格が違うとされている。

温経湯は、当帰、川芎、芍薬などの陰性駆瘀血剤に、陽性の牡丹皮、緩和作用のある甘草、強壮作用のある人参のほか、桂枝、半夏、麦門冬、阿

膠などが含まれ、芎帰膠艾湯に近い構成となり、非常に複雑である。

当帰芍薬散は、当帰、川芎、芍薬が中心になって、それに茯苓、白朮、沢瀉など、水をさばく薬が加わっている。

四物湯は、中国の薬としては非常によく使われるが、古方の薬ではない。当帰、川芎、芍薬、地黄で構成されており、これを当帰芍薬散と比べてみると、茯苓、白朮、沢瀉が地黄に変わっているだけである。地黄には直接水をさばく力はない。それから、先の芎帰膠艾湯のほうが先にあって、そこから阿膠、艾葉、甘草を引いたものが四物湯になったと言われている。しかし、理屈から言うと四物湯が先にあってそれにこれらが加わったと見るほうがよいのではないかと思われる。

## ⑦駆瘀血剤薬方の構成生薬の薬能

まず、(表7)を見ていただきたい。それぞれの生薬の薬能がごく簡単に書かれている。

例えば、桂枝の薬能は、上衝(のぼせ)を治す、としかない。あとは発汗解熱、血行促進、体を温める作用がある、となっている。牡丹皮は、血の凝血を主る(気血水薬徴＝吉益南涯が提唱したもの)とある。桃仁は、瘀血小腹満痛を治すとあり、少し強い表現になっている。これは牡丹皮と比べるともっと駆瘀血作用が強いことを表わしている。そして、これよりももっと強いのが紅花である。

芍薬は、日本では駆瘀血的作用があるとは見ていない。吉益東洞は、『重校薬徴』の中に「**筋肉の拘攣を軟らげ、腹痛、腹満を主治す**」と書いている。現代的な薬理作用は、鎮静、鎮痛、抗炎症作用、血管拡張などで、これらは動物実験の結果確認されている。

それから、平滑筋弛緩作用という考え方が、芍薬を使う上で非常に大切である。桂枝茯苓丸の中には芍薬が入っているが、『中薬大辞典』では、「血を養い、肝を和らぐ、中を暖め、痛みを止む」と言っている。「血を養い」ということが一番最初に言われているが、これは瘀血というよりも、

(表 7) 駆瘀血剤薬方の構成生薬の薬能(処方内での働き)

| 桂枝 | 上衝を治す。(薬徴)発汗解熱、血行促進、鎮静鎮痛(身体を温める) |
|---|---|
| 牡丹皮 | 血凝血するを主る。(気血水薬徴)血をめぐらし、血を逐い、血熱を冷ます。消炎、消腫。 |
| 桃仁 | 瘀血小腹満痛を主治す。(続薬徴)瘀血を破り、血液循環を円滑にし、排膿消腫し、潤下する。 |
| 芍薬 | 赤芍(野生品種、瀉) 白芍(栽培品種、補)<br>〔薬理:鎮静、鎮痛、抗炎症作用、血管拡張、平滑筋弛緩作用〕<br>筋肉の拘攣をやわらげ、腹痛、腹満を主治す(重校薬徴)。<br>〔中薬大辞典:血を養い、肝を和らぐ、中を緩め痛みを止む〕 |
| 当帰 | 〔薬理:子宮運動抑制作用、増血および末梢血流改善作用、血圧降下作用作用、消炎作用、鎮痛作用〕<br>血滞し、気逆するを治す(気血水薬徴)。<br>〔中薬大辞典:血を養い血を和し(滋潤)、経(月経)を調え、痛みを止める〕 |
| 川芎 | 〔薬理:鎮静作用、血圧上昇作用、末梢血管拡張作用、平滑筋収縮作用、抗菌作用〕。気血上攻する者を治す(薬徴弁)。気血をめぐらし、鎮静、鎮痛する、故に冷え症、貧血、月経不順、頭痛、のぼせを治す。 |
| 地黄 | 乾地黄(清熱瀉血) 熟地黄(補血滋陰)<br>〔薬理:血圧降下作用、強心、利尿作用、血糖降下作用〕。<br>血症および水病を治す(重校薬徴)。<br>乾地黄は涼性で清熱し、止血する。熟地黄は温性で補血し、滋養・強壮する。〔用途:補血、強壮、解熱薬として貧血、吐血、強壮剤に用いる〕 |
| 阿膠 | 〔薬理:カルシウム吸収促進作用、進行性皮膚栄養障害改善作用、血液細胞増加作用〕。諸血症を主治す(薬徴続編)。〔中薬大辞典:滋陰、補血。血虚、血労、咳嗽、吐血、衄血、血便を治す〕。 |
| 艾葉 | 〔薬性提要:気血を理し、寒湿を逐い、子宮を緩む〕。〔中薬大辞典:気血を理し、寒湿を逐い、経を温め、止血し、安胎する〕。 |

血証に使うということである。吉益東洞は、この考え方をあまり強くは主張していない。

当帰芍薬散を見てみると、当帰一、芍薬五、茯苓一（1回量）となっているのを見ても分かるとおり、桂枝茯苓丸などと比べて芍薬の量が非常に多い。これは腹の平滑筋の拘攣がある者に対してしか使えない、ということを意味するのではない。腹の軟らかい者に使ってもよく効くということである。

当帰については、薬理がだいぶはっきり分かっきている。消炎、鎮痛作用、あるいは子宮運動抑制作用、増血および末梢血流改善作用などがあり、これらはみな血の循環を良くするものである。

吉益南涯の『気血水薬徴』には、「血滞し、気逆するを治す」とある。血滞と気逆が結びつくかどうかは不明だが、『中葉大辞典』には、「**血を補い、血を和し**」とある。これは滋潤ということである。さらに、「**月経を調え、痛みを止める**」ともある。川芎は、血圧上昇作用、鎮痛作用とあるが、ここで地黄と比べてみよう。

地黄は、血圧降下作用があるとされている。それに加えて強心、利尿、血糖降下作用がある。八味丸は糖尿病に使うが、煎薬で使う場合には地黄を増量し、枸杞子・竜眼肉を入れると、血糖がよく下がる。八味丸は、その一部の利用のようなものである。

川芎と地黄は、このように働きが違っている。ところが当帰、芍薬、川芎、地黄と組み合わせてあるわけである。血圧上昇のあるものに降下作用のあるもの、血管拡張作用を持っているものに組み合わせてあるのである。こういうところが漢方の妙味であろう。そして今、市場に出ているのは、乾地黄と熟地黄がある。熟地黄は補で用い、乾地黄は瀉に使っているわけである。

阿膠はゼラチン質であるが、止血作用を持っている。艾葉もまた止血作用を持っている。このように薬効・薬理の違うものをうまく組み合わせてあるのが、漢方の処方なのである。生薬単独の場合は薬理を見れば

分かるが、組み合わせた場合は、薬能として考えなければならないわけである。相反する性質のもの、または同じような性質のものを二つ組み合わせるということで、非常に素晴らしい効果を期待できるわけである。

　そこで大切になってくるのが証である。薬理作用だけを見て勝手に組み合わせても、それほどうまい効果は出ない。一つの処方ができるまで何百年間もかかっているのだから、ここまで考えるのは大変なことなのだ。だから、まず各薬方をよく勉強して、それから次に、例えば桂枝茯苓丸の中で桃仁を増やしたらどうなるか、ということを考えたらよいのではないだろうか。

　初めのうちはとてもそこまでいかないので、昔の人が考えた薬方をまず使ってみて、そこから薬能を考えながら加減していく、というのがよいだろう。

　柴胡を単独で使う場合と、駆瘀血剤と組み合わせて使う場合とがあるが、実際にわれわれが患者を診ると、柴胡剤適用の腹証と駆瘀血剤適用の腹証が同時に出ていることが非常に多い。少なくとも、半数以上に見ることができる。これをうまく組み合わせて治療すれば、慢性病の半分位は片づくであろう。結核もその一つである。湯本求真先生は、『皇漢医学』で柴胡剤と駆瘀血剤の組み合わせで大半の慢性疾患を治し、晩年はほとんどそれになっていたということである。

　筆者は『皇漢医学』から入ったので湯本流である。湯本先生は60歳以前で亡くなっているが、筆者は現在80歳なので、先生よりも20年余計に使ってみて、30年以上この組み合わせを使っており、まずまずその妙味が分かってきた。

　この組み合わせをうまく使い、それを常用していると、体がだんだん丈夫になり、長生きできるようである。結局は長生きの薬なのだ。そして、慢性病患者の半数にその腹証があるのである。ほかの疾患があってこの症状が出ている場合は、この組み合わせを使ってうまく体調を調えると、上に乗っている疾患がなくなってしまうことがある。こういった

ことは、喘息患者でたびたび経験していることである。湿疹の場合は、例えばアトピー性皮膚炎に温清飲を使うというように、初めからやらなくても柴胡剤と駆瘀血剤に荊芥・連翹と薏苡仁を入れただけで、かなり片づいてしまう。要するに、身体全体のベースに災いをもたらしているものが瘀血なのであろう。これを片づけるだけでも、相当の病気が治るのである。ただ能書きに書いてあるだけではない使い方が、漢方では非常におもしろいのである。

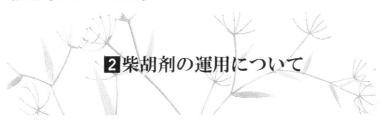

## ❷柴胡剤の運用について

### ① 『傷寒論』の条文からみた小柴胡湯

柴胡剤が日本の漢方治療において多用される理由は、古方を主とする日本漢方の原典が『傷寒論』だからである。ちなみに、中国医学の原典は『素問・霊枢』『傷寒論』『神農本草経』であるが、臨床治療の原典は『傷寒雑病論』(『傷寒論』と『金匱要略』)である。筆者は、『傷寒論』を学ぶことから漢方に入った。奥田謙蔵先生の講義を40数年前に聴講したことから始まったわけである。

昨今、漢方を学ぼうとする者で、『傷寒論』の勉強から始めようとする心掛けのある者はあまりいないのではなかろうか。漢方エキス製剤中心の治療ではやむを得ないことであるとは思うが、こと人間の生命、健康に関する問題である。制限の多いエキス製剤による治療でも、勉強すればもっとよい成績が上げられるはずである。

『傷寒論』に対しては、無数の考え方、意見があることは承知しているが、今までの日本漢方を支えてきた『傷寒論』に対する様々な意見を検討し、今後の日本の漢方を科学的に推進する一助にしたいと考えている。

自分なりに『傷寒論』から学んだ一端を話に加えていきたいと思う次第である。

　さてここでは、柴胡剤薬方群の中心、少陽病正対の証である「小柴胡湯」を解説して、筆者の考えの一端を紹介したい。

　『傷寒論』は、どういった症状、症状の複合(証)に、どういう薬方(生薬の複合)を用いて治療した、またはどう変化したかを述べた条文と、薬方の構成、即ち薬味とその分量を書いてある部分とから成り立っている。薬方の構成生薬の性質に関する説明も、生薬を組み合わせた理由も述べられていない。

　後年になると、生薬の薬能や帰経を考えて生薬の組み合わせを考えたり、加減したりして薬方を構成するのが普通になっているが、『傷寒論』では出来上がっている薬方が示されているだけで、生薬の組み合わせの理由は、「証」・薬方の働きから類推するより仕方がない。

　このように、『傷寒論』における薬方の、薬味の配列の順序は、少し薬味の多い薬方では版本ごとに違い、幾通りもある。そこから生薬の組み合わせの理由を考えることはできない。このことも生薬の条文の解釈を難しくしている。

　以上のような状況なので、小柴胡湯の条文と薬方を選ぶのは諸々の問題があるが、最も古い形と見られる『康治本傷寒論』の小柴胡湯の条文を選び、長沢元夫先生の解釈を参考にして、この薬方をどう考えるかを述べてみたい。

　『康治本傷寒論』第二六条（和文）「傷寒、中風、(一)往来寒熱し、胸脇苦満し、嘿々として飲食を欲せず、心煩喜嘔す、(二)①或は胸中煩すれども嘔せず、②或は渇し、③或は腹中痛み、④或は脇下痞鞕し、⑤或は心下悸し小便不利し、⑥或は渇せず身に微熱あり、⑦或は 咳する者は、小柴胡湯之を主る」。説明の便利のため、文中に番号を附した。

　この条文を、最も知られている『宋板傷寒論』で見たければ、日本漢方協会学術部編、『傷寒雑病論』(『傷寒論』『金匱要略』)の傷寒論第一二、辨

太陽病脈證并治中第六の六六(53頁)の小柴胡湯の条文をご覧願いたい。

　最初の傷寒、中風は、この康治本が最も簡単で、宋板および『外台秘要』および『千金翼方』では傷寒五六日中風になっており、康平本では傷寒五六日となっている。宋板では多く条文に日数が入っているが、経絡説で説くので当然であろう。康治本ではまったく日数が入っていない。

　傷寒、中風だけなら傷寒でも中風でも(一)の状態になると言っていることになる。康治本でこの表現を取ったのは、重症の熱病である傷寒でも、軽症の熱病である中風でも、同じように(一)の状態になると言うのではなく、傷寒は背面を通って下に行く経路を言い、中風は前面を通って下に行く経路を言うのであって、病の軽重と関係なく系列の問題だという。これが長沢先生の解釈で、納得できる考えである。中風で軽い場合でも、五六日で(一)に到達するという今までの多くの解釈は、納得しにくい。ただし、長沢先生の説はもう少し解説が必要だが、後に譲ることにする。

　次に最も重要なのは、(一)の部分、小柴胡湯の正証を示した四句である。その第一番目が「**往来寒熱**」で、太陽病の悪寒と発熱とがほとんど同時に起こるのに対し(傷寒の甚だしい時は悪寒で寒くてがたがた震えていた直後、急に発熱高熱になる悪性の流感が典型的である)、いわゆるおこりの熱状で、寒さが去ってしばらくして発熱する。その熱が去り、次の寒さがやって来るという、寒と熱とが往来する熱の状態が少陽病の熱状で、少陽病の病態の中で太陽病の病態と際立って異なっている。悪性の流感にかかった人は、高熱が下がって弛張熱になるのを経験していると思う。

　次は「**胸脇苦満**」であるが、胸の正面と胸の横、つまり胸脇の部が強くものがつまった感じになっていることで、自他覚症状である。日本の古方派は、胸脇苦満を腹診上他覚症状に取っていると言われているが、筆者は自他覚症状と見ている。柴胡剤を多用した結果から見て、胸脇苦満らしい症状がなくても、柴胡剤が有効な場合を経験している。胸脇に病

変が及んでいれば、柴胡剤の適用を考慮してよいと筆者は考えている。

吉益東洞は、胸脇苦満を小柴胡湯証の第一条件に挙げているが、往来寒熱という熱形のように明瞭で特徴的ではない。『薬徴』において、柴胡の薬能では胸脇苦満が必発の条件のように述べているが、行き過ぎであると思う。柴胡だけ単用してみた結果ではないので、小柴胡湯のほかの薬味、黄芩、半夏などとの協力作用と考えるのが自然であろう。長年柴胡剤を使っているが、柴胡の薬能を未だ十分に納得できない。

次の「嘿々として飲食を欲せず」は、気分が暗くなり、飲食を欲しないということで、気分が暗くなることと、飲食を欲しないこととは因果関係がない、という二つの解釈ができる。しかし実際には、小柴胡揚が適応する時はどういう状態が多く出現するかが問題である。流感で熱を出した場合でも、処置がうまくいって解熱し、太陽期だけで症状が消失した場合は、前記の小柴胡湯の症状が出現するところまではいかない。ところが、うまく解消せず、病状が進行して柴胡桂枝湯の証に近づくようになると、病気が胸脇部に移行するので、問題にしている小柴胡湯の症状を予測させるような状態を、少しずつ起こしてくれる。

このようにして見てくると、「嘿々として飲食を欲せず」は、病気が胸脇に迫ってきた時の心下部あたりの実感のように感じる。

次の「心煩喜嘔」は、前記状態が現実的事象として現れたものと見てもよいと思う。「心煩」は胸の部分が熱っぽい、あるいは重苦しい感じであること、そして「喜嘔」はしばしば嘔気があることである。胸の熱っぽく重苦しい状態が心下部に波及すれば、体質的に胃内停水のある胃部は、しばしば嘔気を催す、ということである。この「心煩喜嘔」の次、第二段の最初に「或は胸中煩して嘔せず」という句が出てくる。「胸中煩す」は心煩と同じ意味なので、この句は、心煩しても嘔き気がないということになり、心煩喜嘔と反対のことを言っている。この場合は、同じように小柴胡湯の証であっても、胃内停水がない体質の人では嘔き気を生じないということを言っている、と解さなければ意味が通じない。こ

の長沢先生の解釈は妥当であると思う。

　以上、小柴胡湯の正証を示した四句を説明したが、もちろんこの四句には「小柴胡湯之を主る」に連なり、小柴胡湯で治るわけである。

　『宋版傷寒論』には「**傷寒、中風、柴胡の証有り。但一つの証を見せば便ち是なり。必ずしも悉くは具えざるなり**」という章があるが、「但一つの証」とは、小柴胡湯の正証の四句を指すと言える。また、大半の学者がこれを小柴胡湯の正証と認めているようである。

　さて、実際に小柴胡湯を適用する場合には、正証の四句を現実的にどう捉えたらよいだろうか。第一の「**往来寒熱**」は、熱状をよく観察すれば、この熱状の把握は難しくはない。体温計を使えば、体温も正確に計ることができる。第二番目の胸脇苦満は、自覚症状だけでもよく考えれば判断できると思われる。次に「**嘿々として飲食を欲せず**」は、前述のように胸脇部、心下部の内部の実際的変化を反映しており、心理的な変化と同時に、舌苔の変化、心下部胃部の変化を注目すべきである。

　「**心煩喜嘔**」は心下部に実際に起こる症状なので自覚できる。また、実感があるので把握しやすい。しかし、小柴胡湯の正証の半ばが抽象的なのは、西洋医学的診断の根拠の大半が科学的・実証的なのに比べると、判断の根拠があいまいだと言われてもやむを得ない。このような漢方の一面が、漢方の科学性を云々される原因となるのであるから、小柴胡湯を適用する場合、その投与の根拠となる症状をなるべく現実的に捉えるように努力するべきである。

　次に、小柴胡湯の条文の第二段（二）①〜⑦を解読するが、この「或は、或は」で区切る章句は、正証の四句と違って、異論が多いところである。奥田謙蔵先生は、第二段に書かれた症状は兼証だと言っているが、学者によって見解がまちまちである。

　（二）の七章句の最後は、正証と同様に「**小柴胡湯之を主る**」に連なる。即ち、小柴胡湯の守備範囲だということである。

　長沢先生の師匠である荒木正胤師は、この第二段の部分は少陽病の激

症であるとしている。つまり小柴胡湯の合病の状態を示したものだと解釈したのである。

　ここで『傷寒論』の薬方運用で基本問題の一つとなる合病、併病を説明しなければならないが、ここでは合病について述べる。合病という言葉の出現は、葛根湯の処方が出る二章だけである。

「太陽と陽明との合病なる者は、必ず自下痢す、葛根湯之を主る」

「太陽と陽明との合病にして、下痢せず、但嘔する者は、葛根加半夏湯、之を主る」

　合病も併病も一途に始まるが、邪が甚だしいため、その邪がほかの部位に移る。併病の場合は、太陽、少陽、陽明と順の方向に進む。合病の場合は、上から下に進む場合もあるが太陽から陽明へ飛ぶ場合もあり、下から上に影響を与えるという異常な場合も合病と呼んでいる。前記葛根湯の条文の太陽と陽明の合病は、自下痢するは前者であり、これは病邪が激しくて、少陽位をぬかし、陽明に影響を及ぼし、下痢を起こしたのであり、この場合はもとの病位に使う葛根湯を使えばその下痢も同時に納まるというわけである。

　太陽と陽明の合病でも、下痢せず但嘔する者は、陽明より上位の少陽に影響を及ぼし、嘔が甚だしくなった場合で、これには葛根湯に半夏を加えた薬方を与えて治すというのであるが、やはり葛根湯が治す力を持っているわけである。

　さて、この合病の考え方で、条文第二段(二)の①〜⑦を見ると、①は前に説明したように胸中煩は正証の部の心煩と同じであるが、胃内停水がないため嘔が出ない、と言っているのである。これは変証ではあるが、劇症とは言えない。しかし小柴胡湯の主治である。②「或は渇し」は、渇は陽明の症状であるが、少陽病がひどいため、病邪が陽明の部位に波及して渇を起こしたので、これも小柴胡湯で治せる。③「或は腹中痛み」も、陽明位に病邪が進行したのであるが、これも小柴胡湯の主治である。④「或は胸中痞鞕し」は、胸腹部がつかえて固くなった場合で、⑤「或は心

下悸し、小便不利し」は、胃のところが動悸し、小便不利（陽明の変化）がある場合で、⑥「或は渇せず身に微熱あり」は少陽の症状がひどいため、太陽の部位に影響を与えて微熱を出した（往来寒熱とは違う）時でも、⑦「或は咳する者は」少陽の部位の変化で（正証にはない症状）、これも小柴胡湯の主治であるというのである。

　以上、（二）の７項目の変化を、特別に合病を考えなくても、小柴胡湯は広く使えるのではなかろうか。


**注釈**

（1）長沢元夫―康治本傷寒論の研究
（2）薬徴『吉益東洞大全集』第二巻
（3）『新校宋板傷寒論』上の巻　存誠薬室
（4）奥田謙蔵：傷寒論講義、医道の日本社


## ②小柴胡湯の構成と薬能

　『傷寒論』の条文には、薬味の解説がなく、また薬味の組み合わせについての説明もない。このことが、薬方の薬味の配列順序が版本によって異なる原因となっている。後世に作られた一般の薬方は、構成薬味の薬能を踏まえて構成されているのが普通であるので、薬能をある程度分かったものとしているわけである。しかし素朴に考えてみると、『傷寒論』の古い薬方が、経験が積み重なってできた後世の薬能の知識を使って組み立てられたとは考えられない。

　後世のわれわれは、『傷寒論』の薬方の恩恵を受けて漢方治療を行っているのであるが、薬方の構成、薬味の説明がない。小柴胡湯という、多用する薬方の薬味の性質を知り、構成を知ることは、さらに小柴胡湯を活用するにあたって大切なことである。

　エキス剤を使う場合は、西洋薬のような使い方もあるが、漢方薬とし

て効果的に使う場合は、その薬方の構成、構成薬味の性質を知っている必要がある。漢方エキス製剤でも、2種類以上同時に使う場合は、その薬方の構成をよく知っていなければならない。

　湯液で加減したり兼用したり合方する場合は、薬方の構成と薬味を知り尽くしていなければ不可能である。

　薬の効果を言う時、薬効と薬能という言葉が使われるが、筆者は単味の薬の効果を言う時は薬効と呼ぶことにしている。生薬でも西洋薬でも、1味の効果を言う時は薬効と言い、服用して出現した効果を言う。西洋薬で成分が判明していれば、その薬効と成分とは直接関係があると判断される。ただし、数種の薬品を同時に服用して体内で効果を発揮する場合、一つの薬品の効果は他の薬品の影響を受けることを計算に入れる必要がある。現今の日本のように、何種類もの薬物を同時に使用する場合、一つひとつの薬品の体内での効果を科学的に正しく判定するのは、実際には相当むずかしいと思う。

　生薬の場合は、これによく似ている。1味の生薬でも多くの成分が含まれており、その成分のうちいくつかの構造や薬効が科学的に判明していても、服用した時にその成分が本当に有効かどうかを科学的に判定するのは大変むずかしい問題である。薬能というのは、漢方の薬方（生薬の複合）を投与してみて、その薬方中の1生薬の効果を言う。前述のように、1生薬を単独に服用させたり、動物に投与したりしての薬効を言うのではない。『傷寒論』中の一つの生薬の働きを考えたものが薬能である。薬方中の生薬は、煎じているうちに他の生薬と反応するので、その成分は元の生薬と同じではない。さらに、煎薬を服用した場合は、煎薬中の成分は体内で複雑な作用を受けて変化する。したがって、1生薬の薬能を探るのは容易なことではない。

　ここで、吉益東洞が『薬徴』で試みた方法が画期的な意味を持っていることを考えてみたい。1生薬、例えば芍薬を例に取れば、芍薬を含んでいる薬方を集め、各薬方の証を考え、投薬した場合の症状の変化、治

療効果を観察し、共通した作用、効果を総合して、生薬である芍薬の薬能を類推するというわけである。

『薬徴』の芍薬の項を見ると、芍薬が入っている薬方18方の証を挙げ、どんな病態に用いられるかを検討し、総合観察して結論を出している。『薬徴』における芍薬の項の一部を参考までに引用すると、薬方の証を列挙し、「右歴観比証方。曰腹痛。曰頭痛。曰腹満。曰咳逆。曰下利。曰排膿。曰四肢疼痛。曰攣急。曰身体不仁。一是皆結実而所致也。某所謂痛者。拘急也。若夫桂枝加芍薬湯。小建中湯。桂枝加大黄湯。皆芍薬為主薬。而其証如比。由是観之。其治結実而拘攣也明矣」と言い、芍薬の働きを「主治結実而拘攣也。旁治腹痛。頭痛。身體不仁。疼痛。腹満。咳逆。下利。腫膿」と要約している。筆者は、結実して拘攣するを主治するを薬能と見ている。旁治の症状は、この主治に他の薬味の協力がなければ効果が発揮できないと見ている。

実際の診療の場合、芍薬の『薬徴』の主治は、『傷寒論』の薬方を運用する時、現実に役立つ。実際に芍薬を多く用いている薬方を実験的に運用して、芍薬の働きを把握したのであるから、効果があるのは当然であろう(親試実験の精神にのっとって、逐次実験的に診療を重ねていった結果を出したものと筆者は推測する)。

芍薬の主治の薬能を結実拘攣に絞ったのは卓見と思うが、中薬学で言う瘀血に関連する効果を取り上げなかったのは、不備と思う。18方中、瘀血に関係する薬方は、芎帰膠艾湯一方だけが取り上げられ、当芍散が抜けている。東桐は当芍散をあまり使わなかったようで、興味が薄かったのであろう。50余種の生薬を実験的に検討するのは容易ではなかったと考える。

薬能のことを少し詳しく書いたのは、漢方の基本問題に関わるからである。薬方は当然、生薬で構成されているが、薬方は薬能を期待して運用される。生薬の選品も薬能を目標にしている。証を体現化したものが薬方であるとすれば、結局薬方の働きを通して、証も薬能と関係がある

わけである。

　漢方エキス製剤を服用する時は、あまり生薬の薬能を考慮する必要はないが、証に応じて一定比例で生薬を組み合わせて薬方を作り、服用する場合は、その生薬の選品と薬能がいつも問題になる。

　随証治療による漢方治療でも、加方、減方、兼方、合方をする。その際は、変化させる生薬の薬能を必ず考慮しなければならない。もともと薬能は、薬方の中で他の生薬との関係を考慮したものであるから当然である。

　中医学治療で、弁証論治によって処方を作る場合、1味1味の生薬の薬能を、他の生薬との関係を考えながら組み合わせる場合、日本の随証治療におけるような厳しさが足りないように思う。一方、日本では薬方と証との関係を厳しく考え過ぎて、新しい薬方を発展させる妨げになっているように思う。

　さて、ここで『傷寒論』の小柴胡湯の薬方構成を薬能と関連させて考えながら問題点を述べてみたい。

　小柴胡湯の薬味の配列順序を(表8)に挙げる。

**(表8) 小柴胡湯の薬味の配列順序**

| | | | | | | |
|---|---|---|---|---|---|---|
| 康治本 | 柴胡 | 黄芩 | 半夏 | 生姜 | 人参 | 甘草 | 大棗 |
| 宋板康治本 | 柴胡 | 黄芩 | 人参 | 半夏 | 甘草 | 生姜 | 大棗 |
| 古方要方解説(奥田・浅田) | 柴胡 | 黄芩 | 人参 | 甘草 | 生姜 | 大棗 | 半夏 |
| 経験分量集(大塚) | 柴胡 | 半夏 | 生姜 | 黄芩 | 大棗 | 人参 | 甘草 |
| 竜野処方集(竜野) | 柴胡 | 半夏 | 黄芩 | 人参 | 大棗 | 甘草 | 生姜 |

　以上、小柴胡湯の薬味の順序はすべて違っている。証の条文と関連させて配列されているとしたら、小柴胡湯の解釈に違いがあることになる(煎薬を実際に作るための処方の配列は、実際に調剤する時の便宜を考えて作ってあることが多いので、やむを得ないが、小柴胡湯を解説する

書に載っている薬方の配列が以上のように違うことは問題である)。

『康治本傷寒論』の解説で、長沢元夫先生の生薬の配列が注目に値すると思うので紹介する。

処方構成がその適応症を理解するのにどのくらい合理的に表現されているかが大切で、その薬方(処方)がどういう症状に対応しているかが、一目で分かるように並べることが望まれるわけである。

前掲の『康治本』における小柴胡湯の配列を見ると、柴胡、黄芩の組み合わせが往来寒熱と熱情に対応し、またその熱情の存在と関連する場所の状態として胸脇苦満が挙げられ、半夏と生姜の組合せは心煩、喜嘔に対応し、人参、甘草、大棗、それに生姜が関与し、嘿々不欲飲食に対応している。

『宋板』、『康平本』、『古方要方解説』(奥田謙蔵、浅田宗伯)では、半夏と生姜の間に1味が挟まれており、『竜野処方集』では、半夏と生姜の間に4味が挟まれている。大塚、竜野の処方集では、肝腎な柴胡と黄芩の組み合わせが分からない。

長沢先生は、薬味の効果(筆者が言う薬能)を元にして、以上の症状に対する薬味の組み合わせを言われるが、先述したようにその組み合わせは、『傷寒論』の中に説明がないわけである。薬能と考えられる生薬の働きは、1味を使っての経験、2味を使っての経験、さらに何味かを組み合わせての経験から得られたと考えるのが自然である。『傷寒論』の古い薬方は、一応長年月の経験の集積と見るのが自然である。素直に経験医術の力を認めるより仕方がないであろう。所謂科学的でないとして排斥するのは、治療に関する宝庫を放棄することになる。

中医学的治療では、弁証論治によって薬味を選び処方を組み立てる場合、一つひとつの症状に対して薬物を選定するが、薬能的に一つの薬物に複数の働きを認めず、主要な作用で選定するので薬味が多くなり、総薬量が『傷寒論』の薬方を中心とした日本の漢方治療より多くなることになる。

小柴胡湯では、構成生薬が互いに協力して、少陽から陽明、時に太陽位までの症状を治療できるように構成されている。巧みな構成である。われわれは、小柴胡湯のような名薬方を択び研究し、治療に用いながら、その構成薬味を研究し、さらに生薬の薬能を深く究め、新しい薬方の開発に役立てたいものである。

煎薬を用いての漢方治療では、体内で変化を受けた無数の生薬成分中の、何が身体の病的症状に関連するかが重要である。この作業を科学的に遂行できるのが血清薬理学であると考える。しかし、漢方治療の場合は、その薬方が何病、どんな障害に関係するのか、即ち証の判定の問題が先にある。そして、その証の薬方の構成が関連し、したがって薬味の薬能が少しでもよく分かっていることが望まれる。もちろん、単味の構成生薬の科学的分析も必要で、成分の科学的構造も必要であるが、その結果が最終的に体内で有効な成分として働くものを発見することに役立つことが必要である。

漢方治療という古い経験医術が、日本漢方の随証治療に伝承され、『傷寒論』の薬方群が、証、薬方構成、構成生薬の薬能を通して血清薬理学と結びつく。古い漢方治療の部分は、伝統的な手仕事に似て、人間の五官を精一杯働かせ、頭を働かせて努力するほかはない。

最後に、昭和薬科大学病態科学教室の田代眞一教授に、血清薬理学について書いていただいた文章があるので紹介致する。

> 漢方薬は、新薬と異なり、複数の生薬を組み合わせるのが普通であるし、いくつもの活性成分を含んでいる。その中には、未知の成分もあるかもしれないし、お互いに拮抗するような作用を持ったものも共存している。また、口から与えるのが普通であるが、成分によっては胃酸に弱いものや、消化酵素で代謝されるもの、腸内菌によって代謝されるもの、吸収されずにそのまま便に移行するものなど、いろいろな成分が共存している。そのために、飲んでいる漢方薬中の成分が、

そのまま作用しているとは考えがたいのである。ところが従来は、生薬の成分や漢方薬そのものを実験動物の血中や腹腔内に投与したり、細胞や臓器に与えたりして、薬理作用を調べてきた。ただ、そのままでは体内に入ってこない成分がたくさんあるので、そうした方法で何らかの薬効が認められたとしても、現実には起こり得ないことが多かったのである。私たちは、消化管でどのような変化を受けたとしても、また吸収されない成分があったとしても、有効成分は血中を運ばれて作用点に届くのだろうから、飲んだ後の、臨床的効果が出ている時間帯の血液を、『真の有効成分を含む、粗な薬物』と見なし、細胞に与え、薬効を見るという方法論を提案したのである。対照群は、飲む前の血清である。この方法は、漢方薬のような複雑な薬物の作用を見るために開発した方法だったのだが、体内の現実を見るのに適した方法だというので広く使われるようになり、血清薬理学と呼ばれるようになったのである。

### ③柴胡剤への期待

『康治本傷寒論』では、柴胡湯類は小柴胡湯と、大柴胡湯と、柴胡桂枝乾姜湯との3方しかない。柴胡桂枝湯は小柴胡揚と桂枝湯の合方と考えられるし、柴胡加竜骨牡蛎湯は薬味数が多く、竜骨、牡蛎、鉛丹のような特殊な薬味が加わっていることから見ると、後から作られた薬方と考えられる。四逆散は、湯ではなく散であるし、柴胡、黄芩という重要な組み合わせがなく、適応症もほかの柴胡湯類とも違うものがあり、柴胡湯類には加えないという考え方もある。

一応、一般的に日本漢方では、大柴胡場、小柴胡湯、柴胡桂枝湯、柴胡桂枝乾姜湯の順に実から虚になると言われているが、前記三柴胡湯を検討したところでは、柴胡湯を適応する場合で最も実証であるから、大柴胡湯を使うというわけにはいかない。また胸脇苦満が多いから大柴胡

湯を、弱いから柴胡桂枝乾姜湯を使うというように、単純に決めるわけにもいかない。条文と証とを対照させてよく検討しなければならない。

### ❶柴胡剤というもの

湯本先生が柴胡剤を多用するようになったのは、恐らく臨床に使っていて、その効果に気づいた結果であろうと思う。『皇漢医学』の緒言の終わりのほうに、「本書論ノ多クハ余ノ経験的事実ヲ基礎トシ、之ニ理論テ添加セシモノナレバ假令理論中多少ノ誤謬アリトスルモ事実ニ於テハ断ジテ虚偽ナシ」の言葉があるので、柴胡剤の多用も臨床経験の結果と考えてよいと思う。引用書目は150余に及び、古方関係の書が半数以上に及ぶのは、古方派の湯本先生としては当然である。吉益東洞の書はすべて含まれているが、緒言の中で尾台榕堂の『類聚方広義』の題言を引用して「方ハ長沙ヨリ古キハ莫シ、又長沙ヨリ善キハ莫シ、実ニ萬世不刊ノ典ノ典刑（典籍）トナス、後世諸家私意捏造ノ方ト、日ヲ同ウシテ語ルベケンヤ。……」と古方の尊重すべきを述べている。

### ❷柴胡剤の適応について

薬の適応、適用と言えば西洋医学的には病名を診察で診断して、病名または病状に対して薬を投与することである。即ち、病名投与である。

漢方治療では、病態を漢方的に診察、診断して証を判定する、それが小柴胡湯証なら小柴胡湯を投与するわけである。小柴胡湯を投与して有効である範囲に肝炎があり、肺疾患があり、胃炎、胃潰瘍のほか、多くの疾患がある。

小柴胡湯の副作用、また薬害ということで問題にされた症例は、大半は漢方的な証を判定しての投与ではなく、いわゆる病名投与で、慢性肝炎という病名で小柴胡湯を投与したのだが、小柴胡湯証ではなく、柴胡桂枝乾姜湯証であったのではと推測される病態であったため副作用を起こしたと考えられる症例である。西洋医学でも、適用すべき病態の判断を間違っていれば、いつでも起こることで、ことさら漢方薬の問題として取り上げることではない。

筆者は柴胡剤を長年多用してきた。多用しようと思ってそうしたわけではない。臨床に使っているうちにそうなったのである。しかし、それがいまだに続いているということは、効果があるということである。東洞の言葉を真似るわけではないが、古を稽え方意を探り、治療に狎れて、薬方（筆者の場合、柴胡剤、駆瘀血剤中心）、方剤を自然のごとく扱うようになって、前にない治療成績が自然に上がるようになった。自分でも不思議に思っていたのであるが、たまたま『皇漢医学』、『医事或問』を読んでいて、或問の最後の問答を見ると、あれだけ勉強した東洞でも、自由に治療効果が上がるようになったのは60歳過ぎ、没年72歳の10年位前からであることを知った。東洞、求真とも、柴胡剤に関心が強く、多用したらしいことも分かった。万病一毒説の一つの示唆は、小柴胡湯の効果の多面性にあったのではないかと思うのである。

　今後、全人的治療が求められることが増加すると思うが、漢方の真価を発揮するのはその方面である。これは東洞の万病一毒説とも関連し、日本漢方の古方が東洞から出発したことは興味あることである。

　柴胡剤を繁用した浅田宗伯翁の柴胡剤に対する考え方を伺ってみたい。筆者の漢方の師は奥田謙蔵先生で、筆者らの受けた講義は、『傷寒論』、『金匱要略』、『類聚方広義』で、もっぱら古方的のものであった。講義の後の質疑応答の会話の中で、浅田翁のことに触れた話は、16年間の受講期間中には1回もなかったように思う。奥田先生の『皇漢医学要方解説』（現在再版されている『漢方古方要方解説』）の中の薬能の解説には、浅田翁の『古方薬議』が頻繁に引用されているので、奥田先生が翁の著書をまったく見ていないはずはない。奥田先生に直接お聞きしたのではないが、浅田翁の折衷派的な考え方、治療が気に入らなかったのではないかと思う。

　奥田先生の教えを受けた筆者が古方的であるのは当然で、柴胡剤の運用を書いていて、宗伯翁が柴胡剤をどのように運用したかを、長谷川弥人先生の『浅田流漢方入門』で調べてみた。多彩な柴胡剤の運用を読ん

でみて、宗伯翁がいろいろな病気を抱えた多くの患者を治療した方法の一部が分かったような気がする。次に、長谷川弥人先生の『浅田流漢方入門』の第四章、主要薬方とその類方のうちから、「小柴胡湯」の項を読んでみると、小柴胡湯の多彩な使い方から、『傷寒論』を中心に、古方的に小柴胡湯を運用する場合より、後世方的な加味が多く行われている。浅田流漢方が折衷派と思われたのであろう。事実、後世方的な知識がなければ、小柴胡湯をこのように複雑には運用できないと思う。しかし、浅田翁は、次の同じく長谷川弥人先生の『浅田流漢方について』(漢方の臨床40巻4号別刷) を読めば分かるように、『傷寒論』の治療体系に従うべきことを主張している。

　浅田翁24歳代の初めの著述『傷寒論弁術』には、はじめに『傷寒論』の治療法を紹介した後に、中国、本邦の歴代名医の特技と欠点とを詳しく論評し、その優れた点を併せて具備しているのは『傷寒論』の張仲景であると結論、特に局方の学を排斥した(局方の学とは、本邦、では『衆方規矩』、『古今方彙』などのごとく病門別に薬方を挙げた医書)。そのもとは『和剤局方』、これらを読んで、それで医術を行うものを指している。要するに、浅田翁はその最初の著書で、『傷寒論』の治療体系に従うべきであることを主張しているわけである。『傷寒論』が中国医学の治療書の原点であるわけだから、当然と言えよう。

　しかし、小柴胡湯とその多数の類方の使用法を見ると、後世方の処方を十分知らないと不可能であると思わざるを得ない。浅田翁が活躍した明治の初期は、西洋医学が導入されたとは言え、その西洋医学も今のようには発達しておらず、その当時の多岐な疾病を十分に治療できる段階になっていなかったと思われる。当然、漢方治療を運用すべき疾病は多かったと推測される。浅田翁はその多岐な疾病の治療に対応して、処方を工夫し、治療に当たったと思われ、それが、柴胡湯類の使い方にも現れていると思われるのである。

　西洋医学的治療が主流になっている今の日本の医療では、浅田翁の時

代に比べて、漢方の扱わねばならない疾病は非常に少ない。抗生物質とステロイド剤の発達、外科技術の発達は、漢方的治療が必要とされる病気の範囲を大きく限局する結果になっている。今、漢方に期待されているものは、体質、体調、全身の抵抗力を改善する、いわば全人的治療を必要とする範囲の慢性疾患である。柴胡剤、駆瘀血剤等の長期服用が有効な疾病群である。同じ小柴胡湯を使う場合でも、浅田翁の時代とは違った使い方が要求されると考えられる。この視点から小柴胡湯の使用を考えると、浅田翁が前記のように多岐な使い方をしたことがうなずけるわけである。

　一面筆者の柴胡剤、駆瘀血剤の長期間服用の理由も、理屈がつくと思うのである。体質的なものを治療するのには時間がかかる。しかし長期服用して思いがけない効果があることが分かる。病弱だった人が丈夫になり長生きする例を多く経験している。その時の病気を治すだけが漢方治療ではないのである。時代の要求に応じ、時代とともに処方が生まれてきた。経験的伝統医学は治療手段の宝庫である。しかし漢方を運用するのは、現代のわれわれの医療界の中である。奥田先生の教えに「古い薬方を処方として使う場合でも、新しくその処方とする薬方を創るつもりで、診察、診断に望むべきである」という言葉があるが、至言である。

### ❸柴胡剤の今後の漢方における期待

　柴胡剤運用の話の最後に、この10数年、柴胡剤と駆瘀血剤の合方を癌患者に適用してみての結果を報告し、癌治療における漢方の今後の役割を考えてみたい。柴胡剤と癌治療の話になるが、柴胡剤の応用のところで述べたように、柴胡剤が多方面の疾患の治療に用いられ奏功していること、また一般に体力を増進し、風邪などに罹患しにくくなることを考えれば、この免疫力増強の力を、癌治療にも応用できないかと考えるのは当然の思いつきである。それに、癌疾患と関係の深い駆瘀血剤を組み合わせれば、さらに効果的になろうと考えるのも当然の成り行きである（中医学で用いる癌治療の生薬には駆瘀血関係のものが多い）。柴胡剤は

広範囲な疾患に用いられ、駆瘀血剤は血液、血流関係から、全身の疾患と関係があるわけで、この両者の組み合わせで、漢方の特徴である全人治療が行えるわけである。

さて、現在難治と見られている疾患は、癌、関節リウマチ、皮膚病関係の難治疾患、血液・血管系(動脈硬化系)の疾患など、これらすべては漢方の全人治療が必要と思われる。少なくとも漢方の複合生薬の力を借りたほうが有利だと思われる疾患が大半である。

漢方診療を求めてくる癌患者でも、告知されておらず、付き添いの家族から用心して診察してくれと頼まれる。これは医者にとっては余分な負担になる。また、養生、食養生面でも余分な配慮が必要になり、癌疾患全般に対する良い治療体系ができないものかと、つくづく思う。

いつの間にか扱う癌患者の数が増え、何とかそれに対応する薬方も考えなければならなくなってきて、いつの間にか先述の柴胡剤と駆瘀血剤の合方を常用するまでになっていた。もちろん、全人的な体調改善の効果を認めたのであるが、これに制癌作用のあると言われる、かわら茸、薏苡仁、半枝連、霊芝その他を加味して用いている。

また、柴胡剤も小柴胡湯のみでなく、他の柴胡剤も証を見て用い、例えば、小柴胡湯の人参を増量したり、柴胡桂枝乾姜湯に人参を加味するなど、自在に変えて加減して用いる。

合方する駆瘀血剤も、桂苓丸料、当芍散料、四物湯、芎帰膠艾湯など、自由に組み合わせて用いる。癌という厄介な疾患に対応するには、効くと考えられるものはできるだけ試してみることにしている。溺れるもの藁をもつかむという諺の心境である。洋方と漢方とをうまく組み合わせた、有効な方法が出現することを切望するものである。

柴胡剤の運用についての最後に、こんな惨めな話で終わるのは誠に残念であるが、癌で死ぬ人が多いことを考えれば、漢方に携わる人間は、全力をあげて癌に立ち向かわなければならないのではなかろうか。

# 第4編
# 日本の漢方診療の現状と今後

# ■1 日本の漢方治療の現状と中医学

## ①日本漢方と中医学の用薬について

　明治以来、圧迫されていた漢方が復興するようになったのは、近々3、40年来のことである。中国が伝統的に中医学を継承して今日に至っているのとは、全然事情が違う。

　私が漢方を習いはじめた50年前は、一般社会には明治以来の漢方薬、家伝薬が売られている程度で、現在のように漢方製剤が市販されたり、医療に使われたりすることはなかった。まして医師(西洋医学の教育を受けた)は、漢方の存在さえ知らなかった。

　漢方は明治初年以来次第に弾圧され、衰微の一途を辿り、西洋医学全盛になった。日本漢方の伝統はわずかの人々に伝えられていたが、大正から昭和初期にかけて、一部の者が漢方復興の先鞭をつけて、同学の士が集って、日本東洋医学会の創立をみたのは、昭和25年であった。

　その発足当時の会員(医師、薬剤師)は100名に満たなかった。私が学会の理事になった頃(昭和30年)には会員数は350名ぐらい、理事長に就任の頃(昭和48年)に漸く1000名を越えるに至った。

　昭和51年9月に漢方エキス製剤が健康保険薬価基準に収載され、一般医師が保険診療に使用することができるようになって、学会々員数は急速に増加し、現在(1989年)では6000名近くになっている(しかし西洋医学の学会の会員数に較べたらまだまだ少ない)。

　日本東洋医学会の会員数の増加の趨勢は、一応漢方の普及度と関連していると思うが、学会発足の当時に較べて格段の普及をみせている薬方薬の使用も、日本に於ては西洋医薬に較べたら、その数％にもならない。

中国での国民の70～80%が中医薬に親しんでいるのに絞べたら比較にならない。

　このような情勢のところへ、中国との国交が回復され、中医学が紹介され、中医学的知識が次第に普及するようになった。中には中国に渡り、本式に中医学を学ぶ者も出てきた。また中医学的治療を実際に行う医師も出現してくると、否応なしに日本漢方との相違が問題になってくる。これまでは日本漢方を継承し、それを発展させることを考えていればよかったが、その日本漢方を中医学と比較しながら、再検討する必要に迫られることになった。

　日本漢方と中医学とを学問的に比較検討することは、非常に難しい問題で短時日でできる問題ではない。だが今の日本の漢方界の混乱を解明することは、今後の漢方界の動向を占い、方向を決めるためにはさし迫った問題である。さてそこで先ず、現実的な面から検討することにする。

　日本で現在、漢方薬として用いられているものは、漢方エキス製剤が70～80%で、煎薬その他古来の丸、散剤は僅かである。煎薬を漢方の正式な診察、診断、処方によって投薬しているものは微々たるものである。

　これに反して中国では、中医学の診療によって投薬されるものは、大半が煎薬である。極端な言い方をすれば、漢方と中医学との比較は、漢方エキス製剤と中国の複雑な煎剤との比較になる（そのエキス剤は、日本の漢方の処方によって作られたものであるが、そのエキス製剤と、そのもとの処方によって作られた煎薬との科学的比較検討もまだ十分されていないのが現状である）。

　したがって現実に投薬、服用されている漢方エキス製剤と、中医学の処方によって投薬された煎薬との比較によって、漢方と中医学を比較することは、土台無理な話である。以上述べたことも知らない人が大半で、これらの人が日本の漢方と中医学（中国漢方という人がいるが中医学は漢方ではない）とを混同して、云々するのはおかしい話である。

　漢方の煎薬を本式に出している医者は数えるほどになったが、昔は漢

方と言えば煎じ薬であった。前述のように日本は漢方エキス剤が主流になったが、中国では古来の煎薬による投薬が続いているわけである。

さてここで比較を論じるのは、日本の湯液療法と中医学の湯液療法とである。先ず実際に服用する湯液（煎じ薬）について述べる。

中医の処方箋によって煎薬を作り煎じて服む場合を、中日交流座談会の中医師の発言から引用すると「一枚の処方箋の煎薬の構成は12種類、1種類は5gから10gまで、したがって煎薬全体では80gから100gまでで、これは全国ほとんど統一されています。普通中国の習慣では1日2回服みます。食間に1日2回服みます。1回の煎じ薬の服用量は、毎回コップ2杯半かあるいは3杯で、40度か50度位の暖かいものを服む。煎薬の2～3倍の水を入れて15分から25分煎じ、それをしぼって午前に1回服む。次に午後3時、また水を入れ煎じて、それを1回に服む。忙しい人は、朝1回煎じ、煎汁を取り、また水を入れて煎じてしぼり、前の煎汁と合わせ、それを二分して、1日2回服む」というのであるが、日本の漢方煎薬とは大分違う。

（昨年秋、天津市南開医院で、日本の診察法、診断法の講演を行ったが、そのあと北京中日友好医院を訪れ、焦樹徳副院長を中心に中医科の主任達と座談会を行った。この席では、生薬の需給の問題が中心であった。その会の後、診察の現況、薬局を見せて貰った。この病院の用薬の状態を説明して貰ったが、煎薬の量は、1日60g以上、100g以上になることもあるということであった。焦先生の来日の際、喘咳の話をして貰い、症例を出して弁証して貰った時の、処方の薬量は120gであった）。

日本の漢方の煎薬は、1日の薬量は、普通20g前後で、少し多くて40g。特別多くても50gまでである。これに比べれば、中国の薬量は普通量で日本の2倍、多い量では5倍になる。煎じる水の量は、日本では400～600ccで薬量の10倍以上である。1回の服用量は100ccから130ccで、コップ半分から七分目位である。もし日本のやり方で、中国のやり方と同じ効果が上がるなら、単に量の上から言って、中国の方は無駄をして

いることになる。

　しかし薬量だけで単純に比較するわけにはいかない。1日量の多い中医学では、短い日数で治せるということが考えられる。日本の少ない量では、日数がかかるということになる。だが風邪の初期に使う葛根湯、麻黄湯などは日本の量は中国の量の3分の2ないし半量であるが、十分効果があるので、この量の問題は慎重に検討する必要がある。

　日本の薬用量が少ないのは、江戸時代からの伝承であるが、江戸時代の薬用量が少なかったのは当然であったといえる面がある。戦時中、漢方生薬の輸入が減って漢方医家は非常に困ったが、生薬の原料の大半を中国に依存していた鎖国状態の江戸時代も同じ困難な状態にあったと思われる。朝鮮人参が必要で娘を身売りしたという話のある江戸時代では、他の漢方生薬も入手困難であったに違いない。国産の代用品を探したり、朝鮮人参などを栽培したりして、生薬資源の確保に各藩は大いに苦労した様子である。したがってなるべく少ない量で薬の効果を発揮しようという努力がなされたのは当然である。

　貝原益軒は、その著、『養生訓』の中で、当時の医者の投薬量があまりに少ないので、それに言及し、中国人と日本人はあまり体格は違わないのに、生薬の量が格段に違うのはおかしいと論じている。薬の乏しかった当時なので、あるいは極端に薬量が少ないのがあったのかもしれない。しかし一般的にも薬用量が少なかったので、それを指摘したのであろう。漢方古方派の必読の古典、尾台榕堂の『類聚方広義』の薬は、『傷寒論』では1日分の薬量を示して、それを煎じて1日3回に分服するというのに対して、1回量の薬量を挙げて、それを煎じて1回に服むことになっている。もし1日3回服むのなら1日分として3貼(3袋)が投薬されることになる。1日量でも少ないのに1回分になると相当少なくなる。

　先人の口訣（治療などの急所、要点に言及した文）の中に、薬は大量を使うべし、というのがあるが、量を思いきって増やしてみて効果が顕著であった経験からの言葉であろうが、本来の薬量が少なかったからの言

薬ともとれる。

　西洋薬は、動物実験により、その有効量、中毒量、極量などをはっきりさせ、人体実験によって有効量が決められる。しかし漢方生薬の場合1味（1種）でもその構成成分が多く、どの成分を指標に実験するかの判別も簡単でなく、まして成分全体の効果を実験的に判定することは非常にむずかしい。

　さらに相当数の生薬の複合である煎薬全体の有効度を、その煎薬の分析によって決めることは、非常にむずかしい問題である。結局、使用した上で効果を判定して、薬用量を割り出すことになる。漢方薬の場合は、当然この方法で薬用量が判定されてきたわけである。江戸時代からの経験による薬用量が伝承されて今日に及んでいるのであるが、この薬用量が中国の2分の1、3分の1というわけである。

　日中国交回復以来、中医学の導入が盛んになり、最近では、中医学の処方により煎薬を服用している人もいる状態であるが、もし日本の漢方による投薬を全部、中医学の投薬に切り換えたらどうなるであろうか。最も問題になるのは、その有効かどうかということであるが、もし圧倒的に有効なら、中医学の方法を全面的に受け入れなければならない。服用に問題があるなら、その点を改善したらよいのであるが、それができるかどうかが問題である。

　中医学の方法を採用して先ず問題になるのは薬用量で、日本の漢方の2倍、3倍になると、日本人の身体がその量の服用に耐えられるかどうかが問題である。当然、日本の量で効いているなら、大量を服む必要はないのではないかという疑問が生じる。

　要するに、薬用量の問題は、薬の効果判定の問題と関連させながら、慎重に検討しなければならない。しかし中医学の方法が良いからといって、すぐ日本の漢方を捨てて、中医学の方法に切りかえることはできない。先ず第一に、生薬の輸入量が3倍になることである。現在でも供給が不足がちで、中国本国でさえ需要が増大しているのであるから、輸入

が間に合うかどうかが問題である。薬価の高騰も問題になる。したがって高い薬を多量に使うということになり、日本の民衆は、今の2～3倍高い薬価を払わされることになる。

　以上のように昔、輸入が困難で供給が少なかったことは、薬用量をはじめとして日本の漢方の方向に重大な影響を与えたと思われるが、今日でも需給の問題は重大である。もし中国の1日の薬量が半量で有効なことが実証されることになれば、中国全土ではその生薬の節約量は莫大なものになる。これは中国の問題であるばかりでなく、漢方生薬を中国からの輸入により賄っている我が国の重大問題でもある。漢方も中医学も臨床面で『傷寒論』を原点としている場合は、同じ薬方を使う場合が当然ある。しかし前記のように同じ処方でも、薬用量は中医学の方が多い。また中医学では、その弁証論治によって、そのつど処方を組み立て使うのが普通の方法である。基本処方は参考にするが、日本の漢方のように出来上がっている処方（これを成方という）を忠実に踏襲するというのでなく、弁証（日本の漢方でいう証とは違う）によって相当多種類の生薬を組み立てていくので、薬量も多くなる。出来上がった処方をみると、日本では使われていない生薬が半数以上を占めることがある。したがって日本で中医学を忠実に実行しようと思えば、中医学の弁証論治を学ぶと同時に、新たに必要な生薬を輸入しなければならなくなる。これも総体の輸入量の増加を来すわけである。

　さらに問題になるのは、出来上がっている成方を目標にして作られるエキス剤の普及している日本では、一人一人処方を別にしてそのつど薬を作らなければならない中医学の方式は実際には採用できないことである。まして保険診療ではエキス剤が主流であるから、保険診療を離れて一般人の医療が成り立たない日本では、中医学の方式が輸入されても、自費で本式にそれで治療を受ける人間は限られた人数になる。

　要するに現在日本の医療は健康保険診療で、その中に漢方エキス剤が採用されていて、それを西洋医学的症状および病名によって使っている

のが、大部分である。そのエキス剤を漢方の診断方法によって正しく使っている医者は限られている。まして煎じ薬を漢方の診断により、本式に投薬している医者は非常に少ない。そしてまた、健康保険診療の制約を受けないで漢方治療を行おうとすれば、患者の自費診療になる。

以上、用薬を中心にして、日本漢方と中医学の違いを考えてみたが、次に診察診断法の違いを検討してみたい。

## ②漢方の診察、診断法（随証治療）

日本漢方と中医学の相違を検討する場合その診察、診断法の相違を実際問題として検討しなければならない。

先ず日本の漢方の診察、診断法を考えてみる。

随証治療は日本漢方の診察、診断の基本である。これを理解しなければ、日本漢方の発展の経過もまた現況も理解することができない。

随証治療の証と中医学の弁証論治の証との違いは随証治療がわかれば自ずからわかる。「随証治療」を説明するのに大変適当な文章であるので、細野史郎先生の『漢方医学十講』の中の「随証治療」を引用する。全文は長いので別に読んで頂くとして、要点を抜粋する。

〇奥田謙蔵先生は「証とは、身体内に於ける病変の外に現われた徴候で、これに拠ってその病の本態を証明し、あるいはそれを薬方に質して立証の意なり」と定義している。

〇漢方医学の治療方法は、病体の現す症状群から機能病理学的の類型を求めて、それに治療薬をあてはめていく随証治療と呼ばれる方法をとる。それには二つの特異な考え方がある。

①その一つは、病気の経過に一定のシステムを見出し、各スタジウムより、それぞれの治療法（治療薬）をあてはめることである。これは『傷寒論』の構成そのものである。

②他の一つは、扁鵲の「病の心は大表で知る」という思想である。身体表面の観察、毛髪、爪、皮膚など外から見える大表の様子により生体

の状態を知るだけでなく、各臓器の変調を、皮膚に表われた徴候、反射などより推測して診断に役立てていく。また汗、屎、尿などの排泄物の状態から、内部の状態を推測して診断の補助にしていく。

〇森鴎外が「人生は慢性病の如く」と言ったように人生の長い年月を経過的にみると、慢性病の経過に似ている。そして一つの慢性病の経過を時間的に圧縮してみると、この慢性病の縮図は、一つの急性病の移り変わりを現わしていると考えられる。即ち急性病の病状の一コマ一コマは、慢性病の相似の病態の一つ一つに投影して考えることができる。したがって、急性病の病状の変化を充分に研究し、その変化に対応する治療法を手に入れれば、万病に対応することが可能になると考える。このような卓抜な考え方をしたのは張仲景であり、その具体的な産物が『傷寒論』『金匱要略』(傷寒雑病論) である。

〇『傷寒・金匱』を基本とする古方派に対して、古方派の台頭以前に輸入された金元、李朱医学のあとを受けて発達した後世派があり、日本の漢方は徳川以来、この二派が相競って発展、伝承されてきたのである。金元医学のあとを受け、さらに発展を続けたのが中医学と思うが、日本の後世派は古方派の台頭ということもあり、中医学とは発展の様相が変わったように思う。最近の後世派の治療をみる限りでは、証の医学に属し、その証は弁証論治でいう証ではなく古方派のいう証である。

〇したがって日本の漢方では、『傷寒・金匱』をはじめ、その後の効果の明らかな成方を目標に、その証を理解することが漢方の勉強であり、病人の表わす証を適確に判断し、それに適応する薬方を運用するのが治療の要点となる。その運用に際し、成方に加減を行ったり、2方、3方を合方したり、主方に兼用の処方を用いたりする。要するに成方をパターンとして認識する方法である。

## ③証という類型・パターン認識について

　昭和47年6月の第23回日本東洋医学会総会に於て、「東洋医学の批判」というパネル・デスカッションが行われた。これは当時理事長（現在の会長）であった小生が、総会々長（現在は会頭という）の東大教授・大島良雄先生に、先生のご希望のテーマでシンポジウムを行いたいと申し入れた結果で、何か一つ疾患（病名）を決めて、その漢方治療の結果を統計的にみて、漢方の効果の判定をしたいというご意向であった。

　二重盲検法の提唱者である大島先生が意図されたことは、漢方の効果を科学的に把握する方法の検討であったわけで、漢方の科学化の第一歩ということになる（詳しい報告は、『日本東洋医学会三十年史』の菊谷豊彦氏の「第二十三回、日本東洋医学会を聴いて」を参照されたい）。

　複数の人間が、同一病名で漢方治療を行い、それを統計的に処理するとなると幾つかの難点がある。まず病名であるが、理事会で議論の末、誰でもが漢方治療で扱い、その治療効果がわかり易いもの（特別の機械的検査や分析などの必要のないもの）を症状を幾つか決めて判定することができるということで、高血圧症が択ばれた（症状のうち血圧は皆が測定し、比較できるという利点がある）。

　次に薬であるが、漢方治療であるから一つの薬方を決めるわけにはいかない。また湯薬ではバラツキが多過ぎる。そこでツムラに試供品を寄附して貰って、大柴胡湯、柴胡加竜骨牡蛎湯以下7品目のエキス剤を使うことにした。しかし医者により漢方の選び方が違うのは仕方がない。

　同じような患者を選ぶことも難しく、同じような薬の使い方も出来ない複数の医者の観測結果を統計的に数計的に処理することは、非常にむずかしいということがわかる。

　このむずかしい統計を、東京医歯大の佐久間昭助教授にお願いしたわけである。

　大島先生の名司会でこのパネル・ディスカッションは終ったが、先生

## 第4編　日本の漢方診療の現状と今後

は、この方法を大がかりでやれば、漢方薬の効果判定もできるという意味で、このシンポジウムの結果はある程度満足できると洩らされた。

大島先生は、随証治療という場合、その証の確率性のデータはどうしても必要であり、二つの処方、例えば大柴胡湯と柴胡加竜骨牡蛎湯の選択については証の確率性のデータが必要であると述べられたように思う。科学的数計的に処理するには当然のことである。

このパネル・ディスカッションは、東洋医学(漢方)を科学的に把握しようとする初めての試みであったが、この種の試みをさらに突っ込んでしようとした計画は、その後あまりされていないように思う。

以上「東洋医学の批判」について述べたのは、証というパターン認識を検討する前提になると思うからである。

最近、ファジー理論(FUZZY)が問題になっている。人間を含めて生物の生存、生活、行動は、ファジー性(曖昧さ)が非常に多いのに、それを観察、規定する方法が、Yes、Noの二値論理に出発した近代合理主義だけで律するのは不十分であるという考えが濃厚になってきたのである。

実際の私たちの生活はファジー性に富み、実生活ではファジー性を踏まえて解決、行動しているわけであるが、科学的分野では、近代合理主義に出発する科学的合理主義が全体を律している。科学的近代医学もその範囲のものである。

しかしファジー性の多い生活現象を、曖昧である故、不可解であると放置しておくわけにはいかない。そこでファジー理論というものが考えられ、その曖昧なところを理論的に把握・解明しようというのがファジー理論である。二値論理に出発した、科学的合理主義の方法でない考え方で、ファジー理論を作ってファジー性に迫ろうというわけである。これによって、今まで曖昧ということで、解明しにくいとされていた分野の解明が可能となるということになる。

さて漢方治療が科学的でないといわれてきたことは周知のことであるが、効果がないということではない。近代合理主義の系統の科学的医学

的方法では、その効果を判定できないということなのである。使う生薬も成分不明、判明しているのは、その科学的効果を構造を明らかにして解明したものだけである。生薬の複合である処方は、もちろん効果判定は不可能。さらに人間に投薬する場合は、人間の方の症状が不定で曖昧な部分が多い。前記のパネル・ディスカッションのむずかしさがわかろうというわけである。

科学化とか、科学的に考えよというが、漢方治療の世界ではそれが非常にむずかしい。それを少しでも科学的にしようというのが、西洋医学的治療と協調して日本で漢方治療を行っている者の課題であり、願いでもあるわけである。

漢方治療のファジー性をもう少し具体的に考えてみると、先ず生薬の問題がある。生薬は生物学的複合物質である。化学的複合物質である。化学的複合物質の一種ではあるが、生物であるから厳密に言えば一つとして同じものはなし。

薬効を検査する場合、化学的単一物質なら、その線形化学反応は今日の技術では追跡可能である。しかしこの場合でも動物実験では可能でも、患者に投与した場合の追跡はそう簡単ではない。単一物質を複合した化学的複合物質でも、2味以上の薬物の体内での作用は非線形化学反応で、線形反応とみなせる部分だけが把握できるにすぎず、さらに多味になるとその成分全体の追跡は不可能といってもよい。

生物学的複合物質である生薬では、未知の成分も多く含まれているので、化学的に判明している成分だけでの追跡では、その生薬の薬効を把握できるとは考えられない。この意味では、麻黄を規定するのにエフェドリンの含有量を目標にするだけでは不備であるのは当然で、少なくとも数種の成分を一応、同時に問題にすべきである。

次に生薬を複合して使用する漢方処方の場合、その服薬の効果を科学的に判定することは、正体のわかっている化学薬品を投与した場合より作用は遙かに複雑で、その科学的判定は不可能といっても過言ではない。

## 第4編　日本の漢方診療の現状と今後

　さて漢方治療の場合になるが、以上のようにファジー性の多い生薬を処方して複合して使うわけである。この場合、生薬の薬能が問題になる。薬能とは、その生薬が処方の中でどのような働きをしているかを中心にして考えた効果をいう。1味を投薬した場合の薬効とは意味が違う。1味の薬効がわかっても、組み合わせた生薬の複合処方の中での働きがわかるとは言えない。

　したがって実際に処方を作る時は、組み合わせる生薬の薬能が問題になるわけである(この薬能を科学的に解明することは、現代ではまだ不可能である。生薬学、薬理学が進歩して、1味の生薬は漸次解明されていくが、それがそのまま薬能に直結するわけではない)。

　漢方で薬能を問題にする時は、先ず吉益東洞の『薬徴』が挙げられる。『薬徴』は、本草書(古代からの生薬の使用経験を集大成した生薬使用の際の指針となる書)に頼らず、『傷寒・金匱』の薬方を処方して、実際に効果のあった処方を考察の対象として、同一生薬の入った処方の使用結果から、その生薬の薬能を類推して記述したものである。

　吉益東洞は実証性を重視して、親試実験を主唱し、薬方では使用してみて有効であると認められる『傷寒・金匱』の薬方を重視し(東洞は、『傷寒論』の薬方といえども、その効果なきは用いずと言っている。実証性を重視していることがうかがえる)、その効果を認めた薬方の中の生薬を考察し、『薬徴』を作った。

　また見症を重視し、診察では一定の症候を確認でき、それに一定の処方を対応させて効果を上げる診察法を考え、「腹診」を重視するに至った(当時オランダ医学が紹介されはじめ、解剖書も輸入され、東洞を世に出した山脇東洋の『蔵志』の刊行があり、やがて『解体新書』の翻訳、刊行が行われた。実証的な西洋医学の風潮が古方派の人々に影響を与えた面があったと言えるのではなかろうか)。

　この吉益東洞の実証性を重視する精神が、古方派の特徴であり、実証的な近代科学を日本に導入する端緒を作ったと言える。

さて薬の問題の次に、患者を診察し、薬方を選んで投薬する(随証治療)場合を考えてみたい。

　まず五苓散を例にとると、五苓散の構成生薬の薬効の総和が五苓散証ではないし、病人が五苓散証を現わしていない時は、五苓散は効かない。そして、実験的に五苓散証の人間を作ることがなかなかむずかしいので、実験することはむずかしい。また本当の発汗作用のある動物は人間以外にないので、動物実験で効果を測定することもむずかしい。五苓散証のある病人に五苓散を投与すれば、見事に奏功するのを経験するが、その効果のメカニズムを知ることは大仕事である。

　もう一例、沢瀉湯の自験例を挙げる。筆者は若い頃から、原稿を書き続けたりして神経的に過労になると、時々、回転性眩暈におそわれた。回転性眩暈には沢瀉湯が著効があることを知ったのは、奥田謙蔵先生に昔教示されて以来である。沢瀉湯は、沢瀉・朮の2味の薬方で、この2味とも五苓散に含まれている。まず分量が問題で、1日分5g、2gでは効かない。少なくてもその3倍量でないと効かないと言ってよい。さて五苓散を3倍量以上にすれば、処方中の沢瀉も朮も相当多くなり、沢瀉湯の効果、眩暈に効きそうなものだが効かない。旅先で沢瀉湯を所持していないので、五苓散を大量に服んだが効かなかった。その後、沢瀉湯の眩暈に対する効果に近い効果を持った薬方を探してみて、真武湯がやや近い効果があることを知ったが、沢瀉湯の著効には匹敵できないことを知った。

　以上の例以外、証を適確に把握し、病人に適応させた場合に著効を上げ得た例は無数にある。『傷寒・金匱』の薬方をはじめ、優れた成分は、実に巧みに構成されていることを知らされるわけである。随証治療に於いて、証の構成の研究が如何に大切かを痛感する次第である。

　『傷寒論』の薬方をみてみると、構成生薬の1味の加減、去加で薬方の証、病人に対する適応がはっきり違う。証を研究し、これらの薬方を繰り返し使っていると、薬方の証がはっきりと把握でき、その証が確固と

した存在になる。古方家は証をはっきりつかんだ薬方を増やし、その薬方を運用することを覚えていくという方法をとっている。ここには、科学でいう再現性と客観性への期待があると思う。

　しかし一方、問題は証を決める診察、診断の方法にあると言える。ここで対象である病人の現わす症状でも、なるべく確実に把握でき、変動の少ないものを選ぼうという考えが生じる。

　そこで先述のように、吉益東洞は「見症」を重視した。即ち、目で見える症状を第一とした。身体を診て、その生あるものの腹部に目をつけたのである。

　診察で一定の症状を確認出来、それに処方を対応させて確実な効果を上げることができれば、科学的な再現性と客観性がある程度期待できるわけである。「腹診」はこのようにして重要視されていったと思う。

　証というパターン認識を実証性に関連させて述べてきたが、次はこの認識法の長所・短所を考えてみたい。そしてこの方法の運用の仕方を、日本の漢方の現状を踏まえて考えてみたいと思う。

## ④随証治療の長所・短所

　随証治療が歴史的にみても、日本の漢方診療の現状から言っても、日本漢方の主軸であるという考えを今まで述べてきた。この考えは、単に筆者が古方を学び、古方中心の治療を続けてきたがためではない。10数年前、中国中華医学会代表団を迎え、日本東洋医学会との交流の企画・接待をして以来、日本漢方について考え続けてきた結果である。

　現実を無視した考えでは、現実問題を解決する役には立たない。理想論的な考えではないので、その流派、その立場からの異論は当然あると思うが、とにかく日本の漢方診療をどう位置づけるか、どのような方向を指向したらよいかを、現実を踏まえて考えた結果であることをご了承願いたい。

## ❶随証治療の長所

　この長所も、日本漢方の現状を踏まえての長所で、随証治療が理想であると主張するためのものではない。最も現実的な問題から入っていくと、

　①生薬の需給の問題がある。何百種類もの生薬を、常時必要な量だけ準備しておくことは、生薬が天然物だけに簡単な問題ではない。日本の生薬の生産量は、中国から輸入する生薬量の5分の1以下であるので、中国の生薬の需給の問題は、日本にも密接な関係がある。

　中国で欠乏を憂慮され、何らかの措置を必要とする生薬の品目は40種を数え、その半数は日本で常用しているものである。この中には竜骨のように埋蔵量が限られていて、生産が望めないものもある。

　中国国民の8割が生薬を服用したいと望んでいるそうであるから、必要とされる生薬量は厖大なもので、輸出を加えるとさらに多くなり、生薬の需給は大問題である。

　1988年秋、中国北京・中日友好医院で焦樹徳副院長以下、中医各科の主任達と座談会をした時、主要問題は生薬の需給問題であった。焦先生は山東省での生薬需給の会議から帰ってきたばかりで、需給の問題になると熱が入った討論になった。

　この席で焦先生は、これまでは外国から中医学を学びに来る留学生には中医学だけを教えればよいと考えていたが、それではその学生が帰国しても中医学的方法で診療をやるので、中国の生薬が必要となり輸出が増大されることになる。それで本国の特有な医療手段を考慮するように指示し、その国の資源を活用するように教えることにした、と話された。この時、筆者は日本における柴胡剤の運用、柴胡の多用の話をし、中国は柴胡の使用は日本より少ないので有難い旨話した。要するに、生薬の需給は地球的規模で考えなければならない問題というわけである。

　最後の結びでは、下手な医者ほど薬の量が多くなる。お互いに勉強して薬の使用量を減らそうではないかという話になった。同じく北京で今一つ需給に関する話を聞く機会があった。中華人民共和国衛生部副部長

胡熙明氏との会見で、名刺には(医師)とあり、また、兼国家中医薬管理局長という肩書きもあった。席上で胡氏は、衛生行政は医師がやるべきものである、と2回も大声で言った。また、生薬の需給の管理は主要で、商業部にあった管理権を衛生部に移したと言った。

　要するに、生薬の需給問題は中国にとって大問題であるとともに、生薬を使う日本の医療関係者も十分考慮しなければならないことなのである。

　何回も繰り返したように、中医学の方法では、随証治療の方法より薬量が相当多いということが問題である。少ない量で十分な効果を上げるという問題は、前述の「下手な医者ほど薬を多く使う」と中国で話題になったが、もっと基本的な意味で日本でも問題にすべきである。

　随証治療を掘り下げて考えることに意味があるわけである。

　②昭和51年9月に漢方エキス製剤が健康保険薬価基準に収載されて以来、日本漢方の用薬の方向は決定的になったと言える。その後の趨勢は、健保採用のほかに、煎薬を服用しにくくなった環境事情、簡便さを求める傾向などが加わってエキス剤が主流になった。エキス製剤は随証治療に支えられている。健保診療ではエキス製剤を使わねばならないので、それを漢方的に使おうとすれば、随証治療を学ばねばならない。

　③薬方の証を類型パターン認識で把握する随証治療では、実証的な検査をし易い。一定材料の生薬を使った、一定効果が期待できるエキス製剤は、ある程度科学的・数計的に検査が可能である。

　④同一漢方を、証を研究し繰り返し使っていると、その薬方の使い方に習熟し、その薬方の適用範囲を拡大できる。小数の薬方から始めて、漸次その数を増やしていく方法をとることができる。したがって西洋医学的治療を行っている医師でも、とにかく漢方薬を使い始めることができる。西洋医学的病名、症状で漢方薬を使う制度になっている日本の健保診療では、このようにして西洋医が漢方薬を使っている。

　以上のような次第で、漢方を系統的に勉強し、ある程度の知識を得なくても、一応容易に漢方薬を使うことができる仕組みになっているので、

漢方薬を使用する人数は増えるわけである。一方漢方を知らないで漢方薬を使う人数が増えれば、本当の漢方の効果を発揮することができず、漢方の声価を低下させる恐れが出てくる。

しかしまた、漢方薬に親しんだ医師の中から、本式に漢方を学ぶものが出てきて、『傷寒・金匱』その他の勉強をはじめ、漢方人口が増える。このことも現実である。

以上随証治療の特徴を現実問題に関連させて考えた。その特徴をうまく利用すれば長所になるが、利用を誤れば短所になる。

⑤次に理論的に随証治療の長所を考えてみたい。これも日本の現状と関係があるのであるが、日本の医療は西洋医学的治療が主流である。日本の漢方治療はそれに協調する形で行わなければならない。もともと西洋医学的知識を持っている人々が漢方を学ぶわけなので、当然科学的合理的に考えたいわけである。

前述のように漢方治療は、用いる薬物も天然物なのでファジー性が強い。本来の漢方治療では、病人のその時の証を診断して処方するのであるから、投与する薬は病人によっても異なるし、病人のその時その時の証(症候群の総和と言える)によっても違うのである。1病名、1症状で統計をとったり、1薬方の投与で統計をとったりすることは不可能といっても過言ではない。

しかし現代医学で育った人間の感覚としては、このファジー性の強い漢方治療を少しでもわかり易く、いわゆる合理的にしたいと望むのは当然である。この合理的ということは、2値論理に出発した近代合理主義による理解ということなので、ファジー性の強い漢方診療の経過は非常に把握しにくい。

一つのエキス製剤をしかも一定分量使って、1病名の疾患に投与した統計などは合理的に見えるかもしれないが、本来の漢方診療の効果判定という点から言えば、極く一部にしか当らない。ファジー理論が発展し、ファジー的なものの把握が進歩しても、漢方診療の結果を統計的に

把握することは、相当むずかしいものの一つであろうと思われる。

　しかし、とにかくある程度、西洋医学的感覚の人々にも、漢方診療の結果を分かって貰わなければならない。そうするにはファジー性を少しでも減らし、漢方診療が客観性、再現性という面で把握しやすいことが要求される。随証治療をこの面からみると、次のような利点があると考えられる。

　証という類型パターンは症候群を整理した形で、一定の身体状態を統合して把握したものであると考える。その症候の把握には診察法が密接に関係しており、心身の現わす症候を具体的に把握する必要がある。東洞のいう親試実験の精神が徹底的に活かされるべきで、腹診を含む見症を重視すべきは当然である（西洋医学的諸検査、また内臓体壁反射や体表診断学等の諸知識も参考にすべきものと考える）。したがって腹診法等の整理、充実は必須条件になる。

　証は薬方で表現される。普通言う証は、この薬方の証を指す。証の内容は『傷寒・金匱』等の条文等で示される。しかし実際にその証の判定により投与するものは一定の生薬の組み合わせである。

　さてこの証も、科学的合理的という面からはファジー性があるが、同じ証の薬方を何百年と繰り返して使っていれば、何万回かの生体実験をしたことになり、その証が確かなものになっている。実際に証が確かな名処方の場合は、その証の判定を誤らなければ、適確な効果が上がることを経験している（しかし、あらゆる薬方の証が確かであるということではない。確かさに濃淡があり、『傷寒論』の方といえども効なきは用いずと言っている東洞の実験精神は忘れたくない。そして、証は勉強と経験により初めて本当に把握できるもので、これにより薬方を十分に運用することは簡単なことではない）。

　以上証についてややくどく述べたが、これは漢方治療につきもののファジー性を、証を追求することにより少しでも減らしたいと思うからである。一定の証の薬方を何百回も人間に投与できるということは、非

常に有難いことである。原三郎先生は、君たち漢方家は毎日薬の人体実験ができていいね、と言われた。また奥田先生は、昔から使われている証の薬方を使う場合も、新しく薬方を作るつもりで処方せよ、と言われた。安易に証を考えて薬方を使うなという戒めである。一つ一つの薬方を証を十分考えて投与し、それを繰り返して人に使うことにより、初めて証が確かものになっていくのである。

　弁証論治で処方を作って投薬する場合と較べると随証治療の投薬は型にはまっていると言われるが、これはいわゆる証を安易に考えて投薬する場合である。前述のように証を病態との照合で把握してよく考えて運用する場合は、十分効果を発揮できると考える。またその薬方が適合しない時は、身体症状と薬方を照合して加減したり、変方したりしやすい（随証治療における薬方の運用については後述する）。

　客観性、再現性という点からみると、薬方の薬味が少ないほうが観察に有利で、その中の1味2味の加減を薬方を投与しながら検討することができる。このようにして構成生薬の薬能を知ると同時に、それらの生薬により構成されている薬方の証を確かめながら確かにしていく。またその運用を拡大していく。

　随証治療における勉強は、証を鵜呑みにして薬方を投与するわけではなく、構成生薬の薬能を吟味して薬方を運用するのである。それには、2味、3味の漢方の研究から始めて、『傷寒論』の薬方に多い5味、6味の薬方を理解するように努力する。

　弁証論治のように理論により、いちいち処方を構成するのとは違うが、確実な薬方の働きを一つ一つ把握しながら、一歩一歩、確実に内容を把握しながら使いこなせる薬方を増やしていく。これが随証治療の勉学の方法である。一つの薬方を吟味しながら、繰り返し使うこのやり方は、処方を頻繁に変えるより客観性、再現性があると思う。

　随証治療の原典は『傷寒論』である。『傷寒論』に随証治療の原型がある。『傷寒論』を解釈、検討することにより、随証治療の性格を知ること

ができる。

　『傷寒論』は、ある時の病態の症状を挙げ、それに適応する薬方を使って治ったという事実を記述したものである。どうして治ったか、どうしてその薬方を使ったか、(薬方の構成の由来)は記述していない(後人の附加した条文や注釈を除いた、いわゆる『傷寒論』の本文と言われる部分について言えば、このように見られる)。事実だけ記述しているから、症状の把握・判定が間違わなければ(証の判定が正しければ)、対応する薬方を投与すれば治るわけで、何百年後でも変わらないわけである(再現性という条件にかなうことになる)。『傷寒論』が古方家の原典となったのはこのためで、これがまた近代医学的治療を行うものにも首肯される所以である。

　『傷寒論』には、薬方の構成の由来は書いていない。しかしもちろん、理由があって構成されたのに違いないが、書かれていないので推理するしかない。後世、陰陽五行、経絡説で様々な注釈や、附加が行われているが、以上のように、どのような病態にどの薬方を使って治ったか、という事実だけ記述してあるほうが、近代医学的見地からは、近寄り易いと思うのである。極端に言えば、ある薬方を使ってある病が治ったという場合、構成する薬味の薬能の総和が問題であるわけで、何経に属する薬だから何の病が治ったと考える必要はない。現代医学では、ある薬が、ある症状、病気に効いたという事実は、実験(人体実験を含めて)によって知るだけで、それで治療を行っているわけである(本当の薬の体内での作用機序を全部知ることは非常にむずかしい)。現代医学で育った者は、実験的結果を重んじる傾向なので、漢方薬の効果も効いたという事実から出発せざるを得ない。漢方を知らない人には、まず効いた事実を見て貰うより仕方がない。この意味では既成名処方の証(症状の把握の仕方)をよく教え、その使った結果が好成績を収めるのを知って貰うことが、第一である。

　随証治療の長所の一つは、以上のように名処方を使って体験すること

から始められるということであろう。筆者もその一人であるが、漢方を志すようになった人々の多くはこの体験があると思う。

以上雑然と書いたが、随証治療による日本の漢方は、現実的には入り易い（が達し難い）ということである。中医学は理論的には入り易いが、実際に弁証論治により薬方を駆使して、十分な効果を発揮するまでには時間がかかると思われる。

### ❷随証治療の短所

先ず問題になるのは、随証治療そのものの短所というのではなく、付随する教育に関する問題、現在多く使われている用薬、即ちエキス製剤の問題などである。いずれも現実的な問題で困難には違いないが、努力次第では解決できると思う。

①教育問題

日本の漢方には教科書が無い。中医学には教科書があるではないか、というが、中国で統一的な教科書ができるようになったのは、毛主席が中医学を推進するようになってからで、近々30数年のことである。それができたのは中医学推進が国家的の仕事になったからであろう。

日本では、未だに漢方は医療上、正科と認められていない。漢方書の出版はすべて個人的なものである。

随証治療が特に古方で教科書的役割をしてきたのは、『傷寒・金匱』であり、その中の薬方を解説、使用法を示した『類聚方広義』である。薬の解説書としては、『薬徴』や『古方薬議』等が用いられた。診療法に関する一貫した解説書は何も無かったし、今でもまとまったものは無い。漢方の解説書等はいろいろ出版されているが、診療・診断書を含めた教科書的なものは出されていない。要するに教科書の出版が急務というわけである。

②中医学では煎薬中心であるから、生薬の需給が問題であるが、日本ではエキス剤が使用頻度からいって需給の主要部分を占めている。エキス剤の場合、許可されている薬方数が極めて限定されていること、また

その製品が治療に必要な条件を十分供えているものばかりとは言えないことが、実際の診療の上では大きな短所となっている。

煎薬を使う場合、殆どを輸入によっているので、生薬の入手の上で不自由があるのは当然であるが、この制限された生薬によって効果を上げることを考えた日本漢方では、効果の如何を問題にしなければ、この不自由さという欠点が材料の節約という長所になっている。

③理論的に短所と言えば、限定された薬方を目標にし、その薬方の効果内で治療する形になっている随証治療は、新しい処方を生みだす創造性に欠けている。これが最も大きな短所となっている。

この短所を補うために、加減・兼用・合方等の工夫をして、新しい使用法と言えるような使い方で、創造に近い効果を出そうとしている。もちろん、これは煎薬の話で、定まった内容のエキス剤では不可能である。

しかし現実的には、随証治療でも数百方の薬方を自由に使えるようになることは、大変な努力が要ることである。その中の名方となると、十分な弁証論治によってもその名方を凌駕する処方はそう簡単にできるとは思えない。しかし随証治療の対象となる名方を十分に使いこなすことも努力が要る。要するに随証治療で煎薬を使う場合の短所は、努力次第で、相当程度補えると考える次第である。

以上相当くどく随証治療について述べたが、この問題が基本的と思うからである。

### ❸随証治療の長所を活かし短所を補う

随証治療の長所を活かし、短所を補うという問題に就いて述べるわけであるが、実際の治療効果と遊離した話をしても無意味であるので、今までよりさらに深く現実を凝視した上での話でなければならないと思う。

毎日診療に携わっている者にとって、治療効果は最大の関心事である。治療効果を上げるためには最大の努力をしなければならない。しかし現実の診療でいつも治療効果を上げることは非常にむずかしい。随証治療で効果を上げるためにはそれを徹底的に検討、研究するのが当然なわけである。

中医学が導入されて関心を持たれているのは、一つには中医学的治療と漢方治療との治療効果の問題があるからである。効果の判定という話では「東洋医学の批判」で最初に述べたように、科学的検討となると非常にむずかしい。

　効果の判定という点で、中医学と日本漢方を比較することになると、またさらにむずかしい。昭和48年、第24回日本東洋医学会総会に中華医学会代表団を迎え交流を行ったが、5月17日、離日の前夜ホテルニューオータニに代表団を訪ね、筆者の意見を述べた。薬用量を問題にし、中医学的治療の薬用量が日本の漢方治療の薬用量と相当大きな違いがあるという点を問題にし、先ず留学生を交換すること、同じ病気の同じような病態の患者を相当数集め、中医学的治療と漢方治療を行い、比較してみることを提案した。交流の進んだ今でも無理な話であるが、その提案に、当然のことながら余田民団長からその後何の話もなかった。

　同じ患者に同時に違った治療を行うことは不可能であるし、また同じような病気、病態の患者を相当数集め、違った治療を施して効果を比較することも非常にむずかしい（前に薬用量の例として挙げた、北京中日友好医院の焦樹徳副院長の100g前後の薬用量と、藤平先生の20g前後の量とは大差がある）。

　薬用量が大きく違う二つの治療法の効果を比較判定することは非常にむずかしいことが考えられる。両者は方法論も違うのであるから、さらにむずかしい。しかし大島良雄先生が「東洋医学の批判」の後で話された、規模を拡げ、時間をかければ出来ないことはないという言葉は覚えておかなければならない。

　今や中医学と漢方との比較は避けて通れない問題であるが、最後には治療効果の比較という問題に到達するのであるから、あくまで現実をみて検討すべきである。

　さて随証治療は、今や煎薬による湯液治療とエキス剤投与による治療と現実的には大きく分かれる。治療効果という点でも明らかに差がある。

この差を無視した漫然とした議論では随証治療の長所を活かす話もできない。

　証がはっきりとしていると思われる葛根湯を例にとって考えてみる。葛根四両、麻黄三両、桂枝二両、生姜三両、芍薬二両、大棗十二枚が『傷寒論』の原方である。『傷寒論』の中の葛根湯の証の各条文は、この薬方の構成を基にして述べられているわけである。また煎じ方、服用法も関連しているはずである。『傷寒論』の条文を解釈する場合は、当然この構成を頭に入れた上でなければならない。

　ところで日本の処方集でグラムに換算したものは次の通りである。『経験・漢方処方集』では葛根8.0、麻黄4.0、生姜4.0、大棗4.0、桂枝3.0、芍薬3.0、甘草2.0、『龍野漢方処方集』では、葛根4.0、麻黄3.0、大棗3.0、桂枝2.0、芍薬2.0、甘草2.0、乾生姜1.0となっており、『中医処方解説』では、葛根9、桂枝6、麻黄6、白芍6、炙甘草5、生姜6、大棗5となっている。薬力が問題である麻黄の量4.0・3.0・6.0と相当の差がある。この3処方を同じ葛根湯の証として論じるのはどうかと思う（漢代の両のグラムへの換算が問題となるわけである）。

　随証治療で薬方を正しく使うには、一応、薬方の吟味が必要である。証を正しく把握したとしても、使う薬が不備であれは効果は期待できないはずである。随証治療では証の吟味が大切であるが、それは同時に構成薬方の吟味も必要というわけである。

　エキス剤で治療する場合も、薬方の構成、使用量等が煎薬同様問題である。構成薬の量が違えば同一基準で薬効を論じるわけにはいかない。また構成が同じでも、エキス剤と湯液とでは治療効果が違うことは当然考えられるのであるが、構成薬味の量が違えばなおさらである（エキス剤の問題は、エキス剤の改善の章で詳しく述べる）。

　エキス剤が一般的になるまでは、煎薬が普通であったので、随証治療の長所は湯液中心で考えていた。そこで先ず湯液で随証治療の長所を活かすことを考える。それをエキス剤に適用するには、エキス剤をどう改

善すべきかを考えねばならないことになる。

　先ず証という場合、今までくどくど述べてきた薬方構成生薬の実際量の問題がある。証と関連して薬方を明瞭にして議論すべきであろう。現行の相当開きのある薬量を、なるべく差異を少なくし、『傷寒論』の証を論じるなら『傷寒論』の原方を尊重した薬方構成分量にすべきである（しかしこれには、生薬の品質、成分の問題もある。例えば、中国の葛根と日本産の葛根の違いを考慮して、葛根湯の中の葛根の量を決めるという考慮が必要になる）。

**❹随証治療の長所を活かす場合の実際問題**
**①証のはっきりしている薬方の研究**

　葛根湯や小柴胡湯のように広く使われ、治療効果が確認されている薬方は、証がはっきりしていて名処方と言えると思う。『傷寒・金匱』の薬方や後世方の中で繁用されている薬方で名処方と考えられるものも多くある。

　これらの名処方を更に実験、実証を重ねて確実にし、証をわかり易く判定できるようにすることは、まずこれ等の名処方を使って確実な治療成績を上げられることになる。これらの薬方が多くなれば、相当広く各種病態が治療範囲に含まれ、治療できる病気が増加することになる（漢方全般を勉強しなくても、これらの名処方の相当数を使いこなせれば、ある程度確実な治療効果を上げられる。これは随証治療の有利な点である）。

　随証治療では薬方が制限されている結果、薬方を拡大して使う傾向が出てくる。劉渡舟先生との座談会の席で、日本では小柴胡湯を子供の体質改善薬として使うことがあるという話が出た時、中医学ではそういうことはしないと劉先生は言われた（劉先生の柴胡剤の講義を拝聴したが、診断は中医学的弁証が主で、日本の随証治療的診断ではなかった。また腹診の話は講義にはなかった）。

　エキス剤の使用が一般化されて、証を無視した使い方がされ、漢方薬の効果を疑わす結果も出ている。しかし一面、証の拡大解釈を可能に

する利点も出てくる。しかし漢方治療の効果を確実にするためには、証を理解して随証治療することが重要であることを認識すべきであろう。随証治療は便利で簡便のようにみえるが、証を活かして十分な治療効果を上げるためには、基本的な研修が必要である。

証のはっきりしている薬方が増えれば、それだけ確実な治療が出来るわけであるが、この証を明らかにする仕事は、古典や過去の使用例・口訣などを研究するだけでは十分でない。

昔の生薬と現実に使っている生薬とは同一視できないし、病人の病態も時代と共に変化しているはずである。湯液治療している者は、最良の治療効果を上げるために、毎日実験をしていると同じ立場にある。

入手する生薬がいつも同一品質とは限らないからである。古典における証ははっきりしていても、現実的にそれを活かして効果を上げるには構成生薬の問題があることは無視できない。湯液治療をする者は、毎日の治療を通じて、証を活かす実際的な方法を生み出していく必要がある（今多く使用されている柴胡は、筆者らが30年前使用していた良質の三島柴胡とは品質が劣る。とすれば、柴胡剤の柴胡の量を増やすという問題が起こる）。

②薬方の運用の工夫

証のはっきりした薬方を増やし、且つその適用範囲を、実際に使用した経験を活かし拡大すれば、相当数の良処方で相当広範囲の治療ができる。エキス剤の使用によって、場合によっては今までいう証を無視した使用により、その処方の適用範囲が拡大されているという例もある。しかし単方だけの使用に拘らず、加減や兼用、合方をすれば、さらに複雑な病態にも対応できる使用法が可能になる。『傷寒論』の3味、5味の各処方は、証が適合すれば素晴らしい効果を発揮するが、その単方の使用だけではうまく処理できない病態も存在する。その処理に加減、合方が行われるのは自然の成行きであり、『傷寒論』にその実際例が示されている。桂枝湯の芍薬を増量したものが桂枝加芍薬湯であり、太陽の薬方が

太陰の薬方に変わっている。桂枝湯と小柴胡湯の合方が柴胡桂枝湯で、原方2方とは別の性格(証)を持っている。後世方の処方の中には、薬味の少ない古方の薬方を合方したものに近いものがある。したがって、加減法、合方を十分検討し実験を重ねれば、後世方の名処方に匹敵する処方を生み出す可能性がある。即ち随証治療を拡大するわけで、これで中医学の弁証論治による治療効果に対応できる効果が可能と思われる。違うところは、病態を証として具体的に把握し、その把握の方法を複雑にして、判明している病態の証を手がかりとして薬方を複雑にしていくことである。これはあくまで見症(広い意味での)をもとにして、実証的に処方を考え構成しようというもので、随証治療の拡大である(加減、合方の実際の応用例は、後に詳述する)。

　エキス剤では自由が効かないので、殆ど単方の使用経験、成績しか発表されていないが、エキス剤を改善して合方し得る薬方を加えれば、エキス剤でもそれ相当の効果の拡大が可能と思う(エキス剤の改善のところで、詳述する)。

　『傷寒論』には薬方の構成の理由、手順などは記載されていない。条文から推測するだけである。条文に随って使った場合、効果を十分認められる薬方の場合は「之を主る」となっているので、効果があることは理解できる。しかしなぜ効くかということになると、結局構成生薬の薬能と構成分量が問題になる。前述のように証をやかましくいうなら、当然この問題は避けて通れない。

　桂枝湯が芍薬だけの増量で桂枝加芍薬湯になり、証も太陽から太陰に変わるのであるから芍薬の薬能が問題である。吉益東洞の『薬徴』では、「拘攣を主治する」となっているが、これだけでは説明がつかない。中薬学の補う力があるという考えを導入すべきである。当帰芍薬散の芍薬の多いのも、補う力と駆瘀血的作用のあることを説く中薬学の考えを入れた方が理解できる。

　随証治療で証をもとにして薬方を運用する場合、古典の証(の条文)を

考えていただけでは、十分な運用はできない。また古典的な薬能書、本草書のみに頼っていては、十分な知識は得られないと思う。ここで中薬学の豊富な知識を役立てねばならないし、生薬の現代薬学的知識も活用しなければならないわけである。

　証を中心として治療していて有利な点は、はっきりした証の処方に1味を加減してみてその1生薬の薬能を実験的に検討できることである。1生薬の薬方の中での働き、即ち薬能を患者に適用して実験的に知ることができることは非常に有難いことである。中医学のように組み合わせの変化が多くては、1生薬の薬能を検討する場合困難を感じる。様々言われている生薬の働きを、実感として把握するには、随証治療で加減を行うこの方法が有利であると考える。この実験的、実証的方法は、随証治療の拡大に役立つわけである（後述する附子の薬能と応用の話の際、詳しく話す）。

　さて薬方を運用する際問題になるのは、薬用量である。いくら証が合っていても、その証の働きを発揮できるだけの薬用量が必要なことは当然である。証が合っていれば少量で効くと、自分の診断を誇る人がいるが、最も効果を発揮できる分量を探究するのが合理的ではなかろうか。この点から一律に投与量を押さえている健保診療のエキス剤の分量は納得できない。保険診療の量で効く場合もあるが、倍量でなければ効かない薬もある。分量の問題は使用する各人が、研究的態度で検討すべきである。

　しかし処方集に、実際の効果が期待できない分量が掲載されているのは最も納得できない。随証治療は、中医学的治療より量が少ないのが特徴であるとはいっても、効果が期待できない量では問題にならない。

　水毒の薬方は一般に薬用量を増して使うと効果が上がるが、沢瀉湯の量が沢瀉5.0、朮2.0となっているのはあまりに少な過ぎる。筆者はその3倍量を最小限量としている。自験例ではその量を1回に服んでようやく効果を得る場合があり、症状によりそのつど検討する必要がある。

　『経験・漢方処方集』では桂枝湯の芍薬は4.0で、桂枝加芍薬湯の芍薬

は6.0である。『中医処方解説』の量は桂枝湯で白芍9である。桂枝湯の芍薬が2.0g増えたことによって、桂枝加芍薬湯の証が発揮できるだろうかということが問題である。筆者は、桂枝加芍薬湯の力を発陣できるところまで芍薬を増量するよう心掛けている。中医学では弁証論治により、必要と思われる量の生薬を組み合わすので、処方毎に生薬量が異なる場合が生じる。随証治療では、人により原方の分量を少しも変えないようにしているが、これは中医学の生薬の量に対する考え方と極端に違っているわけである。しかし、効果が発揮できるまで量を増やすということは当然のことである。エキス剤では、出来上がった製剤の分量比を変えることができないので、製剤する前に処方の分量比が妥当か否かを十分検討しておく必要がある。現在製造販売されているエキス剤に於て、果たして事前に十分な検討がされていたか、使用する者には気がかりなことである。湯液治療をする場合は、処方の生薬は自由に変えられるわけであるから、必要な生薬量を使うように心掛けることで本当に証の効果を発揮できるのではあるまいか。

## ⑤随証治療と中医学の弁証論治

随証治療の長所、短所の話から、随証治療の長所を活かして治療する際の要件にまで言及した。次に当然問題になるのは、中医学の弁証論治による治療効果との比較であるが、そこで先ず問題になるのは、随証治療の方法を拡大して、どの程度までの治療が出来るかということである。中医学的治療を念頭におくと、随証治療の方も当然、生薬を十分使用し得る湯液治療ということになる(制限の多いエキス剤治療とでは比較できない)。

随証治療の長所を活かすには、証の判明している名処方を多く知り、それを活用することが第一歩であるが、単一処方では処理できない複雑な症候状態がある。それに対応するために加味が行われ、併用、兼用、合方が行われるわけである。

単方に加味を行う場合、証の判然としている薬方に1味を加えて実験的に使ってみて、その結果をみてその1味の生薬の薬能を探り、その生薬を自家薬籠中のものにする。これは随証治療をする場合に普通採られる方法であるが、これは相当の時間と相当の症例がいる。もちろんその生薬については、予め中薬書まで調べるのが普通である。要するに1味の生薬を自信をもって使うには、相当の手間がかかるわけである。

　合方をする場合はさらに慎重を要し、先ず兼用してみて必要とみれば合方するわけである。もちろんこの場合には、患者を診療しての証拠が必要である。

　合方により薬方の数も増え、薬量も中医学的療法に近くなり、効果も中医学の弁証論治によるものに匹敵し得るようになると思われるが、随証治療の場合は、基本的な薬方の証を踏まえて、その証から出発して、いわば証を重ねていくのである。したがって効果がなかったり悪化した場合は、重ねた薬方を取り去り、基本の薬方に基づいて検討し直し、さらに診察によって得た証拠を検討し、必要があれば新たな薬方を合方することにする。あくまで見症を重視して、症状に照らし合わせて判明している部分は残して、そこからまた出発するわけで、がらりと処方を全部変えることはしない。このやり方のほうが、いわば実験を確実に積み重ねていくことになる。またわかり易いと思う。単方に1味の生薬を加えて検討していくのと同じようなやり方である。

　中医学の弁証論治による治療の場合であると、効かなかった場合、弁証し直して薬方の構成が変わる。それが効かなかった場合、どの部分、どの生薬が悪かったかを検討するのに困難を感ずる場合が多い。後世方の多味の薬方を処方してうまく行かなかった場合、解明困難を感じるのと似ている。証の明らかな処方から出発して、加味なり合方なりしてうまく奏効しなかった場合、少なくとも元の基本処方まで戻って考え直すことが出来るので出直しやすい（もちろん基本処方になる薬方の適用を誤っていれば、論外である）。

さて合方に関する筆者の実践例を述べて参考に供したいと思う。湯本求真先生は、『皇漢医学』や『臨床応用漢方医学解説』に多くの合方例を述べておられる。特に柴胡剤と駆瘀血剤の合方例について詳しい。

大塚敬節先生にうかがった話であるが、春陽堂で『実験漢方医学叢書』を出版する際、湯本先生に処方解説を書くよう要請されたのであったが、先生は当時（『叢書』の出版は昭和9年である。『皇漢医学』出版は昭和3年であった）柴胡剤、駆瘀血剤の合方などで、大半の患者を治療するような傾向になっていたので、「大塚、お前が書け」と言われ、大塚先生が書くことになった、ということである。

（この叢書の中に、名著といわれる、奥田先生の『皇漢医学要方解説』があり、後には入手困難になっていたが、奥田先生の逝去後、再版用の原稿が発見されたので、藤平氏と小生とで、『漢方古方要方解説』として出版した）。

大正5年出版の『臨床応用漢方医学解説』には相当思い切った量で、思い切った組み合わせの合方例が挙げられているが、『皇漢医学』の合方例では、柴胡剤と駆瘀血剤の合方を最も多く勧めておられる。湯本先生の合方に対する研究結果がうかがえるように思う。

大塚先生はあまり合方をやらず、単方に巧みな加味をして薬方を活用されていたように思うので、湯本先生の弟子であるのに師のやり方は継がなかったように思う。筆者は『皇漢医学』の勉強から漢方に入ったので、湯本先生の合方のやり方を継ぐ結果になったとも言えるが、筆者の師の奥田先生は、一つ一つの薬方の証をやかましく言われたので、合方をする際は、よく考えたものである（同じ奥田先生の弟子である、藤平氏や小倉重成氏は、奥田先生の証に対する厳格な考え方を継いでいると思う）。

柴胡剤と駆瘀血剤を常用するようになって30年を迎えた。使ってみて効果があるから使うようになったまでで、湯本流を踏襲しようとしたわけではない。しかし柴胡剤と駆瘀血剤の合方の組み合わせのあるものは、一つの証と言ってよいほど、しばしば現れるし、用いてよく奏効する

のを経験するようになって、結局湯本流になり、湯本先生が晩年、この合方の使用が多くなったということがわかるような気がするわけである。

　柴胡剤と駆瘀血剤の合方は、実際によく使い、効果の上がる組み合わせでも数組あるが、使い方によってはさらに多くの組み合わせができると考える。この合方のうち、柴胡桂枝乾姜湯合当帰芍薬散、小柴胡湯合桂枝茯苓丸、大柴胡湯合桃核承気湯は、一つの証とみられるほどしばしば出現する。また小柴胡湯合当芍散、大柴胡湯合当芍散、時に柴胡桂枝乾姜湯合桂苓丸の証も案外多く遭遇する。湯本先生もこれらの合方の効果に言及されているが、その適用には腹証を重視すべきことを強調されている。筆者もこれらの合方の適用には腹診が必須であると考えている。全身症状と合わせて腹証を探らなければ、これらの合方を活用できないので、随証治療的方法ではじめて有効に使えるというわけである（合方例の研究は『皇漢医学』を参照されたし）。

　さてこの柴胡剤、駆瘀血剤合方は、随証治療を拡大することになり、特に慢性病治療に効果的である。単方の使用では得られない成果を上げ得るが、湯液使用でなければ十分な効果を期待できないので、湯液使用者が少ない今の日本では、一昔前の湯本先生の治療効果さえも理解出来ないようになっているのではないかと思われる。この有様では、複雑に多量に生薬を駆使する中医学の治療に及ばないと思われる。筆者の経験では、合方を有効に利用し、それに中薬の有力な効果を加えれば相当強力な治療が可能であると考える。

　しかし、繰り返し言うが、基本になる原方の証、構成の十分な検討が必要であり、その原方群を基礎にして、加方、合方を行うのが随証治療の長所を発揮する所似であると考える。

　ここで治療例を紹介すべきであるが、この20年間の治療生活だけでも毎日前述の合方を使っているので、有効であった症例は無数にあるわけだが、多忙なのでそれを発表する準備の時間もなく、紙面もないので省略させて頂く。また、有効かどうかは、診療の当初から見ていないと理

解して貰えないので、臨床の場を実見して頂くより仕方がない。要するにこのような随証治療の拡大方法を追及、検討していけば、相当の効果が期待できるわけである。

次に随証治療の方法で、どの程度までの診療が可能かを問題にしてみたい。どの程度の効果が上げられるかに言及するには、統計的な処理が必要なのであるが、これには大がかりな検査が要るので、各人に追試して頂いて、実態を経験することを期待したい。

症例は関節リウマチ（RAと以下略記する）である。RA治療の基本薬方として、桂枝二越婢一湯加朮附を使い始めたのは30年前である。その有効性を認めてRA治療に興味を持ち、体痛の薬方の研究を始めたのである。

体痛に効くと言われる薬方の構成を考えて基本になる薬方を集めてみると（表1）のようになる。

（表1）体痛の漢方基本薬方

| ①朮附湯 | 朮・附子 | 『医宗金鑑』 |
|---|---|---|
| ②白朮附子湯 | 白朮・附子(炮)・甘草・生姜 | 『金匱』 |
| ③附子湯 | 附子(炮)・茯苓・人参・白朮・芍薬 | 『傷寒論』 |
| ④烏頭湯 | 麻黄・芍薬・黄耆・甘草・川烏・蜜煎 | 『金匱』 |
| ⑤桂枝附子湯 | 桂枝・附子三枚(炮)・生姜・大棗・甘草 | 『傷寒論』 |
| ⑥桂枝加附子湯 | 桂枝・芍薬・甘草・生姜・大棗・附子一枚(炮) | 『傷寒論』 |
| ⑦桂枝芍薬知母湯 | 桂枝・芍薬・甘草・麻黄・生姜・白朮・知母・防風・附子二両(炮) | 『金匱』 |
| ⑧麻黄杏仁薏苡甘草湯 | 麻黄・甘草・薏苡仁・杏仁 | 『金匱』 |

以上①〜⑧等が古典にみられ、これに吉益東洞の桂枝加朮（苓）附湯、葛根加朮附湯が加わる。

以上を通観すると、①から⑦までの薬方には全部附子が用いられてい

る。附子が体痛の薬方に重要な役割を演じていることがわかる（ちなみに『傷寒論』の薬方で附子が使用されている薬方は 20 方で 5 分の 1 以上である）。

さて体痛の薬方を検討してみると、緩解剤、緩和剤系統（芍薬・葛根・甘草・大棗）、駆水剤系統（朮・茯苓・黄耆・薏苡仁・附子）、解熱剤系統（麻黄・桂枝・石膏）、それに直接鎮痛作用を持っている附子（烏頭）から構成されているとみられる。

最も劇しい痛みに対応する烏頭湯をみると発汗解熱鎮痛の力の強い麻黄と緩解の主役の芍薬と駆水力のある黄耆（附子の作用も加わる）、それに緩解剤の甘草を加え附子類中最も強力な鎮痛作用のある烏頭を配している。

筆者の RA 治療の基本処方の一つとして多用しているのは桂枝二越婢一湯加朮附を原方とした、桂枝湯合越婢湯加朮附子である。RA は微熱、炎症状態が長く除去できない、関節の腫脹、変形、疼痛が持続する疾患であるので、この薬方が適応されることが最も多いと考えられる。

この基本薬方を運用して RA の治療を行うわけであるが、発熱、炎症があれば、その程度に応じ麻黄・石膏を加減する。全く熱が消失すれば、麻黄・石膏を除くので、桂枝加朮（苓）附湯に近づくわけである。浮腫には、朮、茯苓を加減し、関節の腫脹の場合は防已、黄耆を加味することもある。筋肉のこり、攣縮、痛みがあれば、芍薬を先ず加減し、時に葛根を加える。葛根・麻黄が加わり、石膏も存在すれば、葛根加朮（苓）附湯加石膏となり、RA の今一つの基本薬方に近づいたわけである。

痛みに直接関与するのは附子であるが、附子は直接の鎮痛作用（アコニチンが考えられている）と、附子の賦活作用、駆水作用とが協同して働くと考えられる。鎮痛を考えた場合には、先ず附子を加減しながら用いる。1 日量の 0.5g から始め、漸時増量して、4 から 5g に及ぶか、その位の量で効かない時は、麻黄・芍薬などの増量を考えなければならない。場合によっては、附子を烏頭に変えることも考える。

附子・烏頭を扱う時は、その時使用する薬の各ロット毎の総アルカロイドの量と、アコニチンの量を頭に入れて使わなければならない。観念的に烏頭は附子より強力で、毒性も強いというだけでは使えない。実際の場では、現に使用しているものが問題で、名称だけでは使えない。1例を挙げると、今使っている附子は総アルカロイド 0.18％、アコニチン 0.04％、烏頭は総アルカロイド 0.46％、アコニチン 0.11％ であるが、アコニチン量で言えば、烏頭は附子の3倍量である。鎮痛に効くと考えられているのは、メサアコニチンであるがこれは示されていない。

　実際に使用してみると、附子の2分の1量の烏頭で鎮痛効果が同じくらいと思われる。しかし、ロット毎に含有量に変化があるので、何時もそれを注意して使わなければならない。アコニチンの最から言えば問題にならないので、現在炮附子と称して市販されているものは鎮痛目的には使わない。

　以上、消炎、鎮痛目的の基本処方の運用について話したわけであるが、これで目的を達することができれば、ステロイド使用を漸減させ、最後には使用しなくてよい状態にまで改善させ得る。その症例も多く持っている。

　RAの場合、体調、体質の改善も重要であるので、人参・黄耆を加味したり、駆瘀血作用もある当帰・牛膝を状況により、当初から加味する場合もある。また柴胡剤の証、駆瘀血剤を用うべき証があれば、前記の基本処方に兼用して用いるのも常套手段である。

　今、RAに使う実際の処方を挙げれば以下のようになるが、これに近い処方例が多い。

**桂枝越婢湯（麻黄 5.0、石膏 8.0）、茯苓（6.0）、朮（7.0）、附子（3.0）、防已（4.0）、黄耆（5.0）、当帰（4.0）、薏苡仁（10.0）、桂枝茯苓丸兼用**、である

　しかし、常に各患者の症状に対応させて処方を加減していく。患部の熱感を確かめて、麻黄・石膏の加減、除去をしていくのであって、RAのような複雑な症状の疾患は、決して杓子定規な治療で処置できるもので

はないことを考えねばならない。以上、RAの治療を例にして、随証治療を活かして、拡大して治療する話をしたのである。中医薬には、動物生薬を含めて多くの鎮痛作用のある生薬がある。しかしそれを単純に加えても鎮痛効果が上がるとは限らない。筆者はそれらの生薬の中から試験的に一つ二つと選び、基本処方に加えて検討している。相当例に適用して効果を認めたものは、常用生薬の中に加えていく。以上のようなやり方で、RAの治療をして、相当の効果を上げているが、以上の例でみられるように、処方の構成が単純なものではないので、現状のエキス製剤では効果を期待できない。しかし、エキス製剤使用が主流である今後を考えると、この煎薬の効果に少しでも近い効果を上げられるように、エキス製剤の改善をすることが重要課題となるわけである。

## ❷漢方エキス製剤の諸問題

　エキス製剤が現在の日本の漢方診療において定着し、多用されていることは周知の通りである。今回専門医認定制度の導入により日本東洋医学会の会員が一挙に5000名も増加したが、この中で煎薬で漢方診療を行う者は極く限られた人数であろう。結局エキス剤の使用が拡大する結果になる。
　豊富な生薬を自由に使い、多様な治療を行っている中医学的治療と、極めて限定されたエキス剤で治療せざるを得ない日本の漢方治療とでは比較しようもないが、今後の日本漢方の発展ということを考えると、手をこまねいているわけにはいかない。
　先に随証治療でも相当複雑な煎薬の使用法ができることを述べたが、このような煎薬の使用ができる者を増加させることは、現在の日本の諸般の事情を考えるとあまり希望が持てない。まして先述のように、中医

学的治療をそのまま日本で行うことは、極めて限定された範囲に止まり、一般化は望めない。

以上のように考えてくると、エキス剤の徹底的改善が日本の今後の漢方の発展に必須であることになる。

## ①現行のエキス剤における問題点

現行の医療用エキス剤の処方選択、処方数、エキス剤製造法等の基本的な問題については、エキス剤改善について考える際検討するので、ここでは省略する。

ここでは現行エキス剤の使用法、特に健保診療における適用について考えてみたい。今使用されているエキス剤の半数は古方系の薬方で、あとの後世方の薬方も、従来から使い慣れて証が相当明瞭にされているものが多い。要するにこれらの薬方は、随証治療を目標に選ばれたものと言ってよい。

古方の薬方は、証に合った使い方をした場合は美事に奏効するが、証の判定を誤ると全然効かないことがあり、誤治を起こすことがある。しかし健保診療では西洋医学的病名、症状の指示による治療が建前である。

最近、小柴胡湯を慢性肝炎に使って症状が悪化したという話を聞いたが、その患者を診なければ本当のことはわからないが証に合わない使い方ではなかったか。この種の問題は病名投与ではいつでも起こり得ると思う。薬方の証を知らなければ、その薬方を有効に使えないことを、漢方薬使用の場合は徹底しておくべきではないか。

大分前の話であるが、東京都の健保審査委員長をしている級友が、クラス会の時、漢方薬を2方、3方使うことの問題について質問した。その直後、審査委員に漢方の話をしてくれと頼まれ、全員の半数に近い120～30名が集まっている審査委員に講演をした。話に先だって、漢方を知っている人はと尋ねたら、12,3人の人が手を挙げただけだった。

各県により漢方に対する健保審査の状態がまちまちであったり、審査

員により文句のつけ方が違っていたりする話を聞くにつけ、審査委員の漢方に対する認識の程度を考えざるを得ない。スポーツに於ける審判員は少なくとも、そのスポーツの内容を熟知していなければ務まらない。酒の鑑定をする人は酒をよく知っている。生命に関する医薬品の使用適否を審査する人間が、その薬の性質をよく知らないということは不思議なことである。

西洋医学的病名、症状が審査の基準であるなら、その基準は薬方が最も有効に働く病気でなければならない。その点も見たところ不備がある。漢方を知らない医者が、いい加減な投与をしても文句をつけられないのではなかろうか。

2方、3方の多数投与の話であるが、漢方の合方には一定の法則がある。煎薬で合方する場合は重複する薬味の量を考えねばならない。これが、病名、症状による投与であると、薬方の生薬構成内容がわからない場合が多く、二重三重に投与される薬味の量が多くなる。大分昔の話であるが、ある程度漢方を知っていてエキス剤投与をやっている医者の質問であったが、感冒なので葛根湯を、咳が強かったので小青竜湯を同時に投与したら、患者が胸苦しくなったという。両薬方には麻黄が入っており、麻黄に弱い人は麻黄の増量により動悸が強くなる。煎薬で麻黄を使う時は何時もその量を注意するのが普通である。薬方の構成内容も知らないで2方、5方を使うのは無茶な話で非科学的である。西洋薬投与では、5味、7味の投与は普通になっているが、1味ずつは科学的に検討されていても、5味、6味の薬が体内に同時に入った時の経過は、全然と言っていいくらい検討されていない。この点では科学的とは言い難い。その習慣があるせいか、漢方薬でも数剤投与をする。漢方薬は生薬の複合であるから、同時に数10種の生薬を投与したことになる。秩序も規則も無視した非科学的な薬剤投与ということになる。

これにつけて思うのは、中医学治療で未熟な人の薬方構成であるが、症状や訴えにより投与する薬がだんだん増え、例えば鎮痛の目的で数種

の生薬が加わっていることがある。果たしてそれらがうまく体内で作用して害なく鎮痛効果が上げられるか、ということになると疑問である。一昨年中国へ行き、2ヵ所の座談会で、下手な医者ほど薬を多く使うという話が出たことを思い出すのである。

　次に各薬剤の投与量の問題であるが、大半の薬方で投与量が規制されていて、規定以上に投与して審査で削られるということが起こる。投薬は必要で十分な量であればよいわけであるが、漢方の場合、相当量を多くしなければ適確に奏効しない場合もある。無闇に多くしてよいわけではないが、薬方により投与量に幅を持たす必要がある。薬方により投与量に幅をもたすことは可能なわけで、審査する側にその心得があれば、また適用量の規制がうまくできていれば可能であろう。

　現行のエキス剤は100方以上あり、相当よく使われ効果がはっきりしている薬方も100方はある。漢方にある程度習熟してくれば、これらを使い分け、相当の治療効果を上げ得る。健保診療では、審査員が漢方を理解し、漢方的治療に役立つような判定をすれば、保険医の方も能力を発揮できる。こうなっただけで、現行のエキス剤でも今よりさらに治療効果が上がると考える。要するに、エキス剤を使う方も保険審査する側も、もう少し漢方を学習する必要がある。これによって、エキス剤の無駄使いを相当防げると思う。

## ②エキス剤改善の問題点

　エキス剤の使用が定着し拡大すると考えられる日本の漢方治療界にとっては、エキス剤の改善は必須であり、急務であると考える。煎薬を駆使して得られる漢方治療の効果と同じ程度の効果が期待できるエキス剤群を作ることは、理想ではあるが非常にむずかしく、遠い先の話でもある。しかしエキス剤の効果を可能な限界まで高め、有力な処方の数を増やし、加方、合方をし得るように、エキス剤全般にわたり改善することは可能である。現状を打開し一歩前進するにはぜひやらねばならないことである。

改善策を具体的に実行するには、衆知を集め十分策を練らねばならないのは当然である。ここでは改善の問題点に言及するだけにする。

❶**優秀な処方の選定**(現行のエキス剤で優秀なものを含む。したがってそれ以外の優秀な処方を選び出すことになる)

各科で専門的に使用する処方も含めて、エキス剤で相当程度の効果を期待し得る処方を現行の処方数の倍位は欲しい(現行の処方であまり使用されず、効果が不明瞭なものは除く)。

エキス剤にする優秀な処方とは何か、ということになると、多くの臨床家の経験と実験結果を結集して検討しなければならない。煎薬で治療を行っている漢方専門医は、エキス剤改善に積極的に協力して欲しいものである。

エキス剤の使用に於て、加方、合方が可能になるなら、治療範囲がさらに拡大される処方を加えることが望ましい。現行エキス剤で桔梗石膏という処方がある。小柴胡湯にこれを加えれば小柴胡湯加桔梗石膏になり、同名の処方のエキス剤を別に作る必要もなくなる。葛根湯エキスに桔梗石膏エキスを加えれば、よく使われる葛根湯加桔梗石膏になり、柴胡桂枝湯加桔梗石膏もエキス剤で使えることになる。

ただしこの際問題になるのは、桔梗石膏エキスを小柴胡湯エキスに加えた小柴胡湯加桔梗石膏が、煎薬にしたものと同じ程度の効果が期待できるかということである。おそらく当初から煎薬とした小柴胡湯加桔梗石膏では、石膏が煎液のPHに何らかの影響を与えていると考えられるので、エキス剤を合方したものと、煎じる時から一緒になっているものをエキス剤にしたものとは、効果に相違ができる可能性がある。しかし実験してみてその効果の差が少なければ、エキス剤を合せたものでも使用に堪えるわけである。

加工附子はエキス剤ではないが、エキス剤に加味して十分有効に使える。体痛に効く附子を求めて、中国からの輸入附子を修治してようやく効果の期待できる修治附子を作ることができたので、その使用経験を参

考までにお話しする。葛根湯加朮エキス末を作り、それに修治附子を加え、葛根加朮附湯エキスとして体痛(RA、腰痛等)の患者に使用した結果は、葛根加朮附湯として煎薬から作ったエキス剤と同程度の効果が期待できることがわかった。修治附子末を増量すれば鎮痛効果も強化できる。

現行の桂枝加朮附湯エキスに修治附子末を加えても鎮痛効果を増強し得る。桂枝芍薬知母湯、大防風湯に修治附子を加え、附子を増量した形にして、鎮痛作用を増強し得ることも実験している。

修治附子を加え得る鎮痛効果のある処方を現行より増やせば、RA、腰痛その他の体痛に対して、相当有力な治療がエキス剤で可能であることは確実である。

以上エキス剤として使用し得る有力な処方を相当数揃えることができれば、現行のエキス剤より相当広範囲な、しかも強力な治療が可能であると考える。

### ❷エキス剤の品質に関する問題点

優秀な処方を相当数集めて、それをエキス剤に作るに際してはさらに幾つかの問題がある。

現行のエキス剤を検討してみると、まず処方の各生薬の分量が、処方集と相当違っている(各処方によって分量が違っていることは前に言及した)。各メーカーによっても違っている。両の換算が違っていれば、グラム数は違ってくるのは当然であるが、分量比が古典の原典と違うのはおかしい。

次に問題になるのは、エキス剤1日分に含まれているエキス量と、メーカーの処方の生薬量を煎薬として煎出してとったエキス量と処方によっては相当開きがあることである。処方も原典と違い、エキス量も少ないということになると、原典に記載した証を根拠にして随証的に薬方を使うという段に、本当に奏効するかどうかを疑いたくなるのは当然である。

各メーカーは原典を尊重し、あまり違った分量の処方にしないで、原

料によりやむをえない場合もあるが、なるべく分量を統一して製剤して欲しい。製剤を許可する当局の方も十分検討して、見識ある指導をすべきだと思う。生薬の選品も重要で、我々使用者は製造の現場をみるわけでないので、製剤を許可する当局が監督して欲しいものである（複雑な成分の生薬を複合して作ったエキス剤は、出来上がったもので検査することは非常にむずかしい）。

　次に生薬からエキス剤を製造する過程の問題点である。エキス剤の効果は、一応煎薬の効果を目標にしている。煎薬で普通に行われている煎じ方に準じて煎じ、成分を損なわずその水分を除去すれば、煎薬と同じ構成生薬の分量のものからは煎薬の効果に近い有効なエキス剤ができる計算である。

　前にも話したが、日本の煎薬は文火（おだやかな火）で煎じるが、中医治療の煎薬は武火（強い火）で煎じる。薬量、水質、水分量の違いにもよるが、文火で煎じる方が、近頃の遠赤外線による培煎の研究からみて合理的に思える。エキス剤を作る時の温度がどの程度か、メーカーにより違うと思うが、おそらく文火の程度ではあるまい。エキス分の収量を多くするように心掛けても、どの程度の温度が薬効に最も適しているかを研究して温度を検討しているメーカーの話は聞いていない。

　日本の医者は、与えられた薬に従順である。与えられた薬を説明書を信じて使っている。自分で薬を作るのではないので当然かも知れないが、たまたま漢方医は生薬を煎じて薬を作っているので、出来上がっているエキス剤の効果、果てはその製造過程にも疑問の眼を向けるわけである。エキス剤のメーカーは、漢方専門家の意見をよく聞き、その協力を得てエキス剤の品質の向上に精進すべきである。

　エキス剤使用者が増加するにつれ、またその使用者の漢方の知識、経験が増加すれば、エキス剤に対する評価は厳しくなると思われる。漢方薬に対する知識と経験、それに漢方的に有効な製品を作ろうとする熱意の濃淡がエキス剤に対する評価、ひいてはメーカーの評価に大きく影響

すると思う。

　漢方エキス製剤の評価の基準となるものは同じ構成の煎薬の効果である。エキス剤を使ってはかばかしい効果がなかった患者を、煎薬に変えて治療したら見事に効いたという話をよく聞く。要するにエキス剤の有効度の判定には煎薬という目標があるわけである。これが一般の医薬品を評価する場合と違うわけである。これは一方に、エキス剤製造においても一定の目標を持つことになり、考えようによっては有難いわけである。またエキス剤を製造する場合も煎薬による漢方治療の経験を検討しなければならない根拠にもなる。

　世界的に生薬資源が不足の時代である。効果の乏しいエキス剤を作り、資源を浪費することは許されない。効果が乏しいエキス剤は一般使用者の漢方の知識が向上すれば、当然淘汰される。あまり効果が期待できない。使用頻度の少ない薬方のエキス剤も陶汰される運命にある。エキス剤使用による漢方治療で成果を上げるためには、優秀な処方の相当数の選定、そのエキス剤化に十分な検討が加えられること、そのエキス剤の使用法が適確であることなどが条件になる。このようなエキス剤が出揃うためには、漢方関係者は、その知識、経験を結集しなければならない。また製薬を許可する当局の関係者が、漢方に対する適確な知識と、聡明な予見能力を持つことがぜひ必要である。

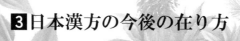

## ❸日本漢方の今後の在り方

### ①日本漢方のあるべき姿

　理屈っぽい話が続いたので、息抜きのために、筆者が漢方に対して今のように考えるに至った経過についてお話ししたい。

第4編　日本の漢方診療の現状と今後

　50年前、筆者が最初に読んだ漢方の本は、湯本求真先生の『皇漢医学』であった。40年前から10数年間師事した漢方の師は、古方正統派の奥田謙蔵先生であった。したがって筆者が先ず古方的な考えをもって漢方診療を行うようになったのは当然であろう。
　昭和30年、日本東洋医学会の理事に就任、学会の運営に参加するようになり、森田幸門先生、細野史郎先生、矢数道明先生、中島随象先生と交渉が生じ古方派的考え方だけで日本漢方を考えるべきでないと考えるようになった。
　昭和36年、学会の参謀役であった長浜善夫氏が死去、その仕事を引き継ぐ結果になり、日本東洋医学会の運営、次いで学会の性格について考えざるを得なくなった。当然日本の漢方の性格そのものを考える必要に迫られた。また日本漢方協会、日本漢方医学研究所での講義の企画をするにあたり、当然漢方の性格を基本的に考えた。
　筆者の学会の理事長役の最後の年、昭和48年、中華医学会中華針灸生代表団を迎え、初めて正式に中医学に接触するに至った。中国との国交の回復につれ、その後中医学が流入し、日本の漢方界に混乱が生じていることは周知の通りである。
　日本漢方の腹診の講演をするため天津、北京に行き、中医学の現状をある程度知ることが出来、ようやく中医学との比較に於て日本の漢方を考えることができるようになった。
　以上のような次第で、勉強しはじめは好奇心からであったが、漢方診療を実際に始めてその効果を知るに至って、漢方のことを真剣に考え始めた。日本東洋医学会の仕事に参画して、漢方を広い視野から考えなければならないことを悟り、試行錯誤を繰り返しながら今日に及んでいる。
　さて日本漢方をどう考えるかという根本的な問題であるが、あくまで現実的に考え、実際に役立つ方策を考えねばならない。
　歴史的にみて古方派が台頭したことは、それだけの理由があると思う。輸入された李朱医学がうまく伝承され、臨床医がよく勉強して治療成績

を上げていれば、陰陽医は理屈ばかり言って病気を治せない(陰陽医は五臓六腑、陰陽、五行相生相剋の事を書籍にて見覚え、理をもて病を論じ、手に覚ゆる事なく、臆見にてするゆへ、却て其の術なしやすきやうにはあれど、実に病を治する事あたはず『医事或問』)と吉益東洞に言われることなく、東洞ももう少し違った考えを持ったかも知れない。曲直瀬道三は李朱医学を伝承したが、それだけでなく広く『傷寒論』その他を取り入れ治療した達人であったと思うが、その亜流の末端の者が、すべて道三の域に達したわけではないので、東洞の言があると思うのである(現在、中医学理論を学んで、中医学的に治療しようとしている人がいるが、中医学の診断実技と生薬の広範囲な知識を身につけない場合は、実際の効果が期待できないのではなかろうか。漢方を学んでも、証を観念で知るだけで、診療を通じて実際の証の適応を知らなければ効果は期待できないのも同じように考えられる)。

伊藤仁斎の古学に於ける考え方、蘭方の流入等も、古方派の考えに影響したことは考えられることで、親試実験、実証主義の考え方からは、古方家と蘭方の関係も考えられる(これらについては、辻哲夫著『日本の科学思想……その自立への模索』を読んで頂きたい)。

話を進める都合上、同書から一部を引用する。

「人体の解剖実見図を日本ではじめて『蔵志』として刊行(1754年)した山脇東洋。また「万病一毒論」をふりかざして、日本的な治療法の根本的な刷新をはかった吉益東洞の活躍。古医方の完成とみられているこれらの実績は、まさしく医之学の日本的な自立をしるすものにほかなるまい。日本の科学が医学を母胎にして育つことになったとあえていうのも、まずこのなりゆきに注目すればこその話である」。

日本の漢方、特に古方派にとって、親試実験という言葉は重い意味を持っている。この言葉と繋がる見症を重んじるということも同様である。この見症と腹診とは当然密接な関係にある。日本の漢方が科学的医学に近づけるのは、以上のような事実があるからであろう(ただし、生薬、ま

た生薬の複合の漢方薬方は、ファジー性が強く、西洋医学薬学的な分析による方法だけでは解明できない。生薬の解明は今後の課題である）。

　日本の漢方診療は随証治療が建前であるが、この随証治療を支えるのが、前記の親試実験であり見症の重視であると思う。日本の漢方のこの実証主義的な考え方が、前記の引用にあるように、日本の科学の発展の母胎とみられたわけである。随証治療を診療に適用する場合、この実証的な観点を忘れないことが重要であると思う。即ち科学的な態度を崩さないことが必要である（科学的にみて、科学的に処理するということと、近代科学的な方法で科学化することとは違うわけで、この混同が誤解を生じる。生薬というファジー性が濃く、全体的に把握しなれければ解明できないものを、2値理論に立脚する西洋医薬学的分析で解明できないからといって非科学的とするのは見当違いである）。

　漢方が非科学的であるという話で何時も思い出すことがある。小学、中学時代、8年間同級であった心臓外科の榊原仟が某週刊誌に、漢方などは鰯の頭も信心といった類であると書いたところ、次号の読者の投書欄に、自分で十分に研究しないで漢方が非科学的だという態度は、非科学的ではないか。という話が掲載された。だいぶ以前の話であるので、近頃はこのような考え方の医者はないと思うが、西洋医学的検査方法だけで漢方を判定しようとする者は多い。しかしそれだけでは漢方、漢方薬の解明は望めないことを十分自覚している者は少ない。新しい検査方法により漢方の解明はこれからであると思う。

　さて今度は、親試実験を実際の診療の場で考える話である。薬物による治療は、結局は病人と薬の関係である。薬が生薬である場合が漢方治療（中医学診療を含めて）である。

　病人は西洋医学の対象と変るわけはない。薬を投与して病人がどう改善されるかが問題なのである。中医学の弁証論治で処方を作ろうが、随証治療で証を選び工夫して処方を作り治療しようが、要するに病人に対する効果が問題なわけで、効果が上がらなければ問題にならない。効果

を上げるためには、病人を十分診察して有効な情報を多く集めることが先ず要求される。科学的であろうとする立場からは、その情報が現実的で再現性と客観性のより多いものであることが望ましい(脈診と腹診はこの見地から考える必要がある)。

次に薬を生薬に限って考えてみると、薬と毒、良い薬、悪い薬というのも、人体に対する作用によって決められるものであって、自然物である生薬は一つの自然的な生物(生物であるということは一つの統一体であることである)であるに過ぎない。

米は稲が自己の子孫を増やすための種子であるに過ぎないのに、人間は自分達の食糧として米が存在しているという錯覚を起こす。引経報使という考え方は生薬の効用を大まかに分類して使い易くしたものと考えられるが、経絡(一個の人間の体内の問題としては妥当と考えられる)に、他の世界の動植物(それぞれ一つの統一体として存在している)を配当するということは、生薬としての植物は人間の為に存在していると思う人間の錯覚、思い上がりではないかと思う。

『傷寒論』でみられるように、2味、3味、5味と生薬を考えながら(おそらく長年の使用経験がその前にあるのであろう)組み合わせていって出来上がった薬方は、生薬の薬効を慎重にみていたと思われる(人体内で生薬が作用して効果を発現する場合、頭で考えたように生薬が協調してくれるかどうか疑問である。ここにも生薬を「くすり」としてみる人間の考え方がある)。随証治療の場合は、生薬1味1味に対し、実証的に薬効を把握するよう慎しい努力が必要であると思う。

さて、実証的という面からみると、ふだん使っている漢方の薬にいろいろの疑問がある。それを見過ごして使用していることは、本当の効果を求めているなら許されないことである。例えばよく使われる当帰芍薬散は本来は原末の散である。これを当帰芍薬散料として湯液で使う場合、当然原末と構成生薬の比例が変わると思われる。このことに対し、十分な検討がされたという話を聞かない。桂枝茯苓丸や八味丸を料として使

う場合にも煎じて煎液中に出る成分はどうなっているか、丸と比較して検討する必要がある。随証治療を進めていくには、よく使う薬方の構成、製剤法について、もう一度検討してみる必要がある。処方集に記載されているグラムで構成された薬方が、本当はどのようであるべきか、洗い直す必要がある。しかし人間に投与してみて効果を判定しなければならないので、これは非常に厄介な仕事になる。しかし、随証治療の基礎を固めるにはぜひやらなければならない。常用必要薬方だけでも、衆知を結集して一歩ずつやらねばならない。

　治療の中心になる必要処方の十分な検討ができ、ある程度薬方の証とそれに対する構成が決まれば、それから初めて科学的な検討の一歩が踏み出されることになる(エキス剤を使っての使用効果の統計的発表も、使用する薬方の基礎が定まって科学性を増すと思う)。

　漢方を科学的に考え一歩前進さすためには、薬の面と同様、診察の面からもなすべきことが多い。

## 2 日本漢方界の現状

　日本漢方の今後の発展のための方策を述べる段階になったが、その前に今一度、昨今の漢方界の状態を見直してみたい。

　繰り返して述べたように、日本の漢方界は漢方エキス製剤を中心に動いていると言ってよい。エキス剤の普及、特に健保診療に採用されて以来の普及が漢方の発展とみなされ、一応漢方が盛んになったと思われている。漢方というものの普及にはエキス剤は効果的であったが、そのエキス剤の性質、またその扱い方の不備から生じる欠陥は日本漢方の将来の発展に大きな障害を与えかねない。中医学が導入され、その比較に於いて日本漢方をみるという視点が生じて、日本の随証治療の検討が要求され、随証治療に直結するエキス製剤も改めて検討が要求される時点に来ている。

　中西合作、針麻酔の効果の話を先導として中医学が急速に導入された

が、一般の認識は中医学を中国漢方と呼んで、中国が漢方の祖国であるから中国漢方の方が本家であるから勝れていると考えている傾向にあり、中医学と漢方の区別を知らない者が大半である。

漢方をある程度知っている人も中医学と漢方の差を十分認識していない者が多く、漢方薬という名のもとにエキス剤だけしか知らない医療関係の者も多い。

中国では、豊富な生薬群を使って、中医学の弁証論治による湯液治療が普通の方法であるので、限定されたエキス剤を使っての漢方治療は、もちろんこれと比較にならない。中医学的治療と比肩し得るのは、300年以上の伝統のある日本漢方の湯液治療であると思う。日本独自の随証治療により研鑽され、蓄積されてきた豊富な知識・経験は、さらに検討を加え、整理されて、十分な治療手段となり得る。中医学とは異なる方法であるが、その実証主義的、実験的方法で、西洋医学的治療と協力し得る有力な治療手段になると確信する。

さてエキス製剤の問題をはじめとして、漢方界には解決しなければならない問題が多いが、漢方が今後の日本の医療界に本当に役立つかどうかを検討することが先ず重要である。とにかく漢方が現在の状態まで発展してきたことは事実だが、これが今後さらに進展するかどうかは、漢方自身に価値がなければならないし、それは今後の医療に活かす努力も必要なわけである。

5月13日、京都府医師会館で開かれた平成2年度近畿医師会連合委員総会に於いて、来賓の羽田日本医師会会長が挨拶の中で述べた「漢方医学を積極的に医療の現場に」という主旨で述べた発言は、漢方関係者にはもちろん、医療に関心を持つ者には聞き逃せない言葉である。

> 日本医師会の羽田会長は13日の近医連定時委員総会における挨拶で、漢方医学を積極的に医療の現場に導入したい意向を表明し、関係者が意欲的に研究していくよう要請した。これは漢方医が

25,000人を超え、西洋医が5000人程度しかいなかった明治初期の開業権をめぐる確執の中で、滋賀県医師会の前身である懇談会の運動によって西欧医学を中心とした進行方向が確立された等、近畿の医師が「医政史上の転機で大きなプロモーターの役割を果たしてきた」経緯を紹介しながら、人口の高齢化や疾病構造が変化する中で「漢方の良さを見直す必要がある。これを取り入れることも重要」だとしたもの。明治23年の第1回日本医学会のスローガンが"洋学鼓吹、漢方抹殺"だったことも引用して、「日本の医の発展の地で、これらの問題を研究してほしい」と期待を表明した。保険診療の面では漢方製剤の薬価収載を再検討しようとする底流もあるなど、漢方医学の評価には多様な論議がある中で、今回の羽田会長の発言が具体的にどう動いていくか、注目される。

この発言の中で「人口の高齢化や疾病構造が変化する中で、漢方の良さを見直す必要がある」という言葉があるが、これは漢方治療の特質と関連する問題で、これだけでも漢方を積極的に研究推進しなければならないと思う。また保険診療の面では、漢方製剤の薬価収載を再検討しようとする底流があるなど、漢方医学の評価には多様な議論がある、という記事が附記されている。

この後者の薬価収載の問題は、基本的には漢方薬の評価と関係はあるが、表面に現われた問題は経済問題である。先ず医療費からみた漢方という問題を考えてみたい。

命や健康は基本的には金銭に換算できるものではない。癌にかかっている人間が、中国で癌に効くと言われている薬を、いくらかかってもよいから欲しいという話を時々耳にする。保険診療以来、医は算術と言われるようになったが、昔は医は仁術を心掛けていた医者もいたわけで、薬代とか、薬価とは言わないで薬礼という患者もいた。

薬の価値は、薬の効果で判定されるべきもので、その製造原価とは元

来関係ないわけであるが、現実的にはすべて経済が優先である。

　筆者は、漢方を始めた頃、患者からは応分の謝礼を貰えばよいと考えて、そのことを先輩の老薬剤師に話したら、そんな神様のようなことを言っても患者の方が気持ちがなければ成り立ちませんよと、あっさり否定されてしまった。恩師の伊東弥恵治教授が病院に赴任する時話された言葉の中に、「君、医者は月給で働くものではないよ。助けなければならない患者がいた時、百円しか持っていないといわれた時、百円分だけの治療をするかね」といわれたのを今でも忘れてはいない。医療に当たっては、ただ全力を尽くすというのが医者であって、その医療を評価するのは医者以外の者がするわけである。

　漢方薬の保険診療における薬価その他の問題は後に詳述するが、先ず漢方治療の医療費の面での西洋医学的治療との比較を考えてみたい。

　10数年前、自民党の代議士が日本東洋医学会の理事たちに、漢方を日本の医療界の中に推進したいからということで接触を求めてきた。

　その理由の一つは、漢方薬は医療費の節約になるのではないか、ということであった。単純に考えれば、複数の西洋薬で治療するところを、一つの処方薬で治療すれば費用が少なくなるというわけである。また複数の病気(多くは半健康的な症状を幾つも持っている場合であるが)で複数の診療所に通い投薬を受けるのを、漢方治療では全体的に治療して一つの処方の漢方薬で治療してしまう場合もあり得る。漢方治療を専門にしていれば、この両者のような場合はいくらでもあり得る。現に診療所を何軒も廻らなくて済んで良かったと喜ぶ患者もいる。

　保険診療に漢方エキス剤が採用されて、当初は問題にされなかったと思うが、一般に薬づけ診療が問題になり、薬の費用の請求が多くなるにつれて漢方薬の請求額も増大し、問題視されるようになった(漢方薬が採用されれば、医療費が節減されはしないかという話は立ち消えになってしまった)。

　しかし、漢方薬が薬価の低減につながるということは、前言のように

可能な場合もあり得るわけで、保険診療で漢方薬の請求額が増大して問題視されるようになったのは、漢方薬の使用法と請求方法のためであると思う。漢方診療の場合は、合方は2方ないし3方までで、4方、5方の薬方を同時に使用することはない。4方の合方にしても、煎薬の場合なら重複した生薬は一つになるので、全体量としてはさほど多くはならない。これがエキス剤を症状、病名主体に投与すれば、4方も5方にもなり、重複した生薬も重複し異常に多くなる。漢方薬の普通の構成では考えられない。場合により危険を伴う状態が考えられる（例えば感冒で葛根湯を投与、咳がひどくなったというので麻杏甘石湯を追加投与した場合、同時に服用すれば麻黄が異常に多くなり障害を来すことが考えられる）。

西洋薬の複数投与も、薬の複合作用を考えれば慎重にすべきであると思うが、漢方薬方の複数投与では、生薬の薬味数が異常に増加し、本来の漢方薬の証を破壊して、効果が期待できなくなる場合も起こり、障害を生じる場合も考えられる。

次に西洋薬と併用の場合、漢方の専門的見方から言えば、漢方薬方で明らかにカバーできる症状に、漢方薬投与に自信がないせいか、その症状に対する西洋薬を併用して請求する場合がある。この種の過剰投与も多く、請求額を拡大する。以上は、投薬方法の不備から薬価請求が拡大すると思われ、漢方薬を正しく使えば原則的には薬の使用は軽減するはずである。

### ③漢方治療の経済性

さて、本題の経済問題に戻って、筆者の多く扱う関節リウマチ（RA）と慢性気管支喘息（喘息と略す）とを例にして、西洋薬投与と漢方薬投与の場合との経済性を比較してみたい。保険診療の薬価で比較する。

RAの症例であるが、どの程度の症状の患者を取り上げるかにより開きが出るが、何年か西洋医の診療を受けていて、何種かの鎮痛剤を使用、多くはステロイドを併用、時には金療法などを持続していて、症状が同

じ状態を持続しているか、じりじり進行していくかしている程度の患者の場合を取り上げる。

大まかな計算では、筆者の生薬湯液治療の薬価の方が生薬の種類が少なければ、西洋薬治療よりやや低廉である。が、体質改善のため、柴胡剤や人参などを使うと相当高くなる。もちろん、西洋医療治療でも体質改善剤や注射を加えれば、それだけ高額になる。しかし通観してみて、両者は費用の点では大差がないとみてよい（エキス製剤ではRAに十分効く薬は無いといってよい）。

さて問題になるのは、費用は大差なくても治療効果があるか無いかにより評価が違ってくる。安くても治らなければ意味がない。何年も同じ状態、あるいはじりじりと進行していくRAが、筆者の漢方療法で痛みが漸減、ステロイドを使用していたのが必要が無くなり、炎症も次第に治まっていくのであるから、単なる費用の問題ではない。患者にとって大きな価値があるわけである。

喘息でも同様なことが言える。漢方、洋方とも費用の上では大差はないが、長年悩まされていた西洋薬治療で改善されなかった喘息が、次第に治まり治癒していくのである。単純な薬代の計算では比較にならないわけである。この治療効果の面は次の漢方医学の再評価の項で問題にする。

要するに薬治療法の経済性という問題は、表面上かかった費用だけでは割り切れないことで、通院の時間とか入院の有無とかまで考慮に入れれば、自宅でただ煎じ薬を服んでいて治っていくのとは相当の差が出るわけである。

以上のような次第で保険診療では、漢方診療と西洋薬診療と費用の上では極端な差はなく、特別な治療を加えなければならない場合は、西洋医学的治療は相当割高になると思われる。

これらのうちで、生薬を組み合わせて正式に薬方を作って行う湯液治療が最も費用がかからない。それに漢方的診断で正しい証の薬方を作れば効果が上がり、総費用が低減される。当初に問題にした、漢方治療が

医療費の節減になるという話は、一応肯定的に考えてよいと思う。漢方薬の保険診療導入で医療費が増加したと考えるのは漢方薬の適応、使用方法の誤りであると思う。

いかなる治療にしても、不適応な使用で効果が上がらなければ無駄使いになる。

さて前述のように、薬方の価値、治療の真価は、病気が治癒、軽快したか否かにより測られる。経済の問題もその治癒状態と相関して考えねば意味がない。ここで漢方医学の評価が問題になるわけである。

## ④漢方医学の再評価の問題

漢方が現在の状態まで普及したということは、漢方がそれなりの評価をされた結果である。明治初期以来、西洋医学の流入により圧迫され続け、昭和初期に医者になった筆者の学生時代には、漢方の存在を知らないのが普通であった。

その漢方が復興したということは、先覚の活躍があったとはいえ、根本的には民衆が、漢方の価値を実際的に知っていて、それが基盤にあったからである。ある程度の評価を得て漢方治療が現在まで進展してきたことは事実であるが、今後さらに発展して西洋医療と協力して、日本の医療を担っていくための本当の実力があるか、また発展の可能性があるかどうかを再評価してみなければならない。漢方医学の評価の方法が適切でなかったり、保険診療の経済性に拘ったりして、評価を誤ってはならないと思う。

漢方医学の評価は以前にも言及したように、用いる薬が生薬の複合で、ファジー性が強いうえに、病態の把握方法が西洋医学的診療のように一定の機械的方法を全面的に用いることが出来ず、曖昧な部分が多いので、二重にファジー的になり、統計的に処理することがむずかしい。したがって、従来の西洋医学的検査法、統計学的方法のみでは把握できない部分が存在することを十分認識しなければならない。この部分に対して

は、新しくファジー理論を考慮して調査方法を開発しなければならない。複雑な成分の天然生薬を使って治療する、漢方をはじめとする伝統的医学の解明には、この調査方法の問題が密接に関係している。

今や天然薬物を使っての治療の評価・解明は、世界的に要望されていると思う。在来の単眼的視点から把握できないから、迷信的、非科学と決めつけ、経験的、伝統医術に豊富に含まれている治療効果を無視するのは、先述したように科学的態度ではない。今や天然薬物による治療の解明、進展は新しい時期を迎えたと言ってよい。困難ではあるが、複眼的視点から天然物医薬・医学の解明方法を開発していくべきであると思う。

漢方の良さを見直す必要があると、羽田日本医師会々長は発言しているが、今や漢方医学は新しい意味で再評価すべき時にきていると思う。保険診療における薬価収載の如き単なる経済的視点から云々すべき問題ではない。貴重な人類の遺産である伝統医学の成果を、人類の治療に活かすために新しく方策をたて評価すべき時であるという意味で、再評価と言ったわけである。

さてここで本題の漢方医学の評価・有効性の問題に論及するわけであるが、筆者の有効例は1例報告的に発表すればできないことはないが、いざ発表となると細部のデータが欠けていたりして出来ず、まして統計的な発表は症例の不同性のため不可能である。『日本東洋医学会誌』の編集を14年間もやり、人の論文を数多くみていたせいか、自分の発表はつい億劫になってこの30年間行っていない。昨今は診療に忙しく、発表に役立つようにいちいちカルテを整備している暇がない。それで前に書いたように、筆者の臨床の場について頂いて、傍らから患者をみて症状の変化を知って頂く以外、良い方法はないと言ったわけである。

随証治療で、患者の証の変化を追いながら、薬方を変化させて治療する場合は、一人一人違うその経過が興味があり、また研究に値するのである（制限されたエキス剤を多数例に投与して、その結果を詳しい検査データで統計的に発表するのは、本来の漢方の行き方とはある意味で異

質なものである。漢方の有効性のある部分の解明には役立つが、漢方薬全体の有効性の追求には、先述のように、複眼的視点からの新しい方法を加えたやり方でないと不可能と思う）。

# 4 伝統医学について

『薬事日報』4月19日版(1990年)に「アジアの伝統医学と日本漢方」という室賀昭三、津谷喜一郎、菊谷豊彦氏の座談会が、また『漢方の臨床』誌の第37巻第6号に、「漢方の国際化について」という室賀昭三、津谷喜一郎、丁宗鉄、松浦敬一、4氏の座談会が掲載された。

この二つの座談会の記事の中には、筆者が日本漢方の今後の発展のために問題にしようと考えている事項が大半含まれている。ただし問題点に言及しているが、問題の解決策にはあまり触れていないように思われた。しかし諸氏の話から、問題を解く多くの示唆を得ることができて有難かった。特に西太平洋地域の伝統医学について詳しい津谷氏の話、中国の生薬事情、生薬全般の状態に精通している松浦氏の話は、特殊性を持った日本漢方を考える場合でも、グローバルな視点が必要であることを感じさせた。

また伝統医学の国際交流、漢方の国際化というような問題が、如何に困難かを考えさせられた。国際交流というと国際東洋医学会の話であるが、中国との二国間の交流について考えてみても、学問的に実際の交流をするには多くの困難な問題を抱えており、実質的な準備と長い期間が必要である。伝統医学という様々な内容を含んでいるものを、本当に交流させることは至難の業と思う。二国間の交流にしても、お互いに相手を知る実質的な努力を必要とする。さらに根本的には先ず、自己の実態、日本なら漢方の特質を十分に把握することが先決であると思う（日本の

漢方診療の現状の話の中で、ある程度その特質について述べきたつもりである)。そして交流となると相手国の実態を知り、自国との差異を考えて交流して、初めて実質的な成果が期待できると思う。

二つの座談会は、この交流という問題で色々な示唆を与えてくれる。また日本漢方が自己の姿を見直すのにも役立つ話が多く含まれている。

その国、その地方の歴史を担って発展してきた伝統医学は、宿命的に複雑多岐な内容、性格を持っているのは当然である。同じ中国医学の系統に属する、中医学と日本漢方を考えてみても、その交流ということになると、実質的な内容には相当開きがあり、困難を感じる問題が多く含まれている。

また一国の伝統医学を考えてみても、例えば日本でも、漢方諸派があり、針灸があり、民間療法、家伝薬系統のものありで、日本の伝統医学として何を取り上げるかとなると困難を感じる。まして西太平洋地域の各国の伝統医学、また医学と言えない医術、医療行為、民間薬まで入れると、伝統医学という一つの名で考えることは極めてむずかしい。

日本のように西洋医学的治療が大勢を占めている国では、伝統医学である漢方の占める部分は極めて小さく、いつも西洋医学との対比で考えねばならない。

さて、この伝統医学のWHOの協力センターは世界に26あるそうで、我々が知っているのは中国・韓国・北朝鮮・日本にあるものぐらいで、津谷氏の話でその一部の活動を知ることができる程度である。

『薬事日報』の座談会の津谷氏の伝統医学の解説は、適切で非常にわかりやすく、参考になると思うので、ここに引用させて頂く。

### 難しい伝統医学の定義

津谷　伝統医学を定義することは難しいことです。それなら、いわゆる反対の方の西洋医学、近代医学は何だろうかと定義した方が早いの

ではないかということで、よく言われるのが「SWIM」メディスンという言葉です。①サイエンティフィツク（科学的）、②ウエスタン・オリジン（西洋起源）、③インターナショナリー・デストリビューテッド（いま世界中で使われている）、④モダン・コンテント（近代的内容）―の頭文字を採ったもの。SWIMはいま世界中を泳いでいる医学というわけです。

**室賀** なるほどSWIMとはよく考えたものですね。

**津谷** 「泳ぐ」の反対は「溺れる」ですが、溺れる医学はおかしいですから、私は、伝統医学は「ACE」メディスンだと言っています。①アクセシブル（近付きやすい）、②カルチュアー・バウンデッド（文化に根ざしている）、②エコノミカリー・アベイラブル・ルソムタイム（しばしば経済的である）。時には経済的でない場合もありますが、多くは西洋医学より安いといっていいと思います。ですから私は、伝統医学は「ACEの切り札」だと言っています。これは、私が考えたキャッチフレーズです。SWIMメディスンの方は、79年にキャンベラで開かれた第1回アジア伝統医学会でできた定義ですが、両方ともWHOの定義になっているものではありません。

　具体的には何かということになりますが、基本的には、日本の漢方薬とか、生薬などのような伝統的な薬物系のものが一つあります。「トラディショナル・ドラッグ・セラピー」といっています。もう一つは「トラディショナル・ノン・ドラッグ・セラピー」、薬を使わない治療法があります。鍼・灸とか、按摩とか、骨接ぎとか、広い意味で言うと産婆も入ります。きちっとした教育を受けた人ではなく、お婆さんから習ったような人。

**室賀** とり上げ婆さんのような人ですね。

**津谷** その二つがメインで、その周りに「サイコ・カルチュラル・セラピー」といいますけど、まじないみたいなもの、踊りを踊ったり、音楽を聴かしたりするもの。日本でも芸術療法とか、音楽療法とかいわれ

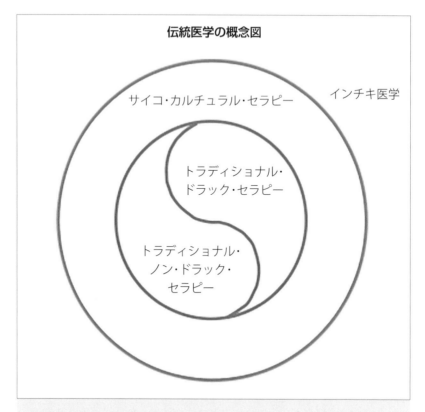

るものがありますね。そのさらに外に、本当のインチキ医学があるということになります。

**菊谷** 図で見るとわかりやすいですね。輪郭がハッキリしてきます。

**津谷** どこの国でも、古くはマジックとか、呪術みたいなことをやる巫医(ふい)がいました。当時はそれでもモダンだったわけです。そして文明・文化が進んでくると呪術的なものとサイエンスが分かれます。その分化あるいは進化が伝統医学を分ける指標にもなっていると思います。中国系の医学、インド系の医学、サウジアラビア系の医学など体系だったアカデミックな進化した医学では、ハッキリとまじないと医学は別だと書いていますね。

私の担当地域でいいますと、北半分、日本、中国、韓国、ベトナム、

それと華僑がいるマレーシア、シンガポールなどに、中国系の進化した医学が普及しています。あとの南太平洋の島々とか、フィリピン、パプアニューギニアでは、シンプルな医療、日本でいえば民間医学、民間薬のようなことが行われています。

進化した医学の方は、ちゃんとした古典があって、文字に書かれている。薬の使い方などもきちんとした理論があって、体系的である。教育制度みたいなものもある。ただ、あとで問題になるかも知れませんが、日本では漢方の教育はあまり行われていないみたいですが……。

**室賀** ハッキリ言えば、まだないですね。

日本での伝統医学といいますと、われわれのやっている漢方医学も、日本伝統医学だと思うんですよ。その前に因幡の白兎のようなものも日本古来の伝統医学ですし、ゲンノショウコ、センブリもあるわけです。私はそういうものをもっと大事にし、各地に埋もれているものを発掘していかなければいけないと思うんです。

そういう意味では、以前大塚敬節先生が日本古来の伝統医学を大事にしようという特別講演をされましたが、ああいう視点は非常に大事ですね。東洋医学会でも松下嘉一先生にお願いして、日本古来の伝統医学についていろいろ調べていただいています。そういった意味でも日本の伝統医学でもいろんなものがあるわけですから、各国へ行けばそれぞれの民族医学がある。これを扱うのはいかに大変かがよく分かりました。

**菊谷** そうですね。私も全く同感です。

**室賀** もう一つは私自身にも責任があって、耳が痛いのは、日本がつくった一種の民族医学である日本の漢方に対する教育機関が整備されていないということは、非常に大きな欠点だと思います。これは東洋医学会だけの責任でもないと思うんですけど、今後のお医者さんに対する日本の漢方の教育、それから今後新しい人をいかに指導していくかというカリキュラムをつくるという大事なデューティが、今後の専

門制度をやってみて、われわれの学会の責任がさらに重くなったという感じがしています。

この引用の最後のところに、室賀氏が、日本の漢方に対する教育機関が整備されていないこと、日本の漢方の教育、専門医制度を発足させて新しい人に対する教育が、学会の責任を重くしたと述べているが、これから先、筆者が論及しようとしている問題点と同じ方向のものである。

さて伝統医学の教育制度ということで、津谷氏がベトナムの事情を述べているが、日本における漢方教育を考える上の参考になると思うので、次に引用する。

### ベトナムの伝統医学教育

例えばベトナムで伝統医学の教育をどうしようかという問題があるんです。ベトナム伝統医学も日本の漢方と同じで、中国の影響を受けて多少ベトナム風に変容したものです。日本では1970年代から中国との関係が修復され、いろんな人が中国へ勉強に行ったりして、今は中医学が随分流行ったりしていますね。

ところが、ベトナムの場合は建国が1945年で、そのあとフランスとの戦いがありましたが、その当時は中国が随分援助しましたから、50年代には若手で優秀な人は全部中国へ留学したんです。それで北京中医学院とか、広東中医学院で勉強し帰っています。その当時は日本でいう中医学ブームだったんです。もともと日本と同じで漢方の背景、ベトナム医学の背景もそれ自体が中国風のものですから、優秀な人が北京に行って勉強して、帰ってきて教授になると、それはもう中医学になっちゃうんです。

**菊谷** なるほど、中医学になるわけですね。
**津谷** ただ、その後中越紛争が起きまして、流れが止まってしまい、

現在はどういう具合にしてベトナム医学を育てるかということなんです。もともとベトナムの人は中国人があまり好きではないようですし、1000年くらい中国に支配されていますから反中国感情は強いですね。ベトナム医学は中国の影響を受けてることは認めているけど、これとは全然違うものだという意識が、日本人以上にありますね。ベトナムの人は、時折われわれの方がより立派な医学を持っているということを言いたがりますね。ベトナムには現在二つのベトナム伝統医学の学校があります。それは14世紀のトゥエ・ティンという、日本でいえば吉益東洞みたいにベトナム伝統医学を確立した人の名前をとった学校です。一つがハノイ市にあるトゥエ・ティン第一伝統医薬学校、もう一つがホーチミン市（かつてのサイゴン）にある第二伝統医薬学校です。

**菊谷** そこの修学年数はどのくらいですか。

**津谷** 3年間教育です。きちんとベトナム伝統医学を残そうとしています。また、中西医結合と同じような形で、もちろん現代医学も教えています。さらに3年間の修士コースのようなものもあります。それとは別に普通の医科大学で、ベトナム伝統医学をどう取り上げたらいいのか、実はこちらの方が大問題なのです。

**菊谷** 日本では今度教授になられた寺澤先生のところは、30時間でしたか、ちょっと具体的なこととは忘れましたが、それに臨床教育が少し入るという形でしたね。

**津谷** そうです。ベトナムでもそういう具合に全体のカリキュラムの中に組みこむのか、あるいは100人の学生をとったら、そのうちの20人は6年教育を5年に短縮して、あとの1年は伝統医学だけをやるというと、それはケシカラン、その20人は西洋医学の実力が落ちるんじゃないか、西洋医学はちゃんと6年なら6年やったうえでの専門の……。

**室賀** 大学院大学のようなものですね。

**津谷** そうですね。外科や、内科と同じように、ベトナム伝統医学科

に行って、卒後教育という形でやるというものです。これがまだベトナム全体として統一できていないという状況です。特にベトナム南半分は従来は伝統医学の教育などということはあまり考えなかったところですから、大変です。

　ある意味では日本とその辺がよく似ています。つまり中医学の方が理屈立っていて教えやすいとか、日本古来の漢方もあるんで、じゃあ教育をどうしようかなどと、みんなで議論しているという困惑ぶりが、日本を少し離れると、何となくベトナムと類似性があるように思います。

　この引用でみると、ベトナムには伝統医薬学校が二つあるわけで、この点では日本より一歩進んでいると言える。次の引用でわかるように、中国の中医学に対する期待と普及に対する努力は、日本とは桁はずれである。

　室賀氏の発言にあるように日本の漢方事情は、残念ながら芳ばしくない。室賀氏の思いは、日本のすべての漢方関係者の思いでもある。しかし、漢方の医療における必要性、重要性を十分に理解さすことができなかった、あるいは理解さす実質的な努力を十分にしなかった漢方関係者の責任でもある。

　筆者がここで訴えようとしているのは、漢方診療をしているものの責任の一部を果たすための、ささやかな努力である。

### 日本政府も漢方振興を

**津谷**　東南アジアに限らず、中国人は世界中に住んでいます。中華料理と中国医学は、どこにいってもありますね。だから中国人が東アジアの伝統医学というと「中医学」と考えてしまうのはある意味では、当然のことでしょうね。

　華僑は世界中に散らばっていますしね。

**室賀** 華僑には力がありますからね。

**津谷** そうですね。経済力と政治家を使うのがうまいですからね。

　一方、本家の中国は新中国になってから、国としてそうい面に随分力を入れています。国内だけじゃなくて天安門にいくと「世界人民団結」とかいうスローガンがあります。その中でも特に第三世界のアジア・アフリカに力を入れていますね。

　むこうは各省単位、例えば四川省がタンザニアを受け持つというような形で、各省ごとに決めているわけです。そこに医療チームを送ると、その中に必ず針灸師を入れるとか、国として伝統医学を世界中に広めようというポリシーが強いですね。日本の厚生省は漢方医学を世界中に広めようとは思っていないですね。国内でもあまり広まってもらっては困るんじゃないですか。

**室賀** 日本の医学界は東洋医学に対して非常に冷淡ですね。なにも医学は西洋医学だけではないのですからね。中国は国是として、トラディショナル・チャイニーズ・メディシンを広めようとしている。このまま行けば、日本古来の漢方医学は、本当に押しつぶれちゃって、もう小さな芥子粒の一つくらいしか価値をみとめられなくなっちゃうんじゃないだろうか。

　これは、私は日本人として、非常に残念に思いまして、今後はチャンスがあるかぎり、われわれのすぐれた祖先がつくりだした優秀な日本の伝統医学というものを、日本の医療社会に根づかせて広げて、それをさらに各国にも広げる努力を、もっともっと医学界にご理解をいただきたいと思っています。

この引用には「日本政府も漢方振興を」という標題がふさわしいわけである。

## 5 日本漢方の評価の問題

さて以上のように辿ってくると、日本漢方の評価ということが前面に浮かび上がってくる。前述の「漢方医学の再評価の問題」という小見出しで取り上げた事項もその一端である。

しかし評価となれば、その有効性、有効度が先ず問題になる。そして効果を来たす手段、方法が検討されることになり、漢方ならその特質・本質が究明されるわけである。筆者がこれまでに述べてきたことは、その究明の一端である。

漢方の国際化、伝統医学の交流という問題も先ず自国の伝統医学の実体を知らなくては出来ないことである。そして相手国の実状を知らなくては、実質的な効果的な交流が出来るわけがない。この10年来、中医の実際の診療状態を知るための努力をしてきたが、ようやくある程度わかってきた次第。また中医の側は、中医学の方法に自信を持っているとみえて、日本漢方の随証治療の本質を把握しようとは思っていないようにみえる。日本の腹診法に興味を持っているが、その導入には随証治療の方法を理解しなくてはならないことまでは考えていないように思われる。

さていずれにしても、日本の漢方界はエキス製剤を中心に、随証治療で進展していかなければならない命運にあると考える。したがって随証治療の本質を究明し、その短所を補い、長所を発展させていくことが、我々漢方関係者の当面なすべき仕事であると思う。

次に評価方法について参考にすべき記事があるので引用する。中医学的治療が圧倒的に多く、生薬の評価が重要な中国では、行政的に整備された評価法があり、日本より中国の方が先進的である。生薬学、薬学が進歩している日本は、それを活かした、日本の漢方の評価方法の確立が

必要であると思う。

### 漢方及び漢方薬の評価について

**津谷** おそらく薬の評価を二つに分けると、一つは長年使っていたから安全性と有効性はいえるんだというタイムテスト論で、いま一つは近代的な薬効評価みたいなものですね。

**室賀** ダブルブラインドみたいなものですね。

**津谷** そうです。1940年代からはじまった推計学に基づいたものですね。私はいろんな国を訪ねてその国の厚生省の人と討論することが多いんです。例えば南太平洋のある国を訪ねて、お国には薬草があるんで、これをもっと活用しようじゃありませんかというと、「これは安全なんですか、効くんですか」と聞かれるんで、私は非常に困るんです。

これとこれがいいですなどと答えると、もし何かが起きたら私の責任になります。つまり薬事制度というのはその薬の安全性・有効性を誰が保障し責任を負うかということに関係しますので、これはなかなか微妙な問題だと思うんです。他の国で使っているからいいかというと、そうでもないわけです。

WHOの会議が中国であったんですが、中国ではタイムテスト論が強いですね。中国何千年の歴史の中で使ってきたというんです。私はそういった時、反論として出すのは、中国は植物が主体ですが、鉱物性のものもありますね。例えば砒素とか水銀があります。あれを飲んで随分いろんな人が死んだじゃないか、だから、長年使っているからといって、安全とは言えないだろうと言うんです。

このようにタイムテスト論を強調する国には、やはり近代的な評価法が必要だというんです。逆に西洋医学一点張りの国には、これは長年使ってきたからいいんじゃないんですか、もっと活用しましょうと、使い分けるようにしているんです。

**菊谷** 相手によりけりというわけですね。

**津谷** ただ、日本の状況は、やはりきちんと評価すべき時期じゃないかという気がします。日本にはそれをするだけの技術力もあるし、ある意味で日本は伝統医学の評価のモデルになってもらいたいという気がしているんです。しかし、現状は中国に先を越されたという感じです。

中国では85年に中国薬品管理法が施行され、そのあとに新薬審査規定というなかなかよく考えられた法令ができました。そこでは新薬は西薬と中薬に分けられ、中薬でも煎じ薬をエキス化したもの、組織培養で作ったものつまり製剤化して、薬などとよばれているものは新薬扱いで、それぞれ明記されています。

また中国では、前臨床をやって、これに基づき衛生部がよしとして初めて治験をやるという形です。従って先ほどの点滴のドロッとしたようなものは、現在ならば承認されないでしょう。それと一緒に中国ではガイドラインが50ほど出ているんです。単純な肝炎みたいな西洋医学的な診断名もありますし、脾虚に対するものなどのように中医学的な診断名もあります。そのための臨床試験のフェーズⅠ～Ⅲをどうやってやるかというガイドラインができています。

日本にもこういうきちんとした新しい漢方薬の評価のためのガイドラインみたいなものが、そろそろ作られるべき時期じゃないかという気がします。おそらく私の知る範囲では、伝統薬の評価について法的な行政的な動きとしては、中国がいま一番進んでいると思いますね。私はもともと臨床薬理をやっていまして、いろんな臨床試験にかかわりましたが、日本にはいろんな方法論もあるわけです。日本が一番こういったものができて然るべきだったんですよ。

私は、やはり漢方薬には、それなりの大きな意味があると思うんです。それをきちんとしたうえで、日本で評価法を開発していけばそれこそ世界に通用する漢方になると思いますね。

最後に経済の問題になるが、筆者は前に「漢方治療の経済性」という見出しで、西洋薬治療と漢方薬治療を大まかに比較してみたが、さらに

生薬湯液治療とエキス製剤治療との経済性の比較も必要である。

　また我々は、伝統医学が行われている各国の経済状態について、あまりよく知らないと思うので、津谷氏の話を引用して参考にして頂きたい。

**津谷**　日本には日本なりの漢方医学があるし、エキス剤のように近代的な品質管理に基づいたものもあります。特にエキス剤は技術が向上していますから、こういうものを世界中に広めていったらいいんじゃないかという気がします。現在は企業がコマーシャルベースでやっていますが、国としてももう少しいろんな技術援助の中で、ヘルスの分野の一つとして、漢方医学を考えたらいいんじゃないかと思います。ところで日本の漢方薬の売り上げは現在年間1000億円ですか。

**菊谷**　1000億円をちょっと超しているでしょう。

**津谷**　医療用だけではどうですか。

**菊谷**　それも、1000億円近いでしょう。

**津谷**　そうすると、日本の人口が、1億2000万人ですから、一人800円くらいは、払っているわけですね。今日は1ドルが150円ですから、大体5～6ドルですか。WHOにはいろいろな統計がありますが、日本が薬全般の一日あたりの消費量は、世界一なんです。アメリカが二番なんです。話が少しずれますが、世界中の西洋薬の3分の1は日本で消費されています。世界の人口は50億人ですから、1億の国が世界の3分の1を使っているわけです。

**室賀**　そんなに使っちゃうんですか。

**津谷**　アメリカの1.5倍くらいでしょう。二位を俄然引き離しています。WHOではよく「薬の合理的使用」という言い方をしますが、大きな声で日本では合理的な使用をしていますという状況ではないんじゃないかという気がするんです。

　話を漢方薬へ戻して、日本で漢方薬に一人当たり800円使っているという数字も、果たして合理的といえるかどうか。

　おそらくインドは西洋薬も含めて800円使っていない。貧しくて使

> えないという状況なんです。漢方薬で一番高い薬は柴苓湯で、1日300〜400円ですか。
> **菊谷** 740円で、前は780円でした。
> **津谷** そんなことをしていたら、1日分の柴苓湯の薬価でインド人の一人当たりの1年間の薬に対するお金を使ってしまうわけですね。ですから日本の漢方医学は世界的にすばらしいと思いますが、伝統医学での技術協力でも相手間の状況を考えないといけないですね。特に発展途上国は難しいですね。欧米ではいいと思うんですが……。

これでみると、エキス製剤は海外で作られ、日本に輸入されるということは考えられても、日本のエキス製剤を中国医学圏内に輸出することは望めそうにない。日本の経済事情から他国を判断するわけにはいかないことを知らなければならない。

さて最後に薬の話であるが、エキス剤が普及してから、一般に生薬そのものに対する関心が乏しくなってきた。しかしエキス剤の原料は生薬であるから、生薬の需給と当然密接な関係にある。筆者も、生薬の需給はグローバルに世界的規模で考えなければならないと前述した。

中国を訪問して最も印象に残った問題は、生薬の需給問題であった。医者は、自分の使っている薬の範囲程度の知識しか持っていない場合が多いが、漢方診療の場合は、湯液なら薬を知らなくては仕事が出来ない。生薬を扱っている薬関係の業社は当然生薬にくわしい。松浦氏は、座談会では日本漢方生薬製剤協会（日漢協）の国際委員長という肩書きであるが、松浦薬業株式会社の社長で、中国との交流が深く、筆者の知る限りでは中国通の第一人者であろう。この座談会の中にも注目すべき発言がある。座談会の26頁の発言の日本・中国・韓国間の交流の話、長年その道で苦労してきた人間の話として注目すべきである。長くなるので、あと、とにかく、実社会に活躍している氏の発言を読んでほしい。氏からは、いずれまとまった中国事情の話を聞きたいものである。

# 6 漢方エキス製剤の評価について

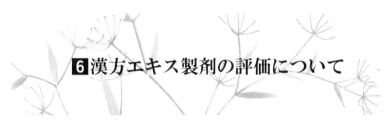

「漢方エキス製剤・過去三千年の効き目・科学的に再点検・来月から厚生省」という見出しで、エキス製剤の評価についての記事が1990年7月23日付の朝日新聞に掲載されていた。

　漢方薬の成分を抽出して錠剤や粉末などの形にした漢方エキス製剤に関して、厚生省はこれまで「過去三千年の人体実験の成果」として伝統的な効果をそのまま認めてきたが、これを全面的に変更。科学的なデータに基づいて効果を再評価する作業に8月から着手する。医師や患者に、本物と偽物を知らせずに、薬を投与して効果を調べる「二重盲検」の義務づけが検討されており、エキス製剤は1976年に保険適用されて以来、初めて西洋薬並みの本格的な見直しを受けることになる。
　漢方エキス製剤は、1976年に保険の適用が認められて以来、149種の処方が適用を受けている。副作用が少ないなどとして利用する医師が増え、年間800億円程度もの医療費が支払われるまでに成長。医師の処方せんなしに販売されている一般薬を合わせると、エキス製剤全体では1180億円（1988年）もの大きな市場になっている。
　ところが、薬の効き目については歴史が実証しているとして、いわば業界の言いなりで効果が認定されてきた経過がある。このため、厚生省はどういう方法で薬の有効性を確認するかについての基本方針を、専門家を集めた研究班で策定中だ。この研究班の報告を受け、8月に幅広い関係者を含む検討会を発足させて、具体的な効果の評価方法を確定する方針だ。
　実際の作業では、年間300億円といわれる一番の人気商品になっている小柴胡湯エキスを対象に選定。肝炎などに対する有効性の評価方

法を検討する。小柴胡湯は、肝炎の患者によく利用されているが、逆に肝臓の働きを悪化させたという報告も出てきており、薬として人体にどう影響を与えるかが大きな問題として浮上している。

(1990年7月23日付朝日新聞より)

この記事のあとに、「二重盲検義務づけ、まず『小柴胡湯』で」と大きく附記している。この報道記事が正しいとすると、要するに小柴胡湯エキス製剤を対象にして、エキス製剤の有効性を二重盲検法などを使って科学的に検討しようということなのであろう。

エキス製剤の問題は、いずれ詳しく検討しようと思っていたので、この再評価の問題が登場した機会に、問題点を考えてみたい。

先ず小柴胡湯エキス製剤の評価を小柴胡湯の評価と混同しないことが基本的に大切である。

エキス製剤使用が普通になっていると、小柴胡湯というとそのエキス製剤しか思いつかない。混同が起こりやすいわけである。

本来なら漢方医学の評価が先にあって、その中の小柴胡湯の有効性を考え、そのエキス製剤が出来たら、それが湯液の効果をどれくらいカバーできるかを検討するのが順序ということになる。小柴胡湯エキス製剤の評価を小柴胡湯に拡大して考えることは、大きな誤りをおかすことになる。前に筆者が「漢方医学の再評価の問題」という小見出しで取り上げたのは、日本漢方の評価で、エキス製剤になった漢方薬の評価は別問題として考えている。

漢方の効果を問題にする場合は、基本的には同系統の中医学の効果も当然考慮に入れなければならない。もし漢方が効かないという評価をすれば、中国の中医学的治療も効かないという評価の中に入る(もちろん、漢方と中医学の効果の差はあるが)。したがって小柴胡湯エキス製剤の評価を漢方全体の評価と思わせるような論をたてることは、日本漢方のみならず中医学全体をも批判することになるわけで、発言には慎重を要する。

中医学、漢方を含むアジアの伝統医術、医学の大半は生薬を用いる治療である。民族的、国家的に、また政治経済の事情から、これらの伝統医学の存続は大きな意義を持つ。したがって、これらの伝統医学の解明、評価は、広い意味で医療を考えるなら重要な意味を持つ仕事であると思う。

しかし生薬による治療は、天然物である生薬を用い、多岐な使い方をするので、極めてファジー性が強い。これを合理的、科学的な西洋医学的方法で評価することは、非常にむずかしい仕事であると思う。しかし伝統医学の解明、評価はやらねばならないとすると、中国、日本のように西洋医学と伝統医学とが共に存在する国の仕事になる。日本に於いてその評価方法が考えられ始められたことは歓迎すべきことである。

しかし小柴胡湯エキス製剤で評価を行うということは、膨大な漢方医療の一端に手をつけることであり、漢方批判の端緒に過ぎない。これを機会に評価方法が進展することを望むわけである。

## ①小柴胡湯について

先ず、小柴胡湯エキス製剤の使用が全エキス製剤の4分の1になるという異常現象について考えてみたい。

①善意に解釈すれば、小柴胡湯が他の薬方より効果的で、また広範囲に使えるということであり、エキス製剤でも相当効果的に使えるという証左であろう。

②少し意地悪くみれば、昔葛根湯医者という言葉があったように、慢性病で一応小柴胡湯の適応になっていれば、無差別に小柴胡湯エキス製剤を投与したためであろう(柴胡湯類は適応範囲が広いが、効果的に投与するには、証によって大柴胡湯、柴胡加竜骨牡蛎湯、柴胡桂枝湯、小柴胡湯、柴胡桂枝乾姜湯等を使い分けなければならない。適応に肝機能障害が挙げられていなくても、柴胡桂枝乾姜湯や柴胡加竜骨牡蛎湯を使って効果的である場合がある。漢方診断の知識がなく病名投与するために、小柴胡湯を異常に多く肝障害に投与したと言えるのではないか)。

③小柴胡湯を中心とする柴胡剤の効果が他の薬方と違う面があること（小柴胡湯エキス製剤を使って、細胞性免疫の増強、体液性免疫の増強等の実験がされており、免疫調節作用があることが認められている）、即ち実際使用面で広範囲の慢性疾患の治療に運用されて効果を上げている。おそらく小柴胡湯エキス製剤による、実験・治験の文献が他の薬方より相当多いと思われる。これらの文献をみて小柴胡湯エキス剤への関心が高まっている。

次に小柴胡湯の実際的な効果について考えてみたい。小柴胡湯およびその変方をいろいろの疾患に適用してみて、意外な効果に驚くことがあるが、なぜ効くかは使っている者にもわからない場合が多い。日本では昔から小柴胡湯を小児の聖薬と言ったが、小児に限らず成人の体質、体調改善には有効であることを多く体験している。免疫調節作用のあることが実験されているが、この免疫増強が広く慢性の病的状態を改善するのであろう。体調が改善されれば、その体調と関連していた疾患が治ったり、少なくとも治りやすくなるわけである。小柴胡湯の証を知って小柴胡湯を使えばよく奏効するが、その証を最もよく述べているのは『傷寒論』の次の条文である。

「傷寒、中風、往来寒熱、胸脇苦満、黙々不欲飲食、心煩喜嘔、或胸中煩而不嘔、或渇、或腹中痛、或脇下痞鞕、或心下悸小便不利、或不渇身微熱、或咳者、小柴胡湯主之」

この条文の傷寒、中風より心煩喜嘔までは小柴胡湯の正証であり、それ以下は小柴胡湯を適応できる変証を示している。往来寒熱は熱状を示し、胸脇苦満は胸脇部の苦しい状態を、黙々不飲食とは食欲不振の状態を、心煩喜嘔は胸苦しくてしばしば嘔く状態を示している。これらの症状があれば小柴胡湯の適用であるので、小柴胡湯これを主るというのである。そしてあるいは胸苦しくても嘔かない場合にも、あるいは陽明位に変化を及ぼし渇を生じた場合も、あるいは陽明位に変化が及び腹痛が生じた場合も、脇腹がかたくつまる場合も、これも陽明位に変化が波

及し、心下に動悸し小便が出にくくなっても、また太陽位に変化が及び、渇がなくても微熱がある場合も、咳が出る場合も、小柴胡湯の正証の少陽位状態より病変が強くなり、陽明位なり太陽位に病変が波及した場合も小柴胡湯が主るところであるというのである。

　この条文をみても、少陽、胸脇の部の変化から、陽明腹部の方に変化が及ぶ病変まで、小柴胡湯が使えることを、即ち胸脇部、心下部を中心にして上、下の部位の臓器の疾患にまで小柴胡湯が適用されることを述べているのである。

　このように条文からみても適用範囲が広いのであるが、小柴胡湯を実際に使って効果があった病名を挙げてみると意外な疾患に効果があることがわかり、ますます繁用したくなるわけである。

　次に適用疾患を挙げてみると、先ず熱性病で、熱状が往来寒熱(弛張熱)で、胸脇苦満のある疾患には広く用いられる。

　次に慢性病で、慢性気管支炎(半夏厚朴湯の合方、いわゆる柴朴湯がよく用いられる)、最も多用されるのが肝障害一般で、慢性肝炎、胆嚢炎など、次に胃腸障害で、胃炎、胃酸過多症等に用いられる。次に胸脇部の疾患ではないが、扁桃炎、頸部リンパ腺炎、中耳炎、さらに特異なものとして円形禿頭症(柴胡加竜骨牡蛎湯の方が多く用いられる)がある。さらに腺病体質改善には広く用いられる。

　以上の諸疾患に小柴胡湯を用いる時、証によって次のような薬味が加味され、効果が増強される。石膏・桔梗・芍薬・橘皮・薏苡仁・麦門冬・栝楼根・地黄など。また他の薬方と合方することにより、単独薬方では得られない特別の効果を期待できることがある。最もよく小柴胡湯に合方する薬方には駆瘀血剤がある。桂枝茯苓丸料、当帰芍薬散料、頻度は少ないが桃核承気湯がある。また合方が別名になっている柴朴湯(半夏厚朴湯との合方)、柴苓湯(五苓散との合方)、柴陥湯(小陥胸湯との合方)がある。肝炎に適用する場合、茵蔯蒿湯、茵蔯五苓散との合方もよく行われる。小柴胡湯を湯液で用いる場合、単方で用いる場合より、むしろ

加味方、合方で用いる方が多い。これはこの方が効果が期待できるからで、このことによって小柴胡湯の適用範囲が拡げられる。このようなやり方によって、複雑で多味を用いる中医学的治療に匹敵できる効果をあげ得るものと考える。加味方、合方ができないエキス製剤では、中医学的治療の効果に到底達することができない。エキス製剤の改善の一つに、加味方、合方ができる体制にもっていく仕事がある。単方の使用に制限している限り、単方使用の効果以上のものは期待できないわけである。

エキス製剤の改善という所で詳述する予定でいるが、たまたま小柴胡湯の使用法を述べるはめになったので、一言するわけである。小柴胡湯エキス製剤の評価という問題も、当面取り上げるエキス製剤そのものだけの評価であって、それも非常に多くの可能性を持っている小柴胡湯の評価の一部であるという認識が必要である。

## ②エキス製剤の評価について

先ずエキス製剤そのものの問題である。古くからの薬方であるので、原方の薬方の薬味、薬量が問題である。小柴胡湯は『傷寒論』に原方があるので、それは有難いが漢代の度量衡で分量が記載されているので、それを現在のグラムに換算するとき問題が起こる。また基本的には、『傷寒論』に記載されている生薬が、現在使用しているものと同じものかどうかという問題がある。筆者が40年前に使っていた三島柴胡はエキス分が多く強い芳香を放っていたが、現在使っている栽培ものの三島柴胡や輸入物の柴胡は気味が薄く、非常に物足りない。当然同じ分量で果たして効くのかという疑いが出てくる。即ち選品の問題がある。各製薬会社がどんな柴胡を使っているか知りたいものである。

次に製薬会社により製剤の分量に不同があることがおかしい問題である。各研究者によって処方の分量がまちまちであることが、その先の問題としてある。小柴胡湯エキス製剤として取り上げる場合、これらのメーカーのどこの製品を取り上げるかが先ず問題にある（薬方により

メーカーが違えば効果が違うことがあることを使用者は経験している)。

参考に、小柴胡湯の『傷寒論』の原方を次に挙げる。

柴胡半斤、黄芩三両、半夏半升洗、生姜三両切、人参三両、甘草三両炙、大棗十二枚擘。右七味、以水一斗二升、去滓、再煎取三升、温服一升、日三服。

この中の斤、両、升、枚(個に当たる)を何グラムに換算するか、修治をどうするか、問題、疑問は多い。煎じ方もまた問題である。

エキス製剤の場合、生薬の選品がある程度できていて、分量も一定になったとしても、製造過程における加圧、温度、時間等まだまだ問題が多い。原始的に土瓶で煎薬を作る時でも多くの疑問がある。

要するに不定要素が多く、ファジー性がきわめて強い生薬治療を、科学的に検討するということは極めて困難な仕事だということである。それでは何が確かかというと、自分が服用してみて、効いたという自覚があった時だけではないかと思うくらいである。まことに乱暴な話であるが、漢方で毎日診療していると頼りになるのは患者の状態の改善だけであることを痛感するからである。

漢方薬の効果判定でも症状(その部分症状を総合して全体の状態をみるわけであるが)の改善が問題になる。科学的検査成績ももちろん参考にはなるが、それだけでは全体の状態をつかめないことがある。ここで二重盲検法というものが浮かんでくるのではなかろうか。

第23回日本東洋医学会総会で、二重盲検法の提唱者、大島良雄教授に会長(現在の会頭)をお願いし、先生の希望で「東洋医学の批判」というパネルディスカッションを行ったことを前に述べた。漢方の効果を科学的に検討する方法の検討であったわけである(詳細は『日本東洋医学会三十年史』の菊谷豊彦氏の「第23回日本東洋医学会を聴いて」を参照されたい)。

その時の感想を筆者も記事の中で述べているのだが、思うに二重盲検法は、病人の症状を把握し、薬の効果があるかどうかを判定する場合、

薬を投与する側、投与される側からの不正確な判断をなるべく減らそうという努力だと考えられよう。要するにファジー的要素を減らす一つの努力でもある。したがって二重盲検法は絶体的に科学的であるというわけにはいかない。曖昧な部分を少しでも減らそうという試みのものであると思う。

今回の評価に二重盲検法を導入するということであるが、これをどのように行うか、筆者は大いに期待をしているが、生薬治療の判定は、これが端緒となり進展することを切に望むものである。

漢方エキス製剤の再評価の問題について、朝日新聞の記事の中に、「小柴胡湯は、肝炎の患者によく利用されているが、逆に肝臓の働きを悪化させたという報告も出てきており、薬として人体にどう影響を与えるかが大きな問題として浮上している」という文章がある。

埼玉医科大学第三内科の医師の報告をもとにして書かれたものと思われるが、その内科の発表が、新潟市で9月16日に開かれた日本東洋医学会関東甲信越支部会で行われたので、それについて再評価の問題とからめて一言したい。

発表は演題32番で、埼玉医科大学第三内科の6名の医師の名によって行われたもので、その抄録は次の通りである。

## 小柴胡湯投与により肝機能の急性増悪をみた慢性肝炎の1例

（埼玉医科大学第三内科）〇松尾秀一(医)、丸谷和洋(医)
西島樹重(医)、合原進二(医) 石田康雄(医)、伊藤 進(医)

我々は、昨春より小柴胡湯による肝障害例を報告してきた。今回、当教室の第6例目となった症例を報告する。

症例は58歳、女性。主訴：肝機能異常の精査。

既往歴：25歳時、虫垂切除、非輸血。飲酒歴および薬剤服用歴なし。

現病歴：昭和63年10月初旬、健康診断で肝機能異常（GOT79、

GPT49）を指摘され、再検査のため同月 18 日、A 病院受診。その結果は、GOT29、GPT18、膠原反応の異常がみられた。その後の検査でも同様の結果であったが、平成元年 12 月 18 日より平成 2 年 4 月 18 日（3 月 11 〜 21 日を除く）まで、小柴胡湯 7.5g/ 日を投与された。その間 2 年 1 月より肝機能は悪化し、3 月 6 日には GOT525、GPT534、ALP53.1（KA）、γ GPT220 となった。4 月 19 日当科転科。

諸検査の結果、抗核抗体陽性の慢性活動性肝炎と診断された。入院後、安静、治療食のみで肝機能はすみやかに改善したので、本例に対する小柴胡湯の影響をみる為、再投与した。その結果、再投与前 GOT66、GPT44 に対し、再投与 7 日目には GOT309、GPT265 となり、本症例は小柴胡湯により肝機能が悪化したものと確信した。

今回の報告は、慢性肝炎に対する小柴胡湯の投与を否定するものではないが、その適応と、経過観察の重要性という点について症例を提示した」。

ここで小柴胡湯投与によりは、当然小柴胡湯エキス製剤、何社製とすべきである。ここでは小柴胡湯そのものを問題にしているわけではないからである。

この原稿を書いている時、テレビで某病院の小児科医の報告が紹介された。自然食品によって、幼児が極端なカルシウム不足になったという話である。母親が自然食にこって、自然食品（おそらく乾燥した野菜、海草類であろう）と玄米粥かスープだけを与えていたというのである。よく聞いていなかったので詳細は聞きもらしたが、自然食品がカルシウム不足をもたらしたという話に聞こえた。カリウムの多い食品だけ摂っていて、カルシウムを補給する食品を与えなければカルシウムが不足するのは当然で母親の栄養の知識不足で必要な栄養素の配分の知識が無かったというだけの話である。これを自然食品と結びつけて発表する時、説明が不適当であると、自然食品に罪があるように受けとられてしまう。

自然食の重要なことは当然であるが、その考えを利用して自然食品を売り出すとなると話は別である。その販売されている自然食品そのものの批判か、用い方の批判かはっきりしないし、自然食品が何を指すかもはっきりしない。しかしこの程度の報告が新聞紙上で行われることが多い。発表する側の不十分な解説と、それを受けとる記者の科学的思考の不足のためであろう。某社製の小柴胡湯エキス製剤とすべきを小柴胡湯とすると誤解を招く可能性があり、漢方薬の知識不足を疑わせる可能性もある。漢方薬は本来ファジー性が強いのであるが、それだからといって曖昧な扱いや発言をしてよいものではない。

前置きが長くなったが、この報告を、漢方専門家はどう受けとったかを検討するのが本旨である。もちろん自分で診療したわけではないので、発表を一応そのまま受けとって、その報告について考えを述べるわけである。

**本症例報告を漢方側からみて**

発表された症例の発表された部分だけで意見を述べるので、推測に誤りがあったら御許しを願いたい。

第一に感じられることは、当初のA病院でも、第三内科でも、小柴胡湯エキス製剤を肝炎だからと安易に投与した疑いである。漢薬といえども洋薬と同様薬であるので、適応を十分考えて投与されるべきである。漢方医家は、小柴胡湯証でない病態に小柴胡湯を投与することはない。その証の判定にいつも苦労するのである。まず柴胡剤を投与する病態かどうかを考え、そうなら柴胡剤のうちの何を択ぶかを、虚実・陰陽を考えて決めるのである。最も実証な大柴胡湯から、虚証の柴胡桂枝乾姜湯までの間で漢方を択ぶわけである。なるほど小柴胡湯は名処方であり、適応範囲も大きいが、小柴胡湯エキス製剤が300億円も売れる状態は異常である。それに対する意見は前述した。

湯液で漢薬を使っている場合、もし小柴胡湯を使って効かなかったり、異常が出た場合は、先ず証の判定を誤ったのではないかを考える。誤っ

てないとわかったら、構成生薬のどれかに異常がないか、選品と分量などを考える。異常がある場合は、生薬を変える、また加減をしたりする。という手順を踏んで対処していく。エキス剤では不可能であるが、湯液では相当幅広い対応が可能である。

本症例のA病院の小柴胡湯エキス剤の投与は、なぜあのように長期間投与を行ったか疑問である。小柴胡湯を体質改善のため長期投与することはあるが、疾患を対象にして投与する場合は、疾患の病態を観察して、効かなければ証を考え直し他の薬方を投与したり、加減方を与える。故障が出れば、前記のように薬方を吟味し、原因を探究する。このためには、当然ある程度の生薬の知識が必要である。

本症例でなぜ肝機能が悪化したか、その構成生薬に問題がありはしないか、興味あるところである。小柴胡湯の構成生薬のうち、炎症を煽ると思われる生薬はお種人参ではなかろうか。人参はパナックスという名の示す万能薬ということが頭にあり、害がないと思われがちであるが、人により証により、量により反応が様々である。参考までに筆者の経験をお話する。

よく効いて驚いた例であるが、20数年前の話で記録は探せないので記憶で話す。90歳の女性、漢方治療を断続的に行っていたので一応の健康状態を保っていたが、ある時点で老衰症状がだんだん強くなり、いよいよ駄目かと思うまでになった。人参を思いついて独人湯（毛人参20gに甘草少量加味）を与えた。2、3週間でもとに近い元気を取り戻し、処方を工夫して投薬、約3年生き延びた。人参が効くという話は聞いていたが、経験してみて驚いたわけである。韓国では、死に目に会わしたい人がある時、人参（天然物）を服ますと、死期を五日延ばせるという話が伝わっているが、衰弱した症状には著効があることを知ったわけである。人参が効くということで、一般にも多用される傾向が強く、自然食品として大量に販売されており、また濃厚な人参エキスも販売されている。人参エキスを多量に服み障害を起こしたという話も出ている。適用を誤ると

障害を起こすということは、証を尊重すべきことを示唆している。最近経験した次の例は、少量でも反応があることを示している。

47歳の漢方製薬会社の部長、20年以上気管支喘息に悩まされている。長年中国に居り、喘息発病は四川省であったという。もちろん漢薬は使ったと思われるが治らず、この10年間吸入剤を毎日数回使い、発作を抑えている。漢薬の効果を信用していない様子。

本年2月初診、全身症状から小柴胡湯合桂枝茯苓丸料を、喘息症状からは麻杏甘石湯を考え、3方合方の形で小柴胡湯の人参を毛人参3gとし、煎薬で投与。3日間目から効果が現れ、咳が減り、2週間で体調改善、吸入剤の使用1日2回程度になり効果に驚いたという。ところが、亢奮して眠りが悪くなったという。小柴胡湯に加えた毛人参（日本産お種人参の細根の部分）を竹節人参に替え投与したところ眠れるようになり、体調も益々よく、吸入剤の使用もさらに減ったという。3月下旬、往診診察、体調は見違えるほど改善。長年悩まされた喘息も、今一息で全治するという期待が持てるようになったという。最初の2週間の薬は亢奮したが、体調は力がついてよかった。あとのはその点物足りないという。そこで、その後の投薬で毛人参と竹節人参を各2gに折半して与えたところ、丁度良いという報告。9月に3度目の診察で、益々快調、吸入剤の使用しない日も出てきたという。

この症例でみるように、竹節人参はお種人参と明らかに効果が異なり、強壮作用（亢奮作用、血圧上昇作用など）はない。筆者は20数年前からこの二者の使い分けをしている。またこの症例での薬方の使い方でみるように、柴胡剤と駆瘀血剤で体調を変革しながら、主訴である喘息症状を攻めるという方法で確実な効果を上げ得るのである。ここに病気だけを目標にしないで、全身を随証治療の方法で把握して奏効する場合のあることを知って欲しいものである。

以上少し冗長になったが、エキス製剤で治療するのと違って、湯液ではもっときめ細かな治療をしていることを言いたかったのである。エキ

ス製剤での治療は、剤型から一見科学的にみえるかも知れないが、人間に即しての治療という面から言えば、人間から離れていると思われる。人間、その病態の観察（その結果が証に反映される）の細かさが要求されるわけである。

　さて本題に戻って、発表のあとの質疑応答について述べる。漢方側の山田光胤氏の発言では、エキス製剤と言えども証を無視して投与されれば故障が出るのは当然で、胸脇苦満のないものに小柴胡湯を投与することはない、証を無視すべきではないと述べた。

　筆者は、山田氏の後を受けて、発表の症例は全身的症状からみると、胸脇苦満もなくやや虚しているらしいので、柴胡桂枝乾姜湯の証ではないかと附言した。悪化した例は6例だが、どの位小柴胡湯エキス製剤を使ったかと質問すると百数十例だという。それでは、悪化した例は20分の1以下ではないか。そのことを新聞記者に話したかと問うと、話したが発表された記事では、無害であったり効果があった例は取り上げられなかったという。誤解を起こすような発言の仕方が悪かったのではないかと言うと、きちんと話したつもりだと言う。

　漢方は害がないと一般に思い込んでいる。新聞記者は、その通俗観念と違った事象が発生すれば、トピックスになると思って取り上げる。この記者の感覚を予知しないで話したことが今回の記事になったのではないか。そうすると話し方が悪かったことになる。発表症例からみれば、証を無視して投与されたように思うが（この言葉に反論はなく、今回の発表をするために日本東洋医学会に加入したという噂もあるので、漢方の知識が十分でないとみなければならない）、少なくとも使用する漢方薬方の証の概略は知って使って欲しい。即ちエキス製剤といえども、もう少し漢方の勉強をしてから使ってほしいと述べたわけである。

　要するに漢方的観点から言えば、小柴胡湯の適応範囲でないものに、小柴胡湯を投与して肝機能の悪化をみたと考えてよいと思う。小柴胡湯の害でも何でもない。洋薬では使ってはならない場合に、不適当と思い

ながらその薬を使用することはあり得ないのに、漢方薬だから使えると思うのは、漢方薬を薬とみていないのではないか。使ってはならない場合は、漢方薬では証に合わない場合である。したがって証を知らなければ、使ってはならない場合を判定できない。今回の例は、この判定ができなかった場合に過ぎないのではないか。

＊

漢方治療の効果を判定する問題において、エキス製剤の評価の問題は、その一部分である。

この漢方の効果判定の問題と直接関連はないが、『漢方の臨床』誌第37巻・第8号に掲載された「病態生理学の必要性」という標題の安井広迪氏の巻頭言の中の日本漢方に関する発言について、少々筆者の考えを述べておきたい。

「十八世紀に、吉益東洞が、その医学体系の中に伝統医学理論を持ち込むのを拒否して以来、日本の漢方は、診断系と治療系の間にあまり理論を介在させない形をとってきた。〈中略〉つまり、ここには病態生理が欠除しており、これがその後の日本の漢方医学に大きな影響を及ぼしている」と書かれているが、東洞が陰陽説まで排除しようとし、万病一毒説をとなえるに至ったのは、それなりの考えがあったことと思われる。当時の陰陽医が理屈ばかり多く、病を治すのに力がなかったのをみていて不満であったのであろう。『傷寒・金匱』の薬方を使って治効を知り、『傷寒論』に傾倒していったのがわかる気がする。

東洞の『薬徴』は1771年、山脇東洋の『蔵志』は1759年、杉田玄白の『解体新書』の翻訳は1774年で、蘭方が紹介され、ようやく西欧の科学的思考に触れる機会が増えてきたわけで、東洞もその影響を受けたと思われるが、その発想が極端で、実証主義（親試実験）を推進するのが急で、理論を無視したのは否めない。辻哲夫著『日本の科学思想……その自立への模索』（中公新書）よりの引用からその辺の事情を知って頂きたい。

### 「医之学の方法的自立」

　儒学を学問の基盤としながら、医方や本草学がそれぞれ学問的な自立の方向へ道を開いてゆく様相に、これまで目をむけてきた。しかしこれら医之学・物理之学が、自然認識の内容をさらに充足し、専門分化の度合を深めてゆけば、いずれ儒学との直接の学問的関連性はうすれてゆくにちがいない。18世紀もなかばともなれば、方法的にもはっきり自立した自然学のある形態を、それなりに識別することができるようになる。その代表的なものは、やはり古医方であろう。

　人体の解剖実見図を日本ではじめて、『蔵志』として刊行（1759年）した山脇東洋の業績。また「万病一毒論」をふりかざして、日本的な治療法の根本的な刷新をはかった吉益東洞の活躍。古医方の完成とみられているこれらの実績は、まさしく医之学の日本的な自立をしるすものにほかなるまい。日本の科学が、医学を母胎にして育つことになったとあえていうのも、まずこのなりゆきに注目すればこその話である。そのことも念頭におきながら、ここでは吉益東洞の学問的方法を、その要点のみかいつまんで検討しておくことにしよう。すでに指摘しておいたように、かれは、「医の学は方のみ」といいきってしまうだけの学問的確信をそなえていた。この確信がどのような認識方法にささえられていたのかをみてゆけば、東洞の学問に対する考え方、そういってよければ科学観を、ほぼつきとめることはできるであろう。

　それにはなによりも、東洞の医説・万病一毒論の学問的構造を吟味してみることが必要である。

　　　それ疾医は万病唯一毒といふ事を疑なく会得し、此薬方にて此病毒
　　　解するといふ事を心に覚るゆへ、病治せざる事なし（『医事或問』）。
　すべての病気は、ただ一つの毒によって起こるものである。それゆえ「病毒の所在」をたしかにみさだめ、これに的確に応じうる薬方をほどこし、その病毒をとりさることが、病気をなおすための根本的な

指針であるという。東洞は医の根本を、あくまで病を治する方の探求というところにおき、それをめざす医者こそが真の医者であるとして、とくに疾医と呼んでいる。この疾医の典型を、中国古代の扁鵲、張仲景にみいだし、その医方を当代に再建するという構想のもとに、いわゆる古医方を、主唱したわけである。したがって東洞にとって、万病一毒論は、疾医の方に学問的確信を与えるための、原理的な方法論としての意義をもつものであった。

こうした東洞の構想のもとでは、当時通俗化していた一般の医方が、根本的に批判されることになるであろう。疾医に対比して、真の医学の確立をさまたげている医方とみなすものを、かれは陰陽医と呼んで、その学問的欠陥をつぎのように論難する。

> 陰陽医は五臓六肺・陰陽・五行相生相剋の事を書籍にて見覚へ、理をもて病を論じ、手に覚ゆる事なく、臆見にてするゆへ、却て其術なしやすきやうにはあれど、実に病を治する事あたはず（『医事或問』）。

書物からえた知識、すなわち臆見によって理屈をこねるだけで、病のほうは治せないではないかという。陰陽医に対するこの手厳しい批判を前提として、東洞の学問的構想の中には、いかにも極論にすぎると思えるような見解が結ばれることは、とくに注意を引く。かれは病因・病名を論ずることが、いっさい無用だという。

「此毒何の毒にして何によって動くという時は、因を論ずるといふものなり。吾いふ所はしからず。其毒何によりて生ずるや、何によりて動くといふ事はしらず。唯毒の所在を視て療治するなり」。つまり、病気の発生する物質的な仕組みについて、理論的な考究をおこなうことを拒否するのである。「是造化の作（つく）りたる事、いかやうにして作りたる事やらん、はかられぬ事なり。医者の預る所にあらず」。

かくして東洞の医方では、医における理論的な自然認識への道がまったく断たれることになる。かれの医之学を、文字どおり科学とい

うにはなお遠すぎることが、ここに読みとられるであろう。しかしわれわれは、日本の学問的認識がいっきょに完成することばかり望んではなるまい。日本の医方は、ようやく吉益東洞において、曖昧な知識の混乱の中から、少なくとも確実な一歩をふみだしえたところなのである（辻哲夫著『日本の科学思想……その自立への模索』より）。

「陰陽五行の惑溺を払はざれば窮理の道に入る可からず」と福沢諭吉が、『文明論之概略』の中で書いているが、陰陽五行がながく日本の知性を低迷させてきた悪習として告発され、他方「窮理の道」（窮理概念はもと朱子学のものであった）が福沢の時代では、科学概念の前提と言える意味で使われている。福沢は漢方が嫌いだったというが、日本の科学思想発展の妨げとなる陰陽五行概念をもとにしていると考えたからであろう。

「中国伝統医学は、この体系の中では、疾病の認識は、生理学に基礎をおいた病態生理学を駆使することによって行われる。そして治療はこの認識の上に立って行われる」と安井氏は述べているが、多分に西洋医学の病態生理学を念頭において発言されているように思われる。

中医学における病態生理とは何かを、上海中医学院篇『中医学基礎』（神戸中医学研究会訳）からうかがってみると、その緒論の中国医薬学の形成と発展の項の中で、「陰陽五行説は古代の一種の自然観で、素朴な唯物論と自然発生的な弁証法の思想を具えており、一定程度に医学を向上発展させる原動力となった。しかし、この種の理論はまた非常に不完全なもので、はなはだ唯心論と形而上学の影響を受けやすかった」……「傷寒論、金匱要略は当時の疾病治療の豊富な経験と医学理論の知識をあつめ、臨床理論の知識をあつめ、臨床実践と結び合わせて、傷寒と雑病という、二大類の疾病について論じ、弁証施治の原則を確定したもので、我が国医学の発展に重大な貢献を果たした」とあり、また「中医学は完全に整った理法と方薬の理論体系があり、数千年来の臨床実験の検証を経て、正確さと科学性が証明されていると考えている。ただし、唯心論

と形而上学的なものの混在については、必ず批判し止揚して行くことが必要である」といっている。

病態生理と関係ある基本理論の項では、陰陽五行説。気・血・津液。経絡・臓腑について基本概念と治療方法との関連を述べ、それぞれに唯物弁証法的立場からの批判を附加している。

しかし、以上を通観して、西洋医学の科学的生態病理学とは、立脚点が違うし、唯心論、形而上学的要素が多過ぎる感が深い。日本の漢方古方派の当初の吉益東洞のやり方は極端過ぎるが、最近の西洋医学を学んで漢方を学んだ、湯本求真、奥田謙蔵先生のように西洋医学の病理と漢方治療を結合させる方向の考えの方が、実際的でありはしないか。日進月歩の西洋医学の病態生理学観念と、『傷寒・金匱』より出発した随証治療を発展させて結びつけていくほうが、西洋医学を学んだ日本の医者には適していると考えるが、どうであろうか。

健保診療のエキス製剤を西洋医学的症状、病名により使用するのは、漢方の本来の方法を無視した乱暴なやり方で、漢方治療とは言えず、また病態生理を考えて処方するわけではないので、中医学と比較することもできない。安井氏の病態生理学がどういうものか、不分明な感じがしたので一言したわけである。

しかし以上の問題は、漢方薬、漢方治療の評価と関係があるので、取り上げたのである。

先述の「中医学は完全に整った理法と方薬の理論体系があり、数千年来の臨床実態の検証を経て、正確さと科学性が証明されていると考えている」(『中医学基礎』)の中で、科学性とあるが、おそらく我々の考えている科学性とは同じではないと思う。数百年、数千年続いた思想体系(宗教も含めて)では、その中にいる限り一応あらゆる事象が納得のいくように説明できる体系が作られている。その中ではいつも合理的である。立場を変えて外からみると、その体系の不備がわかる。中医学は近年整備されたとはいえ、まだまだ観念論的な部分が多く、我々近代医学を学

んだものには納得しにくい部分が多い。中医学を学んで来られた人々が、画期的な治療成績を上げているなら、我々も納得するのであるが、数少ない老中医のような治療成績は、そう簡単には上げられないのではなかろうか。

東洞は陰陽医の治療成績が上がらないのをみて不満に思ったであろうが、その半面『傷寒論』の薬方を使って実効があったので、古方的考えになっていったわけである。効くといくら口で説いても、実績が上がらなければその説は信用されない。要するに医療の場合は治療効果が大切で、薬と患者の間を結びつけるものは、治癒、病状改善ということだけである。学問的には、その治療効果を統計的に処理して発表する必要があるが、患者にとっては統計を作るために治療されるのは迷惑な話である。二重盲検法などは本来は好ましいものではない。

治療する医者の立場から言えば、いつも最善の効果を発揮する方法を択びたい。最も効く薬は何か、どんな使い方をしたら最良、最大の効果を望めるか、これが常時の関心事である。患者の病態を観察し、最適と思われる投薬をし、その効果を確かめ、効かなければ薬を変えまた投薬、観察し、いつも患者を最良の状態におくよう努力するわけであるが、これは時間的にみれば、逐次実験を続けていく形である。毎日この方法で診療しているわけだが、発表したり、統計をとったりする意志がなければ、カルテに根跡が残るだけである。

この逐次治療を逐次実験とみて、統計的に処理する方法が可能であれば、病気別に横にとった投薬統計とは違った、精度の高い統計が得られるというわけである。

### ③逐次実験法

『医学における逐次実験法』(ロンドン大学医学統計学教授、P・アーミテイジ著、佐久間昭訳)。この本は、東京大学出版会、1967年初版の本で、10数年前に購入しておいたのであるが、今回小柴胡湯エキス製剤の再評

価が問題になって、再び目を通したわけである。毎日の診療(漢方)に忙しく、毎日薬方の運用に専念していて、学会などに発表する気もなかったので、治験を統計的に処理しようとも考えなかった。

　この本の第二章逐次実験、第一節で、「ある時期の実験行為が、それまでの実験結果に依存しているならば、広義の定義として、これを逐次的といってよいだろう。この意味においては殆んどのプログラムは逐次的である。というのはどのような特定の実験においても、そこでとりあげられている疑問は、その以前の研究の影響をうけているのが普通であり、またその実験の成績は、多少とも将来の研究の道筋をきめることになるからである。

　研究プログラムの道程を一般的な定量的な言葉で記すことは困難であり、出発にあたり一般的な戦略がきめられるような互いに関連した一群の実験に着目した場合には、この方面の扱いには、まだ発展の余地がある」とある。昔、東京医大の薬理の原三郎教授が、我々に、「君たちはいいな、毎日人体実験ができるもの」といわれた言葉を思い出す。

　随証治療で証を決定することは、その薬方の実験を始めることであり、証という形で結果している、それまでの治療結果に依存して、治療(実験)が始められるわけである。逐次治療、即ち逐次実験である。何日か服用させて効果が少ない時は、前の薬方の検討をし、次の手段、加減、合方等を行い、次の治療(実験)に移るわけである。

　要するに随証治療では、逐次実験を行い、効果を毎回確かめながら治療を進めていくことになる。これを記録し、統計的に処理、逐次解析法にかければ、誰にでも理解できる統計結果が得られる。互いに関連した一群の実験に着目した場合は、さらに広範な統計が得られる可能性があるわけである。

　次に第二章、第二項の逐次研究の理由の中には、臨床実験について次のような注目すべき意見が述べられている。倫理的考察……「医学実験の統合責任者は、劣った治療法を不必要に用いないように心がけており、

つぎつぎに出る結果を、出しだいに吟味していくことがよいと考えることが多いだろう。治療法の間の優劣が著しい場合には、劣った治療法を避ける意味で、それを大規模な実験に発展させないようにという倫理的な要請があることが医学実験の特徴である」と書かれている。

これは治療を受ける患者の側から言えば当然なことであるが、治療を実験的に行う場合では、この倫理的要請が忘れられることがあるのが問題なのである。治療を経済と結びつけると、この倫理性が無視される場合が出てくるから恐ろしい（逐次実験法を逐次解析法により技術的に解析、統計を得る方法については、この本を読んで頂きたい）。

漢方薬の評価、効果判定と逐次実験法と結び合わせて考えてみると、本来、逐次実験法に近い治療手段をとっている随証治療は、逐次実験法的配慮で治療成績を整理すれば、それをうまく利用することができると思われる。いつも最良の処方を作ろうとしても、そう簡単にできるものではない。その思考錯誤の経過を記録して検討、最良の処方を得る方策をたてることができれば、臨床家に役に立つわけである。

最近の漢方関係の学会では、臨床の1例報告が少なく、西洋医学的な検査方法を主とした統計的発表が大半を占めるようになった。それはもちろん、それなりの意味があるが、新しい薬方の開発には結びつかない。中医学の有効な中成方の開発には遠く及ばない感がある。

臨床例を逐次実験法的に整理記述して統計処理することが可能であるとすれば、症例を択び、症例数を増やし、相当の時間をかければ、漢方診療の実態に迫った評価が可能になるのではないかと考える次第である。

さて以上のような方法で、漢方薬の効果判定を行う場合、随証治療の方が有利であると考える。名薬方の証は、その薬方の適用される病態を相当よく把握して表現されていると思うが、その証から診療が出発する（実験ならば実験がスタートする）とすれば、中医学の弁証論治により処方を新たに作って出発し、各人によりその処方に相違があるとすれば、随証治療の方が正確な統計を得るのに有利である。逐次実験的に治療を

進めていく場合、随証治療では治療効果が上がらなければ、症状を再検討し、当初択んだ証の薬方に加減したり、時には合方したりして再投与し、さらにその効果を判定し、処方を改善していくという方法をとることができる。

これが中医学の弁証論治による処方だと、処方を作る中医の個人差が反映して、処方が同じというわけにはいかない（投与目標が判明している中成方を使う場合は別である）。

中医学治療で、これらの処方で逐次投与を行うとなれば、いわゆる処方数が増々ふえて逐次実験法的に整理することは非常にむずかしくなる。即ち、統計的に処理し、いわゆる科学的観点から薬方の効果を把握するには不利となると考える。

さて逐次実験法的な漢方治療を毎日続けている立場から、随証治療の特徴を要約してみると、

❶随証治療は、中国伝統医学の四原典、『内経』『神農本草経』『傷寒論』『金匱要略』のうち、治療の原典である『傷寒・金匱』を基本とし、その徹底研究（江戸時代に始まる）の上に成り立っている。随証治療は『傷寒論』の治療中心の観点に立っており、漢方古方派はそれを標榜してきたわけである。

❷随証治療は、病態を表現している身体症状を、直接的に把握（切診を拡大し、外表から把握できるあらゆる情報を利用、そのうち腹診が重要）、望、聞、問診の情報と総合、実際的に判断して、その病態像から証を択び、薬方を処方する。証の示す病態像と、病人の示す病態に相違がある時は、薬方を構成する生薬の量の加減、生薬そのものの加減により病人の示す病態の治癒、改善に有利なように処方する。

❸随証治療で使われる名薬方には『傷寒・金匱』の薬方（六病位分類、気、血、水その他の病態分類で、系統的に把握できるようになっている。それで随証治療では、『傷寒・金匱』を学修することが必要である）および後世方中の繁用名薬方が含まれる。これらの名薬方と競う薬方を弁証

論治により作り出すには、おそらく10年、20年の勉学、経験が要ると思われる。換言すれば、名薬方は、先人の長年月の知恵、経験の集大成で、それを研究することにより、その長年月の知識を短時間で得ることができるわけである。

❹随証治療で薬方を運用する場合、1味、2味の量の加減、生薬の加減を行うが、これによりその加減した生薬の薬能を吟味することができる。本草書に記載してある生薬の薬能をそのまま信用せず、薬方を使用して効果のあった場合、その薬方の生薬の薬能を考え、吉益東洞は『薬徴』を著した。生薬を親試実験的に吟味したわけである。

色々な薬能書で薬効、薬能が書かれているが、親試実験の精神で、逐次実験的に診療を進めて、その生薬の薬能を吟味、納得することが大切であると思う。

❺逐次実験法的に随証治療を進めていき、出来ればその結果を統計的に処理するには、カルテの記載が統一されていて、わかり易くなければならない。その一方法として症状の表記の記号化、数字化、図式化が必要である。ある時の症状群から、ある薬方が択ばれて、ある時間経過してその処方が効かなかった場合は、前の症状と現在の症状とを比較検討しなければならない。表記がわかり易くなければ、比較検討がうまくできない。できればその表記が誰にでも理解できるものであって欲しい。表記した症状を総合すれば、誰がみても出来た薬方の判定経過が納得できるものであって欲しい。

今まで随証治療というと名人芸のように言われていたが、これは誰がみても証の判定につながる症状の記載がうまく行われていなかったことがその一因であったと思う。

漢方の科学化が云々されているが、投薬の結果を分析するだけが科学化ではない。投薬の基本になる正しい症状把握（漢方的、および西洋医学的）が先ず大切である。正しい症状把握の上に立った投薬による治療効果を、漢方的、西洋医学的に検討して、その治療機構を解明するのが、

本当の科学化ではなかろうか。十分に基礎を固めないで(科学的に検討しないで)実践に踏み出すのが日本人の癖の一つと思われるが、漢方診療に於ても、その基本をもう一度検討する必要があるのではなかろうか。

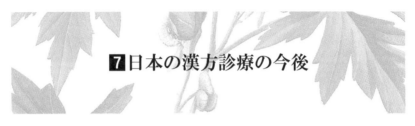

## 7 日本の漢方診療の今後

### 1 証ということ

　これまで長々と日本の漢方診療の現状について私見を述べてきたが、これは日本の漢方の今後を考えるための前提である。

　日本の漢方の発展のために、私たちはどうしたらよいか。漢方との係わりの濃淡により為すべきことはそれぞれ違うので、現実的にしなければならないことは、各自考えねばならない。筆者は自分の為すべきことはある程度わかっているつもりだが、日本の漢方の将来という大問題になるとただ私見を述べうるに過ぎない。しかし日本東洋医学会の運営の仕事に関係して以来40年、日本の漢方を発展さすにはどうしたらよいかを真剣に考えてきた者の意見という意味で、筆者の考え方を聞いて頂けたら幸甚である。

　日本の漢方診療の現状の話で繰り返し述べたように、漢方の将来の問題もあくまで現実的な問題として考えなければ実際的な解決方法にはならないし、効果も期待出来ないと考える。それぞれの立場があり、それぞれの意見なり、理想論を述べることは結構であるが、現実を無視したり、立場を固執したりして、実際的な解決、即ち日本漢方の発展に繋がらない方法論を述べることは無駄である。

　日本の漢方診療は、歴史的にみて随証治療という方向で進んできたと考える。古方はもちろん、後世方の診療も現実的には、中医学の弁証論

治の方向とは違うという意味で随証治療という範疇にあると思う。

　漢方エキス製剤は随証治療の前提のもとに成り立っている。エキス製剤の使用が圧倒的になってきた現状では、日本の漢方治療はエキス製剤を無視しては成り立たない。煎剤による治療も、使用生薬の分量、種類の増加等を考えると、現実的な輸入の問題を含めて、中医学の弁証論治の方法による投薬は、一般化することは無理である。

　随証治療による湯液でさえ、日本、特に都会の住宅事情では敬遠される傾向にあるので、大量の生薬を使う中医学的治療は、なおむずかしいことになる。

　したがって随証治療、およびそれを発展させた方法による漢方治療をすることが運命づけられていると言ってよい。このように考えると、随証治療をよく検討し、その長所を発揮し、さらに中医学的知識、科学的な生薬研究の結果を参考にして随証治療の方法を拡大、発展させる方向に進むのが現実的であり効果的であると考える。この話は日本の漢方診療の現状を述べた中でくどい程繰り返した。

　さて、随証治療を基本としなければならないとなると、「証」が最も問題になるわけで、ここで証を検討してみたい。

　日本東洋医学会第18回総会が昭和42年に金沢で開催された折、会長（現今の会頭）の金沢大学病理学教授石川太刀雄先生の要望により、「証ということ」というテーマでシンポジウムが開かれた。証についての大がかりなシンポジウムはこれが初めてで、またこの後、この程度の規模のシンポジウムは開かれていない。総会の企画を担当していた筆者は、何回か金沢を訪れ、石川先生の意向をお聞きしたわけであるが、石川先生は内臓体壁反射の研究の大家であられた立場から、その研究と関係の深い「証」について、シンポジウムを開くことを前々から考えておられたようである。

　漢方医学の診断および治療の根底をなす「証」という概念をテーマにしたシンポジウムであったが、あまり多くのことが語られたせいか概念

的で突っこんだ結論は出なかったように記憶する。司会は木村康一教授、古方関係は藤平健、後世方関係は矢数道明、本草の立場から渡邊武、鍼灸の立場から代田文誌の諸氏が話され、坂口弘氏が総括をされたが、これから証についてもっと研究しなければならないという思いが、その時の演者にも聴衆にも残ったように思う。

矢数道明先生は、証の伝統を尊重する一方、現代医学とのより深い接触によって新しい漢方医学の診断学、治療学を確立することが今後残された重要な課題であるという旨をその節述べられたが、残念ながらこの主旨を胎して、その後基本的な研究、検討がなされたようには思えない。個々に研究している向きはあると思うが、学会あたりで衆知を結集して、シンポジウムを開こうとする気配がないのが残念である。

さて、金沢のシンポジウムでは、証をあまり広範囲から問題にしたので焦点がぼやけた感じがするが、証の問題を最も厳しく考えている古方派の「証」にしぼって検討してみたい。

先ず前にも引用した奥田謙蔵先生の証の定義（概念）を紹介したい。

「證とは疾病の證拠なり。即ち身体内に於ける病変を外に立證し、以て其の本態を推定し、之を薬方に質すの謂なり。證に種々有りと雖も、之を大別すれば二種と為すことを得。其の一は積極性證、即ち発動、上行の観を示す状態の者にして、其の二は消極性證、即ち沈滞、下行の観を示す状態の者なり」

其の一が陽證で、其の二は陰證である。

細野史郎先生は、『漢方医学十講』の随証治療の項で、奥田先生のこの證の定義を取り上げて、「証とは、身体内に於ける病変の外に現れた徴候で、これに拠ってその病の本態を証明し、あるいはこれを薬方に質して立証するの意である」と書いている。そしてまた随証治療の特異な考え方として次の二つを挙げている。

「その一つは、病変の経過に一定のシステムを見出し、各スタジウムにより、それぞれの治療法をあてはめることであり、それは傷寒論の構成

そのものである」

「他の一つは、扁鵲の病の応は大表で知るという思想であり、外から見える器官を含め、体表の様子により生体の状態を知るだけでなく、各臓器の変調を、皮膚に現われた反射より推測して（今日の内臓反射の理である）診断に役立てている（またそこに特殊の反応経路である「経絡」を考え、皮膚より内臓へ及ぼす治療、つまり針灸医学の発達をみたのである）」

要するに漢方の診療は、体表から把握できる症状を（内臓体壁反射の理も含めて）漢方的に整理して診断の資料を作ることである。

「つまり、そこに描き出されている病像を正確に判断して、それと同じ状態の患者に、規定されている薬方を与えれば、必ず効果が得られるのであり、この薬方と結びついた病像に、漢方では証という言葉を当て嵌めている」

「これが証の本来の意味であるが、この言葉があまり端的で、使い勝手がよいところから、その意味をさらに広義に、陰証、陽証などのように、身体の状態とか、病的状態などの場合にも転用するようになっている」

以上の引用から細野先生の証に対する考え方がうかがえると思う。

次に藤平健、小倉重成共著『漢方概論』から、証についての考えを引用してみたい。

証とは、の項で「証を定義づけるとすれば、次のようになろう。すなわち『証とは、病人の現している自他覚症状のすべてを、漢方的なものさしで整理し、総括することによって得られる、その時点における漢方的診断であり、同時に治療の指示である』と」

証という言葉の幅の項で、腹証、舌証、とあるのは腹候、脈候とすべきであるというが、この方が混乱がなくてよいと思う。病人の証、薬方の証と言い慣らされているが、薬方の証は本来、方意のことであると述べられているが、薬方の証という言葉は、それが証そのものと誤認されやすいので、混乱を防ぐ使い方が望ましい。陰陽という基本的な用語も、日本の古方と中医学とは概念が違う。中医学の弁証論治の証と、今論じ

ている漢方の証の「証」とは違う。混乱を防ぐ意味で、証が基本だという重要な意味の証は、「證」とし、陰、陽を言う時は、陰証、陽証とし、舌証、脈証は舌候、脈候とし、一般症状をいう時、症を使うというようにしたらよいと思う。證は、いつわりのないことを表明する。あかしを立てる。仏教語としては悟りを意味するので、重みのある漢方の証にふさわしい（証は證の略字で本来の字義は忠言する。いさめることである。症は、やまい、病気のたちということで、本来病的状態の表現の言葉である）。

なぜここで、言葉にこだわるかと言えば、次に述べる病人の証と薬方の証の問題に関係があるからである。

病人の証と薬方の証の項では、前述の薬方の証は、方意というのが本来であると述べられている。

「病人が呈する証は、病気の流れとともに流動してやまないものである。それに反して薬方の証は、各薬方に固定しているものであって、未来永劫に変ることがない」

「漢方を行う医師は、病人が呈する病気の流れに棹さして、この病人は病気の流れに連続して配列されている薬方のうちの、どの薬方の証に該当しているのか、ということを決めるのに全力を傾倒するのである。この決定を誤りなく行うことができるためには、漢方を行う医師は、一方では、病人の呈する証を漢方的なものさしを使って、誤りなく掴み取ることができなくてはならない。と同時にもう一方では、それに該当する薬方がどれであるかを、直ちに脳裡に浮かばせ得るように薬方の知識が整理させておらなくてはならない。すなわち、主に使用する薬方の方意を、充分に呑み込んでおかねばならない」

「このことは、ちょうど錠前と鍵の関係にあたると考えてよい。即ち医師は錠前（病人）の鍵穴の形（症状）を正確に測りこなすことができねばならぬ。鍵穴の形を漢方的ものさしを使って誤りなく計測するのである。それによって、この鍵穴にはあの鍵（薬方）が、合うはずだと判断する。もしその判定が正しければ錠は開く。すなわち病気は治る。このことは、

ことに急性症には、絶対的にと言ってよいほど当て嵌めると言うことができる」

　以上、『傷寒論議義』『漢方医学十講』『漢方概論』の証に就いて書かれた部分から引用したが、証の定義、理論的概念はこれで理解できると思う。しかし、実際の診療となると、証を目標にし、診察、診断する、その証の性格、形がもう少し明確でないと困る場合が生じる。要するに証に対する疑問があるわけで、これからそのことについて私見を述べる。

　先ず字句の問題であるが、随証治療という場合の証は、原則的で大切な言葉であるから「證」という字を使う。また『傷寒論』の中の典型的な名薬方を使うような病人の病態像を言う場合、典型的な証をみて「證」を使うといった使い方をしたいくらいに筆者は思っている。

　この「證」につながる部分的複合病態に関する場合は、証を使うというようにしたら混乱を防げるのではないか。そうすると、中医学の弁証論治の場合の証は、證ではなくなる。厳密にいえば、證に相当するのは論治の結果できた処方であるが、これは変動するもので、漢方の證とは違うということになる。また単純な症状に関する場合は症を使うというようにすれば、混乱、混同は少なくなると思う（しかし一般に証、症が自由に使われているので、筆者の意見は、自己が診察、診断をする時に心得ていればよいというぐらいのことになろうか）。

　しかし今から書く文の中では、表現の都合上、證、証、症を使いわけする。

　病人の病態と薬方の関係を錠前と鍵との関係と考え、それがぴったり合った場合、病がよく治るという時は、薬方が固定しているものと考えれば、病態が薬方に適合した典型的なものでなければならない。しかし、2味のものも10味のものもある、あらゆる薬方が鍵のような役割を果たすとは思えない。中医学治療のような考え方からすれば、薬方の構成の方を病態を考えて変化させて、うまく治療するという考え方も出てくる。

　錠と鍵の関係で急性症は『傷寒論』の薬方でよく治るということは現

実であるが、この場合、鍵,薬方は不変といえるのは、薬方の構成、分量、分量比が最も適した時にしか言えないのではなかろうか。薬方の証は各薬方に固定しているものであるという考え方は、理論を主張する場合はよいが、薬方が生きた生薬で構成されている以上、不変とは言い切りにくい。この点、薬方の証という言葉は紛らわしく、方意という概念的な言葉の方がよいと思う。

薬方によって、病人の証が表現されるということは有利な点もあるが、誤解を招く場合もある。『傷寒論』に記載されている薬方の構成、分量、分量比のものを、『傷寒論』の条文にある病態像（これを證と考える）に適合すると考えて、随証治療が成立すると考えるが、今、実際に薬方を使うとなると『傷寒論』にある證に合う薬方がどうあるべきか、疑問と迷いが起こる。方意はわかっても、その薬方に対応する病態像を考える時、證の実体は何かという疑問は常に残る。

筆者は、奥田先生の薬方に質(ただ)すという言葉を、證というといつも考えるが、薬方を投与して、効かない場合は、その薬方が正しいとするなら、病態の観察と、その処理の仕方が悪かったのであるが、薬方の方に不備な点（生薬の性質、選品上、構成上、分量の上で）があれば、證の判定が誤っているかどうかわからない。

この点になると、生薬の性質も、分量も分量比も、剤型(エキス剤)も違っている薬方を使う時、問題が非常に多いと思う。随証治療になっていないのではないかと常に考えざるを得ない。

そこで筆者の考える随証治療の「證」は、『傷寒・金匱』その他後世方を支える古典の中の各処方で、十分使用経験を積み重ねて効果の判定している薬方を目標の證と考えたい。

これを現実に使うとなると、證に表現されているような効果を発揮するためには、選品、分量、分量比、剤型などを検討する必要が生じる。證の明らかな処方を、衆知を結集し、検討、判定し、何百方かの処方集を作れば、随証治療の効果を十分に発揮できると考える。

## ②『傷寒論』は治療の原典である

　日本の漢方診療を現実的に発展させるためには、随証治療の方法を活かし、発展させることが重要であることは、繰り返し述べた。ここで、随証治療の長所を活かし短所を補う方策を今一度考えて総括してみたい。

　先ず理論面からその長所を考えてみて、その後で実際面での活用を考えたい。なぜ分けて考えるかというと、随証治療と一口に言うが、先に証について述べたように曖昧な点が多いからである。実際に診療の場で随証治療の方法を使うとなると、現実的に解決しなければならない問題が多い。

　北京中医学院の劉渡舟先生は、中医学の原典は、『神農本草経』と『黄帝内経』と『傷寒論』で、そのうち治療を学ぶものは、必ず『傷寒論』を学ばねばならないと言った。

　これは当然の言葉で、歴史的にみても、現在漢方診療を行っている立場から考えても首肯できる言葉である。

　『傷寒論』は治療原則を示した原典で、どのような病態・症状群は、どのような薬方で治療できるかを示してあるが、何故という理屈は述べられていない。それで、理論がないという批判も現れるのである。後世様々の『傷寒論』の註釈書は、その時代の思想を背景に理屈を述べたものと考えられる。

　『傷寒論』は治療の書である。『傷寒論』にある証の明瞭な薬方を、その証の指示に従って使えば、現在でも確実に奏効する。『傷寒論』を学んでそれを活用している者は、現実体験として、『傷寒論』の価値を認めているのである。『傷寒論』は、いわゆる理論の上の教典ではない。

　もちろん『傷寒論』の薬方が構成されるには、当然、方則や理論的なものがあるはずであるが、それに言及していないだけである。『傷寒論』には、薬方を投与して治療した、治癒したという事実しか述べられていない。理論とか理屈というものは、時代とともに変化する運命にあるが、

事実は不変である。『傷寒論』の薬方を『傷寒論』の指示に従って使えば現在でも奏効する。葛根湯を日々使っていて毎回実感しているわけで、『傷寒論』を作った人々の深謀遠慮に感心する。

さて、『傷寒論』について少し長く述べたが、『傷寒論』の存在無くしては、随証治療は存在しないからである。証を確実に把握して薬方を使えば確実に奏効する。この実感は、『傷寒論』中の名薬方についてはいつでも言えることである（現在の中医学を学ぶ者も、劉渡舟先生の言う如く、治療に携わるものは、中国医学全般の治療の原典である『傷寒論』を学ぶべきであると考える）。

しかし、『傷寒論』を通読するだけでも時間がかかり、まして通暁して『傷寒論』の薬方を活用できるようになるには、相当な時間と根気が必要である。漢方に志す人は多いが、当世では『傷寒論』を通暁する時間さえ惜しむ人が多い。止むを得ない事態と思うが、随証治療の方法で漢方薬を使う以上、『傷寒論』の概念だけでも知って欲しい（昨年2月から筆者は、「傷寒論から学ぶ」という講義を始めたが、『傷寒論』の特徴を随証治療に活かす方策を、なるべく短い時間で学べるようにすることを考えるためのものである）。

## ③証の判明している薬方を使うということ

証の判明している、名処方というべき薬方群は、歴史の先人の無数の使用経験の集大成とみてよい。その薬方を学び、使うことは、個人が長時日逐時実験を経て得る結果以上の先人の知識を学ぶことになるわけで、学習の面から言えば、多大な時間の節減となる（中医学で相当数の生薬の薬能を学び、弁証論治の方法を学び、処方を自由に構成できるまでの時日と、随証治療で有用な処方を運用し得るに至る時日とを比較すると雲泥の差がある）。

相当数の有用な薬方を選び、逐次実験的に考究を重ねながらそれらの薬方の使用を重ねていけば、その薬方の効果範囲をさらに拡大していけ

ると考える。

　また①で述べた如く、『傷寒論』の薬方を用いる場合は、薬方を孤立させず、『傷寒論』(および『金匱要略』)の系列の中で、それらの薬方を系統的に把握すれば、薬方の真の姿(証)を理解でき、また病気の起承転結を知ることになり、病態の把握にさらに有利になると考える。

　生薬を自由に使える煎薬治療(湯液)で随証治療を考えれば、同一処方を繰り返し使うことになり、科学的医学で要求される再現性、実証性を確認する上で有利である(エキス製剤は、その品質が一定ならば、科学的に検討する場合、さらに有利である)。

　エキス製剤を使用することを余儀無くされている日本の現状では漢方薬としてそのエキス製剤の治療効果を発揮するには、以上述べたような随証治療の方法に従って学修もし、治療方法を工夫する以外に方策はないと考える。

　漢方エキス製剤は、いわば随証治療の申し子のようなものである。しかし現状では、処方数もその使用方法にも制限が多過ぎて、随証治療の長所の一部しか発揮できない。湯液治療と匹敵できるようにするには、十分な検討と工夫が必要である。

　生薬を自由に使って湯液で随証治療を行う場合は、薬方を単方で使うばかりではない。処方を自由に作って使う中医学の立場の人から、古いとか型にはまった使い方しか出来ないとか言われるのは、薬方の証に拘りすぎて型から脱出できない使い方の場合である。随証治療であるから証を基本に置くが、病態の観察、把握から薬方に加減を行ったり、複数の薬方を兼用したり、合方したりして、病態の変化に対応できる治療を行うことができるわけである。

　吉益東洞は『傷寒論』を尊重したが、教典視したわけではない。『傷寒論』の薬方を証をみて使ってみて、効果を上げ得ることを知ったからである。親試実験の立場から言えば当然で、『傷寒論』の薬方といえども、効かなければ採用しないと言っている。古方は古い、吉益東洞は古いと

いう人がいるのは、『傷寒論』のような大昔の古典を持ち出したりするからであると思うが、東洞は、当時の陰陽医が理屈ばかり言って病気の治療成績が上げられないのをみていて、『傷寒論』系の薬方を使ってみて効果を上げ得ることを知った、即ち親試実験してみて、『傷寒論』の価値を認めたと言えるのではなかろうか。東洞は医者の仕事は病気を治すことだと言い切っているが、親試実験を主張するのは、治病と密接な関係があるからである。いわゆる理論と実際の治療との関係を、臨床家は十分考えてみなければならない。いずれこの問題は後に詳述するが、『傷寒論』は漢方を含めて中国医学の治療の原典であることを筆者は言いたいのである。

### ④随証治療の欠点とその補い方

　随証治療の欠点は一口に言えば、その方法に於ける限定、治療材料、生薬の制限である。思うに、生薬資源の乏しさと、生薬を用いる方法の限定とは相関関係にあるのではなかろうか。戦後生薬の乏しかった時、効くはずの薬方を思いついても、材料が無くてくやしい思いをしたことがあった。江戸時代、中国人と日本人は体格は同じ位なのに、一般の投薬量が非常に少ないと、貝原益軒は指摘している。随証治療では、処方数が制限されている。制限された少ない処方では、治療範囲が限定されるのは当然であるが、有用な薬方の適用範囲を極力拡大することでこの欠点を補う方法を、先人も行って来たし、現在の漢方研究家も努力している。制限されているというが、有用な薬方、百数十方の使い方に精通することは、相当の努力が必要である。またこれらの薬方群を『傷寒・金匱』の系統に従って整理するなら、さらに有効な薬方の運用が期待できる。また、原方に加減を行うことにより、治療範囲を拡大することは、湯液ではよく行われる治療の拡大法である。さらに兼用、合方により、複雑な病態に対応し得る方策を講じることができる。

　しかし、中医学による治療のように、生薬の数、量に恵まれていないし、

弁証論治のように処方を作る自由さもない随証治療では、創造性に欠けることが最も大きな欠点であると考える。新しい生薬の発見、それを組み入れた処方は、資源のない日本では望めない（しかし現在は輸入も可能であるし、中国との学問的交流もある。新しい生薬を随証治療の薬方に組み入れ、逐次実験的に試用することは可能である。現に筆者らは、癌に有効だという生薬や痛みに効くという生薬をこのようにして試用している）。

## 5 随証治療で漢方を発展させるには

中将湯ビル診療所（現在の金匱会診療所）で、大塚敬節先生と筆者とは、発足から大塚先生が逝去されるまで約20年間、毎週火曜日が診察日であった。午前が大塚先生、午後が筆者であった。筆者が出勤すると、大塚先生が診察を終えて休んでおられた。こうして20年間、火曜には大塚先生に御会いしていたわけだが、診療や薬方の話を交わした記憶がない（全員集合する研究会は月1回催されていた）。

前置きが長くなったが、これから述べる漢方の診療やカルテの話は、この当時から考えていたものである。

大塚先生の患者が、何かの都合で筆者に廻ってきたことが何回かあったが、カルテには主訴と主症が一行書いてあり、あと処方名が書いてあるだけで、他に何の記載もない。要するにメモ程度の記載なのである。患者の症状が明らかに改善されているか、治癒に近い状態であれば、記載されていた処方が奏効しているわけで、その処方の薬方の証を知っていれば納得がいくわけである。しかし奏効してないとなると、殆ど症状の記載がないので、始めから問診をし、診察をし直さなければならない。もし相当の記載があり、症状の変化がみられれば、そのカルテから大塚先生の方法を学ぶことが出来たのではなかろうか。

10数年前から臨床研究を目的に、筆者を中心として数名の医師と診療所を開いているが、一人の医師が診察した患者の症状、処方内容が、カルテをみれば他の医師にもある程度納得でき、その患者が廻ってきても診

療を引きつげることができる、そのようなカルテを作りたいと考えた。その目的でカルテを試作したが、なかなか十分なものはできない（いずれこのカルテについて詳述する）。

このようなカルテが可能であるということは、随証治療で証が判明しているからである。弁証論治で作られた処方は、複雑な弁証過程がわかりにくいので、推測するだけである。

自分が書いたカルテの記載でも、あとからみてなぜこのような処方をしたか納得できないことが多いのが現状であると思うが、他人がみても、症状の記載からその処方ができたことがわかるようであれば、カルテの記載を時日を追って見ていけば、逐次実験の結果を見ると同じように、相当正確な把握が可能になると思うわけである。

症状の変化を言葉で書いたものは、自分で書いたものでもあとからみてわかりにくいが、これを記号化、数字化して、ある程度の約束化をしておけば、誰にでも意味がわかるようにすることも可能なわけである。

さて以上のような記載が出来るためには、症状の把握方法が一定していなければならない。まだ瘀血症状の把握、またその腹診の方法でも一定したものがない。胸脇苦満についても同様である。大きくみれば、随証治療の診察、診断法が確立していない。せっかく随証治療という立派な先人の遺産があるのにそれを十分に活用できないのは残念である。

筆者は自分のカルテでは記載の記号化を行い、逐次実験的に処方を検討しながら、去加・合方・加減を行っているが、まだ他人がそれをみて、全部納得いくところまではいっていない。誰がみてもカルテの記載がわかるような式が完成すれば、漢方の科学化に相当な貢献ができると思う。日本漢方では、脈候、舌候のように変化が激しく、把握しにくい症状より腹候を重視してきたが、このことは科学化という点で、工夫すれば腹診が有力な武器になると考えられる（診察法は改めて詳述する）。

以上、カルテを中心に科学化の点にまで言及したが、日本での漢方の発展のための基礎固めの一つとして注目して欲しい問題である。

## ⑥「新年のことば」を読んでの筆者の所感

　先ず、『漢方の臨床』第38巻・第1号「新年のことば」から、何人かの言葉を引用し所感を述べてみたい。

　「今日の日本の医療現場で、現代医学的手段に比肩し得る成績を伝統的手法で達成すること。これが念願です（千葉県、秋葉氏）」……漢方が得手な部分では、湯液を十分駆使すれば、比肩し得る成績を現今でもあげることが出来る。それで先ず、漢方が最も得手とする方面の漢方治療を十分研究することが必要である。漢方に専心できる立場に居るものは、随証治療の長所を利用して、徹底的な研究をなすべきと思う。現代医学の長所は十分利用し、その短所を漢方で補うという心がけは現代の医療人として大切であるが、漢方の優れた独自な面はさらに十分に研究して、その効果を一般に知らすべきである。

　「西洋医学の基礎認識から薬を使用すれば漢方薬といえども、ただ単に生薬を原料とする西洋薬である。……医療用漢方エキス製剤を使用する医学と、本来の東洋医学に基礎をおく東洋医学としての漢方とは、それぞれ別の土俵で、別の体系と認識して研究や議論を深めてゆく方が、混合して一つのものとしてゆくより、両医学の発展につながると思いますが、如何なものでしょうか（ウチダ和漢薬、伊藤氏）」……もっともな意見である。中国に於ても、本当の中西医合作は行われているとは思えない。漢方と現代医学とを併用するなら、両者の違いを十分研究して、方策を立てて併用すべきである。制限の多いエキス製剤を、いい加減な方法で使って十分な結果を期待することは無理な話である。エキス製剤の精度が高くなり、漢方薬として使えるようになっても、漢方的診療法に従わなければ十分な効果は発揮できない。エキス製剤を使うには、いろいろ考えなければならない問題があるわけである。

　「あるべき東洋医学の形が求められています（富山、今田屋氏）」……東洋医学といっても、中医学も日本漢方も、広く言えばアユルベーダの医

学も東洋医学に含まれる。漠然とした言葉でなく内容にふさわしい言葉を使い、その内容を明確にするのが、指導的位地にあるものの仕事と思うが、如何なものであろう。

「漢方の現状と未来を憂う（奈良、北村氏）」……筆者は、40回に及ぶ日本東洋医学会を一度も欠席したことはなかったが、平成2年度の総会は、初めて身体の故障で欠席し、専門医制度の論議を聞けなかった。北村氏のこの「新年のことば」から総会での様子をうかがうことができ、大変参考になった。

この北村氏の「新年のことば」は、漢方を愛し、日本の漢方の発展を願う者の言葉として、広く読まれてよい内容のものと思う。

北村氏の総会での三つの質問について、正直なところ、筆者もはっきりしたことは知らないし、納得のいく説明は聞いた覚えがない。学会の発展に、裏方として20年間全力を尽くしてきた筆者にも事前に何の相談も説明もなかったのであるから、一般会員に納得がいかないのは当然かもしれない。

認定医の教育問題は非常に重要であるが、大変むずかしい問題である。したがって指導医の問題も重要であり、その指導医の漢方指導能力も問題である。筆者のみるところでは、指導医としての実力のある人は、非常に少ないと思う。実力のある指導医も少なく、しっかりした教科書もない。要するに教育体制が十分整っていないようにみうける。

極言すれば、準備が十分できていないところで、制度だけ発足させたという感じである。漢方の実力の無い名だけの認定医が増えることは、漢方の評価に大きな影響を与える。漢方を発展させるどころか、漢方を衰弱させる要因ともなり得る。

認定医制度のような重要な問題は、衆知を結集して、十分討議をつくした上で決定、発足さすべきことではないか。筆者が理事長（今の会長に当たる）をしていた昭和40年代（昭和43年から5年間）、また少しその後の年代までは、重要事項は必ず先輩の意見を聴いて討議し、また先輩

長老の意見を聴く会合を持ったものである。最近はその傾向が全く無い。それなら、責任ある位置の者が協力する立場の者全員の意見を十分聴いているかというと、不満をもらす者がいるところをみると、それも十分ではないように思う。

認定医制度は発足した以上、成功せねばならぬ。実力ある漢方医を作ることに全力を上げねばならない。北村氏の質問に明確に答えるべきである。筆者も答えを期待している。特に実力をつける教育制度の充実についての案を聞きたいものである。

「西洋医学と漢方、共に治療、保健の目的からは変わらない。反面、日本の漢方には、用いる漢薬、治療施策などにそれなりの特色がある。年の始めに当たって、日本の伝統、環境の中に生存する日本人のための『日本の漢方』を伝承、経験からの観点に立って、今一度考えてみることも有意義なことではなかろうかと考える（京都、後藤氏）」……賛成‼

日本の漢方を確かな眼で見守ってきた人の言として注目すべきである。科学的方面でも大きな仕事をしてきて、日本の伝統的な医学にも深い理解を持つ確かな眼である。後藤實氏の一層のご健闘を期待するものである。

「今年こそは、和漢診療学、確立のために、じっくり腰をすえて勉強したいと思います（富山、寺澤氏）」……漢方医薬新聞の1月号で、矢数道明先生は談話の中で、今一番必要なものは、漢方教科書を作ること、であると強調されている。教科書問題は、前々から話題にされていたが、色々な事情があり、基本的な合議もなく、実現されていない。学生の教育の任に当たっている寺澤氏に、日本漢方の基礎的な入門書、それが学生の教科書となるものを作って頂きたく、大いに期待するものである。中国でも中医学の教科書を作るのに様々な議論があったようであるが、日本漢方の教科書ということになると、やはり十分な討議を経て衆知を結集する必要があると思う。本来なら日本東洋医学会が中心になり、日東医協のメンバーと協力して、教科書作成の基礎を作るべきであると思う。

「専門医とはどういう人がふさわしいか、新年にあたって私見を述べ

て批判を仰ぎたいと思います。まず第一に東洋医学は臨床が基本になって発展してきたものであり、臨床無くしては専門医の資格はない。そのために日常臨床に使用する薬剤の半分以上は漢方製剤あるいは煎剤を使用している医師であること。……第二に専門医たるもの使用する処方がどんな生薬で構成されているか、少なくともその基本となっているものは何であるのかぐらいは即座に答えられなければいけない。……第三に専門医は東洋医学は鍼灸を含むことを念頭に入れ、少なくともある程度の経絡やつぼの知識をもつ必要がある（京都市、渡邊氏）」……氏の言うこの三つの条件は専門医の資格と考えてよいと筆者も考える。しかし、独学には限度があり、診療の要点は、臨床につかなければ会得できない部分がある。脈診、腹診の実技は、講義を聴いただけでは無理である。

　漢方は臨床の学問である。筆者の師、奥田謙蔵先生は、「患者から学ぶ」ということをよく言われたが、患者を診て、日々新しいことを学ぶわけである。要するに毎日が勉強である。「昔からの薬方を適用する場合、新しく処方を作るつもりで用いよ」と教えられた。随証治療に於ては、葛根湯を適用する場合でも、同じ条件の患者は無いわけである。随証治療というと型に嵌った使い方をすると思うのは見方が浅いわけである。筆者は煎薬専門で40年やってきているが、毎日が逐次実験を重ねている状態で、日々新しく学ぶことがある。ようやくこの何年間か、診療にめどがついてきたが、学ぶべきことは無限にある。本当の専門医への道は、厳しい。臨床について言えば、専門家の臨床につくことは、本や講義では学べないものを学ぶことができ、それこそ百聞は一見に如かずである。また身体に触れてみなければわからない部分がある。ある程度の知識とある程度の臨床経験ができたら、専門家の臨床につくことをお薦めする。短い時間に画期的な進歩をする。

## ７「新春座談会」を読んでの筆者の所感

　『漢方の臨床』第38巻・第1号「新春座談会」は菊谷氏の司会で、室賀、

大塚、丁、佐藤諸氏により行われたが、佐藤氏以外の諸氏は、旧知の間柄である。この座談会で問題になった事項を取り上げ、筆者の意見を述べさせて頂くわけである。

　先ず司会の菊谷氏が、「問題が山積する東洋医学会」と言われているが、誰しも同感であろう。山積する問題を先ず整理し、重要な問題から順に片づけていく覚悟をしなければならない時期に来たのである。今後漢方が日本の医療の中で真価を発揮、発展していく道程の第一難所に差しかかったわけである。問題はお互いに関連し合っているので、その関連を解明することが最初の仕事であり、核心となる問題を見出し、先ずそれから手をつけねばならない。

　丁氏「これからは国際的な問題はひとまず置いて、懸案であった国内的な問題について、それをきちんと整理するなり、解決の糸口をみつけることになるのではないかと思います」……国内的な問題を整理し、解決することは、もっと以前に手をつけていなければならないことで、日本漢方の本質も十分解明されず、中医学の性質もよくわからずに、国際交流ができると思うのが、おかしな話である。国際東洋医学会を開けば、お互いに相違がわかることになるが、それにしては労力と費用がかかり過ぎる。その労力と費用で、先ず各国の伝統医学の調査をし、それがわかってから、小規模の交流から始めるべきではないか。共通基盤に立つ西洋医学での交流と、違った基盤に立つ各国の伝統医学との交流とは、同一視出来ないことを先ず考えるべきである。共通の基盤に立ちうるマラソンのようなスポーツによる交流とはわけが違う。

　基盤が違うということでは、西洋医学と漢方との関連も同じで、西洋医学的尺度で漢方を律しようとしても無理な話である。その基盤の性質を十分理解した上で、交流なり合作なりを行うつもりでないと、うまくいかないと思う。

　次に、「漢方エキス製剤が生き残るには」が問題になっているわけだが、エキス製剤と湯液の漢方とは違うし、エキス製剤が亡びても漢方は残る

であろうし、健保でエキス製剤を扱えなくなっても、売薬のエキス製剤は十分生き残る可能性があるだろうし、どこに論点をおくかはっきりしておかないと、論議が成り立たない。

佐藤氏の発言は、エキス製剤と西洋薬との併用の問題と、エキス製剤の2種以上の併用の問題と二つであると思うが、これは健保の問題として考える場合と健保を問題にしないで考える場合とでは答えが違う。

エキス製剤と西洋薬との併用の問題は、健保を問題にしなくても、エキス製剤が湯液に変ろうとも、解決しなければならない重要問題である。筆者は湯液を9割、エキス製剤を1割使う漢方専門医であるが、西洋薬の最大の武器、抗生物質、また降圧剤、ステロイド剤、これらは自分から積極的に使うつもりはないが、来院する患者が既に使っている場合、それをすぐ中止できないので、当初は併用せざるを得ない。その時漢方の処方をどうするかが問題であるわけである。初診の場合、服用している薬を全部調べ、漢方処方で補える西洋薬は服用を中止さすが、場合により漸減さす処置をとる。ステロイド剤から脱却さすのには、最も大きな努力がいる。

漢方湯液の場合は、加減、合方等の手段を加えれば、相当十分な治療が出来るので、特別の場合（抗生物質、降圧剤の使用）を除いては、西洋医学を併用しないで済む。したがって、医療費の節減になると考える。

西洋薬を主にし、エキス製剤を西洋薬風に使うとなると、場合によっては無駄が多くなるし、漢方エキス製剤が働きをしない場合も起こり得る。したがって、基本的に問題を考えるなら、エキス製剤（湯液なら尚よいが）をうまく使って、西洋薬を必要なものだけにしてなるべく少なくすることができると思う。

いずれにしても、エキス製剤と西洋薬の併用は、実験的に使用を重ねていけば相当確かな結論を得ると思う。このためには、エキス剤といえども、漢方薬としての構成、作用を相当よく勉強しておく必要がある。

次にエキス製剤の2種以上の併用の問題であるが、湯液なら加減、合方

に一定の方則があるので問題にはならない。エキス製剤では湯液のようにうまく合方は出来ない。しかし湯液の合方の方法を心得ていれば、2処方あるいは3処方で湯液の合方に近い効果を得ることが出来る。したがって湯液の合方を目標にしてエキス剤を2方、3方使うことは許されるべきである。単方の薬効を目標にして、症状毎にエキス製剤を何剤も併用することは、漢方的には考えられないことである。要するに、漢方の合方、加方を目標にして、エキス製剤を2〜3方併用することは認めるべきで、審査医が漢方の知識があれば判定は簡単である。健保請求の場合、合方の必要を明記すれば事は簡単である。審査側に漢方の知識が十分あれば請求上のトラブルは相当減少すると考える。

「東洋医学はある程度専門的に分化していく傾向が」……が話題であるが、菊谷、室賀両氏が認定医の話をされているので、それに一言申したい。5年先に点数をクリアして、資格更新されたすばらしい認定医が多数誕生するのではないか云々（菊谷氏）。5年後には本当の漢方の専門医としてふさわしい方を大勢更新していただくことが、あらゆることの基本ではないかと思っています。……（室賀氏）

専門医を一応認定しておいて、教育をするというのもおかしな話であるが、点数をクリアして5年後に資格更新されたすばらしい認定医に云々、にも疑問を持つ。非常に重要な問題であるのに漠然としたところが多い。

今の認定医と5年後の更新された認定医とどう違うか。5年間の勉強が点数をクリアすることだけであるとしたら、今の態勢、教育では専門医に値する認定医ができるかどうか、筆者は疑問を持つ。実力ある指導医が少ないことと、教科書に値するものが十分整っていないことが難点であろう。教科書の整備と教育体制（臨床指導を含む）の整備が、それこそあらゆることの基本であると考える。学会の指導的立場の者は、この基本の達成にまず全力を尽すべきものと考える。

分化の問題は、大塚恭男氏の発言が妥当と思う。特殊な専門領域では

当然分化が必要であるが、内科の中に幾つもの専門があるような分化は、漢方の性質から言って無理であるし有用ではないと思う。教科書を作る場合は、当然分化が問題になる。特殊な領域は専門家の知識を結集して、専門家にも役に立つ漢方教科書にする必要がある。

「国立東洋医学医療センターの設置が要望されている」話であるが、今のところ理想論に過ぎない。先ず既存の研究施設を活かし、日東医協の組織を固め、連絡を密にし、研究を総合し、実績を上げることから始めることが現実的な考え方ではなかろうか。その前に当然、各研究機関が、十分な成果を上げることが先決問題である。医療のような人間生活に直接影響する問題は、治療の実績を上げることが、その医療方法を支持させるのには最大の効果がある。漢方が実際に効くということが一般に納得されるようになれば、漢方の医療センターの設置も要望されるようになると思う。センターが設立されたから、突然治療成績が向上するという性質のものではない。漢方関係の治療のように人間の力量に関係が深いものは、その人を養成することが先決問題で、センターを設立しても、そこで働き、センターとしての実績を上げる人材がなければ、センター設立の理想も空転するだけであろう。臨床の技量のある医師、薬剤師を養成することが、目下の急務ではなかろうか。

次に漢方薬の評価の問題が話題に上っている。①西洋医学の土俵だけで漢方薬を評価するのは無理、②漢方薬にとって二重盲検法は欠陥の多い評価法、③小柴胡湯は再評価をクリアできるのでは？で、佐藤氏をはじめ菊谷、大塚、室賀諸氏の意見が述べられているが、筆者が本誌の「漢方療法の現状と今後」の中で、既に述べたことと、大体方向を同じくしているものと理解する。漢方を知っている者なら当然の意見である。

漢方、漢方薬の評価と、漢方エキス製剤の評価と、保険診療上の漢方エキス剤の評価（それも保険診療の中で薬の使用量を極力抑えようとしている当局の評価ということも考えに入れて）とは、厳密に区別しなければならない。漢方、中医学をはじめとして、各国の伝統医学は主として

生薬を使って治療しているわけで、生薬および生薬を複合して使っているその治療薬の薬効を評価するわけで、この評価が適確にできるようになれば、世界の医療に絶大な貢献をすることになる。

しかし、生薬およびその複合薬は、単味の西洋薬と違って極めてファジー性が強く、進んだ現代医学の実験方法、検査法、統計法をもってしても、その極く一部を解明し得るに過ぎない（投薬対象の人間についても、生物である以上、まだまだ分からない部分が多いわけである）。この点をよく理解しておいて評価しないと、本当の答えは得られない。

保険診療で使われる漢方製剤の評価にしても、薬そのものの評価の前に、先ずその使用法の適否の評価をすべきであろう（漢方の証と薬効、量と薬効、投薬方法……西洋薬との併用、エキス製剤と湯液の効果の違い等々、使用法に多くの問題を含む）。

また漢方エキス製剤の製造上の各種条件も十分検査してからでないと正しい結論は出し得ない。使われている生薬、その選品、分量、製造法等が問題になる。某社の何時製造した薬品かを明確にした上の検査でないと、一般への説得力は得られない。

いずれにしても再評価問題は、西洋薬の評価と違って、評価方法を考案しながら作業をしなければならないので、評価する当局、当面の人々の試金石となる問題であると考える。軽率な評価がなされないことを期待するものである。

「漢方治療の愁訴を改善する役割が大きい」という発言の問題であるが、愁訴を改善するというような部分的な問題でなく、全身状態を改善して、それが病気の治療の基盤となり、色々な病気に貢献すると筆者は言いたい。

佐藤氏の発言は筆者が日々の漢方治療でいつも経験していることを、佐藤氏も感得して居られると心強く感じさせる。愁訴は、時に検査では発見されない身体状態の異常の表現とみられるので、愁訴を漢方的に総合的に観察すれば、漢方治療に役立つとともに、全身改善、ひいてはそ

れに関連する病気の治癒に役立つわけである。はっきりした病名、統計的発表が出来ない場合が多いので、今の統計過多な学会の発表に適せず、したがってこの種の発表がほとんど無い。最も漢方の特徴を発揮できる分野の発表が行われない学会は、筆者などはあまり興味がない。この発表に関連しているのは、次の「今後は学会の内部を固めることが基本」という発言テーマである。

　室賀、菊谷、大塚、丁諸氏、大体同じ意見を述べていられるが、東洋医学会の内部を固める、数を集めるだけでなく、質を高めるという点が問題であるということは、全員の希望であることは間違いないわけである。しかし、そのためにはどうするかという問題、方策は明確にされていない。10数年前、学会の仕事から引退して以来、諸氏の仕事を拝見していたが、諸氏が今感じていられることをもう少し早く、強く意識しておられたらと、いささか残念に思う次第である。筆者が「現状と今後」を書く気持ちになったのは、やはり言うべき時には言うべきと思ったからである。

　漢方らしい治験、漢方の真価を気づかす治験の臨床的報告が、近頃ほとんど影をひそめた。漢方治療の苦心した治験例ほど面白く、また実際臨床の上で役に立つものはない。現に先人、先輩の治験を勉強しているわけだが、現在、治療に専念して治療成績を上げている諸氏の発表が少ないのは遺憾である。本誌を発行する東亜医学協会が主催し、臨床例を中心とした発表会を開催すべきと考えているが、日本東洋医学会学術総会でも、この部門を一つ別にしたらよいのではないかと思う。ここでは十分生薬を使い、湯液の実力を発揮した症例報告が、どしどし発表されることが望まれる（これが生薬を多種、多量、複雑に使う中医学的方法と比較できる場を提供することになると考える。エキス製剤の臨床と湯液の臨床の相違、日本の随証治療の湯液の臨床と中医学の湯液の臨床、これらは発表する場がなければ比較検討することはできない）。

　このような発表を見聞する機会があれば、漢方の実力を考える者も出

現すると思われる。古人の症例の勉強だけでなく、目前に臨床治験を見聞する機会があれば、漢方診療の実力を養うのに大いに役に立つものと考える。

## ⑧日本漢方の学問的基本理論と診察・診断法の確立

　日本の漢方が今後さらに発展し、日本の医療の中で十分な活躍の場を獲得するには、現実的にはどうしたらよいか。いろいろ条件が多く、実際の解決には相当の努力が要ると思うが、とにかく解決策を考え、順次実行していくより仕方がない。

　参考までにこれから筆者の方策を順次述べてみたい。

　漢方関係者は漢方との関わり合いで、それぞれ分担して解決策、今後の発展方法を考えなければならない。

　日本の漢方界の現状からみて随証治療の基本理論、診察・診断方法の確立は急務であるが、これは漢方界の指導的位置にある人々の仕事である。

　日本東洋医学会の指導部、漢方診療を行っている医学部、研究所、研究会等の指導的立場にいる人々、また漢方診療で実績を上げている人々等は、診察、診断法を含めて、随証治療の方法を確立するために努力して頂きたい。

　さて日本で東洋医学会の学問的動向について考えてきたが、中医学理論が流入するまでは、一般に随証治療の方法によって治療をすることが当然であったし、それが漢方の方法だと考えていたわけである。それで随証治療の特徴を特別深く追求したり、それを理論的に解明したりしようとはしなかったと思う。

　また一般にも、随証治療的方法を日本の伝統的方法として漠然と漢方治療を行っていたのが現実の有様であった。このような状態が続いているところへ、中医学的理論が流入してきたわけである。中医学の理論書が次々と輸入翻訳されて、その理論的思考に魅せられた者が増加して来た。また中医学の講習会も開かれ、中国に見学に行く者も増えてきた。

このような次第であるが、ここで注意しなければならないのは、中医学の理論は取り入れたが、中医学的方法（弁証論治）による治療は極く一部しか行われていないことである。日本では健保診療が主流で、それで漢方診療を行うとすれば、エキス製剤による治療が大半である（エキス製剤は随証治療的考えで作られている）。つまり中医学的な考え方と日本漢方の方法による方法と混交するわけで、これが混乱を起こす一原因である思われる。

　日本漢方の基本的な方法の確立が、日本漢方の指導的立場にある者の仕事であるとすれば、①西洋医学的治療と漢方治療を協力させるための基本的な問題を解明することと、②日本の随証治療と中国の弁証論治との違いを解明することとが、先ず問題になる。

　①の問題については、後で詳しく検討する予定でいるが、今まで一般に行われてきたのは、西洋医学的立場から、漢方薬をどう扱うかという検討の仕方で、漢方の立場から西洋医学にどう協力するかを考えるというものではない。この問題を考える場合でも、先ず随証治療の方法論の理論が要求される。

　②の問題は、随証治療と弁証論治との実際の治療効果の比較を考えるのが本筋と思う。中医学も日本の漢方も、治療の原点は『傷寒論』にあると考えるが、中国では金元以後、李朱医学以来、その治療法を『内経』の理論を導入した弁証により処方を作って行うようになった。

　日本では李朱医学が導入されて、後世方として存続するわけだが、『傷寒論』を基本とする古方が台頭し、陰陽五行説を含む理論を否定する方向に傾いた。即ち日本漢方でいう証を重視する随証治療になったわけである。現在では後世方関係でも、弁証により処方を作るのでなく、一定の処方を目標に診察する随証治療の方法をとっている。

　随証治療と弁証論治の患者を集めての治療効果の直接の比較が出来れば最も簡単であるが、今まで行われたことがないし、今でも行うのは非常にむずかしい。その効果判定も一定したエキス製剤の薬効の判定さえ

なかなかなかむずかしい問題であるが、まして処方を度々変えて行う弁証論治の治療方法では、その判定がむずかしい。したがってこの両者の治療効果判定による比較は大変むずかしいと思われる。

しかし日本漢方の方法を検討するには、中医学的方法との長所、短所の比較をする必要があるので、なるべく現実的、科学的視点から両者を比較してみたい。

### ❶診察法

望・聞・問の三診は、一応同じように見えるが、中医学はそれで得た情報を陰陽五行説と関連する臓腑、経絡弁証等の材料として使う。また望診のうち舌候は、中医学では弁証と結びつけて重視されるが、漢方ではさほど重視されない。

切診で最も大きな違いは、中医学は脈診を各種弁証の基本として非常に重要視する。日本の漢方では、身体全体の陰陽虚実と結び付け、全身の状態の判定に資するだけで、中医学のように臓腑と結びつけて考えることはしない。しかし、中医学では腹診をしないが、漢方ではそれを最も重視する。また全身の状態も手で触れて診る。要するに身体全体を直接触れながら観察する。即ち見証を重視する。脈候も変動し易い。これを中心として診断することは、急性病には有利であるが、慢性病には不利である。腹候は変動が緩慢であるので、慢性病を治療する場合有利である。全身の触診および腹診で身体から直接得られる情報は、脈診、舌診で得られる情報より確実で豊富であると思う。実証主義、親試実験を目指す日本漢方が腹診を重視するようになったのは当然のことである。

この傾向が実証主義的な西洋医学の導入を有利にしたのである。また現在でも、西洋医学に漢方を接近させるのに有利に働いていると考える。

### ❷弁証論治と随証治療

日本漢方にせよ、中医学にせよ、診断により処方が決まり生薬が配合されて患者に投与される。どのような経過で処方ができても、奏効すればよいわけである。実際問題としては奏効しなかった時が問題である。

効かなかった処方を検討する場合、その処方が出来上がる過程が複雑であると、どこに欠陥があるか発見するのが困難である。即ち弁証論治により出来た処方の場合、頭の中で弁証したどこに欠陥があったか見出すのは困難である。再度弁証し直して、新しい処方を作らねばならない。前に作った処方の弁証過程を辿ることは、自分で作った処方でもむずかしいが、他人が作った処方では不可能に近い。

随証治療の場合は、効かなかった場合、その証を選ぶ条件と病人の症状を再検討して、符合したところとしない所を検べれば、誤りを発見するのは比較的容易である。そこを訂正して薬方に加減するか、変方すればよいわけである。症状の記載が誰にでも理解できるようにしてあれば、他人でも訂正して新しい処方を作ることができる。即ち再現性、実証性があるわけである。

弁証論治では新しく処方を創造するわけなので、確かに新しい処方の発見、新しい生薬の使用には有利であるが、前記のように、科学的検討に必要な再現性に乏しい。これに反し随証治療は既成の処方を目標とするので、創造性に乏しい。しかし、その処方が身体のある時の病的状態にうまく適合していれば弁証論治によってもその処方に近いものが出来るはずである。『傷寒論』の中の名方にはそのようなものが多く含まれている。

しかし実際に随証治療で成方を使う場合、いわゆる出来合い処方をあてはめるという考え方ではない。望・聞・問・切の四診の結果得られた症状を整理して、新しい処方を作る心がけで成方を選ぶのである。師匠の奥田謙蔵先生は、十分診察し、考究しないうちに処方（薬方）を安易に前提にするな、成方を選ぶのに新しくその薬方を作る気持で選べと諭された。

また現実には、成方にぴったりの症状群、証の条件に全部うまく適合する病態というものはそう多くはない。証からずれている部分が、その薬方で処理できるならそのまま使うが、そのずれが多くなれば当然加減

をするわけである。幾つかの証が混在していれば合方をするわけである。合方一歩手前では兼用という用い方もある。

　また薬方の分量、分量比を絶対的とみる見方で、随証治療の薬方を考えるのは実際的でないと考える。即ち分量もある程度のゆとりがあると考える方が自然である(両で大まかに表現した量と、グラムで細かく計量した量とを同じ受けとり方をするのは不自然である)。

　随証治療で用いる名方は、先人の無数の経験の集積であり、磨き上げられた宝石のようなものである。弁証論治の名人が苦心の末作った薬方と似ている。そのような名成方を使いこなすことができれば、短い時間で有効な治療をすることが出来るはずである。このようにして名方を相当の数駆使することができれば、相当な治療成績を上げ得る。即ち随証治療は、比較的短時間で有効に漢方薬を使えるようにできるわけで、我が国のように専門に漢方を学ぶ制度が出来ていない場合には極めて適した方法であると考える(随証治療の適用法の拡大については後に詳述する)。

　中医学と漢方の治療の相違で現実的に大きな問題は、用いる生薬の種類と分量の違いである。日本の漢方では、普通120から200種の生薬で治療しているが、中国では400から500種である。1日の分量が中国では最低50g、普通100g前後、多い時は150gを超える。輸入で生薬を賄っている日本では無視できない問題が生薬の需給の問題である。

　以上雑然と中医学的治療と日本漢方の治療とを比較して、日本では随証治療を今後も行わねばならないことを述べたわけであるが、それを適確に効率よく実行するためには、始めに述べたように、随証治療の方法論、方法の確立、教科書の作成が必須条件であることをここで再度強調するわけである。

## ⑨小柴胡湯の副作用問題について

　1991年、読売新聞に、「漢方エキス製剤、小柴胡湯に副作用……厚生省発表、呼吸困難伴う肺炎」なる標題で、次のような記事が掲載された。

「年間百万人が利用する漢方エキス製剤の「小柴胡湯」で、副作用とみられる呼吸困難を伴う間質性肺炎が起きることが27日、厚生省の医薬品副作用情報で明らかになった。同製剤は、昨年、肝機能障害の副作用症例が報告されたばかり。

同省によると、小柴胡湯は、肝機能障害などに効くとして、ツムラなど約20社が発売、医療用の年間売り上げは約300億円。漢方ブームに乗り年間1000億円という漢方エキス製剤のトップで、全売り上げの約3割を占める。

今回、報告された症例は、昭和63年に起きた慢性肝炎の男性(61)と肝硬変の女性(71)の2例でいずれも回復している。

男性の場合、数ヵ月の服薬で呼吸障害が出て入院、間質性肺炎と診断され、投薬の中止で回復、2ヵ月後に退院したが、その後、再び服用すると呼吸障害があらわれ、投薬の中止で回復したという。

このため同省は、小柴胡湯を投与する際は、セキや発熱などの肺炎に似た症状に注意、異常があるときは、投薬を中止するよう、使用上の注意の改訂をメーカーに指示した。

小柴胡湯は、投与中の患者の中に、黄疸、肝障害など副作用とみられる症例が4例報告され、同省は昨年4月、「まれに、黄ダンなどが現れることがある」との使用上の注意の改訂を指示したばかり。今年2月、漢方製剤の有効性、安全性を科学的方法で見直す再評価の対象8品目の1品目に指定されている。

厚生省は全国の約2700のモニター薬局から薬の相談や副作用の情報を集めた「平成元年度薬局モニター情報」を発表した。

副作用が疑われると、全国のモニター薬局から報告された症例は1449件で、前年に比べ424件も増加、過去最高となった。副作用が疑われる医薬品の延べ品目は1710件、うち医療用医薬品が941件、大衆薬が456件など。大衆薬では、漢方製剤が50件と最も多かった」。

昨年、小柴胡湯エキス製剤の再評価が問題にされ始めた時、一応所感を述べたが、再度、副作用と大文字の標題で報道されたので、この記事を見過ごすわけにはいかない。

　年間100万人が利用する漢方エキス製剤の小柴胡湯で、副作用とみられる……という出だしで書かれているが、今回報告された症例は、昭和63年に起きた慢性肝炎の男性(61歳)と、肝硬変の女性(71歳)の2例で、いずれも回復している。と書いてある。意地悪い見方をすれば、100万人も利用している薬剤の副作用例が2例という小数例では、なぜこの問題を取り上げたのか疑いたくなる。使い方が完璧というのなら、副作用として取り上げ問題にする価値があると思うが、使い方が不適なのではないか。筆者は40年間に何千例も小柴胡湯を服用させているが、漢方的に証をみて使用しているせいか副作用らしい症例は1例もない。

　この症例の後に、小柴胡湯は、投与中の患者に、黄ダン、肝障害など副作用とみられる症状があらわれた症例が4例報告され、同省は昨年4月、「まれに黄ダンなどが現れることがある」との使用上の注意の改訂を指示したばかり……とある。これをみると、エキス製剤が病名で投与されていて、使用上の注意(漢方薬を使う上の注意)が示されていないことがうかがわれる。昨年も指摘したように、漢方薬のような生薬の複合剤を西洋医薬的指示だけで使用することの欠陥が、副作用問題として現われてきたと言えるわけで、この間の検討を十分しなければならない段階に来ている(使用指示書をみただけで漢方薬を気楽に使えるなら、苦労して漢方を勉強する必要がなくなるわけであろう)。

　次に今年2月。漢方製剤の有効性、安全性を科学的方法で見直す再評価の対象8品目の1品目に(小柴胡湯製剤が)指定されていると書かれているが、ここで問題になるのは、最初1品目であったのが、なぜ8品目になったかということである。

　生薬の複合剤の湯液で日々治療している筆者らは、その薬方の効果の判定に苦労しているわけで、2味の生薬の薬方でもなかなか本当のとこ

ろはつかめない。まして小柴胡湯のような数味の生薬の組み合わせになると、効果判定は容易でない。西洋薬の鎮痛剤のような端的な効果は、附子1味の製剤でも現れにくく変動があり、端的な判定はできない。附子の鎮痛作用の一部は数種含有されているアコニチンの一種が最も強いとされているが、他のアコニチンにも全然無いとは言えない。附子を配合した薬方の鎮痛作用は、附子そのもののアコニチンの鎮痛作用と附子と緩解作用のある生薬と駆水作用のある生薬との協同作用による鎮痛効果の総和である。痛み自身、測定が困難なこともあり、附子剤の鎮痛効果を評価するのは非常にむずかしい(選品の問題になるが、一定のアコニチン量を含む附子をいつも平均的に入手することは、相手が生薬であるので実際的にはなかなかむずかしい。また分量の問題であるが、中毒(副作用)を起こす量は比較的判定しやすいが、附子の場合、毒性を抑えて鎮痛などの効果を上げる量の決め方が非常にむずかしい)。

小柴胡湯エキス製剤の再評価が昨年話題に上った時、その評価のむずかしさに言及したが、当初、評価する当事者も、時間をかけて研究しながらやるという意向のように漏れ聞いて、それが当然であると思った次第である。伝統医学で生薬を使っている多くの国民にとって、生薬の評価の方法が、もしある程度確立されたら大福音であるとも、その折書いた。

小柴胡湯一種でも評価の作業は大仕事であると思っているのに、7品目に増えている。その中に白虎加入参湯も入っている。主薬の一つである石膏は、作用機序が毎日使っている我々にもまだつかめていない。白虎加人参湯をどうやって評価するか方法を聞かせて貰いたいものである。

当初慎重であった当事者が、なぜ7品目も増やしたか疑問に思う。メーカー側の意向があったように洩れ聴くが、評価について思い違いしているのではなかろうか。評価が1品目でもむずかしいこと、副作用の判定のほうが有効性の証明より容易であること、即ち評価が終わっても、有効性の判定が出るかどうか疑問であると思われる。

漢方薬の副作用、毒性は、毒性のある生薬を増やしたり、間違った使い

方をしたりすれば出現するので判定はしやすいが、毒性を減らして有効性を増強することはむずかしい仕事で、有効性の機序を解明することは、前にも繰り返して述べたように、対象が生薬であるので非常に厄介なわけである。当局の判定をお墨付のように思うのは見当違いになるのではなかろうか。毎日有効な治療をしようとして生薬と格闘している者にとって、そう簡単に製剤の評価ができるとは思えないのである。

## 10 最高の漢方治療を目指して

　エキス製剤が評価されて使用範囲が拡がっても、使用量が拡大して製造、販売関係が潤うだけで、漢方治療の質の向上には直接つながらない。エキス製剤は質が改良され、薬方数が相当程度増えても、治療手段としてはいつも制限がつきまとっている。生薬の種類、量をなるべく豊富にして、自由な選択のもとに自由に駆使できなければ治療効果の本当の向上は望めない。

　日本の漢方界の指導的位置にある者は、最良の治療をするために努力する義務があると思う。エキス製剤が普及するまでは、湯液治療が本流であったし、今でも本当に治療効果を上げようとするなら、使用に制限のない湯液を使わなければならない。またエキス製剤の改良、発展も、湯液治療での実験的研究により推進される。したがってエキス剤治療が本当に効果的に進展するためにも、指導的地位にある者は常に研究的態度で湯液治療を行い、それをエキス製剤に反映すべきである。エキス製剤の評価の問題も、エキス製剤の改良、進展の為に資すべきである。もし副作用問題を中心にして評価がされるようなら、これは本末転倒ということになろう。

　この視点から学会の発表をみてみると、エキス製剤治療の発表が大半を占めており、その使用方法も、必ずしも随証治療の本道に従っているものばかりとは言えない。中には中医学理論でエキス製剤を部分的に理論づけて、そのように薬方が働くと思っているらしい場合も見受ける。

エキス製剤が随証治療というパターン認識で裏打ちされていることを忘れているわけである。要するに、昔のように湯液治療での治験の発表が非常に少なくなり、湯液治療の方法、治療効果を知る機会も少なくなっている。

全国で何人位、湯液治療を行っているか。日本東洋医学会でも集計していないと思うが、エキス剤治療をしている人数の何分の一、いや何十分の一の人数ではなかろうか。しかもその人たちが学会で発表したがらない、となると、湯液治療で最も興味のある、逐次実験的に薬方を加減しながら変化する病態に迫っていく経過の話など聞く機会も極めて少なくなる。これでは勉強の機会は、湯液治療の臨床の場について勉強している少数の者以外に、湯液の運用の妙味を知るものはいなくなってしまう。中医学治療は原則として湯液治療であるし、生薬の研究も増々盛んであるから、このままいけば中医学は進展し、日本漢方は先細りにならざるを得ない。

そこで前にも一度触れたように、湯液で本式に漢方治療を行っている人々の発表の場を先ず作ることが大切であると思う。幸い、矢数道明先生も了解して下さったので、東亜医学協会が主催で年2回位、発表会を行いたいと思う。いずれ詳細は『漢方の臨床』誌紙上に発表されるであろうが、本当に漢方の発展を望んでいる多数の人々の参加を期待する次第である。

またその会には、中医学治療を本式にやっている人々を招いて、日本漢方の方法と中医学の方法との比較検討を行いたい。両者を比較検討するには非常によい機会であると思う。結局、治療の優劣は、治療効果を比較してみる以外に良い方法はない。20数年前から両治療法の比較検討する場を得たいと思っていたが、機会が無かったのでこの臨床発表会の発足を機にこの意向をぜひ実現したいと思う。

漢方の指導的位置にある人々が居る、北里研究所や富山医科薬科大学は当然湯液で本流の漢方治療を行っていると思うが、これらの人々を中

心に湯液治療を行う人々の人数を増やしていきたい。現実的には調剤の問題があるが、薬局、薬剤師と提携できるうまい制度を作って、全国的に発展させていきたい。

　このような努力を積極的にしながら日本漢方を進展させていかなければ、中国の中医学治療と立ちうちできるどころでなく、衰退の一途を辿ることになろう。漢方の発展を真に望む同志の発奮を大いに期待する。

## ⑪随証治療での可能性

　随証治療で中医学の弁証論治のように自由に処方を作れるようにしようと考えると、随証治療の拡大を考えなければ不可能である。筆者はある人々から古方派中医と言われていたように、中医学の実態を知る以前から、相当自由に加減を行い、合方を行っていたりして、随証治療を拡大した。潔癖な古方正統派から言わすと、証を無視しているように見えたと思うが、治療効果を追い、構成生薬の薬能を追求して加減したり合方したりしているうちに、古方派中医と一部の人から評されるようになってしまったのである。

　このような傾向になったのは、理論から入ったのではなく、柴胡剤と駆瘀血剤の使用、その併用、合方を身体の症状の方から見て使うようになって自然にその方向に入っていったと思う。そしてこの組み合わせが症状の診察からみて非常に多く存在することを知り、また柴胡剤と駆瘀血剤の合方で思いがけない治療効果に遭遇し、だんだんその方法を洗練していったわけである。湯本求真先生の真似をするつもりではなかったが、自分の使用経験から湯本流になっていったわけで、そうなってみて湯本先生の治療の軌跡がわかったわけである。

　また当初から理論的に考えたわけではないが、各処方書の薬方の構成生薬分量の違いから入り、古代の両から現代のグラムへの換算の問題にぶつかり、薬量の比例から証の性格をむやみと厳しく言うのは観念的だと思うようになった。中医学の処方構成法を知り、その量の加減の自由

さを知り、証における分量比についてさらに考えるようになった。

『傷寒論』の薬方の生薬の分量比および分量をどの程度厳密に考えなければならないか、日々の実践の中で実証的に考究し続けている。

これらを逐次実験的方法で検討しているが、身体の症状の把握から導き出されるもので、頭の中で弁証して得られるものではない。このようにしてある程度の治療成績を上げているが、他の人々の症例と直接比較したことはないので、自分でも効果の程度は見当がつかない。日々の患者の報告と診察の結果から、見当をつけて診療を続けているわけである。そこで前述のような研究症例の発表の場を持ち、比較検討してみたいと思うのである。

## 12 漢方に進歩はあるか

日本の漢方界の指導的位置にある者は、最良の治療を目指して努力する義務がある。随証治療の拡大という方向で、日本漢方の発展のために、常に最高の治療を求めて研鑽すべきである、と述べた。

このことは、ここで問題にする「漢方に進歩はあるか」ということと密接な関係がある。

この問題を云々する前に、生薬治療（漢方、中医学を含めて）というものを素朴に考えてみる必要がある。生薬治療は人間の治療行為の原点であろう。単味の生薬から始まって次第に複雑な組み合わせを作り、治療に役立てていくという原型は、中医学にみるように数千年前から今に至るまで同じである。今のような西洋医薬の使用は、近々百数十年以来のことである。その西洋薬は、生薬の分析から成分を知り、その成分の分析から構造を知り、合成へと進んできたが、基源は生薬である。一つの生薬の全成分が解明されるには数十年は必要と言われている。現在使用されている数百種の生薬から、その成分の一部が西洋薬として利用されているのは数種に過ぎないが、これからの西洋薬の発展も、生薬の成分の研究に依存することが大きいわけである。新しく発見される生薬も多

く、生薬の成分で解明されているものは無数の生薬の中の極く少ない部分であることを思えば、そのもとの生薬を使って治療をすることは自然であり必要なのである。中国、韓国をはじめ、アジアの諸国では半数以上が生薬治療を受けているのが現状である。

　要するに生薬による治療は医療の原点であり、人間が数千年前と構造、生理が変わらないとすれば、2000年前に作られた葛根湯が今でもよく効くのは当然であると思うと同時に、2000年前の医療技術の程度に驚く次第である。風邪の治療に関しては、傷寒論医学の方が現在でも、西洋医学の治療より進んでいると思う。

　生薬治療という、生薬そのものを使って行う治療が有効であるとすれば、その使用法の最も進んだ形の中医学的治療、漢方治療を認めて研究するのは、医療人としては当然のことと思う。西洋医学的治療では求められない治療効果が生薬治療にあるとすれば、その利用方法を考えれば、西洋医学的治療を行っている人々にも新しい武器となると考える。

　さて「漢方に進歩はあるか」ということを問題にしたくなったのは、本年(1991年)の第23回日本医学会総会の中の「医学と社会」という項目で「東洋医学の再認識」と題して、4月6日午後4時から2時間、講演会が開かれ(出席できなかったので、その時の質疑応答の記録を読んだ)、漢方の進歩に就いて大沢仲昭教授の発言があったのを知ったからである。

　漢方にある程度傾倒している者の中で、漢方には進歩が無いと思っている者はいないと思うが、さて「進歩があるか」と質問されると即座に返答が出来ないのではないかと思う。漢方の進歩ということを、どういう立場から言うのか、進歩とは何かを問いつめると簡単には答えられないと思う。

　立場という面から大沢氏の立場を考えてみると、大沢氏が「漢方に進歩があるか」と発言した意味がわかると思う。日本漢方医学研究所発行の「活」の本年(1991年)2月号、3月号の「現代医療における漢方の意義」。臨床雑誌『内科』(南江堂)の本年4月号の「漢方治療の現況と問題点」(寺

澤捷年、大沢仲昭、丁宗鉄3氏の座談会の記録)。「東洋医学の再認識」(寺澤捷年、大塚恭男、阿部博子、山本祐夫、大沢仲昭らの諸氏の講演抄録)を通覧して、大沢氏の発言を検討してみると「漢方に進歩があるか」の日本医学会総会の質疑の際の発言の意味がわかると思う。『内科』誌の座談会「漢方治療の現況と問題点」の終りの方の話を引用する。

> **大沢** 別に漢方は進歩がないといっているわけではないのですが、西洋医学的立場あるいは考え方からみると、薬の処方はよく用いられるので140、全部で300ぐらいに決っているわけで、それをいかに使うかの工夫だけにすぎないのではないかという感じがあるわけですね。
>
> **寺澤** そういうご指摘はたしかにあると思いますが、漢方医学の進歩発展はいろいろの形があると思うのですが、一つの例として、当帰芍薬散という処方を考えてみますと、このごろ作用機序が科学的に解明されてくることによって、……分子生物学的なテクノロジーが進めば進むほど、漢方もそれに伴って発展していくということであって、今後とも車の両輪のように、そういった意味の発展が期待できるのではないかと私は理解しているのですが、……。
>
> **大沢** それはそのとおりで、人の考える能力はギリシャ時代も今も変っていないと思うのです。その材料、手段が変っているだけであると考えます。漢方のほうは、今のところは薬としてだいたい三百種類の処方があり、これ以上わからないようですが、西洋医学は新しい薬をどんどん合成して、次々と新しいのを作っているわけですね。そういった手段の大きな差であって、基本はかわらないのではないかというのが、私の考えです。

以上は同座談会の「漢方医学の将来への期待」という項の終りの部分の応答であるが、この引用の始めの部分で次のように話をしている。

> **大沢** われわれは西洋医学の治療体系にいて、とくに自分の専門領域

を考えますと、専門にいけばいくほど、これでは治療に限界があると
いつも感じております。そのときに、まだまだわからない漢方の持っ
ているもち味が、日本の医療体系の中にちゃんとした位置づけを早く
もってもらいたいと思うわけです。それは私自身も今後やっていきた
いと思っております。常々私が考えておりますことは、漢方医学と西
洋医学のいろんな違いの中で、東洋医学の進歩とはどういうところに
あるのかよくわからない。たとえば処方が保険で147認められている
といいましたが、これらは大昔からある処方ですね。4000年かけてだ
んだん完備してきたと思うのです。

　たとえばここにかぜの患者がいて、それに葛根湯を使うかどうか、
その証をどう決めるかという教育は一生懸命やられるのですが、葛根
湯から次にどういうぐあいに新しい処方が生れるかという進歩がある
か、昔からある体系を教育し、使い方がますます巧みになるだけであ
るし、作用機序の研究でも、西洋医学的にわかるだけであって、これ
は漢方の進歩というよりも、西洋医学化にすぎないのではないか、そ
うすると漢方の持っている進歩はどこにあるのだろうか、それをいつ
も思っています。


以上少し長い引用であるが、これで大沢氏の立場がわかるし、漢方の
経験の程度も、東洋医学(中医学がその最大なものである)の理解程度も
推測できるように思う。寺澤、丁両氏の発言は、漢方側であるから、理
解できるし、東洋医学の再認識の質疑応答の大塚恭男氏の発言も理解で
きる。

　理解できるという意味は、大沢氏と違って、漢方界の人々であるし、
漢方に対する考え方、経験程度を知っているから、言っていることの意
味がわかるということなのである。

　発言は、諸氏の漢方についての経験、知識が根底にあると思うが、その
発言から逆に、その発言者の漢方に対する経験、知識、漢方の臨床能力

を推測できるように思うのである。

　日本の漢方には定まった教育制度がない。もちろん教科書もない。漢方治療を行っている者は、いわば独学により漢方を学んだわけである。奥田謙蔵先生のような大家に『傷寒論』の講義を何年も聴くことができた筆者のような場合は、40数年前では非常に幸運であったわけである。しかし、漢方診療を学ぶ上で最も大切な診療の臨床について学ぶ機会は殆どなかった。湯液治療を続けて40年になるが、未だに模索の状態が続いている。漢方は臨床の学問である。患者を治すことに専念して最近ようやく、治療にある程度の自信が持てるようになった。そして漢方というものが、臨床を通してわかりかけたように思う。

　このように考えてくると、「漢方に進歩はあるか」という問いに対しての答えは、解答者の漢方についての体験と知識に比例したものになってくるのは当然と言えよう。

　大沢氏の問いに対する、大塚恭男氏の応答を引用してみよう。

　　漢方では進歩という言葉はあまりふさわしくなく、変化といったらよいと思います。2000年前の張仲景先生にくらべて、私たちが進歩しているとは思えないのですが、ただ病気が当時とは違っていますので、2000年前と同じ対応というのはできません。従って当然それに応じて対応、つまり変化はしなくてはいけません。ということで今の患者さんの病態に即応した治療をする努力は必要ですが、それに進歩という言葉をあえて使いたくはありません。

　この大塚氏の応答に対して大沢氏は次のように述べている。

　　私のいう進歩というのは、西洋医学的な立場からの言葉であって、東洋医学では進歩という言葉を使わないのかも知れません……。

　大塚氏の漢方の証に対する理解は、古方派漢方の中の固定化した方面を代表するものと思われる。いわゆる証を尊重し、薬方の証を崩さない

ように決まった薬方をそのまま使っていく治療に通じるわけである。

　大沢氏の漢方治療を拝見したことはないが、大沢氏の使用薬はエキス製剤で、制限された使用範囲で、制限された使用法（エキス製剤そのものが湯液に較べると相当な制約が加わっている）で漢方治療をしているのではないか、と諸発言から推測される。したがって証に対する理解もさらに限定されたものではないかと憶測する次第である。生薬を相当多種類、自由に使い、随証治療の原則には従うが、加減、合方、兼用で随証治療を拡大して、病態に適合させようとする湯液治療をしている者からみると、制限された治療をしている人々が漢方に進歩、発展を感じとれないとしても不思議はないと思う。

　日本の数倍の多種類の生薬を使い、さらに新しい生薬を開発してそれに加え、弁証論治により新しい処方を作って行う中医学治療の立場からみれば、「進歩がない」と考えることが不思議であるに違いない。

　前記の質疑応答の終りの部分に、大沢氏と寺澤氏の発言がある。

**大沢**　東洋医学の進歩というのはどこにあるのか、我々西洋医学の医師には理解しがたいことで、4000年来の漢方の証を知り、証を使って生体の改善されるという工夫にすぎないのではないかと思っていました。
**寺沢**　大沢先生は東洋医学も西洋医学も生体或いは病態をとらえていく見方が違うといわれるのでしょうか。それを科学的な手段でもって解明したから、西洋医学化したという大沢先生の論理には同意できません。それは科学の手法を持たないことには、ものは明らかにならない。ただ科学の手法自体にも限界があるんですが、そういったものをつき進めていくことで、次の発展があるのだろうと、思っています。
**大沢**　寺澤先生は漢方、東洋医学の進むべき道はちゃんとあって、それで西洋医学化ではない。私も実はそうだと思う。

　最後のところで、大沢氏と寺澤氏との考え方が一致したようにみえるが、基本的には漢方に対する関わり合い方が違うので、漢方に対する理

解の程度に差があるのである。しかし、漢方を西洋医学的治療の中で協調的に生かそうと考える場合も、漢方を本格的に推進しようと考え、漢方の解明に科学的手法を適用しようとも、漢方を今後の日本医療の中に活かして行きたいと思う熱意は私たちと変らないと思う。

　この質疑応答の中で、大沢氏は初めの部分で「漢方に進歩はあるか」と言い、後の部分で「東洋医学の進歩というのはどこにあるのか」と言っているが、あとの東洋医学という言葉は、漢方という言葉と同じ意味で使われていると思う。東洋医学というと中医学、アユルヴェーダを含めた東洋の医学の総称と筆者は思っているので、漢方と同義には使わない。東洋医学に進歩はないというと、中医学を含めた形になるので、やはり区別して使うべきである。また俗に中国漢方という言葉も使われているが中医学というべきであろう。中国漢方というものは存在しないと思う。

　寺澤氏も東洋医学を西洋医学と一緒に使ってはいるが、東洋医学という言葉を広い意味で使っていると思う。和漢診療学というような言葉使いをしているので、中医学という言葉に対する配慮がうかがわれる。

　日本の漢方界を代表している人々の発言は中国その他の国々でも注目していると思われるので、日本の漢方の本質、実体をよく捉え、中医学、アユルヴェーダの特質などもある程度承知した上で発言すべきだと思う。

　また日本でも漢方に関心を持つ人は年々増加しているのであるから、指導的位置の人々は日本の漢方の特質、実力をよく知り、中医学の特徴と区別して発言をするようにしなければ漢方の認識に誤りを生ずると思う。

　「漢方に進歩はあるか」という質疑応答を取り上げて検討してきたが、筆者の目的は日本の漢方の本質を考え、その実態を知り、その臨床治療効果がどの程度のものかを検討し、今後の漢方発展のための方向、方針を見究め、真の発展のために資したいと思ったからである。

　諸氏の発言、発表を通覧して感じたことは、各人の漢方の認識の内容、程度が、それまでに得た知識と漢方経験（診療との関わり合いが最も重要と思う）を反映しているように思われた。西洋医学のように学問的に

整備された理論体系を持つ西洋医学的治療では（科学的だというだけで）治療効果を信用する気になるが、漢方のように理論体系も十分なく、用いる生薬の成分の解明（薬学的に）も不十分、その生薬を複合して用いる薬方の治療効果を科学的に解明することも不可能に近いということでは、漢方に対する発言がまちまちなのは当然である。

したがって、制約の多いエキス製剤で治療している人は、漢方に進歩があるか？と言いたくなるのは当然であるし、湯液を使用しても、証を固定的に考えている場合は、漢方では進歩という言葉はふさわしくなく、変化と言ったらよい、という発言になると思うわけである。

## ⒀筆者個人の漢方治療の進歩

さてここで筆者の「漢方に進歩はあるか」という問いに対する答えを述べる段階になったが、筆者個人の問題と考えれば、漢方の治療技術は40年の歳月を経たのであるから、当然進歩したと言えると思う。しかし筆者の個人的に進歩と考えているものが、漢方全般からみて進歩と言えるかどうかは、筆者自身の判断できるものではない。

筆者は漢方は臨床が生命だと思っている。古方を学び、古方でいう証を知り、随証治療で漢方治療を行ってきた。しかし臨床で病人を治すことに専念しているうちに、随証治療を拡大して治療するようになっていた。それが手に入り、使い慣れてくるにつれて治療効果が上がるようになった。中薬学から生薬の薬能を探り、それを加えて使うようになり、治療効果を拡大することができた。このような探求の方向、方法が進歩と言えるかどうかは別問題だが、治療効果は前より上がるようになった。

以上の経過を実例で説明したい。

桂枝二越婢一湯をリウマチに使い始めたのは30年以上前からだった。リウマチを含めた体痛の薬方を研究しているうちに桂枝二越婢一湯加朮附は薬籠中のものとなって自由に使いこなせるようになり、リウマチの繁用処方になって治療効果も確実に上がるようになった。葛根加朮附湯、

桂枝芍薬知母湯をさらに繁用処方に加え、変方、加減、合方等で、これらを自由に変化させて使うようになって、リウマチの治療にようやくある程度の自信を持てるようになった。もちろん附子の研究の成果もこれに役立っている。固い証の観念からは大分離れた考えを証について持つに至った。

最近出版された3人の中医師の書いた『疾患別・中医治療の実際』（医歯薬出版）の「慢性関節リウマチ」の項をみると、繁用処方が挙げられていて、各処方の有効率（治癒から症状改善まで入れて）は80％以上と書いてある。但し各処方の生薬の種類は、少なくて10数種、多いのは20種以上、日本で使用しない薬も半数あり、薬量に至っては、1剤150gから200gを越えている。治癒の実態は詳しい報告がないので不明にしても、少なくとも60〜70％は有効ということになっている。筆者のリウマチの有効率はやはり60〜70％（詳細は別の機会に発表する）であるが、薬量は中医学治療の3分の1である。西洋医学的治療を受けていて、うまくいかなかったものが大半である。漢方治療が奏効して、ステロイドから離脱できたものも相当多い。発病の当初から受診したものは少数である。統計的に処理し、西洋医学的治療の治癒率と比較しなければはっきり言えないが、西洋医学的治療の倍の有効率であると思っている。

筆者個人のリウマチの治療という面からみれば、明らかに進歩したと思うが、これが漢方の進歩かどうかは漢方界で判断することである。このリウマチの治療効果が、西洋医学的治療に匹敵するなら、ステロイドホルモンを使わないだけ患者には福音である。漢方に関心があるなら、まず漢方の本質、実態を十分探求すべきである。

## ⑭進歩を考えるための問題点

「漢方に進歩はあるか」を問題にしたが、これは「最高の漢方治療を目指して」ということと密接な関係がある。

日本の漢方界の指導的位置にあるものは、最良の漢方治療を目指して

努力する義務があるとまで強く書いたが、漢方医家が漢方を進歩させなければならないと強く意識しなければ、進歩どころか明治時代のように先細りになる恐れがある。

　漢方医家はそれぞれよりよい治療を目指して各自努力していると思うが、日本漢方の将来の発展を意識して努力している人ばかりではない。日本漢方の真の発展のためには、衆知を結集し、志を一つにして協力する必要がある。

　昔から漢方界には名人と言われる人がいた。名人がいることは、名人でない人が多くいたと考えられる。名人と言われた人は、もちろん人一倍努力したと思うが、資質も問題になると思う。芸術の世界では、名人が出るだけでもよいと思うが、医療の世界では、名人だけでは困る。名医は医療の進歩のためには役に立つが、少数の名医だけでは、今の医療の世界のようなものは処理できるものではない。

　西洋医学界でも、今日名医として雑誌などで名を挙げているが、昔の名医と違って組織に支えられての名医で、心臓外科の名医といっても一人だけで手術ができるものではない。大学教授や大病院の院長も名医に挙げられているが、大半は組織に支えられた名医である。

　漢方の著名医を書いた本が出ているが、漢方治療の力倆がどうかと思われる者まで入っている。しかしまだ漢方界では個人の力倆が西洋医学界よりは重視されていると思われる。このことは漢方治療の効果の評価、さらに大きくは漢方の進歩という問題と関わり合いがあると思う。またこのことは、漢方医療の性格に密接に関係がある。

　漢方治療の効果を判定する場合も、1例報告でも複数の治療を比較して進歩を考える場合でも、治療結果の記録がある程度確かで信頼できるものでなければならない。もちろん、その記録が誰にでも理解できるものでなければならない。

　このように考えてくると、漢方治療の評価の困難さは、その性格に基づいていると言わねばならない。まず個人の問題として考えると、自己

の勉学、研究の成果が治療に影響して治療成績が向上、即ち進歩していくことは当人には理解できる。また臨床の場で、直にその臨床成績をみているものにも理解できる。しかし個人の場合でも、何年も前の結果と今の成績を比較するとなると、表現が統一されていないとそう簡単に比較検討はできない。しかも、その臨床を見ていないものは話だけでは信用しない。

　今までみる漢方の先哲の記録は、その一人に限定して、総括的にみるとその治療成果がある程度理解できる。しかし他の勉学内容の異なる人間の治療成果と比較しようとすると、記録、文章が同じ基準にないため比較が困難な部分が多い。

　現在でも、漢方治療の成果を比較検討するには困難を伴う。その困難になる原因は、各人が同じ漢方教育を受け、同じ治療法を習得していないからである。漢方に関しては、まだ統一的な教育体制が出来ておらず、臨床経験も同じでない。

　学会における発表をみても、規格の同じ漢方エキス製剤を使っての西洋医学的検査の統計的発表は、その数値の処理は理解できても、個々の症例の治療効果の内容はそのまま信用できるとは限らない。

　湯液治療における治療効果の発表でも、西洋医学的分析では表現できない部分があり、その発表が正しく聴者に理解できない部分が相当多いのではなかろうか。

　もともと複合成分の生薬をさらに複合して使う漢方治療、それをファジー性の強い人間に適用するのであるから、治療成果を正しく把握、他に伝えることは生やさしいことではない。漢方の科学化が云々されるが、西洋医学的手法で漢方を分析的にみることだけではない。この問題を処理することも科学化である。

　以上くだくだしく書いたが、常々問題視していた漢方の性格に関わる基本的な事項であり、この問題を解決することが漢方の進歩に役立つと思うからである。

漢方の進歩を推進するための第一歩は、漢方診療における基本的記録法を確立することであろう。各人個別の覚えの記載では、皆に理解できる記録は作れない。記録法を統一し、例えば症状の記載もなるべく誰にでも使える記号、数字を用い、用語も少なくして統一し、薬方の記載もわかりやすく統一する。それに西洋医学的病名と検査成績を併記するようにすれば、皆に共感できる共通性を持った記録法になると思う。

　症状の選択を計画的に行い、症状の変化を記号化して逐次実験法的に記録し、用いる薬方の変化を対称して記録する。これを相当期間続ければ、逐次実験的統計法も可能になる記録が出来上がることになる。

　このような統計結果を、同じ傾向の疾患に何例か行えば、比較検討も可能になる。また漢方治療に特有な同一薬方で異なった病態を処理した複数の記録から、薬方の証の検討も可能になると思う。

　この基本的記録法では用語の統一が必要であるが、漢方と中医学では診察、診断法が基本的に違う部分があるので、当然記録法も別にしなければならない。

　基本的記録法が出来、それを使った症例の発表が多くなれば、1例報告的な症例でも理解できる部分が多くなるし、同一傾向の疾患では比較検討がしやすくなる。

　以上のようにして行う症例発表が多くなれば、治療成績が上昇したか、進歩したかを判定することが可能になる。学会における症例発表も、この基本的記録法に従った発表なら理解し易くなると考える。

　漢方治療の進歩のためには、この基本的記録法を衆知を結集して作ることが先ずやらねばならないことだと思う。

## ⑮漢方湯液治療研究会について

　本会の発会主旨は別に記載があるので、それを一読願いたい。要するに本会の目的は、漢方治療を進歩さすための研究、発表の場を提供することである。

学会等における発表の大半は、エキス製剤を使った症例、およびその検査成績の統計的発表である。昔は大半を占めていた湯液治療による臨床例の発表は参々たるものである。言うまでもなく、エキス製剤による漢方的治療はエキス製剤の応用的使用を横に拡めるには役に立つが、現状では漢方治療の本質的発展には疑問が残る。湯液治療における薬方の運用の工夫、加減法、合方の工夫、新しい生薬の使用の工夫、これらによって漢方治療の効果が向上、拡大することを真剣に望まなければ、日本の漢方の発展は停止してしまう。中国で国家的規模で行っている湯液治療には、日本漢方は数量的には比較にならない。しかし江戸時代以来発展してきた日本漢方は、日本人の特性を活かして診察法等に独自な発展をみた。これを現在に活かして使えば、中医学とは違う方法で治療効果を上げ得ることも可能であると考える。こうしてお互い努力して得た湯液治療研究結果を本会に発表することにより、さらに切磋琢磨する機会を得ることが出来る。

　本会を正しく運営して、日本漢方の前進に役立てたいと切望するものである。

　基本的記録法を作る前に、先ず用語の統一の問題がある。研究発表に使うための最小限の用語は意味が通じるようにしておきたい。例えば中医学発想の言葉と漢方用語が混同されていては、正しい理解、正しい伝達はできない。その前提には、日本漢方の場合はその診察、診断のテキストが先ず必要である。進歩は現状を基点とし、現実を無視しては真の進展は考えられない。

＊

　日本の漢方は、今やエキス製剤中心に動いている。進歩の問題も、エキス製剤を度外視するわけにはいかない。しかしエキス製剤は非常に制限された形なので、各処方の応用の横への拡がりはあっても、処方の改善という前への進歩は望めない。したがってエキス製剤漢方で漢方治療を進展させようとすれば、先ず処方の選択の制限、その使用法の制限を

打ち破って、十分な漢方治療が可能なエキス製剤群を作らねばならない。このエキス製剤の改善に向かって日本の漢方界は全力を注ぐ必要がある。湯液治療の臨床で得た成果をエキス製剤の改善に十分反映さすことが肝要である。

しかしエキス製剤による治療は結局制限されたもので、湯液治療での進歩がなければ本当の前進はできない。エキス製剤で漢方治療を行っているものは、湯液治療の進展に常に関心を持つべきである。自由に十分に生薬を使っての漢方湯液治療、これが本来の漢方治療であるが、この進展がなければ漢方全体の進歩はない。東亜医学協会が漢方湯液治療研究会を企画した所以である。

## 16 随証治療と中医学的治療の現実的な違い

さて湯液治療の現実的な問題として、中医学的治療の問題がある。現今、中医学理論の研究が相当盛んであるが、その理論による中医学的治療が日本に於て現実的に実行できるかどうかが先ず検討されねばならない。

中医学の弁証論治によって処方され投薬される薬方量は、日本漢方湯液治療による薬方量の3ないし5、6倍である。もちろん生薬の種類も多く、日本で使われていないものも多く含まれる。その処方を調剤し連続投与することは、日本に於ては不可能に近い。

実際の処方例を引用し御参考に供したい。最近東洋学術出版社から出版された、焦樹徳著『症例から学ぶ中医弁証論治』から、痺証(関節リウマチ)の症例を紹介する。2年以上投薬が続けられ、経過によって変更した3回の処方が示されている。今回は、処方だけを紹介する(焦樹徳先生は、北京中日友交医院の副院長、中医科の主席教授、北京中医学院名誉教授。2年前、四谷西華クリニックに来て頂いて、咳嗽の講義をして頂き、症例の弁証論治の実例を拝聴した。その時の処方の薬量は130gであった。3年前、北京で中日友好医院の中医科を訪れ、焦先生他中医科の主任達と座談会を行った時、その中心話題は生薬の需給問題であった)。

痺証、14歳の女学生。問診、望診、問診、切診（主として脈診、腹診はない）。以上略。弁証、略。治法……補腎去寒、活血通絡、強筋壮骨、利関節。

（処方）補骨脂 9g、骨砕補 10、熟地黄 12、製附子 6.5、桂枝 12、赤・白芍各 9、知母 10、防風 6、牛膝 10、蒼朮 6、威霊仙 12、麻黄 3（麻黄 3g は少なすぎるのでミスプリントではないか）、紅花 6、炙穿山甲 6、松節 15、羌・独活各 9、透骨草 25、薏苡仁 30、炙虎骨 10、水で煎じて服用。10〜15剤。もし有効なら、継続して服用する。方義、略。即ち生薬21種（うち6種は日本の漢方では使わない）。総量224g。

10ヵ月後の第2診では、附子を1g増やし、牛膝、蒼朮を増量して、さらに全蠍 6g他5種、総量45gの生薬が加えられた処方になっている。合計総量270gである。

日本で以上の処方で調剤するとなれば、6、7種の生薬を輸入し、薬価は1剤（1日分）2千円位にはなるだろう。健保診療ではもちろん扱えないが、自費でも長続きできる薬価ではない。

もう1例、リウマチの症例を挙げ、筆者のリウマチの湯液治療と比較してみたい。これも最近医歯薬出版から出版された『疾患別中医治療の実際』の慢性関節リウマチの項の「繁用処方」から、一部を引用する。

中等度病変のリウマチに……八珍蠲痺湯（出典、新医薬学雑誌、1979年3月号）
党参 15、白朮 15、茯苓 15、炙甘草 15、当帰 15、川芎 15、赤芍 15、白芍 15、黄耆 15、豨薟草 15、威霊仙 15、海桐皮 15、蘄蛇 12、穿山甲 12、炙川草烏 6（あらかじめ30分位煎じておく）、莪朮 30。これを服用するとともに運動療法を行う。

61例についての観察では、1年後治癒19例、著効19例、症状改善20例、無効3例で、有効率95%であった。また3年間追跡の成績では、

第4編　日本の漢方診療の現状と今後

治癒17例、著効17例、症状改善18例、無効9例で、総有効率は89%であった」。

　この処方をみると、生薬数16(日本で入手できないもの5種)、総量は240gになる。日本の漢方の薬用量の4倍にはなる。
　さて以上のリウマチの処方と、筆者のリウマチの常用処方の一つである桂枝越婢湯加朮附加当帰、薏苡仁、牛膝、延胡索と比較してみたい。桂枝4.0、芍薬4.0、生姜1.5、甘草1.5、大棗3.0、麻黄(3.0〜6.0加減)、石膏(5.0〜10加減)、朮(5.0〜8.0加減)、附子(1.0〜4.0加減)、当帰4.0、薏苡仁(7.0〜10)、牛膝5.0、または延胡索5.0、という薬量であるが、12〜13種、総薬用量は50gから60gである。特徴は、麻黄、石膏、附子の加減である。もちろんこれにさらに加味することはあるが、総量は70gを越すことはない。常用の基本処方はあと4、5処方あり、リウマチの病態によって使い分けしているが、以上の中医学の処方のようにむやみに多味を使うことはない。総薬用量も50、60gどまりである。
　八珍蠲痺湯の有効率をどの程度信じてよいかわからないが、1年後治癒19例というのはリウマチの性質を考えると疑わしい。また症状改善をどの程度認めるかにより、有効率は変わってくる。筆者の有効率をこの成績と単純に較べるわけにはいかないが、中国流に計算すれば、80%、少なくとも70%の有効率と考えてよいように思う。
　一歩退いて、60%の有効率としても、中医学的治療で用いる薬量の3分の1以下で有効だとすると、膨大な量の生薬の節約になる。また、特別な生薬を輸入しなくてすみ、漢方湯液治療をする者は誰でもやれるのであるから、著書の中の症例との比較であるからはっきりとは言えないが、随証治療の湯液治療によるリウマチ治療は筆者の方法で十分、中医学治療に匹敵できるような気がする。
　リウマチ治療を例にとって説明したが、中医学的治療は薬の面から

言って、日本に於ては現実性がないと思う。東京でも中医学的治療を行っている所がある由であるが、それが画期的な治療成績を上げているという話は耳に入ってこない。

エキス製剤治療は薬用量は少ない。エキス製剤のもとの湯液治療も中国のように豊富な生薬を使えないので、『傷寒・金匱』の薬方のように、少数、少量の薬を駆使する随証治療に従わざるを得ない。生半可に中医学理論を学び、エキス製剤を使って治療するのは、虻蜂とらずになる恐れがある。まず随証治療の方法（『傷寒・金匱』を学ぶ）をある程度身につけて中医学理論、中薬学の実際を学べば、現実の治療の上で得るところが大きいと思うのである。

## 17 随証治療の進歩に有利な点

以上のように日本の漢方の現状からみて、随証治療の方向で漢方治療の進歩を考えなければならないとすると、随証治療、証の問題を突っ込んで検討しなければならない。基本となる証については古来論じられており、現今でも研究者により意見を異にするので、いずれ十分に検討する機会を作りたい。しかし、この問題を漢方の現実の発展と結びつけて考えなければならないとすると、日本の医療の中では、西洋医学的治療と協力していく方向で証を考えていくことが必要である。

『傷寒論』の薬方の証を極端に固定化したり、そのもとの『傷寒論』を聖典視するのは一考すべきと考える。中医学も漢方も、古い経験医療から出発し、それが経験を集積しながら系統化されていったものと考えられる。その経過の中には、医療外からの思想、経済等の影響が含まれていったことは当然であるが、有利な影響ばかりとは限らない。陰陽五行説の影響も功罪半ばしていると思われる。吉益東洞は『傷寒論』の中の薬方を実際に使ってみて、有効と思う薬方群から生薬の薬能を考え『薬徴』を作り出している。我々も証を考える場合、薬方の実際の効果を親試実験により自分で確めるところから始めなければならないと考える。

これからの漢方の発展のために証を如何に考え、如何に活用していくか、協力して解決していかなければならない課題である。

　次に随証治療が漢方の進歩に有利である実際面について考えてみたい。吉益東洞は随証治療を生かして『薬徴』を作り上げている。我々はこの考え方を参考にして、遂次実験的治療をしながら生薬の薬能を検討していくことができるわけである。

　例えば、桂枝湯を投与する場合、頭痛という症状があるのは当然であるが、頭痛がひどくてうまくとれない場合がある。一応頭痛に効く薬方を考え、また実際に投与する場合もあるが頭痛がとれない。桂枝湯の桂枝を倍量にしてみたら治まった。桂枝の薬能の上衝を治すということを実感する。上衝に附随する足冷、頭汗などの変化も実感する。

　桂枝湯の中の芍薬の増減により、桂枝去芍薬湯になったり、桂枝加芍薬湯になったり証が変る。その変化を観察することで、芍薬の薬能を考える。しかし、芍薬の量を加減してその病人の病状を改善する仕事は杓子定規にはいかない。そこにむずかしさがあると同時に妙味もある。根気のいる実験が必要である。『傷寒論』の中の名方は、薬能を十分に心得たものが作り出したものと思われるが、証というかたちで美事に適応状態を表現している。

　何を言いいたいかというと、『傷寒論』は病態とそれに適応する薬方を適確に示しているので、生きた臨床実験の総合報告のようなものであろう。『傷寒論』の薬方の優秀さは使ってみて実感するのであるが、『傷寒論』をある程度勉強することにより、生薬の薬能を考えて弁証論治処方する苦労を相出程度省けるように思われる。また、『傷寒・金匱』その他随証治療に必要な勉強をして、ある程度の臨床効果を上げ得るようになる時間は、中医学を学び同じ程度の臨床効果を上げ得る時間より少ないのではないかと、最近考えるようになった。それで先ず、随証治療の方法を学び、エキス製剤でもよいから実際に臨床に使ってみて、病人から学ぶ生きた勉強の仕方をして欲しいのである。

実際に治療効果を上げなければ省みられなくなる。漢方が実力があることがわかれば、これからの日本医療の中で活躍できる。そのためには、エキス製剤の制限を打破して、十分に役に立つエキス製剤群を作ることも急務であると思われる。

漢方湯液治療をやるものは、薬方の改善に実際の臨床を試みながら努力すべきである。随証治療の長所は、古方の精神である親試実験により発揮されるべきで、またこれが科学精神の発揮ということにもなる。

中医学の弁証論治による治療では、十人の医者にかかれば同じ患者に十色の処方が出る。また同じ医者が2回目、3回目の診察で弁証をし直して与える処方は相当変化があり、一服の中で行う複雑な弁証を、外から十分察知できない。即ち随証治療で腹診その他の触診を加えながらする診察に較べると、脈診と舌診を主とする診察は変化が多く不安定で、把握しにくいのではないかと思われる。これでは逐次実験的治療で可能な、臨床結果の追跡、検討が不可能である。科学的ということの一つの再現性が乏しく、科学的追跡ができない。この点では、出来るだけ記号化して診察を記録していく随証治療の方が、西洋医学と協力して将来の治療を担っていく可能性が多いと思われる。

## 8 現在の日本の漢方治療と中医学的治療の問題

中国は平成3年10月に、人類の健康は伝統医薬を必要としているとして、5項目からなる北京宣言を発表した。同時に中医伝統医学を世界に普及するため世界進出計画を打ち出した。

この経緯で、北京中医学院の分校が東京に出来たわけだが、今回中国国家中医薬管理局から3氏、北京中医学院から2氏が、日本分校支援のため来日された。

一行の発言が『漢方医薬新聞』に掲載されているが、日本の漢方界の現状、日本の漢方治療について、まだ十分には理解されていないように感じるのである。

昭和48年4月末、中華医学会中薬針灸医生代表団（当時は中医学会は分離していなかった）、余田民氏を団長とする一行7名を迎えた。4月27日来日、5月18日離日したが、当時日本東洋医学会の理事長をしていた筆者は、応援に10日間の多忙な日を過ごした。交流懇親会で余田民氏から、中西医合作の経過と苦心談を聴いた。西洋医に漢方を理解して貰うことに腐心していた筆者には共感するところが多くあった。公開講演で、初めて中医学治験と針麻酔の話を聴いた。第24回日本東洋医学会総会にも出席して貰ったし、懇親会も4回席を同じくし懇談の機会を持った。

一行が離日する前夜、ホテルニューオータニに筆者単独で訪問、筆者の希望をお話した。問題にしたのは、中医学的治療と日本漢方との薬用量の違いで、薬用量の少ない漢方治療の効果と薬用量の多い中医学的治療の効果とどう違うか、実際の臨床の交流をして研究したいとお話したのである。しかしその後、儀礼的な交流は盛んに行われているが、実際的な臨床の交流には見るべきものがない。

中日国交回復以来、中医理論が急速に日本に流入、中医理論を学ぶ者、中国に渡り中医学を学ぶ者も増加、一方漢方エキス製剤が健保診療に導入され、その使用が急増し、日本漢方の特質を真剣に考える者は少なくなっていく有様である。この中華医学会代表を迎えて以来、筆者は日本漢方の特質について考え続けている。当然中医学についても勉強せざるを得ないことになった。漢方診療で臨床40年、ようやく日本漢方の特質がわかり始めたように思う。中医学関係の人々にも、漢方の特質をわかって頂きたいと思う次第である。

## ① 日本漢方の由来と現状

『国際交流』56号に掲載され、それが『漢方医薬新聞』に再掲載され

た津谷喜一郎氏の「生きている伝統医学」の日本編は、日本漢方の変遷と現状を要領よく解説しているので、一部を引用させていただくことにする。

> 日本の漢方医学も今まで紹介してきたベトナムや朝鮮の医学と同じく中国医学の一つのバリエーションである。最も古くは、一千年以上前に、朝鮮半島を通して中国伝統医学が伝えられ、その後中国大陸から遣隋船、遣唐船などにより直接伝えられるようになる。
>
> この中国医学が日本的展開を示すのは江戸中期以後である。他の日本文化と同じく鎖国体制は日本の伝統医学にも大きな影響を与えた。日本の儒教が古学をとなえ中国古代儒教の復興を意図したのと向じく、日本では漢方の古典のうち歴史的により古いものをよしとする傾向が現れた。また当時伝えられたオランダ医学は長崎という限られたルートをとったにもかかわらず日本の医学思想に一定の影響を与え、実験を重視する考えが生れた。さらに当時広く蔓延した梅毒に対する治療法の開発の必要性などを背景として当時の中国医学の思弁的傾向を排し、症候から治療法を直結するより実際的な体系が吉益東洞を初めとする医学者により開拓された。
>
> この形成過程を見ると、この日本的なシステムは日本人の肉体的体質よりも、社会、文化的な要因の方を大きく受けていると思われる。
>
> なお日本には古来の「和方」とよばれる民間療法もあるが、神道が道教や仏教の影響を受けているのと同じく、純粋な日本の和方を見出すのは難しい。民間薬としての使い方が、日本にも時を経ずに伝えられた中国の16世紀の『本草綱目』の記載と近似しているのを見ると、正統的な伝統医学と民間のそれとの交流はかなり多くあったと思われる。
>
> さて、現在の日本の現状を見ると、国民皆保険という世界でも稀なシステムのもとで、医療用として漢方エキス製剤が広く用いられている。一般に伝統薬の使用は歴史的にそう大きく変わるものではないが、日本においては1976年の本格的薬価収載以後、その使用量が飛躍的に

伸び、十数年で10倍以上となり、1000億円を超えるまでになった。これを含めて国民一人当たりの伝統医学に供する費用を見ると、世界最高である。(中略)国民総医療費抑制という、先進国共通の立場から、漢方エキス製剤の薬効見直しの動きが起こり、ついで、異なる診断システムを見据えた上での評価の方法が論議されるようになった。現状として漢方薬が、伝統医学の診断システムにもとづいて用いられているのか、近代医学の診断システムにもとづいて用いられているのかが問題になるが、上位10処方で全使用量の80%以上という状況は、各患者の状態をそれぞれ漢方医学的に分類して、その上で処方を決めるという漢方医学のシステムとほど遠いものであろう。(中略)

　総じて日本では、伝統医学に対する経済的、地理的ニーズはなく、主に文化的、さらに近代的工業国での疾病構造にもとづく生物医学的ニーズがあるといえよう。

この引用文の中で、古く伝えられた中国医学が、江戸中期に日本的展開を示した理由を挙げているのが注目される。①鎖国体制。②儒学者が古学をとなえ、古代儒教の復興を意図したことが、漢方にも影響し古方派が台頭した。③当時伝えられたオランダ医学も影響したと考えられる。親試実験が古方の中心思想になったのには、いろいろの要因があったと考えられる(古方派の親試実験、実証主義が、オランダ医学、ひいては蘭学導入に影響し、更に日本の科学思想台頭に影響した)。

次に注目されるのは、日本の漢方診療の現状で、国民皆保険という世界でも珍しい制度の中に漢方エキス製剤が採用されたことで、このため漢方薬の薬用量が10数年で10倍以上になり、1000億円を超えるに至った。

次に問題になるのは、漢方エキス製剤は病名投与で用いられ、本来の漢方の随証治療とはほど遠い使い方をしているのが大半であることである。このような状態では、漢方を本式に勉強して湯液治療をやろうとする者は減るのは当然である。

この津谷氏の文の中で、前述のように古くに伝えられた中国医学が、日本的展開(変革)を示した理由を挙げているが、このことは日本漢方を知り、その現状を理解する上に非常に重要なことなので、補足して説明したい。

先ず、中国医学が日本に伝来し、日本的に展開するに至るまでの主な歴史的事項を中公新書の小川鼎三著『医学の歴史』および辻哲夫著『日本の科学思想……その自立への模索』の年表から抜粋して参考に供したい。

| | |
|---|---|
| 754年 | 唐の高僧鑑真、正式の戒律と最新の唐医学を伝う。 |
| 982年 | 隋唐の医学を要約し、丹波康頼、『医心方』(日本現存最古の医書)を出版する。 |
| 1520年頃 | 中国に留学し中国医学を学んだ田代三喜、関東で活躍し、明医学(李朱医学)を普及す。 |
| 1574年 | 三喜の弟子、曲直瀬道三、関西で活躍し、『啓迪集』八巻を作る。 |
| 1637年 | 李時珍の『本草綱目』翻刻。 |
| 1649年 | (蘭館医カスパル、長崎に来て医術を伝う)。 |
| 1672年 | 貝原益軒校訂『校正本草綱目』出版。 |
| 1680年 | (本木良憲、レムメリンの解剖書を訳す)。 |
| 1709年 | 貝原益軒『大和本草』を著す。 |
| 1747年 | 吉益東洞『医断』を著す。 |
| 1754年 | 山脇東洋ら『蔵志』(日本最古の解剖書)を著す。 |
| 1773年 | 吉益東洞死す。 |
| 1774年 | 『解体新書』翻訳出版さる。 |
| 1748年 | 『薬徴』出版さる。 |
| 1813年 | 蘭館医、シーボルト長崎に来る。 |

以上の年表の抜萃にみられるように、隋唐の中国医学が、田代三喜の李朱医学の導入以前に既に伝えられていたが、本格的な伝来は田代三喜によるとみられる。それをうけた曲直瀬道三は、それに日本的な工夫を加味して拡めていった。しかし本格的に日本の漢方が日本的変革を来た

すに至ったのは、古方派の台頭によるものである。

　古方派は漢代の『傷寒論』を宗とするのに対し、金元時代に体系づけられた李朱医学を宗とする流派を後世派と言うようになった。

　このような区別は中国にはみられない。また日本の古方派に該当するような流派は中国にはない。古方派は名古屋玄医に始まり、後藤艮山、山脇東洋、香川修庵、永富独嘯庵がその派に属し、吉益東洞は別に学究の末、独学で『傷寒論』の貴重なことを知り、『傷寒論』中心の治療をするようになった。これら古方派の医家が、古学派の儒者、伊藤仁斎、荻生徂徠らと交流のあったことは、古学派の復古的な考えの影響があったと考えられるところである。

　一方、『本草綱目』が翻刻され、中国の本草の知識が日本に紹介されたが、貝原益軒は日本の物産を自ら研究し『大和本草』を著した。このことは、本草の方面にも日本的展開が進んできたことを意味している。

　また、オランダとの交流によりオランダ医学が西洋医学の先駆けとして流入され、東洞の死の翌年、『解体新書』が翻訳出版された。『解体新書』の翻刻は、日本の西洋医学の実際の出発点となるわけである。オランダ医学の流入により古方派の医家たちが、西洋医学の実証主義に影響されたのも当然と言える。

　以上、古方派の台頭が漢方の日本的変革をもたらしたと考えるが、その日本的展開が現在の日本漢方の現状にも影響しているわけで、これらの経緯を理解しなければ、現在の中医学的治療と現在の漢方治療との違いがわからないのではないかと思う。

　さてここで、貝原益軒の言葉と、最も端的に古方派の考えを述べている吉益東洞の言動を参考までに、『日本の科学思想』から引用する。

　　宇宙内のあらゆることに通じるべき儒学においては、経書、史書についで、物についての知識を集めた書がなければならない。まさに本草書がそれに相当するものであり、すなわちここには物理之学が成立

するはずだという。本草書とは、古くから中国において一つの聖典のようにいい伝えられてきた『神農本草経』に端を発したもので、とくに草石の薬用に関する知識を集積してきた。十六世紀末に、李時珍がそれら歴代の知識を集大成して、1892種におよぶ薬物について整理記述した『本草綱目』を刊行するに至った。これは間もなく日本にも伝えられ、広く影響をおよぼし、益軒が本草書の代表として念頭においたのも、むろんこれであった。（中略）

『大和本草』で益軒が、その学問的方法につきのべているところは、群書に学び聞見に照して経験的知識の正確さを求める上で、いわば儒学的な実証論の一つの頂点をしるすものとして、まさに注目に値するものである。たぶん日本の科学の方法的な原型をうかがうにも、重要な手がかりとなるものにちがいない。それはつぎのように書かれている。

　凡そ此の学を為す人は、博学該治、多く聞き多く見て疑殆を闕（か）き、彼是を参考し、是非を分弁する事精詳ならずんば、的実を得べからず。偏（ひと）えに自己の聞見する所を以て是と為し、人の己れに異る所を以て非と為し、固執錯認すべからず。大凡間見寡陋なると、妄（みだり）に聞見を信ずると、偏えに己の説に執すると、軽率に決定すると、此四の者は必誤あり。

**医之学の方法的自立**

儒学を学問の基盤としながら、医方や本草学がそれぞれ学問的な自立の方向へ道を開いてゆく様相に、これまで目をむけてきた。しかしこれら医之学・物理之学が、自然認識の内容をさらに充足し、専門分化の度合を深めてゆけば、いずれ儒学との直接の学問的関連性はうすれてゆくにちがいない。十八世紀もなかばともなれば、方法的にもはっきり自立した自然学のある形態を、それなりに識別することができるようになる。その代表的なものは、やはり古医方であろう。

人体の解剖実見図を日本ではじめて、『蔵志』として刊行（1754年）した山脇東洋の業績。また「万病一毒論」をふりかざして、日本的な

治療法の根本的な刷新をはかった吉益東洞の活躍。古医方の完成とみられているこれらの実績は、まさしく医之学の日本的な自立をしるすものにほかなるまい。日本の科学が、医学を母胎にして育つことになったとあえていうのも、まずこのなりゆきに注目すればこその話である。(中略)

それにはなによりも、東洞の医説・万病一毒論の学問的構造を吟味してみることが必要である。

　　それ疾医は万病唯一毒といふ事を疑なく会得し、此薬方にて此病毒
　　解するといふ事を心に覚るゆへ、病治せざる事なし(『医事或問』)。

すべての病気は、ただ一つの毒によって起るものである。それゆえ「病毒の所在」をたしかにみさだめ、これに的確に応じうる薬方をほどこし、その病毒をとりさることが、病気をなおすための根本的な指針であるという。東洞は医の根本を、あくまでも病を治する方の探求というところにおき、それをめざす医者こそが真の医者であるとして、とくに疾医と呼んでいる。この疾医の典型を、中国古代の扁鵲、張仲景にみいだし、その医方を当代に再建するという構想のもとに、いわゆる古医方を主唱したわけである。したがって東洞にとって、万病一毒論は、疾医の方に学問的確信を与えるための、原理的な方法論としての意義をもつものであった。

こうした東洞の構想のもとでは、当時通俗化していた一般の医方が、根本的に批判されることになるであろう。疾医に対比して、真の医学の確立をさまたげている医方とみなすものを、かれは陰陽医と呼んで、その学問的欠陥をつぎのように論難する。

　　陰陽医は五臓六断・陰陽・五行相生相剋の事を書籍にて見覚へ、理
　　をもて病を論じ、手に覚ゆる事なく、臆見にてするゆへ、却て其術な
　　しやすきやうにはあれど、実に病を治する事あたはず(『医事或問』)。

書物からえた知識、すなわち臆見によって理屈をこねるだけで、病のほうは治せないではないかという。陰陽医に対するこの手厳しい批

判を前提として、東洞の学問的補強の中には、いかにも概論にすぎると思えるような見解が結ばれることは、とくに注意をひく。かれは病因・病名を論ずることが、いっさい無用だという。

(附：日本の科学思想の発端が、古方派に関連していることは興味深い。漢方の科学化を考える場合、この『日本科学思想』を一読することをおすすめする)

さて次は日本の漢方診療の現状であるが、津谷氏も問題にしているように、国民皆保険という世界でも稀なシステムのもとで、医療用として漢方エキス製剤が広く用いられるようになったことが、現在では最も問題なのである。

漢方エキス製剤が普及、多用されるまでは漢方治療と言えば湯液治療が普通であったが、今では湯液治療で漢方診療を行っている医師は非常に少なくなってきている。処方に苦心しながら漢方を研究する人間の減少は、漢方の研究、発展にも影響を与えるわけで、これは中国で湯液治療が中心なのとは大きな違いになる。

漢方エキス製剤が急速に普及した原因は、幾つも挙げられるが、第一には健康保険診療に採用されたことで西洋医学的な病名投与で簡単に使えること、西洋医薬と併用できることなどの利点が加わったためであろう。当局がその使用を減らすために、薬効見直しの検査の必要に迫られている有様である。新規の薬方のエキス剤製造許可をとることが非常にむずかしいのは当然である。

薬局でのエキス製剤販売量も増えているが、漢方薬が煎じなくても服めるということが利点となっていると考えられる。もちろん、漢方が病気に効くという知識が普及したこともあるが、都会化が進んだ日本の住宅事情では、煎じ薬を煎じて服むには努力が要る。

日本の製薬技術は非常に進歩していて、漢方エキス製剤が有利という

ことになると、多数の製薬メーカーがエキス製剤の製造に参加した。この事情もエキス製剤多用に関係がないとは言えない。

　日本でも漢方が盛んになったと言うが、その実状を知らないと誤解を生じる。漢方が普及したというが、漢方エキス製剤の使用が増えたのは事実であっても、漢方の知識が普及したとは言えない。漢方エキス製剤を使用する医師は急増しているが、漢方の知識を十分持っている医師は少ない。筆者ら日本東洋医学会の関係者は、学会発足以来、漢方の知識の普及に努力してきたが、最近新しい会員の急増により、日本漢方の正しい知識の教育が急務であると感じている次第である。漢方の知識の無い者にとっては、日本の漢方治療と中医学的治療と区別ができないのは当然である。

　漢方エキス製剤を使っていながら、エキス製剤が日本の随証治療の方式により作られていることを知らない者がいるのであるから、日本東洋医学会の関係者が苦労するのも無理はない。

　津谷氏が指摘するように、国民皆保険である日本では行政的要因が強い。漢方エキス製剤に対する制約も大きい。エキス剤は製品が一定しているので、西洋医学的使用による実験には適している。それで非常に多くの実験的結果が発表されている。しかし先述するように、自由に研究して新しい処方の薬を作ることができないので、先への進歩発展にはつながらない。湯液治療家は努力研究して良い処方を作り、それをエキス製剤に反映しなければならない。

　以上のような実状なので、日本では漢方診療で湯液治療を行うことは、だんだんむずかしくなっている。このような状態の中で、中医学的湯液治療が普及するであろうか。

## ②中医学的湯液治療について

　現在の日本に於て、中医学的湯液治療が一般診療の中で普及するかを考えてみたい。

## ❶日本の医療事情から考えて

　行政的要因が強い日本では、医療行為については相当厳しい規制がある。日本で医師として活動するには、日本の正規の医学校を卒業した上で国家試験に合格しなければならない。しかしいったん資格を得れば、相当広範囲の治療行為が許されている。針灸学校を出て針灸師の国家試験に合格しなくても、針灸の技術を身につければ針灸治療も可能である。日本の医師であれば、中医学を学び中医学的治療をするのも自由である。

　海外の医学校(それも厚生省が認めたもの)を出ても、日本の国家試験に合格しなければ日本で医療活動はできない。日本で医科大学を出ても、国家試験に合格できなくては医師になれない。外国人を特別扱いできないのは当然の処置と言えよう。薬剤師にも針灸師にも国家試験がある厳しさである。

　薬剤師の場合、調剤は仕事であるから当然であるが、診察をして処方を作ることは許されていない。診察行為をすれば医師法違反になる。したがって漢方薬を出す場合も、新しく処方を作って投薬することは許されていない。薬局の場合は、漢方診療でなく漢方相談ということになる。医者が余るという状態になってきたので、規制は緩まないであろう。

　日本では保険診療が普通であるから、投与する薬はすべて審査の対象になる。エキス製剤でも当然許可されたものだけで、それも量の制限があり、また何方も合方はできない。中医学診察によって処方が作られても、その中に健保で認められていない生薬は、使うのは差支えないが、薬価の請求はできない。漢方湯液治療の生薬に対する規制も同じである。

　以上が日本の診療の現実である。漢方で自由に生薬を使って処方し診療しようとすれば、保険診療はあきらめざるを得ない。いわゆる自由診療になる。保険診療に馴れた患者は、自費を払ってまで煎薬を服もうとしない。よほどその治療効果が優れていないかぎり患者はついてこない。

　多量多種類の生薬を使う中医学的湯液治療は、以上のような規制の厳しい日本の医療の世界で、実績を上げ普及していくであろうか。

### ❷中医学的湯液治療と漢方湯液治療

　漢方は古く中国医学から派生したものであるから、共通する面が多いのは当然である。しかし東アジア各国で伝承された中国医学が変貌していったように、日本に於ても、国状により変革されて、相当大きく異なった面が出てきているのも自然の成行きであろう。日本漢方の日本的変革の有様は前述の通りである。その日本的変貌を受けて、現在の漢方治療があるわけである。

　一方、現代の中医学も日本が伝承した金元（李朱医学）の時代から後の様々な変革を含んで、現在の中医学的治療に至っていると思う。したがって現実の治療に於て、相当大きな相違が出るのは当然である。

　湯液治療に限定して、中医学的治療と漢方治療を比較してみたい。

　日本の随証治療の特徴は、『傷寒・金匱』その他の古典から選ばれた名方をよく研究し、その名方を中心にして治療することである。もちろん随証治療勉学の基本は『傷寒論』である。方の運用に際しては、様々な工夫をこらし、方の適用範囲を拡大していく。十分に薬方の証を研究し、日本的診察法を駆使して診断、投薬すれば確実に奏効する。したがって利点の一つは薬が無駄にならないことである。使う薬方も薬味の数が少なく総量も少ない。

　しかし、この薬方が適確に奏効するようになるまでには、相当の研究努力が必要である（薬量は少なければよいというわけではない。適確に奏効する適量の研究が大切である）。勉強が足りなくてその薬方が効かなければ最大の無駄使いになる。資源貧乏国の日本で随証治療が発達したのは当然であろう。

　随証治療の現在の日本の医療における利点の一つは、生薬の薬能をいちいち全部知らなくても、薬方全体としての働き、証をよく知っていれば効果が得られることである。生薬に接する機会が少なく、生薬の知識に乏しい現在の日本の医師には、随証治療は有難い治療法である。

　今一つの利点は、証を研究理解した薬方を順次増やしていきながら治

療範囲を拡大していけることで、診療や保険請求事務や専門の科目の勉学で多忙な日本の医師には、中医学の勉学より時間がかからなくて有難いわけである。

次に学問的な利点は、証はパターン認識なので、証を全体像として把握して逐次実験的に科学的検討ができる点である。薬方自身が次々と大きく変化するようでは、逐次実験的にその薬方の効果を検討するのはむずかしい。品質が一定している漢方エキス製剤は、西洋薬に伍して、科学的検討ができるので、エキス製剤を西洋薬と併用する場合に有利である。日本の医療は西洋医学的治療が中心になっているので、この利点は注目すべきである。

さて日本の漢方湯液治療と対比して中医学的湯液治療を考えるわけであるが、もちろん広汎な中医学治療の全貌を知る由はない、僅かな見聞から得た知識をもとにして意見を述べるので、見当違いがあるかも知れない。理論面、診察、診断面の検討は別にして実際面、煎薬そのものについて考えてみたい。

処方をみても現物をみても、薬用量は中医学的治療では漢方治療の3倍以上が普通である。生薬の種類も多く、日本ではすぐ入手できない生薬も含まれている。したがって費用も嵩む。今のままの生薬需給事情ではやっていけない。このような大量の煎薬を服み続けていけるか、ということも問題である。日本人の生活習慣、嗜好を考えると、長続きはしそうにない。したがって一般に普及するまでには至らない(実際問題としては、保険診療に採用されていない生薬が多ければ、保険患者が大半である日本では普及しない)。

今、中医学治療で使っている生薬、例えば癌に効くという生薬を筆者らが入手しようと思っても簡単に入手できない場合がある。ましてそれを大量に輸入しようとしても不可能と考えなければならない。中医学的治療が日本に普及すれば、資源の無い日本は多種類の大量の生薬を輸入しなければならない。常識的に考えれば不可能と思わざるを得ない。

もし同じ病気で、中医学的治療と漢方治療の有効度が同じであれば、3倍の薬用量の中医学的治療は費用の点で不利である。中医学的治療が格別有効である場合、特に癌治療の場合など、日本でもその治療を望む者が当然いると思うが、それが一般的になることは別の条件が具備しなければむずかしい。

要するに日本で中医学的治療を普及さすには、日本に適するように相当工夫しなければならないことになる。

一方、漢方湯液治療を行っている我々は、中薬の効果的な面を研究し、漢方治療に附加して研究使用している。中医学的理論によらないので薬用量の増加は僅かである。

中医学治療の全般は知る由もないので言及できないが、中医学的湯液治療に論点を限って、主として薬用量を中心に検討してみた。

4年前、北京の中日友好医院で、中医科の焦樹徳副院長および中医科の主任らと座談会を開いた。その席では生薬の需給問題が主題になり、生薬の需給問題は世界的視点から考えなければならない、という話になった。

焦先生は、中医学を学びに各国から留学生が来ているが、その留学生が国に帰って中医学治療をそのまま行うとなると、中国の生薬がそれだけ多く輸出される。資源が全般的に乏しくなってきているので、最近は留学生に、その国々の生薬を利用したその国の特徴ある治療も重視するように教育していると話された。

日本で多用する柴胡は、中医学では日本程使わないので、中国で余った分を日本に輸出して貰えれば有難いと、筆者は話した記憶がある。

座談会の終りで、治療の下手なほど薬を多く使うという話が出て、お互い勉強して資源を節約しようという話を筆者の終りの挨拶にした。日本のような資源貧乏国は、この問題を切実に感じなければならない。薬用量の少ない日本の随証治療は、この点全世界の生薬治療に寄与できるところがあるのではないかと思う。

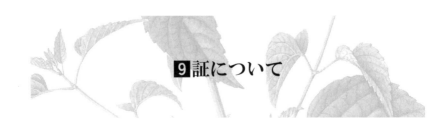

# 9 証について

## 1 随証治療の「証」と弁証論治の「証」

　日本漢方の随証治療も中医学の弁証論治も「証」という言葉を使っている。この両者の「証」の内容は相当違っている。

　また日本漢方では、方証相対ということが重要視されているが、ここでいう証と随証治療の証とは同一のものであるかどうか疑えばきりがない。しかし「証」のような基本的な用語の概念がまちまちであることは、真の理解を得るためには支障になる。ここで「証」について考えてみたてみたい。

　焦樹徳著『症例から学ぶ中医弁証論治』の「日本の読者諸氏へ」という焦先生の巻頭言の中に、日本の「方証相対」についての発言があり、また、『傷寒論』と中医の弁証論治の関係に言及している部分があるので、これらを引用して筆者の考えを述べてみたい。

> 　医聖・張仲景先師は『内経』、『難経』その他の医学理論を「勤めて古訓を求め、博く衆方を采る」とともに、自己の臨床経験に照らし合わせて、「弁証論治」なるものを提起した。この「弁証論治」とは一種の医学的思考方法であり、また一種の有効な治療体系でもある。さらに仲景自身の特徴と規則性を具備し、まさに中医学における精華である。弁証論治がうまく運用されてはじめて治療効果が高められ、疾病治療が行える。これに反して、弁証論治の法則を無視すれば、あたかも大工が準縄をなくしたごとくで、患者の病を治療することはできず、起死回生という神聖な職責をまっとうすることができない。独学で中医学を学

ばれている方々に申し上げたいのは、中医の基礎理論を学習された後は、さらに進んで弁証論治のやり方を学ばれたい、ということである。もっとも、基礎理論が充分に把握できてはじめて、弁証論治がよく理解できるということはいうまでもない。なぜならば、弁証論治と中医理論は密接に関連しており、どこからどこまでがどっちと分けることができないからである。もしも中医理論の学習のみを重視して、弁証論治の学習がおろそかになると、中医理論の臨床における実際的かつ正確な運用はおぼつかなく、結果として治療効果は向上しない。またもし弁証論治の学習のみに努力が払われ、中医理論がおろそかにされると、今度は弁証論治の奥行が深くならず、正確な弁証論治はできず、さらには臨機応変な弁証論治の運用に支障をきたすようになる。

　よって弁証論治と中医理論は表面上は一つのものであるが、根源は一つの関係にある。

　この引用の中で、『傷寒雑病論』の張機の序文の中の「勤めて古訓を求め、博く衆方を采り、素問、九巻、八十一難、陰陽大論、胎臚薬録を撰用し、併せて脈を平じ一証を弁じて 傷寒雑病論十六巻を為る」から引用して、医聖張仲景先生は『内経』、『難経』その他の医学理論を「勤めて古訓を求め、博く衆方を采る」とともに、自己の臨床経験に照らし合せて、「弁証論治」なるものを提起した。と焦先生は述べている。即ちここで、「弁証論治」の起源は、張仲景にあると言っているわけである。

　北京中医学院の劉渡舟先生も、中医学で臨床を学ぶ者の必読書の第一は、『傷寒論』であると言われたが、焦先生が「弁証論治」の起原を『傷寒論』におくという考えと同じ意見ではないかと思われる。

　次に引用文の中の「中医の基礎理論を学習された後は、さらに進んで弁証論治のやり方を学ばれたい」と言っているが、ここでいう中医の基礎理論は、中医学の教科書にある陰陽五行論、臓腑経絡論まで含めたものか、六経弁証までの論治なのか、随証治療をやる者にとっては問題で

ある。

　陳邦賢著『中国医学史』に「傷寒・金匱はみな素問・霊枢の精義をその本とし、これに両漢以前の医学を集めて大成したものであって、わが中国医学経方書の始祖をなすものである」とあるように、中国の代表的な中医関係の書物には論じているが、前漢までに既に経方書が存在していたと言われているのであるから、『傷寒論』は現存する最古の経方書と言うべきである。

　以上の中国側の見解に対し、わが国では『傷寒論』の本文は仲景の筆になるものではないとする説が少なくないのである。

　古方派勃興以来、『傷寒論』の研究が盛んになり、『傷寒論』の考証学的研究も大いに行われ、その本文と目されるものと、後に附加されたものとの弁別が問題にされたわけである。先述の張仲景の序文は、仲景のものであるが、その文体と、本文とみなされる弁太陽病脈証並治以下の文体とは違うので、本文は仲景の書いたものでないという説が出てくるわけである。

　このことに言及した文章を、長沢元夫著『康治本傷寒論の研究』から引用させていただく。

　　これに対しわが国では『傷寒論』の本文は仲景の筆になるものではないとする説が少なくないのである。多紀元簡(1755-1810)は山田正珍(1731-1787)の遺著『傷寒論集成』(1789)の序文の中で「漢末の張仲景の傷寒論の一書は、寔に千載医家の模範と為す。此れ其の所謂湯液経法の類に豈き与。何ぞ其の文辞の険峭、意旨の淵永なること東漢の卑弱の体に似ざるなり。廼ち疾病の浅深を量り、気感の宜しきに因り、汗吐下温和の五法を致し、以ってこれを平に反す者は断乎として古先の遺し伝えるもの、仲景が白譔に非ざること疑い無し」と書いている。また元簡は自著『傷寒論輯義』(1801)の綜概においても「元の呉澄は活人書弁の序を作って云う、漢末に張仲景は傷寒論を著わす、予は嘗て東漢の

文気は、復た能く西都の如きもの無きを嘆く。独り医家の此の書は淵奥典雅なること煥然として三代の文なり。心に一たびこれを怪しみ、仲景を序に観るに及び、卑弱なること殊に甚だし。然る後に序は乃ち仲景の自序にして傷寒論は即ち古き湯液論なるを知れり。蓋し上世の遺せし書を仲景特(ひと)り編纂すと云う爾(のみ)と。呉氏の此の説は士安(皇甫謐の字)に原(もとづ)き、其の論は未だ定然(断定すること)すべからず。但し至論にして、文章の更変(変化)は則ち我が医家の能く及ぶ所に非ずと雖も、宜しく以て攷鏡を資(た)すくべし」と論じている。三代とは夏・殷・周のことであるから先秦時代の文であることを文章の上から断定していたのである。考証学派の学問的水準は非常に高かったから、この元簡の見解にも私は賛成したいのである。

さて、この引用の中の三代とは、孔子(紀元前552-479)以前の夏・殷・周の時代、先秦時代であるから後漢と500年以上隔っている。時代を考えるために『傷寒論』その他の生まれた時期を挙げてみると、『黄帝内経』(紀元後50年頃)、『神農本草経』『傷寒論』共に(紀元後120年頃)である。

話に関係ある年号を挙げてみると、蔡倫の紙の発明(紀元後105年)、中国最古の字典『説文解字』(紀元後100年)、仏教伝来(紀元後2年)、『史記』(紀元前91年)、鄒衍の五行説の完成(紀元前250年)、秦の始皇帝が天下を統一したのは、紀元前221年である。

さて本論に戻って『傷寒雑病論』の仲景の序文に、勤めて古訓を求めてとして挙げられている書は、『素問』『難経』をはじめとして、紀元前のものでないわけである。本当の出された年号は研究者により異論があるが、考証学的にみて500年も離れた時代の文章と、近い時代の文章とは混同されないと思う。

『傷寒論』の本文と見なされるものが、孔子時代に作られたものとすると、『素問』『霊枢』の思想で『傷寒論』の本文と見なされる古文を解釈するのはおかしいと思うのである。孔子の『論語』には、「気」という言

葉は 4 ヵ所にしか使われていない。陰陽の気が言われるようになったのは『荘子』（紀元前 400 年）の頃で、五行説の完成が紀元前 250 年である。陰陽五行説は『素問』『霊枢』まできて、完成した形になっているわけである。そうすると、500 年も離れた『傷寒論』の本文と見なされるものにある「弁証論治」の考え方と、後代に発展した理論も含めた現在の中医学の「弁証論治」の考え方とは同一視できない部分があるのではないかと考える次第である。『傷寒論』が「弁証論治」の原点と考えると、この「弁証論治」は『傷寒論』の本文に則したものがあってもよいと思う。次に焦先生の方証相対に言及した文章を引用する。

　日本の漢方学習者から、「弁証論治と方証相対とはどう違うのか」との質問を受けたことがある。筆者は、両者は基本的には同一のものであると考える。いわゆる方証相対という考え方は、現代中医学にはない。また『傷寒雑病論』のなかにも出てこない。しかし後世の人びとは、学習と暗記に便利なように、某某湯（方）は某某証を主治するとか、某某証は某某湯（方）が主治する、いった方法が採られたため、「方証相対」という方法が次第に形成されていったと考えられる。それで、これも実際は「弁証論治」の範疇に属すものと考えられる。なぜなら、「証」というからには弁別・認識という思考過程を必要とするからである。
　桂枝湯を例にとって示す。
　「太陽の中風。陽浮にして陰弱。陽浮は熱自ら発し、陰弱は汗自ら出づ。嗇嗇として悪寒し、淅淅として悪風し、鼻鳴乾嘔する者は、桂枝湯之を主る」とあるが、ここで述べられている桂枝湯の「方証」とは、仲景先師が「弁太陽病脈証併治」という診断基準に基づいて、弁別・提起した証候とその治療法のことである。仲景先師が『傷寒雑病論』で「弁証論治」という臨床思考方法を唱えて以来、歴代の医家たちはこの方法を自分たちの臨床経験および医学理論に結びつけてきたため、弁証論治の内容は次第に豊富となり完成されたものとなった。中医学の精華である。

この引用文の中で方証について述べていることは、一応肯首できるが、最後の医学理論と結びつき、弁証論治の内容は次第に豊富となり完成されたものとなった。とあるが、その医学理論が問題であり、完成されたかどうかが問題である。何を標準として完成というか。治病という点からみても、診療技術という点からみても、考えなければならない問題が数多くあると思うのであるが。

もう一個所、焦先生の文章を引用する。

> 私の個人的な見解を述べさせてもらうなら、中医学の学習研鑚には、いわゆる「方証相対」の方法を用いてもよい。この方法を用いると暗記やまとめに便利であるばかりか、学習や研究の助けともなる。しかし実地臨床においては、必ず「弁証論治」の法則を指導原則として、臨機応変にこれを活用していくことが肝要である。まさに古人の言う「薬を用いるは兵を用いるが如く」、あるいは孫子の言う「戦争にはきまった情況というものはない」という言葉で表現されるように、疾病治療には画一的で固定した処方などというものはない。
>
> そのため医者たる者は、『素問』『霊枢』を深く究め、医理に精通してはじめて、複雑に変化する病態がよく把握でき、理・法・方・薬の選択も適切となる。

ここで、方と証を機械的に絶対固定的にしてしまうことに対する忠告をしている。これは日本の型にはまった随証治療をやっている者には痛い言葉である。

「方証相対」の方法が学習や研究の助けとなることが述べられているが、重要なことはその証の内容と、それに対する方の考え方である。以上長々と書いてきたのは、「証」の概念を探るためであって、以上の文章、および焦先生の著書から焦先生の証についての考えを探ってみたいわけである。

この引用の最後の部分、『素問』『霊枢』を深く究め、医理に精通して

はじめて……とあるが、これは中医学的弁証に役立つことを言っているので、随証治療のように『傷寒論』中心に考える者には別の勉強法が必要であるのではないかと思うわけである。それを考えるためにも「証」をさらに検討してみる必要がある。

## ②国際的観点からの日本の漢方

　日本漢方生薬製剤協会（日漢協）の国際委員会の松浦敬一委員長から、日本の漢方の話をして欲しいという要請があったので、「国際的観点からの日本の漢方」という標題で話をした。私たちが、今その発展を望んでいる日本の漢方が国際的観点から何をやっているか、また、世界にどんな貢献ができるかを先ず関係者が十分考えていなければならない問題であることを考えた。

　この観点からは、日本の漢方関係者、中でも実際の漢方診療に当たっている私たちが、何を目標に努力すべきかも明確にしなければならないと思う。それで「国際的観点からの日本の漢方」の講演要旨を紹介することにした。

### ❶生薬治療というもの

　①生薬による治療は医療の原点である。これは誰でも承知であるが、問題はその生薬治療が現在に至るまで連綿と続いて、膨大な人数の各地の人々が、今だにその生薬治療の恩恵を受けていることである。伝統医学として洗練された形になって、各国で利用されていることである。

　生薬治療で最も進歩しているとみなされている中国医学系の治療体系では中医学、日本の漢方等があるが、これらをより発展させ、より有効に使う方法を開発することは、世界の生薬治療全般に大きな影響を及ぼす。もちろん、伝医学的治療を行っている各国の交流、学問の相互学習が先ず必要であるが、これが順調に行われるようになれば、生薬治療の研究に大きく貢献すると思う。

　西洋医薬治療が進歩すれば、生薬治療の如きは必要がないと考えるの

は極めて近視眼流の見方で、生薬治療の本質と医療の上での重要さを認識していない考えである。

②生薬治療の価値の再認識

それぞれ各国で伝統医学の再認識が進んでいるようであるが、西洋医学との協調で解決すべき問題もあるが、伝統医学の特徴を生かし、生薬治療の本質を踏まえた方法を開発して、その価値の真の再認識に役立てなければならないと考える。

③日本漢方の特質の究明

漢方治療を長らくやっていて、解決すべき問題が多く存在するのに気づく。先ず日本の私たちが漢方の課題を解決することが、他国の伝統医学の解明にも資することになると思う。そこで日本漢方の特質を現状の観察から始め、その特質の長所、短所を考え、前進するための方法を探究しなければならない。

## ❷日本の漢方の現状

日本では、この10数年に漢方薬のエキス化が急速に進み、漢方薬として使用されるものは80%がエキス製剤である。漢方本来の湯液治療は寥々たるものである。

この現状から日本の漢方の進展を考えてみると、

①湯液治療の減少から、本来の漢方医学の発展が阻止されて、創造的な研究が減少する。この点で、湯液治療中心の中医学に大きく遅れをとる恐れが出る(方剤数が制限され、使用法にも制約のあるエキス剤は、今のままでは湯液治療の代用はできない)。

ただし、使用の簡便化、保存の便利さ、成分の一定化で、西洋医薬に準じた投与法が可能になり、実験可能の部分が増大し、漢方製剤の科学的解明に役立ち、一定の薬方の統計的観察も可能になり、薬方の適応範囲の拡大に役立つ。漢方湯液治療でも同一処方なら、同じような効果が追求できるわけであるが、エキス製剤の便利さには及ばない。この数年のエキス製剤使用の学会発表をみれば明瞭であろう。

即ち、漢方エキス製剤は、漢方薬の特徴と西洋薬の特徴とを兼ねているわけである。そうであるが、生きた複雑な薬を自由に選び組み合わせて使う生薬湯液の創造的進歩が望めないことは、致命的な欠陥と思う（この欠陥を出来るだけ少なくするように、エキス製剤を改良する必要がある）。

②エキス製剤も漢方湯液から製造される。日本の漢方治療は随証治療であるから、エキス製剤も含めて日本の漢方は随証治療と言ってよい。随証治療は『傷寒・金匱』の薬味の少ない薬方から出発しているので、薬量が少ない。中医学の弁証論治による治療は随証治療の薬量の3倍から5倍の量である。もし、日本の薬量での薬方が中医学の薬量の半分で同じ効果を上げるとするなら、中医学治療では日本の薬量分だけ多いことになる。

なぜ、漢方と中医学で薬量のこのような差が出るか。診断、診察法の違い、薬方の構成方法の違い、出来上った薬方（処方）の違い、また生薬の種類、品質の違い、煎じる水の違い、煎じ方の違いと、比較研究の問題は多い。これらの課題を研究しなければならないが、その前に本当にその薬方が効くかどうか、臨床の場での比較検討が必要である。ところが実際の臨床の直後の比較は殆どされていない。

この薬量の問題は、生薬の種類の問題も含めて国際的な大問題である。もちろん中国でも生薬の需給は大きな問題であると思う。3年前、北京の中日友好医院の副院長の焦樹徳先生と中医科の主任10数名とで座談会を行った。焦先生は山東省の生薬の需給の会議から帰ったばかりであった。初めは静かな調子で中医学と漢方の交流の話をしていたが、生薬の需給の問題になると俄然話が熱をおびてきて、焦先生の声が一段と大きくなってきた。

他の会談でも話題になったが、下手な医者ほど薬を余計使うという話が出た。そこで聞きのがせないことを焦先生が話した。2年前までは中国に中医学を勉強に来ている留学生には中医学の方法を教え、その方法

を国へ帰っても実行するように教えていたが、それでは中国の生薬がその分だけ多く輸出されることになり、生薬の需給に問題が生じる。それで留学生に、自国ではその国の伝統的方法を尊重してその国の生薬を使うように指導するように昨年から変えたと話した。中国の生薬の需給の状態を発表された表からみると、不足になっている生薬が非常に多いことがわかる。日本の必要とする生薬も、半数以上がその不足の部類に入っている。

この座談会で私は最後に、「日本では柴胡剤を多用し、柴胡の使用量が多い。中国では比較的柴胡の使用量が少ない。それで中国の柴胡は日本に輸出し易くなり、日本には有難いことだ」という話をしたが、焦先生も頷いていた。閉会の挨拶で、下手な医者ほど薬を多く使うということであるが、お互い勉強して上手な医者になり、薬の量を減らそうではないかと言ったら、拍手で答えてくれた。合方・加味の多い私の処方は日本の薬量としては多い方であるが、それでも中医師の普通の薬量の半分以下である。

随証治療の証をどう解釈するか、本当に病人を治すにはどのくらいの量まで薬を使ったらよいか、まだまだ研究しなければならない問題が多いが、なるべく少ない薬用量でなるべく早く確実に病人を治すことが臨床家の務めであるはずである。必要にして十分な量であればよいわけだが、努力がいる仕事である。

薬用量の少ない随証治療による日本漢方は、その少ない量で有効な治療が出来ることを実証してみせれば、世界の生薬治療界に大きな貢献ができるわけである。

### ❸日本漢方はどうしたら国際的に貢献できるか

少ない薬量で有効な治療ができることを実証してみせることが国際的貢献の一つの方向であるとしたら、その実証の方策を具体的にしなければならない。

①随証治療の検討……「証」の検討が中心課題であるが、古典的に固定

的にみたり、形式的に考えたりするのではなく、証を、今後の臨床治療の場で活用できるように解釈したいと思う。漢方は臨床の学問であると考えるが、証も実際の臨床の場で役立つように解釈したい。

②薬方の証と病人の証……これを結ぶ診察診断の方法の検討、確立。まだ十分に検討されていないが、薬方の証では構成生薬の薬能を漢方的に検討すべきである。病人の証を把握するには診察法の検討、確立が重要である。診察法は具体的、実証的に検討すべきである。

薬方の証(いわゆる証)を検討するには遂次実験的治療を活用し、時間をかけて検討し、それを多く集め統計的にわかるように処理する。随証治療ならこれが可能と思う。

③前項の②で検討して、確実な名成方を選び、その証を明らかにし、多くの人に用いやすくする。そのような薬方が相当数集まれば治療の範囲が拡大し、有効な治療が可能になる。このようにして集められた名成方群をエキス剤化すればその運用範囲が拡大され、有効な治療ができるようになる。

④薬方の検討により名薬方群の活用法がわかれば、漢方の学修が楽になり治療効果の向上が期待できる。これによって薬の浪費が防げる。

以上の方法が他国でも行われるようになれば、資源の節減に役立つと思う次第である。一般的な治療はこの方向で充実させて行けばよい。

別に研究的に新しい薬方を探究する場合は、以上の一般的な方法とは異なる自由な生薬の研究から出発すればよく、研究者たちの仕事であり、研究所の充実が望まれる。

以上、資源の需給を中心に、日本の漢方関係者が国際的に貢献する方策を考えてみた次第である。

## ③『傷寒論』の薬方の構成と加減方と合方

証については既に多くの人が論じており、日常の診療でも「証に従って」とか、「証をみて処方を決めた」とか、お互いによくわかっている言

葉として「証」は安易に使われている。

　しかしよく検討してみると不明な部分が多い。歴史的な検討は識者にまかせるとして、今後の随証治療の進展のためには「証」を発展的に解釈して実際の診療に役立つようにしなければならないと思う次第である。

　さて先般千葉の講習会で、加味の話（加味方の話）を依頼されたが、依頼した方の気持ちは恐らくエキス製剤に単味のエキス末を加味して使う場合（例えば、越婢加朮湯エキス末に加工附子末を加えて越婢加朮附湯として使う。小柴胡湯エキス末に桔梗石膏エキス末を加えて小柴胡湯加桔梗石膏として使う）を意識して、加味の話と言ったのであろう。

　しかし『傷寒論』を学んだ筆者などは、去加方という考え方があり、湯液治療では加減を常時行っているので、合方の問題も含めて証の一定している薬方から、実際の処方を作る場合の問題として加味を考えるわけで、即ち適応する症候群に対応する証（例えば、葛根湯の証、小柴胡湯の証）から出発して、現実の病人の症候群に適応する薬方を処方する場合に行う加減、合方の実際問題として、証を含めて広く考えている。

　『傷寒論』は、症候群、症状の変化を総合的に（一定の証として）把握し、その病態に適応する薬方を挙げたものである。またその変化を、太陽期から厥陰期に主る一貫した変化系統の中で捉えたものである。したがって『傷寒論』の中の薬方は、三陽、三陰の変化に呼応し、相互に関連して熱性病の初発から終焉に至るまでの病態に対応しているわけである。

　さて『傷寒論』をみると、症候、病態を挙げて、それに対応する薬方を示し、その薬方を投与した結果を書いてある。なぜその薬方を投与するに至ったかの理由は書いてない。また薬方の構成についての説明がない。ある病態に対して、適応すると思われる薬方を投与した臨床的事実しか書いてない。このために、薬方がどのようにして組み立てられたかは推測するしかない。しかし、薬方を投与して病態がどう変化したかという事実だけ記載されているので、『傷寒論』の治療の経過、結果が事実で正しければ、2000年経っても変わらないわけである。『傷寒論』の薬方は、

その指示(証)を正しく解釈して使えば適確に奏功することを多くの人々が経験しているので、このような治療書が1000年も前に出来たことは実に不思議である。治療書の原点として聖典視されるのも頷ける。

さて、『傷寒論』の薬方から加減・合方等の問題を考えてみるのであるが、生薬治療の原初は1味の生薬から始まり、2味、3味と次第に組み合わせが複雑になっていったと考えるのが自然であろう。それで『傷寒論』の薬方から、そのような経過を考えてみたい。即ち加方(また去方)の意味を考えるわけである。

次に『傷寒・金匱』の薬方の中から、加味方を考えるに役立つ薬方を挙げてみる(表2)。

(表2)でみるように単味の薬方は甘草湯だけである。基本的な薬方に先ず2味の薬方がある。2味薬方の組み合わせから、3味、5味の薬方が出来ている。最も基本的な薬方の桂枝湯は、桂枝甘草湯と芍薬甘草湯の組み合わせに生姜、大棗が加わったものである。

桂枝湯をみると医食同源という言葉がよくわかる。桂枝、芍薬、甘草は薬としての働きが強いが、生姜、大棗は医薬的要素も考慮されているが、食物的要素が加わっている。

桂枝湯から導き出された桂枝湯の去加方(加減方)をみると、薬としての働きが最も強い芍薬が、最も重要な動きをみせている。桂枝加芍薬湯、桂枝去芍薬湯などをみると、芍薬の増加、去方で薬方の働き、即ち証が大きく変わっている。桂枝湯は太陽病の薬方であるのに桂枝加芍薬湯は太陰病の薬方になっている。

桂枝湯に桂枝が増量されたものが桂枝加桂湯であるが、桂枝湯とは働きが相当大きく違っている。葛根湯は、桂枝湯に葛根の加味された桂枝加葛根湯にさらに麻黄の加わったものであるが、生姜、大棗の量は不変である。

桂枝湯は太陽病の薬方の中核で、その加味方は非常に多い。加味方を考える適例がある。

(表2) 薬方の構成と加方・減方

| 薬　方 | 構　成 |
|---|---|
| 甘草湯 | 甘草二両 |
| 桂枝甘草湯 | 桂枝二両、甘草二両 |
| 芍薬甘草湯 | 白芍薬四両、甘草二両 |
| 桂枝湯 | 桂枝三両去皮、芍薬三両、甘草二両炙、生姜三両、大棗十二枚 |
| 桂枝去芍薬湯 | 桂枝湯方内より芍薬を去る |
| 桂枝加桂湯 | 桂枝湯方内の桂枝を五両にする |
| 桂枝加芍薬湯 | 桂枝湯方内の芍薬を六両にする |
| 桂枝加大黄湯 | 桂枝加芍薬湯に大黄二両を加う |
| 桂枝加附子湯 | 桂枝湯方内に附子炮一枚を加う |
| 桂枝加葛根湯 | 桂枝湯方内に葛根四両を加う |
| 葛根湯 | 桂枝加葛根湯に麻黄を加えた形<br>葛根四両、麻黄三両、桂枝二両、生姜三両、甘草二両、芍薬二両、大棗十二枚 |
| 桂枝加黄耆湯 | 桂枝湯方内に黄耆二両を加う |
| 桂枝去芍薬湯 | 桂枝三両、甘草二両、生姜三両、大棗十二枚 |
| 桂枝去芍薬加附子湯 | 桂枝去芍薬湯に附子炮一枚を加う |
| 桂枝附子湯 | 桂枝四両、附子三枚炮、生姜三両、大棗十二枚、甘草二両 |
| 桂枝加厚朴杏子湯 | 桂枝湯方内に厚朴二両、杏仁五十個を加う |

桂枝加桂湯、桂枝加芍薬湯、桂枝加葛根湯、桂枝加黄耆湯、桂枝加厚朴杏子湯、桂枝加附子湯等多くの加味方があるが、加味される薬味の薬としての働きの性質、強弱により、(薬量が問題になる)桂枝湯証と相当違った働きをする場合(例えば桂枝加芍薬湯)、桂枝湯の働きに加味された薬味の働きが加わった感じの薬方(桂枝加黄耆湯、桂枝加葛根湯)とな

る場合とがある。

　一般に原方に加味する場合、原方の構成生薬と加味する生薬とどう関連するかを考える必要がある。桂枝加桂湯や桂枝加芍薬湯のように、薬方構成生薬の1味が増量された場合は考え易い。

　次は加味する生薬が、構成生薬の薬味と近い性質（薬能）の場合も考え易い。例えば桂枝加葛根湯であるが、芍薬と葛根の薬能に共通点がみられる。桂枝加黄耆湯は桂枝と黄耆の薬能に共通点がみられる。ところが性質の違った生薬を加味する場合は考えなければならない。鎮痛の作用のある生薬を集めて鎮痛作用を目的とする処方を作る場合などであるが、鎮痛作用のある動物性生薬と植物性生薬とを同時に使う場合、（中医学の処方にみられるのであるが）これでよいのかと何時も疑問に思うのである。

　さて性質の違った生薬の組み合わせで効果の顕著な薬方をみると、その知恵に感嘆するのであるが、例えば麻黄附子細辛湯の場合、加味方で構成された桂枝湯類などと発想が違うような気がする。薬能が大きく違う麻黄と附子の組み合わせは経験から得た知恵と考えられるが、絶妙の組み合わせである。附子を組み合わせた薬方に巧みな組み合わせが多いようであるが、附子の使用法は特別に考えたように思う。附子湯（附子、白朮、茯苓、芍薬、人参）、真武湯（白朮、茯苓、芍薬、生姜、附子）などがその例である。

　以上加味方を問題にしながら薬方の構成を考えてみた。古方派の治療では、証を尊重して薬方にむやみに加味はしないのが普通のやり方である。しかし『傷寒論』の薬方の構成を考えると、薬味を加味しながら構成されていったかに思える傾向がうかがわれ、逐次実験的な方法で薬味の増減を行いながら、実験的に薬方を構成していったように受けとれるのである。次に述べる合方の問題でも、頭で理屈で考えて合方したとばかりは思えない節がある。即ち治療結果を検討しながら、遂次実験を繰り返し、実証しながら薬方を構成していったのではなかろうか。

(表 3) 薬方の構成と合方

| 薬　方 | 構　成 |
|---|---|
| 桂枝湯 | 桂枝三両、芍薬三両、甘草二両、生姜三両、大棗十二枚 |
| 麻黄湯 | 麻黄三両、桂枝二両、甘草一両、杏仁七〇個 |
| 桂枝二麻黄一湯 | 桂枝湯二、麻黄湯一の割合の合方 |
| 桂枝麻黄各半湯 | 桂枝湯一、麻黄湯一の割合の合方 |
| 桂枝二越婢一湯 | 桂枝、麻黄、芍薬、甘草十八銖、大棗四枚、生姜一両三銭、石膏二十四銖 |
| 越婢湯 | 麻黄六両、石膏半斤、生姜三両、甘草二両、大棗十五枚 |
| 柴胡桂枝湯 | 柴胡四両、黄芩一両、人参一両半、桂枝一両半、生姜一両半、甘草一両、半夏二合半、芍薬一両半、大棗六枚 |
| 小柴胡湯 | 柴胡半斤、黄芩三両、人参三両、甘草三両、生姜三両、半夏半升、大棗十二枚 |
| 柴胡去半夏加栝楼湯 | 小柴胡湯方より半夏を去り、栝楼根を加う |
| 柴胡加芒硝湯 | 小柴胡湯に芒硝を加う |
| 柴胡加竜骨牡蛎湯 | 小柴胡去黄芩、甘草。桂枝、茯苓、鉛丹、竜骨、牡蛎を加う |

(**表** 3)で薬方の構成と合方を考えてみたい。

(**表** 3)に桂枝湯と麻黄湯の合方とみられる桂麻各半湯と桂枝二麻黄一湯があり、越婢湯との合方とみられる桂枝二越婢一湯がある。そしてこれらの薬方は『傷寒論』でその証と目される症候が挙げられている。大雑把にみれば桂枝越婢各半湯もあってもよさそうに思われる。

中医学の弁証論治では桂枝二麻黄一湯や、桂枝二越婢一湯のような薬方は生まれないと思う。桂枝二麻黄一湯の適応する症候群の病態が存在していて、それに適応する薬方を考えたのではあるまいか。即ち病態が存在していてその病態に適応する処方を考えたとみる方が自然であろう。

『傷寒論』の薬方が、適応の証を正しく把握して使えば切れ味が良いと

いうことは、『傷寒論』が病態を深く観察してそこから薬方を考えていったからではなかろうか。

　柴胡桂枝湯は小柴胡湯と桂枝湯の合方と見なされ、太陽から少陽に至る中間に適応する薬方と考えられるが、単なる合方を越えた働きをする場合もある。『傷寒論』で証が重んじられるのは、このような場合が多いからであろう。しかし薬方の構成から言えば柴胡桂枝湯は、桂枝湯と小柴胡湯の合方の形である。しかし合方の際、各薬味の分量が変わるから、出来上った薬方の働きもその分量比に制約されることは当然である。

　以上の合方の例をみて考えられることは、『傷寒論』では薬方の薬味の分量、分量比が緻密に示されている（中医学の弁証論治により出来た処方では、分量が『傷寒論』ほど緻密に考えられてはいない）。

　思うにこれは、病態をよく観察し、それに薬方を適合させようとする努力の表われであろうか。筆者が診療で加味を行う場合、1味の生薬を加える場合でも1g、2gの加減をしながら逐次実験的にその生薬を験かめていくが、実際の治療を慎重にやるにはこの方法が必要である。

　分量について言えば、桂枝湯から出発するが、桂枝加芍薬湯の芍薬は桂枝湯の芍薬の4gを6gに増やせばよいというものではない。桂枝加芍薬湯の働きをするまで芍薬を増量すべきである（原方では桂枝湯の芍薬の三両を、桂枝加芍薬湯では六両にするとなっている。一両を3gに換算する中医処方の芍薬は、桂枝湯で既に9gで、日本の桂枝加芍薬湯の芍薬より3g多い）。

　薬方を尊重するということは、薬方の分量や分量比を杓子定規に守るということではなく、その薬方の働き（証）と目されるものが十分力を発揮するように考えて決めるべきものと思う。

　以上、加味、合方の問題から『傷寒論』の薬方の構成に言及したが、随証治療の証を考える場合、その原点である『傷寒論』を考えてみる必要があったからである。

　薬方から『傷寒論』を考えたわけであるが、『傷寒論』は一つ一つの薬

方を論じるより、傷寒の初発から終焉まで(太陽から厥陰まで)の経過を、その時期々々の特徴を挙げながら説いていったものと言えよう。薬方はその経過の中の変化に対するものを掲げているわけである。

　昔、筆者の弟子関係の人物から、三陰、三陽というが、なぜ西洋医学書のように、太陽病は太陽病、少陽病は少陽病と薬方を分類して書いてないかと、薬方の勉強に不便だと言わんばかりの質問を受けた。西洋医学的考え方からは当然である。『金匱要略』は病気別に分類してあり、他の漢方関係の書は、病気、症状による分類を中心にしている。『傷寒論』はこれらの書と基本的に異なる観点から書かれているのである。

　『傷寒論』は、熱性病の初発から終焉までの経過、変化を刻明に説いているのである。太陽病上篇に、太陽病の薬方、桂枝湯から、少陰病ないし厥陰病に使う薬方の四逆湯まで出てくる。病変の経過を説くためである。太陽病の中篇には、少陽病の薬方が挙げられており、太陽病篇の次は陽明病篇になっており、少陽病篇はその次に簡単に出ている(少陽の薬方は既に太陽病篇で説明されている)。

　このような記載は、皆病気の経過を説き明かすために必要であったからである。要するに『傷寒論』は熱性病の初発から終焉までの複雑な変化を、実に巧みに説き明かすための努力の書である。これは臨床の事実に即しなければ書けるものではない。各病期に適応する薬方が巧みに説かれているが、それが臨床の実態を正しく把握しているので、その薬方を証に従って投薬すれば確実に奏功するわけである。これが『傷寒論』が臨床の書として、不変の評価を受ける理由であると考える。

　このように『傷寒論』を理解して、『傷寒論』の薬方の性格を考え、証を今後の随証治療の発展に役立つように考えていこうとするのが仕事となるわけである。どのような観点から考えたらよいか、今一度検討してみたい。ここで湯本求真先生の『皇漢医学』の冒頭の文を引用して、参考にしてみたい。

### 洋漢二医学ノ比較概論

凡ソ学術ノ何タルヲ問ハズ理論ト事実ガ常ニ一致契合シ、其間ニ毫厘ノ差ヲ生ゼザルコト数学ニ於ケルト等シカランニハ、理論ノ研究ダニ勤テ怠ラザルトキハ、更ニ経験的智識ヲ要セザル理ナリト云ヘドモ、医学ハ霊妙不可思議的活物タル人類ニ対スル学術ナレバ、単純ナル理論ノ能ク解決シ得ル処ニアラザレバ、経験的智識ヲ俟タザルベカラズト云ハンヨリハ人体経験的事実ニ基キシ理論ニアラザレバ、真正ノ理論ニアラズト断ズルガ寧ロ適切ナレバ、須ク人体経験的事実ヲ先トシ、理論ヲ其後タラシメザルベカラズ。

然ルニ洋医ノ過半ハ科学万能主義者ニシテ、苟モ科学ノ力ヲ以テスレバ何等解決セザルナシトノ妄想ヨリ試験管ト人体ヲ同視シ、動物試験ヲ以テ金条玉科トナシ、是等ヨリ得タル結論ヲ直ニ至妙不可解ナル人身ニ試ムルガ故ニ、俗諺ノ勘定ガ合フテ銭足ラズノ如ク、研究室裏ノ理論ハ精細微妙ヲ極ムルノ観アルモ臨床上ニハ権威ナキナリ。

是ニ反シテ漢方ハ数千年前ヨリ幾千万億ノ人体ニ就キ、病理、薬能ヲ討究シ百練千磨ノ後完成セラレシモノナレバ、其理論ハ一見空漠ノ感ナキニシモアラザレドモ其実ハ然ラズ、秩序整然、終始一貫セル条理アリ。薬方亦然ルガ故ニ、実地上ニハ赫々タル偉効ヲ奏ス。是レ余ガ実験ノ証スル処ナリ。

併シ乍ラ此議論ハ洋方ノ短所ヲ挙ゲテ長所ヲ掲ゲズ、漢方ノ長所ヲ説キテ短所ニ及バザレバ、其偏断ナルハ余ト雖モ之ヲ承認スルニ吝ナルモノニアラズ。余ハ漢医方アルヲ知リテ洋医方アルヲ知ラザルモノニアラズ、又経験的智識ノミヲ尊重シテ科学的智識ヲ無視スルモノニモアラズ。拙著漢方医学解説ノ自序ニ

余ノ本書アル所以ハ、医聖張仲景師ノ創設セル東洋古医学、西洋医学ノ原理ヲ以テ解説シ、其長所ヲ明ニスルト共ニ、現代治療術ノ短所ヲ探リ、以テ二医学ノ融合統一ヲ期スルノ宿望ニ出ヅ。鈍劣ナル余輩固ヨリ斯ル大任ニ当ルノ資格ナシト雖モ、尠クトモ其連鎖タリ

媒妁人タルヲ得バ望ミ足レリ。希クハ読者諸君、余ヲ以テ漢医方ヲ
　　ノミ妄信スル頑愚ノ徒トナス勿レ。
　ト述ベシガ如ク、余ハ元来洋漢医方折衷主義者ニシテ、洋医方ノ長所
　ハ益々之ヲ助長スルト共ニ、其短所ハ断然廃棄シ、其長所ニ配スルニ
　漢医方ノ長所ヲ以テセル一新医術ノ出現センコトヲ希望スルモノナリ。
　　　　　〈注・読み易くするため、適宜句読点を入れた〉

　「洋漢二医学の比較概論」という標題になっているが、「洋漢医学を折衷して一新医術の出現せんことを希望するものなり」ということを述べているのである。
　この文の中で、筆者の注目する点は、「人体経験的事実に基づきし理論にあらざれば、真正の理論にあらずと断ずるが寧ろ適切なれば」という言で、人体経験的事実の尊重が人間を治療する医学（西洋医学でも漢方でも）では大切であるという点である。
　次に「洋医方の長所に漢医方の長所を以てせる一新医術の出現を希望する」という点に注目したい。このためには両医学の短所も、十分に検討しなければならないわけである。科学教になったり、漢方教になったりしないで、覚めた目で事実を見究める必要がある。証の検討も、一新医術の出現に役立つようにしたいものである。
　『皇漢医学』は、中国で中医が非科学的であると弾圧された時、その翻訳がその弾圧に対する楯になったという話で、劉渡舟先生（北京中医学院教授）が、皇漢医学派なるものがあると話された時は驚いた。西洋医学を学んだ医者が漢方の立派な本を出版したというのが楯の役割をしたわけである。筆者は『皇漢医学』で漢方の勉強に入ったので、皇漢医学派の同類というわけだが、中医が『皇漢医学』をどう読んだか興味がある点である。弁証論治を言う中医が、日本の随証治療の証をどう考えたか興味がある。ここで、先に引用した「人体経験的事実に基づきし理論」ということが問題になると思う次第である。

## ④証ということ

　昭和42年、日本東洋医学会第18回金沢総会に於て、石川太刀雄総会々長の希望で、「証ということ」のシンポジウムが行われた。

　石川先生は、証が漢方に於て重要な課題と考えられて、このシンポジウムを希望されたと考えるが、漢方側からは、矢数道明(後世方)、藤平健(古方)、坂口弘(折衷派？)、渡邊武(本草)、針灸側から代田文誌、森秀太郎の各氏がシンポジストに選ばれ、司会は木村康一先生であった。20年前のことで、記録をみなければ何とも言えないが、印象としては散漫で、はっきりした結論は出なかったように思う。

　総会準備の任にあったので金沢に数回行き、石川先生からこのシンポジウムの話を伺った時も、重要な課題だから成功させたいと思ったが、企画はまずかったと思う。

　「証」は古方派の随証治療と強く結びついていて、漢方の他派でいう証は、名は証でも内容はそれぞれ違っていると思う。針灸では古方派の言う証をどう考えているか、不勉強な筆者にはわからない。証の概念が違っているシンポジストが集められたということが「証ということ」のシンポジウムを散漫にしたと思うが、散漫になったのは「証」という概念が各々違っていることを現わしている。

　さて、概念が違っているということは、同じ人間を診察、診断する手段が違っていることを意味するわけで、経験的事実から出発することを考えれば当然というわけである。ここで湯本求真先生の言葉を思い出すのである。「人体経験的事実を先とし、理論を其の後たらしめざるべからず」という言葉の重みである。

　証という理論的概念は、人体経験的事実から生まれたものでなければならない。人を治すという経験的事実を正しく理解し、その治療に用いられた薬の組み合わせが薬方という形になるわけで、後あとまで残る名薬方が生まれるまでには無数の経験があり、試行錯誤があったと思う。

名薬方を安易に考えてはならないと思うと同時に、経験的事実を重視することを忘れてはならないと思う。

## ⑤古方の証について

　古方派の大家、奥田先生に教えをうけた筆者は、当然古方の証をよく知っていると思われているが、以前にも述べたように証について十分な知識があるとは考えていない。安易に証という言葉が使われているが、その内容、概念をさらに検討する必要があると思っているのである。

　奥田先生の高弟で、筆者らの兄弟子である和田正系先生（現在の漢方復興の一つの導火線となった『医界之鉄椎』の著者、和田啓十郎先生の子息である。『医界之鉄椎』を読んで湯本求真先生は漢方に志されるようになったと言われている）が、奥田先生の「証」についての言葉をうけて、証について解説している文を、和田先生の著『漢方治療提要』から引用する。

　　症、症状、症候、証、證
　　症、症状、症候は現代医学では、病的変化、病的状態、病的現象を指す言葉であるが、漢方医学でも同様の意味に用いることもある。即ち咳とか熱とか下痢とかの如き、個々の病的状態を指すものである。
　　証と云うのは、漢方医学独自の概念であって、証、症の字を以て現わすこともあるが、その場合の内容は漢方医学の指すものであることに注意せねばならない。
　　証には種々の定義が下されているが、要するに、現代医学的の個々の症候を指すものではない。証は証拠、証明の証で、「身体内の病変の外に現われた徴候であり、之によってその病の本態を証明し、或は之を薬方に質して立証するの謂である」（奥田）。
　　証は漢方医学の根底を為す重要なる概念である。漢方医学の診断は、現代医学の診断である、病名の決定ではなく、一にこの証の決定であ

る。而してこの証は、薬方の名を以て現わされ、例えば葛根湯証、小柴胡湯証と称せられる。それは現在のこの患者の状態が、葛根湯を以て、或は小柴胡湯を以て治療せらる可く、且つ治癒せしめられる病状、病態を呈していると云うことである。

而してこの薬方の名を以て云われる証は、患者のその時の凡ての症状、状態、即ち、陰陽、虚実、表裏、内外等の関係を綜合して断定した結論で、その場合の患者の状態を綜括すれば、これ以外になく、又、その治療はこの薬方より以外に全く無いと云う、その場合の唯一、独自の最後的決定であるのである。

証の決定は薬方の決定であるから、診断は即ち治療である。是れ漢方医学独特の点である。

この引用で、古方の証というものがわかると思うが、筆者は前にも述べたが、奥田先生の謂われた「薬方を用いる時は、新しく薬方を作るつもりで用いよ」という言葉を重視するものである。これと奥田先生の証についての言葉のうち、之を薬方に質して立証するという、その質すという言葉に注目するのである。和田先生の「この治療はこの薬方より以外に全く無いと云う、その場合の唯一、独自の最後的決定であるのである。証の決定は薬方の決定であるから、診断は即ち治療である」という言葉からみると、正しく診断して証を決定すれば、その証は薬方で表わされているから、その薬方を用いればよい、ということになる。この場合、診察、診断も、用いる薬方も万全であることが必要になる。奥田先生は、「證とは、身体内の病変の外に現われた徴候であり、之を観察（診察）することによって、その病（病的状態）を證明し」と一端切って、「之を薬方に質して立證する」と二段に分けている。

和田先生の文面からみると、方証相対で、診察から得た証も、薬方からみた証も完璧でなければならないことになる。ところが奥田先生は、観察から得た結果は、その病を證明しと言い、薬方を用いてみて、その

結果を問い正してみて、立證するという言葉を使っている。慎重な表現であると思う。これを簡単に言ってみれば、病人を漢方的に診て診断し、相当する薬方を決め投与してみて、効かなければその薬方の証でなく、完全に効いた場合、その病人の証は、その薬方の表わす証であるとはっきり言えるということである。診察も不備、薬方の構成（生薬の選品から分量まで含めて）も不備では、方証相対とは程遠いことになる。

　証とは、その時点における漢方的診断であり、同時に治療の指示である、と概念的に言った場合の証と、厳密に方証相対と言う時の証とは、相当の開きがあるはずである。安易に証によってこの薬方を使ったとか、証によれば云々と簡単に言うことは、誤解を招くもとになると考える。

## ⑥ 漢方の臨床と証

　臨床での効果を上げること、人を治すことがすべての医療行為の目的である。医学はその医療行為を改善、進歩さすのが目的であるわけである。なぜこんなわかりきったことをここで言うかというと、人を治すことに専念しなければならない医療が、色々な理由で、それが阻害されているからである。経験医術の伝承である漢方治療では、科学的医学という面からは解決しなければならない問題が多くある。筆者は漢方は臨床の医術であると考えているが、漢方を学問的に云々する場合でも、臨床的事実を踏まえて考えなければならないと思う。湯本先生が、人体経験的事実に基づきし理論ということを強調しているが、これは漢方自身の問題を考える場合も当然必要なことである。

　「証」を考える場合、臨床の現実を踏まえて考えれば、治療は薬方の投与により行われるのであるから、実際に服用する薬そのものが先ず問題である。

　エキス製剤で治療している人々が大半である講習会で講義する場合が多いが、薬を出してみて効果が無かった場合、どう考えるかをエキス製剤の場合で先ず説明することにしている。

①証の判定が誤っている（これは証の考え方を含めて、基本的な問題であり後述する）。

要するに漢方の勉強が足りないか、漢方の証を無視して、西洋医学的症状、病名投与であるか。

②一応漢方的診断で証を考えて投与した場合は、投与量が足りないのではないかと考える。量が足りなくて効果が上がらない場合が相当多い。

③そのエキス剤がその薬方の証の効果を発揮できる分量比、分量で作られているか。

④そのエキス剤が、選品を注意し、薬効を発揮できる製法で作られているかどうかを考慮するように指示している。

エキス製剤使用者がこの中で実行できることは、まず投与エキス量である。現行のエキス製剤では、増量してみて効果をみることが多い。量が足らなくて効かないのを気づかずに転方すると大きな失敗になる。③④は、製造内容、過程を知らなければ何も言えない。出来ることは説明書の生薬の分量、作られたエキスがどの位含んでいるかの解説を、実際の処方書の薬方の量と比較してみることぐらいである。

エキス製剤を湯液治療に代えて考えてみると、治療効果に影響する条件は大きく拡がる。選品、分量比、分量は、使用者の勉強次第で選べる。随証治療を行う場合で最も問題になるのは、薬方そのものの問題である。先ず問題になるのは証の考え方であり、その証を決定する診察、診断の技術である。随証治療では最後の決定が証であるが、中医学では弁証論治を経て最後に決まった処方が日本の証にあたる。病人に投与されるのはいずれにしても煎薬であるが、内容は大きく違うわけである。最後の処方に到達するまでの過程に非常に多くの問題を含んでいる。その一つの重要な問題が、分量、分量比である。

## ⑦ 逐次実験的治療と『傷寒論』

「証」は『傷寒論』の薬方を基本にして考えられていると思うが、医療

の原点である、「人を治す」ということを踏まえて現実的に証を考え、医療の発展に役立てたい。

『傷寒論』の講義で、梔子豉湯類の話をしていて、筆者が日常逐次実験的に漢方診療を行っているのと似たような推移をとっているのに気づいた。梔子豉湯類の条文を次に引用する。

七八　発汗吐下後。虚煩不得眠。若劇者。必反覆顛倒。心中懊憹。梔子豉湯主之。
　　　発汗吐下の後、虚煩して眠ることを得ず。若し劇しき者は、必ず反覆顛倒し、心中懊憹す、梔子豉湯之を主る。

**梔子豉湯方**　梔子十四枚　香豉四合
右二味。以水四升。先煮梔子。得二升半。内豉。煮取一升半。去滓。分温二服。温進一服。得吐者。止後服。

七九　若少気者。梔子甘草豉湯主之。若嘔者。梔子生薑豉湯主之。
　　　若し少気する者は、梔子甘草豉湯之を主る、若し嘔する者は、梔子生薑豉湯之を主る。

**梔子甘草豉湯方**　梔子生薑豉湯方内。加入甘草二両。余依前法。得吐止後服。

**梔子生薑豉湯方**　梔子豉湯方内。加生薑五両。余依前法。得吐止後服。

八〇　発汗。若下之。而煩熱。胸中窒者。梔子豉湯主之。
　　　発汗し、若しくは之を下して、煩熱し、胸中ふさがる者は、梔子豉湯之を主る。

八一　傷寒。五六日。大下之後。身熱不去。心中結痛者。未欲解也。梔子豉湯主之。
　　　傷寒、五六日、大いに之を下して後、身熱去らず、心中結痛する者は、未だ解せざる也、梔子豉湯之を主る。

八二　傷寒。下後。心煩。腹満。臥起不安者。梔子厚朴湯主之。
　　　傷寒、下して後、心煩し、腹満し、臥起安からざる者は、梔子

厚朴湯之を主る。

**梔子厚朴湯方**　梔子十四枚　厚朴四両　枳実四枚

已上三味。以水三升半。煮取一升半。去滓。分三服。温進一服。得吐者。止後服。

【補】此の証は、余邪の勢上下に及ぶ。即ち心煩は上を犯すの勢にして、腹満は下を犯すの勢なり。

又此の証、余邪腹部にも及ぶ。故に本方に加減したる方を用ふるなり。

八三　傷寒。医以丸薬大下之。身熱不去。微煩者。梔子乾薑湯主之。
　　　傷寒、医丸薬を以て大いに之を下し、身熱去らず、微煩する者は、梔子乾薑湯之を主る。

**梔子乾薑湯方**　梔子十四枚　乾薑二両

右二味。以水三升半。煮取一升半。去滓。分二服。温進一服。得吐者。止後服。

【補】此の証、内虚して、更に微煩を発するも、而も結痛、懊憹等の候なし。故に此の方を用いて、一は其の身熱を解し、一は其の虚を復するなり。

　これらの薬方の条文、構成薬味をみると、梔子豉湯は、消炎、鎮静作用のある梔子と、発表、散鬱作用のある香豉との組み合わせであるが、この薬方の働きとして、虚煩して眠るを得ずの軽い煩躁状態から、その劇しい症状、さらに熱感が加わって胸中ふさがる状態まで治し得ることを示している。この条文をみると、実際に適用してみて、これらの状態に効果のあることを実感して条文を作ったと思われるのである。逐次実験的に使用してみた結果、結論的に条文が出来たとみられる。

　梔子甘草豉湯に急迫を緩和する甘草を加えて、呼吸量が少なくなり息が十分できない状態に適用する。梔子生薑豉湯は、梔子豉湯に胃の水毒をさばき眠気を止める生姜を加えて、梔子豉湯の証で嘔気が加わるものを治す作用があることを述べている。

これらの薬方をみていると、現実にそのような症状があって甘草、生姜を加味することを考えたように思う。実際に筆者は、このように考えて加味、加減をしているので、『傷寒論』の薬方のこの加味の仕方がわかるような気がするのである。

　梔子厚朴湯、梔子乾薑湯は、『康治本傷寒論』にはないが、3味、2味のこの薬方は、薬味の薬能から薬方の働きが推察される。『傷寒論』の条文では、傷寒、下後とか、傷寒、医丸薬を以て大いに下しとか、その病態に至る条件を設定し、梔子を使った各薬方の動きを総合的、系統的に説いている。

　『傷寒論』は、熱性病を初発太陽から死の直前の厥陰に至るまで、病気の流れに従って病態の変化を記述したもので、このような治療書は他にない。個々の病気を治すのではなく、病人を治すということになれば、病気の流れを重視し、各病態を全体の流れで把握するという考えが出てくる。『傷寒論』はこのような考え方を教えてくれる貴重な治療書である。このような考え方を可能にしてくれるのは、逐次実験的治療のような方法に従って臨床を克明に繰り返し、それを十分に観察する以外にないと思う。

　奥田謙蔵先生の『傷寒論』の講義を初めて聞いてから40年を過ぎた。先生の講義は、先生の死の何ヵ月か前まで、16年間に3回半行われ、それを拝聴したわけである。3回目頃から、おぼろに『傷寒論』がわかり始めたと思う。先生の逝去後、先生の遺稿を奥門会の諸先生と力を合せ『傷寒論講義』として出版した。その後、『傷寒論講義』をテキストにして連続講義をした。広島の講義では、『傷寒論講義』と大塚敬節先生の『傷寒論解説』と長沢元夫先生の『康治本傷寒論の研究』の3冊を参照し、薬方の構成生薬の薬能を考えながら薬方の構成を考えた。5年間、30回の講義をしながら『傷寒論』を臨床にどう活かすかを考えたわけである。

　忙しい現代の漢方学習者に、『傷寒論』を読破せよといっても無理であるし、また講義を一通り聴いただけで活用できるものでもない。臨床で

『傷寒論』の薬方を運用するには、『傷寒論』から何を学び、どのように薬方を臨床の現場で活用するか。これを要領よく整理できれば、学習者、随証診療で漢方診療を行う者に便利であろうと考えるに至った。それで2年前から、伸和製薬の実践漢方講座で「傷寒論から学ぶ」という講義をしながら、『傷寒論』の薬方の現実的な活用を探究しているわけである（伸和製薬の講義は、1992年で22年目である。10年前に、既に奥田先生の『傷寒論講義』をテキストにして、『傷寒論』を4年間講義した）。

一方、漢方診療も始めて40数年になる。当初は、戦前からの眼科保険診療と兼業の形であったが、漢方の患者が増えるので20年前から眼科は止めてしまって、漢方診療専門にしてしまった。漢方は当初から自由診療で、エキス剤はなかったので当然湯液治療で、今でもそれを続けている。現在もエキス製剤は、旅行用、応急用、小児用に使うだけである。要するに湯液治療で苦労してきたわけで、当初は無我無中であった。処方集通りの分量で煎薬を作るのが精一杯であった。

なぜ、こんなことを書き出したかというと、薬方の薬味の分量に疑問を持つに至ったからである。リウマチや体痛の治療に附子を使うようになって、附子は少量から使い始めて次第に増量することになっているのに、他の構成生薬の量は一定でなければならないと言われていたからである。証の基本である薬方は一定比例の生薬の集合である。薬方のこの分量比を動かせないものと考えるところに証を固定的に考える一つの原因があるように思われるのである。附子、あるいは大黄のように、構成生薬の量を加減できるとすると、証の生薬の結合は相当ゆるやかなものになることになる。

さて話を実際の臨床問題に戻すと、漢方診療を専門にやっていると、次第に難しい患者が集まってくる。それを何とかして治したい、少しでも良くしたいとなると、投与する処方を工夫しなければならなくなる。制限の多いエキス製剤は勿論使えない。薬方を固定的な考えで使って事足れりとするわけにはいかない。病人をよく観察すると、その薬方の定

型的な証の症状を示す場合は少ない。小柴胡湯のような名薬方になると、相当広い範囲を小柴胡湯でカバーできるが、それでも人参や半夏を加減してより良い効果を得ることが多い。逐次実験的に治療してみて加減を行い、それを確かめることができる。要するに生きた人間に薬方を適用する場合は、人間の観察をよく行い、薬方の証をそれに適合するように、流動的に処理する心掛けが大切であると考える次第である。『傷寒論』は、逐次実験的に薬方を検討しながら、その治療結果を整理して、仮定条件を設定し、全体を秩序立て条文としたと、一応推論してみた。ここで、名薬方と考えられる小柴胡湯の条文(九十九条)を引用して考えてみたい。

九九　傷寒。五六日。中風。往来寒熱。胸脇苦満。黙黙不欲飲食。心煩。
　　　喜嘔。或胸中煩而不嘔。或渇。或腹中痛。或脇下痞鞕。或心下悸。
　　　小便不利。或不渇。身有微熱。或欬者。与小柴胡湯主之。
　　　傷寒五六日、中風、往来寒熱し、胸脇苦満し、黙黙として飲食を
　　　欲せず、心煩し、喜嘔し、或は胸中煩して嘔せず、或は渇し、或
　　　は腹中痛み、或は脇下痞鞕し、或は心下悸し、小便利せず、或は
　　　渇せず、身に微熱有り、或は欬する者は、小柴胡湯之を主る。

**小柴胡湯**　柴胡半斤　黄芩三両　人参三両　甘草三両　半夏半升
生薑三両　大棗十二枚
右七味。以水一斗二升。煮取六升。去滓。再煎。取三升。温服一升。
日三服。

冒頭から心煩喜嘔までが小柴胡湯の正対の証である。ここまでで小柴胡湯の証の必要症状、条件が記されていて、これをよく理解すれば、小柴胡湯を運用できるのである。この証の表現はよくできていて、薬方の構成の巧みさと呼応している。名薬方といわれる所以である。

或胸中煩而不嘔、以下或(す)者、までは、小柴胡湯で治し得る兼証である。ここに挙げられた症状には、或渇、或不渇、と矛盾する症状も含まれている。これらの症状を表わす病態は、少陽病の中心となる小柴胡

湯の証より太陽病位、或いは陽明病位に傾いた状態であるが、これも小柴胡湯で治せるというのである。小柴胡湯の適応範囲が広いということである。

さて、これらの様々な兼証は理屈で考えて書き加えたものとは思えない。一応小柴胡湯が出来上って、それを逐次、病人に適応しているうちに、小柴胡湯で治療可能な範囲を確認して、それを兼証の部に書いた。このように想像するのは、見当はずれだろうか。

逐次実験的に治療をしていて、『傷寒論』の記述のある部分が、逐次実験的に検討してみた結果を示しているように思えたのである。筆者の言いたいことは、『傷寒論』の優れた点は、事実の観察の上に立って書かれたと思われる点である。

## ⑧証についての結語

随証治療による日本漢方を発展させるための「証」の問題について、筆者の考えを述べてきたが、雑然としているのでここで要点をまとめてみたい。

「証」については無数に論じられているが、日本の漢方診療を今後発展させるためには、「証」をどう考えたら実際的に役に立つかという観点から意見を総括する。

❶証の概念……証とは、その時点における漢方的診断であり、同時に治療の指示である、と一応概念的には言える。漢方的診断は薬方で表現される。また方証相対という場合も、方は具体的には薬方で示される。この薬方で証が示されるというところに問題がある。

❷証は一定の生薬の一定量の薬方で示され、その薬方の処方で実際に投薬される。その投薬されるものが煎薬であれば、使う生薬の吟味も、分量の検査もできるが、エキス製剤では制限があり不可能である。エキス製剤では、一応その薬方名で作られているということだけが判明しているだけである。

証の問題は、実際問題としては薬方の問題であり、現実の診療の場合は実際に投与される煎薬が問題ということになる。

　方証相対と観念的に言うが、投与された煎薬が証を代表しているかどうかは簡単には言えない。選品の問題から煎じ方、服用法まで検討しなければならないわけである。

　薬方の効力は構成生薬の薬能の総和である。古代の人が生薬の薬能をどうして知ったか興味深いことだが、2味の生薬を合せて1味、1味とは違う効果を出すことを発見した古代人の知恵は素晴らしい。2味が3味、5味となり複雑な薬方が形成される。しかし、どうしてその薬方の働きがわかったか。ここで筆者は逐次実験的治療との関連を考えたのである。本草書に記載されている薬能は、古代からの生薬に関する経験を記載したものと思われる。しかし本草書には信用するに足りる事実だけが記載されるとは限らない。記載をそのまま信用して薬方を構成して、希望する効果が得られるか疑問である。親試実験、先物実試を唱えていた吉益東洞が、陰陽医たちが空論が多く実際の治療は成績が上がらなかったのに対し、『傷寒論』の薬方を駆使し、ずっと良い治療成績を上げたこと、見症を重視、腹診に目をつけたこと、本草書の記載をそのまま信用せず、『傷寒論』の薬方を実際に使ってみてその効果ある薬方を通観し、同一薬味を使用している薬方の検討から『薬徴』を作ったことは皆、実験を重んじた結果である。親試実験は古方の基本精神であるが、勿論これは西欧の科学精神に通じるものである。

　生薬の薬能を知ることは、薬方の構成を知る上に最も重要であるし、加減、合方をする場合は、薬能を知らなくては不可能である。1味1味の生薬の薬能を知り、複数の生薬の相乗、相殺関係等を知り、薬方の構成を理解でき、薬方を作ることができるわけである。

　この薬能に対する考え方は、日本の古方派の考え方と中医学の考え方と相当大きく違うと思う。これが日本漢方的治療と中医学的治療との違いを作るものと思われる（この問題は後述する予定）。

薬能（薬方内でのその生薬の働き）を実験的に知ることは非常に難しい。東洞が『薬徴』を作った苦労がわかるような気がする。複雑な複合成分の生薬を複合した煎薬の中の、その生薬の働きを知ることは難しいのは当然である。現代では生薬の分析が進んで、その成分の薬効も次第にわかってきているが、生薬の薬能がすぐ全部わかるわけではない。生薬の成分の一部がわかってきたのに過ぎないのに、生薬全部がわかったように思うのは錯覚である。まして薬方の中での働き（薬能）を知ることは難しい。当分の間は『薬徴』の方法をさらに進展させて、逐次実験法により統計をとる以外にないように思う。これには煎薬を服用する人間の側の変化の記録をなるべく科学的にとる必要がある。ファジー性の強い煎薬を使って、やはりファジー的な人間の病態を治療するのであるから、それに対応する方策を講じるべきである。漢方の薬効を考える場合、一考すべき問題である（遂次実験的治療は後に詳述）。

　各生薬の薬能をうまく発揮させて、薬方全体の働きを生み出していき、それを「証」という人間の方の病態パターンに付合させているわけであるので、構成生薬の分量、分量比は重要なわけである。しかし、日常実際に使用されている煎薬、エキス製剤では、分量のばらつきが相当あるのが実状である。そこで一定の証に対応する薬方の構成は、実験をしながら最良の分量、分量比を定めるべきである。

　さてそれでは、実際の漢方診療で指標となる証（証に対応する薬方）をどう考えるか。証の必要症状群（単に『傷寒論』の条文だけを指すのではない。その証の薬方を使って得た経験で、その証に加えてもよいと考えられる症状も含む）が具備された病態に薬方を適応して、その証の病態に相当の効果があるもの、簡単に言えば正しく証を判定して使えば、確実に奏効する薬方を随証治療の対象の証と考えたい。

　なぜ、こんな面倒な表現をしたか。日常用いる薬方（古方あり、後世方あり、その折衷のもの、日本で創製された和方ありで、何百方もある）で、長年多くの人が使っていつも平均的に確実な効果を上げる薬方は、

名薬方といってよく、筆者はこの名薬方群に属するものだけに「証」を代表させたい。生薬の組み合わせがすべて証を具現する薬方でないことは当然である。

さてこの名薬方群に『傷寒論』の薬方をすべて入れてよいか、これにも問題がある。東洞は、「**傷寒論の薬方といえども、効かずはとらず**」と言っている。要するに使ってみて効果のない薬方は認めないということで当然のことである。私たちも、十分考えて試用してみて効果のない場合は、その薬方は認める必要がないわけである（ただし、証と薬方を十分研究しないでの発言は信じられない）。

証について廻りくどい話をしてきたが、要するに随証治療のために有効な薬方を選び、その証を明らかにして、（解りやすいことが望ましい）漢方治療の実際の効果を上げるようにしなければならないということである。

このためには漢方臨床家の経験と知恵を結集する必要がある。

確実に有効な名薬方を 200 ～ 300 と選び、その適用法を研究、あるいは加減、合方等によりその適応範囲を拡大していき、さらに新しい生薬を逐次実験的に試用し、漸次加えていけば新しい方向への適応が広がり、日本漢方は相当の進歩が期待できる。これに呼応してエキス製剤の改善をすればエキス製剤の使用範囲の拡大も期待できる。

## ⑨ 逐次実験的治療法

ピーター・アーミテイジ著、佐久間昭訳『医学における逐次実験法』は以前に購入しておいた本であるが、「随証治療」について考えていて、示唆するところが多いのでご参考までに一部を引用する。

　逐次実験の性質
　ある時期の実験行為が、それまでの実験結果に依存しているならば、広義の定義として、これを"逐次的"といってよいだろう。この意味

においては、ほとんどの実験プログラムは逐次的である。

というのは、どのような特定の実験においても、そこでとりあげられている疑問は、それ以前の研究の影響を受けているのが普通であり、また、その実験の成績は、多少とも将来の研究の道筋を決めることになるからである。研究プログラムの道程を一般的な定量的な言葉で記すことは困難であり、出発にあたり、一般的な戦略が決められるような互いに関連した一群の実験に着目した場合には、この方面の扱いにはまだ発展の余地がある。

本書においては、広義の逐次的実験に、次の二つの制約を加えた狭義の逐次的実験が論じられている。まず第一に、単一セットの実験（すなわち、同じ単位実験をくり返した一組の医学実験）だけについて考え、第二に、実験の結果が観察の数、つまり、一連の単位実験の総数にだけ影響を与えるような逐次実験を扱う。つまり、一連の単位実験の総数にだけ影響を与えるような逐次実験を扱う。

たとえば、一連の実験の途中で、ときどき治療法を変更するといったことは考えない。統計学において逐次解法と呼ばれるものは、およそ、上述のような狭義の逐次実験に関与したものである。

　逐次研究の理由

　**倫理的考察**　医学実験の統合責任者は、劣った治療法を不必要に用いないように心がけており、次々に出る結果を出しだいに吟味していくことがよいと考えることが多いだろう。治療法の間の優劣が著しい場合には、劣った治療法を避ける意味で、大規模な実験に発展させないようにという倫理的な要請があることが医学実験の特徴でもある。

漢方診療（随証治療）の特徴を踏まえての実際の診療の際の記録方法（診察の記録、処方の記載、さらに再診の際の治療効果判定、それによる処方の検討）を考えているときに、「逐次実験法」から逐次実験的治療法

についての示唆を受けた。毎日診療している方法が以前から逐次実験的であったので、それを検討して明確にしたいと考えた次第である。

逐次実験的治療法(以下逐次法と略す)は漢方の治療法で、逐次実験に似ているので命名したわけである。医学における逐次実験法は医学の統計法の一種で、逐次実験的に治療したからといって、それがそのまま統計的処理ができるわけではない。「逐次実験法」には、その統計的処理の方法が解説してあるのであるが、20数年前の出版であるので、今遂次実験法による統計技術がどの程度進歩しているかは筆者にはわからない。

さて引用した文章から示唆されて、漢方診療について考えたことをお話する。

逐次実験の性質の項の引用の中で、「ある時期の実験行為が、それまでの実験結果に依存しているならば、広義の定義として、これを逐次的といってよいだろう。……ほとんどの実験プログラムは遂次的である。……それ以前の研究の影響をうけているのが普通であり—多少とも将来の研究の道筋をきめる—」

この実験という言葉を一般の治療、漢方治療と置き換えてみても、意味はよく理解できる。

経験的医学治療は、すべて古代からの治療経験を踏まえて、その治療効果を測推して治療してみて(実験にあたる)その効果を検討しながら、治療を進めていくのである。即ち逐次実験的治療法になるわけである。経験的医術、医療では、この方法を採らざるを得ない。ファジー性の強い人間の状態を改善するのに、やはりファジー性の強い生薬、生薬の複合で治療する方法は、逐次法に依らざるを得ないわけである。

逐次研究の理由の項の引用の中に、倫理的考察の項で「医学実験の統合責任者は、劣った治療法を不必要に用いないように心がけており、次々に出る結果を出しだいに吟味していくことがよいと考えることが多いだろう。治療法の間の優劣が著しい場合には、……倫理的な要請があることが医学実験の特徴でもある」と倫理的ということを強調している。

これが実際の診療であれば、倫理的であることは当然の要請である。
　この意味では、薬効を判定するという名目で、たとい短時日でも、無効とわかっている偽薬を患者に服用さすことは倫理的とは言えないわけである。医者にも偽薬を伏せておくことは、偽薬を服用している患者の故障に注意が向けられないことになり、危険の予防が出来ないという点では二重盲検法は非倫理的であり、人道的には許されることではないと思う。
　成分も判明しており動物実験も経ている西洋医薬の評価の検査なら、科学的統計により処理されるであろうが、不分明な部分の方が多い生薬を複数で使う漢方薬の場合の効果判定には、西洋医薬の判定方法は事実上不可能であると思われる。一種の西洋医薬の検査は最後には人体実験が可能なまで精密化されているが、実際の治療の場合の投薬では、数種以上の薬が普通に使われている。2種以上の薬の投与の実験が十分行われていないようなのに不思議な現象だと思う。
　随証治療では、逐次実験的に効果をよく検討して出来上った名薬方の証を尊重して治療を行う場合は、薬方の証をよく理解し、診察を丁寧に行って身体の症状を適確に把握して薬方を投与すれば、安全に適確に奏効する。そのような薬方群を使い、さらに逐次実験的に検討を重ねながら加味、合方を行えば、薬方の適応範囲を拡大でき、広い範囲の治療が相当確実に可能になるのではないかと考える。

## ⑩逐次実験的治療法の実際

　逐次実験的治療法（逐次法）を実際に行った最初は、体痛の薬方の使用に当たり附子の量を漸増することであった。附子の加味されている薬方は『傷寒論』では附子一枚炮ずというように分量が記されていて（附子一枚即ち1個が何グラムになるかははっきりしない）、一応分量が定まっている。しかし附子の中毒を恐れてか、成書には附子は少量から始めて漸増するように書いてある。このような注意が書いてあるので、当

時の白河附子を 0.5g から、3、4 週の間に漸増し、2g 近くになると鎮痛の効果がはっきりしてくるのを経験した。即ち附子を使うには逐次法に従わざるを得なかったわけである。

桂枝二越婢一湯加朮附でリウマチを治療するようになって、当然附子は漸増するが、リウマチの特性で炎症状態が変動するので、麻黄と石膏の量を加減する必要に迫られた。桂枝二越婢一湯ではなく、桂枝湯と越婢湯の合方で逐次法的に麻黄と石膏を加減して用い奏効するのを経験した。リウマチの治療を継続して、逐次法的に生薬の薬能を検討しながら、水毒を処理する生薬を加減したり、緩解剤として働く芍薬、葛根等を加減したりして、複雑な病相を呈するリウマチの治療法を探究して来たわけである。生薬の薬能の吟味は逐次法で順次検討して行い、成書に記載の薬能をそのまま信用せず、親試実験の精神を忘れないように心掛けた。

リウマチの治療を逐次実験的に行うことを続けていて、逐次実験的治療法の特性がわかってきて、さらにその見方から随証治療、「証」を検討することが可能になり、異なった『傷寒論』の見方もできるようになった。

## 11 逐次法から『傷寒論』をみる

逐次法から『傷寒論』の薬方をみてみると、逐次、薬方の構成を実験的に変え、その結果を観察、それを繰り返し、効果的な薬方を作り上げていったように考えられる。何とか病人を治したいと考え、処方を工夫、効果のあるまでそれを繰り返していく、このふだん行っている逐次法は、古代でも当然行われていたと考えるのが自然であろう。

**苓桂朮甘湯**（茯苓四両、桂枝三両、白朮二両、甘草二両）
傷寒、若吐之、若下之後、心下逆満、気上衝胸、起則頭眩、脈沈緊、身為振振揺者、茯苓桂枝白朮甘草湯主之。

**苓桂甘棗湯**（茯苓半斤、甘草三両、大棗十二枚、桂枝四両）
発汗後、其人臍下悸者、欲作奔豚、茯苓桂枝甘草大棗湯、主之。

この2方をみると、分量は異なるが、茯苓・桂枝・甘草は同じ薬味で、白朮と大棗が違った薬味である。1味の違いであるが、その証が違い、実際の適応症も違う。苓桂朮甘湯の証は「**心下悸し、上衝し、起立性眩暈があり、小便不利、脈沈なる者**」で、苓桂甘棗湯の証は「**臍下悸し、攣急し、上衝する者**」である。共通する症状もあるが、明らかに違った症状があり、臨床の適応症も相当違っているのである。4味の薬味のうち1味が違う。両薬方は当然共通しているところもあるが、相当違っているわけで、それを証として巧みに表現している。その証を頭に入れて薬方を運用してみると美事に奏効する。

このような薬方の誕生は、長年の間繰り返し、逐次実験的に経験を積み重ねた結果とみるのが自然であろう。頭で考えるだけでできるものではない。

次に薬味の1味の違いで、証、薬方の働きが大きく違っている場合を挙げてみる。

> **真武湯**（茯苓・芍薬各三稜、生姜、白朮各二両、附子炮一枚）
> 太陽病、発汗、汗出不解、其人仍発熱、心下悸、頭眩、身瞤動、振振欲擗地者、真武湯、主之。
> **附子湯**（附子炮二枚、茯苓三両、人参二両、白朮四両、芍薬三両）
> 少陰病、身体痛、手足寒、骨節病、脈沈者、附子湯主之。

附子湯は筆者が体痛に使う薬方の基本形の一つと考えている薬方である。真武湯は繁用される薬方ではあるが、構成は附子湯の人参が生姜に代わり、附子二枚が一枚になっただけで、体痛に使われることはあまりない。うっかり構成を見過ごすと、この2方が1味の違いだけで、4味が同じ構成だとは気づかない。この2方がどのような経過で薬方として成立したか興味があるが、理屈で考えただけではこの2方の違った働きはわからなかったのではなかろうか（少陰病の薬方としては近い症状に使っているが）。

『金匱』の甘草乾姜茯苓白朮湯（苓姜朮甘湯）と前述の苓桂朮甘湯とは、桂枝と乾姜の差であるが証も作用も相当大きく違う。もし苓桂朮甘湯から苓姜朮甘湯を考えたとしても、両薬方の働きを証として規定するまでには、逐次実験を繰り返したのではないかと思われる。

　桂枝湯で、薬味の加減で証が変るのを『傷寒論』の初めで示しているが、桂枝湯の芍薬を増量しただけで太陽の薬方が太陰の薬方に変化することなど、ただ芍薬の薬能からだけでは思いつかなかったのではなかろうか。芍薬を去加、加減増量して実験的に使っているうちに発見した症状群（証）があっても逐次実験的に経験を繰り返したと考えれば不思議ではないと思う。『傷寒論』的な理論づけは、その後または経験を繰り返している間に出来上っていったと考えたくなるのである。

　『傷寒論』は古代に出来た聖典である、と考えると、むやみな憶測は許されないわけであるが、もし私たちが原初時代に生きていて、生薬の薬効の発見、単味の生薬の使用から生薬の複合の使用に至って、病人、病態の観察から生薬の薬能、さらに構成を考え、よく効いた構成を「証」という形で記録するとしたら、「病人に効く、効かない」という観点からは、実験的に試用してみることが先に必要であったと考えられる。

　陰陽説、陰陽五行説等での理論づけは、そのあとに続いたと考えるのが自然ではなかろうか。『傷寒論』の原文とみられる部分が三代の文章であると言われ、その部分の簡潔な記述の中に、今私たちが行っている逐次実験的治療に似たところを見出しても不思議ではないように思う。この見方から『傷寒論』の条文をみると、私たちのやり方、考え方に近いものを発見できて非常に親近感を覚える。古典を聖典視するのも結構だが、古典を現代に生かして工夫するのも重要なのではなかろうか。

## ⑫逐次法を随証治療に活かすには

　逐次法の見地から『傷寒論』をみると、『傷寒論』の薬方は丹念に実験を繰り返しながら構成されていったように考えられる。太陽病では、桂

枝湯を中心にして去加方が作られているが、その有様は今私たちが逐次法で処方を形成していくのとよく似ている。

　2味、3味の組み合わせから桂枝湯という名方が出来上るまでには、逐次実験的に経験を積み重ねていったと思われる。『傷寒論』では陰陽説で巧妙に三陰三陽の体系で説明されているが、薬方の全部が原初から理論的に作られたとは思えない。原初では経験的に逐次実験的に処方が作られ、その中の優れた処方がうけつがれ、体系づけられていったと考えるのが自然であると思う。原初から本草的な薬能がわかっていて、薬方が組み立てられたとは考えにくい。

　『傷寒論』の本文とみられる中の基本的な薬方、桂枝湯とか麻黄湯などは経験的要素が大きいと思われる。陰陽五行説で説明される薬方は、陰陽五行説が形成されていく経過に応じて出来上っていったのではなかろうか。この観点からは、『傷寒論』や『金匱要略』の薬方のすべてを同一視するのは不自然であると思う。

　『傷寒論』は後漢の張仲景の著作と言われているが、中の薬方は後漢の時代より500年以上も前の処方が含まれているのではないかと考証学的には言われているのであるから、『傷寒論』の薬方を経絡説、陰陽五行説のような理論だけで解釈するのは、原初の逐次実験的に出来た薬方の本当の解釈に誤りを来たすのではなかろうか。

　さて私たちが随証治療で薬方を運用する段になると、「証」に対する考え方がその薬方の運用の仕方に大きな影響を及ぼす。

　逐次法から『傷寒論』をみると、繰り返し述べたように、現実の治療に当たって逐次法を活かすには、実証主義、親試実験の精神を活かすことが重要であると考える。

　奥田先生は、薬方を適用する場合、新しくその薬方を創るつもりで用いよと諭された。吉益東洞は『傷寒論』の薬方といえども、効かずば用いずと言った。よく証がわかっていると思う薬方を使う場合でも、この心掛けを忘れてはならないと思う。

『傷寒論』の証を本当に理解することは難しい。実際に薬方を使う場合は、薬方の構成に関する問題も多くある。したがって薬方を実際に適用する場合、結局逐次法的にやらざるを得ない部分があるわけである。またそれとともに『傷寒論』の薬方の証を理解出来て、実際に適用してみて、著効をみる場合を経験して、『傷寒論』が治療書として如何に優れているかを実感するわけでもある。

　このような観点からみると、今までの薬方解説にある「証」なるものは、診察方法も十分な記載がなく、診断の薬方名は記載されていても、治療結果の記載が不十分で、また逐次実験的に治療結果が十分に追跡記載されているものは極めて少ない。このことが、漢方治療の科学的でないという批判を生む原因にもなっている。

　逐次法を活かし、その記録をできるだけ科学的処理に堪えるように整理して、名方と言われる薬方を検討し、その性格、適応を分明にしていくことが、私たち現代の漢方医家に課せられた仕事であると思う。

　一定のエキス製剤による西洋医学的使用も、「証」の拡大という点では、いわゆる科学化の一端を担うとともに有意義であると考えられるが、「証」の解明、「証」の発展的解釈、すなわち漢方の本当の進歩には、湯液による漢方的な逐次法が本筋であると考える。

　要するに、今までの名方を随証治療の「証」として活用するにも、逐次法的に治療を行い、それを検討する仕事が必要であると思う。そのためには薬方の構成が問題であり、構成薬味の薬能の検討も先ずやらねばならない仕事になる。この薬能の問題は、また逐次法と密接な関係にあり、随証治療と弁証論治による中医学的治療との相違も問題になる。

　以上、多くの問題を日本漢方は抱えているが、逐次法による治療の記録をなるべく正確に記載できる記録表（カルテ）の作成が先ず必要である。記録表には、問診から始まる診察法による記載が必要で、当然、随証治療に必要な「切診、腹診」についても考えなければならない。

## ⑬証と科学的ということ

　漢方は科学的でないとか、科学性がないとか、西洋医学側からよく言われてきたが、まずこの問題を考えてみたい。

　西洋医学的治療も漢方治療も、病気を治すという目的は同じである。病気が治り、病人が健康になったという事実は、基本的には自然治癒能力があり、治療はその自然治癒能力を最高に発揮させる手段を提供したに過ぎない。

　漢方で治ったというと、以前ではよくそれは自然治癒ではないかと、西洋医学側から言われたものである。しかし考えてみると、外科手術で癌を切り取っても、後の仕末は自然治癒に期待しているのであるし、現在の多種類投薬の西洋医学的治療に於いても、その薬品類が体内で最終的にどうなっているかは十分には明らかにされてはいない。いずれにしても、科学的に解明されていない部分は多い。

　複雑な成分の生薬は、1味でもその体内での薬理を追求することは困難であるが、その生薬を複合して薬方として投与した場合は、さらにその困難が増大されるわけである。

　実際に漢方治療を行っているものは、病人の治癒状況は実感として把握しているのであるが、それを他人に納得いくように説明する手段が乏しかったので非科学的であると言われてきたわけである。いわば生薬治療のような複雑な経験医療手段は敬遠されてきたわけで、今までの解明手段では解明されないものを科学的でないと言ったに過ぎない面がある。

　生薬、その複合の漢方薬の薬理の解明に対し一歩前進した考え方、方法が「血清薬理学」である。少し長文の引用であるが、漢方関係者に知っておいていただきたいので、それを紹介する次第である。

## ⑭「血清薬理学」について

　田代眞一氏（国立京都病院、内分泌代謝疾患センター研究部主任研究

官）が、『和漢医薬学会誌』に 1985 年来発表されている論文をお読みになることをお奨めするのであるが、血清薬理学の観念を得ていただくために『現代東洋医学誌』(1992 年 1 月号) の東洋医学最前線、「『血清薬理学』と『血清薬化学』」から引用させて頂く。

### Ⅰ. 漢方薬の特徴と薬効評価法確立の必要性

今までの漢方薬の作用は主に、生薬や方剤から有効成分を取り出してきて、その薬理作用を調べ、そうした既知の主な成分の作用の和として、話の上でつないで説明されることが多かった。例えば、麻杏甘石湯は麻黄、杏仁、甘草、石膏の四味よりなる方剤だが、麻黄が気管支拡張作用を持つエフェドリン、杏仁が鎮咳作用のあるアミグダリン、甘草は抗炎症作用を有するグリチルリチン、そして石膏が鎮静作用のあるカルシウムをそれぞれ含んでいるので、全体として、喘息の発作によいのである、というように……。

しかし漢方方剤は、未知のものも含めて多成分よりなる薬物である。麻杏甘石湯にしても、たった四つの物質から成るような単純なものではない。しかも、生化学を専門にしてきた者の目から見れば、植物であれ動物であれ、生体に由来する生薬成分は、いずれも酵素的に生合成されたものである。酵素は原則として、特定の基質を対象に、脱水素とか脱炭素とかメチル化というように、たった一つの反応を司っているので、最終産物の前には、それと一か所化学的に違った成分が存在するはずであり、更にその前にももう一か所異なる成分があるはずである。

従って、酵素反応の積み重ねの結果生じる生体成分は、相互に構造の類似したアナローグの共存系としての性質を持っているのである。こうした成分間においては、同じ受容体に結合し、アゴニストとして働くものもあれば、アンタゴニストも存在しうるはずである。アドレナリン様作用を有するエフェドリンの蔭に、ブロッカーとしての、全

く逆の性質を有する成分も共存しているのである。それだけに、構成生薬の代表的な成分の、単味での既知の薬効の中から、辻褄の合うものを取り上げて、話の上で漢方薬の薬理を説明するのは、幾ら構造式が示されようと、投与量が明瞭であろうと、事実に立脚していない以上科学的だとは言いがたく、実際の臨床に使われている薬物の説明としてはいかにもお粗末だと考えられた。

しかも、漢方薬は経口投与されるという特徴を持っている。薬物成分は、経口投与された後、消化管内で消化液や腸内細菌によって化学変化を受け、未変化体との混合物となる。また、それらの間に吸収率の差があり、体内に出現する成分の比率は、消化管内とは違ってくる。更に呼吸後に肝臓などを通る際に代謝を受けた上、血中を作用点まで運ばなければならない。その結果、たとえ単一成分の薬物であっても、作用点では幾つもの成分に変化していることが少なくない。

まして、もともと多成分からなり、しかも未知の成分を含んでいる漢方方剤の場合には、たとえ元の煎液中に生薬薬理学的に有効だとされる成分の存在が知られていたとしても、経口投与され、こうした変化が起こる結果、実際にどの成分がどんな作用を示すかは、これまでは全く評価する術がなかったのである。少なくとも、既知の生薬成分の薬効の単純な和として説明しうるほど簡単なものだとは、とても思えない。臨床に日々使われている漢方方剤の薬理学的解析のためには、新しい研究方法論に基づいて、実際に作用を検討することが必要だと思われたのである。

## II. 真の有効成分を含む粗な薬物としての方剤経口投与後の血液─血清薬理学の提案

われわれは、生薬から単離された単一成分ではなく、日々の臨床に使われており、幾つもの成分の混在している漢方方剤の、実際の薬効を評価し、作用機序を解明するための方法を確立したいと考えてきた。

一般的には、漢方方剤を経口投与した後に、有効成分は血液を介し

て作用点に到達するはずである。然らば、方剤投与後の血清そのものを、真の有効成分を含む一種の「粗な薬物」と見なし、その作用を調べたり、そこから有効成分を単離したりすることが可能ではないかと考えるに至った。

そこで、最近はネフローゼなどに頻用されている柴苓湯の薬理学的検討に、この考え方を応用してみた。柴苓湯を経口投与したウサギの血清をヒト線維芽細胞の培養系に添加したところ、細胞の増殖を可逆的かつ選択的に抑制することを見出し、それが柴胡剤の抗肉芽作用や抗臓器線維化作用といった抗炎症作用の本体の一つではないかと考えられたので発表した。今から7年前、1984年の、第1回和漢医薬学会でのことである。

この系は、現実に最も近い薬理評価系として、それなりの評価を受けた。以前から、混合物としての漢方方剤にこだわり、また方剤成分の消化管内での変化に着目して、薬理学的検討を加えておられた名古屋市立大学の荻原幸夫教授や、腸内細菌叢の酵素と代謝の第一人者で、生薬成分の細菌叢による変化についても研究しておられる富山医科薬科大学の小橋恭一教授らも、こうした系に興味を抱いておられ、その後、「血清薬理学」の名の下に、共同で議論や研究を進めてきた。

そもそもは多成分系である漢方方剤の薬理学的研究のために考案した系ではあったが、単一成分の薬物に関しても、経口投与され、幾つもの代謝産物が知られているようなものでは、全く同様な扱いが可能であり、必要でもあるはずで、現代の薬理学的研究領域でも、抗癌剤、抗菌剤などを対象として、応用が始まっている。

## Ⅲ. 真の有効成分を含む方剤経口投与後の血清を材料とした天然物化学―血清薬化学

薬物経口投与後の血清を、真の有効成分を含む粗な薬物と見なして、薬理研究に用いるのが血清薬理学である。

それならば、あたかも今日までの生薬学、天然物化学が、粗な薬物と

見なした生薬を材料として未知成分を単離し、新薬を創り出してきたのと同様に、粗な薬物と見なした方剤投与後血清から、真の有効成分を探し出し、構造を決め、薬効を調べ、作用機序を明らかにし、新薬を創るといった学問領域もあってよいはずである。特に、連続的に追え、短時間に出現・消失するような作用の場合、薬効と並行して血中に出てくる成分を追うことによって、真の有効成分に当たる確率は、生薬由来の成分を片っ端から単離し、何か薬効はないかと検索する旧来の方法に比べて、極めて高いはずである。われわれは、そうした領域を血清薬理学と対比して「血清薬化学」と名付けた。

既に、こうした方法論に基づいて、尿路に挿入したカテーテルをフラクションコレクターにつなぐことによって、尿量の変化を連続的に追うと共に、刻々の尿を分画採取し、五苓散が単なる利尿作用ではなく、体の水分量の変化に応じて尿量を調整する利水作用を発揮することを明らかにした。更に、尿量の変化した時の尿や血液から、利水成分の単離を試みた。

また、補中益気湯に精子運動増強の作用があり、そうした効果が方剤投与後の精漿中や頸管粘液中に出現することを明らかにすると共に、有効成分の単離を試みるなど、この手法も徐々に現実のものになりつつある。

## Ⅳ．血清薬理学の限界とその克服（省略）

## Ⅴ．まとめ

多成分系であること、経口投与されること、証に基づいて投与されること、の三つは、漢方薬の大切な特徴である。特に、多成分であることは、漢方薬の安全性や有用性の重要な根拠となっている。それだけに、漢方薬理学研究においても、こうした漢方薬の特徴にこだわることが不可欠だと考えられる。もともと未知成分を含んでいる漢方薬

が、経口投与された結果、代謝産物をも含んだ更に複雑な混合物に変わるので、現実に則した研究方法の開発なしには、漢方薬の薬効評価や作用機序の検討はありえないと考えられた。

　われわれは、そうした方法として、有効成分が作用の場まで、血中を輸送されるはずであることに着目し、方剤経口投与後の血液を真の有効成分を含む粗な薬物と見なし、標的細胞に与え、その薬効を評価するという系を考案した。この系は、現実に最も近い薬効評価系として、血清薬理学の名を与えられ漢方薬理の領域のみでなく、広く評価を受けるに至った。また同様な考え方に基づいて、粗な薬物である血液から、真の有効成分を単離してくるという新しい天然物化学、すなわち血清薬化学が生まれた。この方法に基づいて、既に幾つかの有用な成分が単離されてきている。

　漢方薬の特徴にこだわり、漢方の薬理学研究を行うためにこそ考案した実験系であったが、こうした方法論や技術は、新薬の薬理や創薬にも有用なものとなった。現代医薬学や新薬が一方的に進んだ学問や薬物で、単に、その方法やトピックスを漢方の世界に持ち込むことが、漢方を科学化したり、伝統医学を発展させる道なのでは、恐らくないのだろう。漢方の特色に立ち、事実から出発して、誰しもが納得しうる方法で説明しようと努めることが、科学の科学たる所以であり、漢方を科学化する道なのだろう。

　血清薬理学と血清薬化学は、なお幾つもの克服すべき点を残している。が、こうした新しい方法論や技術を開発する努力とその成果が、漢方薬の有用性を示し、伝統医薬学の発展をもたらすと同時に、現代医薬学と医療の発展にも貢献するのだと考えたい。

## ⑮「証」を発展的に考える

「血清薬理学」の引用の「まとめ」の始めに「多成分系であること、経口投与されること、証にもとづいて投与されること、の三つは、漢方薬

の大切な特徴である。特に、多成分であることは、漢方薬の安全性や有用性の重要な根拠となっている」とあるが、証にもとづいてとある「証」は、もちろん随証治療の証であると思う。

　血清薬理学の研究材料は、効果の明らかな、安定した「証」の薬方の漢方薬でなければならないわけである。厳格に考えた証の安定した薬効の漢方薬でなければならない。この証の検討は、漢方臨床医家の仕事である。血清薬理学の研究の対象になる証の漢方薬は、科学的研究の対象として期待に応え得るものである必要がある。

　「証」をみてとか「証」によってとか、「証」という言葉が安易に使われる傾向があるが、以前から繰り返して述べたように、随証治療の基本になる「証」はその薬方が名方と言われるものであって欲しい。

　診察も一応証を頭において進めていく、投薬は証を指標にする。加減をする場合も合方をする場合も、また前述のように「血清薬理学」の研究対象とする場合も、基本となる証が信頼し得るものでなければならない。

　「⑨逐次実験的治療法」（逐次法と略す）の項で述べたように、名方と言われる薬方は、逐次法によって積み重ねられてきた治療経験の中から生まれてきたものと思われる。

　『傷寒論』に記載されている名方、その古いものは『傷寒論』が作られた年より数百年も古い時代に作られたと推測されている。金元時代以後に作られた薬方も、名方と称せられる薬方は、無数の治療経験を経て生き残り、後に伝えられたものと思われる。日本に伝えられた無数と言える薬方のうち、後々まで残り多用された薬方は、また多数の日本人の使用経験を経てきている。その中で名方と言い得るものは日本での名方で、日本人の治療に逐次法的に使われて的確に奏効するものであったと言える。随証治療では、この日本での名方を検討しなければならないと思う。

　日本では、風邪には『傷寒論』系の麻黄湯、葛根湯、桂枝湯、桂麻各半湯、柴胡桂枝湯等が多用されているが、これは『傷寒論』中心の古方が主流になったためばかりとは言えないと思う。徳川時代以来、何百年

もこれらの薬方で治療して治癒した経験があり、その経験の集積が伝承して常用されるようになったと考えられる点もある。中医学治療での風邪の常用薬は日本とは違うのである。

要するに経験医学的治療では、長年月の経験の集積が貴重で、その中から有効なものを見出す努力を、科学的実験的方法による西洋医学的医療の研究とともにして欲しいと思う次第である。

## 16 「証」の検討 (1)

「証」は普通、病人の証と薬方の証に分けて考えられる。前者は方意、後者はそれを具体化して病人に投与する薬方（一定の生薬の一定量の生薬群）で、証を生薬で表現したものである。

西洋医学的治療では、処方というのは、診察の結果、病名（あるいは症候）を治療するために実際に投与される薬品、その分量、および服用法を具体的に記載したものを言うと思うが、漢方治療の場合は、漢方的診察の結果、証（方意）が決まれば、その証を表現する薬方を中心にした漢方薬を処方するわけである。漢方処方集という言葉が使われているが、薬方を記載したものは薬方集である。薬方として記載してあるものを実際に投与する場合は、生薬の品質による量の加減も必要であれば、附子や大黄のように生薬の薬効による量の加減も必要である。また病人の症状の度合による量の加減も必要である。さらに必要によっては、その薬方に新しい生薬を加味したりして実際の処方が出来上がるわけである。

漢方処方集というと、そこに記載されている薬方をそのまま処方するという意味を生じ、方証相対という意味を簡単に考える結果になる。エキス製剤投与ならそれで間に合うが、病人の症状が薬方とずれていたり、複雑であったりすると十分な治療にならない。病名投薬では、漢方の常識である証でさえ知らなくて投薬するのであるから、漢方治療とは言えないわけである。

「証」を厳密に考えると不明な点が多々ある。病人の証とは、病人の病

態を漢方の診断尺度を用いて一定のパターン認識で把握したものである。今までの診察方法では、望診、聞診、問診で情報を集め、それを切診（脈診、腹診など）と照合して、漢方的診断を下すのである。古い文書では、病状を一通り記載し、何という薬方を用いて、治ったと、文章で書いてあるだけで、症状の細かい記載などはない。また最近の漢方のカルテでも、極端な場合は病状を一行ぐらいの文章で書いて、何々湯を投与したと記載してあるだけのものもある。何湯を処方したのであるから、おそらくこんな病状であったのであろうと診断を下した医師の頭の中の操作を想像するだけである。次回にその患者が廻ってきた時、病状が改善されていれば、投与された薬方の証の症状が合ったと合点がいくわけである。もし効いていなかったら、その患者の診察を新しく聞診から始め直さなければならない。

　これは極端な例であるが、多くの漢方のカルテには、望・聞・問・切の診察の細かい記載はない。

　初診での投薬は如何なる治療であれ、十分に検査し、確信を持っていても、実験的性質を持っている。2回目の診察で、投薬が奏効していて初めて確信が持てるわけである。もし症状の改善が十分でなければ、漢方の場合なら、さらに診察をして薬方を変えていかなければならない。即ち、逐次実験的治療法を適用していくことになる。もし初診時から、逐次法を可能にするようなカルテを用い、詳しく記載しておけば、2回目の診察は、それと比較して処方を適確に変更できるはずである。こうして十分な観察を続け、診察のたびにその時考えられる最良の投薬をすることが可能になるわけである。

　このように逐次法を用いて、一人の病人の治療経過が刻明に記録されれば、今までの漢方治療の記載が不明確で、科学的検討には不適当であると思われていた面を幾分でも改善できると考える次第である。この逐次法による漢方治療記録に、併行して行った西洋医学的諸検査成績を添えれば、ある程度の科学的検討に役立つ資料ができると思う。逐次法に

よる漢方治療を行いながら漢方の科学性を考えていて、筆者が到達した結論である。

　ファジー性の強い人間を、やはりファジー性の強い生薬をしかも複合して使う漢方治療の臨床成果の科学的解明には、以上述べた方法以外に適当なものを見出せない。エキス製剤の治療成績の発表のように統計的処理が簡単には行えないので、漢方湯液治療のような生薬治療は今まで敬遠されてきたわけであるが、面倒でもこのような方法の実行に踏み切らなければならない時機に来ている。幸い薬の面では、「血清薬理学」のような画期的な研究方法が出発し、大いに期待を持てるわけだが、それに資料を提供する漢方治療、漢方薬の研究が曖昧では、漢方の科学的検討は望めない。面倒でも遂次法により治療成績を上げるとともに、科学的検討の材料になる治療記録を提供して下さることを漢方関係者にお願いしたい。

　随証治療では当然「証」が核であるが、まず名方といわれる薬方群を集め、それを遂次法で検討し、確実に奏効する薬方を選び出す。この仕事が第一段階である。

　名方は遠い過去からの先人の苦心の賜であるが、それらの名方を現代人に適用してみて、現代人に対応する実効ある薬方を探求する。

　この仕事は多くの漢方医の協力を必要とする。もちろん遂次法により治療過程、結果を記録しておいて貰う。この仕事が第二段階である。

　この仕事により選ばれた真の名方を核として随証治療を行うのが理想であろう。

　科学的検討により評価を行うには、基準となるものが必要であり、選ばれた安定した名薬方が、漢方治療評価の一応の基準になる。

　以上のような仕事を行うには、遂次法を確実に実行しうる手段、方法が先行しなければならない。記録をするためのカルテがまず必要であり、記載のための用語や記号の統一、記載方法のとりきめが要る。

　もちろんその前に当然、腹診、脈診、舌診の技術面の統一見解が必要

であり、基本的には『傷寒論』や『金匱要略』等の一般的漢方知識の勉学も要求される。

## 17 「証」の検討(2)

　第43回日本東洋医学会総会に於て、「証をめぐって」パネルディスカッションが行われた。

　漢方医学の立場から、富山の寺澤捷年氏と京都の中田敬吾氏、中医学の立場から、中国の朴炳奎氏と埼玉医大の大野修嗣氏、西洋医学の立場から独協医大の日野原正氏、杏林大学の李思元氏らの発言があり、司会は、杏林大学の鍋谷会頭、北里研究所の大塚恭男氏であった。時宜を得た企画であったが、会員の期待に添った回答が得られたであろうか。『薬局新聞』では「三者で認識の違い浮き彫りに」という見出しをつけているし、司会者の言葉の中にも、「結局本日は、証についてはっきりとした結論は出なかったと思うが……」とあるように、会員の期待に十分答えるところまではいかなかったように思う。

　証に対する考え方の違っている三者を集めて、証に対する統一見解を期待することは無理であったように思う。学会の会員は、一応随証治療を指標とする漢方治療（エキス製剤使用者も含めて）を行っているわけで、それに適合する「証」の解釈を期待していたのではなかろうか。三者はそれぞれ自己の診療の方法に関連した「証」を述べたのであり、その方法が変わらない限り、「証」の見解も変らないのではなかろうか。他の「証」への理解は示しても、自己の「証」に対する考えは変えるわけにはいかないのであろう。

　さて、今まで繰り返し述べてきた、「証」の問題であるが、筆者の行っている漢方治療との関連に於て、ここで考えてみたい。

　まず「証」という言葉が、いろいろのニュアンスで使われていることが気になる。症状に近い意味を含ませている場合もあれば、症候群に近い意味の場合もあれば、随証治療の場合の厳しい「證」に相当する意味

を表現している場合もある。これが各人の発言を理解しようとする場合、障害になっているように思う。パネルディスカッションの発言を検討してみると、前述のように証の解釈は、各人の実際の診療方法を反映しているように思う。「証」という言葉で、意見の一致している点は、「証は最終的に投薬を行うための総括である」ということである。西洋医学の立場からの発言で、エキス製剤その他の病名投与の立場を考慮している場合でも、前記の「証」を意識している。

問題になるのは、投薬を行うための最終的総括に達するまでの、診察・診断の方法である。ここで、漢方医学の立場からと中医学の立場からの発言を検討してみたい。

**❶中田氏の発言をかりて**

中田氏の抄録は、これからの検討のきっかけとなる問題を含んでいるので、その一部を引用させて頂く。

> 証は漢方診断の根幹をなし、これを無視しては漢方治療は成り立たないという点に関しては衆目の一致するところである。しかるに古方医学、後世方医学、中医学、鍼灸などよって立つ立場の違いにより証に対する考えもかなり違っており、証の扱い方も相当に違ったものとなっている。

証は漢方診断の根幹になっていることは常識であるが、証は診療の立場の違いによって違うと言っているが、湯液治療とエキス製剤による治療とでも、証に対する考え方は当然違うところがある。

> 古方医学では傷寒論太陽病上編にある「太陽病三日、已発汗、若吐、若下、若温鍼、仍不解者、此為懐病、桂枝不中与之也。観其脈証、知犯何逆、随証治之」の条文から、随証治療をもって最良の治療法と考えている。

この条文の随証治之の証は、その時の証に従って治療するという意味

で、厳しい方証相対の意味ではないように思う。

> この場合の証の診断は主に治療処方の適応証の診断となっている。そして診断の物差となるのは陰陽虚実寒熱表裏に気血水である。随証治療の場合方証相対といって、一つの証(症候複合)に対してそれを治し得る処方はただ一つであるという考えが特徴的である。

古方的治療は当然であるが、日本では後世派と目される人々も随証治療である。証の問題が取り上げられる所以である。しかし一般漢方診療、また、エキス製剤も含めて漢方薬を使う治療を行っている者は、随証治療的であるが、その証は漠然としていて方証相対の証とは程遠い。

> 一方、中医学では弁証論治或いは弁証施治という考えから、証の診断に際しては上記の陰陽虚実寒熱表裏気血水の他に臓腑弁証も加え、先ず病態を漢方的な病態生理で診断した後、治療処方の選択をしている。一つの証に対しても治療処方は単一に限るということではなく、いろんな処方があるという比較的柔軟な考えを取っている。後世方の証に対する考えもほぼ中医学と同じといえる。

ここで中医学に言及しているが、弁証論治は後に詳しく考えてみたい。ここで問題にしたいのは、「後世方の証に対する考えもほぼ中医学と同じといえる」という点である。金元医学が導入された当初は、同じ源から発しているから似ているわけであるが、後世方も古方派の台頭で変化したであろうし、今の中医学は金元医学の後であるが、相当大きく変貌していると言える。「証」に対する考え方は同じとは言えないと思う。

> 古方医学の随証治療は証の診断即治療処方の診断となっているため、臨床に簡単に応用し易い便利さがあるが、診断と治療の間に理論的な裏付けが乏しい。

ここで古方派漢方は使用しやすい利点はあるが理論的な裏付けが乏し

い、と言っている点が問題になる。理論がないという話は、中医学が導入されてしばしば言われていることであるが、それが何を意味しているか、今まではっきりした発言を聞かない。この問題は眼目なので後に十分検討してみたい。

　一方後世方や中医学の理論は陰陽五行説に基づいているため、科学的な医学理論とはなり得ず、理論を進めてゆくと屢々現実から遊離した観念的な机上の理論に終ってしまう。これらの長短の上に立ち、今後の漢方の発展に本当に役立つ証の形を今一度考え直すことも重要であろう。それにはやはり現代医学の病態生理の知見を積極的に導入して、証を開発してゆくことが必要と考えている。

「後世方や中医学の理論は陰陽五行論に基づいているため、科学的な医学理論とはなり得ず」と陰陽五行説に言及している。この問題は、古方派の吉益東洞の親試実験と関連しているので、寺澤氏の発言を検討する折検討してみたい。
　「今後の漢方の発展に本当に役立つ証の形を考え直すことも重要であろう」と結んでいるが、考え直すことが非常に重要である、と言って欲しかった。

### ❷寺澤氏の発言を巡って

　さて次に漢方医学の立場からの、富山の寺澤氏の発言から引用させて頂き、筆者の証の考えも附加して述べさせて頂く。藤平健氏も筆者も奥田謙蔵先生の弟子であり、古方派に属するわけであるが、先述のように「証」の考え方は、各人が行っている治療と関連していると述べたように、藤平氏と寺澤氏と筆者との考え方には、ある程度違いがあっても不思議ではない。先ず奥田先生と藤平氏の証の考え方を紹介したい。

　証の定義について、奥田謙蔵は『傷寒論梗概』に、「証とは、身体内に於ける病変の、外に現れたる徴候で、之に拠って其の病の本態を証

明し、或は之を薬方に質して立証するの謂である」と記している。
　また、藤平健は『漢方概論』に、「証とは、病人の現わしている自他覚症状のすべてを、漢方的なものさしで整理し、総括することによって得られる、その時点における漢方的診断であり、同時に治療の指示である」と記している。

　この二つの定義は古方派の代表とみられるが、両者の表現は解釈によっては微妙に違う。藤平氏の言葉では、証とはその時点における漢方的診断であり、同時に治療の指示であるとなっていて、証の一般的定義としてはこれでよいわけである。しかしこれだけでは方証相対の問題点には答えられない。

　奥田先生の言葉の「外に現れたる徴候で、之に拠ってその病の本態を証明し」は、藤平氏の証の一般的定義に近い意味ではないかと考える。この病は漢方的にいう病であるが、証明しは、明らかにするというくらいの意味で、厳しく証明すると言っているのではなかろう。次の「或は之を薬方に質して立証する」が問題で、その病の本態なるもの、一般的には証と目されるもの（これは薬方で表現されている）を薬方に質すというわけである。『傷寒論』の条文により小柴胡湯の証と明らかにしたものを、薬方を検討することが、質す、ということになれば、もう一度検討し直すという意味にしかならない。薬方を処方として実際に投薬してみて、それが効果があるかどうかを確かめるという意味にとれば、効果があった薬方に対応する「証」が正しかったと立証されたことになる。常日頃、「漢方は実証の学問ですよ」と言っておられた奥田先生の言葉として質すを解釈すれば、実際に投薬してみて確かめたものが証に値するという意味にとりたい。藤平氏の定義より古方派の親試実験の精神を現しているように思う。

　逐次実験的治療の話で述べたように、どんな投薬でも第1回は実験的性質を帯びている。経験医術系統の診療では、診断に確信があっても、

第1回の投薬は実験である。葛根湯を投与してみて効いて始めて葛根湯の証であると断定できるわけで、軽々しく何の証だと言いきれないわけである。漢方診療で投薬する場合、診断の目標は証で、その証の薬方を投薬するわけだが、奥田先生はその際でも、「新しく証を作るつもりで薬方を考えよ」と言われた。「脈をとる時は、無念無想になれ。患者の話をきいて当初から、薬方（証）を頭において診察してはいけない」とも言われた。方証相対を軽く考えてはいけないわけである。

方証相対がわかりにくかったり、誤解されたりするのは、証が「葛根湯の証」というように薬方名で表現されていることと、実際に投薬される薬が生薬の複合であり、現実的に考えれば効果は一定していないことである。

また証の表現である薬方も、古代の両で現わされており、それを現代のグラムに換算する場合、人によっても異同がある。要するに不分明な要素の多い言葉で表現されている「方証相対」、またそれに関連する「証」の問題で、統一的見解を得ることは難しいが、それでも「方証相対」「証」を実際の診療の場でどのように考えたら、今後の漢方の発展に役立つか、真剣に考えなければならない。

> この様に漢方における証の特徴の第一は、いわゆる「方証相対」の理念にある。これは『傷寒論』の筆者・張仲景の立場でもある。第二の特徴は腹診によって得られた情報を証の構築の上でかなり重視している点であろう。

寺澤氏は証の特徴の第一に方証相対の理念を挙げているが、これは随証治療の常識を述べただけで、証の性格はもう少し突っこんで考えねばならない。「第二の特徴は、腹診による情報を証の構築」の一助とする問題であるが、腹診の技術が未発達で、証の構築にどの位の力があるか、未知数である。しかし、身体から直接得られる情報は証の構築には役に立つので、腹診と共にさらに拡大する必要がある。

> 方証相対論は臨床上、極めて有用である。しかし、証が確固不動のものとする意見には賛成出来ない。古典的に形成された証（方剤の適応病態）は一つの作業仮説であり、各種の診断機器による生体内情報や、病理学的知見をも加味した系統的な臨床研究によって、その内容について逐次再検討されて行くべきものと考えている。

　方証相対は臨床上有用であるが、証を固定的に考えることは賛成できないと言っているが、当然である。先述のように、証の考え方はその人の実際診療と関連していると思うが、筆者のように逐次実験的診療を行っているものは、証をゆるく考え、拡大解釈したり、自由に加減、合方したりして、治療範囲を拡げて行かざるを得ない。中医学の処方構成に近くなるわけであるが、随証治療の証を中心に於て治療しているのであるから古方派の系統に属する。

　古典的に形成された証は一つの「作業仮説」であるという寺澤氏の考えは当然である。また、どのような診察・診断法で出来ようが投薬前の証は、「作業仮説」であり、それがすぐそのまま正しいとは言えない。

　古代の医療は、経験医術的に発展したと思われるが、1味、2味の生薬から出発したと考えるのが自然であろう。3味、4味と複合され、原始的な薬方が形成され、それが長年月の逐次実験的治療により薬味の数、分量、分量比が固定化されていったと推測したい。その薬方の構成に方則性を考えたくなるのも自然で、先ず最も古い陰陽説が適用されたのではなかろうか。『傷寒論』の古いとみられる薬方は、陰陽論で構成されているとみられている。陰陽五行説が発展して、その理論で薬方が解説され、また処方が作られるようになったのは、後のことであると考えたい。

　さて何を言いたいかというと、古くできたと思われ常によくできた名方は、後の理論で作られたものでなく、経験医術的、逐次実験的に長年月をかけて出来たと考えられるということである。1味、2味と生薬を逐次実験的に使用し、その薬能を経験的に知り、薬方の構成に役立てて

いったとみられる。『傷寒論』の中の古い薬方は、構成については何も書いてないが、後世の引経報使の理論などで作られたものではない。

　効果の明らかな薬方を逐次実験的に使ってみて、その効果をみながら、生薬の薬能を考えていったのが『薬徴』のやり方と考えるが、生薬の複合した薬方の効果を知ることは、今までの西洋医学的方法では難しい面が多く、今まで敬遠されてきたといってよい。前に紹介した「血清薬理学」の方法で、薬方処方の効果を薬理学的に解明する一歩を踏み出したと考えているが、薬方を投与する前に、その薬方の真の効果を測推するには、使用経験が証という形で示されているものを考究する以外にない。それも投与してみて、その効果が本当にわかるわけで、寺澤氏のいう証は、治療の前提となる「作業仮説」というわけである。このように考えてくると、漢方の薬方の効果、証の解明はこれからの問題で、寺澤氏の言うように西洋医学的方法を駆使して、逐次的に解明すべきものと考える。証の解明の仕事は、今から始まると言える。

　寺澤氏の抄録からの引用についで、パネルディスカッションでの発言記録（『薬局新聞』の記事）から引用して、補足したい。

　　外来因子による疾病状態の発生を、吉益東洞は、万病は一毒によって生じる、と主張したのではないか。外来因子、あるいは一毒によって生体にある種のパターンで異常状態が生じ、その歪みに応じた修復法があるという説は、非特異的生体反応ということが出来るが、漢方古方派の基本的理念である。
　　吉益東洞の理念を基本とした証とは「外来因子に対して生体が非特異的に現した歪みの型であり、これを修復するのに相応しい方剤との対応において認識されるもの」ということになる。

吉益東洞を含めた古方派漢方の実証精神（親試実験の精神）が、日本の科学思想の発展に深く関わっていることを、以前に辻哲夫著『日本の科学思想、その自立への模索』（中央新書）を紹介して述べておいた。そ

の時、万病一毒説にも言及したが、寺澤氏の発言は、万病一毒説を新しくうまく説明している。単純に毒というと、薬に対応して考えがちで、薬が具象的であるので、毒も具象的に考えやすい。万病は一毒で起こると考えるから、科学的でないと言われたわけである。

> 万病一毒説と方証相対の理念に立つと、病的起点をもたらした外来因子の内容は特定する必要はないし、生体の恒常性維持機構を論じる必要もない。ということは極論すれば、観念論的な陰陽五行説や風寒湿などの仮想的な病因論を排除しても、実際の治療には何ら支障がないことを意味している。
>
> 漢方古方派の主張は、生体の非特異的反応を見ぬいたという一面で、高く評価されるといえる。見方を変えると、吉益東洞の学説は、きわめて科学的態度で一貫していることが分かる。

吉益東洞は一貫して実証的態度をとっているが、これが、科学的に物を考える基本であると思う。漢方は科学的ではない、理論がないと言われているが、この問題を考える上で『日本の科学思想』は、多くの示唆を与えてくれる。方証相対というと、うっかりすると、方を固定的に考え、対応する証も固まったものと考えやすい。方は薬方で表わされ、現実的には、決まった処方の湯液になり、エキス製剤になる。動かないような感じである。対応する証も動かないように思うが、病人の証は極めて流動的であり、それをうまく表現している『傷寒論』の証の表現も多彩である。『傷寒論』の小柴胡湯の条文をよく調べてみればすぐわかる。

長年月の経験を経て出来あがった『傷寒論』の薬方は、それを親試実験、逐次実験的に用い、実効を体験して初めて理解できると思う。本に記載してある証と方を読んでわかるというものではなく、病人に適応して実効を試しながら体得していくものである。病人の病態の診断によって得た証は、診察した人間の頭にだけ全貌があり、それを薬方の証で表現しようとすれば大幅な省略がいるわけである。いわば作業により得た

仮説であり、たとえそれが『傷寒論』の薬方で表現されていても、『傷寒論』の証とは同一に論じることはできない。漢方的診断を証と言う、と定義づけた時の証は、重みのある方証相対の証ではない。

　実証的態度を貫いた東洞は、「傷寒論の薬方と言えども、効かずば用いず」と言っているが、その薬方を逐次実験的に十分検討した上での言葉であると考えた時、重みがある。1、2回使ってみて、効かずと言ったのではあるまい。

　　方証相対の利点と問題点、今後の展開を論じてみたい。第一点は方証相対の理念を採用すると証を導入条件として二重盲検法などによる薬効評価を行い得る可能性がある。もちろん治療形態に応じ証が変転し、それによって方剤も逐次修正するのが方証相対論の基本的理念であるから、この治療学全体を二重盲検比較試験のような、それ自体が限界がある評価方法ですべて評価できるとは考えていない。しかし現在の中医学のように個々の患者の証に従って個々に方剤を組みあげる方法論と比較すれば、方証相対は不遍的で客観的な評価法に、よりなじみやすいと考えられる。

『傷寒論』を学び、『類聚方』や『類聚方広義』、また『薬徴』を読み、古方派漢方の勉強をした人は、以上の寺澤氏の発言を理解できると思う。短い記録からの引用で十分意を尽くしていないきらいがあり、誤解を起こしやすい点があるので、筆者の考えを附加して説明しておきたい。

　方証相対の理念を採用すると証を導入条件として（二重盲検法などによる）薬効評価を行い得る可能性がある。という発言であるが、もし二重盲検法を用いるとしたら、生薬の一定したもので作った一定のエキス製剤の評価である。同じ成分のものを得られない漢方湯液治療の煎薬の薬効を基にして検査することは不可能である。小柴胡湯エキス製剤の再評価の問題が出た時、20年前大島良雄先生の希望で行った「東洋医学の批判」なるパネルディスカッションの記事を紹介しておいたが、漢方薬

の薬効を評価することは、その時にも述べたように極めて難しい。

しかし随証治療は、一応構成の定まった薬方を使うので、その薬方を持続的に使う場合は、ある程度統計的に薬効を処理できる可能性はある。処方の変更が頻繁な中医学的治療では不可能であろう。

寺澤氏の発言では、「もちろん治療形態に応じ証が変転し、それによって方剤も逐次修正するのが、方証相対論の基本的理念であるから」と言い、その後で二重盲検法は無理であると言っている。この中の、治療形態に応じ、というところがわからない。病態の変化に応じ、とした方がわかりやすい。

実験的に同じ処方を使うならともかく、実際に病人を治そうとするなら、逐次実験的治療によらざるを得ないのであるから、基本的にはある証（その構成薬方）を頭において治療していても現実に投与する処方は変えなければならないのであるから、同じ病名で似たような病態であっても統計的に比較検討することは難しい。

寺澤氏は、この逐次実験的治療の場合の薬効検討に十分には言及していないように思うので筆者の考えを附加しておく。

漢方薬の効果が西洋医療側から軽視されてきた理由には、基本的には、今まで寺澤氏の発言の中で問題にされているような、科学的検討が加えにくいことにある。どうしたら、科学的の検討を可能にできるか、衆知を集めて方策を探究しなければならない。

一方、漢方診療の側にも、科学的検討を妨げる要因がある。病気の治療の場合、入院した場合など、西洋医療なら何十枚もの記録が残される。漢方診療を併用している病院などでも相当量の西洋医療側の記録がとれる。それに対して漢方診療側の記録は何分の一かである。漢方専門に治療している場合でも、診察毎に何頁もの記録をとることはしてない。病人の症状から（望問聞切）によって得る情報は、初診の時はある程度の量になるが、再診以後は何行かの記載があればよいほうで、多くはメモ程度の記録である。しかし、診察の結果の薬方は、調剤の必要から必

ず記録される。このような不備な記録から、病人の病態、症状と薬方の関係を、即ち薬効を科学的に探り出すことは不可能である。この状態を少しでも改良しようと考え、まず記録表（カルテ）を記録しやすいように改めることから始めた。逐次実験的に治療するのであるが、毎日の診療に使うので、その便利を考えたカルテを工夫している。

今、漢方的に必要な事項を記録できるカルテを考えているが、誰がみても記載が理解できるようなものにすることは難しい。しかし、このようなカルテを作り、誰にでも診療の経過が理解できるような方法を講じなければ、証（診断）と方（投与した薬方）の関係を科学的に観察する材料は得られない。湯液治療研究家の諸氏のこの種の記録表の工夫を期待する次第である。

方に対応する証を研究し、その証をもとにして薬方を作り、その薬効を検討する。この検討をなるべく科学的にするには、まず記載を十分に、なるべく正確にする。この地味な厄介な操作を繰り返して、記録を作らなければ、「証」の問題も、方証相対論も議論で終ってしまう。

### ❸中医学治療における証

パネルディスカッションの「中医学の立場から」の発言を引用して、日本の「証」との違いを考えてみたい（誤解のないように断っておくが、中医学の方法論を批判するつもりではない。日本の方証相対の考えを明らかにしたいだけである）。

中国中医研究院広安門医院・朴炳奎氏の発言からまず引用する。

> 中医学の証は病候・病証・証型、または「弁証」を簡単にした総称である。証とは体（患者）疾病進展過程の病理的な概括で、病因・病位・病性・病勢と正邪関係を含めた総合的な診断概念である。また証は四診方法によって患者の病状と体の特徴を総合的に分析して決められる。それ故、証は疾病の本質を掲示されたものでもあるし、中医治療の根拠にもなっている。全体観と弁証論治は中医学の真髄だともいえる。

この引用の初めの中医学の証はわかりづらい。症候、病証は症状と受けとれるし、証型は、症状群をパターン認識してできた病態型であろう。総称であるというのが紛らわしいので、証という言葉はいろいろな意味に使われているということであろう。

次に続く、証とは患者の疾病進展過程の病理的な概括で……というところは、漢方で証とは病人のその時点の漢方診断である、というのと似ている。次に続く文では、総合的な診断概念である。となっている。また証は、に続く文では……総合的に分析して決められる。と言っており、これも診断概念であろう。要するに弁証論治の弁証について述べていると考える。それ故、証は疾病の本質を掲示されたものであるし、中医治療の根拠にもなっている。と述べられている。

さらにこの後に、「証を決めるには中医学の陰陽五行説、臓腑経絡学説、精気血学説を把握しなければならない」と述べている。この後に、証の分類は色々あるが……と続くわけであるが、これをみると、ここでいう証は弁証論治の証であり、日本漢方の方証相対の、追求して到達した厳しい形の証ではない。

次に埼玉医科大学の大野修嗣氏の発言から引用すると、

> 中医学における証が、実際どう決定しているか述べる。
> 　中医学では望聞問切という診断を行っている。そこで証を決定するために、病因・病位・病機・病性を念頭に置きながら八綱弁証、病因弁証、臓腑経絡弁証、六経弁証、衛気営血弁証の五弁証を用いてこれらを導き出す。そして中医診断、証の型分類といくわけだが、現在の中医学では現代科学的検査、西洋医学的診断が非常に影響を与えていく。ここまでの過程を「弁証」といっている。これが終わると方剤学、中薬学を駆使して治療法を立案する。中医診断から治療までを「論治」という。治療のところで評価して"どうも効いていない"ときは、もう一度弁証を行って治療を変える。

大野氏の発言から、朴氏の発言を補足する言葉を拾ってみると、証を決定するために八綱弁証以下の五弁証を用いる。ことになる。弁証を終ると、方剤学、中薬学を駆使して、治療法を立案する。これが論治というわけである。日本の随証治療では、中医学治療で弁証論治を終ってきた方剤（薬方）に相当するものを、新しく作るのでなく認知の『傷寒論』などの薬方を目標にして、それを適用するのである。

　「証をめぐって」のパネルディスカッションの発言を引用して「証」を検討したのであるが、筆者としては、日本の随証治療の「証」を明確にし、今後の漢方治療の発展に役立てたいと考えたからである。随証治療の「証」については既に一通り述べたが、日本の漢方治療の現状、今後の発展を踏まえて、現実的に「証」を考えてみたい。

　現実の治療は、具体的には診察、診断の結果得られた薬方により作られた湯液（その他の剤型も含まれる）により行われる。随証治療の考え方の薬方も、弁証論治の結果の薬方も、生薬の複合という形は同じである。そしてその薬方の価値は実効があって判定される。その効果の判定は、現実的には日本では現代科学的医学による検討になる。

　さて日本漢方の「証」が現実的に問題とされるのは、その「証」を基本にして診断され、投与された薬方が効くかどうかが先ず問題になるのであって、効果があった場合、その薬方の証が優れていると考えるわけである。

　効果のあった薬方、その薬方の証（即ち投与条件）を研究し、証として把握して、その証を中心に置いて診断を進めていく。これが随証治療であるが、これには中医学のような理論がないではないかという批判がある。日本漢方の「証」の理論根拠は六病位弁証であり、八綱弁証であり、これが『傷寒論』の構成と結びついて基本理論となっている。それに気、血、水弁証を加えて実際治療に役立てている。もしこの理論で証を考え、効果が上げられれば、それでよいのではないかという思いがある。

### ❹長沢元夫先生と費維光先生の論説

**帰経について**（『漢方の臨床』第39巻第7号，長沢元夫）
**傷寒論の臨床応用に対する認識**（『漢方の臨床』第39巻第8号，費維光）
**費維光氏の論文を読んで**（『漢方の臨床』第39巻第8号，長沢元夫）

以上の諸論説は、日本漢方の基本的な問題と関連しているので注意して読んで頂きたいが、これらに対し筆者の感想、意見を述べておきたい。総合的な「証」の検討は後に譲るが、これらの諸論説には示唆する考え方が多く含まれていると思う。

先ず「帰経説」であるが、文献的には長沢先生の説で要が尽くされていると思う。経絡で『傷寒論』を解説する問題は、今回の費氏の論説の主題目で、長沢先生の批判的感想を合わせ読めば納得するところが多いと思う。

筆者は漢方を学び始めた当初から、帰経は納得がいかなかった。師の奥田謙蔵先生も講義の折、帰経がいけないとよく言われた。

奥田先生の逝去後、筆者らが先生の遺稿を本にした『傷寒論講義』（医道の日本社）を読んで頂ければ納得できると思う。一応『傷寒論講義』の凡例から関連する所を引用してご参考に供したい。

　一、此の書は、傷寒論中の太陽病上篇より、差後労復病篇に至るまでの解釈を述べたものである。

　一、原本（傷寒論）では、この前に弁脈法、平脈法、傷寒例、弁痙湿の四篇があり、又この後に弁不可発汗、弁可発汗、弁発汗後病篇等の数篇があって、之にて全巻を成しているが、初めの初篇は実際治療に直接関係する所が少なく、又終わりの諸篇は、その多くは本篇中の重出で、何れも皆後人の手による増入と看て、先哲諸家は多く此等の諸篇を採用していない。此の書も亦この意味で之に従った。

　一、此の書に於ける傷寒論の章句を示す数字は、後人の増入と考えられる章を、一三五の如き細字であらわし、本来の原文と考えられる章は、**一三五**の如き太字を冠して之を区別した。

以上の凡例でいう後人の増入と思われる章には、帰経説で説いた章句が含まれている（此の書の章数、四百三章中、後人の増入とみられる章は、二百数章である）。

　筆者が当初帰経に対して素朴な疑問を持ったのは、経絡説は人間という生物の一個体内の関係としては納得できるが、しかし、数多く用いられる生薬は人間と同じく、その一つ一つが一つの複雑な世界を作っている。人間の経絡にその生薬を簡単に配分してよいものだろうか。人間は複雑に考えるが、生薬は簡単に考え過ぎていないか。この素朴な疑問は今も続いている。

　生薬の成分の幾つかだけを問題にして考えている西洋医学の考え方も不備と思うが、生薬を一つの簡単な物として扱う考え方も不備と思う。生薬を複合して使う生薬治療には、考えなければならない問題がまだ多くあると思う。

　さて費氏の論文を読んで気づいたことがある。『傷寒論』が成書となったのは、紀元204年頃というが、その書が実際に見出されて、世に問われ、用いられるようになったのは千年後（の宋時代）であることである。『内経素問』は『傷寒論』より古く成書になっているが、それが世に問われるようになったのは隋唐時代と言われ、『傷寒論』より数百年早く世に出ている。したがって『内経素問』の考え方で『傷寒論』を解釈するようになったのは自然の成り行きと思われる。このことを費氏は言っている（古い文献に触れることが少ない我々には気がつきにくい）。

　孔子、孟子に親しい感じを持つと、つい最近の人間のように錯覚するが、孔子は紀元前500年の周の時代の人物である。『傷寒論』に親しむと、孔子に対すると同じような錯覚を起こす。我々に証拠をみせて、古文と後の文との区別を教えてくれた、江戸の考証学者の働きを有難いと思う（『傷寒論』の古い文は孔子時代の文だと考証されている）。

　中国にも費氏のような考えを持っている学者がいることを注目しなければならないと同時に、我々も自分のやっている漢方の本質をよく考え

てみる必要があると思う次第である。

「『傷寒論』の臨床応用に対する認識」(費維光氏)と、長沢元夫先生の「費維光氏の論文を読んで」とを併せ読むと、『傷寒論』について、中国の解釈と日本の古方家の解釈が違っていることが分かる。中医学院で使用しているすべての教科書は、『傷寒論』を『内経素問』の考え方で解釈しているし、日本で翻訳されている中国出版の傷寒論解釈もすべて同様である。例外は、ハルピン医学専門学校長・生理学教授、後、中国医科大学生理教研組主任教授の故閻徳潤著『仲景傷寒論評釈』(非売品)があるが、生理学者の書いたものであるから陰陽五行説等は採られていない。

日本では、既に江戸時代考証学者の力により、古文と後から加わった文とが分けて考えられることが常識になっている。

古文と目される条文は、何時頃できたか明らかにされていないが、文体からみて、『黄帝内経』が成書になる以前のものもあると言われている。これらの古い条文を、陰陽五行説、臓腑経絡説など後で成立したもので解釈するのは不自然だということになる。『傷寒論』の条文の解釈は、随証治療の「証」の解釈に直接関係するので重要である。ここで『傷寒論』の成立を中医学発展の歴史の中で検討してみたい。

「弁証法的思惟方式から中西医統合へ」というサブタイトルの『医学弁証法』(元文璋著、菅井正朝訳)から「中医と古代自然哲学の歴史的結合」の部を引用する。長文になるので、一部は要点を要約することにする。(傍点は筆者)

> 中医は、中国人民の長期にわたる疾病との闘争の豊富な経験の総括であり、独特の理論体系を備えた医科学の一部門である。中医の歴史的発展は、その理論体系の形成と完成が、医療実践の不断の豊富な基礎の上に、古代自然哲学と結びついた結果であることを明らかにしている。中医は、中国古代自然哲学の助けを借りて、大量の直感と経験を整理したものといえよう。この歴史的結合を説明するために、中医

の発生と発展を簡単にふりかえってみよう。

(Ⅰ)**中医の発生**(要約)　殷墟(紀元前1300年頃)の甲骨文字の中に、すでに数10種の臨床疾病の名称が記載されている。……西周、春秋になって、疾病、医薬に対する認識は比較的豊富になり、『山海経』に記載された疽、痺、痿、狂、疫などの病名は23種、腹痛、嘔、聾など12種の症状、薬物は100余種もあった。『易経』など十三経中には、病症に関係のある名称は180種以上、断片的な治療経験の蓄積、専門職の医師の出現に伴って、最初の理論的な認識がもたれ始めた。『周礼』の中では、最も早く薬物を、草、木、虫、石、穀の五薬に帰納した。

(Ⅱ)**中医理論形成の歴史的条件**(要約)　中医の理論体系は、戦国から西漢に至る数百年の間に形成されたものである。

(1)医学は最初の巫術形式の中から分離して出てきた。……殷周以前には、原始宗教的世界観の影響下に医学と巫術は混合され、巫医となっていた。甲骨文字では、医(醫)は「髪」とも書かれた。要するに原始的な医学活動が巫医の形式を具えていることは、世界各地で同じである。(**筆者附言**：巫医的行動は今でも世界各地に残っている。文明国と言われる国々でも残っている。原始的な生薬治療の形は、民間薬による治療に残っている。このことは、実際に医療に携わる者は頭に入れておく必要がある。先端医療だけが医療だと思い込むと、地に着いた医療はできない)。

戦国から秦漢の時期に至って、社会状態の変化によって、医学と巫術の分離が推進された。『黄帝内経』は後漢の西暦50年頃に出されたといわれるが、ここではっきりと、天命、鬼神に対する批判を通じて、医学を巫医形式から脱出させ、中医が前進の一歩をふみ出した。

(2)長期医療実践による経験の累積……戦国から前漢に至るまで、異なる医学学派が出現した。『漢書・芸文誌』の記載では、漢以前に医経七家・医方十一家があった。これらの学派の成立と、相互の交流融合は、中医理論体系の形成を推進した。

(3)古代自然哲学の発展……戦国時代の自然哲学思想は、天文、暦法、気象などの知識の発展に伴って、秦漢時期には更に進展し、臓象学説、経絡学説などを形成する可能性を提供した。

(Ⅲ)中医発展の歴史

(1)『黄帝内経』と『傷寒雑病論』

上に述べた歴史的条件から、中国では戦国と秦漢の時期に、中医の代表的な著作である『黄帝内経』(『内経』と略す)と『傷寒雑病論』が生まれた。

『内経』は、中国に現存する最も古い医学典籍である。『内経』の中では、精気・陰陽五行学説を運用し、比較的系統的に中医の基本理論の原則を総括し説明した。それは人体を一個の統一された整体とみなし、相互連系の中から観察を加え、臓腑・経絡・気血・精神などの生理機能と作用について述べている。『内経』は、臓腑の協調・気血の通暢・精神の安定・形体の強固さが人体の健康の原因であると認めている。この書は疾病について論述するとき、虚・実・寒・熱の4種類の基本的な病理変化を確定し、客観的な自然界の影響と人体の疾病を分析し、同時に生体の内在因素が疾病過程の基礎であることを強調した。生命の起源、形神の関係・疾病の予防などの問題に対して、『内経』はやはり古代自然哲学思想をもって、すべて論述を行った。この後の中医理論の発展は、すべて『内経』に源を発しているといえる。

『傷寒雑病論』は、理論上で『内経』を継承し、同時にまた本草・湯液・方剤などの臨床治療の経験を総合し、弁証施治の体系を初歩的にうち立てた。この書は、基本理論と臨床実践の統一の上で、各種の異なる症状を帰納して証候類型とし、「六経弁証」の形式を通して、外感病の病勢発展過程と、異なる発展段階の病変の特徴を推断演繹した。このようにして、中医の基本理論が臨床実践に対して直接に指導作用を発揮するようにさせ、また直接に臨床実践の中から絶えず豊富な治療経験をくみとり、発展をかち得たのである。さらに『傷寒雑病論』

は、治療の中で百余りの基本的な方剤の組み合わせを提出し、補虚瀉実・清熱温寒の治療原則が、一歩を進めて具体的明確で十分な運用を得られるようにした。

(**筆者附言**：この引用の中で『傷寒雑病論』は、理論上で『内経』を継承し、というところが、日本の古方家の『傷寒論』に対する考え方と異なるところである)。

(2)漢以後唐宋まで

漢以後唐宋に至るまで、中医の発展は主として『傷寒雑病論』の基礎の上に、疾病に対する認識・医方の創製・新薬の発見などの方面で絶えず内容を充実し、臨床実践の中から一歩を進めて弁証施治の体系を完成し、とくに内傷雑病を分析する臓腑弁証の学説を形成した。この時期には、大量の方剤の蓄積があったし、多くの種類の「方書」も出現した。主な著作には、『脈経』『巣氏病源』『千金方』『外台秘要』などがある。

(3)金元時代(金元の四大家)

金元の時期には、中医の理論上にまた革新と創造があり、臨床上にも比較的大きな発展があった。

金朝の劉完素(1120-1200)は、『内経』の「病機十九条」を発展させ、38種の疾病を推し拡めて94種類としたが、その中で熱・火に属する疾病を57種とした。彼は、五運六気の中で火はその他の各気よりも多いものとし、同時に風・寒湿・燥はすべて転化して火となる「同化」あるいは火と並んで存在する「兼化」であると唱えた。劉完素は、辛涼解表と清泄裏熱の多種類の方法をつくり出して用い、「清熱派」を形成した。

金朝の張子和(1156-1228)は、劉完素の寒涼攻泄法の影響下に、当時の「服補成風」という盲目的に補薬を乱用するやりかたを批判し、疾病過程の陰陽失調の中で主要なものは邪が盛んということであるとみなし、これから祛邪安正の思想を想起して、「医の道は、有余を損じ以てその不足を補す」と主張した。張子和は、汗・吐・下などの病の方

法を発展させ、「攻下派」を形成した。

　元朝の李東垣(1180-1251)は、『内経』の中の「腎気を本と為す」という説を発展させ、臓腑弁証の基礎の上で脾胃の作用をとくに重視し、「脾胃内傷」学説を提起した。彼は、各種の疾病の発生はすべて生体の正気の損傷によるもので、その中でも脾胃の内傷が主な要因であるとみなした。李東垣は、調整脾胃・補中益気・甘温除湿などの治療法をつくり出し、「補土派」を形成した。

　元朝の朱丹溪(1281-1358)は、『内経』の中の「陰精の奉ずる所その人寿す(長命である)」という思想を発展させ、当時流行の『和剤局方』の中の「香燥傷陰」の弊害を批判した。彼は、人体内では「陰は常に不足し、陽は常に余り有り」とみなして養陰法を提唱し、偏りを補い弊害を救う、「補陰派」を形成した。

　金元四大家は、各自が当時の医療実践の経験を採用し、前人の理論や既成の方法に対して批判的に継承発展を加えて、中医学に新生面を開かせたのである。これらの異なる主張の論争は、弁証施治の体系をさらに豊富にし、中医理論を新しい高さに到達させた。

(4)明代（省略）

(5)清代（要約）　清代には温病派が形成され、温熱病の発展方則に関する衛気営血弁証と、温熱病の異なる段階に関する三焦弁証を提起した。(温病説は、最近まで日本に紹介されなかった)。

　以上で中医発展の歴史の概要がわかるわけである。この金元李朱医学が日本に導入され、道三流医学（李朱医学を日本化したもの。古方が興るに及んで後世方と言われる）が興った。これらの経過は、矢数道明先生の『漢方後世要方解説』の附録の部、および『近世漢方医学史』を読めばよく理解できると思う。

　古方派は後世方や中国医学を批判し台頭してきたわけであるが、その拠りどころは『傷寒論』である。随証治療は『傷寒論』に基本を置くも

ので、『傷寒論』をどう考えるかは根本的な問題というわけである。

　費氏の論文と長沢先生の発言を注意して読むと、『傷寒論』が成書になってから世に流布されるまでに1000年近く経っているわけで、既に500年前の唐初に流布されていた『内経』の思想で『傷寒論』を解釈するようになったのは当然かもしれない。しかし、その解釈で『傷寒論』を正しく理解できるか、『傷寒論』の真価を発揮できるかが問題である。費氏の言う如く「内経弁証論治体系」と「仲景弁証論治体系」（費氏は仲景が『傷寒論』の著者と考えこのように言うが、著者というには色々疑問があるので、筆者は傷寒論弁証論治体系と言いたい）の相違を掲示することは、『傷寒論』を広範囲に臨床応用できるかどうかの要である、ということである。

　費氏の「仲景弁証論治体系」は、費氏の論文に記載されている如く、「按証選方」で、これが治療に当たっての重要ポイントである、ということであって、日本の随証治療、方証相対を固定的に考え固く守ってる古方家と全く同じであると言える。

　さてここでまた一つ問題になるのは、『傷寒論』と『内経』の成書になった年代の問題で、日本の考証学者の言うように、『傷寒論』の古文（正文と一般にいう）と考えられている部分の文が、長沢先生の文の中にあるように、元の儒者・呉澄が「ひとり医家のこの書（傷寒論）は淵奥典雅にして煥然として三代（夏・殷・周）の文なり」と言うように孔子（孔子、紀元前552〜479）時代以前の文とみる者がある位古く、日本の考証学者は、多くは秦以前（秦の始皇帝天下統一は紀元前221年）のものと言っている。鄒衍が五行説を完成したのは紀元前250年と言われているので、それより250年も前の周時代に五行説がどのような形であったか不明である。

　正文の考察から言えば、『内経』で整った形になった陰陽五行説が『傷寒論』の古い部分に影響を与えたとは考えられない。

　『内経』が成書になったのは一般に紀元後50年頃、『傷寒論』は210年頃と言われているが、費氏は『内経』の完成は紀元前221年（始皇帝天

下統一、万里長城完成）以前、『傷寒論』の完成は、紀元後204年、『内経』より400年遅れていると言っている（日本の考証学者の言説は知らないのではないかと思う。また、仲景が『傷寒論』の著者であると考えているようで、様々な異論があることを承知していられるかどうか）。

　陰陽五行説を全く否定した古方派の元締、吉益東洞の真意を探ることは、随証治療、傷寒論弁証論治を考える要となると思うが、後に『内経』の思想に影響を与えている「気」の考え方の考察から陰陽五行説を考えてみたい。

## ⑱「証」の検討(3)

　第43回日本東洋医学会総会に於ける「証をめぐって」パネルディスカッションの発言を引用し、筆者の「証」に対する概念を前に説明した。

　次に明快に「証」を説明していると思われる一文を紹介して参考に供したい。『和漢薬』478号に掲載されていたU・エーベルハルト氏の漢方医学の再発見の中の「診断と治療」の中の証についての発言である。著者は、北里東洋医学総合研究所で3年間、客員医師として研究したドイツ・ミュンヘン在住の医師である。

### 診断と治療

　漢方診断の目的は患者の「証」を見極めることであり、最終目標は治療、すなわち「方」である。診断と治療は、漢方医学において鍵と鍵穴のように対応している。漢方の診断は、病因を探して病名を付けることに終始するものではなく、むしろ、治療行為に幅をもたせ、治療の指針として理解されるべきものである。西洋医学における意味での病因論は、漢方薬を用いた治療では二次的な意味しか持たない。重要なことは、患者の体質を基礎とした疾患の動的性格である。この分類は漢方医学において証（原義：証拠、特徴、所見など）と呼ばれる。

　漢方医学は具体的現象を体系付けた療法である。したがって、患者

の診断は医師の五感にのみ頼ることになるが、ただし訓練により非常に研ぎすまされた五感で、具体的な主兆候を確実に捉えられることが必要である。診断を行う医師は、「四診」の手法を用いて患者の主観的、客観的所見を「集める」。四診は純粋に感覚的ではあるとはいえ、体系化され、目的が明確な診断行為である。身体面および精神面で正常な状態から逸脱する「漢方に特徴的な」すべての症状は、状況ないし体質の診断、つまり証に勘案される。漢方医学はさまざまな証の型を分類し、その各々に1つ、または複数の古典的な「方」を用意している。

中国の薬物学同様、漢方医学においてもいわゆる「八法」が定められている。

さてここで、「証」と関連させて、「方証相対」と「随証治療」に対する私見をまとめておきたい。「方証相対」の方は、古典的な証に対応する薬方で、その構成が明確なものであり、方を導き出す証は、証を判定するために必要な条件が揃っていて、それが明確なものであると考えられる。これに該当する証（薬方）は、『傷寒論』の中の古典的な薬方であると言える。しかし、証と方とが、相対と言えるような対応をしている薬方はそう多くあるとは考えにくい。

したがって筆者は、方証相対を寺澤氏が言う如く方証相対論という程度に考えて、証は確個不動のものとする意見には賛成できない、ということになる。したがって筆者は、もう少しゆとりのある表現の「随証治療」という言葉を好んで用いている。勝手な解釈かもしれないが、診療の場合は、まず証と目されるものをなるべく明瞭に把握し、その証を目標として、その証に従って薬方をある程度ゆるく考え、一つとして同じ状態のない病人の病態に適応させて、実際の薬方を構成していくというやり方である。

ここで問題となるのは、病人の病態で一つとして同じものはないのであるが、それを診察してある一定のパターンに対応させて判断する。即

ち証を目標として判断し、何々の証と判定するが、現実に調剤される薬方は病態を反映して、「方証相対」で言うような固いものではない。葛根湯の証を確個不動と考えるのは、理念としてはよいとしても、現実的には臨床の上では存在しないわけである。

筆者の証に対する考えは、先述したように各人が行っている治療と関連していると考えるのである。厳密に方証相対を頭に置いて湯液治療をする場合も、病名、症候名で漢方エキス製剤を投与する場合でも、「証」を離れては漢方薬は使えない。エキス製剤も、証を考慮した効果を念頭においで作られているのであるから、証を無視して使った場合、効果が発揮されないということが起こる。健康保険診療で病名投与をする場合、証を知って使えば、適確に奏効するのを経験する。エキス製剤といえども、漢方方剤を基盤として作られているのであるから当然のことである。

要するに日本の漢方薬を使う治療は、濃淡の差はあるが、随証治療の系統であり、意識するとしないとに係らず「証」と関連があるわけである。

さてここで、筆者の「証」の考えのもとで行う実際の治療、治験例を挙げて、その証の考えで薬方を運用し、どの程度の治療効果が上げられるかを紹介する。気管支喘息の症例2例で、証の考え方、薬方の構成の概略を簡単に述べる。

【症例❶】初診91年9月4日。20歳の青年、勤め先では商品管理の仕事をしている。喘息発作で勤めを休みがち。

12歳9ヵ月の時、突然喘息発作が起こり、近くの診療所で治療を受け、現在まで9年間、その診療所に通院している。発作時には、診療所に駆けつけ、吸入療法を受けるのを常としている。出されている薬は、インタール1日2剤とアロテック(エアゾル剤)だけ、発作時は診療所に行く(このような療法だけで9年間治療していたことは、漢方治療を行っている者には納得がいかない)。

初診時：12日分投薬した処方は、「大柴胡湯去大黄加甘草2.0 合桂苓

丸(各4.0)に、麻黄(3.0)、杏仁(3.0)、石膏(7.0)」であった。……要するに、大柴胡湯合桂苓丸料に更に麻杏甘石湯を加減して合方した形になるわけである(この診察、診断については、いずれ機会を得て述べる予定)。西洋医学的治療は続行させた。

 9月13日：再来。この10日間には発作2回、診療時には2回行って吸入を受けたが、時間は1回20分で前より短い。自宅では漢方薬以外飲まない。身も楽になった、という報告（ちなみに8月より初診までは、3日に1回発作が起こり、吸入に通っていたという）。

 9月27日：3度目来院、この2週間に発作1回、それも吸入は20分。やや太り、仕事に行っているという。

 10月1日：4度目来院、15日間に軽い発作1回だけ、処方は発作を抑えるため、前方を麻黄(4.0)、杏仁(4.0)とした。以後15日毎に来院、軽い発作が15日間に1回だけ。

 11月27日：7回目の来院、この15日間は発作が起こらなかった。元気で仕事に行っているという報告。約3ヵ月の服薬で、9年間連続してきた喘息がほとんど治まったことになる。以後、風邪をひいた時、過労した時、軽い発作がたまに起こったが、診療所には行かずに治まる程度である。

 以後現在に至るまで、断続的に柴胡剤、駆瘀血剤の合方を服用しているが、たまに風邪ぎみの時、咳が出たり、春先にアレルギー性鼻炎の症状を呈したりする（その時は適当な漢方薬を与える）が、喘息の発作は起こらない。仕事を休むことはなくなった。

【症例❷】初診92年7月13日。1歳の9ヵ月の男子、生後6ヵ月風邪をひいて、大発作に始まり喘息が起こる。風邪をひくたびに強い発作を繰り返し、1年になる。病院は当初から変えず、サジデン、テオロング（時にテオドール）、ムコダイン等が出されている。この薬は殆ど変わっていない。7月13日の投薬は、大柴胡湯エキス末(2.0)、1日2回、

発作時には、小青竜湯エキス末(2.0) 1日分2回服めるように渡す。洋薬は用いず、漢方エキス製剤のみ用いる。

**7月20日**：再診時、せき少し出、鼻水も出るが、発作は起こらないという。薬服みたがらないというので、小青竜湯末のみ2週間分出す。

**8月12日**：風邪ぎみになっても、咳も痰も殆ど出ない。もちろん喘息の発作起こらず。大柴胡湯末を毎日服ませ、咳の出る時にだけ小青竜湯を服むように言って、投薬する。

即ち1ヵ月で発作が起こらなくなったわけである。以後順調に経過、喘息は起こらない。この2症例にみるように、柴胡剤と駆瘀血剤の合方で、体質、体調を改善しながら、喘息の発作に効く薬方を併用、相当厄介な長びいている喘息を治療して効果を上げている。

## ⑲「証」の検討(4)

第43回日本東洋医学会総会の「証をめぐって」のパネルディスカッションに引き続き、仙台に於ける第44回日本東洋医学会総会に於ても、「病名治療と随証治療」という題目で、「証」が論じられる。前回は中医学関係の中国人も加わり、日本漢方の「証」についての統一的見解は得られなかった。

今回は司会2人、演者5人皆日本人で、漢方治療の堪能者（内6人は筆者の旧知で、その漢方に対する考え方も察知できる）なので、「証」についても相当突っ込んだ議論がされると期待している。

随証治療が基盤である日本の漢方では、「証」がわかったつもりで治療が行われているが、既に述べたようにまだ曖昧な点が多く、十分な統一的見解には達していない。

随証治療では、「証」を目標にして診察、診断して、薬方（証と同名）を選ぶのであるから、「証」の概念が明確でなければならない。今回の證の討議を終えた時点で、前回の討論の問題点と照合して十分に検討したい。

さて現在現実的に最も問題になるのは、中医学理論による弁証論治と随証治療との比較検討である。随証治療中心に進展してきた日本の漢方界は、中医学理論の流入により相当の混乱を来たしているというのが現状である。

　ここで随証治療の特徴の検討が要求され、また中医学的治療が日本に実際的に適用できるか、また中医学理論を随証治療に導入できるかが現実的な問題になって来た。1993年6月号の『東洋医学』誌（緑書房）の巻頭言に、桑木崇秀氏が「日本漢方が中医学と統合するために越えねばならないハードル」として掲載した一文は、この問題の一面を如実に物語っている。ここには中医学と漢方の基本的な問題が提示されているので、お許しを願ってその全文を引用させて頂き、問題検討の資料とさせて頂きたい。

### 日本漢方が中医学と統合するために越えねばならないハードル
東洋医学国際研究財団会長　桑本崇秀

　最近色々な漢方診療指針の本を見ると、日本の古方派の考え方と、中医学の考え方が錯綜していて、初心者はさぞかし戸惑うであろうと思うことが多い。好むと好まないとにかかわらず、何れは日本漢方と中医学が、その基礎理論を統合しない限り、混乱は続くであろう。

　第一が虚実の問題。邪気盛則実、精気奪則虚。実則瀉之。虚則補之。これは内経にあることばであるが、現在の日本漢方はこれを無視して、虚実をほとんど体力の差と考えている。だから虚実とか中間証とかいう言葉が安易に使われている。ところが古方派の師である奥田謙蔵先生の『傷寒論梗概』には「実とは内容充実の義で、生体に於ては、邪毒の体内に充満せる状態である」として、虚実と強弱を区別している。

　第二が熱寒の問題。療熱以寒薬、療寒以熱薬。これも内経にあることばで、陰陽理論の基本である。ところが日本の古方派は太陽病を表

熱証としているので、温熱性の方剤である麻黄湯や桂枝湯が太陽病に効くことを説明し得ない（真熱仮寒で説明できるとの説もあるが、治療は真に対して行われるべきであるから、これも当たらない）。
　第三が陰陽の問題。陰陽は総括的分類で、陽の中に表・熱・実を含み、陰の中に裏・寒・虚を含むという中医学の考え方と、陽を三陰三陽の意にとる日本古方派の考え方をハッキリ区別して陰・陽の語を用いないと、何が何だか分らなくなる。
　第四が薬性の問題、吉益東洞はこれを否定したが、これを認めないと、陰陽理論も内経理論も成立しない。
　以上四つのハードルを日本漢方は越えられるであろうか。その成否が、日本漢方と中医学統合の成否にかかっていると私は思うのだが如何であろうか。

　ここに挙げられる「虚実」「熱寒」「陰陽」「薬性」は根本的問題で、随証治療、中医学治療の特徴、診察、診断の基本的要素であるので、後日十分に検討したい。
　さて日本漢方と中医学の比較ということになると、それぞれの特徴をはっきりさせておく必要がある。そこで先ず日本漢方を中心に考えてみたい。
　日本漢方では『傷寒論』を中心にした古方派の方法、随証治療が主流であると思うので、その面で考えてみたい。
　随証治療は、証（主として『傷寒論』の薬方で表現された証）を目標にし、診察し、診断するが、投与したその証に相当する薬方が効果が無ければ、治療としては意味がない。要するに治療であるのであるから、効果を中心に考えるのは当然である。
　先ずここで「証」を治療と関連させて素朴に考えてみたい。病気が、系統的分類的に把握されていなかった時代には、薬がある病態に対応するということから治療が始まったと思う。1味、2味の薬がある病態に効

果的であったという経験的事実が出発点であったと思う。

　ある生薬の組み合せが、ある病態に対応して効果があると確実に認識されるまでには、長期の逐次実験的治療が行われたに違いない。治療というものは、何々病という概念の形成される以前から行われていたと思う。1味、あるいは2味の生薬と病態が対応するまでに至って、その生薬群に命名する必要がおこり、芍薬甘草の組み合せが芍薬甘草湯と命名され、また桂枝甘草湯ができ、その対応する病態を芍薬甘草湯証、桂枝甘草湯証としたと考えるのが自然である。芍薬・桂枝・甘草に生姜・大棗が加わって、それを用いる病態が明瞭になり、桂枝湯証と命名されたと考えるが、それまでに至るには、おそらく何十年もの逐次実験的治療が繰り返されたと思う。『傷寒論』に集載されている原始的な薬方は、このように薬と病態の対応から始まったとみるのが自然であろう。

　病態を整理し、病気として把握し、病名をもって系統づけて呼ぶようになったのは、病気という概念が発達してから後と言えよう。

　葛根湯をもって治療できる病態を葛根湯証と呼ぶのは、以上の見方からすれば当然である。傷寒論医学（漢方）で、なぜ証が決まればそれが薬方名で呼ばれるか、という理由もわかると思う。病名が決定して、治療法、治療薬が選ばれる西洋医学的治療に馴れている現代人には納得しにくいわけである。

　以上のような素朴な見方から『傷寒論』をみると、なお幾つかのことに気づく。『傷寒論』と『金匱要略』が『傷寒雑病論』として作られたのは、紀元210年頃と言われている。しかし、『傷寒論』と『金匱要略』は、その構成、書き方は明らかに違う。『傷寒論』の条文の中でも、古文と目されるものは考証学者は区別している。宋時代まで埋もれていた『傷寒論』が見出されて、『宋版傷寒論』が出版されるに至ったが、刊行されたものとしては最も古いとされているが、『内経素問』の考え方が導入されて註釈編集されている。今中国で出版され、日本で翻訳出版されている傷寒論解説書は、すべて昔のままを解説している。日本の古方家のよう

に古文を正文として区別しない。

　気という字が、同代の孔子の論語に使われているのは4ヵ所にだけであるが、天の気、地の気が論じられ、天人一体説が徹底し、気の思想が発達し『内経素問』に至り完成した形になるまでは500年は経っている。『内経素問』が出されたのは紀元後50年頃である。『傷寒論』の条文の古い部分にある、古くは紀元前300年頃に作られたと思われる薬方も、後世に出来た『内経素問』の考え方で解釈しようとするのが中国の行き方であるが、抵抗を感じる次第である。

　薬方とその証を考える時、以上のような素朴な疑問をもって、素朴に考えてみることが必要ではないかと思うので一言したわけである。中医学理論をただ肯定して理解しようとするのと、このような素朴な疑問を抱いて批判的にみるのとでは相当の解釈の違いが出てくるものと考える。

## 🔟 古方を考える

### ①吉益東洞の業績とその思想

　古方を考え随証治療と「証」を考える場合、その源流みる必要がある。当然、吉益東洞の医説、治療を検討する必要が出てくる。

　大正7年、京都思文閣発行、呉秀三編著『東洞全集』から引用して検討してみたい。先ず呉秀三著『吉益東洞先生』の発端の文を引用する。

**吉益東洞先生**

呉秀三

<u>吉益東洞ノ名声ハ三百年後ノ今日ニ至ルモ猶ホ籍々トシテ我邦医界ニ響キヲ存シツヽアリ</u>。彼ノ名声は即チ我邦ニ於ケル医学ノ名声ナリ。

我邦漢方医学ノ名声ニシテ其所謂古方家ノ名声ナリ。我邦医学ハ近時之ヲ欧米ニ学ビ月ニ日ニ著シキ進歩ヲナシ又幾多ノ成果ヲ齎ラシツヽアリ。其直接ノ本源ハ前野、杉田、宇田川等蘭学者ノ研究苦心ニアリト雖モ、然モ亦其側面ニ於テ漢方医家殊古方家ノ親験実試ヲ主張スルニヨリテ和蘭医術ヲ承受シテ之ヲ応試スルノ学問的技用的素地ヲ作リタルノ功績アルヲ忘ルベカラズ。吉益東洞先生ハ実ニ我古医方家ノ巨擘トシ、我漢方医家ノ代表トシテ余ノ茲ニ其伝記ヲ紹介セントスルモノナリ。

以上の引用文のうち、我邦医学（西洋医学）の直接の本源は、杉田玄白等の蘭学者の研究苦心にありと雖も、其の側面に於て漢方古方家の親験実試を主張するによりて、和蘭医術を承受して之を応試するの学問的技用的素地を作りたるの功績あるを忘るべからず。とある言葉は、漢方を学ぶ者は勿論、西洋医学を学ぶものも承知している必要がある。

西洋医学が導入され、今日の発展を見るに至ったのは、それを受け入れる素地があったからである。呉先生が指摘するように、漢方古方家の親験実試（親試実験）の実証的精神があったからである。

この間の事情は以前に紹介しておいた、中公新書、辻哲夫著『日本の科学思想』（その自立への模索）の第三章……医之学－デカルト、貝原益軒、吉益東洞の中の「医之学の方法的自立」の項の中の「人体の解剖実見図を日本ではじめて『蔵志』として刊行（1754年、宝暦4年）した山脇東洋の業績。また「万病一毒論」をふりかざして、日本的な治療法の根本的刷新をはかった吉益東洞の活躍。古医方の完成とみられているこれらの実績は、まさしく医之学の日本的な自立をしるすものにほかにほかなるまい。日本の科学が、医学を母胎として育つことことになったと敢えていうのも、まずこの成行きに注目すればこその話である」という引用文をみれば、更にはっきりする。

※（参考。貝原益軒『大和本草』1709年、宝永6年。山脇東洋『蔵志』

1754年、宝暦4年。吉益東洞『医断』1769年、明和6年。吉益東洞『薬徴』1771年、明和8年……この年、杉田玄白、前野良沢ら囚人の腑分けをみる。1772年、安永2年9月25日、東洞72歳で逝去。杉田玄白『解体新書』1773年、安永3年。日本の西洋医学の発端とみられる『解体新書』が、東洞逝去の翌年であることは考慮に入れる必要がある。平賀源内がエレキテルを完成したのは、宝永5年、1776年である）。

　この参考の年代をみて時代背景を考えれば、東洞が親験実試を主張して古方を唱導したのも理解できるし、また古方家の中から、和蘭医学を志す華岡青洲が出たのも理解できる。漢方を一口に古い医学だというのは、この間の事情を知らないからであり、日本の古方が西洋医学的治療と協力しやすいのも、実証的精神が当初から存在していたからである。

　さてこれからの引用文は相当に長文になるが、読者諸氏の中には、古方、後世方という言葉は知っていても、その言葉の意味を歴史に遡ってまで正しく知っている人ばかりとは思われないので、参考に供する。

　古医方トハ如何ナルコトナリヤ。余ハ先ヅ是ヨリ説明セザルベカラズ。我邦医学ノ勃興ハ足利氏ノ末葉徳川氏ノ初世ヨリ初マリ。田代三喜（寛正6年－天文6年、1465-1537）ノ主倡シ曲直瀬道三（永正4年－文禄4年、1507-1595）ノ大成シタル李朱医学ヲ以テ其先鞭トセシガ。ソノ陰陽五行昇降生尅ヲ以テ説ヲ立テ臆想ニ拠リ空理ヲ縦ニシタルモノナリシカバ。是等後世医家ノ僻説ヲ排斥シテ秦越人張仲景等古学者ノ説ニ復ヘシテ実証ニ本ヅキテ治療ヲ図ラント企テタルガ、即チ古方家ナリ。

　古方家トシテ有名ナル人数多アレドモ常ニ推重スルハ名古屋玄医（丹水子、寛永5年－元禄9年、1628-1696）、並河簡亮（天民、延宝7年－享保3年、1679-1718）、後藤達（艮山、万治2年－享保18年、1659-1733）、松原維岳（一閑斎、元禄2年－明和2年、1689-1765）、香川修徳（修庵、天和3年－宝暦5年、1683-1755）、山脇尚徳（東洋、宝永2年－宝暦12年、

1705-1762)ニシテ。是等諸家ノ間ニ介在シテ其群ヲ抜キ其精ヲ萃メテ其岱宗タルハ即チ東洞先生ナリ。

古医方(古方)は、日本に輸入された中国医学の当時の活動状況に対する批判から生まれたものであるから、先ず中国医学史の大要、特に当時(徳川初期)の中国医学の状態を知る必要がある。

次の引用文は、その要点を簡明に記している。この文中の支那医学(今の中医学)の基本的性格は、現在の中医学の中にも伝承されているので注目に値する。

抑我邦前代ノ医学ハ其時代毎ニ之ヲ支那ヨリ継承シタルモノニシテ。所謂古医方ナルモノモ亦之ニ対スル名称ナレバ、東洞先生ヲ叙述スルニハ先ヅ支那医学史ノ大体ヲ叙述シテ古方医学ノ支那医学ニ対スル関係ヲ明ニスルノ必要アリ。

支那ノ医学ハ支那ノ古盛時即チ周ノ時代ニ於テ最モ優盛ナリシガ如ク。爾他諸般ノ文物皆然リシガ如ク其医学ハ其奥妙ヲ極メタルヤノ観アリ。サレバ支那医学ニ於ケル研究方法ハ其哲学文学ニ於ケルト同ク皆酌古稽経ニアリキ。然ルニ哲学文学ニ於テハ秦ノ坑儒梵書ヲ経テモ猶ホ孔孟老荘等ノ宗師ヲ有スレドモ。医学ニ於イテハ三代ノ学説技術ハ尽ク湮滅シテ其科条トシテ今日ニ残ルハ後漢ノ張仲景ガ秦末漢初ノ医方トシテ伝ヘタル『傷寒論』ノ医方ノミ。爾他『素問』『霊枢』ノ如キアルモ、大抵後人ノ偽托ト称セラレテ取捨ニ甚惑ハレツヽアリ。

『傷寒論』以後ニハ晋ノ時ニ皇甫謐ノ『甲乙経』、葛洪ノ『肘後方』アリ。隋ノ時ニハ巣元方ノ『諸病源候論』アリ。唐ノ時ニハ孫思邈ノ『千金方』、王燾ノ『外台秘要方』。宋ノ時ニハ許叔微ノ『本事方』、王袞ノ『博済方』等アリ。皆其時代ノ医学ヲ捜求スルノ資料トナリ、其時代ニ於ケル医家ノ津筏タリシモノナルベシ。宋ノ元豊中(1080頃)全国ノ名医ヨリ秘方ヲ徴シ大医院ニ於テ試験ノ上処方ニヨリテ製薬粥売

セシガ。大観中(1107)之ヲ一書ニ綴リ著ハシテ『和剤局方』ト名ヅケ出版セシヨリ。其医方大ニ世ニ行ハレタルコト二百五十年。病症ハ皆証候ヲ按シテ処方ヲ捜リ之ヲ以テ其処置ヲ了ルベク。病家ハ医師ヲ求ムルニ及バズ医師ハ唯丸散ヲ製シテ病人ヲ待ツノミナリシガ。金ノ終元ノ初ニ至リ劉完素（字守真号河間）、張従正(字子和号戴人)、李杲(字明之号東垣、1180-1251)、朱震亨(字彦脩号丹渓、1281-1358) 等ノ豪傑輩出シ前二人ハ攻撃ヲ主トシ後二人ハ温補ヲ唱ヘ。殊ニ朱氏ハ局方発揮ヲ著ハシテ「故方新病。安有能相値。泥是且殺人」「集前人已効之方応今人無限之病。何異刻舟求剣按図索驥』ト云フテ局方医学ヲ駁撃シタレバ。是ヨリシテ支那医学ノ面目一変シタルモ。爾来数百年何ノ発見スル所モナク皆此四家ノ範囲ヲ出ルコト能ハザリシナリ。

要之支那医学ノ変遷ヲ見ルニ三代ノ医学ハ纔ニ張仲景ニヨリテ後ニ伝ヘラレタルモ。其後ニ至リ陰陽運気ノ説、神仙咒禁ノ論之ニ混淆シ、晋唐ヲ経テ金元ニ至リ、程朱理気ノ哲学ノ興起セシニ連レテ陰陽五行生尅引経報使等ノ空説ハ愈医説ヲ領略シ次次第ニ実際ニ遠ザカルニ至レリ。

　以上の引用文の中、「支那の医学は、周の時代に於て最も優盛なりしが如く」「医学に於ては三代(夏、殷、周)の学説技術は尽く湮滅し、箕料条として今日に残るは……傷寒論（中の古文と考えられる中にある）医方のみ」「和剤局方が大いに世に行われること二百五十年」……局方時代と言われ、医師は『和剤局方』に頼って勉強しなくなった。この事態に対する批判から、李朱医学が生まれるのである。日本の随証治療による漢方治療は、局方時代と同じような状態ではないかという批判があるのも一理ある。

　局方医学を駁撃して李朱医学が生まれ、支那医学は面目を一変したるも、爾来数百年、何の発見もなく、皆四大家の範囲を出ることが出来なかった、と呉先生は言っている。

さらに厳しく、三代の医学は、わずかに張仲景により後に伝えられたが、「其の後になって、陰陽運気の説、神仙咒禁の論之に混淆し、晋唐を経て金元に至り、四大家により面目は一新したが、程朱理気の哲学の興起するに連れて、陰陽五行生尅、引経報使等の空説は、愈医説を領略し、次第に実際に遠ざかるに至れり」と批判している。……この状態が一部、現在の中医学に引きつがれていると考えられる。

以上は中国医学の中国に於ける変遷について述べたものであるが、中国医学を輸入した我国の状態はどうであるか、次の引用文に述べられている。

之ヲ我邦ニ就キテ考フルニ<u>隋唐</u>ノ医学ハ<u>推古天皇</u>ノ時我邦ニ輸入セラレ。当時ノ医書トシテ『大同類聚方』『金蘭方』『医心方』アリト雖ドモ。前ノ二書ハ共ニ散佚シテ今ニ伝ハラズ。『医心方』(982)ニヨレバ其著者タル<u>丹波康頼</u>(911-995)ノ講究シタル彼邦医書之ヲ推知スルニ『諸病源候論』『千金方』『脈決経』『葛氏方』『広済方』『効験方』等ナリ。

局方医学ハ<u>鎌倉</u>時代に行ワレテ<u>室町</u>時代ニ及ビ。<u>竹田坂吉田半井</u>等其末頃ノ名家モ其流亜ナリキ。<u>田代三喜</u>(寛政6年－天文6年、1465-1537) 初メテ<u>李朱</u>ノ医学ヲ伝ヘ曲直瀬道三(正盛永正4年－文禄4年、1507-1594)之ヲ京都ニ主唱シテヨリ。子<u>正紹孫親純同性正琳正純</u>アリ。門人ニ<u>岡本</u>、<u>秦</u>、<u>施薬院</u>、<u>野間</u>、<u>井上</u>、<u>井関</u>、<u>山脇</u>等盛名アル人輩出シタルヨリ其説一世ヲ風靡シ是ニアラザレバ医院ニアラザルヤノ形勢ナリシカバ、世間皆<u>劉・張・李・朱</u>アルヲ知リテ殆ンド張仲景アルヲ知ラザル程ナリキ。

この引用の後に、古方医家の抬頭の話が続くのであるが、誤解を招くといけないので少し附言する。最後の「其の説(李朱の医学)一世を風靡し……」「殆ど張仲景あるを知らざる程ありき」等の文句から、次の引用文の「此の潮流に逆らひ此時弊を看取して……古医方なり」に続くわけ

だが、わずか数十行で書かれているが、500年間以上の経過を話しているので、少し年代の解説を加える。

丹波康頼の『医心方』は982年、田代三喜が金元李朱医学を移入したのは1498年、即ちこの間は520年。曲直瀬道三が正親町天皇に『啓迪集』を献上したのは1574年、即ちこの間70年。青木昆陽、蘭学の学習を命ぜられたのが1740年、吉益東洞の『医断』は1747年、山脇東洋の『蔵志』は1754年。即ち曲直瀬道三の時代から、古方の抬頭に至る間には、200年近くの年月が経過している。古方家の抬頭から今日までは250年である。

次の引用文は、今日の医学の素地を作りしものは実に此の古医方家なりしによるとして、古方家の抬頭を強調しているが、後世方家が『傷寒論』を無視していたかに受けとられるので、この引用文の後に矢数道明先生の『近世漢方医学史』より引用させて頂いて、道三の業績、医説から何を学ばねばならないかを考えてみたい。

此時ニ当リ此潮流ニ逆ラヒ此時弊ヲ看取シテ卓然タル識見ヲ以テ支那医学ノ要綱ニ著眼シ研究ノ方針ヲ一変シテ我邦医学ノ立脚地ヲ元・明以前ノ支那医学ノ上ニ置キタルハ所謂古医方ナリ。山下玄門氏古医方ヲ評シテ「中華(支那ヲ指ス)ノ諸名家数百ナレドモ長沙ノ旧ニ復セシハ吾邦ノ功績ナリ」ト是レ実ニ然リ。所謂古方家諸氏ガ今日ヨリ百五十年ノ前西洋医学ノ今ダ勃興セザル時ニ当リ早クモ実験親試ニ心ヲ用ヒ一切ノ空鑿ノ議論ヲ棄テタルハ実ニ卓見ナリシナリ。当時我邦医学ノ見地ヨリシテハ所謂古方医家ヨリ以上ノ見識ハ到底之達スルノ余地ナカリシナリ。此識見ハ其時代ノ最モ卓越ナルモノト認メザルヲ得ズ。而シテ吾人ガ最モ此学派ノ人士ヲ推重スル所以ハ今日ノ医学ノ素地ヲ作リシモノ実ニ此古医方諸家ナリシニヨル。

矢数道明著『近世漢方医学史』の「曲直瀬道三とその学統」より、第一章、第二節、(5)道三流の主張と識見から引用させて頂く。

## 道三流の主張と識見

　道三の創設した『啓迪院』は、我が邦医学教育史上極めて重要な存在であった。当時各流派の秘訣は折紙を半ばに切り、これに認めて門人に授与する習わしであったが、道三はこの切紙を十分に活用し、門人の才能に応じて、その秘訣を自ら記して授与した。門人たちはこの切紙を受領して感激して発奮した。そして多くの門人に与えたこの秘訣は積んで一書となり、道三の『切紙』として出版されたのである。

　その『切紙』開巻第一頁に、道三流医則五十七か条が掲げられてある。これは道三流の面目を伝えたもので、道三の識見と、その主張を示す代表的なものである。次に五十七則の中、前半二十六条を和文とし注を加えて掲げてみる。道三は、医は仁慈の心をもって終始すべきことを強調している。

### 五十七カ条

(1) 慈仁。
(2) 脈証を察して病名を定むべきこと。
(3) 必ず先ず患者の肯信（医を信ず）と情猜（医の言に従わず疑う）とを察すべし。
(4) 百病、初受と盛甚と困危とを察すべきこと。
(5) 一識を執らざれ（一家に偏執せざること）。
(6) 古方に拘るべからず、而も旧方に通ずれば則ち佳ならん。
(7) 四知の術を殫すべきこと（四知とは神、聖、功、巧で、色を望んで病を知るこれを神と謂う。声を聞いて病を知るこれを聖と謂う。証を問うて病を知るこれを功と謂う。脈を切して病を知るこれを巧という。即ち望、聞、問、切の四診である）。
(8) 暴新病と久痼疾は別治すべし。
(9) 素常の肥痩を問うべし
(10) 病因を弁察すべし。

(11) 方士に随って治を異にすれば佳なり。
(12) 未病を治して、已病を治せされ。
(13) 四時の正気と不正の気とを予め勘知すべし。
(14) 巫を信じて医を信ぜざるの患者、これを治して効なし。
(15) 少年、壮盛、老衰は治を異にすべし。
(16) 諸証先ず血気の衰旺を定むべし。
(17) 男婦に尺寸の別診、気血の異治あり。
(18) 諸治に三問あり、是れ療疾の規矩なり。
　　　一には上焦の順痞、飲食の多少、膈痰の通否。
　　　二には中焦の強弱、剋化の遅速、膨張の緩急。
　　　三には下焦の通塞、二便の滑秘、元精の強羸。
(19) 腎虚を治するには則ち両尺を診して、水火の別補を弁ずべし。
(20) 女脈を診るには則ち必ず先ず胎妊の有無を決すべし。
(21) 諸病、先ず八要を明めよ（八要とは虚実、冷熱、邪正、内外である）。
(22) 諸疾皆陰陽偏勝に因る。其の治は中を守るに過ぎず、是れ当流の奥義なり。
(23) 兵は凶器なり、薬は邪を攻むる物なり（無毒平味の薬と雖も、攻むべきの病なければ、必ずこれを用うべからず、況んや有毒偏気の薬に於てをや）。(24)(25) 省略
(26) 庸医は悉く貴薬を重んじ、賤味を軽んず、当流は然らず、病に中るを以て、之を貴とし、病に中らざるを以て之を賤しむ。(27)～(29) 省略
(30) 灸穴の枢要記憶すべし。(31) 省略
(32) 診治を誤施せば之を改むるに憚ること勿れ。（以下省略）
　以上五十七事は、医工を指南するの規矩、患者を療治する鑿活(いんかつ)（支柱、ささえ）なり。当流の門弟と為らざる者には、一事と雖も、之を許すべからず、誠に活人の階梯なり、師弟相対して之を授くるに非ずんば、その妙旨を得ず。
　元亀第二辛未年九月十三日六十歳書焉

洛下雖知苦斎盍静翁　　道三

　以上五十七ヵ条を要約してみると、道三の主張せんとするところは、診断を精しくし、病因をよく察し、疾病の経過を詳かにし、急性と慢性とを分け、方土、男女、老若、貴賤等によって疾病の発象に差異があり、これを治す方を異にすべきことを説き、薬物の宜禁を論じ、鍼灸の法則を詳かにすべきことを述べたもので、実に道三こそは日本的随証治療の主唱者と考えられるのである。

　この五十七条は、啓迪院の学風、学則ともいうべきもので、大きい感化を門人達に与えた。

『切紙』の第一頁の、道三流医則五十七ヵ条には、随証治療について考えなければならない問題に対し多くの示唆がある。矢数先生が、実に道三こそは日本的随証治療の主唱者と考えられる、と言われているが、もっともである。

　道三は『傷寒論』の方も十分に考慮に入れていたし、玄朔の「勤学の次序」医学指南篇には「処方は張仲景を宗とす」という言葉が入っている。吉益東洞が陰陽医(おんよういん)と言って厳しく批判した連中が後世方医家から出るようになったのは、道三、玄朔の主張、識見を忘れてしまったか、理解できなかったためであろう。

　ここで、吉益東洞の考え方を考察し、道三の識見と合わせて検討してみたい。

## ②曲直瀬道三と吉益東洞

　現代の漢方医である我々は、後世方系なら曲直瀬道三まで遡って研究するであろうし、古方系なら吉益東洞まで遡って考えるのが普通であろう。博学博識で、医学では中国古典まで深く研究した東洞が、200年前の道三の業績、またその後の後世派の動向を探究しないはずはないと思う。東洞が陰陽医(おんよういん)として問題視したのは、後世派の医者の全部ではない

と思われるし、道三を研究していたとすれば、おそらく道三の思想、業績から何かをを得ていたのではないかと推測するのである。

ここで矢数道明先生の『近世漢方医学史』から再び引用させて頂いて、その間の事情を検討してみたい。

### 「道三流の学統と使命」より一部引用

　道三と玄朔の努力によって日本化した李朱医学は、啓迪院の育英事業によって多くの名医を世に送った。初代道三の門人として名を成したものは秦宗巴、施薬院全宗、曲直瀬正純等で、みな法印の位を得て宮中に出仕し、将軍家康、秀次、秀家等の侍医となっている。

　玄朔の門人としては井関玄悦、岡本玄治、饗庭東庵、野間玄琢、山脇玄心、井上玄徹、長沢道寿等が輩出し、それぞれ法印、法眼となり、将軍家、諸侯に仕え、嗣子門人を育成して日本医学の発展に貢献している。

　道三と玄朔の自由な研究の奨励により、更に学派の分立が起こった。曲直瀬正純の門に学んだ林市之進と、玄朔の門より出た饗庭東庵は、劉張二氏の説を奉じて五運六気、臓腑経絡配当の説を唱道し、劉張派又は後世派別派と称された。

　また岡本玄治、長沢道寿等は専ら経験によって処方を運用しようとし、その秘訣をまとめて口訣書を著し、その勢力を拡大した。これを口訣派と呼ぶようになった。やがて香月牛山、北尾春圃、津田玄仙、加藤謙斎らの口訣派が現れ、後世派の臨床家として活躍した。

　一方東庵の門人に味岡三伯があった。その門に学んだ浅井周伯の学統から、古方派の雄、宇津木昆台が生まれ、山脇玄心の孫には、古方派の重鎮であり、漢蘭折衷派といわれている山脇東洋、及びその子東門が生まれるのである。

　かくして後世派の系列より古方派が興り、漢蘭折衷の実証医学へと移りゆくのであった。

道三と玄朔の努力によって多くの名医が輩出したことは頷ける。次に道三と玄朔の自由な研究の奨励によって、学派の分立が起こった、ということが問題である。饗庭東庵、林市之進らの劉張派、または後世派別派が起こったというが、その唱導する五運六気、臓腑経絡配当の説が、古方派の東洞の問題視するところとなったのであろう。

　玄朔の門人山脇玄心の孫が山脇東洋で、東洞と共に古方派台頭の主役を務めた。饗庭東庵の系統から古方家宇津木昆台が出ている。要するに後世派の系統からも古方派が出ているわけである。李朱医学を日本化した道三、玄朔の考え方の中には、後に古方派によって唱導された実証主義的な考え方があったと考えてよいのではないか。東洞は道三の考え方の中に、それを見取っていたのではないかと思われる。

　さて、ここで道三の『切紙』の道三流医則五十七条から問題点を拾ってみたい。

　矢数先生の言われるように、日本的随証治療の原点的なものがこの五十七条から酌みとれる。東洞の親験実施、実証主義の精神は、道三の『切紙』に源流があるように思う。

　こう考えてくると、東洞の言う後世派の陰陽医(おんようい)は、道三・玄朔の考えを十分理解出来なかったか、理論に興味を持ち過ぎて、現実の観察を忘れたかであろう。生半可な中医学理論の知識で、いい加減な中医学的治療を行っている人々は、東洞のいう陰陽医によく似ているのではなかろうか。

　日本漢方中興の祖道三と、古方を確立した東洞とを並べてみると、非常によく似たところがあるのに気づく。両者共、若い頃、文武の道に励み、医学の道では共に広く深く学び、徹底して己れの道を追求している。生きていた時代は200年隔たるが、時代の流れをよく洞察していた点もよく似ている。両者の業績、考え方を知り、その人物を知ると益々魅力を感じる次第である。

　※道三、東洞のことを詳しく知りたい方は、矢数道明著『近世漢方医学史』(名著出版)、呉秀三編著『東洞全集』(思文閣)の両著を読まれたい。

## ③東洞の医説

　東洞の医説の全貌を短文で紹介することは至難の業である。『医事或問』以外は漢文なので、それを正確に読解して分りやすい文章にすることは、少しは漢文を読める筆者にも一仕事である。東洞の医説を誤って解釈する恐れがあるので、和文である『医事或問』から東洞自身の言葉を引用し、それに筆者の見解を加えていきたい。その上で、東洞が何を主張していたかを、東洞の業績その他を頭に置きながら検討して、東洞の精神を現代に活かす方策を考えていきたい。

　『医事或問』は、東洞の自序があり、問答形式なので漢文の簡潔さは望めないが、現在の読者には理解しやすいと思う。

　先ず巻上の初めの部分を少し長文であるが、後に続く問答を理解するために必要と思うので引用する。

　　一或問曰、医家のわかれたる事いかん。
　　答曰、古昔医者三あり。曰疾医、曰陰陽医、曰仙家医是なり。周礼に所謂疾医は病毒の所在を見定、其毒に方を処て病毒を取去ゆへ諸病疾苦尽治す。扁鵲、仲景のする所是なり。陰陽医は不視病之所在唯陰陽五行相生相尅経絡等を以、病を論す。皆臆見ゆへ、手に取て治する事あたはず。漢の太倉公是なり。仙家医は気を煉、或は煉丹を服し、人をして造化にひとしくせん事を学ぶゆへ、行ふ人すくなく害も亦すくなし。葛洪、陶弘景、孫思邈等是なり。

　　夫疾医は万病唯一毒といふ事を疑なく会得し、此薬方にて此病毒解するといふ事を心に覚るゆへ病治せざる事なし。陰陽医は五臓六腑、陰陽五行、相生相尅の事を書籍にて見覚へ、理をもて病を論し、手に覚ゆる事なく臆見にてするゆへ、却て其術なしやすきやうにはあれど、実に病を治する事あたはず。其陰陽医さへ病を治する事あたはざるに、陶弘景、孫思邈の類専仙家の術を学び、彼陰陽医に仙家の方を混じた

り。是を今の医中奥の医と尊信するゆへ、いよいよ扁鵲、仲景の道絶、其後一書一入疾医の道を論ずる事を聞す。其根元漢の太倉公なれば、既二千余年道絶たり。鳴呼悲かな、天下人民の疾に苦事医道の絶たるをしらんとならば医事古言にて考べし。

ここで疾医、陰陽医(おんようい)の区別を説いている。ここで「疾医は万病一毒といふ事を疑なく会得し、此薬方にて此病毒解するといふ事を心に覚ゆるゆへ病治せざる事なし」と強く言っているが、この疾医は、ただ病気を治す医者を言っているのでなく、扁鵲・仲景の道を引きついで、医治に専心する医者をいう。次の引用で、「その術を覚へたるこそ真の医なり」と言っているのが真の疾医であろう。

　一或問曰、今の医方にても病治し疾医の方にても死す。何をもてか善悪をわかたんや。
　答曰、死生は人の預る事にあらず。天の命なり、故に古今の名医扁鵲の曰、越人非能生死人也。此自当生者越生人能使之起耳と扁鵲すら死る人を生す事あたはず。いはんや今の医におゐてをや。医者は唯病毒を去て人の疾苦を救事なり。其術を覚へたるこそ真の医なり。覚へざるは医者にあらず。覚へたる医者は此病は此薬にて治するといふ事を心に決定するゆへ、一度方を処しより其病症の尽までは其薬をかへず。終に毒去て病治す。是治する事をしりたる故なり、又覚へざる医者は心に疑生するゆえ、日々に方をかへ、日々に加減するなり。何としてか病を治する事をしらんや。」

次に、上工は未病を治すということが疾医にあるかという問いに答えて、次のように言う。

　答曰、是疾医の語ならん。今の陰陽医にては治未病といふ語解しかたきゆへ相生相剋の義をして解す。たとへば肺は金、肝は木、肺亢(たぶる)と

きは金剋木とて肝木を剋して肝を病しむる事を知り、其肝のいまだ病ざるさきに肺を瀉して肝を補ひ、余の病ひを肝に受ぬやうにする事なりといふ。是口にはいひても術に成事あたはざるなり。したがふべからず。

又疾医の語なりといふは都での人病毒静りてある時は毒なしとおもふものなり。其腹をうかがふに病毒ある人多し、其病毒動く時は百病を発し、気を病しむるなり。其静りてある時病毒を取去ば百病を発する事なし。是をいまだ病さるを治するといふならん、後世の説に迷ふべからず。

次に、扁鵲・仲景も万病を一毒と見られしと先生常に言われていることについての質問に、

　一或問曰、先生常に扁鵲、仲景も万病を一毒と見られしといへり。然るに史記、傷寒論に見へざるはいかん。
　答曰、古昔扁鵲の薬方を漢の仲景伝記せしを、晋の叔和撰次したるは今の傷寒論是なり。彼撰次の時、叔和己かことを加へたるか、仲景の本意に合ざる事甚多し。すなはち其書にいはく、傷寒云云小柴胡湯主之　中風云云小柴胡湯主之　経水適断熱入血室云云小柴胡湯主之　有宿食云云小柴胡湯主之。
　是をもて見れば傷寒も瘀血宿食も皆小柴胡湯にて治するやうに見ゆれども、此一方にて治せず。胸脇苦満の毒に小柴胡湯を処て治すれば、以前の諸症皆治するをもて傷寒中風瘀血宿食等は後人の擾入なる事知べし。
　右のごとく病因替り、なんぞ薬方のかはらざる道理あらんや。夫諸病ともに一つの毒ありて其毒動き万病を発すなり。故に万病ともに小柴胡湯の症を発すれば小柴胡湯をあたへ、桂枝湯の症を発すれば桂枝湯をあたふ。各其症に随て是を治す。是仲景の万病を治するも、一つ

の毒を目当にしたる事明なり。

　扁鵲曰、病応見于大表是大表に在といはず大表にあらはるゝといふ事は、則腹中に一毒ある事知べし。其毒動きて万病を発す。頭にありては頭痛をなし、腰にありては腰痛をなし、足にありては痿躄をなすの類、千変万化あげて数ふべからず。是扁鵲、仲景も万病一毒と見たる事明らかなり。彼傷寒論、金匱要略の語にては万病治せず。是後人の擾入ある故なり。扁鵲、仲景の通り万病一毒の意をもて擾入を取捨すれば治せざる病なし。病の能治するをもて見れば扁鵲、仲景の言葉違ふ事なきなり。

東洞が万病一毒を唱えた時、色々の批判が出たと思われるが、この引用にみられるように、扁鵲・仲景の見解を介してその主張を強調しているのである。広い意味の毒で、毒薬や毒物として限定されたものではない。

呉秀三先生は、「東洞先生は万病をもって毒に帰せられたるものにして、毒の性質には勿論種々のものあるべけれども、その人を毒することは同一なりと解釈するを以て最も其当を得たりと信ず」と言っている。

『医事或問』下巻の終りに、万病一毒に触れているが、この言葉を解釈するのに示唆するところが多い。

　一又問曰、道を得る事得て聞へきか。

　答曰、言がたし。然れども余か執行したる事をいふべし。夫万病唯一毒といふ事医断に著したるは、既二十年ばかり以前の事なり。然るに万病の唯一毒なる事を自得したるは漸此八九年このかたなり。其もとは呂氏春秋に鬱毒の論あり、扁鵲の伝に越人之為方也。不待切脈望色聴声写形言病之所在とあり、傷寒論に傷寒にも中風にも宿食にも瘀血にも皆小柴胡湯を用てあり。是によりて万病皆一毒といふ事を覚悟し、医断に記したれど其術を得ず。只書籍によりて書記したり。それゆへ薬を与れども心に疑ひ生じ、始つけたる方を病の尽るまで用る事

あたはず遂に方を変るなり。其方のかはるゆへに、未一毒の術を得事あたはず。
　是によりて古を稽て方意を探、療治に狃習ひ自然のごとく方を扱ひしよりこのかた、病の治する事格別なり。病の能治するに随て一毒の術を心に得たり。其疑ひなき事、たとへば知たる道を往来するがごとし。是を道を得たるといはんか。

　最も心魅かれるのは、「万病唯一毒という事を医断に発表したのは二十年前であるが、その唯一毒なることを自得したるは漸く、此の八九年このかたなり」という言葉である。万病唯一毒ということを20年にわたり考え続けていたことになる。その一途な研究心に感じる次第である。

　小柴胡湯の用い方から万病皆一毒ということを覚悟し、『医断』に記したが、徹底することが出来ず、研鑽を積み一毒の術を心に得てからは、病を治すること格別なり、という状態にまでなった、というわけであるが、筆者も柴胡剤の運用を30年続けていて、ようやく治療の要領がわかってきたので、東洞の言葉が分かるような気がするのである。この引用文の最後に道を得ることによって自然の如く方を扱うことができて、病をよく治すことができるようになったと書いてあるが、その道を得るとはどういうことかが、この引用文の前に記されているので引用する。

　一門人問曰、病を治するは方のみ。故に師の伝るは方意なりと聞。然るに先生の教のごとく毒の在ところを見定て方を処(すえ)れども、治しがたきゆへ、其病人先生に治を求め、先生も同方を処(すえ)給ふに其病治す。是何といふ事ぞ。
　答曰、道を得ると得ざるとのみ。
　一又問曰、先生常に二三子を教るに医の学は方のみといへり。然れは方の外に道はなきはづなり、然るに道を得ると得ざるとのみと聞ときは、方の外に道ありやいかん。

答曰、夫医者は病を治するものなり。病を治するは方なり。故医学は方のみといふ。しかれども道を得さる人の方を処するは死物になりて、動かす方は道によりて活動するものなり。故に道を得ると得ざるとのみといふ。療治するも道を得たると得ざるとは大に違ひあり。
　其道を得んとなれば、先第一に生死は天の司にして人の司所にあらず。医者は只疾苦を救職分にして、万病唯一毒なりと心得、一毒を取去療治をなし、生死に迷はぬ時は道よく達し。方よく廻り、病よく治す。但し病毒を去事能手にいりたる後ならでは生死をしらぬといふ事、心に決定なりがたし。依て医の学は方のみにして道は子にも伝へがたく、自得を待ものなり。かへすがえす生死の事をいふは、一人にても道を会得せしめんかためなり、医道の大事はこゝにあり、能々考知べし。

　ここで道を説いているが、『日本の科学思想』の中で、辻哲夫氏が言っているように、医之学の方法的確立を目指したときにも、学の観念の根源として儒学が潜在していた、ということになる。
　現代のいわゆる科学的思考に慣れている我々には、「聖人の道は実事を行ひ、身に得て後にいひ、行なわざることはいはず」というような儒学的観念は違和感を感じさせるものがある。
　次に治療に於いての薬方を用いる態度であるが、名医とは病を能く治す人で、薬方は病の能く治する事あらば皆取用ゆべし。といって目的がはっきりしていて実際的である。

　一或問曰、仲景の治跡を見るに一病一方なり。今煎湯に丸散を雑へ用ゆる事古きことなりいかん。
　答曰、異にあらず、傷寒論金匱にも大便通ぜざる時は先調胃承気湯をあたへ、大便通して後証に随ふて薬を用ひたる事あり。古になしといふべからず。且又名医とは病を能治る人の名なり。扁鵲の名の朽ざるも、能病を治したるゆへなり。たとひ扁鵲のなさざる事なりとも病

の能治する事あらば皆取用ゆべし。能病治する時は則古の名医の意に適ものなり。

　彼傷寒論、金匱要略の如き闕文もあり攙入もあり、其後歴代色々の説ありて古人の意を失す。其書籍に泥ては、生涯術を得る事あたはざるなり。今丸散を兼用するも病毒よく治する故なり、疑ひあるべからず。

次に治療に於ける善悪について「其の善悪を正さんと思はば、実事をもて見るべし」と言い、実証的な発言をしている。

ここで「瞑眩」のことを話しているが、東洞の本意がよくわかる。東洞の主張を知らないで、瞑眩という言葉を使っている向きがあるが、次の引用を読んで頂きたい。

持病に対しても、瞑眩を恐れぬ治療態度から、はっきりした言い方をしている。

　一或問曰、古方の療治にて病治する事は速なれども害をなす事多といふ人あり、いかん。

　答曰、すべての事善と思ひ、信仰して随ふ時は其あしき事見えぬものなり。又あししとおもふ時は其善事見えず。善悪わかちかたきものなり。其善悪を正さんと思はゝ、実事をもて見るべし。軽き病にては知れがたし。世にいふ膈噎、脹満、痨咳、癲病、癲癇、瘖啞、其外世上に難治といふ病人を百人療治して、余は七八十人を治すべし。後世の医は百人の中十人を治することあたはず、是をもて善悪をしるべし。病能治する時は何の害する事かあらん、しかるに病は治すれども害する事多しといへるは、療治の中に死したる病人の事にてあるらん。

　前にもいふごとく死生は造化のなす事故、医者の力に及ぶ事にあらず。古書より十人にて九人治するを上工といふ。百人の中大抵十人斗死するは天命の尽たる人なり。彼後世の薬方は病毒にあたらぬゆへ瞑眩せず、それゆへ死しても薬の害にあらざるやうに思ふべし。又死な

ぬ時は病治して生たるやうにおもへども、是は薬の効にあらず、なんぞ病根を取ずして病の治すべき道理あらん。自然と病毒静りて快気したるなり。それゆへ故に復する事遅く、其上重て毒動きて度々病しむるなり。世に是を持病といふ。なんぞ又持病といふ病あらん。是病を治する事あたはざるゆへ名つけたるなり。又疾医は毒の形状を診て薬をあたへ病根を抜去ゆへ、再び発らぬものなり。其ふたゝび発らぬやうにすれば病根動くゆへ、必薬病毒にあたりて瞑眩す。其瞑眩を恐れて害する事とおもふは大なる誤なり。

　前にもいふごとく、薬は体を傷ものにあらず。唯病毒にあたるものなり。其証拠は瞑眩すれば病毒滅し、其あと格別健になるものなり。是をもて害する事なき事をしるべし。

　以上、『医事或問』からの引用は、読み辛いと思うが、東洞の言葉からその真意を探りたいと思ったわけである。現在の古方系の漢方医家の中にも、色々意見が違う場合があるが、漢方を前進させるためには、原点である東洞に遡って考えてみるのが必要であろう。

　東洞を道三と結びつけて考えてみると、先述の如く、東洞の親験実施の実証精神は、道三の考え方につながっているように思える。理論ばかりを並べて、実際の治療に成績を上げることができなかった当時の陰陽医を東洞は排撃したのであって、道三の『切紙』にみられる実証的な見方、考え方を無視したのではあるまい。

　道三はキリスト教に帰依するくらいであるから、時流に通じていたと思われるが、東洞はその盟友に『蔵志』を著した山脇東洋があり、日本の科学の形成過程における記念碑的存在といわれる貝原益軒の『大和本草』を知っていると思われる（『薬徴』における実証的考え方は、益軒が『大和本草』の中で述べている「聞見寡陋、妄に聞見を信ずる、己れの説に偏執する、軽率に決定する、……此四の者必誤あり」と関連していると思われる）。また杉田玄白らの腑分けの事も知っていたと思われるので、

時代の流れはよくわかっていたに違いない。東洞の医説、治療が実証的になるのは当然であろう。

『日本の科学思想』で辻哲夫氏が言うように、山脇東洋、吉益東洞による古方の成立は、日本的医学の自立の第一歩とみられ、またこの医学を母胎にして、日本の科学が育つことになるのである。

東洞の古方の成立への努力が日本の科学思想の発展の前提になったことは、漢方医家は勿論、西洋医学を学ぶものも承知していなければならない。

## ④吉益東洞の意図を考える

東洞を理解するためには、一応その伝記を知っておく必要がある。東洞の出生から、37歳、郷里から京都へ出るまでの略伝と、山脇東洋と交流する晩年の勉学状態を呉秀三先生の「吉益東洞先生」の文から引用して、東洞の意図したところの由来を考えてみたい。

　　東洞先生。名ハ為則。字ハ公言。通称ハ周助。号ハ初メ東庵後ニ東洞ニ改ム。父ハ畠山重宗。母ハ伊予松山ノ藩臣中野庄右衛門氏ノ女。名ハ花（延享三年〈1746〉9月15日歿）。元禄15年〈1702〉5月某日ヲ以テ広島ニ生ル。年少キヨリ大志アリ。先祖ハ一代ノ名族ナリシト聞キ。家名ヲ復興センコトヲ期シ。阿川氏ニ従ヒテ兵学ヲ修メ、馬ヲ馳セ、剣ヲ使ヒ、父祖ノ相襲キシ医業ヲ修ムルヲ欲セザリシガ。年歯稍ゝ長ズルニ及ビ、太平ノ時節ニハ武術ヲ以テ家ヲ興スコト甚ダ困難ナルヲ思ヒ。不為良相必為良医ノ古語モアルヨリ発奮シ、「吾豈不可為良医邪」ノ意気ヲ以テ遂ニ医術ヲ学ブニ決心セリ。時ニ年19歳ナリ。是ニ於テ祖父政光ノ門人ナル能津祐順ニ従ヒテ吉益流金瘡産科ノ術ヲ受ケタルガ。コハ半笑斎ガ先祖管領家時代ヨリ伝来スル安栄湯寿命散等ニヨル金瘡ノ血縛ノ方法ナリト云フ。（行状、系譜）

　　先生之ニ習ヒ通シテ忽チ謂ラク「胎産ハ婦人ノ常、金瘡ハ外傷ナリ、

病ナラザルハ薬ヲ用フルニ及バズ、病アルハ証候ニヨリテ之ヲ治療スベシ、何ゾ分科スルヲ要セン」ト。其ノ中奇効ノアルモノ二三ヲ択ビ採リ、其ノ他ヲ顧ミズ。只管古医方ノ道ヲ研究シ。寒夜ニモ火ヲ避ケテ眠ヲ慎ミ、暑熱ニ蚊ヲ防ガズシテ怠ルヲ戒メ。頻リニ『素』『霊』『難経』以下古今ノ医書ヲ渉猟シ。『病源候論』『千金方』以下劉張李朱ノ空論浮説ニ疑ヲ抱キシコト多年ナリシガ。名古屋、後藤諸先輩ノ医説ニ聴キテ発奮セシ所アリ。更ニ又諸子百家ニ沂リテ研究ヲ累シタル結果、30歳頃（享保16年〈1731〉）ニ至リテ大ニ悟入リ発明スル所アリテ（建殊録序）、万病一毒ノ説ヲ立テ。秦越人張仲景ヲ標準トシテ治療ノ方針ヲ立ツベキヲ主張シ。病即毒也薬亦毒也病ナルモノハ薬ヲ以テ思フ存分ニ攻撃シテ、之ヲ平ラゲザルベカラザルコトヲ揚言シ（「万病唯一毒。衆薬皆毒物。以毒攻毒。毒去体佳」）。

当時医師ガ古道三以来一般ニ陰陽五行ノ鑿説ニ泥ミ、只管病因ヲノミ論ジテ診候ヲ忽ニシ師伝ヲノミ承ケ継ギテ自カラ研索スルヲナサズ。病蓐ニ臨ミテ唯温補ヲノミ施シテ、治療ト云フ治療ヲ敢テセズ、之ニヨリテ元気ヲ損シ虚脱ヲ来タシ、或ハ死亡ヲ招カンコトヲ恐レテ手ヲ懐ニシテ唯々苟且偸安スルヲ憤リ、「天下ノ医師ヲ治療セズンバ疾ヲ救フノ功モ大ナラズ、輩轂ノ下ニ出デザレバ授教ノ業モ弘カラズ」ト謂ヒテ。元文3年〈1738〉3月父道庵、母中野氏、妹理世ヲ携ヘテ京都ニ出テ(行状)。同郷ノ儒医堀正超、号景山(元禄元年－宝暦7年、1688-1757)ヲ便リテ(翁草)万里小路春日町南入ニ居ヲ構ヘテ、初メテ古医道ヲ標榜シテ開業シタリ。時ニ年37歳ナリ。

先生医教ヲ講論スル毎ニ屡『素』『霊』ノ語ヲ挙ゲ、其ノ可否ヲ言フコト縷々数十百言ナリ。一日門人ドモ先生ニ「先生常ニ『霊』『素』『難経』ヲ取ラズシテ後人ノ偽撰トナス、而ルニ講論ノ際ニ多ク其ノ語ヲ挙グルハ先生亦間々是書ヲ覧ルナラン」ト問ヒタルニ、直チニ「吾是等ノ書ニ於テ暗誦ヲナシ観覧ヲ須フコトナシト答ヘタリ」ト云フ。

東洞先生、東洞院ニ徒リシ後、松原一閑斎、山脇東洋ト与ニ『傷寒

論』ヲ読ム。一閑斎年長ノ故ニ、ソノ講主トナル。先生数ゝ共ニ説ヲ闘ハス。一閑斎曰ク「東洞ハ僻説多シ、其ノ弊ヲ改メザレバ終日果サズ」、先生曰ク「余傷寒論ヲ読ミ苦思久シ。今切磋シテ其ノ旨ヲ得ントス。吾説ニ謬アラバ請フ教督セヨ。不敏ナガラ教ヲ奉ズベシ。考フルコトヲ黙シ居テハ我非ヲ知ル能ハズ、人ノ是ヲモ聞ク能ハズ、読書モ何ノ益モナシ」ト。一閑斎之ニ応ゼザリシカバ。ソレヨリ後先生其ノ席ニ臨マズ、其ノ会モ終ニ中絶シタリ。其ノ後東洋、又先生ニ謀り、再ビ『傷寒論』会読セントス。先生ノ曰ク「前ニ閑斎ト絶チタルニ、陰ニ『傷寒論』ヲ読ムハ心安カラズ。諸儒先生ト『春秋左氏伝』ヲ読ミ、傍ラ医事ヲ談ズルニ如カズ」ト。東洋大ニ然リトシ。ソレヨリ諸儒ヲ集メ、『左伝』ヲ読ミ、東洋ノ死マデ其ノ会合ヲ継続セリ。(行状)

東洞は19歳で医学に志し、当初金瘡学を学ぶが、その後只管、古医方の道を研究……とあるが、その勉強ぶりが並々のものでなかったことがうかがわれる。『素問』『霊枢』は暗誦できるくらい読んだと思われる。30歳頃、『傷寒論』の研究により、万病一毒の説を立て、37歳に京都へ出て、古医道を標榜して開業した。しかし医業ふるわず、弟子入りする者なく、木偶を作って生業としていたが、……山脇東洋との偶然の出会いにより親交を結ぶに至り、世に出るようになったが、前の引用の最終のところにあるように、『春秋左氏伝』を読み、傍ら医業を談ずる勉学の会合を、東洋の死(1762年、57歳)まで続けたというわけである（山脇東洋は1705年生まれ、東洞は1702年生まれ、1773年、71歳で逝去）。

以上の引用から、筆者の感じたことを挙げれば、①19歳で医学を志してから晩年まで、その強い求学心が連綿として持続されたこと、②勉学の内容が広範囲に及び、古医学から李朱医学まで検討し、部分的な勉学からの偏よった判断をしなかったこと、③古方派の理論、方法を礎き上げるのに、あくまで親試実験によって実証的に処理し、憶測を排したこ

と。人を治すことを主眼とし、役に立つ方法は実験の結果、採用したこと。この最後の親試実験に対する執念は最も注目に値する。

要するに徹底した探求心と実証によるその裏づけが、古方を特徴づけたと思う。ここで東洞の著書からいろいろと探ってみたい。

『医事或問』は既に紹介済みであるから、『薬徴』『類聚方』『方極』について考えてみたい。

❶『薬徴』　三冊は明和 8 年（1771 年）東洞の著作、となっている。東洞の没年は 1773 年であるから、死の 2 年前、出来たことになる（門人の田中殖卿、加藤白圭の同校を経たりとなっていて、東洞没後 12 年天明 5 年（1785 年）刊行になっている。凡らく東洞としては、まだ十分なものと思ってはいなかったのではなかろうか）。

呉先生の文から引用する。

七、『薬徴』三冊ハ明和 8 年（1771）東洞先生ノ著作セルモノニシテ。門人田中殖卿、加藤白圭ノ同校ヲ経タリ。其ノ刊行ハ先生ノ歿後 12 年ナル天明 5 年（1785）5 月ニアリ。

此ノ書ノ薬剤書トシテ多少ノ新面目ヲ開キタルハ各薬ノ頭初ニ其ノ主治ヲ挙ゲ増減ヲ示シ、又旁治ヲ定メタルニアリ。従来ノ本草書ニハ薬剤ノ能性ヲ夥多アルト認メ、其ノ主治ヲモ亦雑挙シテ其ノ緒ヲ得難カリシニ。東洞先生ハ薬ノ性能ハ唯一ニシテ雑多ナラズ。之ヲ用ユルコト適当ナルトキ其ノ功能著大ナルナリトセリ。万病一毒諸毒又一能。是レ誠ニ造詣浅カラザルノ語ナリ。先生此見ヲ以テ『薬徴』ヲ著セシカバ。所謂古方家ノ学術、此ニ始メテ緒ヲ得タルナリ。

凡ソ支那、日本ノ薬物学的書物ニシテ此ノ如ク系統ノモノハ此以前ニハ之ナカリシナリ。

従来の本草書の生薬の薬能は、数多く挙げており、また主治とみられる薬能も雑挙してあって、その全貌を把握する緒が得られない。これは東洞時代も現在も同じである。

ただし、現在は、生薬の薬理分析が進歩し、主要成分単体の薬理は相当進歩しているので、ある程度の複合製剤の中の生薬の動きは察しられるが、その主要成分の人体に対する本当の動きは、近来発展しつつある血清薬理学の技術をもってしてもその全貌を明らかにするところまでは行っていない。

要するに方剤の中の生薬の薬能を解明する方法は、結局、東洞が『薬徴』において試みた方法以上には出ていないということになろう(突破口は、成分の分析と構造解析の進歩と、血清薬理学の進歩に期待するわけである)。

生薬の薬能も、1味1味の臨床実験データはほとんどなく、その生薬の成分のうち何が有効なのかは方剤を使ってみて推測するしかない。要するに現在に於て漢方方剤を使う場合も、親試実験的に逐次実験治療でまず見当をつける以外に良い方法は思いつかない(方剤の中の生薬の数が増せば増すほど、いよいよ難しくなる)。

この難しい方剤の中の一生薬の働きをある程度わからす方法の端緒を開いたのが、東洞の『薬徴』の方法である。「所謂古方家の学術此に始めて緒を得たるなり」と呉先生が言う通りで、漢方という生薬治療が、科学と結びつく端緒が出来たわけである。

決まったエキス製剤で、科学的分析を繰り返しても新しい方剤を開発する前進的な発展は望まれないと考える。

❷『類聚方』 東洞の宝暦12年(1762)の著述。門人中村貞治校定にて、明和6年(1769)刊行。著述は東洞の死の12年前だが、刊行は死の4年前で最晩年である。ここでまた引用して『類聚方』の当時の評をうかがうことにする。

> 五、『類衆方』明和6年(1769)7月刊行。東洞先生ガ宝暦12年(1762)ニ著述サレシモノニシテ。門人中村貞治ノ校定ニカカル。『傷寒』『金匱』ヨリ220個ノ処方ヲ選択シテ之ヲ類聚シ。各方ニツイテ其ノ調剤

及製法ヲ示シ。次ニ『傷寒論』中ヨリ適応ノ病症ヲ列挙シ。終リニ自家ノ意見ヲ附シ。又説明ヲ施シタリ。其ノ際『傷寒論』ニ於テ処方アリテ病症ナキモノ、病症アリテ処方ナキモノヲ補ヒ足ラシ。処方ト病症ト諸所ニ散見スルモノヲ一所ニ会萃シテ示シ。又自説ニ就テハ「為則按」「為則曰」ト記シテ、古人ノ説ト区別ヲ明カニシタリ。自ラ試用セザル処方ハ巻末ニ附録トシタリ。

村井琴山曰ク「中華歴代数千百ノ医人、仲景ヲ見ルコト此ノ如キニ過ギズ。何ゾヨク夢ニダモ古疾医ノ方法ノ仲景ノ遺書中ニ存スルコトヲ知ランヤ。二千年来墨々タルコト何ゾソレココニ至リタルヤ。然ルニ、今我ガ東洞先師二千年来ノ後、我ガ此皇和数万里ノ海外ニ生レテ、始メテ二千年来ノ一大眼目ヲ開イテ。先ヅソノ方ノ皇極ヲ建テ、大中中正ノ方法ヲ類聚シ。仲景ノ真面目、覿然トシテ見ルベシ。我ガ東洞先師ノ謂ナルカナ。

明和2年乙酉(1765)、3月、余始メテ東洞ノ塾ニ遊ブ。玆年、類聚方上木開版スルコト凡ソ一万部ナリ。書肆ノ人コレヲ余ニ語ル。五千部ヲ京師、浪華ノ肆ニ出シ売ル、五千部ヲ関東、江戸ノ肆ニ出シ売ル。一月ノ内、京師、浪華ノ書店ニ一本モ留メタルモノナシ。今年寛政丙辰(1796)ニ至ツテ三十有二年、幾千万部ヲ出シ売ルコトヲ知ラズ。天下ノ医人一人モコレヲ薬籠中ニ収メザルモノアランヤ。大ナルカナ。東洞先師ノ術ノ暗ニ後世医者ノ手ニモ行ハルルコト、之ヲ以テコレヲ知ルベシ。(医道二千年眼目篇)

❸『方極』　宝暦5年頃(1755年)東洞が口授したということなので、『類聚方』より6年早い頃になるが、『方極』と『類聚方』はもちろん密接な関係があるので構想は以前からいっしょに進められていたに相違ない。

六、『方極』一冊ハ宝暦5年ノ著述。明和元年(1764)7月刊行。享和3年(1803)閏正月再刊。東洞先生ガ宝暦5年(1755)頃友人曽原子泉ノ

勧メニヨリ自カラロ授シテ、門人品丘明ヲシテ筆記セシメシヲ田宮龍
ノ校正シタルモノナリ。
　蓋シ所謂古方家タルモノ尽ク皆張仲景ヲ師トシテ病牀ニ臨ミテ処方
ヲ施ストキ、之ヲ根拠トセザルナキモ。後人ノ諸説モ夥多アリ、亡羊
多岐ニシテ何レヲ何レト分チ難ク準拠トスベキモノナキニヨリ、傷寒
論中ヨリ諸方剤百七十三方ヲ選ビ、其レガ如何ナル病症ヲ治スルニ用
フベキカヲ示シタルナリ。」

次に、『薬徴』『類聚方』『方極』三書をまとめて、紹介、批評した文が
あるので、次に引用する。

　中川壺山曰ク『類聚方』『方極』『薬徴』此ノ三書ヲ熟読シテ、ヨク
其ノ要領ヲ得レバ。実ニ東洞翁ノ本意ヲ尽スニ足レリ。
　『類聚方』ヲ編セルハ張氏ノ書ニ『傷寒論』アリ、『金匱要略』アリ
テ採択スベシト雖ドモ。妄ニ成書ヲ改竄センハ罪アリ。其ノ儘ニテハ
攙入多ク或ハ錯簡アリテ、用ニ供スルニ足ラズ。因テ二書ヲ相合テ之
ヲ類聚シテ別ニ一家ノ書トナシテ其ノヨキモノヲ択取リ、其ノ疑ハシ
キモノハ区域シテ之ヲ別チ、以テ用ニ供セシナリ。此レ甚深意アリ。
其ノ類聚別挙ノ次序等ハ頗ル意ヲ用ヒラレシト見ユレドモ。当時創業
ニテ未ダ定マレルコトナキ故ニ顕ハニ説キサラズシテ僅カニ微意ヲ寓
スルモノナリ。
　『薬徴』ハ数次改作セシ書ニテ。其ノ初メ張氏ノ二書ニ就テ一薬ヅツ
聚メテ、ソノ功用ノ合スル所ヲ考ヘ、一々之ヲ実事ニ徴シテ其ノ当否
ヲ詳ニシ、其ノ確実ナル所ヲ取リテ此ノ書ヲ選定セルナリ。故ニ少シ
モ確ナラザルモノハ載セズ。当帰、芎藭ナドハ未詳トテ闕クノ類ナリ。
大凡薬品ノ功用ハ『本草』ノ誣妄有リテ後世ニ覚悟スルモノナシ。
　艮山先生大ニ実事ニ心ヲ労シ。功験ノ薬七十二味ヲ択ビテ弟子ニ
口授ス。香川氏更ニ詳審ニシテ『薬選』ノ作アリ。此ノ二子ヨリ稍薬

功ノ実ヲ考フルコトニハナリヌ。

　然レドモ皆我ガ胸臆ニ取リテ其ノ功ヲ論ズルコト故ニ公正ナルコトハシ難シ。東洞翁ハ道ヲ後世ニ伝ヘント欲スル故ニ。務メテ古経ニ就テ其ノ用ヲ考ヘ。今日ニ試ミテ其ノ実ヲ得テ、以テ『薬徴』ヲ選セルナリ。其ノ労豈浅カランヤ。其ノ手段大イニ旨アリ。今ヲ以テ此ヲ見レバ『類聚方』『薬徴』共ニ議スベキモノナキニアラズト雖ドモ、創業ニシテ此ノ如キ実ニ大功ト謂フベシ。

　サテ毎薬共ニ其ノ功用ヲ知ラザレバ用フベカラザルハ固ヨリノコトニテ。一薬ノ功明ナリト雖ドモ猶事ニ臨ミテ欠クコトナシトセズ。古ノ医事ハ方ヲ以テ定極トス。而シテ以テ道ヲ立テタルモノナリ。故ニ方ノ用ヲ知ラザレバ今日ニ施用シ難シ。

　『類聚方』ハ古昔用ヒシ所ノ症ヲ聚メ挙ゲタルモノニシテ。今日事ニ試ミタルニアラズ。其ノ試得タル所ヲ以テ極トシ。別ニ『方極』ノ一書ヲ著セリ。故ニ『方極』所載ハ『類聚方』ニ見エザルモノアリ。是レ其ノ実事ニ於テ得ル所ニシテ、言論ノ及ブ所ニアラズ。畢竟薬品ハ『薬徴』ニテ之ヲ統ヘ。方剤ハ『類聚方』ト『方極』ト二書ニ分チタルモノナリ。（医方新古弁）

　尾台榕堂曰ク「薬能ヲ確知セント欲セバ『薬徴』ヲ熟読スベシ。方意ヲ詳カニセント欲セバ『類聚方』ヲ玩味スベシ。方用ヲ自在ニセント欲セバ『方極』ニヨルベシ。此ノ三書ハ東洞翁数十年実歴親験ノ上ニテ選著シタルモノ故ニ毫モ空論懸断ニ渉ルコトナシ、論説皆著実ナリ」。（方伎雑誌）

　以上三著書の年代を考えてみると、『薬徴』は東洞没年2年前の著作となっているが、おそらくまだ内容を充実するための仕事は続けるつもりではなかったろうか。実験が伴うため苦労のいる仕事であったと思う。『類聚方』は没年の2年前の著となっているが、それに関連している『方極』の口述は、その内容のためもあってか没年の18年前で、最も年代的

に早い。しかし東洞は、既に50歳を過ぎていた。

　なぜこのように年代の話をするか。東洞の重要な著作は、晩年に集まっているのを考えたからである。東洞の著作の仕事は、実事と関わり、親試実験と関係が深かったので、当然時間がかかったと思うからである。

　逐次実験的治療で、1味の生薬を証の判明している薬方に加減して検討し、その薬能を探り出すには、相当の症例と1、2年の時間がいる。『薬徴』に載っている一生薬の薬能は、検討するのにさらに多くの時間が必要であったであろう。ある程度確かなことを言おうとすると、薬方の中の一生薬の薬能を探求するのは非常に厄介である。まして、生薬の複合の薬方について確かな発言をするのは容易でない。筆者は、東洞にその苦労の気配をみ、親試実験、実証にかけた意気込を感じるのである。

## ⑤現代の日本の漢方医は古方から何を学ぶか

　吉益東洞の言説を長々と引用したのは、古方の流れを汲む日本の現代の漢方医が、漢方の発展のため、何を考え、何をなすべきかを考えるためである。

　中国との国交回復以来、中医学理論が急速に流入し、日本の漢方界は相当混乱の様相を呈し、漢方医家は何を基本として治療すべきか迷っている向きも相当ある。

　今から約300年前、古方が台頭せんとした時代と非常に似た状態、事情になっている。

　古方を研究し、この古方の台頭の時代の事情をよく知っている人は、中医学理論のその当時の状態を知っており、現在の中医学理論に対する予備知識を持っているが、知らない人には目新しく見え、古い時代の中医学理論に反発して古方が起こったことを知らない。したがって、古方の特徴、長所もわからないという次第である。

　したがって、現在の混乱を理解する上にも、日本の漢方の本質を理解するにも、非常によく似た300年前の古方台頭時代の話を大へん長い引

用であるが、お読み願いたい。

　初メ後藤艮山、経義ニ於テ頗ル仁斎ヲ慕ヒ、香川修庵ヲシテ仁斎ノ門ニ入ラシメショリ。修庵後ニ「儒医一本」ノ説ヲ称ヘタルガ。仁斎門ニハ猶ホ並河天民、飯田棟隆、芳村恂益アリ。松原一閑斎ハ天民ノ門下ナリ。何レモ皆仁斎流ニ医経ノ古義ヲ明ラカニスルヲ務メトセリ。

　東洞先生ニ至リ、徂徠ノ説ラ採リ、周南ヲ師トシ、鶴台ヲ友トシテ、専ラ其ノ道ヲ研鑽シ。「儒医雖不同也。其復古一也」ト云ヒ、「不学古文辞者不能読也」ト云ヒ、「徠翁、東洞共由古訓。非法言不敢道。今世学者宗焉。事必師於古」「時哉命哉復古之秋也」ト云ヒ、東洞先生ノ医説ハ丹水子以来ノ称ヘ来リタルモノナレドモ猶ホ其レ以上ニ復古ノ学説ニ頼リタルモノ多キヲ知ルベシ。

　東洞先生ガ古文辞ノ研究ヨリ古医方ニ得ル所アリ、万病一毒ノ持説ヲ主張スルニ至リシハ皆郷里ニ於テシタリ。当時彼ハ其ノ道ノ行ハレザリシヨリ誓ヲ立テテ厳島明神ニ祈ル所アリ。遂ニ東上シテ京都ニ出デテ其ノ道ヲ弘メントシ。其ノ行ハレズシテ益窮スルヤ。同ジ誓ヲ立テテ、五条ノ少彦名神ニ祈リ、死生ヲ以テ其ノ医道ノ泰否ノ為ニ犠牲ニ供セントシタルコト前ニ述ベタルガ如シ。

　思フニ其ノ当時海内ノ医流ハ皆劉張、李朱等、金元ノ医学ヲ信奉シテ。其ノ本源ノ張仲景ヨリ出ヅルヲ知ラズ。甚キハ全ク原書ヲ渉猟セズ。翻訳シタル浅近ナル書物ニヨリテ猥リニ診ヲ下シ方ヲ用ヒ。温補ト称ヘテ黄耆、甘草、人参ノ類ノミヲ専用シ。ヤヤ酷厚ナルハ恐レテ之ヲ棄テ。唯只苟安キヲ求メ、事ナキヲ僥倖セリ。

　彼等ハ陰陽五行ヲ病理説ノ根本トシテ、之ヲ以テ万事ヲ説キ。陰ト陽トハ人身ノ臓腑気血呼吸動静ヨリ薬性ノ如何ニ及ブマデ皆之ヲ支配シ。病モ陰陽ノ常ヲ失スルヨリ起レバ。治療ニモ陰陽ヲ調フルヲ目的トシ。更ニ陰陽ヲ六ニ区別シテ。太陽、陽明、少陽、太陰、厥陰、少陰トナシ。之ニ六腑ヲ配当シ。又脾胃、大腸、小腸、腎、三焦、膀胱ヲ当テ。或ハ之ニヨリテ十二経十五絡ノ称ヘナドヲ設ケテ生理、病理

ヲ説明セントシタリ。五行モ『難経』以下歴代ノ医書ニ於テ之ヲ以テ総天下之衆理窮人身之百病モノトシ。病因ニ五気ヲ認メテ寒暑燥湿風トシ、又五臓ヲ之ニ配当シ。肺ハ金肝ハ木ナドト云ヒ、遂ニハ万物ヲ尽ク五行ヲ以テ区別シ。其ノ相生相尅ニヨリテ健康ヲ保チ疾病ヲ生ズルト云ヒ。薬物ニハ寒熱温涼ト昇降浮沈ト酸鹹甘苦辛トヲ区別シ。之ニヨリテ薬用ノ時節ヲ考ヘテ大過ナク又不及ナキ様ニシ。又之ニヨリテ主病ヲ按シ応脈ヲ究ムルコトヲナシ。又引経報使ナドト称ヘテ、何薬ハ之ヲ服スレバ何臓ニ入リ何経ニ入ルト云ヒ、何薬ハ何経ノ病ヲ治シ何臓ニ適スル剤ナリト云ヒテ、凡ソ百ノ薬物ヲソレゾレノ臓器経脈ニ分別配合シタリ。

此ノ如キハ皆支那ニ於テ漢魏以来深ク広ク医学ニ浸淫シタル僻説ニシテ。我邦ニ於テモ亦王朝以来久シク行ハレタルコトナレドモ。我邦ニハ自己伝来ノ哲理アリ、又多年我邦ノ人心ニ浸漬シタル仏教ノ哲理アリテ、是等トハ捗鑿相容レザルモノ少ナカラザレバ。徳川創業以来ノ学海ニ復古学ノ興起シタルト同時ニ医学界ニモ亦識見高邁ナル古医方諸家ノ輩出スルアリテ。是等ノ謬見俗説ヲ一挙ニシテ駁倒セントスルニ至リタリ。是レ名古屋、後藤以来諸家ノ痛論セシ所ナルガ。吉益氏ニヨリテ更ニ又深ク其ノ非ヲ指摘シテ、遂ニ我ガ邦医学ノ面目ヲ一新シタルナリ。

以上の長い引用文をみて、今の中医学理論で言われていることが、約300年前にも問題になっていたことがわかる。

古い記事の引用ばかりしたが、懐古趣味でやったわけではない。現代の日本漢方の主流である古方派漢方の真の特長がどこにあるか、それが科学的医学が中心の日本の医療の中でどう発展させたらよいか、まず歴史的事実から述べ始めた次第である。

東洞の勉学の内容は広範囲に及び、古医学から李朱医学まで検討し、部分的な勉学からの偏った判断をしなかった。そして古方派の理論、方

法を礎き上げるのに、あくまで親試実験の精神に則って、実証的に処理し、憶測を排した。人を治すことを主眼とし、役に立つ方法は、実験の結果、採用した。

## ⑥ミッシェル・フーコー『臨床医学の誕生』から

　ここまで日本の漢方治療の問題点を考えてきて、「証」を考察してきたが、次に全然違った西欧の考え方のミッシェル・フーコーの『臨床医学』を紹介し、参考に供したい。

　漢方のような伝統医学を考えるのに参考になると思う。『傷寒論』の成立を考えていて、筆者は色々と示唆を受けた。

　先ず、フーコーの略歴を述べる。1926 年、フランス・パリの南西、ボアチェに生れ、1984 年没。高等師範学校で哲学を専攻、次いで数年にわたりフランスの精神医学の大家について精神医学の理論と臨床を研究した。『精神医学と心理学』『狂気の歴史』『臨床医学の誕生』『知の考古学』『性の歴史』等無数の著書があり、来日も 2 回、講演をしている。現代最も問題になっている哲学者、思想家である。『臨床医学』の翻訳者神谷美恵子（1914-1979）（東京女子医専卒、東大神経科、阪大神経科勤務を経て、神戸女学院大教授、10 数年間長島愛生園精神科勤務、13 年間津田塾大教授、医博。著書『神谷美恵子著作集』）。訳者あとがきで言うように、フランスでもフーコーの文章は難解で、文学的香気の高い文体であるので、翻訳は難しいと思われている。おそらく引用の訳文を読んでも、すぐ理解できないところがあると思う。フーコー引用文の後に筆者の見解を加えてみたい。

　訳者のあとがきには、「フーコーは精神医学の理論と臨床を研究したが、どこへ行っても必ず病院を視察したし、医学及び医療に関する古文書をしらべた。……1963 年"ことばともの"を、パリでフーコーに会い、手ずから贈られ『精神疾患と心理学』『狂気の歴史』は 16、17 世紀の精神医学や心理学の成立条件そのものを問題にしているが、『臨床医学の

誕生』では、18世紀後半から19世紀初期にかけての約半世紀を描いていて、医学全般の認識論的基盤を問うている。……初期の臨床では、医師は、あらゆる疾患を一つの平面の中におさめた図表を頭に入れ、患者に接した。患者に於いてみとめられる症状を、この図表に照らし合わせて、その座標によって症状の位置を決定することができれば、その症状はそのまま徴候となり、患者の病気が何であるか物語る記号となる。この場合、患者は病を担う偶発事項にすぎず、まなざしは個人というものを知覚する構造を持っていなかった。この時期の臨床を、フーコーは真の意味のクリニックとは考えていない。真のクリニックとは、後に完成するように複雑なまなざしの構造を持ち、しかも病床の傍で、師と弟子とが、真実を探求するという、教育のかたちを備えたものであるとする。一般にフランスでは、クリニックという言葉はこういう内容を持っている」とある。

　この後に神谷は、次のような解説を附加している。

「次いで病理解剖学がさかんになり、臨床医学のまなざしは、体表面を貫いて、身体内部にある諸器官の容積を包む立体的なものとなった。また聴診や触診も加わって、まなざしは「多感覚的」な構造を持つに至る。こうしたまなざしが、臨床医学講義という教育のしくみにおいて駆使されるようになったとき、まなざしは初めて「解剖＝臨床医学的構造」structure anatomoclinique を持つようになり、患者という個人の独自性を把握できるものになった。また、医学教育は、単に師から弟子へと、既成の知識が一方通行的に伝達されるものでなくなり、患者個人という、つねに未知なものを前にして、師と弟子が共に探究する、という構造を持つようになった。

　解剖学を通して、死というものが、人間の病と生を解明するに至ったことを、フーコーは徹底的に考察している。この経験を通して、西欧人が初めて個人というものを把握するようになった、という点を彼は重視し、このことは、西欧文明にとって決定的な意味を持っている、という。

このあたり、生や死や病についての哲学というにふさわしい」。

次に長文であるが、「臨床医学の深淵」の前半の一部を引用する。

### 第四章　臨床医学の淵源

　18世紀よりもはるか以前から臨床医学は存在していた。とはいえ、今日に至るまでの長い間、医学が自らの養いとしてきた、もろもろの神話と、じっさいの歴史とを区別しなくてはならない。問題は、これらの神話を通して、その真の歴史を解読することである。

　18世紀末の数年以来、医学が自らの過去を考えるときには、時間に対して二つの関係を持ってきた、と自ら規定する。その考えかたによれば、医学の中で、単に歴史にすぎないものは時間へのてん落にすぎず、これはもろもろの理論に関するものである。知識のからみあいの中で、「体系論」一般は不変式を形成し、これを出発点として、もろもろの理論の特殊な変異が、各瞬間において可能になり、同時に持続においては不可能となる。しかし、他方においては、医学の歴史性は、非体系に属する。すなわち臨床医学と呼ばれる、もう一つの不変式に属する。この歴史性によって、医学の真理はある時間の中で操作され、その中で維持され、歩み、完成へと向うが、完成に至ることはない。一方には諸体系の歴史があり、これは、時間とともに過ぎ去るものの歴史であって、明白であり、かつ不毛なものであるが、他方には、臨床医学の歴史がある。時間を越えて、医学に意味を与え、その真理を維持するものを語るのが臨床医学の歴史である。この歴史は完全に時間の内にあるわけでもなく、時間の外にあるわけでもない、なぜならば、それは時間と真理とが結びつく、かの王国の敷居であり、鍵であるからである。

　こうした考えかたからして、18世紀末と19世紀初頭において、神話がたくさんあらわれ、これによって医学の歴史と歴史性とが象徴化された。医学は、まさに臨床医学において、その根源的な可能性を発見したのだ、

とひとは言った。人類の曙において、すべての空しい信念や、あらゆる体系があらわれ出る以前に、医学は全体として、苦痛とこれを和げるものとの間の、直接的な関係の中に住まっていたのである。この関係は経験によるものというよりは、むしろ本能的なものであり、感性的なものであった。これは社会的な網の中にとらえられる以前に、個人によって、自らに対して、こしらえられたものであった。「病人の感受性は、ある姿勢がらくで、ある姿勢が苦しいということを、彼に教える」。健康な人間も、この関係を、知識の媒介なしに設定する。こうした観察自体は、将来の知識のための選択ではない。それは意識さえされないのである。それは直接的なものの中で、手さぐりで行なわれる。「ここで、ひそかなる声がわれわれに告げる。自然を眺めよ、と」。

こうした観察はひとりでに増えて行き、ひとからひとへ伝えられて行き、一般的な形の意識となる。各個人はその意識の主体であり、同時に客体でもある。「皆の者が、だれかれの別なく、この医学を実践している。……各人の経験は他人に伝達され……これらの知識は父から子供たちへと伝わるのであった」。一つの知識になる前に、臨床医学は、人類の、自分自身に対する普遍的な関係なのであった。これは、医学にとって、絶対的な幸福の時代である。失地と退廃は、文字と秘密の創始とともに始まった。つまり、この知識を、ある特権的集団に配属させ、「まなざし」と「ことば」との間に、何の障害物も制限も置かない、直接的な関係を解消させた時に始まったのである。ひとが知りえたことも、知識の秘伝をひとたび通過しないことには、もはや他人に伝達されることもなく、実践に役立つように再びくりこまれることもなくなったのである。

たしかに、長い間、医学的経験は開かれたままであったし、見ることと知ることの間に或る平衡が発見され、それがあやまちをふせぐ作用を果した。「はるか昔の時代には、医学の技術は、その対象たるものの面前で教えられ、若者たちは病人のベッドの傍で医学を学んだ」。

学生たちはしばしば医師の家に泊まりこみ、先生が患者のところへ朝夕往診するたびに、先生について歩いた。この平衡の最後の証人はヒポクラテスで、同時に、彼はこの平衡の最もあいまいな代表者でもあるという。つまり、5世紀のギリシャ医学は、この普遍的、直接的臨床医学のコード化にほかならない、という。この医学は、右でいう意味の臨床医学を初めて全面的に意識化したのであるから、その意味において、これもまた、かの最初の経験と同様に「単純で純粋」である、という。

　しかし、この経験を一つの体系として組織化し、それによって学習を「たやすくし」、「簡略化」しようとする限りにおいて、医学的経験の中に一つの新しい次元が導入されたことになる。すなわちこれはまなざしを欠く知識であるがゆえに、文字通り盲目な知識、と言いうる知識の次元である。見ることをしない、この知識は、あらゆる幻想の根源となる。つまり、形而上学につきまとわれた医学、というものが可能になるからである。「ヒポクラテスが医学を体系に還元してしまった後では、観察が放棄され、哲学が医学に導入された」。

　以上のような隠蔽がもろもろの体系の長い歴史を可能ならしめ、「互いに対立し、矛盾する多数の異なった学派」を生ぜしめた。この歴史は、時間の破壊的な刻印しか保存しないから、このこと自体によって自らを無効なものにしてしまう。しかし、破壊的な歴史の裏側では、もう一つべつの歴史が見張り番をしており、これはその根源的真理にもっと近いところにあるがゆえに、時間に対して、もっと忠実な歴史である。この歴史の中で、臨床医学の隠然たる生命が、それとは気づかれずに、つみかさねられて行く。この臨床医学は《思弁的諸理論》の裏側にとどまっているが、医学の実践を知覚世界と接触させ、真理の直接的風景へとこれを開いておくのである。「いつの世にもこういう医師たちが存在した。すなわち、彼らは人間の精神にとって全く自然なものである分析の力を借りて、病人の様子から、彼の特質につい

ての必要なデータをすべて推論し、その上で、諸症状を研究することで満足した……。」

　臨床医学というものは、じっと動かずにいるが、事物(もの)の近くに常に在り、医学に対して、その真の歴史的な動きを与え、もろもろの体系を消し去ってしまう。その間に、これらの体系を否認する経験というものが、自らの真理をつみ重ねて行く。このようにして一つの肥沃な連続性があみ出され、これが病理学に対して「もろもろの世紀を通じて断絶することのない、この科学の統一性」を保証するのである。もろもろの体系は否定的な時間に属しているが、これに反して、臨床医学は知識のポジティヴな時間を意味する。したがってそれは発明される必要はなく、ただ再発見されればよいのである。臨床医学は、すでに医学の原初的な諸形態とともに存在していた。それらの形態の内容を充実させたのは、ひとえに臨床医学そのものだったのである。したがって、臨床医学を否定するものを否定しさえすればよい。つまり、臨床医学にとっては無であるものを破壊しさえすればよい。無とはこの場合、もろもろの体系の「威信」であって、これを破壊した上で、臨床医学の持つ「あらゆる権利」を、これに「享受」せしめればよいのである。こうなれば、医学はその真理と同じレベルに立つことになろう。

　以上の引用文は大変わかりにくいが、この臨床医学の話を中国医学の話を頭において解読してみると、大体の荒筋はわかると思う。

　18世紀よりはるか以前から臨床医学は存在していた。とフーコーのいう臨床医学は、後にヒポクラテスが出てくるから、一応ヒポクラテス以前の医学を考えてよいと思う（中国では春秋戦国時代に当たり、『傷寒論』の薬方の最も古いものの原型に当たるものが出始めていたのではなかろうか)。(ヒポクラテス……前460-375。アレキサンドリヤで『ヒポクラテス全集』が編纂されたというのは前260年)。

医学（現代の科学的医学ではなく、医療医術に関するすべてを含めた医学的なものを指している）の中で、単に歴史にすぎないものは、もろもろの理論に関するものである。もろもろの理論の特殊な変異が、各瞬間において可能になり、同時に持続することは不可能になる。……という文章は、中国医学では、陰陽の論が興り、気の話が進展し、陰陽五行説が拡大されていく状態を思い出させる。

　しかし他方においては、非体系に属する歴史性を持つ、臨床医学と呼ばれる不変式に属するものがある。……と言って、臨床医学の真理は、ある時間の中で操作され、維持され、完成へと向うが、完成に至ることはない。そして時間を越えて、医学に意味を与え、その真理を維持するものを語るものが臨床医学の歴史である。一方には諸体系（前述の理論体系を指すと思う）の歴史があり、これは時間と共に過ぎ去るものの歴史で、明白であるが不毛なものである。

　18世紀末と19世紀初頭において、神話がたくさんあらわれたが（医学的理論がいろいろあらわれたことを指す）、一方非体系に属する歴史性を持つ臨床医学が、医学に於て、その根源的な可能性を発見したのだと、言われている。

　人類の曙において、以下はわかりやすいが、一応筋道をつけてみると、これは医学にとって、絶体的な幸福な時代であるまでは、古代から連綿と続いている臨床医学の性質、様相を細かく述べているのである。……文学的な表現で、巧みに古代の医療の状態、性質を述べている。……すべての空しい信念やあらゆる体系（理論）があらわれ出る以前、これは社会的な網の中にとらわれる以前……（即ち社会の観念的、制度的制約の加わる前という意味と思う）というのであるから、古代の自然的な臨床医学の成立を強調しているわけである。

　失地と退廃は、文字と秘密の創始とともに始まった。つまり、この知識を、ある特権的集団に配属させ、「まなざし」と「ことば」との間に、知識の秘伝という障害物をおいたことにより、自然な臨床医学は退廃し

たというのである。たしかに、長い間、医学的経験は開かれたままであったし、と昔の医学技術の伝達法、教え方を述べているが、この平衡の最後はヒポクラテスであると言っている。即ち紀元前300年ぐらいまでを指していると思う。『ヒポクラテス全集』が編纂されたのは前260年と言われているので、その頃から見ることと知ることの間の平衡が崩れてきたわけで、ヒポクラテスはこの平衡の最後の証人であり、同時にこの平衡のあいまいな代表者であるというのである。

　この後に、「つまり五世紀のギリシヤ医学は、この（前から述べてきた）普遍的、直接的臨床医学のコード化にほかならない」という。このギリシヤ医学は、前述の臨床医学を初めて意識化したものであるから、その意味ではこれも、単純で純粋である。しかしこれを一つの体系として組織化して……手が加わると「ヒポクラテスが医学を体系に還元してしまった後では、観察が放棄され、哲学が医学に導入された」ということになる。

　以上のようなギリシヤ医学の陰蔽がもろもろの体系の長い歴史を可能ならしめた多数の学派を生じた。しかしこのような、破壊的な歴史の裏側では、前述の臨床医学の陰然たる生命が、それとは気づかれずに、つみ重ねられていく。

　「いつの世にも、こういう医師たちが存在した。……諸症状を研究することで満足した……」臨床医学を黙々と行い、伝えていく医師たちの事を話している。……すでに臨床医学は、医学の原初的な諸形態とともに存在した。それらの形態の内容を充実させたのは、ひとえに臨床医学そのものであったのである。臨床医学にとって無であるもの、この場合はもろもろの体系の「威信」であって、これを破壊した上で、臨床医学の持つ「あらゆる権利を享受せしめれば、医学はその真理と同じレベルに立つだろう」。要するに太古から連綿とつながる臨床医学というものの性格を述べ、それが医学には真理だということを述べたのである。

　そしてこの臨床医学が、最近17世紀になって臨床医学講座として、近代化されて出現する話が、この後に続くが、この話は、いずれ別の機会

に紹介したい。

　フーコーの300頁の『臨床医学の誕生』から、「臨床医学の深淵」の中のわずか4頁を紹介して云々するのは乱暴な話だが、筆者がこの本のどこに惹かれたかをお話して、参考に供したいと思う。

　世界各民族、医学的なものは、太初は大体同じような発展経路を辿ったと思う。その中で、後に文明国となる国々のギリシヤ医学、アラビヤ医学、インド医学、中国医学等は、それぞれ、特異な発達をとげて今日に至っているが、当初の出発は、原初的な臨床医学であったと思う。西欧に興った科学的医学が、世界的になったのは、近々200年である。

　さて中国医学から最近の中医学、また日本に輸入されて日本漢方になったいわゆる伝統医学は、基本的には、今まで問題にしてきた臨床医学の性質を持っていると思う。科学的でないと言われるのは、伝統医学は、医術というべき点で臨床医学的要素を多分に持っているからと考える。筆者は、漢方は治療医術が本筋だと思っているが、これはフーコーのいう臨床医学と関連するわけである。要は科学的医学と関連さすために、臨床医学の技術面の科学化をどうすべきかという問題であろう。

　フーコーが哲学的に緻密に考えた、太古からの臨床医学の進行経過は、これを中国医学に当てはめてみると示唆する所が多い。『傷寒論』の成立を考える上にも、『傷寒論』が宋時代に発見、刊行されたのも、その『宋版傷寒論』が『素問内経』の思想を受けて解釈されているのも、金元医学が日本に輸入され、後世方が拡がり、次いでその批判から古方が生まれるのも、臨床医学という視点からみると面白い発見があるように思うのである。

## 7 『諸科学の解体―科学論の可能性』から

　フーコーのような哲学者ではないが、日本の若い思想家、河本英夫(1953年生まれ、東大で、科学史、科学基礎論専門課程修了、長崎大助教授)著、『諸科学の解体―科学論の可能性』から、「病の形而上学」の一部

を引用して、漢方治療の性格を考えてみたい。科学性という面から、西洋医学、漢方医学を考える手がかりを得たい。

## 疾病の構造と過程

　疾病は、歴史を通じて本来的ではない現実として、いわば変容され周辺化された現実であるに過ぎない。アリストテレス、スコラ、近代啓蒙を問わずこの基本的了解に差異はない。アリストテレスにとって、病は初源的属性であり実体の歪みである。それ故存在のカテゴリーである、量、質、関係、様相、時間、場所、布置等々の内で、病は一つの様相であるに過ぎない。だがどのような様相であるのか。疾患が「常態」の逸脱である限り、この常態そのものの規定の仕方、ならびにそこに裏合わせに付帯する病の規定の仕方から考察されねばならない。ここには大別して古典古代より現代にいたるまで、四つの類型が存在したと見做してよい。

　第一にギリシャにおいてすでにみられていた「均衡論」および均衡の欠損としての疾患という構想が考えられる。常態とは、流動するものの一種の均衡であり、この均衡の欠如こそ病を規定するのである。ここにはさまざまな変種が考えられる。

　第二に身体の常態を機械的に整備された所与のものと見做し、それじたいとしては整合化された固定的身体に、プラスαとしての異物が附加混入することによって病が生じるとする構想が考えられる。ここでは病は独立に単離しうる実体であり、病そのものが存在するという「本体論」的な疾病観となる。

　第三には、生命科学の進展にともなって生じた、開放系の有機的システム、ことに細胞組織学によって解明される有機体の機構の変質として、疾病を捉える見解が考えられる。均衡論と類似した構えをもつが、均衡の欠損を疾病と規定するのとちがい、均衡状態の変質が問われることになる。

第四に有機体ならびに人間を時間的に発展的なもの、形成的なものとして捉える観点から、発展方向を軸にした発展そのものの停止あるいは退行という疾病観が考えられる。もっともきわ立った形態として登場するのが、形成発展を多階的構造として捉え、疾病を多階構造的な秩序の解体として特徴づける見解である。

疾病は本来的ではない現実、本来的な現実の周辺にある変質化された現実である。疾病が常態の逸脱とすれば、常態の規定の仕方、常態と裏合わせに付帯する病の規定の仕方から考察しなければならない。として、古代から現代に至るまでを四つの類型に分けた。
　第一は均衡論で、古代ギリシャに於いても、古代中国に於いてもみられた。
　第二は、身体の常態を、機械的に整備され、整合化された固定的身体と見做し、それに何か異物が附加混入することにより病が生じるという考え方で、病は独立に存在する実体であり、病そのものが存在するという本態論である。
　第三は、いわゆる細胞病理学的に考えた、身体細胞の均衡の欠損による均衡状態の変質が病であるという考え方で、第一の漠然とした、広く考えた均衡論でなく、身体を個として独立的にみている。
　第四は、有機体としての人間を時間的に発展的なものと考え、発展方向を軸にして、発展の停止、あるいは退行として疾病を捉えるという考え方である。
　以上の第一から第四を詳述したものを次に引用し、西洋医学的観点と比較しながら、中国医学(中医学、日本漢方)の考え方を検討してみたい。

　　第一の立場、つまり均衡秩序については、さらに下位区分的に体内の均衡秩序と、身体とその環境とのあいだの均衡秩序とに区分される。前者に関してもっとも典型的な学説は、ヒポクラテス、ガレノスによ

る「体液説」に見られる。つまり「人間の身体はその中に血液、粘液、黄および黒の胆汁をもっている。これらが人間の身体の自然性であり、これらによって病苦を病みもし健康を得もする。いちばん健康を得るのは、これら相互の混合の割合と性能と量が調和を得、混合が十分であるばあいである。病苦を病むのは、これらのどれかが過少か過多であったり、身体内で遊離して全体と混合していなかったりする場合である」(ヒポクラテス『人間の自然性について』)。

ガレノスはさらに四体液に対し、ギリシャの化学的元素の性質を対応づけ、血液は熱で湿、粘液は冷で湿、胆汁は熱で乾、黒胆汁は冷で乾の性質をもつとした。元素の区分でいえばそれぞれ、空気、水、火、土に対応する性質である。このことによって混合失調をたんに四つの体液のみだれとしてではなく、生体の機能にかかわる「性質」の変質の見地から疾患と関係づける途が開かれていることになる。

他方身体とその環境とのあいだの均衡秩序は、生体環境を生命現象にとって不可欠かつ第一義的なものと規定する18世紀的生命科学の水準において登場する。生命体の特徴を指標する原理は、外界との反応に関わる「被刺激性」および「感受性」だとされた。物体に特徴的な「慣性原理」とは対照的に、外界からの作用を感受し反応(非反応)する能力こそ生命体に特徴的なものだとするのである。この世紀の生理学、医学の泰斗であり同時に詩人でもあったゲッチンゲン大学のハラーは、こうした考えを一般化しており、ジョン・ブラウンは、これを継承して疾病論を構想した。ブラウンは、この型の理論に特有な形態で二つの対となる概念を設定し、過剰活動－過少活動、直接－間接、刺激－興奮のような対項目を用いて、病的現象の説明を企てたのである。とりわけ外的刺激の過剰、過少が疾病にあたる。ノヴァーリス、シェリンク等が直接継承した経験的医学の原型は、このブラウンの構想である。後にパリ学派の主導的論客となったブルセの治療学も類似した構想にもとづき、病気は刺激過剰(炎症)によるものなので、治療

は炎症を消退させる「消炎的」方法で対処すべきであることになる。つまり腸チフス、梅毒、天然痘、結核、その他なんであろうと、ヒルを用いて、瀉血することである。

　均衡秩序の乱れが疾病に関与するという場合に、体内の秩序の方が古いように思う。ギリシヤでも中国でも、古くから存在した。
　身体とそれを取りまく環境との均衡秩序の破れという考えは、生体と環境の関係、また環境それ自体についての知識が出来て、出てきたと思われ、18世紀以後のものである。しかし中国医学では、気の概念の発達に伴い、体内の均衡を考えるとともに天地の気の影響が体内にも及ぶという考えが古くからあったこと、それと関連して天人合一的の観念が、疾病を扱う場合にも影響していた。またそれが現代にも影響していることは注意しなければならない。
　西洋医学が個体中心になり、更にそれが細胞病理学に通じるような方向になったのに対し、中国医学がその方向をとれなかったことも、天人合一的観念と無関係ではない。但し、外邪、内邪という場合は、外邪が外から侵入して身体内の均衡を破るので、身体と環境との関係になるが、これは第二の立場でいう病因として細菌を考える立場とも似ているし、憑依（つきもの）という考え方にも近い。

　　第二の立場は、病因を実体としてそれじたい特定し得るとするものであり、これじたいは生体に対して外在的に介入する疾病の本体であるから、この外的要因の特定には、近代の科学革命に特有の「外在的原因」という因果概念が前提されている。疾患はこの外的原因たる病因が附帯することによって生じるのだが、これは今日もっとも常識的に日常感得される疾病観であり、そもそもアニミズム的な霊的原理の憑依（つきもの）という発想と類同形態をもつことから、なじみやすいものとなっている。病とはそれ故それじたいを特定し排除すべき本体

であって、細菌学の隆盛によってもたらされた病原体の特定方法の開発は、基本的にこれらの立場の延長上にある。近代初頭のシデナムにこうした見解の原型を見出すことできる。

これは、現代までの我々の疾病観に最もなじみ深いものである。ばい菌によって病気が起こるという考えで、また現実に西洋医学的な薬物療法の対象は、このばい菌なるものである。病因を実体としてそれ自体特定し得るものである。病因が外在的原因という因果概念が前提されていない疾患、神経症や、アレルゲンの不明なアレルギー性疾患などは、扱いに困るわけである。面白いことにこの扱いにくい疾患が、中医学や漢方の対象になり、治療効果が上がることである。

第三の立場は、生体内の細胞構造をもとにする有機的構成の確立を経て、疾病は組織、細胞レベルの変質とみなす。ここでは本来健康と病との間に構造上の差異があるのではなく、有機的構成内に局所的に生じる「変質」が、そのまま疾病であることになる。疾病を担う特定の原因が病因として外在的に存在するのではなく、また健康状態に対してそれとはまったく異なる病気そのものが取り出しうるのでもない。健康と病とは、同じ生命現象の質の差異に過ぎない。こうした見解は、生命体の基本単位を細胞だとし、細胞の構成形態から一貫して病理学を築こうとしたウィルヒョウに典型的に見られる。19世紀後半の医学界の法王的存在と目されたウィルヒョウは、細胞が生命単位の基礎であること、および疾病はこの生命単位の変質であるという点から、病原菌としての細菌の存在を是認しなかった。

ウィルヒョウの細胞病理学は、西洋医学的教育を受けた我々には常識になっている。生命体の基本単位は細胞だとし、細胞を中心に考えれば、健康と病とは、同じ生命現象の質の差異に過ぎないわけである。

現在は、その細胞の構造がさらに細かく追求され、細胞の病変から疾

病を考えることが常識になってきた。癌も細胞分裂の異常であるという理解は、一般的な常識になっている。異常な分裂が起こるメカニズムは段々解明されつつあるが、しかし何故そのような異常が起こるかということになると、生物も人間もなぜ生きていくのかという疑問につきあたってしまう。

　第四の構想を支えるのは進化論であり、さらには弁証法的な発展観である。類、種的な発展観のもとにあっては、疾病はこの発展の退行または停止によって規定される。身体の局所に発生する疾患が、進化論的に見てより下等な動物への回帰として捉えられる。ザラザラした皮膚に変化する皮膚病は、進化の系列を下って爬虫類への退行だとされる。この観点からすると、現代医学の焦点の一つである癌は、組織を破壊するほどの無際限の増殖を繰り返し、ただやみくもな細胞分裂と増殖が継起するのであるから、単細胞生物への退行だとみなすことができる。
　いずれにしろこれらの見解は、疾病を常態からの逸脱とする今日の常識にそのまま対応している。だが問われなければならないのは常態そのものの在り方であり、むしろそれを捉える視点のありかである。常態と逸脱という区分は、いまだ分類学的区分にとどまっており、ここで必要なのは、疾病を捉える視線そのものの在り方への考察であろう。

疾病は、下等な動物への回帰、単細胞動物への退行であることがあり得るという考え方であるが、進行癌の増殖していく有様をみると、そう考えたくなることがある。癌の進行を喰い止められない場合、身体全体の働きと癌の動きとが、どんな関係にあるかを考えさせられてしまう。外から侵入してきた病原菌は排除してしまうが、内から発生した癌は制圧できない。疾病は多かれ少なかれ外からの侵襲と関係があると考えられていたのに、癌の誘発には外からの影響があっても、基本的には人間の内にある細胞の異常な増殖ということになり、身体を鍛えて外からの攻撃に対抗するという在来の健康法では役に立たなくなる。疾病が常態

からの逸脱というのが常識であるが、逸脱に至る過程が癌の場合は他の疾病と違うわけである。

以上、四つの立場の見解は、疾病を常態からの逸脱とするわけで、今日の常識になっているというわけである。

著者はここで、常態と逸脱という区分はいまだ分類学的区分に止まっている。ここで問われなければならないのは、常態そのものの在り方であり、むしろそれを捉える視点が問題である。必要なのは、疾病を捉える視線そのものの在り方への考察であろう、と言っている。そして「疾病へのまなざし」という見出しで、次に引用する文を書いている。その始めの部分は、疾病を捉える視座が、18世紀末から19世紀初頭にかけて著しい転換をみせる（西洋医学の場合である）。として、その状態を紹介している。

## 疾病へのまなざし

疾病を捉える視座そのものは、18世紀末から19世紀初頭にかけて著しい転換をみせる。18世紀末以前において支配的であった知の枠組みにおいては、疾病を器官身体の解剖学的構造とは直接関連のないまま、病そのものの分類を形づくることに力点が置かれている。百科全書的な分類体系の時代の主要動向を疾病論も共有し、「疾病分類学」を打ち立てることになる。ここでは病は、科、属、種へと図表上に階層化された編成を受ける。「病気に立ち向かうなら、病気の本当の性質とその疾病分類表上の位置を決めよ」というわけである。このとき疾病へのまなざしは、病の主要特徴、つまり表象を平面図形の内にピンで止めるように働いている。ピネルは病気を五つの綱に分画した。熱病、炎症、出血、神経症、器官障害がそれである。このうち、たとえば熱病について見るなら、さらに6目に下位区分され、血管緊張性、脳膜・胃性、腺・脳膜性、無力性、失調性、腺・神経性である。これら6目は、さらに18属と多数の種に分けられた。もとより既知の疾病を、発生部

位と性質に関して、再整備したところでなにか理解が深まるというものでもない。

　こうした疾病の分類学に前提されているのは、一つには疾病間の類縁性によって疾病の位置価を規定するアナロジーの使用である。疾病の症状の現象的あらわれに向けられるまなざしは、身体の部位のゲシュタルトにも、その発生原因にも関連づけられはせず、ただ現象間の類縁性によってのみ関連づけられる。随意運動の消失、内外の感受性鈍麿、卒中はいずれも現象の類似性によって共通項目にまとめられる。さらにこうした類縁性を主要手立てとしながら、それぞれの疾病の単一平面上の布置を決定するのである。それは原因、結果を区別するのでも、時間的に先行するものとその後に来るもの（徴候と症状）との区別を行うものでもない。こうして病は、分類平面上での位置価を指標されるだけである。

次に第二科学革命後の、疾病を捉える視座の変更について述べている。

　だが第二科学革命期によって生じた知の地殻変動のさなかに疾病を捉える視座そのものも変更する。経験的医学の内部における疾病へのまなざしの変換は、主として二つの点において特徴づけることができる。
　第一に病理解剖学によって開かれた人体の立体的ゲシュタルトという構想であり、いわば病が平面上に描かれた図表内の位置価を超えて、身体内の奥行きにおいて疾病の座をもつという視点である。その結果病巣という病の固定点を定め、局在性、病巣、原発性という三つの基準によって病を読み取り、それを体内の立体的な器官構造と関連づけることが可能となった、という点である。疾病へのまなざしは、ここですでに直接的には不可視の奥行きという次元を獲得していることになる。
　第二に疾病の時間関係において、死と病と生とを結ぶ疾病過程という概念が生まれる。諸症状は、その性質の特異性によってではなく、

時間的に系列化する過程のうちで捉えられ、死へと結びゆく有機的過程のうちで病の位置価を指標するというようにである。このとき死体解剖の手続きは、生の極点からそこへといたる病そのものの意味を惹き出すのである。

ここで、疾病の時間関係において、死と病と生とを結ぶ疾病の過程という概念が生まれる。ここから疾病の新たな意味が生まれる。

こうした視点によって、生と病と死の間に相互をつなぐかすかな網目が形成され、病はもはや生や死とは別のものではなく、機能上、過程上の一形態に他ならなくなるが、疾病へのまなざしが対象化された形象を結ぶ限り、いまなお病は、生命過程上に位置づけられた一形態にすぎない。たしかにビシャはすでに、病とは生命そのものであって疾病それじたいも生ける個性をもつという考えをもつにいたっていた。つまり発熱は同時に、局所的活動に対抗する有機体総体による統体性の経過であるから、治療の試みでありその始まりでもある、というわけである。疾病へのこのまなざしを対象化するものとしてではなく、かえってみずから自身に帰還する受動性として作動させるところに、疾病の新たな意味が生まれる。つまり生の過程と裏合わせに同一である受容すべき病という考えである。

ここには今日の経験医学が欠落させてしまった病の一つの位相があるように思われる。

この引用文の最後の、「ここには今日の経験医学が欠落させてしまった病の一つの位置がある」は、最近の難治疾患、特に癌を考える時、留意しなければならないと思う。自分が健康だと思っている人間の大半は、病気は全然別のものと思っている。治り難い病気を持っている人間の中には、病気とうまく着合いながら生きていかなければならないと思っている人がいるに過ぎない。

650

ここで長文の引用をしたのは、病気に対する考え方、捉え方、更に治療法を、古代から現代に至るまで通観するに恰好と思われたからである。疾病に対する考え方が違い、文化が進むにつれて治療法は違ってきているのであるが、世界で実際に現在行われている病気の対応方法は、後進国では古来の方法が未だに行われている場合が相当多い。先進国と言われる国々でも、治療法の全部が近代的になり、西洋医学的治療だけになっているわけではない。

　一応現在は先進国の仲間入りをしていると言われている、また大半の国民はそう思っている日本に於て、病気に対してどんな対応方法が行われているか、またその対応方法からわかる病気の概念（また大きくは病と生と死の関係）がどの程度（引用文の四つの立場のどの段階まで理解しているか）であるか、を考えてみると、第四の立場まで考えている人は少ないようである。

　国民皆保険になっている日本では、最も進んでいると言われる西洋医学的治療が行われている。これに絶対的信頼をおいているなら、漢方治療やその他の民間治療に眼を向けはしないであろう。まして苦しい時の神頼みで神仏に祈ったりはしないで、信頼する医者に手を合わすに違いない。中国、韓国、その他東南アジアの地方では国民の半数以上が、中医学的治療、またそれに類する生薬治療を行っている。日本でも一時は弾圧されたとみえた漢方が漸く一般的支持を受けるまでに至った。もし全然効かないのなら、とっくの昔に消滅しているはずである。このように見てくると、疾病への視線はどうあれ、人間の病気に対する手当の方法（生薬を服用したり、針灸したりする方法）は、部分的には変わっても、昔の方法が引き続き行われている（人間の身体は5000年ぐらいでは本質的には変化しないので、当然なことかもしれない）。

　昔の方法、昔からの薬、その用い方の中に、実際に効果があるかどうかを知るには、その研究法を新しく考案して、実際に実験し、研究してみなければならない。中医学的治療（中医学、漢方）の考究、検討は、今

やこの段階に来たと思うのである。

　さてそれでは、どういう考え方で、どういう方向に、どんな方法で検討するかが問題になるわけである。人それぞれ、自己の立場があるであろうから、漢方を西洋医学的立場から検討するのもよいであろう。中医学をやる立場からは、中西合作の中に方法を見出す者もいるだろう。漢方古方派の立場から湯液治療を行って毎日診療している筆者は先ず「臨床医学」という考え方を検討し、生薬複合の煎薬で治療する場合、病気をどうみるか、複合煎薬をどう考えるか、即ち病気の診察診断の方法と、煎薬投与後の結果効果、検討の方法とを、科学的に追及しなければならないと思うのである。

　フーコーの「臨床医学の誕生」を引用したのも、河本氏の『諸科学の解体』から引用したのも、漢方古方を検討する第一段階のつもりである。

## 11 漢方診療の今後の発展のために

　ここまで延々と日本の漢方診療の現状と今後について書き続けてきたが、これは漢方の今後の発展のための正しい方向を見定めるためである。漢方診療が真価を発揮し、日本の医療の中で活用されることを切望するからである。

　それで今後の方策を考えるための要項を列記して、順次考えをまとめてみたい。

❶日本漢方の歴史的経過をたどり、伝統的医学、臨床医学について考えてみる

❷漢方のこの50年の経過を振り返ってみて、分析してみる。

❸現状の分析

　(1) 漢方治療の臨床医学としての有効性。

(2) 現代(西洋)医学的治療と協力して、今後の日本医療の中で果たすべき役割。

(3) 現在行われている漢方エキス剤、湯液治療の今後の発展方向について。

❹伝統医学として生薬治療を考える。

❺日本の漢方エキス剤を漢方治療として活用する方途。

❻日本の漢方治療を発展さすために、漢方関係者が分担して考え、果たさなければならない、役割と仕事。

## 1 日本の伝統医学漢方と臨床医学

日本の漢方は言うまでもなく、中国医学が平安・室町・鎌倉にかけて輸入され、それが日本的な改変を受けながら、江戸・明治と継承されてきたものである。明治に入り西洋医学が普及発展するにつれ、漢方は次第に圧迫され、今から50年前には、特別に関心を抱く小数の人々以外は、殆ど漢方の存在さえ知らない状態になっていた。

明治から大正にかけて、漢方の価値を知った先覚者により、著書が出され、ようやく一部の者により研究・治療が行われるようになったが、しかし筆者が奥田先生について漢方を学びはじめた50年前では、まだ漢方治療を志すものは異端者扱いをされた。

昭和25年(1950年)日本東洋医学会発足時の会員数は98名。昭和35年には429名、20年経った昭和45年でも1,035名に過ぎなかった。それが今や会員数10,000名を越えるに至った。

漢方エキス製剤の普及、そのエキス製剤が保険診療に採用されるに及び、漢方は日本医療の中では常識的存在になりつつある。しかしこの事が、漢方の診療の真の向上発展を意味するかというと、疑問に思わざるを得ない。

商業ベースに乗ってエキス製剤の製造が増大し、一応漢方薬の使用は横に拡大したが、漢方治療の質的向上には見るべきものがないというの

が実状ではなかろうか。この問題は漢方診療の現状を分析検討する際、詳しく考えたい。

さてここで、伝統医学である漢方の性質について考えてみたい。

ミッシェル・フーコーの『臨床医学の誕生』から引用して、中国医学の原典である『傷寒論』について前述した。西欧医学の最初の部分、一応ヒポクラテス以前の医学と『傷寒論』の薬方の最も古いものの原型に当たるものの出現とは同じ頃ではなかろうかと推測されるが、この医学の原初的なものは、「非体系に属する歴史性を持つ臨床医学と呼ばれる不変式に属するものである。……と言って、臨床医学の真理は、ある時間の中で操作され、維持され、完成へと向うが、完成に至ることはない。そして時間を越えて、医学に意味を与え、その真理を維持するものを語るものが臨床医学の歴史である。

一方には諸体系(理論体系を指す)の歴史があり、これは時間と共に過ぎ去るものの歴史で、明白であるが不毛のものである。

18世紀末と19世紀初頭において、神話がたくさんあらわれたが(医学的理論がいろいろ現れたことを指す)、一方非体系に属する歴史性を持つ臨床医学が、医学に於て、その根源的可能性を発見したのだと、言われている」とフーコーは述べている。

以上に続いて古代の自然的な臨床医学の成立を強調している。そして「失地と退廃は、文字と秘密の創始とともに始まった。つまり、この知識を、ある特権的集団に配属させ、『まなざし』(ここでは自然を、自然現象を、病気の場合は病人を見る眼差しを意味していると思う)と『ことば』との間に、知識の秘伝という障害物をおいたことにより、自然な臨床医学は退廃した」というのである。

自然な臨床医学的な、見ることと、知ることの間の平衡が保たれていたのは、ヒポクラテス(前460年頃〜前375年頃)までである。

その死後、アレキサンドリヤで、前260年頃『ヒポクラテス全集』が編纂された(ヒポクラテス死後、100年以上経っている)。この全集が出

るようになり、凡らくその頃から、臨床医学にみられた見ることと知ることの平衡が崩れるようになった。ヒポクラテスが医学を体系に還元してしまった（『ヒポクラテス全集』の編纂などを言っていると思う）後では、観察が放棄され、哲学が医学に導入された、という状態になったわけである。

　フーコーの『臨床医学の誕生』から引用したのは、伝統医学である傷寒論医学について考察する上に参考になると思ったからである。そこで筆者がこの本のどこに惹かれたかをお話ししたい。

　奥田先生の『傷寒論』の講義を聴いて、『傷寒論』の勉強を始めたのは、50年前である。『傷寒論』の薬方を毎日使っていて、その薬方の効果を毎日感じている。2000年前の薬方が今でも確実に効く。どのようにしてこのような薬方が出来ていったか謎である。この謎を解くヒントが、フーコーの『臨床医学の誕生』の中にあると感じた。臨床医学の深淵という表題で書いている部分からは、原始的な臨床医学の姿が見えてくるように感じた。これが『傷寒論』の古い薬方の出来ていく謎を解いてくれるように感じたわけである。

　さてその次には、『傷寒論』を最も重視している古方派の考えであり、その出発点の吉益東洞の『傷寒論』に対する考え方である。

## ②吉益東洞の考え方と臨床医学

　東洞の考え方については、「**10**古方を考える④吉益東洞の意図を考える」（622頁）で述べた。その中で「東洞は、古方派の理論、方法を築きあげるのに、あくまで親試実験によって、実証的に処理し、憶測を排したこと。人を治すことを主眼とし、役に立つ方法は、実験の結果、採用したこと。……この親試実験に対する執念は、最も注目に値する」と筆者は述べたが、筆者も治すことを主眼とし、治療に当たっては逐次実験的治療を目標にして、病人の症状に適合した治療をするように心掛けている。1味の薬味の加減、1味の生薬の加味、除去を逐次実験的に行っている。

東洞は『傷寒論』の薬方を適用して、その効果を確かめながら仕事を進めていったと考えられるが、その仕事を通して『傷寒論』を見ていたと思われる。「只管古医方の道を研究し、頻りに『素』『霊』『難経』以下古今の医書を渉猟し、『病源候論』『千金方』以下劉張李朱の空論浮説に疑を抱きしこと多年なりしが、……秦越人張仲景を標準として治療の方針を立つべきを主張し」。後世方の原典とみられる諸典籍を読んでみて、『傷寒論』に到達しているわけで、『傷寒論』だけ読んで『傷寒論』の優秀さを主張したわけではない。

病人を治すことを主体にする場合『傷寒論』が臨床の原典として如何に優れているか、東洞は悟ったわけであるが、現在の漢方臨床家も『傷寒・金匱』の方を使って実際に診療してみて、『傷寒論』の貴重さを感じている。

しかし東洞は、『傷寒論』の方といえども実効なきはとらず、と言っていて、また、『傷寒論』の条文の全部をそのまま採用しているわけではない。宋時代になってようやく『宋版傷寒論』が出版されたので、後漢の時代に出来た『傷寒雑病論』はそのまま宋版になっているわけではない。

後漢の時代に出た『傷寒雑病論』も、紀元前に作られたと思われる古い薬方と後に加わった後代の薬方とがあるわけである。その『傷寒雑病論』を、数百年経た宋時代に、その時代の人間が編纂して出版するとなると、違った考え方で解釈した条文が加わるということになる。東洞は古文と思われる条文と後世に加えられた条文とを、その当時既に分けている（筆者の師、奥田先生も、その著『傷寒論講義』に採用した主要部分の条文の半数を後人のものとして扱っている）。

この『傷寒論』の本文とみられる古文の中に、古代の病人の臨床的扱いが知られ、非常に興味を感じる。フーコーはヒポクラテス以前の医学に、「臨床医学」の原型を見出し、それが後に、色々な思想、社会的事情により、医学が影響されて変遷していく中でも、底流となって伝わっていくことを述べている。東洞が親試実験的に病人に則して治療を行って

いる様相は、フーコーの言う臨床医学を実践していることになる。そして東洞が『傷寒論』に目をつけたのは、臨床医学的性格ではなかったかと思う(いずれ『傷寒論』の臨床医学的性格については考察してみたい)。

その東洞の意図は、古方派に伝えられ、現在の日本の漢方にも活かされているはずである。東洞が何から学び、何を考え、それをどのように臨床に活かしたかをはっきり掴み取り、それを現在の漢方治療に活かすことが、漢方治療家の仕事であると考える。

さて、漢方診療を今後の日本の医療界で活かすには、西洋医学的治療が主流である日本においては、漢方はそれと協調していく必要がある。それに科学的医学である西洋医学的治療に、伝統医術的な面の強い漢方が協調していく必要があるが、そのためには漢方にも科学的考慮が要求される。科学的ということになると、吉益東洞の流れをくむ古方派漢方が最も有望であると考える(科学、科学的思考、また科学的であるということについては、後に十分検討する)。さて、東洞の言動と古方派漢方の動向は、日本の科学思想の成立に深く関わり合っているのであるが、このことを科学的医学が主導の西洋医学的治療を行っている者、さらに科学的な仕事をしている人々、また科学者の中にも知らない人がいる。このことを教えてくれる書が、以前にも紹介したことのある辻哲夫著『日本の科学思想——その自立への模索』(中公新書)である。

漢方関係、特に古方派関係の人々にはぜひ読んで欲しい本であるが、話の展開に必要なごく一部を引用してご参考に供したい。

この本は、毎日出版文化賞を貰っているが、先ずその推奨の短文を引用する。

> 日本が科学を受容する以前、果してどれだけの類似概念を持ち得たのだろうか。実理・窮理・理学と呼び名を変えて消えていったものの正体は十全な科学的認識と言うには何が欠けていたのだろうか。仁斎・昌益・梅園らの思想のなかに陰陽五行の世界からの変脱の可能性

を読みとり、西・福沢らの翻訳の苦悶を辿りながら、日本の科学の自立への模索を跡づけた本書は、科学的認識の推移の究明こそ思想史の本流であることを暗示している。

## 古学と古医方

　西欧の近代科学の原型となったのは力学であった。最初に力学が確立され、その厳密な数理的証明法と実験的確証法にささえられた包括的な理論体系は、あらゆる認識分野を学問的に整序し、科学として成立させる方向に働く決定的な誘導因となりえた。その意味で近代西欧の知性には、多かれ少なかれ力学的思考法の反映がみられ、原子論・機械論・素朴実在論の発想法が根強い素地となって介在している。

　しかし十七世紀の日本には、その力学が学問的に成立する可能性がまったくなかった。近世日本には科学は存在しなかったとよく言われるのは、たいていの場合この点だけをさしている。第一章でのべたように、科学不在の日本という見解に追随しないわれわれとしては、むろん力学以外の領域に問題の手がかりを探し、そこから日本なりの科学の発生過程をあとづけてゆかねばならない。

　十七世紀の日本で、ひとまず科学へ接近しうる要因をそなえていたのは、医・農・暦・算などの分野であった。これらの中から、実際に科学へ育ってゆく道を順調にたどることになったのは結局医学だけであった。ことに十八世紀以後、蘭学・洋学と視野を広げてゆきながら、日本の医学の学問的基礎を固める目算で、いわば医学の基礎学として西欧の近代科学を積極的に受容することになったなりゆきはみのがせない。

　そうであれば、日本の科学は、力学でなく、医学を原型として成立したといえるのではなかろうか。少なくとも、力学を軸にした近代科学を受容することになったとき、その受けいれの母胎となる学問的基盤が、医学を主軸とするものであったことは、十分吟味すべき重要な

問題点をなしているように思われる。西欧の科学に対比したときの日本の科学の文化的異質性、それにはたぶん、前者が力学を成立させるような文化的風土の中に育ったのに対し、日本には医学の観点から自然をみるような学問的条件しかなかったことが、大きく影響しているに違いない。力学と医学では、その学問の構造やなりたちが、根本的にといってよいほど、深く異なっている。さらに限定して、西欧の力学と日本の医学ということさらに対比的な視角を設定したとき、われわれはもはや、西欧と日本の伝統文化そのものの相異を問題にせずにはすまないであろう。

ここでは、十七世紀の日本の学問的状況を、医学と儒学との相関性という問題に焦点をしぼりながら概観することにしよう。さきに儒学は、朱子学の日本的な批判を経て古学として成立することをみた。医学の日本的な自立の経過も、まったく似たようななりゆきをみせている。中国の金元時代に起った李朱医学が、十六世紀以来日本に受容されていたが、それに対する根本的な批判がくわえられ、むしろ古代中国の医学の観点にたちかえり、日本的な再構成をすすめはじめるのが、十七世紀後半のことである。ちょうど伊藤仁斎が古学をとなえはじめたころ、名古屋玄医や後藤良山が現われて、いわゆる古方医を開拓する。この流れは十八世紀なかば、吉益東洞、山脇東洋により大成されるが、この古医方こそ、中国医学からすっかり脱皮した日本医学の成立をしるすものであった。

日本の儒学と日本の医学、すなわち古学と古医方とがおなじ時期に同形の成立過程をたどったことは、たぶん日本の学問史におけるもっとも重要で、もっとも特徴的なできごとの一つであろう。日本人が外来の文化や学問を受容するときの、ある典型的な姿勢がここに如実に示されているからである。いまは中国の文化に学び、そこから日本独自の学問的思考法をいかに構成しえたかという問題にかかわることである。

儒学、医学いずれも、いわば中世的な中国文化を手がかりに、一躍

古代中国の原像までを把握しようとする。たんなる歴史的回顧という意味ではなく、学問の原理的構成化をめざすがゆえに、究極的な原典にまでたちかえらざるをえなかったのである。その学問的志向にもとづき、古学は孔子・孟子の原意によって朱子理学を批判的に再構成するし、古医方は扁鵲・張仲景の医法を再把握して李朱医学をのりこえることになる。最終的にねらうところは、つまり日本人が真に納得しうる学問の道をあらたに切り拓くことであった。

このことを念頭において、伊藤仁斎の古学における学問的構成の要点を、思い起こしてみよう。かれは耳目の見聞しうる世界に拠って実理を説き、思弁的な理に走ることを禁じた。しかしその実理は、たんに仁斎の体験を要約した経験論的訓話ではなかった。積極的に『論語』『孟子』『易経』など原典の精神にもとづいていてそれを説いたということは、古代人の普遍的な智恵に照して、みずから経験的な把握の内容をいっそう普遍化することになっていた。ここに仁斎の開拓した学問的方法は、原典の原意にもとづく論証と、自己をとりまく経験的世界からの確証とを、かれなりに統合してみせたある種の実証論的なものであった。

古医方に深くかかわりあうのが、実は古学のこの学問的方法なのである。古医方につき相関性のある部分をいくらか点描しておこう。

第一にいえるのは、仁斎の方法は事物の理を窮めることにも転用が可能だということである。荒っぽくいえば、思弁的な理説を排し、古代人の深い経験的な知識に照して、あくまでも経験的事実にもとづく正確な認識をうること。古医方で確立される日本的な医学の方法は、ほぼこのようなものであった。

第二は、右にのべた仁斎の一元気説に関連することで、これが生命体を論ずるのにきわめて簡明で好都合な自然像ともなりえたことである。自然の生成発展を重視する易の理念は、本来、生命体論・医学の概念構成に照応しやすいであろうが、仁斎の一元気説はそれを極度に

単純化し、一種の生気論的な自然像として通用する形になっている。事実古医方では、李朱医学の陰陽論的な思弁を排した上で、仁斎の一元気説になぞらえた生命機構を合理的に想定する方向をたどる。

　これらの点を考えてみたとき、古学はそのまま科学ではありえなかったにせよ、いずれ科学を誘導しうるような思考法を育てていたことが、とくに注意をひくであろう。われわれは、日本の儒学が、まさに日本の科学を生みだす母胎となったことを、大まかには説明しえたものとして、さらに議論をすすめてゆかねばならない。日本の科学はいかなるなりゆきをたどって、実際にそれらしい姿をみせることになるのか、その点を考えてみることが、つぎに残されたわれわれの課題である。

以上の長い引用文をよく読んで頂きたいのであるが、要点を挙げれば、
❶西欧近代科学は力学から出発し、その厳密な数理的証明法と実験的確証法に支えられた包括的な理論体系は、あらゆる認識分野を学問的に整序し、科学として成立させる方向に働く決定的な誘導因となり得た（医学もその分野に入る）。

　❷17世紀の日本には、力学が無かった。したがって近世日本には、科学を成立さす可能性が全く無かった。と言われているが、辻哲夫氏は、日本には日本なりの科学発生過程があって、17世紀の日本で科学に接近する要因は、医・農・暦・算などの分野であり、この中から実際に科学へ育っていく道を辿ったのは結局、医学だけであった。日本には医学の観点から自然をみるような学問的条件しかなかったことが大きく影響している。

　中国の金元時代に起こった李朱医学が、16世紀以来日本に受容されていたが、それに対して根本的な批判が加えられ、むしろ古代中国の医学の観点にたちかえり、日本的な再構成を進めはじめたのが、17世紀後半である。即ち古医方・古方派の台頭である（伊藤仁斎が古学を唱導した

のと同時期である）。

　儒学・医学いずれも、いわば中世的な中国文化を手がかりに、一躍古代中国の原像までを把握しようとする。学問の原理的構成化を目指すがゆえに、究極的な原典にまでたちかえらざるをえなかったのである。古学は孔子・孟子の原意によって李朱理学を批判的に再構成するし、古医方は扁鵲・張仲景の医法を再把握して李朱医学をのり越えることになる。最終的にねらうところは、日本人が真に納得しうる学問の道をあらたに切り拓くことであった。

　（地域的にも、時代的にも、日本は外来の文化、学問を輸入、受容せざるを得ない立場にあるが、物真似上手に過ぎないと、よく言われるのは、一面は本当であるが、他面では日本独特の工夫をこらし、日本的な文化を作り上げることになっている。漢字、万葉仮名から、平がな、片仮名を作り、さらにローマ字綴りで読めるようにしたのは、文化の進展に多大な貢献をした点で日本独自の大発明である。東洞が古方の道を切り開いたのも、大仕事である。……日本人自身が、この事実を認識しなければならない）。

　次にその吉益東洞の「医之学の方法的自立」を長文であるが引用する。

### 医之学の方法的自立

　人体の解剖実見図を日本ではじめて、『蔵志』として刊行（1754年）した山脇東洋の業績。また「万病一毒論」をふりかざして、日本的な治療法の根本的な刷新をはかった吉益東洞の活躍。古医方の完成とみられているこれらの実績は、まさしく医之学の日本的な自立をしるすものにほかなるまい。日本の科学が、医学を母胎にして育つことになったとあえていうのも、まずこのなりゆきに注目すればこその話である。

　そのことも念頭におきながら、ここでは吉益東洞の学問的方法を、その要点のみかいつまんで検討しておくことにしよう。かれは「医の

学は方のみ」といいきってしまうだけの学問的確信をそなえていた。この確信がどのような認識方法にささえられていたのかをみてゆけば、東洞の学問に対する考え方、そういってよければ科学観を、ほぼつきとめることはできるであろう。

それにはなによりも、東洞の医説・万病一毒論の学問的構造を吟味してみることが必要である。

> それ疾医は万病唯一毒といふ事を疑なく会得し、此薬方にて此病毒解するといふ事を心に覚るゆへ病治せざる事なし。(『医事或問』)

すべての病気は、ただ一つの毒によって起こるものである。それゆえ「病毒の所在」をたしかにみさだめ、これに的確に応じうる薬方をほどこし、その病毒をとりさることが、病気を治すための根本的な指針であるという。東洞は医の根本を、あくまでも病を治する方の探求ということろにおき、それをめざす医者こそが真の医者であるとして、とくに疾医と呼んでいる。この疾医の典型を、中国古代の扁鵲、張仲景にみいだし、その医方を当代に再建するという構想のもとに、いわゆる古医方を主唱したわけである。したがって東洞にとって、万病一毒論は、疾医の方に学問的確信を与えるための、原理的な方法論としての意義をもつものであった。

こうした東洞の構想のもとでは、当時通俗化していた一般の医方が、根本的に批判されることになるだろう。疾医に対比して、真の医学の確立をさまたげている医方とみなすものを、かれは陰陽医と呼んで、その学問的欠陥をつぎのように論難する。

> 陰陽医は五臓六腑・陰陽・五行相生剋の事を書籍にて見覚へ、理をもて病を論じ、手に覚ゆる事なく、臆見にてするゆへ、却て其術なしやすきやうにはあれど、実に病を治する事あたはず(『医事或問』)

書物から得た知識、すなわち臆見によって理屈をこねるだけで、病のほうは治せないではないかという。陰陽医に対するこの手厳しい批判を前提として、東洞の学問的構想の中には、いかにも極論にすぎる

と思えるような見解が結ばれることは、とくに注意をひく。かれは病因・病名を論ずることが、いっさい無用だという。

「此毒何の毒にして何によって動くといふ時は、因を論ずるといふものなり。吾いふ所はしからず。其毒何によりて生ずるや、何によりて動くといふ事はしらず。唯毒の所在を視て療治するなり」。つまり、病気の発生する物質的な仕組みについて、理論的な考究をおこなうことを拒否するのである。「是造化の作たる事、いかやうにして作りたる事やらん、はかられぬ事なり。医者の預る所にあらず」。

かくして東洞の医方では、医における理論的な自然認識への道がまったく断たれることになる。かれの医之学を、文字どおり科学というにはなお遠すぎることが、ここに読みとられるであろう。しかしわれわれは、日本の学問的認識がいっきょに完成することばかり望んではなるまい。日本の医方は、ようやく吉益東洞において、曖昧な知識の混乱の中から、少なくとも確実な一歩をふみだしえたところなのである。

「医の学は方のみ」といい、万病一毒論を簡明な論拠として、病毒の形状を見定めることに専心するなら、その毒を去り、病苦を救うの「術にかけてたがふ事なし」と、確信をもってのべる。ここには実際にほどこしてみて、確証をえた経験的知識のみが、学の根底におかれねばならないとする、明晰な学問観点が姿をみせている。むろんこうした専門技術的な実証論を強調するだけでは、自然の法則的認識・理論的学問の開拓にとって、きわめて不利であるにちがいない。

しかし実は、日本の伝統的な学の理念の制約がそうさせるのである。「聖人の道は実事を行ひ、身に得て後にいひ、行はざる事はいはず」。

このようにいう東洞の意識の裏には、医之学の方法的確立をめざしたときにもなお、学の理念の根源としての儒学が潜在していた。しかしそれでもいまは、身につけるべきものが、たんに人倫ではなく、たがうことなき医方の術であり、実技でなければならない。そこまで実

証的な学問の世界への意味の拡張がすすんだのである。学はつまり、術によって裏付けられ、日本特有の「学術」の観念が実を結びはじめている。これはそのまま科学ではありえなくとも、科学へむかう決定的な契機となるものであったにちがいない。

(□□点は筆者記す)

　この引用は、東洞の医説が医之学の方法的自立に、どう関わり合ったかを知って頂くためのものである。万病一毒論、医の学は方のみ、というような言葉はよく誤解されるが、東洞が置かれていた立場から考えなければならない。万病一毒の毒を、具体的な毒と考えるのは誤解である。陰陽医が理屈ばかり言って、病をよく治さないのに対し、疾医は病気の所在を見定め、それに的確に応じる薬方を施し、病を確実に治すことを自験して、信念を深めていったと推測する。

　病を治すことを医の根本と考え、それを目指す医者こそ真の医者、疾医と考えた東洞の観念は、医者の基本的信念でなければならない。これは昔も今も同じである。

　古医方から直ちに科学が導き出されるわけではないが、科学導入の出発点になったことは重要な意味をもっている。

　さらに引き続き同書から、科学という言葉が生まれるまでの経過を引用し、その中から日本の漢方家が考えなければならない問題を取り上げてみたい。

### 陰陽五行と窮理

　陰陽五行の惑溺を払はざれば窮理の道に入る可らず。福沢諭吉が『文明論之概略』の中でこう書いたとき、すでに意味の混乱も起りえないほどに、言葉の用法は整理されている。「陰陽五行」が、ながく日本の知性を低迷させてきた悪習として告発され、他方「窮理の道」は、こ

れから日本の将来をもゆだねるべき新しい文明精神の指標なのである。

　しかしこうまで画然と明暗ところをわけて、時代の思潮に選別された「陰陽」「窮理」の二つの言葉は、もともと遠く古代中国で一つの母胎から生れ、その後も緊密に補足しあって育ってきた、いわば表裏一体をなすはずの言葉であった。いうまでもなく陰陽は易の根本理念にほかならなかったし、窮理もまた、おなじ『易経』の中で、「窮理尽性」が説かれたことから端を発した観念である。宋代にいたって、朱子が大成したといわれる窮理学では、窮理はまさに陰陽論を論理のかなめとする原理的構成を定立しうるまでに磨き上げられている。十七世紀以来、日本の学問的思考を深く掘りおこす原動力となったものは、ほかならぬこの朱子の学問的構想であった。

　いま福沢があらためて「窮理」をとなえたとき、そこにはもはや易の理念もなく、朱子学のかげりすらない。たんに陰陽論を切り落としたというだけでなく、かれは、まったく別の思考原理をそこに封入している。窮理は物理学を想定した言葉なのであり、かれとしては、より広く近代科学、あるいはそれを基盤として成立している西欧の文明精神を、ここに結びつけて考えている。この用法がすでに十分通用しているところをみれば、十九世紀後半の日本では、ほんらいもっとも東洋的な理念の中で芽生えた窮理という言葉が、こんどは西欧文化の精髄をなす近代科学のことを表しうるまでに、まことに大きな意味の反転をなしとげていたわけである。

　このことは、科学思想につき東洋と西洋との交錯・相関関係を考える上で、まさにみのがせない問題点であろう。むろん陰陽五行論と近代科学とでは、その思考原理や背景となる世界観・自然観が根本的に異なっており、直接それらの相互関係を論じ、とくに共通部分を探りだすことはほとんど不可能である。

　しかし窮理という概念を中に立てるなら、両者は相互に交錯しうるものとなり、陰陽論から科学への媒介的変貌も可能となった。歴史の

上でその変貌を実際になしとげたのが、つまり十七世紀から十九世紀にいたる日本の学問的模索のなりゆきだったのである。

それゆえ朱子学の窮理概念の解体から、科学に照応する窮理概念の再構成へというこのなりゆきを、ひとあたり概観してみることがぜひ必要であろう。窮理とは、単純に言葉の意味だけを考えるなら、物事の理を推しきわめるという、理論的認識ないし理論的反省の姿勢を、ばくぜんといい表したものにほかならない。これがそれぞれに朱子学的であったり、近代科学的であったりして、特別の限定された意味をもつようになるのは、要するにここで「理」をなにと考えるかに依存する。だからおなじ窮理という言葉をつかうにしろ、その「理」に対して、どんな枠組み・原理・体系・方法を内包した理論を想定するかにより、その語義もさまざまに変りうる。窮理の歴史をたどるということは、したがって、遠くは「易の理論」、比較的近くは「朱子学の理論」から、近代科学の意味でいう限定された「理論」に凝縮されるまでの、理論構成と認識方法の嚙みあい方の変遷をあとづけることである。

そのつもりでわれわれは、窮理の歴史の中にひそむ日本人の理論的思考の展開を、あとづける試みにとりかかりたいと考えるのだが、しかしここで一言補っておかねばならぬ問題がある。窮理は科学をなぞらえる言葉ではあったが、そのままで科学に転化し、むしろそれにとってかわりうる言葉とまではなりえなかった。つまり注意すべきことは窮理にほんらいそなわっている媒介的、あるいは過渡的な性格である。東洋的なものから、西洋的なものへ、根源的な媒介の機能こそはたしえたが、しかし、この機能の歴史的役割が終れば、窮理という言葉もついに姿を消すのである。現在われわれは、物理学・科学という言葉をつかっており、百年たらず前までは窮理という言葉が生きて働いていたことを、すっかり忘れ去っている。

そうだとすれば、福沢のいう「窮理の道」も、かれがそこにどれだけの革新的な意味をこめるつもりであったにせよ、やはり「科学」で

ありうるにはなにかを欠いていたであろう。だからわれわれは、窮理の歴史を福沢の窮理概念でひとくぎり完結するかのようにあとづけて、安易に片付けることを避けなければならない。福沢の窮理概念の過渡的な性格は、たぶん過去を閉じるよりも、未来にむかって開く意味でこそ、より重要であった。

### 窮理の排除

　日本における窮理の歴史は、なによりも朱子学をめぐる学問的な動向を主軸にしてあとづけられねばなるまい。しかし日本には、実際に正統的な朱子学が需要されたことはなかったように思える。日本の儒学の本格的な展開が、朱子の生きていた十一世紀からははるかに遅れて、ようやく十七世紀にはじまることを考えれば、朱子以後の中国における朱子学批判はむろんのこと、儒学の原像をたずねる意図からは朱子以前の諸家の理説まで、一度にいり乱れて吸収されることになるのもとうぜんといえよう。朱子の理説は、まじり気のないかれの構想にもとづいて読みとられるのではなく、だれかれの理説とつきあわせて、つねにむしろ再検討されることの方が多い。まさしく日本の儒学は、はっきり朱子学批判をめざして開拓された古学の成立によって、その学問的な自立の足場をきずいたのである。

　このことは、窮理の歴史をたどろうとするわれわれにとって、とくに重要である。朱子学批判は、いずれにせよ朱子の設定した「窮理」の構想を吟味し、たてなおすことにもつながるであろう。批判を通して再構成し、日本的な意味での窮理をあらためて定立することになるとすれば、それはたぶん日本の学問、とくに理論的認識の志向を刺激し、活気づけずにはいなかったにちがいない。

　そうした学問的創造の意欲こそが、ついには窮理を、東洋的な思考の基盤からきりはなし、西欧的な科学のすぐ傍らまで送り込ませるような、日本独特の学問史的な変貌を実現させたのだと思える。

さて窮理を日本的な意味にはっきり限定してとなえた最初の儒学者は、やはり古学を創唱した伊藤仁斎であろう。「理を窮むるは事物に就いて言ふ」とのべ、かれは、窮理を、事物に関することだけに小さく押しこめてしまった。天地人……あらゆることを包括的に御するつもりであった朱子の形而上的な窮理は、これでまったく性格を変えてしまう。ただし仁斎は事物についての窮理を尊重したのではなく、かれの儒学にとって、むしろそれが余計なものであることを示唆したのにほかならない。

　おなじ古学派の荻生徂徠は、この立場をさらに徹底させる。かれは窮理を排すると宣言し、そもそも「理は定準なきもの」とのべて、「理」の認識不能性の方を強調する。理屈など勝手に基準をきめればどうにでもいえるものだという、極端な「理」への不信がとなえられたわけである。

　古学派のこうした態度は、一見、理論的究明の意欲そのものを放棄してしまうようにとられるかもしれない。しかしここでの問題はそう単純なことではない。かれらは、朱子のいう窮理を排したのであり、そこに説かれたかぎりでの「理」に納得できなかったにすぎない。「理」はどこにも存在しないとまでいったのではなく、いっきょに「理」の認識が可能になりそうに説く、窮理の論法に不信を示したのである。だからかれらの儒学には窮理の論法はとりいれず、みずからの構成法にしたがって学に自立的展開をはかった。

　かくして窮理は、儒学から分離され、もっぱら倫理的論究に専念する学問分野の外にはみだすことになる。とくに仁斎の、窮理は事物についてのみ考えればよいとするいまはなげやりな指示が、むしろその意味での窮理の学を自然学として専門分化させる上で、一つの伏線となりうることを考えあわせれば、これは重要な問題点であるといえよう。

　しかしそこまで先走って考える前に、古学派の「理」不信は、かえってそのまま独自の学問的方法に転化しうることこそ注目されねばなら

ない。たとえば徂徠が、「見聞広く事実に行わたり候を学問と申事に候」といったように、見聞を広め、経験的事実にもとづいて知識を深めることをめざす、実証的な認識方法への信頼は、「理」不信の念が強いだけにいっそう固められるにちがいない。古学派のこうした学問的性格は、その影響をもっとも強くこうむった古医方にうけつがれ、自然認識の分野にも一つの実証論的な方法意識をうえつけてゆくことはとくに興味深い。

「医の学は方のみ」とのべて、その方法的確信を表明した吉益東洞は、徂徠とまったくおなじ口調で、しかしここでは医の問題に話をかぎってつぎのようにいう。

　　夫れ理は定準無く、疾は定証あり。豈に定準無きの理を以て、定証有るの疾に臨む可けんや。

東洞が定準なきものとここにいう「理」は、直接に朱子の「理」ではない。陰陽論にもとづいて「百病の理」を説いた陰陽医たちの論拠が、いまは批判の対象なのである。だからかれは、「陰陽は天地の気なり、医に取ること無し」ともいう。医の本領は病気を治療することなのであり、いくら陰陽の理で百病を論じたところで、治療しえないのであればまったく無用の論である。病気の診断には、「理」に依拠するのでなく、疾の定証、つまりどんな病状なのかという確証を実証的にしっかりおさえることこそ、もっとも重要なことなのである。

かくして東洞は、窮理を排し、医方を経験的に洗練された治療技術として完成することをめざし、医の学の学問的開拓をすすめた。しかしかれの真意はいぜんとして、「理」の絶対的な拒否にあったのではない。「蓋し理は本悪む可き者に非ざるなり。其の鑿を悪むのみ。」つまりかれは、陰陽医論の思弁的で論拠のあやふやな議論、いかにも作為的にとりつくろったその論法を捨て去ったまでである。かれじしんの「理」としては、きわめて単純、簡明な「万病一毒論」を立て、医方の経験的、技術的な知識を理論的に整理するのに、最低限必要なものだ

けをとなえるにとどめた。

　はからずもここでは、最初にひいた福沢の言葉の逆説がなりたっている。医学の領域では、「窮理」を排し、ひとまず技に専念することによってこそ、陰陽五行の惑溺を払うことができたのである。経験的、技術的な知識をどこまでも尊重しなければならぬ学問分野、ことさら事物についての認識領域では、こうして「陰陽」と「窮理」とはむしろ相互依存する同類概念とみられている。それゆえ陰陽の理にもとづく窮理を早急に捨て去り、窮理の意図は断念したまま、もっぱら事実に即した有用な知識を蓄積してゆくなりゆきがすすんだのである。このことのもつ学問史的な意義の重要さはみのがせない。いずれこのなりゆきの中から、あらたに自然学的な構想をもった別の「窮理」思想が芽生えるはずである。医にかぎらず、暦・農などを含めた技術学的領域全般から、そうした思想的推移が押し進められたところに、いわば日本の科学史の大きな特質をみてよいであろう。実は、福沢の窮理説も、この科学思想史的な系譜の最終形態として位置づけられるはずである。

　　　　　　　　　　　　　　　（□□点、□□線は筆者記す）

　ここにとりあげられている「窮理」が、将来、科学という名に変貌していく過程が述べられているのであって、分かりにくくはない。

　伊藤仁斎の古学の窮理の考え方が、吉益東洞の古医方の考え方に大きく関わっていることは、前述の東洞に関する陰陽と照合してみれば、よくわかるはずである。

　引用の後半「窮理の排除」の最後の部分は、古学派の学問的性格の影響を最も強く受けた古医方（古方派漢方）についての解説である。傍線を引いたところを特に注意して読めば、古方派漢方の性格がはっきり読みとれると思う。陰陽五行説を採用している後世派漢方、並びに中医学理論による漢方と古方派漢方治療との性格の違いの由来がわかると思う。

　東洞は漫然と陰陽医たちを論難したわけではない。陰陽論に基づいて

「百病の理」を説いた陰陽医たちの動向を批判し、その理によって病を治療して実績が上がらないのをみていたからである。そして現実的には『傷寒論』を古代に遡ってまで研究し、親試実験的に治療して効果を認めて、体験的にも陰陽論に基づく治療に不信を抱いたわけであろう。

東洞は実証を強く主張し、見証しか信じない態度をとったが、「理」を絶対的に拒否したのではない。「理は本悪む可き者に非ざるなり。其の鑿（さく）を悪むのみ」つまり、陰陽理論による思弁的、あやふやな理論、作為的な論法を捨て去ったまでである。

簡明な「万病一毒説」という理を立てたが、これは技術的な知識を整理するには最低限の指標になるに過ぎない。

（長年考えているが、古方派漢方の理論的な面を科学的と言えるように整理することは大変な仕事である。東洞の説が、日本の科学精神の第一歩にはなり得ても、科学というには程遠いと言われることには色々な意味が含まれている。漢方を科学に近づけるには、まだ数多くの考えねばならぬ問題がある）。

## ③科学というもの、科学的ということ

エキス剤が出現し、それが保険診療に採用されるようになって20年近くになる。保険診療に入ってエキス剤は多用されるようになったと言えよう。また薬局でも昔の煎じ薬に代わってエキス剤が売られるようになった。したがって漢方治療で、煎薬を使う率が減るのは当然の結果である。漢方薬というとエキス剤を指すようになった。これだけエキス剤が普及すると、日本の漢方診療の今後の発展の中に於てエキス剤の処置が重要な問題になる。

しかし、エキス剤は日本漢方の随証治療を基盤にして作られている。それでエキス剤を運用して不十分ではあるが、漢方治療を行う場合は、随証治療に従わざるを得ない。これを無視してエキス剤を使用することは、そのエキス剤を西洋薬の一種とみなすわけで、他の薬方との関連を

考えない場合は漢方治療ではない。

　さてそこで日本漢方、したがって随証治療の本質を考えざるを得ない。日本の医療は西洋医学主流で、科学的医学である。したがって日本の医療の中で日本漢方を活かそうとすると、方法は違っても科学的であることを要求される。科学的であるはずの西洋医学でも、それを人間の治療に適用する場合、うっかりすると非科学的に行動する場合がある。薬品も治療法も科学的であっても、一人一人違う生きた人間に適用する時は、やはり生きている人間である医師が治療をする時は、その医師の能力、注意深さの程度によって、その治療が非科学的になる可能性がある。

　解明されない部分が非常に多い漢方薬でも漢方を勉強し、うまく病人に適応させれば、良い治療成績が上がる。その治療効果のメカニズムは総ては解明されていなくても、人を救うことが医療の本質であるから、その治療価値は認めなければらない（この漢方薬の治療効果の解明は、漢方薬がエキス剤として使われるようになって、日本では急速に拡大しつつある）。

　漢方湯液治療は、その成分の解明が十分ではない生薬を複合して使うので、証として人の治療に使う場合の適応がわかっている既知薬方（葛根湯や小柴胡湯）以外の新しい組み合わせを作るとなると、その細かい解明はおろか、大きな適用目標、証に近いものを把握するにも、根気よく逐次実験的治療を繰り返さなければならない。そして証としてある程度定着して扱えるものを、生薬の品質、分量、分量比を一定にし、煎薬、さらにエキス製剤にして、今のエキス剤で行われているような実験に供して証を確定し、名称が付けられるようになって欲しい。このようにして、癌に有効な漢方エキス製剤が、何種類か出来ることが将来への漢方治療への期待であろう。

　（葛根湯、麻黄湯、小柴胡湯、五苓散等の名薬方は、おそらく古代、想像を絶した長期の逐次実験的治療の結果出来たものであろう。知られている多くの名薬方を、エキス製剤に作り、その効果を科学的に検討する

ことは、科学的治療を目標とする日本の仕事であると思う)。

　科学・科学的という言葉を、筆者も相当多く使い、科学的な学問分野ではもちろん、我々日本人の日常会話の中でも極く普通に使われているが、「科学とは何ぞや」「科学的とはどの範囲まで言うのか」と開き直られると、そう簡単には答えられない。科学というものについて書いた本は、最近出版されたものだけでも、いわゆる科学的な仕事をしている人、哲学者、思想家、社会学者、生物学者、医学者、宗教家、文学者等、様々な人の本が十数冊もある。

　漢方関係の者、特に日本漢方の古方家にはぜひ読んで貰いたくて、何度も紹介した辻哲夫著『日本の科学思想―その自立への模索』がある。中医学関係では、哲学者・元文璋著、菅井正朝訳『医学弁証法―弁証法的思惟方式から中西医結合へ』がある。

　漢方薬の広告文の中にも科学的云々と使われているが、科学という言葉がわかっているのだろうか、漢方は非科学的だと言う医者が多いが、その臨床をみると、およそ非科学的な患者の扱いをしている。

　筆者は自分の考え方が科学的であるというつもりはないが、少なくとも「知るを知るとせよ、知らずば知らずとせよ」の知らないことは放置せず疑いをもって、とにかく解明しようという努力は続けてきたつもりである。

　日本東洋医学会の創立5年目から理事になり、15年間その経営の仕事に参与、最後の5年は理事長(今の会長)役を勤めた。その当時から「日本漢方」の解明、確立ということが頭を離れない。

　非科学的であると言われていた漢方で40年も治療をやってきたのである。その本質を考えなければおかしい。西洋医学しか知らない人々から、漢方は非科学的であると言われ続けてきた。科学とは何ぞやと考えざるを得ない。

　科学とは無関係であると思っていた、漢方しかも、古方派の吉益東洞の考えが、日本の科学思想の源流であるという、辻哲夫氏の著書は、漢

方の科学性を考える上に、非常に役に立った。

中医学、漢方をはじめとする伝統医学に対する科学的西洋医学（今後西医と略称する）側の批判は、一言でいえば、科学的でないということである。

20世紀は科学の世紀である。科学の進歩によって、科学の齎した利益は膨大なもので、今も尚それは拡大しつつある。19世紀から20世紀にかけて、医療、医学の世界も科学化が進み、先進国に遅れをとるまいと努力した日本の医学は、漢方を否定して、あっという間に西医一辺倒になってしまった。

筆者が漢方に関心を持ち勉強し始めた60年前は、友人からは何を物好きな、とみられていた。しかし、筆者は、石塚左玄の『化学的食養長寿論』など読んでいて、日本の食生活に関する研究は、医学関係方面には皆無に等しいことを知った。日本人の食生活の実態を無視して、いわゆる西洋医学的栄養学で、食養生、食生活を律するのを疑問に思った。このことが、漢方に眼を向ける発端になった。漢方診療50年、ようやくその本質が少しわかってきて、漢方はじめ伝統医学と西医との違いが基本的にあることを気づいた。そして漢方、伝統医学の解明、開発のためには、科学的であることが必要であることを知るとともに、漢方、中医学と西医との協調のためには、さらに突っ込んだ研究が必要であると考えるようになった次第である。

西医中心の日本の医療では、ある程度、漢方西医合作という形が自然と行われていると思われるが、中医学的治療が優勢な中国では中西医合作という問題は大きな問題であったし、現在も解決に努力していると思われる。

さて中西医合作の問題を知る上には、元文瑋著『医学弁証法』が最適な著述と思われるので、適当に引用文を掲載して、日本の漢方、西医協調を考える上の参考の資にしたい。

## ④中西医結合の問題

『医学弁証法』(弁証法的思惟方式から中西医統合へ)は、原著は1981年の中国出版であると思われるが、菅井正朝の訳本、日本版は1985年の出版である。筆者は12月に寄贈された。本書からまず、大島良雄教授の「日本語版、医学弁証法に寄せて」を引用する。

　大島教授は、日本東洋医学会の総会に2回会頭をお願いした。その第1回は、昭和47年で、筆者が理事長(今の会長)を務めていた時で、シンポジウムは、「東洋医学の批判」という題で二重盲検法的に漢方を検討するという目標で行われた。二重盲検法の提唱者である大島教授の希望で、大島教授自身の司会で行われたもので、高血圧患者の臨床成績を検討したものであった。教授からは、大規模にやれば、漢方でも二重盲検法的な調査が可能であるということがわかっただけでも満足であるというお言葉を頂いた。

### 日本語版「医学弁証法」に寄せて

　日本人の寿命が延び世界の長寿国の仲間に入った背景には、栄養を含めての衛生環境の改善と抗生物質等の化学療法の成功による感染症の激減を見逃すわけにはいかないが、他方医療費は年々激増し、死に連なる病も、急に死に至らぬが永い間苦痛を与えて国民に暗い日々を強いる慢性病は減るどころか逆に増加しつづけている。これらの病気の多くは多因子的で、感染症の病原のような単一の病因を除去するということによっては処理できず、局所の病巣対策は手術を始めざましく進歩を続けているにもかかわらず、全身的な性格を持つ病気であるが故に、その進展を阻止することは難しい。西洋医学のように病因や局所病変に直接働きかけるより、病人の治癒反応に働きかけることを特徴とする東洋医学的治療に近来関心が向けられるようになった理

由の一つはここにある。

　本書の著者元文瑋氏は南開大学卒業後、桂林医専の自然弁証法研究室に所属する哲学者で、弁証法的唯物論の立場で現代医学と中国医学の発展の歴史を振り返り、弁病を特徴とする西洋医学と弁証を特徴とする中国医学とは、医学弁証法という理論的基盤の下に、互いにその短を補い、長を生かし、統一的な新しい医学を完成すべきことを推論し、期待している。

　東洋医学的治療の拠点である証は、個体の病因に対する反応の現れで、内的および外的環境の相互関係における対立統一の整体である有機体が、病気を起こす動因の作用を受け、生命過程の中で、ある種の対立統一が侵された結果として現す反応—いわばホメオステーシスを乱された状態の症状所見として理解されている。

　そこで中医の治療は人体の制御と調節の能力保持を高め動員することを目的として行われるが、その治療と対証・受動と能動・抑制と動員の関係は科学的に立証されなければならないものであり、中西医双方から治療原理が解明され、統一機序が追究されて、両者の関連が明らかになった時、真の中西医合体が行われ、新しい医学が作り上げられると説くのである。

　漢方方剤の保険適用が大幅に認められるようになり、その使用が年々急増してゆく一方で、本邦における東洋医学の科学的研究も急成長を続けている。現代医学的治療に中医的治療を単に附加、重ねるだけでなく、中医学を理解して正しい結合を行うためにも、またその為の研究に正しい方向づけを与えるためにも、医学を形而上に観察している本書は絶好な参考書になろう。

　私にとって本書は、中医のいう弁証法的治療の意味と中国で行われている中西医結合的研究の方向に対する理解を一歩進めるのに役立つ所が少なくなかった。

　訳者菅井氏は金沢大学卒業後応召、北京で勤務し、敗戦後も1953年

帰国するまで北京鉄路総医院で産婦人科の診療を指導してきたという経歴を持ち、本書の著者元文瑋氏を桂林に訪れ、疑問をただした上での良心的翻訳を果たされた。ここにその労を深謝する次第である。

埼玉医科大学名誉教授 大島良雄

　この引用文に書かれた時代は10年前であるが、日本の医療事情は今と大差ないというより、癌を別としても、新しくエイズの問題が生じ、アトピー性皮膚炎、リウマチ、その他成人病関係の慢性病は増加する傾向にある。

　大島教授の言うように、「病人の治癒反応に働きかけることを特徴とする東洋医学的治療に近来関心が向けられるようになった」ということが意義を持つわけで、漢方診療に携わる筆者らの関心も、慢性疾患や癌などの治療に持つ全人的治療の意義に向けられている。

　大島教授は「本書は、中医のいう弁証法的治療の意味と、中国で行われている中西医結合的研究の方向に対する理解を一歩進めるのに役立つ」と言われているが、筆者も同じ意見である。日本漢方中心の診療を行っている者にとっては、日本の医療の中で西医と漢方を協調させるには、別に考えなければならない問題が多いと思うのである。

　次の引用は、著者、元文瑋氏の序言である。

　医学弁証法の問題に関する研究の発展は、現代医科学自身の要求である。現代医科学は、その一般的な性質についていうならば、人体と疾病過程の中での弁証法的関係を反映している。現代医科学の発展の中で、世界観や方法論の性質を備える多くの問題を提起せざるを得ない。例えば、人体の異なる位相の間の相互関係、物質代謝・機能活動・形態構造の相互作用、生命活動の中の多因子・多変量の整体自己調節などである。もしわずかに経験の方法のみをよりどころにするなら、

それではあきらかに全然足りないのである。理論の総括と論理的証明の必要から、現代医科学はその領域の中で、この学問の特色と歴史を結合すること、認識活動の論理構造の研究、医学理論の性質や方法論の問題についての研究を、すでに直接に要求している。つまり、医科学の発展と成果から一般の法則性のことがらを総括し、それをもって医科学の研究方向・研究方法・理論の総括・科学仮説などの問題の研究を指導し、事物をいかに認識しどのようにして論証を進めるのかという認識論の問題を解決し、医科学の思惟のレベルを高めることが必要である。

当然のことながら、医学弁証法問題の研究においては、簡易化と"代替論"の誤った傾向を克服することに注意しなければならない。哲学の原則は研究の出発点ではないし、哲学の原則から自然界や自然科学の普遍的な法則を明らかにすることはできない。この問題を根本的に解決するためには、立脚点を自然科学の上に移し、弁証法的唯物論の世界観を研究の指導思想と方法論の指針とすることがキーポイントになる。

一方において、医学弁証法は医科学に立場をおき、またそれ自身の研究の対象と特性を忘れてはならない。医科学に立脚するのは、決して医科学に埋没することではなく、医科学の一般的な法則を昇華させ、これを用いて哲学を豊かにし発展させ、同時に医科学の発展を推進するためである。

唯物弁証法と医科学を結合するために、本書は近代医科学の発展から説きおこし、中西医結合を終りのまとめとして、全部で六章に分けた。

第一章：近代医学がどのように形而上学的唯物論の助けを借りて興ってきたか。そのことによって近代医学が研究方法・基本理論・臨床実践において必然的に形而上学の特性を備えていることについて分析し、また形而上学の近代医学の歴史に対する影響について評価する。

第二章：現代科学技術の応用によって形成された現代医学発展の基

本的な特性をさぐり、現代医学の研究方法・研究内容上の主要な変化、およびその弁証法的思惟方式に対する要求を分析する。

　第三章：人体の統一性から出発し、局所と整体・運動と平衡・内因と外因・運動の中での二重性など、生命過程の中の弁証法的関係について分析する。

　第四章：臨床の仕事の中での基本的な指導思想を帰納する。

　第五章：中医と中国古代自然哲学の結合、およびこれによって形成された中医理論体系の特性と弱点を分析する。

　第六章：中医と西医の長所と弱点を全面的に比較し、科学の発展法則の角度から中西医結合の必然性と結合の道筋を探る。

1981年3月、桂林にて<br>著者　元文瑋

　この序文の引用（三分の一割除）から、本文の内容の大略がわかると思う。第一章、第二章は、唯物弁証法的な考え方で近代医学を解説している。第三章、第四章は、中医学およびその医療実践を弁証法的な考え方から解説している（中医学だけでなく、近代医学に関係する問題も含まれている）。

　第五章は、中医と中国古代自然哲学の章であるが、この中に陰陽学説、五行学説の問題が含まれ、これらと中医理論との関係に言及、自然哲学と中医の臨床理論との関係に対する批判的見解にも言及している（後にこの点に言及、筆者の意見を述べる）。

　第六章は、中西医結合の問題で中西医合作の問題を論じている。この問題は、日本の西医と漢方の協調の問題と関連するので、科学的という問題を踏まえて十分検討したい。

　なお、訳者のあとがきの一部を引用して、本著の紹介をするとともに、訳者の意のあるところを伝えることにする。

### 訳者あとがき

「医学弁証法」という聞き慣れない書名に、その内容は何かと疑問をもたれるかも知れない。著者元文瑋は、南開大学で哲学を修め、桂林医専の自然弁証法研究室で、医学と哲学のテーマにとり組んでいる学究である。

解放戦争から建国後にかけての中国の政治理念は、一貫して弁証法的唯物論の哲学をバックボーンとして来た。最近の中国では、医学教育の中で、弁証法的唯物論に基づく医学思想の方法論、さらに医の本質やモラルに関する講義が、必修科目としてとり入れられるようになった。これは現代医学（西医）・伝統の中医学（中医）・両者を integrate しようと試みる中西医結合の三者いずれにも共通している。

こういう教育の目的は、医学や医療の本質あるいは原点について考え、医を哲学する心を養い、医学研究や医療の実践の中で正しい方法論に基づいて業務を遂行できる医師を育てることにあると思われる。

わが国で現在医学を修める医学生や研修中の若い医師が、この本を読むことで、必ずや何か得るところがあるだろうと、訳者としては信じている。

中国は、わが国にとって2000年の昔から大きな文化的影響をもたらした隣国である。不幸な戦争の一時期もあったが、現在は平和友好を発展させなければならぬ関係にある。医学領域でも近年は交流が日増しに盛んになり、医学者や臨床医家の往来が多くなっている。しかし、訪中して見て中国の研究機関や病院の設備などに、わが国のレベルと比較して立ち遅れを感じる場合が少なくないようであるが、一方では言葉がよく通じないために、中国の研究者や医師たちが何を考えているのか、どういう方向に進もうとしているのかを知ることは困難である。

医学の友好交流をさらに発展させるためには、人と人のつながり、ことに相手の思想的背景まで深く理解することが重要であるが、わが国

の医学にたずさわる人々に、その方面で何かお役に立てば幸いである。

本書は6年前から中医学を学びはじめ、現在は中西医結合的な観点で現代医学と中医学の臨床的なintegrationに試行錯誤をくり返している訳者にとって、多くの示唆をふくむ興味深い内容である。

例えば、中国の古典『黄帝内経』の中で記述され、中医学の出発点となった陰陽五行などの中国古代哲学思想について、北京中医学院の著名な教授も、それは素朴な唯物論・素朴な弁証法的思想ではあるが、歴史的な制約によって、その一部には欠点も錯誤も認められるという解釈であった。それらの問題について、本書の著者は第五章の中で唯物弁証法の観点から明快な分析を行っている。

本書の内容は、著者の序言に簡潔にまとめられているが、中医学や中西医結合について関心がある方には、まず第五章と第六章から読みはじめられることをおすすめする。

中国の医学が今、前人未踏の「中西医結合」という壮大な試みに向かって前進を開始している事実は世界が注目するところである。ハリ麻酔や、急性腹症その他についての研究業績は、その遠大な目標から見ればまだ序の口であるとはいえ、今後も試行錯誤を重ねながら、二つの医学体系の統一を目ざして発展するだろう。中国で有名な「星星之火、可以燎原」―小さな火花も、やがて広野を焼きつくすことができる―という言葉が、中西医結合の将来を示唆しているように思われる。

1985年11月23日

訳者　菅井正朝

日本に於ける西洋医学的治療と日本漢方の協調の問題を考える上で、元文璋著『医学弁証法』が参考になる。そして、その中で大島良雄先生の「医学弁証法」に寄せてと、著者の序言を引用した。

中国で起こり発達した中医学が、日本に導入され、それが後世方（古方が後に台頭して命名された）として、日本的な変化を受けながら伝承

され今日に及んでいる。一方、18世紀中頃から、古方派が台頭し、傷寒論中心の考え方から、親試実験的に診療する方向に進んできたのが、今の日本漢方の主流になっている。効果のある薬方は、積極的に採用しようとした吉益東洞の意向が活きているせいか日本漢方的な診療では、傷寒、金匱以外の薬方が、相当多く用いられている。

もし古方の台頭がなく、後世方が輸入された当時の傾向が、そのまま続いていたら、(また徳川時代の鎖国状態がなかったら)日本の漢方は、現在の中医学治療に近いものになっていたかも知れない。中医学理論が普通になっていたかも知れない。

東洞は、200年前に陰陽論、五行論を否定する立場を採ったが、中医学は現代でも、それを中医理論の中心に置いている。

社会主義国である中国は、唯物弁証法が理論の中心である。弁証法的な思考が科学の中心であるので、中医学理論を弁証法的に考察するということは、中医学理論が科学的であるかどうかを批判することになる。『医学弁証法』は、弁証法的思惟で中医学を考察、中西医統合を論じた著作であるから、日本漢方の科学性を考える上にもかっこうな参考になると考えた次第である。260頁の『医学弁証法』を全部読んで頂きたいのであるが、一部を引用して日本の漢方の科学性を考える参考に資したいと思う。

元文璋氏の序言の中の、
第五章　中医と中国古代自然哲学
第一節　中医と古代哲学の歴史的結合
(Ⅰ) 中医の発生、
(Ⅱ) 中医理論形成の歴史的条件
(Ⅲ) 中医発展の歴史
　　1) 黄帝内経と傷寒雑病論
　　2) 漢以後唐宋まで
　　3) 金元時期

4）明代
　　5）清代
（Ⅳ）中医発展の歴史過程における特徴
　　1）中医理論は、数千年の医療経験の積み重ねであり、臨床実践の中で反復したテストとふるいわけを経て、同時に絶えず総括を行なった成果である。
　　2）中医の理論体系と発展は、整体観察の研究方法にある。
　　3）中医の理論体系の形成と発展は、医学と中国古代自然哲学を互いに結合した結果である。
以上が第一節の小項目である。
第二節　精気学説と整体運動概念
第三節　陰陽学説と対立統一思想
第四節　五行学説と相互連系の観点
第五節　古代自然哲学の局限性と中医の歴史に対する影響
である。

　以上の項目をみれば、中医の発生と発展は、中国自然哲学（陰陽説、五行説など）と密接な関係があることがわかる。それでなるべく詳しく紹介したいのであるが、ここでは第五章、第一節から引用する。

## 中医の発生

　考証によれば、殷墟の甲骨文字の中に、すでに数十種の臨床疾病の名称が記載されている。ただし、その中の一部の疾病に瘧・疥・齲・蠱・下痢などの専門病名あるいは症状による命名が見られるだけで、その他の大部分は非常に簡単に疾病の部位をひっくるめて命名したものに過ぎない。例えば、首の疾病・目の疾病・耳の疾病・鼻の疾病・身体の疾病などである。

　西周・春秋の時期になって、疾病と医薬に対する認識は比較的豊富

になり、発展があった。『山海経』に記載された疸・痺・痔・狂・疫などの病名は23種類もあり、同時に腹痛・嗌痛（嗌は食道の上口）・嘔・聾などの12種類の症状や、記載された薬物は100余種もあった。『易経』など十三経の中には、病症に関係のある名称が180種類以上も並べられている。

　断片的な治療経験の蓄積と専門職の医師の出現に伴って、いくばくかの最初の理論的な認識がもたれはじめた。『周礼』の中では、最も早く薬物を、草・木・虫・石・穀の五薬に帰納した。秦国の医和は「六気病源説」を唱え、「天に六気あり」（陰・陽・風・雨・晦・明）、「過ぐれば災いとなる」（陰淫寒疾・陽淫熱疾・風淫末疾・雨淫腹疾・晦淫惑疾・明淫心疾）とみなした。

一応順序として、中医の発生から引用する。中医理論の形成を、西周・春秋から、明・清時代までの変遷から窺ってみたいからである。
　傍点（筆者）の部分は、後に問題となる事項で参照したいからである。最も問題になる「気」が「六気病源説」を挙げて出ているが、『医学弁証法』でも精気学説で精しく論じている。

### 中医理論形成の歴史的条件

　中医の理論体系は、戦国から西漢に至る数百年の間に形成されたものであるが、これには以下の歴史的条件があった。

#### 1）医学は最初の巫術形式の中から分離して出てきた

　殷周以前には、原始宗教的世界観の影響下に医学と巫術はいっしょに混合され、一種の巫医となっていた。奴隷社会では、奴隷主貴族が主唱した天命論思想の支配によって、医学は濃厚な宗教色彩を帯びていた。甲骨文字の中で「医」の字は、また「毉」とも書かれていた。『山海経』の中に記載されている有名な医師が、巫彭、巫陽、巫相など

と称しているのは、最初の医療活動が、巫医の形式を備えていたことを説明している。

戦国から秦漢の時期に至って、封建社会が奴隷制の社会に取って代わり、社会経済の発展と思想文化の活躍が出現した。新興地主階級は、素朴な唯物論思想をもって没落した奴隷主貴族の天命論を批判し、医学と巫術の分離を推進した。『呂氏春秋』の中に、「近世なおト筮禱詞(ぼくぜいとうし)あり、故に疾病愈(いよ)いよ来る」、とあり、巫祝がもともと疾病を防治できるものではなく、かえって病状を誤るものであることを認めている。

『内経』は次のように指摘している。「凡そ病を治するには必ずその下を察し、その脈に適し、その志意とその病とを観るなり。鬼神に拘(とら)わるる者は、ともに至徳をいうべからず」。これは、病人の精神・脈象・大小便などの情況から病状を判断すべきものであって、鬼神観念にとらわれている人は疾病を認識できないということである。

天命・鬼神に対する批判を通して、医学を巫医形式から脱出させ、そこで初めて中医が一歩を進めて発展をかち取れるようにしたのである。

### 2）長期医療実践による経験の累積

人々は、長期にわたって疾病の数多い異なった表現形式に接触し、その中からしだいに異なる形式のあれこれの間の相互の連係とその変化の法則を発見した。これは、理論的指導をもつ弁証論治に移行するために、基礎を提供したのである。

戦国から西漢に至るまで、わが国には異なる医学学派が出現した。『漢書・芸文誌』の記載では、漢以前に医経七家・医方十一家があった。これらの学派の成立と、相互の交流融合は、中医理論体系の形成を推進した。

### 3）古代自然哲学の発展

戦国時期の精気・陰陽・五行などの自然哲学思想は、人々の天文・暦法・気象などに関する知識の発展に伴って、秦漢時期にはさらに進んだ発展に到達した。彼等は、人体の臓腑・気血と医療実践の経験な

どの医学知識と結合し、人体に内在する相互関係を推測する臓象学
説・経絡学説などを形成する可能性を提供し、同時に中医が完成され
た独特の理論体系を形成するようにさせた。

次の引用「中医発展の歴史」では、『黄帝内経』と『傷寒雑病論』が先
ず挙げられ、『内経』が最も古い医書で、『傷寒論』は理論上『内経』を
継承し、とあるが、日本の古方家は、『傷寒論』の古文とみられる条文の
内容は、『内経』から来たものではないのではないかという考え方を持っ
ている。『内経』の形成された経過と『傷寒論』の古い部分の形成された
経過、時代については、十分な考察が要ると思われる。

## 中医発展の歴史

### 1）『黄帝内経』と『傷寒雑病論』

上に述べた歴史的条件から、中国では戦国と秦漢の時期に、中医の
代表的な著作である『黄帝内経』(『内経』と略す) と『傷寒雑病論』が
生まれた。

『内経』は、中国に現存する最も古い医学典籍である。『内経』の中
では、精気・陰陽・五行学説を運用し、比較的系統的に中医の基本理
論の原則を総括し説明した。それは人体を一個の統一された整体とみ
なし、相互連系の中から観察を加え、臓腑・経絡・気血・精神などの
生理機能と作用について述べている。

『内経』は、臓腑の協調・気血の通暢・精神の安定・形体の強固さが
人体の健康の原因であると認めている。この書は疾病について論述す
るとき、虚・実・寒・熱の４種類の基本的な病理変化を確定し、客観
的な自然界の影響と人体の内在変化の両面から人体の疾病を分析し、
同時に生体の内在因素が疾病過程の基礎であることを強調した。生命
の起源・形神の関係・疾病の予防などの問題に対して、『内経』はやは
り古代自然哲学思想をもって、すべて論述を行った。この後の中医理

論の発展は、すべて『内経』に源を発しているといえる。

『傷寒雑病論』は、理論上で『内経』を継承し、同時にまた本草・湯液・方剤などの臨床治療の経験を総合し、弁証施治の体系を初歩的にうち立てた。この書は、基本理論と臨床実践の統一の上で、各種の異なる症状を帰納して証候類型とし、「六経弁証」の形式を通して、外感病の病勢発展過程と、異なる発展段階の病変の特徴を推断演繹した。このようにして、中医の基本理論が臨床実践に対して直接に指導作用を発揮するようにさせ、また直接に臨床実践の中から絶えず豊富な治療経験をくみとり、発展をかち得たのである。さらに『傷寒雑病論』は、治療の中で百余りの基本的な方剤の組み合わせを提出し、補虚瀉実・清熱温寒の治療原則が、一歩を進めて具体的明確で十分な運用を得られるようにした。

### 2）漢以後唐宋まで

漢以後唐宋に至るまで、中国の発展は主として『傷寒雑病論』の基礎の上に、疾病に対する認識・医方の創製・新薬の発見などの方面で絶えず内容を充実し、臨床実践の中から一歩を進めて弁証施治の体系を完成し、とくに内傷雑病を分析する臓腑弁証の学説を形成した。この時期には、大量の方剤の蓄積があったし、多くの種類の「方書」も出現した。主な著作には、『脈経』『巣氏病源』『千金方』『外台秘要』などがある。

### 3）金元時期（金元の四大家）

金元の時期には、中医の理論上にまた革新と創造があり、臨床上にも比較的大きな発展があった。

金朝の劉完素は、『内経』の「病機十九条」を発展させ、38種の疾病を推し拡めて94種類としたが、その中で熱・火に属する疾病を57種とした。彼は、五運六気の中で火はその他の各気よりも多いものとし、同時に風・寒・湿・燥はすべて転化して火となる「同化」あるいは火と並んで存在する「兼化」であると唱えた。劉完素は、辛涼解表と清泄裏熱

の多種類の方法をつくり出して用い、「清熱派」を形成した。

金朝の張子和は、劉完素の寒涼攻泄法の影響下に、当時の「服補成風」という盲目的に補薬を乱用するやりかたを批判し、疾病過程の陰陽失調の中で主要なものは邪が盛んということであるとみなし、これから祛邪安正の思想を提起して、「医の道は、有余を損じ以てその不足を補す」と主張した。張子和は、汗・吐・下などの病の方法を発展させ、「攻下派」を形成した。

元朝の李東垣は、『内経』の中の「胃気を本と為す」という説を発展させ、臓腑弁証の基礎の上で脾胃の作用をとくに重視し、「脾胃内傷」学説を提起した。彼は、各種の疾病の発生はすべて生体の正気の損傷によるもので、その中でも脾胃の内傷が主な要因であるとみなした。李東垣は、調整脾胃・補中益気・甘温除湿などの治療法をつくり出し、「補土派」を形成した。

元朝の朱丹渓は、『内経』の中の「陰精の奉ずる所その人寿す(長命である)」という思想を発展させ、当時流行の『和剤局方』中の「香燥傷陰」の弊害を批判した。彼は、人体内では「陰は常に不足し、陽は常に余り有り」とみなして養陰法を提唱し、偏りを補ない弊害を救う、「補陰派」を形成した。

金元四大家は、各自が当時の医療実践の経験を採用し、前人の理論や既成の方法に対して批判的に継承発展を加えて、中医学に新生面を開かせたのである。これらの異なる主張の論争は、弁証施治の体系をさらに豊富にし、中医理論を新しい高さに到達させた。

### 4) 明代

明代の医家張景岳は、先輩医家の異なる観点を総括し、その精華をとり、その不足を補って、陰陽学説を発展させた。彼は、「善く陽を補す者は、必ず陰中に陽を求む。則ち陽は陰の助けを得て、生化に窮り無し。善く陰を補す者は、必ず陽中に陰を求む。則ち陰は陽昇を得て、泉源竭きず」と主張し、陰陽二つの方面の相互転化に注意しなければ

ならぬと強調している。

### 5）清代

清代に至って、中医は明確に八綱弁証を形成し、温・涼・攻・補・汗・吐・下・瀉の治療八法と互いに助け合って運用された。清朝の医家程鍾齢は、『医学心悟』の中で次のように指摘している。「病に総要有り。寒・熱・虚・実・表・裏・陰・陽の八字のみ。病情既くこれより外ならず、則ち弁証法、またこれより出でず」。

医療実践の発展の基礎の上に、清代にはまた温病派が形成され、温熱病の発展法則に関する衛気営血弁証と、湿熱病の異なる段階に関する三焦弁証を提起し、弁証施治の体系をさらに完全なものに向かわせた。

中医学が時代とともに発展し、膨大な、多岐な内容になり、全貌を把握するのは不可能な状態である。この中から、これからの日本の医療に役に立つものを見出すのは至難な技である。しかし、日本の医療の現実が漢方との協調を望むとすれば、日本人の性格に合った実行可能なものを開拓するより仕方がない。複雑な中医学の歴史をよく観なければならない。

次の引用は、古代自然哲学が、中医学の中に占める地位と意義の著者の考察であるが、我々はこの考察を踏まえて中医学を観察し、日本人としての観察と、近代の科学的医学の観点から現代の中医学を観なければならない。

## 中医発展の歴史過程における特徴

中医の発展の歴史過程を分析すると、以下の三つの主な特徴が見られる。

### 1）数千年の医療経験の積みかさね

中医理論は、数千年の医療経験の積みかさねであり、臨床実践の中

で反復したテストとふるい分けを経て、同時に絶えず総括を行った成果である。

　中医の理論は、直接に臨床実践から来たものであり、しかも理論の指導の下での臨床実践は、また中医の理論を絶えず充実させ発展させるものである。

　例えば、「寒を治するに熱を以てし、熱を治するに寒を以てす」というのは、臨床の中で総括されて出て来た理論である。しかし時には、「熱を病む者有り、これを寒して熱す。寒を病む者有り、これを熱して寒す。二者俱に在り。新病復た起く」という状況が現れることもある。何故に正せば正すほどますます不正になるのか、また更に新しい病気を併発するのか？医療の実践の中で、一歩を進めて認識できるのは、ただ邪実にのみ注意して扶正を軽視できないということである。扶正を軽視すれば、予期した治療効果を得難く、すなわち「標本得ざれば、邪気服せず」ということになる。ここにおいて、理論上と医療実践上から、すべて向上が得られるのである。正にこのような理論と臨床実践の相互の連繫と直接統一という特徴によって、中医の源は遠く流れは長く、また長く経ても衰えないのである。

　中医理論は直接に医療実践をもって基礎とし、その上に理論と臨床が統一された弁証施治の体系を形成したことから、中医は「同時代の自然認識の狭い状況に引き込まれて道を失うことがなかった。それは……世界それ自身から世界を説明することを堅持し、細部の証明を未来の自然科学に残したのである」。

　『内経』は、明らかな誘因がなく当時は病源が知られていなかった幾つかの疾病に対して、やはり「正邪相搏」・「邪気傷人」という素朴な唯物主義の観点を堅持し、「故邪」・「積微」をもって説明することを提起した。中医は実践の基礎の上に、「道に鬼神無し」の唯物論を堅持した。このことは、「霊気論」が浸透した西洋古代医学のように、近代医学が興隆した後に淘汰されてしまうということが、中医の場合にはな

かったことの一つの重要な原因である。
### 2）理論体系の形成・発展は整体観察の研究方法にある

　例えば、中国の医学のために理論の基礎を提供した『内経』は、整体観察から出発して疾病の発生発展の全過程を観察し、同時にその中の法則性を探究したものである。

　例えば、臨床上「腎」の機能の異常あるいは衰退は、常に耳の機能の異常あるいは衰退をもたらすものであり、しかも一部の耳鳴耳聾の患者は、「腎」の治療によって治療効果を獲得できる。だから『内経』では、「腎気は耳に通じ、腎和すれば則ち耳よく五音を聞く」とみなしている。

　したがって、中医の理論は当時の条件下にあっては、決して人体解剖を通したものでも、目に見える組織構造上の連係からうち立てられたものでもなく、主として長期の医療実践に基づき発病した生体の証候反応に対して、総合的な観察を進めて形成されたものである。この種の総合的な整体観察は、人体の系統・器官を明らかにしたものではなく、体内の生理・病理変化の具体的な過程もはっきりせず、また細菌とウィルスを区別することもできないものであるけれども、しかしまた根拠とする事実もあるのである。

　中医は「諸、内に有れば、必ず諸、外に形る」とみなすが、これは内在の変化が必ず外在の現象として表現されるということである。病人の身体に現れる正常な生理現象に違反する種々の症状や兆候は、千差万別ではあっても、しかし雑然としてまとまりの無いものではなく、それらは一定の組み合わせと変化をもって内在する法則を表現している。これによって、人々は日に日に積み重ねられた反復する験証の中で、異なる病理変化の間の差異を区別し、各種の疾病を判断する客観的なよりどころを探し出すことができる。だから、中医は整体観察を通して具体的に病理変化の内容と条件を分析し、各種の現象の間の相互連係を把握できるし、同時にこれをもって、疾病の部位・原因・

性質に対して、比較的全面的で実際によく合った結論を得るのである。

中医の総合的な整体観察は、「常から変を知り」、「外から内を知る」ものであって、外在変化の比較の中から疾病の本質を認識するものである。こういう認識方法は、有機体の反応状態をかき乱さない自然な過程の状況下に、広汎な連係の中から考察を進めるものである。これによって、中医は局所の孤立化・絶対化を避けるとともに、整体の発展変化を把握する弁証施治を形づくったのである。

### 3) 医学と中国古代自然哲学を結合

中医の理論体系の形成と発展は、医学と中国古代自然哲学を互いに結合した結果である。

古代自然哲学は科学理論の最初の形式をつくるとともに、また中医学の理論の基礎でもある。

中国の古代の医家は、古代自然哲学の精気・陰陽五行学説の助けを借りて、長期の医療実践の経験を総括し、生命過程・疾病の成因・病変の実質に対して解釈を進め、また臨床診断と治療を指導した。陰陽・虚実・五行・生克などの概念は、古代自然哲学の色彩によって、人に「玄虚」(神秘的で空虚)の感じをもたせるが、しかしこれはただ理論の歴史形式であり、決して純粋に主観的臆測のものではない。異なる病気の証の中で、臓腑の虚実・臓気の相互関係は同じではなく、弁証の相異を考えて施治する必要があり、これは数千年このかた有効に臨床医療を指導して来ている。これは、医学に対して古代自然哲学を運用した総括が、客観運動過程に対する如実な反映であることを証明し、それは医療実践の中でそれ自体の真理性を証明した。

当然、時代条件の制約によって、中医理論の認識程度はその局限性をもたないわけにはいかない。古代自然哲学思想を運用して理論の総括を進めるときに、中医は連係と運動を見つけたが、しかし認識できなかったのは、連係と運動に何があるのかということであった。まさにエンゲルスが指摘しているように、「自然哲学はただこのように絵

を描くことができる。理想的・幻想的な連係を用いて、なお知られていない現実の連係に代替するし、臆測を用いて欠けている事実を補充し、純粋の想像を用いて現実の空白を填める。それはこのようにしたとき、若干の天才的な思想を提起し、若干の後になって発現するものを予測するが、しかしまた全く荒唐な見解もいい出すものである」。

しかし全体的に見て、中医理論に対しては、長期の医療実践の経験に基づき、われわれはそれが確実に客観的真理を反映したものであると認めなければならない。

古代自然哲学思想を医学の中に広汎に運用したことによって、臓腑・経絡・気血・薬物の性味・弁証施治などの理論を形成し、中医の発展に質的な飛躍をもたらし、それ自体顕著な特徴をもつ医学理論体系となった。この意味からいって、古人は中医を哲学的科学と称したし、日本の学者永井潜が「医学の起源は哲学にある」と認めたのも、一定の道理がある。

## ⑤「気」の概念について

『黄帝内経』に於て組織立てられた、気に関する解答を見出すので、中医学を学ぶ者は、その『内経』を引用して気を論じるのが普通になっている。気の概念が何時頃から何処で発生したか、その真の起源を探らないと、気の性質を、科学的に基本的に把握できないと思うのである。したがってここでは「気」の概念について検討したい。先ず黒田源次博士の『気の研究』を紹介する。

『気の研究』が、どんな人物のどのような努力によって出来たか、知って貰うために、黒田源次博士の略歴を先ず引用する（『気の研究』の原稿は昭和35年5月、逝去は昭和32年1月13日。仏典に現れたる医薬、心理学遍歴の原稿を加えて、『気の研究』として出版されたのは、昭和52年7月である）。

### 黒田源次博士略歴

　明治19年（1886）12月4日、熊本県玉名郡玉水村野部田891番地、有馬源内の次男として生れる。同33年（1900）、熊本県立済々黌に入学、第五高等学校を経て、京都帝国大学文科に入学、心理学を専攻し、同41年（1908）卒業。引続き同学大学院に在籍して研究を続けた。

　大正3年（1914）京都帝大医学部副手、さらに同部の講師となる。同10年（1921）心理学、とくに色彩論の研究を以って文学博士を受く。この間の代表的研究に『両眼視野の闘争』があり、またパブロフ『条件反射論』が刊行された。

　同13年（1924）から2ヵ年にわたり、文部省海外研究生としてドイツに留学。帰国後、満州医科大学教授に迎えられ、主として感覚生理学および生理学総論を講ず。昭和6年（1931）から同9年（1934）まで、再び同学から派遣されて、欧州各国を訪れ、生理学の研究につとめると共に、東洋文物に対する視野をも広めた。帰任後、同学の図書館長、学内医学陳列館長、および同東亜医学研究所長を兼ねる。また中国医学の古典的文献の研究に力を注ぎ、同学講師岡西為人らと協力して『宋代医学書目内容一覧』(1931)、『中国医書目』（同上）、『宋以前医籍考』(1936) 等を出版。一方、満州心理学会を創立。

　他面、中国・東北地方の古文化調査とその保存事業に尽力し、1935年には奉天博物館開設の準備に当る。さらに杉村勇造氏らと協力して熱河離宮の宝物館の設置、あるいは東亜考古学会と連繋して高句麗古墳調査、輯安県四神塚（十七号墳）の発見などの業績をのこした。

　このように広範な学究活動は、生理学を越えて開連領域へ発展し、視覚生理学から色彩全般にわたり、さらに絵画そのものの研究に踏み込み、浮世絵、中国美術、西洋美術、ことに日本初期洋画、東洋版画、ガラス画、地図などの研究に拡がり、幾多の論文を発表し、著書を刊行した。『司馬江漢』と『気の研究』はその遺著である。

昭和21年(1946)、終戦に伴い帰国。翌22年、東京帝室博物館嘱託、続いて国立博物館奈良分館長、文化財保護委員会成立と同時に、初代の奈良国立博物館長に任命さる。同27年(1952)、奈良国立文化財研究所長を兼任。また、正倉院評議員を委嘱され、奈良における正倉院展の恒例化に尽した。

　奈良博物館においては世にさきがけて日本考古展など幾多の企画を行い、学界や社会に大きな刺激を与えたことは有名であり、また遼代陶磁展のような異色の展観も行った。

　加うるに、大阪美術館長望月俊成らと関西博物館連盟を創立。また同志と協力して大和文化研究会も起した。その間、国立奈良学芸大学において心理学を講じたこともある。

　昭和32年(1957)1月13日、在職中、病気のために長逝。

　この略歴をみると、黒田博士は、満州に20余年居て、満州医大の教授その他図書、文化関係の要職にいて、東洋文物、中国医学の古典を研究するに極めて好都合な位置にいたわけで、その『気の研究』を評価してよいと思う。『気の研究』の書は、相当多く出ているが、現地にいて資料に恵まれ、研究の協力者にも岡西為人先生のような本草学者を得ているので、その意見は信用してよいように思う。

　まず、「気の概念と医家理論への発展」の最初の部分を引用して、気の原初的意味を考えてみたい。　先ず論語、孟子における「気」を引用する。

## 気の概念と医家理論への発展

　気なる概念の成立が食に起因するものであることは、さきに述べた気字の小学的分析、並びに先秦文献の編年史的検索によってほぼ明らかにし得たと思う。畢竟、気(氣)の本質は食にもとづく生活力に外ならぬのである。もとより呼吸の如く普通血気以外のものと解せられ

ているもので、古くから気として取扱われている例もあるが、これはかえって呼吸も亦本来食と無関係のものではなく、血気の一種、少くとも同一性質のものと考えられているからであると解して毫も妨げないのである。

　しからば気は食から如何にして発生するであろうか。血気の本義如何。更にそれと呼吸との関係如何。これらの問題に対する十分なる解答が未だ先秦文献において見出し得ないことは前節に述べたところによって始めて諒解し得ると思うが、しからば何時何人によって始めてその理論的説明が与えられるようになったかというに、それは漢代も中期以後に属する医家の業績を措いてないのである。即ち吾々は医家の古典たる『黄帝内経』の一書において始めて組織立てられた解答を見出し得るのである。従って次にくる問題は医家の血気に対する理論的構成如何でなければならぬ。しかしながら私は医家の検討に入る前に、もう一度振返って先秦文献における気の原始概念――血気またはこれに近いもの――の発展を考え、それと医家の見解とのつながりを明らかにする必要を感ずるものである。

　まず血気なる文字の初見が何時であるかを断定することは勿論至難であるが、前章に述べた通り私の知見の及ぶ限りにおいては『論語』(李氏第十六) に

　少之時血気未定。戒之在色。及其壮也。血気方剛。戒之在鬪。及其老也。血気既衰。戒之在得。

とあるのが最も古い。そうしてこの一節はまた血気の本質を示すものとして最も要を得た表現であると思う。用語の意味は現代のそれと全く同一であるから、註釈の必要を見ない。即ち人生を血気の消長によって少壮老の三期に分ち、精神的には色欲・競争心・所有欲を特色とするから、人々はこれに応じて戒慎自省するところがなければならぬという人生に対する該切なる洞察であり教訓であること、今更改めていうまでもない。但し血気が身心の発育に伴って消長することは自

明の事実として取扱われているに過ぎないから、血気そのものの説明をこの句中に求めることは無理である。

次に『論語』（郷党第十）にはまた

摂斉升堂。鞠躬如也。屏気似不息者。出降一等逞顔色怡怡如也

とあって、気を屏て息せざる者に似たりといい、呼吸と関連しているというよりは、むしろ同一視されている。しかして同じく泰伯（第八）に

君子所貴乎道者三。動容貌。斯遠。暴慢矣。正顔色。斯近信矣。出辞気。斯遠鄙倍矣。籩豆之事則有司存。

とあり、ここに道とあるのは礼と釈されているが、辞気というのは朱註に「辞言語。気声気」とある通り、一面において息気を意味すると共に、他面「暴慢に遠ざかり鄙倍を却く」とあるように一種の精神力を示し、いわば後にいう志気と相通ずるものがある。

（附）橋川時雄氏曰く、辞気の原義は日常の「あいさつ言葉」で、その言葉は食気を語るものであったことが古代から今日に至るまで継続されている。敦煌文書に「あいさつ言葉」を集めたものがあったが、それにもこの点が注目される。その「あいさつ言葉」が儀礼三千に通ずるという考え方が孔子の時代に既に問題になっていたと察せられ、それが思想的に深められてゆくときに先秦諸子の気説に発展して行ったと考えてよい云々。この見解はなかなか面白い観察であるが、直ぐ『論語』の解釈に当て嵌るかどうかは問題である。

『論語』にはもう一ヶ所（郷党第十）に

肉雖多不使勝食気。

という例がある。この気字は『説文解字』に引用された古本によると食既と出で小食と註されていることは、さきに述べた通りであるが、食既が何故に小食を意味するかについての説明は簡単ではない。想うにこの場合の気または既は、餼或は槩に同じく芻米や穀を意味し、食

気は即ち穀食である。しかして何故に穀食が小食であるかというと、小は「常」の略で、常食の義であろうと思う。従って本文の意義は豊富であっても常食を超過して食うことがなかった。いい換えれば肉食の御馳走があっても平常の食量以上に摂らなかったと解すべきである。朱子の註に

　　食以穀為主。故不使肉勝食気。

と出ているのもこの義に外ならないであろう。

　（註）小食は平食であり、家常の平食は穀食である。平食は郷食に対するもので、それが団体食（会食）であるに対して単独の食であり、単独の食は肉の多い郷食に対して穀食を主とする。即ちこの語の意味は肉食の多い郷食に参加しても穀食を主とする平食並にとどめ、多食または長座飲食をしなかったとも解される。後者の場合は気（既）に時間的な意味をも含ませるのであるが、結果としては同じである。

なお武内義雄博士の来示に曰く、「『論語』の食気、『説文』には食既に作る。而して許慎は気を饋客芻米と訳し、既を小食也と註す。蓋し小食と饋客芻米とは同じものなるべし。『中庸』（朱子本第廿章）に既禀称事の句ありて、鄭註には「既読為餼。餼禀稍食也」とあり。『周礼』天官・冢宰に「宮正……幾其出入。均其稍食」とあって、其註に「稍食禄禀也」とあって稍食とは食の小なるもので、下級雇人などが禄を貰えず給食せらるるをいう。即ち稍食は禄の小なるもの、亦漸を以て之を給するものと説明せらる。『説文』の小食は即ち『周礼』の稍食で芻米を饋らるる意なるべし」と。

以上の通り『論語』にいうところの気を通覧すると血気、辞（息）気、食気（穀食）の三を包括していることが明らかである。しかしてこれが後世に至るまで気の中心概念として存続することは以下説くところによって明白である。

次に『孟子』であるが、これは血気については何もいっていない代

りに志気または志意と気との関係について多く言及している。その最も肝要と思われる説明は公孫丑章句上の

　夫志気之帥也。気体之充也。夫志至焉。気次焉。

の一句である。即ちいうところは気と志が別物であるということ、気は体の充であるから身体に属し、志はこれを統帥し指導するもので心意に属するということである。しかして

　志壱則動気。気壱則動志也。

ともあるから、志が気を動かしこれを統帥することは当然であるが、逆に気が盛んで志を動かす場合もあり得ることを示している。しからばここにいうところの体の充たる気と血気との関係は如何。思うに『孟子』の「其為気也。至大至剛」といっているのは別に神秘なものではなく、『論語』に「血気方剛。戒之在鬪」の血気以外のものではないと信ずる。ただ孟子はこれに配するに志意に属する義を以てすれば餒ゆることなく、暴することなく、真に天地間に茫漠たる底の至大至剛の本性を発揮するに至るというにある。また尽心章句上に

　居移気。養移体。

とあることからも居と養とが連関して考えらるる通り、気と体とは表裏の関係にあると見てよいと思う。これを要するに吾々は『孟子』によって気即ち血気が体に属するものなること、従って養または居に影響せらるると共に志意の統帥を受け、更にその気が盛一なるときは志意にまでその影響を及ぼすものなることを学び得るのである。

『論語』『孟子』に現れる「気」は、『黄帝内経』に現れる、組織立った、系統的に整理された「気」とは凡そ遠い、素朴な意味を持つ言葉として、『論語』に4箇所、『孟子』に19箇所に現われるに過ぎない。それが、『管子』では180、『淮南子』では109箇所に出現、気概念の内容の変化が時代によって甚だしくなり、拡大していくのをみる。

「気」なる文字が戦国の始め頃に使い出され、時代とともに流行して

いったことが、次の引用によってわかる。春秋末、戦国初期頃から、約300年間の代表的文献に現れる気なる概念の変遷を下表によって知ることができる。

| 書名 | 用例 | 語彙 | | | | | | | | | | |
|---|---|---|---|---|---|---|---|---|---|---|---|---|
| | | (生気) | | | | | (自然之気) | | | | | (運気) |
| | | 数 | 息気 | 血気 | 志気 | 民気 | 数 | 天地 | 陰陽 | 元素 | 風土気 | 数 |
| 書経 | 0 | | | | | | | | | | | |
| 詩経 | 0 | | 愾(嘅) | | | | | | | | | |
| 論語 | 4 | 4 | 辞気 | 血気 | | | 0 | | | | | |
| 孟子 | 19 | 19 | | | 浩然ノ気 平旦ノ気 | | 0 | | | | | |
| 荀子 | 22 | 21 | 辞気 | 血気 | 争気 | | 1 | | 水火ノ気 | | | |
| 荘子 | 39 | 18 | 気息 | 血気 | 志気 | | 21 | 天地ノ気 | 陰陽ノ気 | 生形ノ気 | | |
| 列子 | 37 | 20 | 気息 | 血気 | | | 17 | 天地ノ気 | 陰陽ノ気 | 気形質 | 土気 | 1 | 五行ノ気 |
| 呂氏春秋 | 85 | 37 | | 血気 | 志気 | 民気 | 47 | 天地ノ気 | 四時ノ気 陰陽ノ気 | 精気 | | |
| 管子 | 180 | 55 | | 血気 | 気志 | | 124 | 天地ノ気 | 陰陽ノ気 | 五行ノ気 | 風土ノ気 | 1 | 干支ノ気 |
| 淮南子 | 106 | 46 | 気息 | 血気 | 意情 気気 | 民気 | 60 | 天地ノ気 | 担気 陰陽ノ気 | | | |

　第一にはこの文字が戦国の始め頃に使い出され、時代と共に流行して行ったことである。これは上表の数字によって証明することができる。
　諸子の全部がこの表に示すような傾向を示すものではない。

例えば『韓非子』の如きは『呂氏春秋』とほぼ同時代のものでありながら、全篇を通じて出典僅かに7例に止まるうえに、全部が生気（和気、血気、気力、気勇又は努気）で自然の気に属するものは一つもない。これなどは寧ろ時流に敢然と逆行していると見るべきである。なお『老子』『子思子』『墨子』『孫子』等については別に附註で述べる。

　第二には上表の語彙の段によって見る如く、気概念の内容が時代によって変化している点である。即ち『荀子』以前は気は辞気または血気（食気をも含めて）または勇気（志気を併せて）といったような生命に関するものと心理的意義を含むものとであったが、『荀子』に始めて水火ノ気が一例だけ現われ、次で『荘子』以降に至るに及んで天地ノ気（日月星辰山川風土ノ気）陰陽ノ気（四時寒温風雨晦明）が現われ、たちまちにしてこの自然の気の方が生気を圧倒するの勢を示すに至った。

　第三に、血気志意の概念からその民衆的なるものとして民気・水土ノ気が現わるるに至ったことである。前者は社会心理学的、後者は人文地理学的の意義を有する。

　第四に、これに対して天地の気に属する五星の運行または干支の巡環による天文暦数の智識の発達とともに、これに伴う吉凶禍福の論が急激に広まった傾向を示している。これが運気論で讖緯説にまで展開する。

　如上の思想的展開は一脈の内部的連絡を有するものではあるが、同時にまた気の探求に幾多の分野を生じ、各々独立なる方面に新しい進路を画して行ったことを認めなければならぬ。なかんづく注意せらるるのは血気を専攻する医家、天文暦数から運気の吉凶禍福を卜する陰陽家、望気を主張する兵家等である。従って吾々は気概念の展開をさらに追究せんとするには、これら諸流の各々についてその独自の論理的構成を闡明してゆかねばならぬ。

　（註）音律を司る楽人も亦気をいう。

　なお気に関する先秦文献の通観を一応終結するに際して、是非とも附記しておきたいことは、前節に述べた小学的考察の結果とこれとの

比較である。前に述べたように、気なる文字は許慎の『説文』によると「从米气声」であって、その气は雲气であるというのであるが、吾々の知見の範囲における雲气なる文字は『荘子』が初出であって、しかもそれは雲气ではなく雲気である。かつ気そのものの初見からすると『荘子』は勿論晩出である。即ち気としては確かに血気や辞気・食気などの方がはるかに古い。従って气なる文字は本来の乞または匂と相通ずるものとしてはとにかく、自然気としては雲气なる文字ができてから、雲気に変ってきたものであると考えねばならぬ。

　次に「気饋客芻米」という『説文』の解釈は、气が「气也」「匂也」の意味から進んで「与也」の意味に転じたと考えれば不都合はないが、文献学的には『左伝』の餼四例以上には遡ることができない（『管子』にも一例あるがこれも漢代に下るであろう）。要するに文字の分析的解釈としては納得できるが、発生的説明としては薄弱である。従って気の古い用語例としての『詩経』の愾（または慨）、『論語』の血気または辞気の如きから出発したとして、それが「食は以て気を接(つづく)るに足る」（『淮南子』）ところから米（または食）と結びつけて考えることはいうまでもないが、气との関係を如何に措定するかについては十分明白であるとはいえない。私はここに二つの仮説をを提出してみようと思う。即ちその一は気を託即ち終結の意味に解して、気を食即ち営養の最終形と解することである。第二は気を乞・匂・求などによって現わさるる一種意欲的なる精神活動が食生活によって支持せらるる場合のものとして予想することである。何れも精神生理的内容をもつvital powerとして想定せらるることは共通である。但し文献学的には二説とも単なる仮説の域を出でないことは勿論である。

　これを要するに吾々の断言し得るところは、気は文献学的初見の時代から既にその小学的解釈を以てしては十分説明し尽し得ない程の複雑性をもった概念として現われてくるという事実である。

以上の引用の中で、黒田博士は、文献学的に、文字の分析的解釈など

で、気の発生を解明することはむずかしい。……私はここに二つの仮説を提出してみよう。と、一つは、気を食即ち営養の最終形と解すること、第二は気を一種意欲的なる精神的活動が食生活によって支持される場合のものとして予想することの二つを挙げている。何れも精神生理的内容をもつ vital power として想定せらるることは共通である（但し文献学的には二説とも単なる仮説の域を出ないと言われているが、十分な考証を経ての結論ではないかと思う）。

気は文献学的初見の時代から、文字の分析的解釈では説明し尽せない程の複雑性をもった概念として現れてくるという事実があることは断言できる（要するに以上の仮説以上の解明は、簡単にはできないということであると考える）。

「気」の問題を考える初めに、黒田博士の『気の研究』を紹介したのは、我々が「気」を考える場合も、慎重な態度が必要と思うからである。『黄帝内経』には、気の概念が医学的に組織立てられた形で説かれているので、中医学、漢方を学ぶ者は、気の研究も、『内経』から出発するのが普通である。しかし、『内経』の気の概念を本当に理解するには、気の概念の発生から考えるのが本筋と思うわけである。

最近は「気功」ブームで、気功や「気」に関する出版も多い。また科学的に気を考える研究も現れている。我々の日常生活では、多種多様の使い方で気という言葉が無数に使われている。気という言葉が何となくわかった積りでいるが、わかっていないというのが本当であろう。

中医学、漢方でいう気：陰陽の気は、学問的の言葉、いわば術語であるが、「気」という言葉が身近であるので、うっかりするとわかったつもりになりやすい。

中医学でいう気ノ陰陽と、漢方古方派でいう気ノ陰陽とは、意味が相当大きく違っているのを正確に知らないと、大変な誤りをおかす。最も基本的な「気」の話を提供したのは漢方を科学的に考える上に参考になると思ったからである。

中医学、漢方関係で気を論じ、陰陽・五行を論じる場合は、大半は『黄帝内経』からの引用である。

　『気の研究』では、『論語』『孟子』から説き始めている。理論的に組織立てられた『内経』の説の、出発点に遡って「気」の原初的意味を考えてみる必要があると考えるからである。『傷寒論』の成立を考える場合、役に立つのではなかろうか。

　次に、更に広く「気」の意味を考える上に役立つ『気の思想』（文部省科学研究費補助金を受けて行われた20名の研究者による600頁の大著・東京大学出版局発行）から引用し、紹介する。

　まず「序」を引用し、『気の思想』の研究が広範囲にわたり、相当徹底したものであることを知って頂きたい。この「序」は、序言としては8頁の長文であるが、気の概念の中国における変遷（古代の殷周時代から春秋・戦国・秦・前漢・後漢・晋・隋唐・北宋・南宋・金元・明清に及ぶ）を追求した本文の内容が大体推測できると思うので、全文引用することにした。

### 序

　この書は、「気の思想」とはいっても、サブタイトルに明示したように、中国の思想史上にあらわれた「気」の概念の変遷を、自然観と人間観の展開という面に焦点を当てながら跡づけたものである。

　しかし、この書の論考は、もともと、最初から、単に閉鎖的に「気」だけへの関心に駆られて、時代順にカードを整理して並べたような研究の方法によったものではない。昭和49年以来、4ヵ年にわたる月例あるいは合宿の研究会における発表・討議を通して、文字通り総合研究としての広い視野の上に立って続けられてきた「中国思想史にあらわれた哲学概念の変遷」の成果を、まとめたものなのである。

　従来の中国思想における哲学概念の研究は、それなりの結果は出し

ながらも、ある特定の時代、もしくは伝統的な枠内の対象に限定されていて、自己完結的な狭隘な範囲の概念規定に終わっているものが多かった。また、たとえば、漢和辞典、中国語辞典にのる語彙や熟語を一つ取り上げてみた場合にも、その意味は、せいぜい原義をはじめに出すか、『爾雅』『説文』『釈名』『広雅』『玉篇』『広韻』などの解釈を順番に並べているくらいで、具体的用例となると、羅列的に雑然とあげられているものが多く、歴史的把握などは空白なままに放置されているだけなのが、現状といえるであろう。

中国思想の史的研究のあり方としては、広い意味での思想関係の諸文献にあらわれた重要な用語について、その意味内容を捕捉し、古代から近代にまでいたる時代を一貫して史的変遷の様相を明らかにすることは、従来の学界では未着手の領域ではあったが、基礎的な作業として不可欠の条件であるといわなければならないのである。そのような作業を通して、そこにあらわれた哲学概念を把握し、規定しようという、通時的な開かれた目的意識をもって、この研究計画ははじめられた。

そして、中国哲学における基本的概念のうちでは、そのような目的意識にそえるものとして、各時代を通じて絶えずあらわれ、思想用語として重要な思想史的な問題提起にかかわってきた「気」をその中心テーマに選んで、一方、それと隣接する哲学概念を形づくる道・理・精・神・心・性・形・質などの思想用語とも関連させながら、この研究の作業は進められた。この研究の参加者は、年齢的には老中青にわたるものの、それぞれ各時代の専門分野の研究者であるが、その担当項目については、研究会において相互の批判と補完とを重ね、共通の理解が得られるまでの努力を積み、さらにそれらを時代ごとの総論でまとめるという態勢の上に立って、この成果は結ばれたものである。ただ、この研究は研究会での発表・討議を中心に行われたため、参加者は東京付近の在住者に限られ、4ヵ年の間には出入があったが、参加者の絶えざる熱意が支えになって、はじめて続けられてきたのである。

しかし、そのような努力にもかかわらず、なかには一つ問題についてもなお見解の相違が残ることはありうるが、それはさらに後日の検討を待つことにしたい。

　内容的・資料的な面にみられるこの論考の特色としては、古代から近代にまでいたる長い歴史にまたがる問題の、一貫した跡づけを行っていることとともに、従来の中国思想分類の枠を取りはずして、未開拓の分野にも新しく考察を広める意欲をもった点があげられる。

　まず、甲骨文、金文の発掘資料をもとに、古代の殷周における原初的生命観を探ることからはじまる。次に、純粋に中国固有の思想として諸子思想の百家争鳴が盛んになるとともに、「気」のテーマにおいても、百花斉放が人間の「気」から自然の「気」へと、急激な速さで幅広い展開をみせていき、続いて漢代の礼教思想のなかで、自然哲学的な様相をそなえた概念として高められていくことがみられる。

　魏晋から隋唐にかけては、神秘的宗教として盛行する道教で神仙が指向されるなかにあって、哲学と方技との両面をそなえた体系に「気」は組み込まれていき、同じように民間に伝承された漢方医学では、全機能にわたる基礎理論が血気の支えによって整えられているのがみられるのである。道教と医方こそは、土俗的性格を帯びた術を軸にしているが、この論考は、従来の純粋な哲学の枠を破って、あるいはその次元の比重にもまして、とくにこれらの部面への考察を取り上げた。それに続く、はじめての外来思想である仏教との対決に当たっての問題についても、同じことが指摘できる。

　そのような諸思想との交渉をへた基盤の上に立って、宋代から明代にかけて、儒教の再生を図った体系的な理気哲学である朱子学・陽明学は築き上げられる。そして、明清にかけては、さらに第二の外来思想としての西洋文明との接触がはじまるのである。そのことは、一面では、同時にまた伝統的な性格の再吟味を促すことも果たした。従来の枠としては文学の領域にはいるが、文章と「気」との問題を桐城派

において取り上げてみた。「気」の思想が、近代にはいってどのような過程を辿るかは注目に値することであるが、清末から五四時代への革新思想のもとに、物質観への転化が図られて、その哲学的課題は終わるのである。しかし、現代においても、生活文化のなかのこととしては、中国におけるその生命はなお続いている。いや、それどころか、朝気や争気は、現代中国においては不屈の意欲を表わす言葉として、具体的な態度をともなって好んで使われているのである。

この書は、「中国思想史にあらわれた哲学概念の変遷」の成果をまとめたものであると先ず言っている。気の概念の歴史的把握は空白なままに放置されているのが現状といえると指摘している。古代から近代にまでいたる時代を一貫して「気」の史的変遷の様相を明らかにすることは、従来の学会では未着手の領域であった。気は中国哲学の概念のうち、道・理・精・神・心などの思想用語と関連が深く基本的概念とみられるので、研究の中心テーマとして選ばれたというわけである。

20人の研究参加者が4年間、合議を重ねた結果が「気の思想」であるというのである。

私たちは、「気」が中国思想の中心であるから、十分検討されていると思ったのに、意外な言葉である。私たちは、中医学の概念から、気・陰陽五行説を通じて、気を考えているが、真相は、何かを知りたいと思っている。

引用の次の段階には、甲骨文、金文の発掘資料をもとに、古代の殷周における原初的生命観を探ることから始まり、次に純粋に中国固有の思想として、諸子思想の百家争鳴が盛んになるとともに「気」のテーマに於ても、百花斉放が人間の「気」から自然の「気」へと、急激な速さで幅広い展開をみせていき続いて漢代の礼教思想の中で、自然哲学的な様相を具えた概念として高められていくことがみられる、と述べられている。この辺までが『傷寒論』の処方の古い部分(薬方)との関係が興味あ

るところである。

　隋唐に至り、神秘的宗教として道教で神仙が指向されるようになって、哲学と方技との両面を具えた体系に「気」は組み込まれていくのである。同じように民間に伝承された漢方医学では、全機能にわたる基礎理論が血気の支えによって整えられている。道教と医方こそは、従来の純粋な哲学の枠を破って、土俗的な性格を帯びた術を軸にしている。と述べられていて、術（方技を含めた技術面）が問題にされていて、医学の社会生活における役割に注意が向けられていて、「気」中心の哲学的思考とともに科学的思考が取り上げられている。医学・医療のように、実学的色彩の強い学問分野に、「気」が関わり合いを持つ場合、哲学的、宗教的色彩を帯びることが問題視される発端がこの辺にあると筆者は考える次第である。清末に至り、近代的革新思想（科学を中心とする）のもとに、物質観への転化が図られるようになる。中医学、漢方を科学的に考えようとすると、前漢・後漢時代まで遡って考える必要があると筆者は考える次第である。

　日本においても、「気」は日常慣用されている言葉のなかにさえ、数えればきりのないほど並べあげられる。ちょっと思いついたものをあげただけでも、気が向く、気が合う、気にかかる、気を入れる、気が利く、気を落とすや、本気、気性、元気、気勢、天気、景気など、個人の情緒や性格にかかわるものからはじまって人間一般の注意力、活動力、あるいは自然界、社会現象の動きのもとになるものにまでわたって広く使われている。

　これらの使われ方にあらわれたところをみると、用語の面で中国のものとの類似性を指摘できるものは多いが、その担わせられた意味の基底となっているものは、もちろん、日本ではぐくみ育てられてきた人間の生き方と、自然・社会への対応のしかたが中核をなしていることは、否定できないであろう。ただ、古典的なものになると、その用語も、なかには中国文献からの輸入であることが、形の上での一致と

あいまって、意味の共通性の上に概括的にみてのことであるが、これら日本における「気」の使われ方には、総じて、人間の側の主体としては情緒的な面の傾向が強く、人との関係も交えた全体としては雰囲気であるし、対象化、客観化したものにおいてさえ、流動的な性格がつきまとっていることが、特徴のように受け取られる。

では、中国における「気」は、それらに引き換え、どのような性格のものになっているといえるであろうか。「気」の字の起源については、続く論考のなかにおいて、古くは雲を作る気とか、人間の吐く息とかなどの定義が下されているように、精霊呪術的な受け取り方が原姿になっているといえるが、日本での用法に比べてみると、総体として、主情的なものというよりは、生命のもととなる動的なエネルギーとして、具体的な実質を中に含んだ、あるいは外貌としての様相をともなったものとして使われているといえるようである。

その内容として、日本と同じに使われる元気や天気という言葉にしても、中国では、実体をもったものとして受け取られる歴史的な性格は、ずっと続いてきているといえるようである。また、日本では感情の繊細な揺曳を表わす言葉として使われる気分のようなものにしても、そのときどきの気持という意味とは異なり、中国では、人それぞれに与えられた気質のことを指すのであり、あるいは、気味のようなものにしても、心の趣きや傾きという意味とは異なり、中国では具体的な物から発する香りのことを指す場合が多いのである。

「気」は、歴史的にみると、中国においては、宋代から明代にかけて朱熹(朱子)や王守仁(王陽明)を中心にした理気哲学において、体系的に存在論として取り上げられた際に主役を果したばかりではなく、戦国時代から漢代にかけて、万物の生成が考察の対象にされたときから始まり、人や物を実質的に作りあげているエネルギーのもととして、儒教、道教、あるいは仏教にまたがって中国の思想史を一貫して、取り上げられてきていることがみられる。それは、狭い精神史の枠内にお

いてだけではなく、人間の身体の面にもわたって、道教においては不老不死の方技に、漢方医学においては治療の処方に、最も原質的な基礎原理として説明に使われてさえいるのである。また、「気」は、それだけではなく、さらに広く文学や芸術の面でも、詩文と書画の奥にひそむ生動を重んずる理論に使われていっていることが取り上げられる。

　心と体、心と物の二元の矛盾と相克、さらに、それをどのようにして乗り越えるかの問題が提起されて、身体論が次々に登場してくるような思想状況の現代において、心の奥にひそみ体を成り立たせているとされる「気」、人間の側だけのことでなくて、自然と物との一貫性を考えるもとになるものとされる「気」は、長い中国の歴史のなかで、さまざまな思想史的課題に絶えず大きな役割を果たしてきたことを考えると、その回顧にしても、問題の引き出し方の如何によっては、単なる清算としてだけには終わらないものがあるのではなかろうか。

　この引用の部では、中国と日本とでは、用語の面で、類似性を指摘できるものも多いが、中国における「気」の使われ方と、日本における「気」の使われ方が相当違っていることが述べられている。我々が特に注意しなければならないのは、診察・診療で同じ言葉を使う場合、その実質的な意味が相当違っている場合があることである。陰陽・虚実という術語などは、時に反対の概念を表わす場合があり、特に注意が必要である。したがって漢方は漢方でしっかりと術語の定義をしておかないと、反対の意味を表現する場合もあるので、中医学と噛み合わないことになる。
　また大きな問題としては、漢方と中医学とは、基本概念も違うところが多く、漢方的思考から中医学をみたり、中医学的概念から漢方をみたりする時、とんでもない思い違いをすることがあるので、特に注意が必要である（筆者が、日本漢方の確立を云々するのも、学問的な曖昧さをなくしたいからである）。

ここで、この論考の全篇の構成のいわれと、それにかかわってあらわれる具体的な「気」概念の変遷について、概括的にふれておきたい。構成は、細かくは、項目を重要性に応じて、あるいは思想家、あるいは文献、あるいは学派、あるいは思潮テーマごとに分け、大きくは、それらを、古代から近代までの「気」概念の展開過程に順って、殷周から後漢までの原初的生命観と「気」の概念の成立、魏晋から五代までの儒仏道三教交渉における「気」の概念、北宋から清代までの理気哲学における「気」の概念、清末から五四までの近代革新思想における「気」の概念というように、時代区分ごとにまとめて、さらにそのそれぞれを総論で総括し、項目に欠けていることも補うようにしたものである。

　「気」の思想概念は、全体としては、人間と自然を成り立たせている生命・物質の動的エネルギーとみられるのであるが、時代によりまた分野によって、そのあらわれ方と果たす役割は必ずしも同じではなく、それぞれに異なっていることがみられる。殷周の甲骨文、金文資料には、気の字はほかの意味に使われているものの、後の「気」そのものの意味に当たるものはまだあらわれてきていず、風や大地の働きがそれに当たると想定されるだけである。『説文』には、「気」のもとになる气について、象形の義として雲気であるとしているが、自然界における動きのもとにもなるその雲気のことは、『荘子』などの頃になってからはじめて多くあらわれてくるものであり、一方、その『荘子』には、人間の側の生命のもとになる呼吸としても気息の語が載せられていたり、また、大地と風のことについても、大塊の噫気（あいき）は、その名を風と為すとして、精霊とも擬人化とも受け取られる形で載せられている。

　戦国諸子の儒家・道家では、はじめ、浩然の気など、血気がもとになって、治気養心といわれる術をともなった習俗の形をとってあらわれてくるが、道家において外物に対する人間の対応が、あるいは、時令的行事において自然の推移が、大きな関心事になってくるとともに、

「気」は、生命や自然の解明を求める思考のなかで内容的にも進展し、自然哲学的概念としても高められていき、その集散によって万物の生成が説かれるようになっていった。兵家においては、勇気のもとにもなり、あるいは個人にかかわるものとしても、あるいは集団全体にかかわるものとしても使われていっている。漢代にかけては、万物生成論の発生とともに、精・神・形・質などを生み出すもととして、その体系のなかに組み込まれていき、さらに未分の道などが上位概念に立てられてくると、その下にある生気の大本の意味で、元気と呼ばれるものとなり、また、政治思想としての天人感応思想があらわれてくると、その間を媒介するものとして、陰陽五行とも関連して用いられるようになるのである。

　そのような万物生成論のなかに組み入れられた「気」は、下って南北朝、唐の道教になると、天帝・神仙の至上信仰のもとにさらに深遠さを濃厚にし、神秘化と技術化の両者を兼ね備えた理論として具体化されるのである。古代から伝承されてきた医方においても、血気と五臓を主とした面に集中的に使われているのがみられる。また、その頃の仏教解釈には、「気」も他の伝統的用語と同じように使われているが、漢代からの訓詁や、南北朝道教の理論の影響の上に立っていて、それは真性から分かれた働き的な意味を帯びていて、習気（じっけ）などは煩悩の面で使われている。しかし、その頃の「気」には、体内化されたものと別に、外在化、客観化されたもののあらわれるのも特色である。

　宋代道学の先駆となるものは、はじめ唐を通った道教のなかで、太虚、太極とともに説かれていた「気」を中心として展開する。そして、その「気」の変化の原理として「理」が「気」とともに登場するようになり、「気」には質、「理」には性が結びつけられていって、朱熹に代表される現象と本体についての体系的な理気哲学は成立するのである。そして、明代にはいるとともに、王守仁を中心として「理」と「気」は全体的に心としてとらえられ、その働きとしての良知が重視されて、

比重は「気」のほうにかかっていき、清にかけて、「気」の哲学といわれるもののほうへの移行が進められていく。

　内外にわたる全国的な緊張が起こる清末になると、同じ「気」ではあるにしても、広くまとめての民気などという言葉が代わって唱えられ、道器論においても、宋代の哲学におけるものとは逆に道に対する器の優位が起こってきて、「気」の実体は、西洋思想の影響のもとにエーテルと解されて物質へと転化し、長い歴史をもった「気」の哲学的な思考の面は終わりを告げるにいたるのである。

　付論としては、ヨーロッパ・アメリカにおいて、気がどのように受け取られているかを訳語からみて、ドイツでは生命力、フランスではエーテル、イギリス・アメリカでは内からの力に重点がおかれている特色をあげ、日本・中国の間だけに通用する固定的な視角の軸を、新しく転回させてみる考察の例とした。

　しかし、後から振り返ってみてのことではあるが、明から清にかけて、朱子学・陽明学批判を通しながら、「気」の動的な把握に特色のある理論を打ち立てていた王夫之を項目に加えられなかったことと、もう一つ、旧来の日本漢学において、中国の「気」がどのように受け取られていたかを、その一例として宋儒の理を虚妄として「気」を特別に重視し、天地の間は一元気のみとしていた伊藤仁斎だけでも項目に加えられなかったことは、枠をはずし分野を広げ、視角の展開を図っていたこの論考にとっては、惜しまれる結果となっている。　　　　（小野沢精一）

　この引用で、『気の思想』の全篇の構成について述べている。殷周の古代から、清末までの気の概念の変遷を述べている。古代から現代に至る気の概念の概要を知るのに役立つと思われる。

　附論としてヨーロッパ・アメリカの気の理論に言及し、日本と中国だけに通用する固定的な視角の軸を新しく転回させてみる考察に触れている。

　さて日本では、最近流行の「気功」が問題になるが、『気の思想』では、

研究されていない。また旧来の日本漢学において、中国の「気」がどのように受けとられていたかの検討もなされていない。

「気」を特に重視し、天地の間は一元気のみとした伊藤仁斎の説は、研究しなかったことは惜しまれると述べている。しかし、仁斎の説は、山脇東洋、吉益東洞らの古方派漢方医家に影響を与えていたので、我々漢方医にとっては重要な問題である。特に吉益東洞が、陰陽五行説を否定し、親試実験を治療の主眼とし、古方派漢方を開拓したことは、日本漢方では重要な意味を持っている。

また、福沢諭吉が「陰陽五行の惑溺を払はざれば、窮理(後の科学)の道に入る可からず」と『文明論之概略』の中で書いているのは、「陰陽五行」を、ながく日本の知性を低迷させてきた悪習として指摘したわけである。

引き続き『気の思想』から、その第二部「儒道仏三教交渉における気の概念」の第三節「医書に見える気論……中国の伝統医学における病気観…」から引用する。

まず扁鵲(紀元前7世紀〜4世紀の凡そ300年間、数名扁鵲という名をもった名医が居たらしい)を中心にした話を紹介したい。古い話なので、理論めいたものでなく、物語りとして読めるものである。「風と水気の医学の生成」……のうちの風神と扁鵲の項を引用する。

### 風神と扁鵲

漢の武帝は元封2年(前109)、長安に蜚廉観と桂観、甘水に益寿観とと延寿観を建立した。神仙的色彩を漂わす観名からも知られるように、神仙好みの武帝の周辺に方士(マジシャン)たちがたむろしていた。当時の医術的雰囲気がどんなものであったかは次の挿話がよく示している。

帝が病気にかかったとき、一人の巫に鬼神が憑依し神君と称していた。帝がこれを甘泉宮に祀らせると病いが快癒した。その後神君のた

めに寿宮を建て、夜毎会いに行くが、巫をなかだちとして神君は本当の姿を現わさなかったという。武帝が右の諸観を建てたのは仙人は楼居を好むという方士公孫卿の建言による。後漢の応劭は「蜚廉は神禽で風気を致すものである」と言っているから、仙人が鳥や風に乗って天下るのが夢想されたに違いない。蜚廉はもともと風神の名であった。晋の晋灼はこの神体について「体は鹿の如く、角有り、蛇の尾を持つ」と言うが、これは『山海経』東山経に見える「その状は牛の如く、白き首、一目、蛇の尾」を持つ蜚に同定してよいであろう。同書によればこの怪物が出現すると大疫が発生する、すなわち疫病の神なのである。『山海経』で疫の神はたいてい異形の鳥獣によって表象されている。

　藤堂明保氏によれば蜚廉は『楚辞』離騒の飛廉、豊隆、『爾雅』の焚輪と同源であり、ともに風または風神を意味し、風が二音節化した語である。さらにこれらは殷人が風神と考えた鳳とも同源の語である。古代に殷人の一派が根拠地とした山東地方には風を管理する鳥の神の信仰があったようである。甲骨文では明白に風の神が存在する。風の霊力をコントロールするのが四巫といわれ、シャーマンたちは四巫を介して「或いは稀の儀礼を行なって好風を吹かせて穀物の成長に程よい雨をもたらすようにし、或いは寧の儀礼を行なって悪風を防ぎ止めようとしていた」のである。

　赤塚忠氏によれば「殷代に季節の循環を四方向の風で捉えたのは、宇宙の営為とその法則性を探求する初歩の試み」であり、そこから「万物の等質な根本成因を考え」て〈気〉の概念へ展開すると説かれるが、その展開のプロセスには病因論が重要な橋渡しとなっていたと思われる。殷人の病因論では病気は上帝が降したり、鬼神や祖先神が祟ったり、蠱という異物が起こしたり、また風が起こすと考えられている。ここには病気の原因を悪霊や異物のようなエンティティに帰する存在論的病気観がうかがえる。風といえども上記のごとく一種の霊力なのであった。

甲骨文では気象的なものとして風の外に雪や月掩（月の陰蔽）があり、巌一萍によれば右の三病因は『春秋左氏伝』昭公元年の六気説の淵源するところであるという。同書で、医師の和は晋侯の病気を鬼神や飲食のせいではなく女の蠱惑によるとし、一般的な病因論を説く。すなわち、陰陽風雨晦明の六気が度を越すとそれぞれ寒疾、熱疾、末疾、腹疾、惑疾、心疾を発する。そして女は陽に属するから、それへの過度の耽溺は「内熱惑蠱」の病いを生じるとする。蠱の文字は明らかにマジカルな含蓄をもつが、右の六気説はむしろ気象条件と病気の関係を認識したうえでの経験的な病因論といってよい。

『春秋左氏伝』の成書年代は明らかでないが、風の引き起こす病気はここでは末疾（四肢の障害）に限定されている。しかし風が〈気〉にとって代わる体系的医学の形成期においてさえ、風は主要な病因であることをやめなかった。

『素問』の異法方宜論は中国医学における五つの治療法の起源を、次のように五つの方角へ空間的に配置している。

　　東方……砭石（石製器具による外科療法）
　　　　　　へんせき
　　西方……毒薬（薬物療法）
　　北方……灸焫（熱刺激療法）
　　　　　　きゅうぜつ
　　南方……九鍼（針刺療法）
　　中央……導引・按蹻（運動・マッサージ療法）

これが果たして正当かどうかは、分類愛好精神の発想からして信じかねる。

この引用の初め、漢の武帝は、紀元前109年に、蜚廉観その他の観を建立した。……とあるから、その頃の帝の思想がわかるわけである。医学理論は先秦時代から開始されているが、巫と医とは後漢末まで完全に分離されていなかった。『釈名』では「疾は病なり、疾は疾きなり。客気人に中ること急疾なり。病は並なり、正気と並びて膚体の中に在るな

り」とあるが、医学的な言葉を援用して区別している。現在、我々が普通に使っている言葉、疾病、また『傷寒論』の中の中風、風邪、更に傷寒などの言葉は、気象を表現する言葉と密接に関係しているわけである。

蜚廉は神禽で、風神の名であり、疫病の神である。古代に殷人の一派が根拠地とした山東地方には、風を管理する鳥の神の信仰があり、風の霊力をコントロールする四巫がいたわけである。

赤塚忠氏によれば、「殷代に季節の循環を四方向の風で捉えたのは、宇宙の営為とその方則性を探求する初歩の試みであり、そこから万物の等質な根本成分を考えて、気の概念へ展開する。その展開のプロセスには病因論が重要な橋渡しをした。納得できる考えである。

　　日本の医学史家の説によれば、
　　黄河文化圏……針灸系医学
　　揚子江(江淮)文化圏……本草系医学
　　江南文化圏……湯液系医学

という三分類が立てられている。時間軸をも考慮に入れて、本説がおそらく妥当だと思われるが、医学史上有名な扁鵲が黄河文化圏に属することはまず間違いない。

文献の上では扁鵲の生存年代は紀元前7世紀から4世紀までのおよそ300年間にわたっており、扁鵲の名をもって称される名医が数名いたらしい。『史記』扁鵲倉公伝では扁鵲の生地は斉の渤海とある。近年山東省曲埠微山県両城山から出土した後漢画像石に、針灸を施していると見られる半鳥半人を描いたレリーフがあり、劉敦愿によるとこの神物はトーテム崇拝と関係があり、おそらく神聖化された扁鵲であろうという。『史記』の伝記には透視術を会得し「五臓の癥結（しこり）」を透視したとあるくらい、かなり魔術家めいている。しかも「渡り鳥のごとく各地を放浪した巫医の一団で、シャーマン的な鳥の扮装をした」扁鵲は、邯鄲で女性が尊ばれると婦人科医に、洛陽で老人が愛されるのを

見ると耳目口鼻科医に、咸陽では小児が愛されているので、小児科医になるというほど変幻自在だった。

しかし扁鵲が魔法医学と一線を画し、六つの不治のなかに「巫を信じ医を信じない」ことを挙げているのは経験医学に近いことを示す。斉の桓侯を望診し、死を予言する話がある。病気は時間の経過とともに腠理から次第に血脈、腸胃、骨髄へと進み、治療法もそれに対応し湯熨、鍼石、酒醪と変えねばならないが、最後の骨髄に病気があるときは死を待つほかないという。見られるように診断、治療ともに経験的な方向に進み、また「尸厥」などの病理の記述の際に陰陽と〈気〉を用いた合理的な説明仕方に達しており、秦漢代ごろの体系化されつつある医学の内容を髣髴させる。

扁鵲において病気の局在論的な考えと、液体病理論的な考えとが混じり合っているように見えるのは、爾後の医学における存在論的病気観と液体病理論の並存とかかわりがあるかもしれない。

殷代の〈風〉から扁鵲まで山東地方と深いつながりがあるのは、神仙思想がこの地方から起こったことと無縁ではあるまい。『漢書』芸文志で医経（基礎医学）と経方（臨床医学）に分かれる医書は、房中（愛の技術）・神僊とともに実は方技略なるカテゴリーに入っている。戦国時代から漢にかけての通念では〈方〉とは祭祀・祈禱・長生不老・神仙・医術などかなり雑多な分子を含む技術を意味し、巫術・神仙・医術は元来同根から出たものである。神仙説の発生した斉（山東地方）が扁鵲の郷里でもあり、ここに中国伝統医学の淵源の場所を求めるのもあながち無謀ではあるまい。

三題噺めくが斉における自然哲学の興起―農具・農業の発達―金属医療器具の発生は相関関係があると思われる。それのみでなく前述のように斉は殷人の勢力圏下にあったためか巫風が盛んだったと言われている。

〈風〉の霊力をコントロールする巫と、生命の延長を求める方士と、

> 人体に入った悪霊を追い出すことを務めとする医はまさに共同の地盤をもっていたのであり、〈風〉—そして〈気〉—の観念はこのあたりから由来する。

この引用の中で重要なのは、古代の名医といわれた扁鵲の話である。秦漢代頃の体系化されつつある医学の内容をうかがうことができる。経験医学的方向に進んでいることと、『傷寒論』の成立とを結びつけると、吉益東洞が、またその後の古方派が考えていた『傷寒論』の解釈の意味がわかるように思うのである。

次の引用は「薬物と異物」の項である。我々にも親しい『神農本草経』の成立、内容・薬物の働きを知るのに役立つと思われる。

### 薬物と異物

　風によって惹起される病気も風といったことは前述の通りであるが、『山海経』に風を癒す薬物が記されている。中山経の依帖山の獜という獣、鼓鐙山の栄草、また北山経の䳝という鳥は「これを食らえば風を已む」薬物になる。

　伊藤清司氏によれば風狸、風生獣、風母獣などもその排出物から風疾の治療薬をとる動物であった。風疾は現代の病名に比定し難く、前記の末疾や中風は限定されたものに過ぎない。その症状について『素問』骨空論に「風は外より入り、人をして振寒し汗出で頭痛み身重く悪寒せしむ」とあるのは感冒のごとく見えるが、むしろ同書風論に「風の人を傷るや、或いは寒熱と為り、或いは熱中と為り、或いは寒中と為り、或いは癘風と為り、或いは偏枯と為り、或いは風と為る」とあるように、自律神経の失調から来る病気の総称のようである。

　本草の源流を『山海経』に求める中尾万三は同書の薬物を、(1)食して薬効あるもの、(2)佩び或いは服して薬効あるもの、(3)現われて吉

凶の兆あるもの、(4)薬効或いは他の効あるもの、(5)人に害あるものの五つに分類し、本草の薬物三品分類が遠く『山海経』に基礎があることを指摘している。本草が神仙思想と深くかかわるように、『山海経』はシャーマニズムと深いかかわりがある。したがって同書の病因論が呪術＝宗教的なものを一歩も出ないのは当然であり、『神農本草経』も一部それを継承している。漢代に成立したといわれる『神農本草』は梁の陶弘景の校定を経て伝えられたが、その校定本も唐代には亡佚したという。したがって現在は復原本により面影を見るほかはない。

　『神農本草経』の病因論は病因として風系統のものと邪気を挙げる一方、超自然的な存在、たとえば精魅・鬼物、また蠱毒・三虫のごとき得体の知れぬ異物を挙げるなど、マジカルな要素を濃厚にもつ。これは本草の来源を考えるなら驚くには当たらない。ただ注意したいのは経験＝合理的な病因論が取り入れられていることである。『山海経』で風を癒すのが神話＝呪術的な動物であったことは、その前提として風を引き起こすのも風の霊力であったことは疑いないが、『神農本草経』では少なくとも経験によって裏づけられた薬物なのである。風湿、風痺、風寒、風熱などに治効のある薬物が多く見えるし、「防風」という大風・悪風を防ぐに著効のある植物も記されている。

　『神農本草経』序録に上中下三品の薬物の性能を述べたなかで、下薬について「治病を主り……寒熱邪気を除き、積聚を破り、疾を癒す」とあり、体内に侵入した異物を除去するのに重点がある。

　もっとも「養命を主り……身を軽くし気を益し、不老延年」の上薬、「養性を主り……病を遏め、虚羸(きょるい)を補ふ」中薬にしても、異物が体内のどこかに「癥(ちょう)結積聚」している状態に薬物が作用し、「五臓六腑を蕩滌し、閉塞を開通し、水穀の道を利」したり、「九竅を利し、血脈を通」したりすることも兼ねる。このように一ヵ所に停滞している異物をスムーズに通してやるのが薬物の効能であった事は鍼灸でも同じである。

この次の短い引用は、前に扁鵲の話が出たので、魏の文王が扁鵲兄弟3人の優劣を扁鵲に問うた話である。「未病を治す」という意味が説かれている。

> 扁鵲が答えていうに、長兄が最も善し、中兄はその次、私が最も下である。長兄は病いにおいて神を視る、未だ形有らずしてこれを除く。故に名は家より出でず。中兄は病を治するに毫毛に在り。故に名は閭を出でず。私のごときは血脈を刺し毒薬を投ずる治療を行なうがゆえに諸侯の間に名声がある、と。
>
> 名医扁鵲でさえ未来を見る治療法の前では価値が劣る。病気が発生してから薬を投ずるようでは遅いのであり、「聖人は已病を治せず、未病を治す」(『素問』四気調神大論)るのが理想なのである。

最後に、儒・道・仏三教交渉における気の概念（気の思想の第二部の結びの言葉が、世界の古代人の気（および風）を簡単に概括しているので紹介したい。

### 結び

古代人の生命観で、風と気（空気・気息）が同一視されたことは、中国にかぎらず古代思想史上一つの特徴をなすかに見える。インドではプラーナ（気息）は風であるとともに、魂、また生命そのものであった。病気はプラーナ、またはその配分の異常によって起こるとされている。ギリシアのアナクシメネスは初めてプネウマ説を唱えた。気息はすなわち空気(アエール)、すなわち魂であり、すべての存在を統括するアルケーである。アナクシメネスの徒である医師ディオゲネスは、「空気を生命素とし、血液とそれの調和的混合が健康の条件である」と考えた。

彼らの思想的影響下にある医師ヒポクラテスはプネウマ説を継承するが、病理論（四体液説）にではなく専ら病因論に適用する。プネウ

マは体内の気（気息）と体外の気（空気）に分かれ、生命の根元であるばかりでなく知力の源泉である。したがってそれは脳と関係がある。「脳はいわば身体における一種のアンテナであり、気息によってもたらされる知力的なものを身体的に翻訳して他の諸臓器に伝える媒介者なのである」。プネウマと脳の関係を中国医学における〈気〉と経絡の関係と比べてみると、きわめて興味深い。また精神の局在の問題も比較医学思想的な考察の対象となるが、ここでは贅言を控えたい。

アレキサンドリア医学では、液体病理説を斥け原子論の立場に立つエラシストラトスの精気説がある。空気に由来するプネウマは肺静脈から心臓に入り生命精気（ヴァイタル・スピリット）となり、その一部は脳で霊魂生気（アニマル・スピリット）となり、神経を通って全身に行き渡るとされる。ローマのガレノスに至ると、プネウマはさらに自然精気（ナチュラル・スピリット）を加えられ、三つとなる。前の二つが運動・知覚機能を支配するのに対し、後のものは消化・排泄・生殖などの「植物機能」を支配する。

インドのプラーナ説やギリシアのプネウマ説と、中国の〈気〉の説との間に大きな類似性の存することは明らかである。それは哲学とかかわるだけでなく医学とかかわる概念であった。そもそも世界と人間をトータルにとらえようとするとき、あらゆる存在者を存在せしめるアルケーが洋の東西を問わず考え出されたことは、哲学史の教えるところである。生命の原理はギリシアにおいて哲学的にはプシュケーとしてとらえられるが、「外部との新陳代謝という形で自然学的見地から」とらえられた場合、それがプネウマであった。

ところで中国においては、両見地からとらえられる原理（アルケー）は等しく〈気〉だったのである。

（加納　喜光）

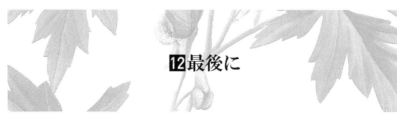

## 12 最後に

　日本の漢方診療の現状について書き始めて6年になる。現状を十分に把握して、今後の日本の漢方の発展に役立てようと考えたからである。学問的に、また現実の診療面で、日本の漢方の実態を把えることは、そう簡単な仕事ではないが、一応問題の要点には言及できたと思う。

　学問的には、日本の漢方の本質の問題（この中には古方と後世方の問題があり、『傷寒・金匱』系と『黄帝内経』系との関係の問題、現在では現在の中医学的治療との違い）がある。

　臨床治療上では、湯液治療とエキス製剤との問題が最も現実的に考慮すべき問題である。またこの臨床の現実が、漢方の学問上の今後の発展に大きく影響することも考えられる。

　以上の日本の漢方関係の現状を踏まえて、先ず今後の日本漢方の学問的、整備、発展を考える。

　次に臨床では、現実的には十分に活用されていない漢方エキス製剤の質、用法の改善によりその治療効果を拡大する問題がある。

　湯液治療では、生薬の研究を進め、伝統的な名薬方の研究と併せ、新しい生薬も使用できるようにして、癌をはじめとする難治疾患の治療にも役立つようにする。

　漢方治療に関与している我々は、漢方治療の長所を活用して、治療範囲を拡大する義務があると思う次第である。

　日本漢方の今後の発展は、当然、日本の医療の場で考えなければならない。西洋医学的治療が主流であり、健保診療が建て前であるから、漢方治療も、当然それに協調する姿勢を要求される。

　科学的医学を建て前とする西洋医学的治療と伝承的経験医療である漢

方治療とは、基本的に異るが、同じ人間の生命、健康を目標とする点では同じである。それぞれの特長を活かし、最も有効な治療をするために協力するのが当然であると思う。それには漢方治療を科学的視点から考える必要がある。学問的には、この問題が漢方診療を行う者に課せられた今後の課題であると思う。

漢方は本来、経験的、実証的伝統医学であるから、統一された一つの学問体系にはなっていない。現在日本で行われている漢方治療も、後世派、古方派、折衷派、漢蘭折衷派等、さらに浅田流、一貫堂流のように傑出した個人の漢方家の流れを伝承するものまで多岐である。最近では、現代の中医学的治療を行うものも加わった。

現行の健保診療の中で取り上げられている薬方をみると、古方派の『傷寒・金匱』の薬方が最も多く、それに後世派その他からの薬方が加えられている。

現実に健保診療で使うものは、漢方エキス製剤であり、それも病名治療で使う建て前であるから、何派の漢方というわけにはいかないが、使用されているエキス製剤の半数が古方派系のものであり、漢方の臨床治療の原典が『傷寒論』(『金匱要略』を含めた『傷寒雑病論』)であることを考えれば、漢方の勉強をしようとすれば、一応、古方派的の漢方を学ぶのが妥当であると考える。

最近また、小柴胡湯の副作用で間質性肺炎で10名の死亡者が出たと報道された。400億円の売上げのある小柴胡湯であるから、問題の起こることは、有り得ると言ってしまえばそれまでであるが、漢方診療の実際面とも関係が深い問題である。

数年前、新潟の学会で、某医大の内科の教室員が、小柴胡湯の副作用の例を発表した。筆者が質問に立って、小柴胡湯の証をみての投薬かと糺したら、病名投与であることが判った。日本漢方は随証治療であるから証を無視して投薬することはない。

以上のような漢方薬の副作用の問題が起きるのは、西洋医学的治療を

行っているものが、漢方エキス製剤を一般西洋薬と同一視して、安易に投与することと関係が深いと思う。

　東亜医学協会で漢方湯液研究会を発足させたのも、漢方本来の治療法に漢方を志す人々の関心を集めたかったからである。

# 第5編

# 食方漫筆

## ❶ 食養の目指すもの

　元来、食養は養生の重要な部門として、健康の維持、病気の予防に大切なことは申すまでもないことであるが、病気の治療の際にも、薬治療法と同格に扱われねばならぬ筈のものである。由来我が国の臨床医学は、病気の予防よりは治療の方に重点を置き、その治療に際しても薬治療法を偏重して、食養療法の如きは二義的に考える傾向がある。病気によっては食養の方が第一義的であるのもあるし、中には食養だけで治療し得る病気もある。その様な時でも、患者は薬を服まなければ病気の治療と思わないし、医者も習慣的に大して必要もない薬を出す。西洋医学に於ける薬剤の華々しい進歩と製薬事業の経済関係からして、この傾向は増々劇しい様にさえ思う。

　それでは東洋医学、また漢方に関連した日本的食養はどうであったか。西洋医学の隆盛になるにつれて漢方は衰退の一途を辿って来たが、その漢方に附随する東洋医学的食養は、西洋医学を基盤とする食養療法に押されて、みる影もなくなっていた。

　石塚式食養は明治の末葉より大正にかけ盛んになり今日に及んで居り、またそれについで各種の日本的な食養法が唱えられ、今日も尚存続しているものもある。ところが、これら日本的食養を唱え出した人々は、そろって医者でないことが特徴で、日常日本人を診療し、日本的食養の必要を痛感する筈の日本の医者は、西洋医学を学び、西洋医学を基盤とした翻訳的食養法をやらざるを得なかった。医者でない、いわば治療には素人の人々が、自己の経験を基にして考え出した食養法なるものは、一面非常に自由な優れた着想があり、日常生活の規範として秀でている点もあるが、他面、観念的、非科学的、時には信仰的になり易い欠陥を持っ

ていて、病気の治療には不適だと思われる片よった一面もあるのである。それでは医者も含めてすべての人が首肯できる食養は何を目指しどういう形になるのであろうか、これを考えてみるのが本論の目的である。

## 1 東洋的食養について

　中国では遠く周代に於て、疾医、瘍医、獣医とならんで、食医の制度があり、その食制は驚くほど発達していた様で、中国に於ては如何に食について心を用いていたかがわかる。

　我が国に於ては、奈良朝の医書『医心方』の中に食養の項があるが、これは中国からの輸入であることは明らかである。

　徳川時代には、向井元升の『庖厨備用大和本草』、竹中通菴の『古今養生録』、平野必大の『本朝食鑑』、香月牛山の『巻懐食鏡』、松岡恕庵の『食療正要』、貝原益軒の『頤生輯要』、平野元良の『延寿養性訣』、『病家須知』等が、養生、食養に就いて論じているものであるが、本草家松岡恕庵を除いて皆医者であり、漢方医家として活躍していて食養を唱えているのである。各々自家の経験による考察を加えているとはいえ、その根本は伝来の漢方の陰陽の考え方、本草の方法を基にしている。

　明治に入り陸軍薬剤監石塚左玄は、『化学的食養長寿論』を著し(明治29年)石塚式食養法を提唱し、大いに食養を高揚した。石塚式食養は、食物を陰陽に分け、身体の陰陽を言うに於ては古来の東洋医学的な考え方をとっているが、その陰陽をカリ塩、ナトリウム塩の配合比に於て言うところに新しい着想がある。

　尚、それ以後、何人かの食養を唱える人々が出て今日に及んでいるが、酸性、アルカリ性を基として考え方を主唱する一派があり、生食を主唱する派があり、様々で、それぞれ長所短所を持っている。しかしこれ等の諸家は、徳川時代と違って、一様に医者でないのが特徴である。漢方が顧られず、西洋医学が急速に進展してきた時代に於て、西洋医が東洋的食養に興味を持たなかったことは当然である。医者は、西洋医学に基

盤を持つ栄養学を主軸とした食養療法、それも日本人に合う様に十分消化されない部分を多分に持ったままの形であることもあるが、それに専ら目を向けていわば素人の唱え出した食養には振り向きもしなかったと、いって差支えない。現今でもその傾向が濃厚であるし、初めに述べた様に西洋医学の臨床に於ても、兎角薬治療法を重視する傾きがあるので、西洋医学流の食養療法さえも二義的にみられる様な状態である。

　しかし、西洋医学を修め、西洋医学で治療して居る者も、食物は日本の食物を離れることが出来ず、治療上、輸入食養治療法の矛盾を感じているものは相当あると思う。この矛盾を解決するのに如何にしたらよいか、と考える時、日本人の体質、日本人の習慣、日本の風土、ひいては東洋的な考え方に目を向ける必要を感じて来るのである。私もこの様にして東洋流、日本的食養に目を向けさせられた一人である。

　さて、これら東洋的な食養法に二、三を加えてみると、先ず、漢方、本草に附随する食物に対する考えは、食物1味、1味に対する釈名、気味、主治の記述が主であり、何の病には何が良い、どんな食物が禁忌であるかについて言っていることも、これが根底となっている様に思う。ところが、人の食物は一品だけで良いということはなく、必ず何品かのものを複合して用いるのであるから、一品宛のことはたとえ完全に解っていても、数品の複合したものが、果たして身体に適合するか否かは不明である。その組み合わせについて、五味の方から、陰陽の面から、夫々に調和を得る方法が述べられているが、薬方に於ける証に対する関係の如きものの見方で、述べられているのを聞かない。しかし東洋医学的に食養を考えるなら、ある人間がある状態に於てとるべき食物の組み合わせは、食物が薬とは性質が異なるので、薬の様にぴったりはゆかないにしても、ある程度まで、最も適合したものを択べることが理想であろう。この点については、古い食物感、食養論は面白い示唆を与えてくれるが、十分な解釈は聞かせてくれない。

　次に石塚式食養法について感想を述べると、東洋的な陰陽という如き

根元的な考え方を、ナトリウム塩、カリ塩という如き分析的科学的概念と具体的に結びつけたところに無理がありはしないかと思うのである。東洋的な考え方は、科学的分析的な方法のみでは把握されないところに特徴があると思うが、石塚式食養論は、この点から言えば、概念的分析的に過ぎて、人間の実体の変化の方を十分みていない様な気がする。

即ち東洋的な統一的な見方に欠けていて、『傷寒論』に見られる様な人間の状況変化の実態を把握する方法とは遠い。身土不二の方則は概念的には適用されているが、それを具体化する際の方法が分析的に片寄りすぎていて無理があるという様な感じである。食塩の使用法も、火熱の使用法も理論としては面白いのであるが、実際に人間に適用する面では、多分に観念的で、人間の実態を無視していると思われる点がある。この意味から言えば、科学的でないということになる。科学的であろうとすれば、事実をもっと忠実に広く観察しなければならぬ。一部の事実を、全体に及ぼそうとする時、その方法を誤ると観念的になる惧れがある。また、治療に食養を適用する時は特定の食物を択び、特定の処理を加えることを要求されてもやむをえないが、平常の養生に現今出廻っている食品をあれこれと禁止することは、人間生活のある一面を否定することになり、信仰生活を強うると同じ結果になりかねない。所謂現代生活に適応しにくくなる。これでは、その時その人に、いつでも自在に最も適切なものを択び得るという精神からは遠くなり、普遍性がなくなる。

原則は立派でも、それを実際に適用する際に精神主義的、信仰的傾向が加わると、科学的事実と相反したり、実生活に十分適用出来なかったりすることが起こる。今後、東洋医学に附随して行なわれる食養には、この様な傾向は出来るだけ排除する必要がある。そうでないと、科学的に物を見ることに慣れてきている眼からは信用がおけないものとしてみられ、ひいては東洋医学全体が非科学的だとみられる結果を生む。食物はその成分が、生薬と同様に、まだまだ不明の点が多いのであるが、分明した面と不分明な点との区別は明瞭にしておかねばならぬ。不分明な

面を扱う時、経験的、実験的に事実として認められる部分を事実として記載することは許されても、それを説明するのに全部が解明しておる如く説いたり、その一部の事実を全般に直ちに押し及ぼすことは許されない。漢方、生薬の面と同様、食物、食養の面もまだまだ未開の分野が多いので、事実は事実として認めても決論を出すのを急いではならないと思う。

## ②西洋医学的食養について

　蛋白質、炭水化物、脂肪等の性質の解明とビタミンの発見による各種疾患の治療、予防面の応用により、栄養学はここ10数年に、目ざましい発展をとげた。その方面の効果の傑大さは当然認めねばならぬが、しかし東洋医学に携わるものの立場からみると、ここにも分析、分化に走った科学の、複雑な人間に適応する際にみられる不合理と統一の無さがみられて、問題になる。ビタミンは数えきれない位次々と発見され、また今後も発見されるだろう。各種ビタミンを適量摂ることに注意するだけでも、ビタミンノイローゼになりかねない。ましてこれ以外に、各種栄養素を適当に含むものを色々とるとなると、なかなかの大事業になる。各種食物の成分、栄養素の研究は、個別には相当程度解明されてきたが、生薬と同様、そのすべてが解明されるには程遠い。それ等を統一的に考え、人間に適応するものを択んで毎日具体的に摂るには、どうしたらよいかということになると、人間の面の研究も十分でない現在では、まだまだ心もとないのである。日常行われているのは、カロリー、ビタミン、蛋白質、鉱物質の計量といった方法であるが、これ等の標準は平均した値を統計上からわり出したものであるから、すべての人間にその基準がそのままぴったりするということにはならない。

　病人を治療する時も、ともするとその個体の特性を無視した、画一的な食養法に陥りがちである。結核患者にバターが良いとなると好きでも嫌いでもこれを食べさせられる。

　また一般的にも、特効薬に対すると同様な考え方が食物にも適用され、

果物が良いと言えば、果物ばかり食べ、卵や肉に栄養があると言われれば無闇にそれを食べる。野菜が良いと言うと、ミキサーで不味いジュースを無理して飲む。これでは、日本人は米さえ食べていればよいのだという信仰的栄養観と五十歩百歩である。ビタミン剤を摂っていれば野菜は食べなくてもよいと考えるのも、この類である。

近年肝臓機能や内分泌機能の解明につれて、体内に於ける栄養素、各種成分の分解、化合の過程が漸次明らかにされてきて、今まで必要だと思われなかったものが、案外重要な役割をしていたり、簡単に考えていた成分の代謝が、実に複雑な過程を経ること等がわかって来た。これに関連して食養の問題も、西洋医学臨床の面で総合的に見直そうという傾向が出て来た様に思う。しかしこの種の複雑な過程を経るものをどうしたら統一的に、具体的に処理するか。今までの分析的な考え方で可能であるか否かが問題になるのである。

ポール、シェースが『食餌療法』の緒言の中に言っている次の言葉は示唆するところが多い。即ち「栄養学の両極には、料理法（祖先伝来の料理習慣による）と内分泌学とがあるが、このことは問題を複雑にするどころか、かえって簡単明瞭にするものである」と。古来の食習慣で、我々の祖先が何代もの間それによって健康を保ってきたものは、近代科学の目で見直されてその合理的なことが発見されることが多いと言っているのである。

我々の目指す食養に於ても、そのとるべき研究方法は、古きものに対しても、新しき事実に対しても、十分な深い観察をなし、それを現実の眼で把握するという常識的な科学の方法以外にない。

## ③食養の立場とその目指すもの

以上述べたことを、この項で更に具体的、現実的に考えてみたい。
### ❶薬との関係に於て
食養を一般養生法として行う場合と、臨床上治療の一環として行う場

合とは区別して考えねばならぬ。治療の目的に行う場合は、先ずその病人の状況を十分に把握し、その病状を正しく診断した上で、その食養法が決定されるのであるから、当然医者の手で行わなければならぬ。たとえ食養的感覚は正しくとも、病人の実態を把握出来ない非医者が、治療の一環としての食養は行うべきでない。

また医者たるものは、病人を全面的に治療する以上、食養の十分な知識を修得する義務がある。

尚、薬で比較的に楽に、効果的に治療出来る病を、無理して食物のみで治療することは、これも意味のないことである。医者なら行わないことであるが、非医者であるためにそうする場合が多い。また、食養で楽に治せるものに無理に薬を与えるのはこれは慎しまねばならぬ。これは医者に対する、また薬品愛好者に対する戒めである。

次に栄養をとるために用いる食物と、治療に用いるための食物とは、同じ物を用いても、その作用は異なる意味を持っているのであるから注意すべきである。適量の食塩は栄養上欠くべからざるものであるが、それを極度に減量したり、極度に増量したりすることは、薬と同様の意味を持つものであるから、素人の無闇に行うべきことではない。病気の際は、各栄養素について、多かれ少なかれこのことが言えるので、それ等の増減には、容態をよく知っている医者の指示を必要とする。

**❷栄養学との関係について**

近時の栄養学、身体内代謝に関する研究は目ざましいものがあり、次々と新研究が発表されている。しかしこれ等の事実を食養の実際面に取り入れるには種々の注意が必要である。動物実験で得た成績が直ちに人体にそのまま適用されるかどうか、ましてその人間が病気の状態である時は、薬と同様、食養の適用も十分注意すべきである。

実験が古来行われて健康維持に効果のある事実と、もし相反する結果が出たら、その事実をこそ重視すべきで、軽々しく実験結果を食養の実際面に適用すべきではない。早急な判断は、食物の如き一般的に影響の

大きい問題の場合は慎むべきである。

栄養学は更に分化するであろうが、食養は常に実際に生きて居る人間に適用するのであるから、社会的、経済的、心理的の考慮が必要である。また、在来の食習慣を各国の食習慣と、その体質、環境を基として比較研究することにより、分析科学的には不明でも、事実として有効なものは採用するに吝かであってはならない。理論は人間及び人間生活を益する時貴重なのであり、食程の如き全般的に影響の大きい問題では、観念的理論は注意すべきである。

**❸経験と理論**

前述の如く長い間に礎かれた経験は貴重なものであるが、経験は個別的なもの、地域的なもので極限される傾向がある。その貴重な経験を世界人類のものとするためには、その経験を貫く原則的なもの、法則的なものが必要である。東洋医学および東洋の考え方には、この原則的な考え方を示唆するものが多くある。これは世界の宝として、発掘せねばならぬ。このためには、食養は広く古代から、近代までの経験や、考え方に目を向けねばならぬ。身土不二の法則の如き、食養の世界を大づかみに統一する原則的な考え方の確立が望ましい。

**❹新しい生活と食養**

極端に言えば、食物は人間の健康に関わりなく、経済的な動きにより支配されている。加工、貯蔵、輸送に便利な方法は必ずしも健康に有利でない。かくの如く、近代社会は、医者や、食養家の考えを問題にしない進み方をしている。しかし、医者や食養家は絶えず、食養上必要なことは、社会に対し叫ばねばならぬ。新しい生活とは、近代機械文明に押し流されることなく、人間のよりよい生活を礎くことにより可能であるとしたら、食養の面からの進言は非常に重大である。例えば白米の禁止、小麦粉の漂白剤使用の禁止等々。

そして社会全般が食養的に注意をはらうとともに、各個人が、自分の食生活を自信をもって行える様に、少なくとも最小限の知識は持ち得る

様、教育されるべきである。

　然して、食養自身も近代生活に背を向けるべき性質のものでなく、近代生活をより高めるべきものであらねばならない。まして精神主義的傾向や、信仰的匂いがある必要はなく、科学的で万人が納得し得るものでなければならない。

　理想としては、医者がすべて食養家であること、食養家という名称がなくなり、治療上のみでなく、日常の生活に於ても医者が食養の面で十分な発言をし、それにより健康な生活をすべての人が営める様にすることである。

## 2 胃潰瘍と酒

　お茶の水のホームは、夜も10時を過ぎたが案外混んでいた。私は同行のN氏に、さっきからの漢方の話を続けていた。たまたま胃潰瘍の話になった時、大分よい機嫌の50がらみのサラリーマン風の男が横から急に口を出した。「先生、わしは胃潰瘍で手術をしたんだが、酒は駄目かね」。「さあそれは程度問題ですがね」と言うと、「手術して半年になるんだが、やっとこの間から1合位ならいいと言われてね、……実は大分前からちょくちょくやってるんだがね、……今日は一寸わけがありましてな、5本位やっちまったんで、それでも胃袋はちゃんとしてまさ。久しぶりで何とも言えないね！」と少し足もとがおぼつかない。

　丁度千葉行がホームにはいって来て、3人うまく並んで腰をかけられた。酔っぱらい氏はまたすぐ話しかけてきた。

　「先生、飲んではいけないかね」「さあそれは飲み方にもよるが」と言うと、「わしはね、仕事が仕事なんで、酒がないとやりきれない。先生、飲んでるとまた悪くなるかね」「どうしてもやめられないんなら、よくも

悪くも、飲むより仕方がないでしようが」と言うと、「えらい、先生は話せる」と褒められた。だが直ぐその後からまた「でも先生、また悪くなるんじゃないですかね」と言うから、「そんなに心配ならやめたらいいじゃないですか」と反問すると「いや、そこがやめられないから困るんですよ。何とかなりませんかね」と片手で拝むような恰好をする。

　こんな塩梅で、酒のなるべく害にならない飲み方の車中講義が始まった。対話にすると長くなるので、次に要点をお話しする。

　「酒なくてなんのおのれが桜かな」という人には、桜はいわば口実に過ぎない。「酒は百薬の長」「憂いを払う玉箒」という言葉も酒が身体に悪いと気付いている人が使うと、言いわけめいたものになる。やめられないなら、やめられないでよい。心中する程好きになってしまったものを無理にやめさせることは、その人間の生きる楽しみをなくしてしまうことになる。酒を飲むことに唯一の生き甲斐を感じている人に、禁酒させて5年のところを10年生き延びさせても、「生ける屍」の様な生き方をさすなら無意味と言えるかもしれない。しかし私は、この様な場合でも無反省に飲めと言うのではない。その時にはその時なりに飲み方に工夫があってよいと思うのである。医者の中には、簡単に患者に禁酒、禁煙を命令する人がいるが、これは薬を服めということと違って、患者にとっては本能との闘いであり、また周囲の人々の協力がなければ達成しにくいものなので、そう簡単に出来るものではない。医者たるべきもの患者の性格、生活をよく洞察して、親切に指導してやるべきだ。大分話が固くなってしまったが、次にその害の少ない飲み方について二、三話そう。

　どんな酒をどの位ということが先ず関心ごとだが、私は、なるべくよい酒、日本酒なら2合までという様な言い方をする。これは2合位までの酒でも、上手に飲めば相当気持よく酔えると思うからで、それ位までで酔える様に工夫すべきだというのである。

　それには第一、酒を殺して飲んではいけない。殺して飲まねばならぬ様な場面をなるべく避けることである。これを積極的にすれば、酒を飲

む雰囲気を快適にして気持よく酔いがまわる様にする。いわば、酒の量の少ないところを、雰囲気の演出によって補うわけである。酒を生かすか殺すか、この演出による催酔法は案外馬鹿にならない。世の奥様方はこれを知らないから、御主人の酒量を減らそうとして却って増やす仕末になったりする。ふくれ面をしてお酌をしなかったり、もうこれっきりですよと渋い顔をしたりすると、男の意地？でむらむらと反抗したくなり、後はどうとも量れ、もっと飲んでやれという気になる。圧制的な禁止をされれば、無監視の状態下ではどんな飲み方をするかわからない。少々なら増えても、家で飲ませた方がまだしも安全だというわけである。……酔っぱらい氏、この常識論に大いに賛意を表す。……余談はさておき、次に酒をうまく飲み、且つ少量で酔うようにする最も大切な点は、「酒の気を切らす」ということである。煙草のみが煙草を切らし、やっと一ぷくつけた時のあのうまさ。酒でも同じことで、こうすればうまいばかりでなく少量で酔える。今夜は一杯のめるという期待そのものを楽しむ、即ち酔えるという期待に酔える様になれば上々である。また少しずつでも酒の気の切れない人の方が、一時に大酒しても間のある人より、身体を損なうことが多い様に思えるので、酒の気を切らすということも大切であろう。次に酒を飲む方式、むずかしくすればエチケットであるが、戦後食事のそれが乱れてきたと同様に大分乱雑になってきたようだ。これは食べ物の食べ方と同様に、永年の間に出来たもので、その味を生かし、しかも案外、害を少なくする方向に行っている様に思える。日本酒について考えてみるのに、昔は随分大きな盃もあったが、兎に角盃はある程度の小さなものになっている。小さい盃で間をおいて飲む、これがよい。人肌燗は味の点ばかりでなく、胃壁に対する刺激が少ない。賑やかに、歌や踊りを合の手に入れて飲むことは、盃の間隔が出来ることになり、アルコールの発散をよくし、体内のうっ積を少なくする。献酬も衛生上は悪いかも知れないが、盃の間を長くすることには役立っているわけだ。……という様に昔からの習慣的な飲み方も、それを正しく守

れば案外害を少なくし、しかも楽しめる飲み方になりはしまいか。……
　さてこんな調子で話しているうちに新小岩を過ぎた。「先生、梯子酒はどうかね」「一軒一軒での量が少なければ大いに賛成だね。大声に歌でもうたい、ふらりふらりと歩いて行けば、適度にアルコールが発散するからね。しかし梯子酒は、下手すると止めどがなくなるから、自分より極く強い人か、またはあまり飲まない人を介添役に選びコントロールして貰うんだね。危っかしい時はね」と答えると「いや、先生なかなか話せる。先生となら大丈夫だ。降りて一杯やりやしょう」という。今日は連れがあるから駄目だと押し問答しているうちに小岩へ着いた。小岩か、と言いながら立ち上り、戸口につかまって、こんど胃が悪くなったら先生んとこえ行くよと大声で言って降りて行った。私の所は聞かずじまいで。

## 3 ミキサー

　美食で肥えた太った肥大漢が、ミキサーにかけた野菜汁を深刻な顔をして飲んでいる図を考える時、私は、滑稽に思うよりはむしろ悲しくなる。肉や卵、バターが滋養になるという考え方に支配されて美食した結果が、苦しいまでの肥満であり、それを治すために旨くもない野菜汁を飲む。借りもの文化の一つの表徴ではなかろうか。
　ハウザー食の講演を聴きに行った友人が後に残っての質問で講師のY氏に、先生が朝食に飲むというミキサーにかけた野草の汁はうまいのですかと問うたところ、正直に申せば旨くはないと答えたという。このY氏は、ホルモン料理や強精食の研究家で味の点ではやかましい料理通でもあるという。少々奇異な感じがする。
　ミキサーを買いたいという人にその理由をきいてみると、頭のどこかにハウザー食のことがあるらしく、新鮮な野菜、果物のジュースを作る

のに便利だからという様な答えをする。

　それ以上のはっきりした考えを述べる人はいない。実のところ私も一時ミキサーを買うつもりでいたのであるが、友人宅でミキサーにかけた数種の果汁を飲んでみて、その機械的な味に愛想をつかし買う気がなくなってしまったのである。試みに普通にむいたりんごと食べくらべてみたが、私にはミキサージュースはどうも戴けない。卸金でおろしたりんごよりまずい。みかんとバナナのミックスジュースはやや飲めたが、やはり本来の味がなく、まことにそっけいない味になってしまう。搾った純粋のみかんジュースが懐かしくなる。

　昔から梨の丸かぶりという。皮をむいただけでもまずくなる。回転の必要上水を加え、一万数千回の回転数のミキサーにかけたジュースがまずいのは当然と云えよう。それに味がうすくなるので砂糖を入れたりして益々自然の味に遠くなる。口に残る滓も気になる。こんな次第で、ミキサーを使うには食事はビジネスであるという一部のアメリカ人並になる覚悟がいることを悟った。白米でなければいけない、今日の飯のたき方はまずいという様な人種にはミキサーは向かない。

　元来美食家だった人が脳溢血で倒れ、初め口から食事がとれず鼻孔からゴム管で食物を流しこんでいた時はミキサーを使えたが、だんだんよくなり口から食事をとる様になったらミキサーにかけたものを嫌がる様になったという話がある。この様に病人食のある種のものには便利であるし、食物を薬と心得て食べている間はミキサーを使えるが、ふだんの食事にふんだんにミキサーを使おうとすることは一考を要する。

　朝日新聞の天声人語欄に「十数年ぶりに故国を訪れてアメリカに帰った一邦人から手紙がきた。数ヶ月の日本滞在で奇異に感じたことの一つは、ミキサーの流行である。ヨーロッパはもちろん、アメリカやカナダでもそれほど普及していないミキサーが、日本ではどうしてこんなに評判なのか何かアンバランスの感じで不思議に思う。田舎の町へ行っても店頭はズラリとミキサーが並んでいるのには驚いた。これは例のハウ

ザーと関係があるのか、もしそれほど日本は食生活の改善に熱心なのなら、白米中心の食生活がほとんど変わっていないのが不可解だ」とその手紙は述べている。彼はアメリカの生活で大豆のパンや黒パンを愛用しているそうだ。「パンといえば白いほどよいと思うのが日本人の常識だが、小麦でもホール・ホイート、つまり玄米に対する玄麦から作った黒パンを食べる人が米国民にもなかなか多いそうだ。……」と言っている。結局ミキサーの流行は、ビタミンさえ摂れば栄養が摂れる様に思いこんだり、肉か卵、牛乳にしか滋養がない様に考えたりするのと同程度の考えから出発していると云えるのであろう。ハウザー食の考え方を必ずしも全面的に否定すべきではないが、ハウザー食即ちミキサーを使うことだと考える様な皮相さに問題があるのである。食物に対する考え方ばかりでなく、世の諸々の問題に対するこの種の風潮の皮相さに私たちは大きな関心を持たねばならない。

　ハウザー食もかつての栄養料理なるものが味を考えないごった煮の感を与えたのに似て、味覚を無視する傾向がある様に思う。食物は調理により味をととのえてこそ人間の食物と言えるのだと思う。食物摂取上の原理としての主義主張はいくらあっても差し支えないのだが、人間は主義主張を食べるのではない。また現今の様な商業主義跋扈の時代に於ては、食物生産の過程に於て人間を無視した各種の不都合な処置が加えられる。この様に各種の条件が食物に加えられても、人間の食物として口に入れる時には、人々に生きる喜びを与える人間味のある美味として、その食物を感じさせる様に心懸けたいと私は思うのである。ミキサー、ハウザー食の暗示するものはこの点で日本人の口に本当にあうかどうか、またハウザー食が良いとしたら、どうしたら日本人向きに出来るかが問題であろう。

　正しい食物の摂り方、食養の中心は調和であると私は考えている。人と食物との調和、食物の割合の調和、環境の変化に応じて食物を変化させながら全体として調和を保つこと、この様な考え方が大切だと思うの

である。一部の食養家にみられる片寄ったやり方、洋医によく見る日本人であることを無視した食餌指導。また味ばかりをいう美食家、食通の輩、どうしてこう片寄らねばならぬのか。日本人の考え方がとかく極端に走りがちなその表れが食物に対しても出ていると、言えよう。ミキサーに罪があるわけではない、ミキサーを用いる人間の考え方を問題にするわけだ。

　良いものを取り入れることに吝かであってはならないが、皮相な取り入れ方、借りものの文化は正しい方向を誤り、ほんとうの人間生活を損なう恐れがある。思うに今の世で我々の健康の為を思って生産され加工された食物があるだろうか。農作物の改良は収益をあげるための量産と美味の追求であり自然的である筈の魚類さえ放射能を心配しなければならない有様である。その貯蔵、加工、輸送の過程では、売らんがため、利を得んがため人間の健康を無視した各種の処置が加えられる。人間を健康に生かすための食物が、人間を無視した存在になっている。ミキサーも人間生活を豊かにすべき性質のものであるが、使い方を誤ると同じ轍を踏むことになる。今少し食生活を人間本位にするために慎重でありたいと思う。

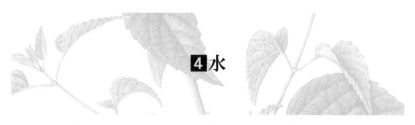

## 4 水

　水は命。生は水から生まれ、水によって生き、水と共に流転する。水の無い世界は月の様に、輝いて美しいが死の世界である。水動くところ、生命がある。

　我々の体内にも脈々と水が動いている。溢れる泉、音立てて流れる谷川、波等動く水に限りない愛着を感じるのは不思議ではない。それ故に数々の詩が、そこから生まれるのだ。

後に滴水の名を得た禅宗の和尚が、雲水時代に使い残りの水を無意識に庭に捨てて、老師から一喝をくらい、刹那にして悟った話は有名である。一滴の水でも草木に与えるのが当然である。

　人体では体重の4分の3は水である。全身の水分の12%から20%の水を失うと死ぬと云われる。断食では十数日から数十日までの記録があるが、水断ちでは2日から7日の間に死に至る。飢えはある期間過ぎると耐え易い時期があるが、渇は時と共に劇しさを加え耐えきれないという。これ程貴重な水ではあるが、水に恵まれている生活ではともするとその貴重さを忘れ水を粗末にする。飲食物について論ずる場合でも、最も大切な水には案外関心が薄く、その扱い方、摂り方等、水を殺す様なやり方、したがって生命を損なう方向に行くことがままある。食方に於て水を語る所以である。

　先ず味から始めよう。精製し純粋にしたものが何でも良いように思っている人がいるが、そんな人に蒸留水を飲ましてやりたい。実にそっけない不快な味で少しも旨味がない。そればかりでなく滲透圧の関係で原形質を破壊し細胞毒として働く毒水である。蒸留水と同様に鉱物質に乏しい氷河の雪どけ水を飲む時は、少量の重曹を加えよと登山書に注意してある。雨水もきれいな様に思いがちだが、思いのほか空中の塵埃や瓦斯成分を含んでいてきたない。都会の雨水は飲んでみるとほこり臭い。砂糖が精製すると甘味は増すが食養的には不健全になる様に純粋の水が毒になるとは興味がある。純粋に抽出した薬が、もとの生薬より必ずとも有利であるとは云えないのも同様、生物の世界のことは複雑で単純な理屈では割り切れない。

　どんな水が飲料に良いか、昔から水質の鑑定（品水という）には、色々の方法がとられやかましい問題であるが、今はこれを科学的な分析によっている。例えば『日本薬局方』の常水判定標準の一部をあげると、「無色澄明、或いは殆ど無色澄明にして二十四時間之を静置するも著明なる沈滓を生ずべからず」「異状の臭気を有するべからず」「中性、微弱ア

ルカリ性或は微弱酸性なるべし」「亜硝酸を検出すべからず」「硬度は十八度を越ゆべからず」等更に無機、有機物について細かい規定がある。……品水のことはまた他日に譲るとして、次に水の味、旨さについて述べるとしよう。

　水の旨味は、水に含まれている空気や炭酸の様な気体や、溶けている鉱物質による。特に炭酸は快味と清涼感を与える。また水に不溶の石灰、マグネシウム、硅酸、鉄等は炭酸と結合して水に溶解、水に味を与えている。蒸留水もよく振盪して空気を溶かし込むと清涼味が生じる。

　旨い水は山間の清い渓流の水か、湧井泉の水である。岩から滴る岩清水を手に掬ってのむ旨さも登山等の時よく経験するところである。水道の水も安全であるし、よく曝してあるので温度が適当ならうまい。生ぬるかったり、近頃の様に晒粉の臭いがぷんとする水道水は、日本人の様に味をやかましくいう人種には歓迎されない。また良い水の条件の一つは、低硬度の軟水であることであるが、この硬度については、酒、茶、珈琲等の飲料、また食物の調理と重要な関係があるので別の機会に述べる。

　旨さの問題に戻るが、飲食物をうまく感じるにはそれぞれ適温がある。先ず胃中で不快感を起こす刺激温界は、熱感では体温を超ゆること5度、即ち摂氏42度、冷感では体温を下ること凡そ15度、即ち摂氏22度である。この刺激温界は習慣により一程度移動するものであるが、上に向かっては僅少で、下即ち寒冷に向かっては甚だ著明である。これは動物の飲食物が自然の状態では生食、即ち火を用いないのであるから当然なことで、摂取する飲食物を温める装置にはなっていても、冷却する装置にはなっていないのである。人間もその例外ではない。要するに胃に対する飲食物の再適温は凡そ体温を超ゆること5度、下がること5度の範囲、即ち摂氏の42度乃至32度の間である。但しこれは生理的な適温で、嗜好的に快い温度とは必ずしも一致しない。

　胃のために飲物を温めたり冷やしたりする口腔は胃より更に大きな温界を持っている。下は0度にまで降り、上は55度にまで及ぶ。それでは、

飲料の旨く感じる温度は如何と云うと、これは飲料の種類により異なる。常水について云えば7度から12度の間が新鮮な快い刺激がある適温であるが、低い方を好む人が多い。摂氏の14度を越えると水の味は気が抜けて清涼感がなくなる。凡そ15度から20度の微温では、温度の興奮刺激もなく、寒冷の清涼感もないので洵にたよりない味である。これにも例外があって、牛乳や甘みの強い葡萄酒は微温でうま味を感じる。熱過ぎる牛乳はさらっとしすぎてたよりなく、冷蔵庫から出し立ての牛乳はただ冷たいだけで牛乳の味がしない。それに下痢をするから注意が肝要である。

　麦酒は温度を飲むと云う。摂氏4度から6度が適温で、0度近いと歯にしみ、6度以上だとその生気がなくなる。北海道の麦酒がうまく、津軽海峡を渡るとまずくなるというのはこの温度の業か。氷を入れた麦酒は、冷た過ぎ、水っぽくてうまくない。

　総括すると味覚神経に最も適する温度は、井戸水、炭酸水、果汁、白葡萄酒等では大約10度から12度までとされている。然し多くの人は清涼の気を求めて7、8度にしたものを喜ぶ様である。これ以下の温度では、持ち前の芳香を失い、唯甘酸の味が残るだけである。但しアイスクリームの如きは、少しずつ口中に入れてゆっくり溶かしながら食べるので味わえるのである。ウエハースがついているのは、冷たさを緩和させながら味わうためである。茶、珈琲は42度から44度位。ココア、濃厚なスープ、粥は45度以下がよい。唾液や胃酸の作用は35度から40度位で最も盛んで、50度以上では作用を停止する。また10度に下がると作用が減じ、0度になると停止する。温度を考えずして味はない。

## ①水分の摂取量

　毎日どの位のお茶や水を飲みますかときかれて直ぐ何合位と答えられる人は少ない。食物に含まれている水分をも含めて1日の摂水量となると尚更見当がつかない。食事中は勿論、食事以外、乾きに応じて適当に

水分を摂り、また習慣的に無意識にがぶかぶ飲んだりするのでその総量がわかりにくいのであろう。それにまた、個人差が甚だしいことも尚更それをつかみにくくさせている。

これが食物であると米飯何杯。魚幾切れ、間食に煎餅何枚と食べた量も見当がつくし、また時間も大体決まっているので、大づかみに1日幾ら位とつかめる。一般の生活では食物の計量はある程度必ず行われているが、水分の計量は病気ででもなければやらない。この様に考えてくると、食物を食べることと水分を摂ることとは相当違いがある様に思われる。

砂漠で水が無くなり渇に苦しむ場面を映画でよく見るが、何か悲痛なものを感じる。登山して水を切らした経験があるが、時間が経つ程苦痛が劇しくなり後には水が欲しいという一念以外に何もなくなる。飢えた人間が食物を奪い合い貪り食う有様、戦場で飢えのあまり人肉を食ったという話、これには悲痛と感じるよりあさましさが先に来る。渇には精神的といってよい悲痛さを感じ、飢えには動物的なあさましさをみる。あるいは私一人の感じ方であるかも知れないが、これに理屈をつけてみれば渇と飢えの性質の違いを言えよう。水断ちの苦痛は時間と共に劇しくなり、全身の水分の20%を失うに至る、凡そ2日から7日の間に死ぬと言われる。これに反して断食では、適当に水、鉱物質を摂っていれば60日位の記録もあるという。また飢えが続くと一時その感が薄らぐのでその苦痛からのがれるが出来るらしい。この様に渇感は堪えがたいものであるのに、ふだんの生活では渇、摂水量が問題にならないのは不思議である。ここで少しく渇について考えてみよう。

漢方では渇を実渇と虚渇に分けているが、実渇は渇感があり、口中が乾き実際に水分を欲し飲む場合、虚渇は渇感はあるが必ずしも口中が乾くとはがきらず、水分は口中を潤すだけで事足り、対して水を飲まない場合に大別している。但しこれが体内の水分代謝とどの様な関係にあるかは難しい問題で、このことについては別に機会を得て考えてみたい。それで私は虚実にふれず渇を次の様に考えてみた。

第一は身体全体に水分が不足して乾燥している場合の渇、第二は水分が偏在している場合の渇、この二つに分けてみた。第一の場合は劇しい下痢、嘔吐、発汗、出血等のため体液を失った場合、特別の場合として幽門狭窄のため胃から腸管へ水がうまく通らない場合等に起こる。第二の場合は、食塩その他の塩類等浸透圧を上昇させるものを飲食した時、また糖分を多食して門脈、肝臓等に浸透圧の変化を来し水分を要求する場合、またこれとよく似た状況であるが、健康人でも多量の水を飲み続けると血液と組織の間に代謝障害が起こり、組織の鉱物質が血中へ移り、ついで水の飲用をとめると血液の濃度が高くなり渇に苦しむ場合がある。例えば強行進をやっている場合水を飲まないでいれば我慢出来るものを、飲み始めると次から次へと飲まずにはいられなくなるあの状態。更にこの第二に、病的な状態、心臓病、腎臓病、糖尿病、尿崩症等で起こる水分代謝障害による水分偏在がある。

　以上の他に渇に似ている偽性渇感がある。これは水分の状況とは関係がない。例えば酸類や香辛料による口中の灼熱感による渇感、煙草をのんだ後、口をあいて寝ていたための渇感、アトロピン、エフェドリン、ファイナリン服用後の渇感、飲酒後の渇感、等がそれであるが、一部は水分代謝異常の場合も含む。

　さてここで渇と水分摂取量との関係になるのだが、先ず健康人はどの位水分を摂っているものだろうか。

　健康人は1日凡そ1升から1升2,3合の水分を摂っていると言われる。その中で半分から3分の2位までを飲料から摂り、残りは食物に含まれている水分を摂ることになる。また体内で発生する酸化水は脂肪100グラムからは107グラム、含水炭素100グラムからは凡そその半量であると言われていて、これと前述の摂取水分とを合わせたものが体内に入る水分量となるわけである。そしてこの水分摂取量は、年齢、体質、食物、気温、湿度、職業(肉体運動)等により異なる。子供は比較的多量を要求し、肥満したもの大きい人間も多い。動物性食品を多く摂る人は植物性

のものを食べている人より多い。それに加えて各人の習慣、水分摂取の訓練度によりこの量は相当左右される。

　それでは一体どの位飲んだらよいのかということになるのだが、ふだんの生活では健康人にとってはその摂取量は口渇感によって正しく調節されていて、飲みたい時に飲みたいだけ飲んでいれば大体差し支えないといってよい。随分前置きが長かったのに結論は至って常識的で簡単なことになってしまって物足りないのであるが、問題は身体に異常のある時、また異常な状態に人が置かれている時にある。異常時には渇を正しく判定し、実際の要求量はどの位かを見当をつける必要が生じてくる。詳しくは後で述べるが、大まかに言って渇感に従って水分を摂ってよい場合は前述の第一の身体乾燥の場合であり、第二の体内水分の偏在のある場合は渇感があっても、水分を摂ることに注意が必要であり、水分を極力減らさなければならない場合もある。

　普段の生活では渇をいやす程度に摂っていれば大体差し支えないと言えるので、少な過ぎる場合は自分で水を飲むことの出来ない病人か乳幼児の場合注意が必要なだけで、大半の害は水を飲み過ぎることから起こる。飲み過ぎれば、肝、心、腎、血管に余計な負担を与えることになり、病気でない時でも少なくとも精力の損失である。多く飲み過ぎる習慣のつかぬ様注意すべきである。

　最期に余談であるが、酒飲みが酒を飲みたいと感じる時、水を飲めばいえる渇が混合していることがあるので節酒しなければならない人は先ず水を飲んでみることである。それでも尚酒に対する渇望が残ればそれは本物であろう。これは下戸の思いつき。

## ②水の飲み方

　食養をいう人の中にも、水分はなるべく少ない方が良いという人々と、相当多量に飲んだ方が健康に良いという人と両極端があって、さてどちらが本当だろうかと素人は迷う。

水分を多量に摂り且つ尿が多量に出て身体にさして異常がなければ健康な証拠だという考え方も成り立つが、水分を多量に欲するということ自体が一つの問題だと思うので、この点を私の体験を検討しながら考えてみたい。

　数年前まで私は、所謂お茶好きで、つがれたお茶は直ぐ飲む、またつがれると飲むという風であったし、生水も相当多量に飲んでよく小水に行ったが、さして害を認めなかったので別に不思議と思わず、よく飲んで出るのだから健康なのだろうと思っていた。ところがたまたま八味丸を飲む機会があり、2、3日連続服用（1日分1g〜1.5g）していると、急に尿量が増し、1、2日間むやみと小水に立ち、そのあと身体が軽くなって、何となく、気持ちが良くなり、以前までより疲労がずっと少なくなってきたのに気付いた。調子が良いのでその後も八味丸を1日半g位、毎日というのではなく、気が付いた時に服むという程度に服み続けていると、いつとはなしに、水分の摂取量が減って、あれほど好きであった茶も、茶そのものをうまいと思うことは変わらないが、以前までのようにがぶがぶ飲むようなことはしなくなり、ついで貰ったお茶が冷めてしまうまで手を付けないことが多くなってきた。時たま飲む八味丸のお陰ばかりとは言えないが、今日では数年前までの倍の活動をしても以前までの半分も疲労しないくらいになった。そして妙なことに、好きであった塩辛いものが昔程魅力がなくなり、味全身体が薄味になってきて、少し塩気が鹹いと気になる様になり、現在では生キャベツ等は塩気なしでも食べられる位になった。即ち水分の摂取量が減るとともに、薄味になり、疲労が少なくなって所謂丈夫になって来たということになる。

　健康で体内の水分の代謝がうまくいっていればそうむやみに水分を欲するものでない。また濃厚な味や刺戟物を無闇に欲するのは本当に健康であるかどうか疑わしい。即ち、本当に健康なら水分は適当に少なく、且つ薄味で満足できると言えはしないか。のどは乾かないが、お茶や水はよく飲むという人があるが、そう多く水分を摂れるものではない。何

処までが習慣で、どこまでが本当の要求かよく見当してみる必要がある。漢方薬を服んで健康になって来ると、水分摂取量が減って来る例を私は度々経験している。

　大量の水を飲ませることにより、一種の刺戟を与えて新陳代謝を高めたり、体内の毒素の排泄を十分にし健康にするという考え方も、一応は肯けるが、その人間の身体の状況を無視して誰にでもということにはならないと思う。特に日本のように多湿で水分の多い食物を摂っている人間に、乾燥地で水分の少ない地で水分の少ない食物を食べている人々の間に流行した生水を多量に飲む一種の健康法を適用しようとするのは、食習慣、環境、体質を無視したやり方だと思う。

　これと反対に、塩辛いものを多量に摂りしかも水分を少なくするという方法にも疑問がある。食塩のことは別の機会に譲って、水分についてのみ考えてみても、出来るだけ水分を減らすという考え方は、多量に水を飲めという以上に私は肯けない。健康を維持するための体内新陳代謝に必要な水分を補給することは最も重要なことで、人間の身体の十分な観察から適正の量を見出すべきであり、論を立ててそれを画一的に人間にあてはめる様なことは注意しなければならない。以上述べたことは共に片寄った場合を問題にしたのであるが、それなら適当な水分の量はどの位かということになるが、その人間が健康ならその渇きをいやすに足る最小限の量でよいと言えよう。但しその健康状態の判定が難しいのであくまで各人の身体の状態を基礎として考えなければいけないということが私の言いたいことなのである。

　次に水の飲み方の二、三の注意を述べてみよう。前に述べたが、渇きは我慢しにくい物なので、普通の状態では水分の少な過ぎるという心配はない。注意は専ら飲み過ぎないためのものである。熱くなると、氷水、冷水を飲む機会が多くなるが、飲んだ時一時涼しくなる様でも、冷水を体温にまで引き上げるのに多量のエネルギーが必要となり、為に体内の代謝を高め熱を出し却って熱くなることはよく経験することである。多

量の冷水は精力を浪費し疲労を来し、また消化液を薄め消化機能を低下させるから注意しなければならぬ。

　飲み過ぎないための平凡な注意は、渇きが止まる限度以上に飲まないことである。まず口に水を含み、口を潤おす程度で我慢できるかどうか、次に一口ずつ飲んでその限度を超えない様にする。1杯で済むのを2杯飲むというような習慣をつけないことが大切である。

　飲む物に加工ができるなら果汁、酢を少量入れると渇きが止まりやすくなる。また、水より茶、麦湯の方がよい。甘味も量が少し過ぎるとかえって渇きが酷くなる。登山等で水を飲むときは、ビスケットやパンの様な味の薄いものを少量かじりながら飲むと割に長く持つ。少し余分に水を飲み汗が多く出始めると、いくら飲んでも追いつかなくなり、くたくたになってしまう。

　だぶだぶに太った人をよく水太りというが実際にそうである。ビールを飲む人種もビア樽の様に太っているのがある。痩せようと思って減食している人でも、水分を多量に摂っていると痩せない。減食と同時に水分を出来るだけ減らすと初めて痩せて来る。水をがぶがぶと飲み、汗をふきふき、ふうふう言っている肥大漢を夏に見かけるが、本来水分の代謝が悪い不健康さに、水の飲み方の間違いを重ねているわけである。

　平凡なことを常識的に述べてみたが、要は毎日の実行にあるので、各々が自分の水の摂り方を反省してみて最も良い方法を見出し実行しようという気持ちになれたら私の望みは達したのである。

### ③続・水の飲み方

　1日のうちで何時水分を多くとるかと聞かれても、ふだん注意していないと直ぐには答えられない。これが食物だと、米飯、朝何杯、夜何杯、間食にはビスケット何個と割にすらすら答えられる。水分は計量しにくいのと、食欲と違って渇は色々の条件により動揺しやすいし、水分は食物と違って渇きに応じて摂っていれば、大して不都合もなく健康が保て

る為であろう。

　宿酔とか、前夜塩辛いものを食べ過ぎたとかいうことがなければ、一般に朝起きた時は、そんなに水分を欲しない。普通に食事を摂れば、午後になるまではそう渇きを覚えないですむ。午後3時頃、おやつの時分になると何か飲みたくなる。特に身を働かしていると3時のお茶が待たれる。職人衆も10時のお茶より3時のお茶の方が待ちどおしいらしい。

　これは朝からの動きによって身体の水分がようやく不足してきた為であろう。

　夕方まであまり水分を摂らないと、夕食時期になると急に渇きを覚え、このために夏の夕方など、むやみに麦酒が恋しくなったりする。

　夜間は人により案外水分を欲することがある。これが、実際に身体に水分が不足したためなのか疑しい場合があり、我慢して寝てしまって翌朝、大して水が欲しくないのを経験するので不思議に思うことがある。

　さてそれでは、何時、どの様にして水分を摂ったら健康的かが問題になる。健康な人には、朝起きてすぐに新鮮な水を1合位飲むことをおすすめしたい。胃腸が刺戟され、食欲が出て来る。また必ずしも食塩水でなくとも、この清水は便通を促す作用をする。

　この朝の水を少し余分に飲んでおくと、夏でも午後の渇きが違う様に思う。水の代りに茶、コーヒー、牛乳を飲む人も多いが、気分的にも爽かな気がするせいか、私は清水が良いと思う。

　食事時以外では、午後の渇を感じた際に水分を摂ることは、必要でもあるし有効でもあろう。1杯のお茶で気分も寛ぎ、元気も出るから不思議なものである。

　食事の時の水分の摂り方は、食物の種類により異なるが、日本食の様に水分の含有量の多い食物に汁物も添えてある場合には、さして意識的に水分を摂る必要はない。むしろ水分を節する方に注意が必要である。食事時に過量の水を飲むと、胃に重苦しい感じを与え、食欲を減退させたり、消化液を薄める結果、消化不良を起こしたりする。特に胃アト

ニーの傾向のある人はこのことに注意する必要がある。胃アトニーで消化不良の時は、水分の多いお粥より米飯をよく嚙んで食べた方が具合いが良いのは同じ理由である。汁物を先に摂って、漸次濃厚なものに移って行った場合（先に水分が入っていると全体の食餌量はそう多くは摂れないものである）より、先に固形物を多く摂り、後に水分の多いものを流し込んだ場合の方が、食物量も多くなり胃が膨れて胃を悪くすることが多い。酒が飲めないで、サイダーを飲みながら、色々と料理を食べた場合の胃の不快感はこれに類するものであろう。

麦酒の様に水分の多いものは、酒と違って小量の乾いたつまみ物で飲むのが良いのではないかと思う。

次に年齢による摂水量の注意であるが、成長期には実際の水分の要求量が大きいし、新陳代謝も旺盛なので少し位よけい水を飲んでも大した害はない。ところが老人は代謝が衰えているので多量に水を摂ると、腎臓や心臓に負担をかけ、ひいては血圧等にも悪い影響を与えるから、渇きをとめる程度に水を飲む様に心がけ、習慣的に、またはすすめられるままにお茶等を多量に飲むことは慎む必要がある。

特にサイダーの如き炭酸飲料を多く摂ると、腹がはって苦しむことがあるから老人は注意しなければならない。

初老期を過ぎ肥満が目立ってきた人や、弛緩性の体質で疲れやすい人は、食物に注意すると同時に、水分の摂取量が多過ぎない様に用心することが、心、肝、腎、血圧の障害を防ぐのに役立つ。うっかりしていて気付かないで相当多量の水分を摂っていることがある。

次に身体に変調のある時の水分摂取であるが、水の代謝障害のある腎、心、肝疾患の場合は、医書にも詳しいし、医者も注意を与え、患者も苦痛や故障を伴うので自ら注意するが、一見、水分の摂取と関係のない様にみえて影響のある場合があるので、二、三述べてみたい。

一つは肥満していて血圧の高い様な場合食物は相当注意しているにも拘らず、水分の摂取量が多い場合がある。節食と同時に余分な水分を摂

らない様に注意しなければ治療効果が上がらない。水分を節すると、急に痩せる例がよくある。

次には発熱を伴う病気の場合であるが、発汗して体液が濃くなると、苦しいばかりでなく自然治癒能力が十分発揮されない。

水は体内の毒素を排泄するのに最も重要なものであるから発汗に応じて十分水分を補う必要がある。高熱が、水を飲んだだけで急に下り楽になることがある。熱を下げるのに、ただ薬を服ますことを考えるだけでは不十分である。特に急性熱性病の時は、食物より水分の代謝、補給により多くの注意を払う必要がある。解熱剤を服ます時も相当量の湯、水で飲ますのが合理的である。

尚、水分といっても、食事の時摂る汁物から、水、茶、コーヒー、ココア、牛乳、炭酸飲料、更に各種のアルコール飲料等無数にある。これら個々のものについての食方的観察は他の機会に譲り、水の話はこれで一応終りとする。

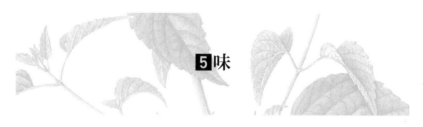

## 5 味

### 1 味・その (1)

色の識別がうまく出来ないと生活上色々の不便がある。これには色弱から色盲、全色盲と程度があり、また紅緑色盲、黄青色盲の別がある。最も普通なのは色々の程度の紅緑色盲であるが交通関係の職業では、これが致命的な欠陥となる。緑の森を背景に赤い信号が出ている時、その赤に気付かないとしたら大変なことになる。私の友人にむやみに青っぽい奇妙な色感の絵を描くのがいたが、色盲であることがわかった。このような色盲の人々は、豊かな色彩の絵画や色彩映画の美しさを本当には

味わえないと云えよう。

　味にも味盲というのがある。全然味を感じないというのではなく、ある種の味に対して感覚がなかったり鈍かったりするので、これは色盲に似ている。味盲は色盲程目立たないだけで相当数あるらしい。味とか香りは個人差が相当あり、また同一人でも常に変動しているので、実際上比較しにくいし、また色程社会生活に大きく影響しないので問題にされない傾向があると言えよう。

　結婚相手を選ぶ時、色盲は近視ほどではないにしても問題にされる機会があるが、味に鈍感であるとか、味盲があるか否かは殆ど問題にされない。ところがこれは、実生活、家庭生活では影響するところなかなか大である。女房の不作は百年の不作という言葉があるが、年中まずい料理を食べさせられることもその不作の一つである。旨い物を食べるということが、人生の大きなよろこびの一つであるとしたら、よい味覚を持つ配偶者を選ぶことはなかなか重要な問題である。いつもまずいものを食べさす人間に対しては、料理が下手だとか、作るのに熱心でないとかいうことより、根本に味覚がおかしいのではないかということを考えてみる必要がある。将来生活を共にする予定の女性があれば、食事を共にしたり、料理を作ってもらったりして、その味覚をテストしてみることをおすすめしたい。……この様に考えてくると味の問題はもっと慎重に扱う必要がある様に思う。

　新婚の妻が「近頃私、酸っぱいものを食べたくなったの」といった時、酢の物でもみかんでも食べたらいいだろうと素っ気なく言うようだったら、なんて悟りの悪い夫だろうと思われても仕方がない。大して身体を動かさないのに、むやみに甘いものが欲しくなったりする時は、胃が悪いのではないかと一応疑ってみる必要がある。ふだん食べもしないものを欲しがったり、食べられないものを口に入れたりする子供をみれば、虫がわいたのではなかろうかと疑う。この様に異常な味を欲したり、味の嗜好に変化が生じたときは、それに相応する身体の変化を推測するの

が常識だが、近来この方面の科学的研究が進んで来ている。塩、甘、酸、苦の四味（辛みは痛み、渋味は収斂感が主である）およびこれらを感じさせる四つの群に属する物質は、四つの大きな独立した生物化学的機能に相当するとみなされるに至っている。またこの四味を味わう舌口腔に於ける感覚器の分布も四味に於て異なっている。基本的に言うならば味は食物を識別する際の、体内における本質的な機能の調節を確保するための働きを持つ感覚としてみることが出来る。しかし色の識別を3原色に相当する色感のみからは解明出来ない様に、四つの基本の味覚から、またそれを感じさせる物質の組成から、味の本態が解明されるというわけではない。これはもっといろいろの条件と複雑な要素を含んでいる。……重要なことは四つの基本となる味があるという事実である。

　何故、こんなことを言い出したか。これは古来言われている五味の調和ということをあらためて見直してみる必要を感じたからである。旨い物即ち甘いものであると思っている人種があまりにも多い。砂糖は喜ぶが塩の貴重さを知らない。酸味に至っては無用の長物のように思い、全然食事の計画の中に入れていない家庭さえある。都会における肥満型の高血圧症、心臓病患者等の大半は、油物、甘いもの好きで、決まったように酢の物が嫌いである。酸味を好むものに中気なしという言葉があることを知らない人が多い。

　近頃の味の扱い方を考えてみると、カロリー、蛋白質、ビタミン、ミネラルさえ摂れれば、味はさして問題にしないという機械主義の方向、この端的な表現がミキサーであり、缶詰料理であり、味を問題にしないかつての所謂栄養料理である。第二は、耽美主義であり健康方面を無視しても舌を喜ばそうという美食主義である。何処のうなぎは旨い、しるこは何処が旨いという風に、ある方向の味、ある種の食物を問題にした美食探求が流行している。刺身の場合でもつまを問題にしない、料理する方は苦心しても食べる方がつまを食べない。また、刺身に天ぷらにカツと一度に出す。これも同じ傾向で、旨いというものを並べて出しただけで、この

三つには連絡も調和もない。食べる食物、料理全体としての調和のある旨さ、調和、変化の中にある旨さを問題にしない、偏った味感である。

前者は栄養を概念的に考えるために、人間を無視している。栄養を本当に一人一人の人間のためのものにする努力をしない。ミキサーで飲む野菜汁の味のごとくその人生を味気なくしている、後者の方向は舌のみを考えて、人間を考えないために健康を破壊する。旨いものと心中する人、緩慢な自殺をしつつある人が如何に多いことか。

これ等に比較すると五味の調和という言葉、我々の祖先が深い経験の中から得たこの考え方は実際的であり、科学的でもある。味の上から言っても、芸術的で深みがあり、もしそれが巧みに運営されたならば現実の健康の上にも良好な結果をもたらすと考えられる。

五味の調和という考えに、新しい息吹を入れること、これが栄養上の味の正しい方向であると考える。次項では健康な味と味を良くする方法について述べる。

## ② 味・その (2)

身体に良いと思うその食べ物が旨くなるという至極調法な人を知っているが、こんな人は例外で、健康に良い食物、必ずしも旨いとは限らない。旨いと思うものを食べていれば滋養がとれるという通俗的な考えとともに、栄養食とか食養料理とかいうのは不味いものだと決め込んでいる人々がいる。食養と言えば玄米食を思い出し「玄米食はどうもねぇ……」という人、またミキサーにかけた野菜ジュースは義理にでも飲めないという美食家も多い。これは栄養食や栄養料理そのものに罪があるのではなくそれを扱う人が理論に走り過ぎ、人間の味覚をないがしろにしたためではなかろうか。

最も身体に良い食べ物が最も美味しいということが理想ではあるが、実際の場合これはなかなかむずかしい問題である。私のいう「食方」では味も調和の上で重要な役割をするものであり、また人間を主体として

考えると先ず第一に私たちが食物に感じるのは味（視覚、臭覚、触覚を含めた広義の風味）なので、味を度外視しては食方は考えられない。食品の選択、組み合わせ、その調理法はどの様な理論に従おうと、食物として口に入れた時は、ただ「美味しい」という感じを与える様にする心掛けが大切であると思う。食養食も理論を食べている様な気を起こさせては長続きしない。

　それでは味を良くするにはどうしたらよいか。

　まず味について注意しなければならないのは変化が甚だしいということである。一人一人違っており、また同一人でも状態により差異が甚だしい。これは味を構成する要素が数多くあるためであろう。視覚、臭覚、聴覚、触覚、精神状態、健康状態、それに食物側の種々の変化が複合されて味が構成される。暗闇ではせっかくのご馳走も美味しくない。鼻をつまんで葱を食べると大根おろしに似た味になる。刺身のつまの大根とおろしにした大根とは、同じ材料でなんと味わいの変わることよ。親父に小言を言われながらの食事は砂をかむようなことである等々。病気の時は味の変化が甚だしいのをいやおうなしに認めさせられる。日頃の好物が味が変わって食べられなくなる。味はこのように食物側の変化と、それを食べる人間の方の変化とにより常に動いている。

　そこで先ず第一に心掛けなければならないことは、旨いものを探し求めることよりどんなものを食べても旨く感ずる健康体、健康な舌を作ることである。また病気の場合はむやみと薬を使って徒らに食欲や味覚を害ねない様に注意することである。身体を動かさないために食べ物がまずいからといって、刺戟的なものや濃厚な味のものを求め、その度が過ぎて胃腸をこわす例は都会人に多い。動かない人には動くことをすすめする。「空腹は最大の美食法である」、食べ過ぎないことが旨く食べる要件である。食欲がない不味いということは、身体の方に何らかの変化があることを意味し、よけい食べてはいけないという一種の警告と見てよい。警告を無視して習慣的に食べるのは愚かなことである。習慣だから

といって、3度3度食べる必要はない。1食ぬくか、軽くするだけで胃病の治ることはざらにある。食費が節約され、しかも旨く食べられる様になり、胃病が治れば一石二鳥である。

　人に御馳走する時、旨く食べて貰うにはまず第一にお客の腹を空かすこと、即ち待たすのがよい。せっかちに次々と皿を運んだり、山のように盛り上げたりしないで、もう出そうなものだがと思う頃に出すというのが上手というものであろうか。第二には、満腹一歩手前で打ち切りにすることである。旨かったなという感じが後々まで残るようにするにはこの仕上げが大切で、食べ過ぎのため腹痛を起こしたり吐いたりしては、せっかくの旨い御馳走も台無しである。兎角、御馳走というと鱈腹食べさす風があるが、食物の味わいから言っても、人の健康を尊重する上から言っても褒めた話ではない。

　更に個別的な問題にはなるが、食べて貰う人の嗜好と、その人の身体の状況をよく判定して食物を選ぶことが大切である。好みを考えず御馳走、美食と名の付く物だけを並べることは、人間を無視した、愛情の無いやり方である。渇している時は一杯の清らかな水が最上の美味であり御馳走である。尚余談であるが、食事の時子供に小言を言ったり、不愉快な話を持ち出すことは、食事が不味くなるばかりでなく、人を遇する道でない。御義理の宴会続きで身体をこわすのは、あながち食物そのものだけに罪があるのではなく、精神的な負担も相当影響すると言えないだろうか。人の側の変化についてはこれ位にして、次に味をよくする基礎的な考え方を述べてみたい。

　「食方」の基礎になる考え「調和」であるが、味についてもそれが言える。全ての芸術に於て、変化の中に於ける調和が最も大切な問題であるが、味に於てもこれが生命であろう。サッカリンの甘み、酢酸の酸味、これは例え舌に最も快く感じる濃さにしても旨いというには単純過ぎる。砂糖の甘み、油っこいだけの味は旨いと感じる瞬間もあるがすぐその単調さに飽きが来、続くと不快な味になって来る。一品の料理でも旨いと

感じるのは、主調になる味に他の何種類かの味が複合していて複雑な味を持っているからである。

　苦味の中に甘みがあり、酸味を主としてそれに塩味と甘味が加わるというように調和よく組み合わされた味の旨さである。何種類かの料理の時は、例えば薄塩の吸物、次に脂肪の多い濃厚な味のもの、その後で甘酢を用いた料理、次は苦味の加わった物という様に味を変化させて行くことにより、一品の料理以上に大きな変化と刺戟を与えて行き、その変化の中に大きく調和が保たれて旨い味として印象づけられるのである。色々な材料の組み合わせ、例えば山の物と海の物、筍とわかめ、棒鱈と里芋、または動物質の材料と野菜、これにはすき焼き、刺身、柳川鍋を初めとして無数の例がある……この様に各方面から違った材料を選び、その組み合わせその調味に工夫をし、味に変化をつけながら、その中に統一、調和があって始めて料理としての旨さが発揮されるのであろう。

## 6 夏の飲み物

　夏は飲み物という言葉が最もぴったりする季節である。夏以外にはみられない氷水、アイスキャンデーの出現、家庭では麦湯を冷やす、アイスクリームも日本では夏のものである。そのほか年中あるジュース、コーヒー、紅茶、日本茶の如きものも夏にふさわしい装いをこらして大いに飲まれる。ビールの消費高は暑さとともにぐんと上る。

　そのうちで最も多く飲まれ、また最も重要なのは水である。日本は一般的に水に恵まれているため、水の有難さや水の味を忘れがちであるが、日照り続きで水不足になり、しかも酷暑が続くと、水の有難さをつくづく感じる。本当に渇いた時は生水が何より旨い。水が欲しいのに生ぬるいサイダーを出されて閉口する時がある。

さてこれら飲み物について少し考えてみたい。夏暑くなれば汗が多く出る。汗が出ることにより体温の上昇を防いでいるわけだ。汗が出れば水分が不足する、渇を覚えるのは当然である。また汗が出ると同時に体内での代謝が劇しくなり、各種の塩類、ビタミンB、C、有機酸が多く消費される。酸味のある果汁等が喜ばれ、あっさりはしているが塩気の濃い副食物が好まれるのは自然であろう。

　ところで近頃街頭にみられる夏の飲み物を考えてみると、その大半は水と甘味料から成り立っている。しかもその大部分は水と少量の砂糖と人工甘味料を原料にし、それに人工的に匂いと色と味をつけたものにすぎない。苺ジュースも氷水の苺、アイスキャンデーの苺も形が変っているだけで原料は同じである。

　子供たちや一般庶民はこれですませている。値段が安く、冷たくて甘ければそれでよいのである。これは店頭の菓子の大半が小麦粉と砂糖、飴、人工甘味料を原料にしているのと似ている。温度の低い飲み物では人工甘味料の方が甘さをえらく感じさせるので砂糖の量も少ない、要するに口先だけ冷たく感じ、甘くさえあればよいというわけで、食養的には害こそあれ何も意味はない。近頃はやりのジュースにしても本当の果汁は10%前後に過ぎない。

　あとは人工の味と匂いである。これに果物の効果を期待したらナンセンスである。

　果物をミキサーにかけた場合でも、そのビタミンCは、15秒で30%、30秒で約半分、2～3分もすると80～90%も壊れてしまうということなので、手早く作って素早く飲まねばならぬ。ジュースを飲むなら缶詰のみかんを利用した方がまだましである。私はのどが渇いた時、トマトの時期にはトマトを食べることにしている。そのため多い時は200gも食べるが、夏の倦怠症を防ぐのには非常に効果的である。

　夏の飲み物の一つの意義は、水分が不足するからそれを補うということであるが、今一つは暑いから冷たいものを飲んで涼しくなろうとする

ことであろう。それでは冷たい物を多量に飲んだら涼しくなるだろうか、また身体に害がないかということが問題になる。氷水を何杯も飲んだり、冷水をがぶがぶ飲んだりした時、一時は冷たくて良い気持であるが、そのうちしばらくすると却ってほてってきてむやみと汗が出て暑苦しくなるのを経験する。

　これは冷たいものを飲むと一時はその量に相当するだけ熱がうばわれ涼しく感じるが、それを体温にまで高めるためには体内で代謝が盛になり熱を出さねばならぬので、冷たいものが体温にまで高まってしまうとこんどは代謝による熱のため逆に暑くなると考えられる。それに多量の冷たい物は、胃腸の働きを鈍らせ、消化液をうすくし消化不良を起こす危険がある。これと反対に、昔からいう様に暑い時は熱いものを飲んで汗をとった方が、一時は暑く感じても、汗の出たあとはさっぱりして却って涼しく感じる。涼しくするためにはこの方が合理的である。暑いから冷やすというのは対症療法的である。今の世の中はともすると目先の感覚だけ満足させ、刹那的な快楽を追う傾向が強く、そのため身体を損うことが多いのであるが、この点、夏は熱い番茶が一番だという昔風の老人の方が科学を知らずして科学的に行動していると言えよう。

　話を変えて日本的な夏の飲み物を挙げてみよう。昔懐かしい味に麦湯がある。日本風珈琲である。熱くても冷たくても旨い。苦みと微かな酸味、それに特有な匂いが身上である。砂糖を入れて飲む人が多くなったが、私は砂糖なしを好む。日本人は珈琲でも、紅茶でも砂糖を使い過ぎる。まるで砂糖水を飲む様な有様で、味の道から言って情けない。近頃ハトムギ（薏苡仁）で作ったハト茶と称するものを飲んだが、麦湯より珈琲に近く一寸飲める。

　また梅酒も夏のものである。梅の酸味と氷砂糖の甘味、焼酎のアルコールの刺戟で爽やかな味がする。適度に薄めれば誰にでも飲める。いわば和風カクテルである。味だけでなくアルコールの発散により涼味を呼ぶことになりいかにも夏向き、しかも殺菌力もあるという点、近代的

でもある。

　次に日本茶であるが、玉露を冷水、氷水で入れて飲むと旨い。もともと玉露は低温でよく出る様になっているのだから、水でも10分以上置けば十分出る。もっと推奨してよいのは抹茶（薄茶を用う）で、水でよく溶いて少景の甘味を加え氷を浮かべて飲むとなかなか旨い。旨いばかりでなく、含む蛋白質、無機質（ミネラル）、ビタミンABCをとることになり、またカフェインは睡気ざましにもなる。大いに用いてよいものの一つであろう（煎出液の中の成分は案外少いものである。茶葉そのものを用いる抹茶の方が遙かに有効である）。

　番茶、煎茶は先述の様に熱いのを飲む方が旨い。暑さの中を辿りついた峠の茶屋ですすった渋茶の味は忘れられない。

　次に果汁を利用した飲みものであるが、その酸味が好まれる。果物の酸味は主としてクエン酸等の有機酸とビタミンCから来るが、共に体内の新陳代謝と重要な関係がある。夏は代謝が劇しいので、これらの要求量も多く酸味を欲するのは当然と言えよう。果物でもレモン、みかん、夏みかん等の柑橘類にはこれらが特に多い。水にレモン汁を搾り、極く少量の塩味を加えて飲むと渇をいやすに良い。病人に良い。

　夏山で疲労した時、甘みだけとるよりレモン等を搾って飲むと疲労の快復が遙かに早い。甘味だけに執着しているのは合理的でない。

　近頃海水浴場でも、アイスクリームやキャンデーばやりであるが、海につかって身体の冷えた時は身体を中から温める昔風の飴湯や甘酒の方が旨くもあり身体にもよい。飴湯等が殆ど忘れられてしまったのはおしい。サイダー、ラムネの類も輸入されてから長く、日本のものになっているが、炭酸の刺戟が特有なだけで、口先だけのものだ。多く飲むと胃に悪い。

　酒には夏のものとして焼酎がある。うちわ片手に冷やっこで焼酎となるといかにも夏の風物らしい。近頃冷用の酒が出ているが、普通の酒は夏でもカンをして飲んだ方が暑気ばらいにもなり、身体にも良いと思う。

最も夏のものらしいのは麦酒であるが、これも氷を入れたり、零度まで冷やしたのでは本当の味がなくなる。ビールは温度を飲むという。即ち摂氏4～6度がよい。ビールはアルコール含量3.6%なので同程度に酔うには清酒より量が多くいる。したがって水分は勿論多くなるが、蛋白質、無機質、ビタミン$B_2$等も比較的多く入ることになり、夏の飲料としては酒より優れていると言えないだろうか。麦酒は外来ものであるが、すっかり日本風になっており且つ日本の麦酒は世界的にも旨いと云われているのでとり上げた次第である。

## 7 薬と養生

　ある人が渡米した折、非常に疲れたので病院を訪れ、疲れがひどいから何か注射でもして下さいと言ったところ、疲れたら休んだらよいでしょう。日本では薬を使うのですかと医者に言われたという。さしずめ日本でなら、ビタミンでも打っておきましょうとか、ぶどう糖を注射しましようとか言いかねないところである。

　日本人の文化水準は米国より大分劣る様だが、薬の使用量だけは米国に匹敵すると言われている。近頃の日本人程薬が好きで、薬を乱用する国民はないのではなかろうか。米国でも医師の指定を必要とする薬は、指定がなければ買えないし、素人が注射するなどということは、もってのほかであるとのことである。素人のビタミン剤やホルモン剤の注射、ひいてはヒロポン注射に及ぶ注射の乱用が、今日の日本の様に甚だしくなってくると、国民の保健上放置出来ない問題になってくる。

　日本人がこの様な薬の乱用に陥るということには、色々な理由があるのだろうが、ここでその一、二を挙げてみると、第一に一般の日本人の考え方が科学的でないこと、ある薬が良いと人から言われたり、特にいわ

ゆる権威のある人がそう言ったと言われたりすると、本当にそのことを理論的に理解したり、自分で考えたりすることをしないで、いわば情緒的にあるいは信仰的にそれを受け入れるという性質が問題になると思う。ペニシリンが効くと言えば、どんな病気にでも効く様に思いこみ、風邪を一寸ひいてもペニシリンを打って下さいという。医者の中にもそれに迎合して、ではペニシリンを1本用心のために打っておきましょうかという風である。第二にこれに関連したことであるが、商業主義の宣伝にのっての薬の宣伝が甚だしくなってきたため、放送や印刷にしたものを信じやすい人々が無批判にそれを受け入れ、あれこれと薬を乱用する傾向である。近頃の皮膚病の半分は薬によるものだと言われている。医者自身も、確固とした治療の方針を持たないと、あれこれと新薬を使ってみるという傾向に押し流される。病気の治療、発生を確固とした方針で指導する医者が割に少ない。血圧が高いというと、血圧は測るが、全身状態や生活状態を十分に検討しないで、ただ注射を打ち薬を持たせて帰す者もある由である。物を売るのとあまり違わない。この様な状態に医者を陥らせたのは、一つには第一の理由の日本人の性格に根ざす習慣が通用するからでもあるが、今一つはこの習慣を肯定した法的措置に不備があるからであろう。健康保険でも診察料や指導料があまりに安過ぎる。薬を飲ませたり、注射を打たなければ経済が成り立たない様に出来ている。

　即ち薬を乱用する様に仕向けているのだ。蘊蓄を傾けて長時間養生法や食餌の指導をしても患者は何とも言わないが、胃腸薬を一服出しても、それはおいくらですかと言う。

　医者にかぎらず、破産しそうになっている店の経営に智慧をかして、その店を立ち直らしても、一夕の宴が御礼代りだったりする。金や品物なら騒ぐが、智慧であるとその無形の価値を尊重する方法に欠けている。知識や、それをもとにした技術を本当に評価する習慣のないこの様な状態、病気を治すこと即ち薬を飲ませたり注射したりすることだと反射的に考える様な状態では、医薬分業などは成り立つ筈がない。

しかし、たとえ習慣や法律がどうあろうとも医者たるものは、患者の治療、健康の指導に当たっては、単なる薬偏重に陥ってはいけないわけである。

漢方治療を行う場合でも、現今ともすると薬偏重のきらいがありはしないか、反省してみる必要がある。食べ過ぎには食を節することを教えれば事足りることもある。金儲けのために要りもしない薬を出さねばならぬとしたら情けない。酒が飲みたい、甘い物がやめられないという患者に、まあいいでしょう、薬の方で加減しておきましょうという医者があったら、商売上手かもしれないが本筋でない気がする。ただ単に禁酒を申しわたすことが当を得た手段とばかり言えないにしても、一度酒のいけない理由を説き、どうしてもやめられないなら、最もその人の実行しやすい方法で酒の害を出来るだけ少なくする方法をみつけてやり、またそれを実行する上の精神的な援助をしてやることが、医者の仕事の本筋であると思う。またある処方で病気がぴったり治ったということだけで事足れりとする考えでは、医者の仕事としては半分であろう。一服でぴったり治すことも勿論重要であるが、そんな場合でも患者に再び同じ病にかからせない様に養生法を指導してやる仕事があるわけである。手間をかけても割に合わないと考えたら出来ない仕事である。医者稼業はもともと割に合わない企業なのである。

『漢方の臨牀』誌に食養関係のことしか書かないので、私を食養家と思っている人もあるが私は漢方治療の一環として食養も注意しているというに過ぎない。治療に当たって医者に要求されるものは、その患者を治すためのあらゆる方面の知識と経験である。良い医者というものは如何なる場合でも、適応した適確な手を打てる者であろう。したがって良い医者となることは至難のことであるし、永久に続く修業の道を歩むことを意味している。

しかし、医者たるものはここを目指さねばならない。医道はこれを貫くものであり、古来の養生の書は具体的にこの道を教えている。試みに

益軒の『養生訓』を開くと、各所に実に豊富な示唆がある。東洋の倫理の上に養生の道がしっかり根をおろし、医療の方法も東洋の論理、思考をふまえて立っている。ふりかえって私たちの現状をみると、何処に根底があるのか、何を基盤として立っているか、大いに問題にしなければならない状況である。

さて、本文で私が言いたいのは結局次のことなのである。漢方治療をやるということは、医者も患者も漢方の考え方（倫理も論理も実際も）に従わねば本来の効果は発揮出来ない。漢薬を使っているその養生法、食養がそのまま放置されていたら漢方治療とは言えない。

勿論、複雑きわまる現代の生活に、古い方法をそのまま適用出来ないのは当然であるが、少なくともその根底となる東洋思想の現代的解釈による確立、養生法を含めての治療体系を現代生活に適応する様に形づくることを、薬方の研究と共々に進めて行く必要があると考える次第である。

## 8 風邪の食方

古老は風邪ひきには白粥梅干と言った。近頃では、風邪をひいて不景気な顔をしていると、栄養が足らぬのだ、旨い物を食べたら風邪位すぐ治るよと言われたりする。

これを真に受けて、風邪の時に実際に卵、魚、肉類等の濃厚な食物を食べる人がいる。

風邪の時は濃厚なものは味が変わって食べられないので実際には食べないでも、近頃滋養を摂らないから風邪をひいたのだと、滋養になるもの（所謂旨い物、即ち主として動物性蛋白質食品）を食べたら風邪にも良いだろうと、漫然と考えている人は相当多い。これはふだんの生活での栄養不足が風邪をひきやすい素因を作るということと、風邪をひいた場

合の食養生とを区別していないこと、即ち風邪の食方をはっきり知らないことを意味している。

　白粥に梅干というと時代錯誤のように思ったり、また栄養が摂れないということで一概に役に立たないものと思ったりする。風邪の様な熱性病の初期には、白粥に梅干が合理的であることを昔の人は長い間の経験から知っているのである。風邪をひいて熱が高い時には、いくらふだん好きでも鰻の蒲焼や牛肉のすき焼は食べる気はしない。不味であったり、気持ちが悪くなったりして実際にも食べられない。そんな時白粥に梅干なら食べられるのである。それにその様な濃厚な動物性蛋白質食品を食べ過ぎると、胃を悪くするばかりでなく、風邪そのものの治り工合も悪くなることを経験している。

　更に注意しなければならないのは、風邪ひきの原因に食べ過ぎ、特に蛋白質性食品の過食があることである。腸性自家中毒状態が風邪をひきやすくするためか、ある種の蛋白質がアレルギー的に作用する為か、または過食のため身体の平衡が破れるためか、その本態ははっきりしてないが、このことは少し注意すると経験するところである。過ぎたるは及ばさるが如しというが、現今ただ栄養さえ摂れば健康になれるという考え方から、如何に多くの逆の結果が生まれていることか、一考すべき問題である。栄養ということの正しい意味、特に平時と病気の時の栄養摂取の方法の違いを十分理解していないと思わぬ失敗をする。

　先に風邪の食方を述べることにする。実際に適用するには病人一人一人個人差があるので具体的に詳しく話すことはむずかしい。大体の方針を述べるに過ぎない。

　❶風邪とはっきりはしないが、風邪気味だと感じた時は、まず食べ過ぎない様に注意する。特に動物性脂肪蛋白質の多いものは出来るだけ控えることである。食べるとすれば、温かくて水分の多い消化の良い澱粉質の食物、例えば粥、雑炊、うどん等（葱、生姜、大根おろし等を薬味に用いる）を摂り身体を温め、早めに寝るだけで、本式に風邪にならずに

すむことはよく経験する。

　今のを少し積極的にするとすれば、おろし大根、おろし生姜、刻み葱等台所に有り合わせた材料を活かして、熱湯を注ぎ味噌か醤油で味をつけ茶わん一杯飲んで床にもぐりこむ。結構これで発汗し、うまく行くことがある。薬がない時、思いつきでもあり、薬より旨く副作用もない。治ればよいので、是非薬と名のつくものを使う必要はないわけである。

　❷本式に風邪になり、悪風、悪寒、熱発の場合、軽い風邪なら薬に併用して❶の方法でやれる。ただ発汗の強い場合は、❸に述べる水分の補給に注意することである。漢薬を用いる時は、煎薬で温服であるので差し支えないが、洋薬を用いるなら相当量の湯で服用させることが望ましい。発汗に便利で、水分の補給にもなる。

　❸感冒等で症状も劇しく、熱発も酷い時、食事を摂る気にならないなら強いて前記の様な物でも食べる必要はない。私の経験では食べない方が治りが早い様に思う。

　この時期で最も必要なのは水分、無機質、ビタミンの補給で、これが十分でふだんの体力が普通なら二日位までは断食して差し支えない。汗、尿の状態を注意し、渇の具合により水分を補給して行く。普通、水、茶、果汁、野菜汁で摂る（水に果汁を加え小量の食塩を入れる方法が良い）。但しふだん虚弱で胃アトニー等の傾向のある人で熱があるにも関わらず、発揚状態のない人には、果物、特に酸味の強いものや冷水を多量に用いると不快な症状を起こすから注意を要する。果物、野菜には食感を加味することが必要である。

　❹初期の劇しい症状がとれても尚、発熱状態が残り、口苦、食思不振等がある時に、まだ白粥梅干を主とすべき時期である。葛湯、重湯（玄米を用う）粥、うどん等に野菜スープ、味噌汁、すまし汁（こんぶだしの）、軟らかい野菜、豆腐、麩、白身の魚、牛乳、ヨーグルト、チーズ等を調子をみながら加えて行く。

　❺やや食欲が出て来たら、白身の魚から、小魚、卵、軽い鳥肉等から

初めて、食欲の程度に応じてなるべく早く普通食に戻す。用心し過ぎて何時までも流動食だと体力が快復しない。ただ胃にもたれる動物性脂肪蛋白質食品だけは早めに用い過ぎると、胃腸を損なうばかりでなく、病状を逆転させる様なことがあるから注意がいる。

　総べて身体に出ている症状は何らかの意味を持っているのであるから、それをよく観察し、綜合判断して緩急自在にやらぬと失敗する。食欲がないことは食餌を受け入れる態勢がまだ整わないことを意味しているのであるから、食欲がないのに無理に食べさせると失敗する。食欲を出す様に工夫する等が先決問題である。

　この様にして順調な経過をとれば案外早く治るものである。時期尚早の時に濃厚なものを食べさせて胃腸を重くするより、胃腸、肝機能等が十分働く様になる時期を狙って加速度的に栄養の高いものを与えた方が、却って快復が早いし、また胃腸障害を遺すことが少い。

　以上述べたことを、私流に少し理屈をつけてみる。曲がりなりにも理屈がついていると忘れにくいから。

　急性病の治療、養生上大切なことは、病気と戦うために身体の自然治癒能力を急速に最大限に発揮できる様に素早く準備をすることである。その第一の条件は安静である。第二には、身体内での病との戦いに必要なものを補給してやること、また同時に病毒、老廃物をなるべく早く上手に体外に排泄するなり、中和してやることである。第三には、消耗した体力や組織を補給して、なるべく早く健康体に戻すことである。

　色々の段階の絶食、食餌制限は食物摂取上の安静なのである。絶食することにより食物を食べたり、消化吸収したりする方面に用いる力を節することが出来る。また余分なものが体内に入らないため、刺戟されることがない。この様にして一種の安静を得ることになる。私たちの身体は普通なら、水分の補給があれば、一日や二日の断食は何でもない。合理的にやれば、相当期間、食物の量の減少と質の制限に堪えられるものである。またふだんの生活で十分に栄養を取り、いざという時に制限に

堪えて病気と戦える身体を作っておかねばならぬ。

　風邪の初期の食餌制限は、胃腸、ひいては肝、腎、心に過重な負担をかけないためである。血液は一定量しかないのであるから、腹一杯食べたり、不消化物を食べれば、その方に相当に力をとられ、一方病気と戦う方にも力を注がねばならず、為に治癒能力も消化力も中途半端にされる恐れがある。胃が悪くないのに、おかゆや葛湯を食べさせるのは減食の意味であり、また水分を補給する役にも立つ。また温かいものを食べて身体が温まることは、発汗しやすくし、また身体が冷えて奪われるエネルギーの補いになる。身体に力をつけるという意味では、普通の米飯をよくかんで食べるに越したことはないのであるが、今の場合は絶食の軽いものという意味で粥にしたのである。この様に水分の多い温い澱粉質性食品を食べるということは、エネルギーの補給と同時に水分の補給その他を狙ったもので、一石三鳥というところである。

　体内の老廃物や病により生ずる毒素の排泄は、すべて水を通じて行なわれる。汗、尿、呼吸により水分が失われて血液が濃くなれば、この排泄が滞ることになる。水分の補給は病気の症状の劇しい時は非常に重要である。食べ物に気をとられて、このことを忘れない様に注意すべきである。

　果汁、特に柑橘類の果汁を用いるのは、ビタミンC、及びクエン酸の補給として大切なためである。ビタミンCは、発熱時とみに盛んになる体力の酸化に重要な役割を演じ、クエン酸は酸化により生ずる乳酸の解消に一役買っているのである。甘味のある果汁はこの他、ぶどう糖、果糖の補給となり、また各種無機質の補給にもなる。野菜汁は特に無機質に富んでいる。茶はビタミンCの補給になり、利尿作用もある。

　食塩は発汗の酷い時は補給に注意しなければならないが、過剰になるとうっ滞を来し、苦しんだり、治癒をさまたげることがあるから、加減はよく身体の症状をみて行うことである。

　蛋白質性食品、特に動物性のもので脂肪の多いものは、消化能力の衰

えた時は不消化になりやすく、腸内で発酵を起こし自家中毒を起こす傾向にある。風邪の初期は勿論だが、風邪が長びいて胃腸障害が起こる時期には、これが相当害をするからこわいのである。発酵しにくく、消化のよい蛋白質食品を選ぶことが必要であるとともに、食欲不振でこれ等の食品がまずかったり、不快だったりする時は、食べない方がよいという警戒警報だと思つて用心することである。

　要するに色々なものを十分に食べて、栄養をつけるのは、ふだんの生活でのことで、病気の時、特に初期は食物を制限して身体の負担を一時軽くして、身軽に病気と戦える様にしてやることが大切なのである。その時の武器はふだん貯えておいた力と、外から補給する水分、ビタミン類、無機質で所謂食べ物の補給は次の段階の仕事である。

　話を白粥、梅干に戻すと、白粥は温かく水分多く消化よく、相当食べたつもりでも、実質量は少い。減食したことになる。梅干はクエン酸、食塩の補給になる。余分な動物性蛋白質を含まないから、その方の危険はない。風邪の初期の食物としては実に合理的である。白粥を五分搗位の米で作り、ビタミンC（野菜、果物）を加えたら、より理想に近くなる。

　古い長い経験の結果、伝えられたことは、味わってみるものである。

## 9 不老長生と食

　近頃の様に忙しい世の中では、毎日の生活に追われて、不老長生などということは、閑人の考えることだと言いかねない。事実、私どもにしても、正月の2、3日か、病気で寝る様にでもならない限り、特に不老長生を取り上げて考えようとはしない有様である。

　しかし、考えてみると、医学は、直接には、病気を治し、苦痛を去り、健全な生活を営める様にするのが目的ではあるが、間接にはそれが総て

て、不老長生につながることになる。また諸々の養生法、健康法はより濃厚に不老長生と結びついているのである。

したがって食養の問題も、総て不老長生と関係があることになるが、近頃老人医学が問題になってきているので、特に不老長生と食を取り上げる次第である。古来唱えられている養生法、現在老人医学で取り上げられている食関係の諸問題を検討しながら不老長生の食方を考えてみることにしたい。

## ① 強精食

病気の治療に特効薬を求めることは西洋医学的な考え方からは当然であるがあらゆる病が特効薬的方法で治せるとは限らぬ。

長生法を考える場合でも、特別な不老長寿薬を求めようとする考え、例えば、各種のホルモン剤、各種ビタミン剤およびコンドロイチンの様なものを問題にしているのはその一つの表われであるが、これだけで総てが解決できるとは思えない。

長寿に関する食物に関しても、一般に期待されているのは、何か特別なものがありはしないかということである。例えば、房州のある長寿村の食餌を検査した記録を、新聞が記事にする場合、動物性蛋白質の摂取が日本人の平均摂取量より多い。海草をよく食べる等と、何か特別なものがある筈だと言いたげである。均衡のとれた食事をしているが、特に変わった点はないと書くだけでは足りないのであろう。

この特効薬的考え方と結びついて、現今特に問題にしなければならないのは、強精剤、強精食であろう。

精力絶倫を性力絶倫と書く世の中であるから、強精剤が強性剤と書かれても不思議はないのであるが、これからとんだ間違いが起こる。精力は全身的のエネルギーを指すが、性力になると部分的な感じである。近頃話題になる「せい力」は、時間がどうの、回数がどうのということから、局部的に解釈されていると考えてよいのだろう。ところで、精力の

充実しているため性力があるというなら至極結構であるが性欲を満足さすために精力おかまいなしに性力だけを強くしようとするところに間違いが起こる。

　精力の衰えないのを、老いない、若々しいということと結びつけるのは誤りではないが、老い込まないためには性力を強くしさえすればよいと考えたら大変な間違いである。いつまでも若々しくあるために、強壮剤を適当に用いるのはよいが性欲だけをかきたてる薬を用いることは衰えてきた肉体の衰弱を早める結果になることが往々ある。この様なことをやっている人が多いと思う。

　40過ぎたものが集まる会では、性欲、性力の衰えが話題になることが多い。ホルモン剤をはじめ、色々な薬が挙げられる。純粋な食物ではないが、薬食いとしての蝮やスッポンを推奨する人間も出て来る。蝮の生き血が特に良いという話を聞いて、ある会社の重役さんであるが、浅草の蛇料理屋に出かけ生き血を飲んだ。成程、30分もして来るとぼつ然としてきた。この期を外しては、とばかり大急ぎで家へとんで帰った、という話を聞いて私は、滑稽と感じるより、むしろ悲惨な気がした。ここには精力を強くし、性欲を正しく満足さすという常識的な考え方はない。注射療法的、特効薬的考え方しかない。

　さて話を食養に限定することにして、精力を常に充実させておくためには、身体を強壮にしておくことが必要である。それには調和のとれた食生活をするという至極平凡な言葉が、最も大切な意味を持っている。この調和は、その人のその時、その場所に於ける調和を意味するので、無限の変化をふまえての調和であるから実際問題として正しく実行するのは相当むずかしいことである。

　何を、どこを標準とするかを決めることが第一むずかしいことであるし、大づかみに言っても、菜食、肉食の問題、蛋白質は動物性のものを主とすべきか、植物性のもので間に合うか、十分食べた方がよいか、小食がよいか、等々が問題になる。これらはいずれ、逐次問題にして行きたい。

今回は強精食（補精食）について二、三述べてみる。体重20貫の70の老人、女が無いといられないという。食物を聞くと日に卵6個、牛肉100匁という。頑健にみえるが、歩行のろく、脈結滞、心臓不調。野菜食をすすめたら日にらっきようを丼一杯食べるという。2～3ヵ月していうには、らっきょうの方がずっと長持ちすると。その後心臓病になった。……肉食過多で肥満型の人には、みかけによらずあの方の弱い人が居る。老いて増々旺んな人には肥満型は割に少く、大食漢もあまり居ない様に思う。

　まだ観察中なので、詳しくは言えないが蝮その他の蛇、鳥獣の臓物、うなぎ、卵黄等は性欲的にさせる様である。食物ではないが、カリエスの患者に、1日2gずつ伯州散を飲ませたら、1週間で身体が脂ぎり、乳房が相当にふくれて来たのに驚いたことがあった。疔が出来て伯州散を用いた経験があるが、酔った様な感じで、相当刺戟になる様に思えた。ただ蝮は内臓に化膿性疾患のあるもの、炎症性疾患（肺結核もその一つ）のあるものには禁忌であることは忘れてはならない。量の注意も必要である。量を過ごしても危険がなく、補精的な意味あるものとして、軟体動物、いか、たこ、貝類をすすめる。煮過ぎないと消化のよい蛋白質である。いかの好きな人で強い人を知っている。もっと安全で大量に用いられるものは匂いの高い植物、葱、韮、芹、パセリ、セロリ、アスパラガス等である。大量は用いられないが、香辛料も有効である。

　次に飲み物、二人でお茶を飲んでいるのはプラトニックな感じだが酒だと性欲的な感じだ。酒は適量なら亢奮剤として有効だが度が過ぎると意あって役立たずの状態になるから、深酒で不覚をとらぬことが肝腎。

## ②白髪と禿

　ロマンスグレーという言葉が近頃流行っている。この言葉からは、上品な半白の中老紳士が想像されるが、乞食の様に薄ぎたない老人のごま塩頭は考えにくい。若い女性が、ロマンスグレーを一種の憧れの目でみるとしたら、年配の者に具わる落ちつきと教養、たしなみのよい服装、

それらを支えている経済力を勘定に入れての話で、白髪そのものに、ロマンチックな憧れを抱いているとは思えない。男の方でロマンスグレーを言うなら、負惜しみと思われても仕方ない。

言うまでもなく、白髪と禿は、性欲の減退とともに、老いの象徴である。もっとも、この三者は並行しているとは限らない。黒い毛が房々している時は、肉体も若いと言えるかも知れないが、白髪、禿がいつも肉体の老いと並行しているとは限らない。俗に禿げた人は性欲が強いと言われたりしている。

この様に色々言えるが、禿と白髪は、否応なしに年齢を自覚させる現象であることには間違いない。白髪を染めたり、禿をかくすためか、髪の毛を一本一本丁寧に並べたりするところをみると、誰しもそれが気にかかるのであろう。もし禿に毛が生えてきたり、白髪が黒くなってきたりしたら、気持の上で若やぐことは確かで、不老長生の精神療法としても見逃がせないことになる。

先ず禿から始めるが、病的な若禿は別として、禿の病態を述べると、

❶馬鹿に禿は少ない。その逆に頭をひどく使う人に禿は多い。学者禿という言葉がある。

❷禿はのぼせ症の人に多い。頭寒足熱なら健康であるが、上熱下寒の人である。

❸禿の人は顔が脂ぎっている。頭の皮脂の分泌も多く、毛のある時は雲脂が多く痒みが強い。のぼせ症とも関連があるが、食物その他の関係で全身皮脂の分泌が旺盛であることが多い。

❹帽子をかむる人種に禿が多い。これは頭がむれることに加えて、機械的摩擦によって毛を痛めるためである。軍人や警察官に禿の多いのも帽子のせいであろう。南方より北方に行く程禿が多いと言われるが、寒い国では、脂肪分を多く摂り、身体を温めるため強い酒や香辛料を多く摂り、皮脂分泌が旺んであるところへ、防寒のための帽子で頭をむらすから、禿が出来るには条件が揃っているということになる。

さて次に禿の予防、手当てであるが、

❶頭がのぼせない様にすること、それには頭を使わないのがよいのであるが、そんなことは勿論望めない。ただ、頭を使う時、頭を冷やす様に注意すること位しか出来ない。疲れないからといって連続使うのはよくない。時々休憩して、軽い運動などをやり、頭に上った血を下げるのがよい。これは仕事の能率上からもよい。

❷しかし、のぼせの最も大きな部分は、身体の状態から来るもの、その一部は体質的なものであるが、即ち、上熱下寒の状態を来し、足が冷え、頭がのぼせ、頭重感、肩こり、便秘等がその症状としてみられる。西洋医学的には原因らしいものが認められなくとも、漢方的には十分証拠があり、極めて効果的に治療出来ることが多い。

したがって漢方で治療し、身体の状態が改善されれば、のぼせも無くなるわけである。しかし、ここまで考えて禿を防ごうとする人は少ない様である。

❸頭をむらさない為には、帽子は出来るだけ用いないこと、帽子をかむれば、保温の役をしている髪の毛がいらないことになるので、抜けても仕方がない。夏の日射が困る時は、菅笠式の帽子がよい。

❹頭の皮脂の分泌が強く、雲脂が多くて痒くなって来ると、抜毛が目立ってくるが、これを防ぐには食養が相当重要な役割をする。

脂物、特に動物性脂肪の多い食品はなるべく避けることが必要である。皮膚にぬらぬら脂肪が浮く様な時は、脂肪の代謝が悪いか、過剰に摂り過ぎている時である。強い酒も皮脂の分泌を旺んにする。頭が禿げて、赤鼻で、脂ぎった赤ら顔が酒呑みの顔の代表とされるのはこのためである。鼻の先に汗をかく様な辛いものも、のぼせを強くし皮脂分泌を強くするのでよくない。一般に言って、太り過ぎにならない様にし、便秘を防ぐため十分野菜をとることが大切である。

❺次に少し毛が薄くなってきたら、頭の手入れを十分することが大切である。先ず頭を清潔にし、雲脂をためないこと、少くとも2、3日目に

は洗髪するのが望ましい。西洋人に禿の多いのは、食物のせいばかりでなく洗髪の回数が少ないためでもある。洗髪すると脱脂するから、優良な植物油で補っておく必要がある。各種の養毛剤も、地肌にすり込むことを根気よく続けてやれば効果はある様である。市販に色々の薬が出ているが、安くするには、アルコール、レゾルチン、ハッカ油、唐辛子チンキ、植物油等を混ぜ合わして自製するとよい。洗髪も刺戟の一種であるが、毛の粗いブラッシで頭の皮膚を摩擦するのも効果的である。

　これも続けてやらねば効果が少ない。要するに食物に注意し、頭をむらさない様、のぼせない様にし、洗髪して清潔にし、ブラッシ等で適当に頭の皮膚に刺戟を与え、発毛剤を根気よくすり込めば、毛根が残っている限り、2、3ヵ月後にうっすら毛が生えてくるのが認められる。要は、手遅れにならないうちに根気よく毎日手入れをすることが肝心である。

　白髪の方は、❶毛髪から色素が減退するためと、❷色素は全部消失しなくても、表層内に気泡が生じ、光線の反射で白く見えるのと二つの場合がある。しかしその成因はまだ十分には解明されていない。

　精神過労が原因して白髪が増えることはよく知られている。ひどい苦労の後に急に白髪が増えるのはよく見ることである。親の白髪に感慨を覚えるのもこの類である。極度の恐怖のため、一晩で真白になったという話さえある。病後に、抜毛と白髪に驚くこともよくあることである。

　白髪の対策であるが、精神や肉体の過労に陥らない様にすることが、平凡であるが大切なことである。40過ぎると、気は若くとも、30代の元気はない。無理をしないことである。

　食養上の注意としては、第一に年齢にふさわしい調和のとれた食事を摂ることが先決問題である。食養に注意している人は年より若く見え、髪も黒々している人が多い。

　数年前、ある会合で町内の二人の老人と一緒になる機会があったが、一人は太っているが耳も遠く、七分通り白髪で、いかにも年寄りじみて見え、一人は姿勢もしゃんとしており、中肉で、髪の毛は真黒で、50才

位にしか見えない。ところが年齢をきいてみると、60何歳かで同年であった。食餌を聞いてみると、前者は美食家で酒も相当飲む。後者は、若い時あまり丈夫でなかったので、40才頃から心掛けて、脂物を殆ど摂らず、家庭園の野菜をなるべく生で豊富に食べる様にしていると言う。二人の差があまりはっきりしていたので印象に強く残っている。前者の太っていた老人は、昨年肝臓癌で死んだ。後者はいまだ元気である。聞くところによると、この老人は、寝室を赤く照明し、壁には若い女の写真が数多く貼ってあるそうである。

　白髪に良いという食物は、近頃、ビタミン類、アミノ酸のあるもの等色々研究があるが、手近にあり、安くて、あきないもの、即ち長く続けて食べていられるものが、実生活には必要と思われるので次に挙げてみる。

　第一にごま、黒ごまが良い。次に海藻、ひじき、わかめ、昆布、海苔、青のり、次に小魚類、白魚、わかさぎ、ごまめ、たたみいわしの類から、鮒、はぜ等すべて骨ごと食べられるものなら何でもよい。塩を少なくしたごま塩を作り、それに小魚をよく炒って、粉にして適量加え、わかめ、海苔等もあぶって細かくし、湿らない様に少しずつ加えて、ふりかけ、お茶漬のもとの如きものを作っておけば、いつでも手軽に用いられる。手のかかる料理に頼ると、自分で料理しないかぎり長続きしない。

　白髪の手当の方は、禿のところで述べた様に、清潔にし、毛根に刺戟を与えて、養毛剤を適当に選べばよい。

　もし白髪や禿が、根気よい養生に関わらず快復しない時は、白髪は白髪、禿は禿の美しさを発揮する様に手入れすべきで、いたずらに恋々とすべきではない。但し、身体の養生は心掛くべきで、長い間の養生により身体の調子が好くなってきたら、毛根のあるかぎり、禿に毛の生える希望は持てるというものである。その様に白髪が快復した例が無いでもない。

## ③肥満と痩せる工夫

　年配になって、適度に肥満しているのは、如何にも押し出しがきいて立派である。平社員であるのに重役と間違えられたりする。この程度なら、人から羨しがられる。

　これが、少し度を過ぎると、豚を思わせたり、脂ぎった、くびれた男の太い首筋などは、いかにも好色家を思わせて、少々醜悪な感じがする。

　ところが、その外見とは反対に、案外体力も性力も弱っていることが多いから、皮肉なものである。

　更に肥満が進み、少し動いても、ふうふう言って汗を拭き、靴の紐を結ぶのにも一苦労するに至っては、これでは、とても長生きは出来まいと、気の毒になる。こうなると、外見の美醜などは問題でない。

　近頃、人間ドックが繁昌し、太り過ぎが大分問題になって居る。太り過ぎに伴う危険な病気としては、高血圧症、動脈硬化症、心臓病、腎障害、肝障害、糖尿病等が挙げられるが、これらは中年以後に多く、且つ死を予想させる病気なので、結局、太り過ぎは不老長生の敵であるということになる。

　さて次に、肥満の標準であるが、身長、座高、胸囲と体重の関係をもとにして、色々な基準の立て方がある。どの標準が良いかということは、専門家にまかせておいて、実際的には、簡単な二、三の標準を頭において太り過ぎに伴うと考えられる症状の出現に注意することの方がより重要であると思われる。

　その簡単な標準の一例を挙げると、身長をcmで計り、その数から100を引いた数を、kgで表わしたものが標準体重であるというのであるが、これを脚の短い日本人に適用するには、その体重の1割減を標準とした方がよい。

　例えば、身長160cmの人は、54kgが標準体重である。若い時はこれより多い位、老年では、これより少なめがよい。一般的に言って、標準よ

り、1割以上多い時は、太り過ぎと言えよう。

　同じ程度に肥満していても、若い時から目方があまり変わらず、筋肉質の太り方は、危険が少ないのであるが、1、2年のうちに急に太ってきたのは、危険である。金が出来たので、金太りだ、などと言われて、喜んでいられる種類のものではない。

　肥満していても、何の故障もなく活動出来るようなら、太り過ぎとは言えない。次に述べる様な症状を伴い、苦痛があり、痩せることにより苦痛が去り、活動的になったなら、たとえ標準体重でも、その人にとっては太り過ぎであると言える。

　その主な症状を挙げると、動悸、息切れ、胸部圧迫感（俯くと苦しい）、発汗過多、頭痛、頭重、眩暈があり、脳力が弱くなり緻密な仕事が出来なくなる。異常な食欲（飢餓感）、常習便秘。神経痛様疼痛、例えば坐骨神経痛様疼痛が出ることもある。性欲減退。女子では月経異常を伴うこともある。特に注意すべきは、動くことがおっくうなために、スポーツ等の活動的な娯楽の楽しみがなくなること、性的欲望の減少でその方にも興味が少なくなり、そこへ異常食欲も手伝って、飲食の快楽だけが強くなる傾向になることである。

　このために減食が、非常にむずかしくなる。以上太り過ぎについて、一通り述べたが、いよいよ本論に入り、太り過ぎの予防と、痩せる工夫である。

　先ず、予防の方が、太り過ぎたのを痩せさせるより容易であり、効果的であることを注意しなければならぬ。それで、太り過ぎの傾向がみえ、腹部等に脂肪がついてきたら、前記の症状に注意し、苦しくなる程太らないうちに、医師の診察を受け、食養、養生法に注意することが肝要である。時々体重を計るのも良いことである。

　食養以外の方法として、第一に運動がある。なるべく身体を動かす、自動車を利用することが多くなって太る人を屡々見る。30分位の通勤距離は歩くようにした方がよい。適度なスポーツをやるのは最も良いが

色々の都合で出来なければ、毎日手軽に出来る、5分間体操、冷水摩擦、乾布摩擦等がよい。たまにゴルフに出かけたりする程度では役に立たない。毎日根気よく身体を動かすことでなければ効果は少ない。

次に風呂に入って、汗を流すことが役に立つ。同時にマッサージをすれば尚よい。蒸し風呂は、この点で効果的である。入浴せずとも、熱いタオルで全身を蒸すのも同様な効果がある。これも継続しなければ効果は薄い。共に減食の効果に較べると、あまり大きな期待は持てないが、食養と併行して根気よく続けることを勧める。

最も重要なのは、食養である。先ず、その基本事項を述べる。

❶体蛋白質の損失がない様にし、余分な体脂肪のみを減らすことを目的とする。

❷食物の蛋白質量は、原則としてそのままに据えおく。減らすとしても、標準体重1kg当たり1gは摂れる様にする。蛋白質を適当量摂っていれば、減食してカロリーが減っても、急に身体の衰弱するのを防げるまた蛋白質は燃焼しやすく、他の栄養素に比して、脂肪として沈着する性質が少ない。また、所謂腹持ちがよく、少量で満腹感があり、量を減らすのに都合よい。

❸脂肪と糖質(澱粉と砂糖類)は適当に減らす。沈着しやすい動物性脂肪は特に注意する。また一定度の澱粉質(米飯、パン等)は残しておかないと、脂肪の燃焼に不利である。砂糖はなるべく減らす。

❹野菜はなるべく大量与える、果物は甘くない、なるべく酸味の強いものを適当量与える。容積によって満腹感を与え、また便通を良くし、ビタミン、無機質の補給に役立つことになる。

❺脂肪に溶けるビタミンA、D、澱粉質とともにあるビタミンB類が不足になるから、その補給に注意する。これらのビタミンの欠乏は、体内の脂肪、糖質の代謝を妨げるので、十分な補給が必要である。

❻以上の様にして、減食をする時、2、3割までは、注意すれば危険なく出来るが、それ以上であると相当緻密な注意がいる。また功をあせって

急劇に減食するのは良くない。体重の減り方と障害を注意しながら漸進的にすべきである。また、減食の効果が出たら無理に標準体重にまで下げる必要はない。それに近づけばよい。減食の最初の1、2週は苦痛が大きいから、よく精神的に指導し、力を添えてやるがよい。その時期が過ぎれば、少食に馴れて行くものである。

以上の原則的な事項を食方的に実際的にしてみると、

❶原則として、脱脂食であり澱粉、砂糖減量食であることになる。

❷蛋白質をあまり減らさず、脂肪分を減らすとすれば、蛋白質源として、豆腐、湯葉、麩、白身の魚（鰈、平目、ほうぼう、鱈等）、貝類、いか、蛸の類、次に卵白、脂肪の少ない赤肉を用いる。牛乳も脱脂乳を用いる

❸脂肪を減らすのには、先ず前項で述べた様に脂肪を含んだ蛋白質性食品を摂らないこと。次に油、バター、ヘッド、ラードを用いた油揚料理を摂らないこと。油の味が欲しい時は少量の植物油で野菜を炒めて食べるがよい。特に動物性脂肪は出来るだけ用いない様に注意する。

次に澱粉質であるが、米飯、パンの量を3分の1減、2分の1減にする。野菜の量が多い時は、そう苦にせず半減出来る。

砂糖、これは減らすのがむずかしい種類である。特に女性に於て困難である。

これには、

（イ）料理には原則として砂糖を使わないこと。色々の料理に少々ずつでも、数多くなれば、砂糖の量が相当になる。それに少しずつでは甘くもない。しるこ等を甘みを濃くして少量食べることで我慢すべきである。サッカリンを利用し、仕上げを砂糖でするとよい。

（ロ）菓子は、澱粉と砂糖の塊であると言える。食べないのがよいのだが、なかなかむずかしい。第一には、後に述べる様に、胃を正常にして異状嗜好をなくすことである。胃が悪いとむやみに甘味を欲する。次に、砂糖の入らない煎餅の如きもので我慢する。また、人工甘味料を利用する方法もある。現に安菓子の甘みは、これが多い。

（ハ）次に砂糖入り飲料を減らす。強いて甘味が欲しければ人工甘味料をうまく使うことである。

砂糖に似て、止め難いものにアルコール飲料がある。これもエネルギー源であるので、太る材料になる。また、早く燃焼して、脂肪、澱粉を余す結果になる。次に参考までにアルコール飲料を食物に換算してみると、清酒2合は、米飯なら茶碗1杯半、砂糖なら約30匁(112.5g)、バターなら約15匁(56.25g)となる。清酒2合に匹敵するビールの量は約6合、焼酎なら約8勺(0.8合)ウイスキーは八勺(0.8合)弱、ということになる。酒を2合飲んだら、米飯1杯位は減らさなければならない計算になる。酒を飲んだ上で米飯を普通に食べたら太るのは当り前である。特にビールは水分も多く、アルコール以外の栄養素も多く含んでいるので太り易いから注意すべきである。

ついでに間違い易いので、餅の量に就いて話そう。小箱のマッチ箱大の餅は、米飯軽く1杯と同じカロリーである。同じ嵩なら、餅は倍のカロリーを持っていると考えてよい。

米飯2杯を食べる人は、餅2切では多い位である。

❹野菜はなるべく大量、生に近い形で与える。味に少量の植物油、貝類、蛸、いか、えび、脂肪のない肉を少量混入すると、腹持ちがよい。果物も野菜も、食事の初めに食べて、満腹感が早く来る様にする。野菜は葉菜類、もやし、大根、蕪等の水気があり嵩の多いものがよい。刺身のつまは、大根、薬物、海藻等色々工夫してとり合せ3倍位にする。野菜を豊富にした貝鍋、いか鍋等もよい。蒟蒻、白瀧を利用すると嵩が増える。これに似たものに、海草麺、ところてんがある。二杯酢で食べるとところてんは理想的な痩せる食物である。

また、海藻類は、甲状腺に必要なヨードの供給源として、重要であるばかりでなく、いくら食べても太る材料にならないので、大いに推奨されてよいものである。

❺脂肪を摂らないとビタミンA, Dがうまく利用出来ない。B類は穀物

に多いので、その量を減らすとビタミンBも減る。この際にはビタミン剤、強化食品を利用するのが便利であり、案外経済的でもある。

❻少量で満腹感を得る食べ方の一つに、よく噛むということがある。お茶漬けなら3杯食べられるが、よく噛むと2杯で腹がふくれる。

大食漢には噛まない人が多い。食物を減らせというより、よく噛めと言つた方が、体裁もよい。「亀は千年」「かめば千年「噛めば千年」生きると思ってよく噛むことである。噛むことは、食物を細かくすることより、唾液を十分に分泌させ、それとよく混ぜ合わすことである。

次は、水分であるが、水分摂取量が多いと他の食物を減らしても、体重が減らないことがある。無用な水分摂取、習慣的に茶を飲むこと等はなるべく控える。渇きをとめる程度以上に水分を摂らないことが必要である。

最後に、漢方で肥満している患者（主として高血圧症）を診ている経験から、二、三気付いたことを述べる。肥満していて肝臓部が固くなっている患者に、柴胡剤（下剤の入ることも入らないこともある）、駆瘀血剤等を用いて居ると、全身症状が快復するにつれて、余分な脂肪が、相当よく取れてくるのを経験する。1,2週で満々とした腹が、ぐっと小さくなる例もある。一度痩せてきて、こんど太り目がついてきた時は、締まった太り方で、苦痛がない。

過食、不摂生をして、脂肪がまた沈着した時診ると、一度軟くなった肝臓部がまた、固くなっている。痩せる性質の人は、肝臓をはじめとする内臓の新陳代謝の能力が衰えてくると、痩せる傾向を示すが、太るたちの人は、新陳代謝の能力が落ちてくると脂肪の代謝が悪くなり、脂肪が沈着するらしい。

以上のことから、痩せるためには減食、その他の工夫も大切であるが、同時に、新陳代謝の能力を高めるために内臓を強化しなければならないと考える。これには漢方が最も有力な手段である。西洋医的な痩せる薬、甲状腺剤、沃土剤等を用いるより、遙かに合理的な方法であると思う。これは我田引水ではない。

## 10 美しくなるために―肌の美―

　八頭身という言葉は、近頃では美人の代名詞となった。美人の要素として、身体の比例、均合が重要視されてきた証拠である。しかし八頭身でも顔が美しくなくては、常識的には美人とは言えない。その顔の美しさは、目鼻立と肌の美しさとが共に具わらなければ完全とは言えない。近頃は整形ばやりで、鼻や目を美しくすることもある程度は出来る様になったが、これには限度があり、肌を美しくする程簡単には行かない。昔から「色の白いのは、七難かくす」というが、化粧と言えば肌の美化が第一であったし、現在でも、肌を美しくするための化粧料、美容法が如何に多いかを考えれば、肌の美化はやはり女性の最大関心事であるに違いない。

　また、ふだんは衣服に被われている部分の肌の美しさは、男女の生活上、重要な働きをする。肌の美しさを称えた言葉は、限りなくある。

　皮膚というと、視覚的な感じが強いが、肌というと、匂いや触覚的なものを含めた感じである。あの子の顔が忘れられないというより、あの人の肌の暖かさを思い出すとか、肌を恋うということの方が、更に深い感じを匂わせている。玉の肌、匂う様な肌であって、玉の皮膚、匂うような皮膚では感じが出ない。日本人は玉を視覚的な感じに受けとるが、中国人は玉の触感を楽しむので玉の肌が生きて来る。兎に角、肌というと暖かく、匂やかで、それ自身、何かを語っている生きているものを感じさせる。

　さて、先ず皮膚の持つ意味について少し考えてみよう。

　近頃でこそ内面美容等ということが喧しいが、化粧は皮膚に塗料をぬり、化け粧うことであったのである。化粧の対象として考えられていた皮膚は、身を包む衣服と同じ様に考えられがちであった。しかし言うま

でもなく皮膚は、単なる被服物ではなく、肝、心、腎等と同様に、一つの生きている臓器である。しかもその大きさは、身体中最大の臓器である肝臓に匹敵する。そして皮膚は、内臓の変化を始めとして、身体状況の刻々の変化、更に精神的感動の様相を、敏感に反映する鏡の様な性質を持っていると共に、また更に、皮膚自体が独自の生きた態度を持っている。そこに現れる変化は、生命の反応であり、しかもその変化は、別に特別な手段を講じなくても簡単に観察し得る状態に置かれている。ところが、あまりに見慣れたことはたとえそれが重大な意義を持っていても、つい見過ごしがちなもので皮膚科の専門医でさえ、皮膚に現れた種々の現象が、生体の生きた反応であることを、うっかり忘れて居ることがある。例えば皮膚科の治療で、外面からの治療に拘わり過ぎて、内面からの治療をおろそかにしているため、湿疹等でなかなか治し悪い状態になっていることがある。これを、外面から別に手を加えず、漢方治療で案外簡単に治せる。内面美容を度外視して、外面美容だけで美しくしようとしても美しくならないのと同じことである。

　古来漢方に於ては、身体内部を検索する手段を持たなかったが為、皮膚に表われた変化の観察を重視したのは当然である。そしてその観察の結果、皮膚上の変化が生命現象に関係があるのを知り、それを巧みに応用し、非常に良い効果を上げている。これは見逃せない事実である。現代医学に於ても、皮膚科学は、単なる皮膚病の治療に役立つばかりでなく、生命現象を直接に観察し得る場として、もっと重要視されて来なければならないものと思う。

　話が理屈っぽくなったが、要するに皮膚の美化には、内面美容が第一で、外からの化粧は第二の問題だということである。本当に肌が美しければ化粧をする必要がないし、また化粧がうまく出来るためには、素地である肌が良くなければならない。

　口紅の色も近頃は数十種ある様であるが、口紅を塗った唇の色は結局は単調で変化がなく、単に色をみている様であきが来る。自然の唇の色

は、動いている複雑な美しさを持って居ていかにも生きているという感じがする。街を歩いて口紅をつけない唇をみつけるとほっとした気持になるし、それに自然な魅力を感じる。唇に限らず、自然の持っている美しさこそ、最高のものだという気がするのである。

次に皮膚に現れる変化の様相を挙げてみると、荒れ性、脂性、皮膚の色、血色に関する問題。しみ、そばかす、ほくろの様な色素関係。腎、心疾患等による浮腫。湿疹を始めとする各種皮膚病。年齢の関係からみて、青春期の面疱、老年期の皮膚の弛緩。月経、妊娠等に関する皮膚の変化。等と実に多種多様な問題を含んで居る。そのうちで美容に関する総論的な食養関係の話をしてみたい。

❶健康で美しい皮膚は、健康の象徴である。

健康であれば皮膚も美しい。即ち健康であるための食物、身体に適合した、過不足なく栄養のとれる調和のとれた食餌を、正しく食べるということが、美しい肌を作ることになるのである。これが原則である。至極平凡なことであるが、この平凡なことを毎日実行するということは大変むずかしい。肌のきれいな人が少ないのは、この原則を知って居る人が少ないか、知っていても実行する根気がある人が少ないためであろうか。

次に内面美容に特に重要な点を挙げると、

❷新鮮な野菜、果物を豊富にとること。

これを実行している人に美しい肌の持主が多い。青菜ばかり食べていると青い顔になると思うのは見当違いである。新しい青菜を食べていると血色が良くなる。皮膚も蛋白質から出来ているのであるから、その補給は必要であるが、必要以上に摂る必要はない。蛋白質を始めとして酸性食を摂り過ぎると、確かに皮膚はきたなくなる。蛋白質性食品を摂る時には、その酸性を打ち消すだけの野菜、果物を必ず食べること。刺身につま、ビフテキに野菜サラダ、焼き魚に大根おろしという様に。しかも野菜を豊富に、少なくとも倍量。これが大切である。

また、野菜、果物の十分な補給の一つの利点は、V・Cと有機酸を供給

することである。今一つは、肌の美の大敵である便秘を防ぐことである。肉食の不利は、血液を酸性にするばかりでなく、腸内異常発酵による有毒ガスが、慢性自家中毒症を起こし、皮膚が病気に犯されやすくなることである。

❸便秘と睡眠不足は肌の美の大敵である。

便秘を助ぐには前述の野菜食、また、適度な運動、適当な水分の補給、食べ過ぎ、等に注意しなければならない。

❹糖分の過食。および糖分の代謝に関係あるビタミン類の不足。これが為に顔のきたない人は相当多いのではないかと思う。

砂糖気の多い菓子類を節しただけで、にきび等がきれいになる例は多い。近頃街を歩いて、化粧はうまくなったが、肌のきれいな人が少ないのに驚くが、菓子屋や喫茶店がこうふえたのではこれも仕方がないと思う。果物も甘いのより酸味の多い方が、肌の美化に役立つことを知っている若人は少いのではあるまいか。

❺動物性脂肪を摂り過ぎることは、脂性の人には特に禁物。動物性脂肪は皮膚の面表に浮き出すので、脂ぎった肌になる。

❻澱粉食過多、ビタミンB類不足。これは❹の糖分過多に似た結果を来す。原則として白米は不可。色の黒いパン、色の黒い精白しない米を食べている人の方が肌色がきれいであるから面白い。胚芽を摂るのも近頃の流行ではあるが、白米を食べるとすれば、よい方法であろう。

❼食塩過多。これは肌を青黒くするから注意。必要量以上に食塩を摂る必要はない。味付の好みの濃い人に、顔色のくすんだ人が多かったり、淡白な味を好む人に肌色の良い人が多い様に思うのは私だけの見方か。

❽強い香辛料、強いアルコール飲料を多く摂ると肌が荒れたり、脂ぎったりすることは、周知の通り。赤鼻やら赤ら顔は見よいものではない。

以上原則として述べたことの根本には、身体を健康にしなければ肌を美しくすることは出来ないという前提がある。このうちで、近来やかましく言われ出した肝機能の健全であるということが、皮膚の美容には特

に大切である。このためには、漢方は極めて有力な手段を提供してくれる。また、西洋医学にはない漢方独特の瘀血という考え方に関係ある皮膚疾患は相当多い。駆瘀血剤が湿疹、蕁麻疹、面疱等に有効であった例は多く挙げられている。兎に角、漢方は身体全体の機能を調えるのに最も有力な方法の一つであるので、証に合った薬方を見つけて服用すれば、身体が良くなると共に思いがけなく皮膚がきれいになるのは屢々経験することである。食養と漢方の併用により、西洋医学で難治と言われていた皮膚疾患が治療した例は多くあるのである。

## 11 強精食談義

「不老長生と食」のところで、「強精食」について一寸触れておいたが、あれは初老以後の人に対し、過ちがあってはと、一種の正論を述べたのである。今回はとにかく強精に役立つと思われるものを、手あたりしだいに並べてみた。勿論入手可能な範囲で、武器は使い手、使い方によるので、この中から何か役立つものを見つけて戴けたら幸いである。

本論に入る前に強精ということについて一言しておきたい。性的欲求の量をもって強精の標準とすることは必ずしも当をえたものではない。

また欲求を抑えることの出来ない濫淫は、必ずしも強精ではない。もし伸びたきりで縮むことがなかったら、これは病的と言える。生物にはリズムがあり、緊張と弛緩があって生活である。屈していたものが伸び、その状態が十分充実して居り、十分な充足感がある時、強精と言い得るのではなかろうか。共通な標準は、本来定めにくいものであろう。

更にまた、欲望のあることと欲望を満たし得ることとは、必ずしも一致しない。90歳の老人の屍体から生きた精子を取り出した解剖上の事実があるとのことであるが、欲望が残っていても、若し道具が役に立たないな

ら、一見欲望がないかに見える。また、若年で不能になった人が、80歳過ぎても丈夫であった例もある。事の能、不能だけで、強精の度を測ろうとすると、どこかに矛盾を感じる。要はその人の生活、活動全般が精力的で、性生活に於ても事欠かないだけ精力的であるのを強精と考えたい。

先ず、菜食、肉食いずれが強精的かという問題であるが、これはゴリラとライオンのいずれが精力的かというに似ている。菜食者は一時に力を出せないが、持久力があり、肉食者は一時的に強くても持久力に乏しいと一般に言われている。このことは色々な面で言えるので、一長一短がある。禅宗の僧侶の如き、肉食しないがために心を動かすことが少ないというだけであって、一旦心を動かした時、精力が弱いということにならないと思う。健康であれば菜食でも強いのではなかろうか。

次に、鳥獣肉類と魚介類といずれが強精的なりやというに、魚介類は肉類よりあっさりしているから弱いと考えがちであるが、却って強いという説をなす人が多く、また事実肉を食べないで強い人が多数居る。日本人たるもの安心して魚を食うべし。

次に並べるものは、その全部が妥当というわけではないが、御参考までに挙げてみた。

先ず、**植物性のもの**から挙げると、

❶にんにくとそれに類する行者根深、にら、らっきょう、葱、玉葱の類。にんにくの効能は色々と言われているが、近時サイアミンが発見されて更に有名になった。中国人・韓国人の強壮は、にんにくによるとさえ言われる。あらゆる料理に用いられる。日本人はその臭みをきらいあまり用いなかったが、近頃は相当料理にも用い、薬としても使う様になった。日本人は葱の類を好むが、これでも相当効果がある。

❷人参、またそれに似たものとして南瓜（色の濃い）。ある地方では、人参、南瓜を食べる人は助平だとはっきり言う。

❸やまのいも、これは八味丸の中に山薬として入っている。代表的な強精食でまた日本人向きでもある。この蛋白質の中にはアルギニンを含む。

❹茸類。西洋松露、きくらげ、椎茸、松茸等、特有な成分がある。きくらげには、マンガン、銅、椎茸のエルゴステリンは有名。椎茸を粉末にして常用している人もいる。

❺芳香の強い野菜類。パセリ、セロリ、芹、アスパラガス等。また色の濃い葉菜、ちしゃ、ほうれん草等。

❻唐辛子・肉桂の様な香辛料は、少量用いれば効果的。大量では害がある。以上、含有物がある程度明らかなるもの、不明なものと色々ある。理屈をつければ、ビタミンを含むとか、サイアミン、アルギニンを含むとか云えるが、強精の作用が、ただそれだけにかかって居るとは考えられない。今回はただ効くという話だけにする。

**魚介類**。これらの中には、細胞の活動の中心である核蛋白質、核酸、また核蛋白質を構成するアルギニン、また、燐化合物、カルシウムを含むものがあり、これらが強精食として利用されるわけである。

❶いか、たこ、アルギニンが多い。消化に注意すれば、脂肪のない蛋白質として、肥満症や高血圧症の人にもよい。するめとして婚礼や祝物に使うのは意味深長。

❷蛤、鮑をはじめとして各種貝類、特に牡蠣（生がきをレモン汁で食べる）が効果的、このかきを急速乾燥して、粉末にして常用するとよいという。❶、❷に類するものに、えび、かにの類がある。全体を丸ごと食べられる程度のものを勧めたい。

❸魚類の肝臓、特にうなぎの肝、あんこうの肝、かつおの塩辛等、肝であれば皆よい。

❹うなぎ、どじょう。特にどじょうを勧めたい。どじょう汁よし、蒲焼よし、特に柳川鍋は日本料理としては濃厚で精力的。カルムチー（雷魚）を韓国では推奨するそうである。新婚者には必ず食べさすという。日本にも近頃相当に繁殖しているが、食べてみるとわりに淡白な味である。

❺魚の卵、卵巣精巣。かずの子。たらこ、すじこ、魚の白子。白子を捨てることが多いのは惜しい。

❻なまこ、鮫の軟骨、中華料理にはなくてならぬものである。我が国でも輸出ばかりせずもっと食べるべきである。

❼その他、骨ごと食べられる小魚を常用するとよい。白魚、こうなご、ごまめ、小いわし等。

次は**蛇**。蝮の生血、蝮料理。ここまでくると、薬に近い。蝮の黒焼を注意して少量ずつ用いると、さっそく効く。

**鳥類**。

❶肝臓、腎臓、膵臓。鶯鳥の肝臓は特によい。

❷卵。

❸消化の良い軟らかい肉。軟らかいところは脂肪も少なく老年にも向く。

**獣類**。

❶肝、腎、膵、睾丸等。

❷牛乳ヨーグルトが推奨される。

❸肉、牛肉の軟いところ、エキスを用いるのも効果的。

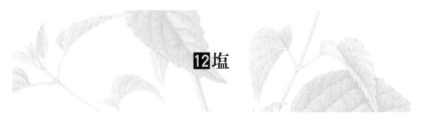

## 12 塩

### ①塩の由来と用途

　高原の放牧地へ行くと塩場がある。放牧の牛馬に塩を与えるためである。牛は30g前後、馬は10gから20g、羊および山羊は2gから6gの食塩を毎日与えねばならない。

　それでは野生の動物はどうしているのであろうか。肉食動物は、餌食となった動物の血肉から塩分を摂るが、草食動物は植物に含んでいるわずかな塩分から必要な食塩を摂ることになる。猿がお互いに蚤を採っているとみえる風景は、実は分泌された塩を食べているのだということで

ある。動物が毛をなめて毛並みをきれいにしていると思われていることも、塩分の回収が主であるかも知れない。

　塩の貴重さは、空気、水に次ぐものであることはわかりきったことであるが、塩が楽に入手出来る時は、勝手なもので、さして有難いとも思っていない。砂糖気がなくなると大騒ぎする人があるが、塩は大して気にとめてない人が多い。これは塩が不必要なのではなく、もともと大切なものであったので、極く自然に味の上から、また貯蔵食品から摂られていて、貴重だという自覚がないためである。そこで先ず、塩の重要性について考えてみたい。

　人間の血液の塩分含有率が、海水のそれに近いということは、人間の祖先の動物が海に関係あることを思わす事実である。人類を初めとしてあらゆる動物は、体内に一定の塩分を保有していなければ生きてゆけない様に出来て居り、その塩分の中で食塩が最も重要なものである。この根元的な塩の重要性に附随して塩の我々の生活の上に占める役割は想像以上に大きい。砂糖の消費高が、その国の文明の程度を示すといわれているが、塩の方がずっと適切であろうと思う。

　塩が塩の形として使い始められたのは何時の頃であるか、はっきりとはわからないのであるが、各地の事跡から凡そ紀元前5000年頃には既に塩を使用していた形跡があると言われている。また、火の使用と共に塩が発見されて使い始められたという考え方もあるので、火の使用が2万年以前という説からすれば、紀元前5000年より遙かに遠い昔から塩が使われていたことになる。砂糖が一般に使われ出したのが、近々2〜300年前からだと言われていることに較べると雲泥の差であろう。

　食塩の用途は、現代に於ては、食糧関係の他に工業的に実に多方面に利用されているが、ここでは原始的な状態に於ける用途を考えて次の様に分けてみた。

　❶必須栄養素として塩そのものを要求する場合、火夫等が高温下で汗を多量に流して仕事をする場合に舐める塩がこれである。塩の乏しい地

方、乏しい時代にはこれと同様、塩そのものを要求する場合が考えられる。

❷結局は栄養素としての働きをするのではあるが、差し迫っての必要を自覚せずに、味、即ち鹹味として使用される場合。塩の飢餓的必要のない場合はこの様にして塩が摂取されることになる。食塩を始めとして、食塩を使用した各種調味料、みそ、醤油、ソース等がこのために用いられる。

❸他の味、例えば甘味、酸味等を引き立たせるために塩を用いる場合、この場合は少量でよく、なくてもすむという点からは、❷の場合と少々趣が変わっている。趣味的なやや高級な用途と言える。

❹食物貯蔵の目的で用いられる塩、時には屍、首の保存目的にも使われるが、この使用法は紀元前5000年頃のエジプトに既に行われていたらしいと言われている。塩漬は現在でもあらゆる食品に応用されている。

❺薬としての塩の使用、現代に於ては食塩注射等があるが、古代に於ては、外用が屡々用いられている。傷に塩を擦り込んだり、塩湯に入ったりすることはかなり古くから行われていたらしい。

❻次に塩の貴重さの表現とみられる用途がある。一つは塩を宗教的儀礼に、浄め、その他に用いる方法、一つは交換物として貨幣として用いる方法である。サラリー(Salary)はラテン語の(Sal)から出たもので、昔ローマの傭兵が塩でその給料を支払われたことに由来するという。また塩税が重要な税である国が多いが、これらも所詮塩が人間の身体に欠くべからざる貴重物であるがために生じた現象である。

人体と塩、味と塩については、いずれ稿を改めて書く予定で居るが、今回は、塩と我々の生活習慣との関係を二、三述べて、塩が如何に根深く我々の生活と結びついているかを考えてみよう。

神前に塩を供えるのは、塩を最も清浄潔白なものとしていたからであり、これは洋の東西を問わずその習慣がある。民間で縁起の悪いことがあると塩を撒くのは、これに類する塩の浄めの力を信じたからであろう。

また塩の不変性と防腐性とから、悪に対抗してこれを防ぐという信仰が生まれ、これが神社その他の魔除けとされている例もある。この様な

例は各国に多くみられる。

　また、塩断ちといって、神仏に塩を断って願をかける風習がある。無塩食を食べたことのある人は、塩断ちが如何に辛いものであるか、よくわかることだが、その辛いことをするということで、願をかける誠心を示そうというのである。

　手塩皿という言葉がある。お手塩といって香の物等を入れる小皿を指す地方がある。あれは、古来小皿に塩を盛ってお膳の一隅に置き、食物の不浄を払ったことに由来すると言われている。

　料亭、カフェー等の客商売のうちでの盛り塩は次の話から来ているという説がある。

　昔中国に数多い美妾を蓄えておられた王様があった。いずれをあやめ、かきつばたと、迷う甲乙のない美しさであったが、毎晩、牛に乗って御通いになる王様は、牛にひかれて毎晩同じ家に行かれたというのである。何故かと調べてみるとその家の門前には毎夜牛の好物の塩が盛られていたとのことである。将を射んと欲せば馬を射よということになるが、鮮やかな手並ではある。

## ②塩と味

　塩気を抜きにしては味が成り立たないといってよい位、食物を旨く食べるためには塩気は大切である。海水の塩気をそのまま味わう焼蛤、蝶螺の壺焼を初めとして、魚の塩焼、焼き鳥の様に塩をそのまま使うものから、お汁粉の中にその甘味を引き立たすために入れる塩気に至るまで、その旨さは塩気なしには考えられない。

　塩が人間の生命維持に欠くことが出来ないということを味として塩気を要求せずにはおられないという風にさせている自然の摂理の巧みさを思う。塩気のない味程味気ないものはない。無塩食を食べさせられたり塩断ちした人には身に沁みていることである。

　ところが、塩を塩気のもと、即ち調味料としてだけ考えて行くと、味

に色々な錯誤を起こす。塩の必須栄養素であることを忘れるからである。旨いものを食べたら栄養になるという素朴な栄養観で食物を摂る傾向が未だに強い現今、また、栄養またその他の食物の知識を持っていても、旨いものでなければ食べない人種が相当居る現今では、舌に健康維持の重要な役割を負わせている状態である。ところで問題なのはこの舌である。舌が健康であれば、舌に従っていて健康が保てる筈であるが、舌が不健康であったり、舌が食習慣によって偏った嗜好に慣れてしまっていたりすると、身体では食塩を要求しているのに、食塩が入らないということも起きる。戦時中の砂糖不足の反動か近頃の甘味の氾濫は物凄く菓子屋の増加、一般市販飲食物の甘味増加、一般家庭の砂糖消費料の増加という形で現れている。

　これが直ちに食塩摂取の減少ということになるとは限らないが、例えばトマトを食べるのに食塩を用いないで砂糖をかけたり、街で塩煎餅でお茶を飲みたいと思っても、全部といってもよい位甘味の飲食物であったりする傾向から言えば、自然食塩摂取が減少して来るのではないかと思われる。この傾向が育ち盛りの人間や、肉体労働をする人々にも影響を及ぼす時は、相当警戒を要する問題になる。

　農村に於ける食塩過多の傾向も高血圧症等で問題にされているが、塩味の適当な食餌の健康的であることは忘れてはならない。

　周囲の人々をみると、塩気を適当に摂っている人は健康で活動的である様に思う。塩気も、甘味も強いものを欲する人、濃厚な味を好む人、刺戟食を欲する人は不健康な舌を持っていると考えられることが多い。要するに健康な身体で健康な舌を持っている場合にはむやみに甘い物、むやみに塩辛いものは欲しないで、適当に塩気のある食物を欲するのではないかと思うのである。

　さてそれでは先ず、食塩の呈する味を考えてみたい。純粋な食塩は、塩類の中で最も高度に鹹味を感じさすものである。そしてその鹹味は、陰イオンであるクロール・イオンの呈するもので、ナトリウム・イオン

は微量の苦味をそれに加えている。粗製の食塩の中には、このクロール、ナトリウムの他に、塩化カリウム、塩化マグネシウム、硫酸マグネシウム等が混じているので、それ等の呈するいろいろな苦味が、鹹味に加わっている。料理によっては、この苦味のある程度混じている食塩が利用されることが多い。

　この鹹味は温度により感じ方が異なって来る。温度が上昇して来ると鹹味が減少して来る。例えば冷えた澄まし汁は塩辛く感じる。

　うがいの塩水も温かいと、冷たいものより、あたりが柔かく感じる。主として塩加減が問題になる吸い物等は、温度が大切であることがわかる。

　また、他の味が加わった時も鹹味が変わって感じられる。酸味が加わると塩辛さが増し、糖類が加わると塩辛さが減少する、例えば、酢のものは少量塩を入れてもよく効くが、甘からの煮物等は、相当塩を入れても、あまり塩気を強く感じない。

　元来、食物の味は、甘さとか塩辛さとかの単一な味のものはなく、五味のうちの何種かの混合であるが、旨く感じるものはその何種かの味が適当な調和の下に協同して働いている場合であろう。この五味のうちで最も重要な役割をするのが、鹹味、塩気で、塩気を主とする味わいの時でも、塩気が他の味を引き立たせたり、他の味を引き出したりする場合でも、その塩加減、塩梅が生命である。極端に言えば、塩加減一つと言える。特に日常の副食物の味を形成するには、塩と油とあればよいと言う位である。材料の持つ旨味に、塩と油と適当な温度が加えられれば、旨い料理が出来るのである。そのうちで塩加減が第一である。

　例えば食塩（純粋な食塩ではない）を水に加えて作る食塩水であるが、ある温度でそれを味わう舌に最も旨く感じる割合がある。非常に微妙なもので、ここという一点がある。

　その時は塩味に更に旨味を感じる。塩水でさえこうである。材料のだしの旨味の加わっている吸い物等では、塩加減一つで、驚く程旨かったり、良い材料を使っているのに案外不味であったりする。塩気の良さは、

墨絵の良さに似ている。単純にみえて、驚く程底が深い。墨一色で数十色を用いた絵より味わい深い絵が出来る。近来一般の家庭料理に於てすら、複雑な味つけをした料理が行なわれ、材料の味を生かす塩気の良さが忘れられがちである。料理の最後は、材料の味を活かすことであるが、その活かすのに最も大切なのが塩加減である。この塩加減の訓練を舌に施さないで、旨いものを作ろうとしても出来る筈がない。そしてその舌は健康な舌でなければならない。近頃の料理屋、飲食店の料理は、酒や煙草で荒れた舌、不健康な生活で偏つた嗜好を持った舌に迎合して作られている様に見える。この傾向を家庭の惣菜料理にまで持ちこんではならないと思う。

　近頃街で食べる飲食物が砂糖気が過ぎて閉口することがある，甘味は旨味ではない。

　砂糖でつけた甘味は、結局砂糖の単純な甘味でしかない。材料の持つ旨味を適度な塩加減で活かした活きた旨さを味わいたい。

　食味以外の色々な面でも現代は、不健康な非常識なまた、妙に刺戟的な傾向に満ちている。素朴で健康的な塩気をもとにした味が、味の世界で基調になることは、食生活以外の面でも我々の生活が健康であるための一つの大切な条件ではあるまいか。

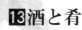

## 13 酒と肴

### ①酒と肴・その(1)

　肴は酒ナで、酒を飲む時の添えものをいう。

　ナは副食物の総称である。魚だけがさかなではなく、野菜類も肉類も、酒を飲むためのものであれば総て肴であり、酒に興を添える歌や舞の類

もさかなである。酒宴の席で、殿様が「これを肴にとらする」という肴は、差し料の刀であったりする。友人の噂話や気の置けない同志の軽口を肴にして飲むことも出来る。

　さて、酒と肴の関係を少し考えてみたいのであるが、酒にも種類が多くあり、肴もそれに応じて無数にある。それに酒飲は色々工夫して酒が旨く飲める肴を次々考え出す。しかし、古来酒と肴にはある組み合わせが出来ていて、相性という様なものが感じられる。

　屋台の油障子に「おでん燗酒」と書いてあったのを憶えているが、これも相性の一つであろうか。この文句から感じられるおでんに合う酒は、あまり上等でない熟燗の酒である。桝の隅からきゅうとひっかける桝酒の肴は、一なめの荒塩で十分であったそうだが、塩一なめで飲めたということは昔の酒が旨かった証拠だという。

　ここでは酒の良し悪しや、酒の飲み方について書くつもりはない。また、酒をうまく飲めるための肴だけを論ずるつもりでもない。酒を飲む時の肴全般に就いて考えてみたいのである。

　酒飲にとって肴といえば、酒を旨く飲むためのものを意味する。その旨く飲むためのものが、身体にも良いということになれば理想的で有難い話である。百薬の長だなどと云っているが、酒が毒であることは事実なので、健康上から言えばいくら飲んでもよいということにはならない。ただ、酒をやめられない人から酒をうばう事は、時に生き甲斐をうばうことになる場合もあるので、この様な場合、最も害の少ない酒の飲み方、酒の肴の知識が欲しいのである。身体の為を考えながら飲むんでは酒が不味くなる、無粋なことを云いなさんなという人でも、夜半、酔いから覚めてみぞおちのあたりが痛む時、さては胃潰瘍かなと思ったり宿酔の苦しさに、何とか良い方法がないのかなと考えることもあろう。そんな時のために、また、何とかして長生きをして貰いたいと願っている酒飲みの亭主を持っている奥様方の愛情に対して、どうしたら酒の害を少なく出来るかという様な無粋な話をするわけである。

先ず、酒を飲む場合を分類して、それに対する肴の選択、次に酒の種類、例えば日本酒、洋酒、ビール、または醸造酒、蒸留酒また、食前酒、食卓酒、食後酒等の区別による肴はどうしたらよいかを考えてみたいのである。
　さて、酒を飲む場合を次の様に大別してみた。
　❶酔いを求めることを主とする場合……
　心の憂さの捨て所を酔いに求める、失恋の苦痛を一刻でも忘れていたいと云う様な場合の飲み方は、手っ取り早く酔いさえすればよいので身体の害は度外視している。酩酊専一主義である。
　❷飲みたくないのに飲まねばならぬ場合
　また、飲める人でも都合によって酔ってはならない場合……飲めない人が儀礼的に飲まねばならぬ時は、飲み手にはわからない苦痛があるものである。相手をもてなすために、自分は酔ってはならない場合、酒を殺すためにこれも苦心が要る。この様な場合には、酒に酔わない様に、また酒の害を受けない様にするための色々な工夫が要る。酒好きの人には実に勿体ない話であるが、実際にこの様な工夫を必要とする人々も居るのである。
　❸こころよい酔いもさることながら、酒を出来るだけ旨く飲みたいという場合……味覚本位の飲み方といえるが、この派の中には、ただ旨ければよいという純粋派と、旨さを求めていながら、健康に悪影響のない様に飲むことを望んでいる人々が居る。医者に禁酒や節酒を言い渡された人々がそれであるが、この場合は❷の場合と幾分様相が違う。❷では酒を旨く飲むことを度外視している。
　さて、これらの場合を、酒の肴の面から考えてみることにする。
　今回は、酒に日本酒に限って、日本酒の肴として考えてみよう。
　❶の手っ取り早く酔いさえすればよいという時は、大体肴は問題外で、桝酒の塩の一つまみでも、焼酎のコップ飲みでの沢庵の一切れでも、時には何もなくてもよいわけである。指をしゃぶっても１升位飲めるとい

う口である。

　肴は少量で辛辣な味のするものが、胃を刺激してアルコールの吸収を促すことになる。唐辛子を齧りながら飲むというのもその一つであるが、この様な場合は酒の味を生かす。殺すという様なお上品な話は問題外であろう。

　❷のなるべく酔いを遅くしたい、また悪酔いや宿酔を避けたいという場合にはどうするか。

　勿論、酒自身の吟味が先決であるが、肴に就いても工夫の余地がある。

　洋酒の場合のオードブル、中国料理の前菜類には、オリーブ油等の油を用いたもの、また油の強い魚の卵、例えばイクラ、すじこ、また鮭や鰊の様に脂肪の多い魚の燻製、鰯、鮪の油漬等が用いられるが、これは油で胃の粘膜をおおい、アルコールの急劇な吸収を妨げ、強いアルコールの刺激を和げる作用を考えてよい。日本酒の場合でも近頃、これ等に類する前菜類を出す様になって来たが、日本酒は味がデリケートなのと、アルコールがそれ程強くないのとで、旬のきついもの、味のどぎついものは不向きでないかと考える。くるみ、落花生等油を含んだ果実を加工したもの、また油であげた馬鈴薯、パンの一切れ等、油を使っても匂、味の淡いものが日本酒の前菜、またはつまみとして考えられてよいのではなかろうか。

　この様に小量の油はよいが、相当量の肉類、揚げ物等を酒の肴にすることは、酒に弱い人、胃の悪い人にとっては得策ではない

　次に問題になるのは、空腹ではアルコールの吸収が早いので、淡白な、水分の多いものを酒の前、飲み始めに摂ることである。洋酒はよく水を飲みながら、また水で割って飲むが、日本酒では水を飲みながらというわけには行かない。そこで吸物や、水気の多いものを肴として択ぶことになる。例えば大根のおでん、ふろふき、豆腐の冷や奴、湯豆腐、野菜を加えたちり鍋や水たきの類等が良いことになる。試みに牛肉のすき焼で飲んだのと、湯豆腐や水だきで飲んだのとを較べてみれば、その酔い

心地、胃の腑の加減が違って居ることに気づく筈である。

　この様に水気の多い、また味も淡白なものを適当量食べながら飲むということは、アルコールの吸収を加減するのに役立つことは確かである。味に就いて言うなら、胃を刺戟する、香辛料の強いもの、また塩気、酸味のきついものは、アルコールの吸収を早める傾向にあるので控えたい。

　さて、近来、アルコールの害を妨ぐという点で肝臓機能が問題になって居り、それに関連して酒の肴に就いて言われていることがある。

　肝臓の機能を旺盛にするのには、良質の蛋白質が必要であるから、酒を飲む時は蛋白質性食品即ち、肉類等を大いに食うべし、という説である。

　アルコールを分解するところは肝臓であるので、多量の酒を飲めば肝臓に負担のかかることは避けられない。また胃にもアルコールが多く強ければ負担になる。蛋白質も胃や肝臓の負担になる。とすると、酒だけで手一杯になる程飲んだところへ、消化の遅い蛋白質性食品が加わって、果たして消化、吸収がうまく行くかどうか。日本の酒飲みがあまり色々と多く食べたがらないのは、ただ酒の味が不味くなるためばかりではなく、濃厚なものを酒と一緒に食べ過ぎると調子が良くないことを知っている為ではなかろうかという様な疑問が出て来て、日本の酒飲みの経験から来た行き方が案外理に叶っているのではないかと思うのである。

　何も、アルコールと同時に蛋白質を摂る必要はない。酒を飲む時とは、別の時に相当量の蛋白質性食品を食べるのが合理的であろう。ただ問題になるのは酒を飲む時以外の栄養摂取に不足がある時である。よく酒好きで、副食物をあまり食べないで酒ばかり飲んで居る人を見うけるが、酒を飲まない時もやはり粗末なものしか食べていない。これが問題なのである。

　要は、酒を飲む時は、酒の味を損なわない程度の質と量の肴を食べている方が、日本酒の場合、胃や肝臓の負担が少なくてよいと思うが、1日の食餌全体としては栄養上の考慮を十分するという行き方が望ましい。

　また、美味い肴と言われるもの、例えば塩辛の中に、肝臓に必要な蛋

白質やビタミン類を含んで居る物が相当あるということは、これも経験の教えたところであろうか、面白いことである。

❸の酒を旨く飲むための肴であるが、洋酒には料理をうまく食うための酒という考えがあり、食前酒（アペリチーフ……食欲増進用酒）、食卓酒、食後酒と酒の種類と料理の関係がやかましい。日本酒には、そういう意味の酒の種類はなく、早い話が初めから終りまで一種の酒で済ますことになる。日本人には料理を旨く食う酒という考えが、あまりはっきりしないらしく、料理など何でもよい、酒さえ美味ければという考え方、肴のために酒があるのではないという考えが、酒飲みの一般通念にさえなっている。

近頃洋酒を飲むことが盛んになってきたが、洋酒を飲む場合も日本酒と同様な考えで扱う傾向がある。ウイスキーをストレートでぐいぐいのむ人を見うける。

しかし、ここらで酒飲みでない人間、食べることは好きだが、酒は少ししか飲めない人々のために、料理のための酒、料理に合った日本酒を考えてもよいのではないかと思う。

また、デリケートな味を云々する日本酒党でありながら、一級酒か二級酒か、甘口か辛口か位しか問題にせず、どの銘柄の酒がどんな感じであるかということまで考えない。また、その酒の味を生かすにはどんな肴がよいかを問題にしない程度の日本酒党が案外多いのに驚くのである。日本人の持つデリケートな感覚をこの方面でも活かして欲しいものである。

さて本筋に戻って、日本酒を辛口と甘口に大別してその肴を考えてみたい。

近年一体に酒が甘口になってきて、辛口といっても昔の様な辛口の酒はないということである。その昔の辛口の酒の肴として、甘味のもの、例えば甘煮の黒豆、甘味の赤みそ等を出したという話がある。これ程でなくても、辛口の酒に甘みのある肴が旨いと思うことはよくある。

しかし元来酒の肴は、塩味、辛味の効いたものの時に苦味、酸味のあ

るものが、酒を活かすものとしてよい肴とされている。特に近頃の酒のように甘口に傾いて行く時、尚更それが必要であると思うが、出される日本料理の中には、やや甘味が効き過ぎていないかと思われるものが増えてきた。また洋食風の味を加味した日本料理の中には、日本酒の肴であることを忘れて居ると思われるものもある。

　また、塩気も辛味もむやみに強いものは、酒を味わう妨げとなると思うが、近頃都会人向きの味つけは、だんだん濃厚になって行く傾きがある。これは生活が不健康で、舌も荒れてきてそれに味を合わさすせいではないかと思うが、本当に日本酒の味を味わうには、淡白なしかも滋味のある肴がよいのではないかと思う。快い塩気、辛味の塩辛類でも、塩辛は多量に食べるものでなく、酸味はそれこそ強過ぎると何にもならない。果物酢の程度が快く、苦さも鮎のうるか程度までがよい、ということになっているが、味は個々の人のものであるから、好きな酒があれば、その酒と己の口とに合う味の肴は自分で見つけなければならない。

　現代は料理には美味のみを求めている一方、栄養になる、ならぬとやかましく論じている時代であるが、酒は本来趣味のものであるから酒を味わうのに用いる肴に栄養を云々するのはそれこそ無粋というものであろう。栄養は不断の食生活の中に十分考慮すべきである。酒は酒として楽しむがよいと思う。

　注意しなければならないのは、酒を愛するのあまり、肴を極く少なくし、不断の生活に於ても栄養に事かく程度しか食べない人の居ることである。またその反対に、飲む、食べる、動かないという重役級の宴会人種が、脂肪性蛋白質食品過剰のために肥満して、高血圧症、心臓病、肝臓病に悩むのもことである。この人々にこそ、所謂日本式の酒の肴の考え方が必要であると考える。

### ②酒と肴・その(2)

　近頃、トリスバー・オーシャンバーなるスタンドバーが、雨後の筍の

様な勢いで増えて来た。結構客があるところをみると、洋酒党が多くなってきたことは間違いない。

　日本酒に於ては、酒さえ良ければ肴はなくてもよいという位、酒本位の考えが優勢で、肴、料理は酒の味を活かすためのものと考えられている。洋酒を飲む時でも、この考え方で、肴、料理に無頓着で、時には強い洋酒を生一本でぐいぐいあおるということにもなる。これで良いのか、少し考えてみる必要がある。元来、洋酒は料理との関係が非常にやかましいということを、洋酒を飲む以上、常識として知っておく必要がありはしないか。以下、簡単にそれについて考えてみたい。

　フランスでは、大切な客を料理屋に招く時には、前もってその店の自慢する酒を調べて、それに合わせて料理を注文するということであるが、日本ではよほどやかましい人でない限り、それほどまでにはしない様である。東洋的に考えて、飲食物全体の調和を考えるならば、当然、酒に合う肴、料理に合う酒ということをもっと細心に考えなければならない筈である。

　西欧では、普通のこととして、自分の好みのものを食べながら、それに合う酒を飲みまた飲みながら食べるという風に、食うために飲むと言える程、料理と酒は密接な関係を持っている。したがって日本流にいう酒（さか）なという考えはないと言ってよい。それで、食前酒、食卓酒、食後酒という区別が当然出て来る。

　食前酒（アペリチィフ）……これは次に来る料理が旨く食べられる様に、胃に適度の刺戟を与えるのが目的で、シェリー酒、アプサン、近頃ではカクテル類が用いられ、料理としては、オードヴル類である。

　オードヴルは、古代ローマの風習として、泥酔を避けるため、予めオリーブ油を摂ったのが始まりで、これは胃の粘膜に油の薄い層を作り、アルコールが急激に吸収されて、酔いが一時に発揮しない様にするためである。この食習慣に中国料理の前菜のやり方を採り入れて発達したのが今日のオードヴルである。だから正統なオードヴルには、いろいろの

珍味を、オリーブ油、またはバターで調理したものということになる。オードブルは日本でいう突き出しであるから、後の料理に対する食欲を損なわない様に、小量、小型でなければならぬ。

　上物にはキャビア(ちょうざめの卵)、日本でなら唐墨(ぼらの卵)、イクラ(鮭鱒の卵)がある。また鮭、鰊の燻製、鰯やまぐろの油漬、胡瓜、トマト等のサラダ、ハム、ベーコン、海老、かに、チーズ。これらをそのまま、またはオリーブ油、マヨネーズ等で和えて用いる。

　またこれ等を材料にしてカナッペを作ってもよい。生の牡蠣も前菜によい。手軽にするなら、バターピーナツ、馬鈴薯の薄切りを油で揚げたものでもよいわけで、工夫すればいくらでも出来る。

　食卓酒には、強い蒸溜酒(ブランデー、ウイスキー、ジン、ラム、ウォッカ等、醸造酒を蒸溜して作った総体に辛い酒)は用いない。

　ビール、ぶどう酒、シャンパンが用いられ、フランス料理の味を引き立てるのは、ぶどう酒である。

　さて、それらの酒と料理との組み合わせであるが、これは主人役の腕のみせどころで、相当年期を入れないと出来ないそうで我々には縁の遠い話であるが、簡単に言えば、魚料理には白、肉料理には赤ぶどう酒二種以上のぶどう酒を出す時は、淡白なものを先に、濃厚な味のものを後に出す。同種のものなら上等なものを後にするというのが定石であるとのことである。もう少し詳しいところを、その道の人の話から拾ってみると、

　❶オードヴル、魚料理、貝料理には、白ぶどう酒で甘味のないもの。

　❷鶏肉、白身の肉類、犢、雉、その他それに類する鳥獣肉類には、赤ぶどう酒でアルコール分少なく口当たりの軟らかいもの。

　❸赤い肉類、牛肉、鹿、猪、羊、その他野鳥類等には、濃厚な味の赤ぶどう酒。

　❹デザート、コースに入り、甘い料理、果物等に添えては、甘口で強い白ぶどう酒。シャンパンに添えては、甘口で強い白ぶどう酒。シャンパンなら初めから終りまでそれで通すこと。

食後酒（デイジェスティフ）……これは消化用の酒というのであるが、胸がすくだけで、本当に消化用になるかどうかは保証の限りではない。ブランデー、ウイスキー、リキュール、ポートワイン等が用いられる。

この場合は、お腹は十分出来ているのであるから、食べ物は要らない筈であるが、口ざみしいなら次の様なものがよい。クラッカーチーズ、胡桃、落花生等。かきもち、せんべいでもよいわけである。

食習慣というものは、長い間の経験の集積で、学ぶべき長所を持っているものであるから、洋酒を飲む場合でも、酒だけを取り上げないでそれとともに発達してきた食習慣、料理、エチケットをも心にとめて、更に自己の経験を加え、日本人の体質、日本の気候にあった用い方を工夫すべきであると思う。

さて最後に、ビールであるが、これはもう西洋伝来のものと思えない程、日本人の生活に溶けこんでおり、他の洋酒類と趣きを異にして、飲み物として親しまれていて、洋食、日本食に限らず自由に用いられている状態である。それでは、ビールと食べ物の関係は如何かというに、ビールの伝統の古い国ではさすが穿った考え方がある。次にそれを少々紹介してみよう。

ビールは飲み物としては排他的で他の酒類とは合わないが、食べ物に対しては割と寛大である。ぶどう酒や日本酒が料理を選ぶ様には、ビールは料理を選ばない。昔から英蘭のコックたちのひどい料理を食わされて来た英蘭の人々が、コック達を叩き殺さないで我慢してこられたのは、ただ一つ、ビールというものがあったればこそだという話がある位である。まずい料理もビールの緩和作用で何とか食べられるというのである。この様に何の味とでも合うというものの、よりよく合う料理があることもまた事実で、外国のビール通の話を聞いてみよう。

「ビールは念入りに複合させた料理で飲むべきではない。寧ろ大量な、元素的料理、単純料理で飲むべきである」、「良いパンと良いチーズと良いビールがあれば、どんなに苦心を払ったメニューでも及ばない位完

な食事が出来る」、「もし誰かが、メニューの上に、ローストビーフの載っているのを見付けながら、ビール以外の酒を注文したような場合はその人の味覚は鈍感だということを自分で表明している」。羊や野鳥獣肉のローストともよく合うが、チキンは弱過ぎて物足りないし、卵料理、特にオムレツとは合わないと言っている。

　ビールについてだけ言えるのではないが、ビール飲みが、次の様に言っている言葉は面白い。「自分の酒を選択するに当たっては、身体のために良いなどという広告文句等に影響されてはいけない。偽善者である必要はない。ビールが旨いから飲むので、決してビールのカロリーや、身体に良いか悪いかという理由からではない」と。

　ビールは大量飲むべき飲料であるから、汁気の多い料理は不適当であり、また、甘味のあるものも合わない。今、手近にあるものから、ビールのつまみを二、三拾ってみると、塩味のビスケット、塩味のパン、ウインナ・ソーセージ、バターピーナツ、フライビーンズ、塩せんべい、揚かきもち、芝えび、小鳥のやきとり、臓物の所謂やきとり（塩味）等々。中でもビールを端的に連想さすものは、空豆、枝豆。

　白い器にくっきりと青い豆。豊かなビールの泡。初夏。生きていることの喜び。その喜び、その旨さもほどほどのうちがよい。過ぎると味も身も損なわれる。しかしほどほどはむずかしい。そのほどほどを願ってこの一篇を結ぶとしよう。

## 14 いかもの

　いかものはいかさまものの略である。いかさまは、如何様で、いかにもそうだ、と相手に錯覚をおこさせておいて一杯くわせるという意味である。いかものは、いかにもその物であるように似せた物、まがい物と

いうことになる。したがって「いかもの喰い」というのは、正常な食物に対して、人々が敬遠して食わない、蛇だとか蛙だとか、とんぼ、せみ、げんごろうの様な昆虫類だとか、猿の脳味噌、狸の睾丸だとか、普通の神経の持主では、ぞっとする様なものを食うことをさす。また、この言葉は、食べ物に限らず、男女関係とか、蒐集趣味等で、下手物趣味をさす場合にも用いられる。

さてそれでは、食べ物のいかものとは何かということになると、その範疇を決めることは案外むずかしい。本物、いかさまものと言っても、時により所により、時代により国により風俗、習慣が異なるにつれて、同じ物が、本物ともなり、いかものともなる。例えば、なまこやたこは、欧米ではいかものに入るが、日本では上物の部である。しかし、日本でも、あのなまこの薄気味悪い恰好をみては、食わず嫌いの人がかなり居る。あれを初めて食べた人間は、かなり勇気があったに違いない。

今では食通の賞味の的の一つであるわたりがに(渡り蟹)は、明治の初年頃まではいかもの扱いで、品川、大森等の海沿いの宿場の掛茶屋あたりで、茹でて並べてあったもので、街中ではみられなかったそうである。

外国人には、日本のぬか味噌漬けや沢庵は、あの香いのため食べられないそうで、食べるとしたらいかもの喰いの部類に入るのだろう。同様に、イタリアあたりのある種のチーズは日本人には臭くて食べられないそうで、そのチーズが食べられる様になれば、外国生活も一人前になったと言えるとのこと。慣れればその臭さが食欲をそそるよい匂いとなるから不思議である。臭いことでは、琵琶湖畔の鮒の腐れずしがあるが、これは我々でも初めて食べるには相当の勇気がいる。あの香いが我慢出来ない人にとっては、鮒の腐れずしはいかものの部類である。

この様に考えてくると、本物といかものは、食物に関する限り、人により、また、時、所、人種等により相対的関係にあると言える。

所謂いかもの喰いについて考えてみると、いかもの強いと薬喰いとは関係が深い。見場がよくて味もよければ毒でない限り食べる気になる。

いかものは食べては食べられるが、外観、臭気等が普通には食べる気持を起こさせないものであることが多いので、それを食べるには我慢なり勇気なりが必要となる。ところが、食物としてではなく、薬として用いることになれば、気持悪いとか、まずいとかいうことは度外視される。例えば、なめくじ、あれを生で呑み込むと喘息が治ると、田舎では現にまだ行われている。また声が良くなるとも言われているので、呑む気になる人もあるらしい。赤蛙は疳の薬だといって、昔は子供によく食べさせた。また、蛇、特に蝮は、肉も血も内臓も、また全体を蒸し焼き、黒焼きにしたりして、精力剤として珍重されている。うなぎも万葉の昔では夏瘦せの薬として食べられたものであろうか。

　この様に薬としての必要から食べ始めたもので、味が旨いので珍味として賞味される様になったものが、いかものの中に相当あるにちがいない。蝮、スッポンはその類であろう。しかし、神経の弱いものにはこれ等を食べることはやはり勇気がいる。蛇料理は今でも薬喰いの気持が大半ではなかろうか。

　蛇でもミミズでも鼠でもバッタでも手あたり次第食ういかもの喰いがままあるが、これは神経が異常か、異常な環境のせいかで、これを所謂いかもの喰いとは言えないと思う。普通の神経の持ち主が、気味悪さや不快さをおして、そう感じさすものを食べるところにいかもの喰いの本領があると思う。それがたとえ虚勢であろうとも、こうした人がなければ、珍味は見出せない。始めはいかもの扱いでも、食べてその旨さがわかり、珍味として食通に賞味される様になったものは多くあるに違いない。スッポンはその優るるものだと思う。江戸初期にはスッポンもいかもの扱いであった由。こうなるといかもの喰いは、食味の開拓者ということになる。

　さて実は、本文の目的は所謂いかものを説くためではない。いかもの、いかさまものを字義通り、まがいものととるならば、今の世の食べ物が、その味に於て、内容に於て、如何にいかものであるかと言いたいのであ

る。看板は生そばであるが、手打ちの生そばを食べさせてくれる店は、東京で数える程しかない。そばに限らず他の食べ物でも、何処でも手軽に便利に食べられる様になったが、本物の味が失われていることが多い。酒飲みは酒についてそれを嘆く。味噌、醤油また然り。旅の楽しみの一つは変った食べ物にあるのだが、どこへ行っても同じ様なものを食べさせられる。文明とは味気なきものよと言いたくなる。

　次に言いたいのは、お上品な人がいかものとして敬遠する馬肉（さくら肉）、時には本当のいかものである犬や猫の肉が、プレスハムや、ソーセージに混入することがあることである。いかものと知らずにいかものを食っている状態、これは悲劇か喜劇か。

　しかし、これは食べて害がないとしたら、偽物のレッテルを貼られるだけであるからまだよいが、人体に有害な、漂白剤、着色料、殺菌剤を、ただ売らんがために実害を与える程度に入れた加工物が出現する場合は、見過ごせる問題ではない。加工品に限らず食料を求める時は、それを鑑別する知識がないと、今の様な世の中では、自分の身を守り切れないことがある。これは安全地帯に居ても自動車に轢かれるのと似ている。いや、これに類することは数多くある。

　見ぬもの清しで、人の手にかかるもので、見ていたら食べる気になれない物は多い。こうなると、どんなものを食べてもやられない身体を作ることと、何を食べさせられても、食えるものなら食うという強靭な神経を持つようにすることが、先ず第一に必要だということになりそうである。

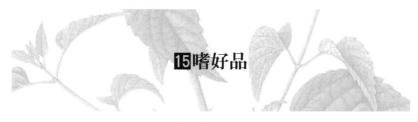

## 15 嗜好品

　嗜好品とは、人間の生存に絶対的に必要な飲食物以外のもので、いわば食生活のアクセサリー的存在の趣味的飲食物を指すとでも言おうか。

酒、茶、コーヒー、菓子類、煙草等がこれに属するものであるが、このうち煙草はふかすので飲食物とは言えないが、口、舌等で味わう点からいったら嗜好品の優なるものである。

　必須飲食物と嗜好品の区別は、時代により、国により、人種により、人各々により、その境界が違っているが、近頃は食生活全体が趣味的になり過ぎる傾向があり、嗜好品の占める位置と広さが、不当に大きい様に思うことさえあるので、正しい食生活のために嗜好品の位置づけをしておく必要がある様に思うのである。文化が進むにつれて、また生活に余裕が出来るにつれて、嗜好品が過重視されるのは自然の成り行きであるが、正常な食生活を混乱に導く様な傾向が生じやすいので、注意しなければならない問題となってくるのである。

　飲食物の問題は、衣、住の問題より、直接に我々の健康に影響することが大きいので、この世界で趣味的要素が近頃の様に過剰になってくるのをみると、ここらで少し考え方をはっきりしておく必要であると思う。

　近代の建築を考えてみると、機能的であるということが第一の条件であり、美しさはその機能に附随して発揮される機能美を第一とし、無駄な装飾のための装飾を排除する傾向にある。ところが飲食の世界に於ては、味の面に於ても、料理の面に於ても、装飾的、加工が多過ぎることに反省を加える様子がなく、そうすることが、より文化的だと思われている様にみえるのは、どういうことであろうか。飲食物に於ては、本能的に感情的な面が強く出て、建築に於ける様に理性的に考えることが阻まれている様にみえる。戦時の惨めな食生活の反動か、世情不安の反映の享楽気分のためか、近頃の都市食生活の無統制ぶりは、健康を無視しているかの感がある。その先棒をかついでいるのが、酒、煙草、菓子等の嗜好品であると言えよう。

　なるほど、一方栄養、食物衛生等の面は近頃ほどむずしく言われる時はないかも知れないが、次から次へと発見される成分を追いかけて益々種々雑多な食物を摂らなければ、栄養が摂れないという風な考えが強い

らしく、何が足らん、何が足らんと、足らんことを強調し過ぎる様である。

　病気の時、何か栄養が不足しているのではないのですかという質問を出す人はあっても、何か食べ過ぎたのではないのですかという質問を出す人はまずない。この様な状態をみていると、ビフテキと天ぷらと刺身を一緒に出して御馳走と考える感覚を笑えない。食物に対する思想の貧困を、理性的である栄養問題処理に於ても、時として感じさせられるのである。

　ラジオ、テレビ、新聞雑誌に表われる料理、それに影響される家庭料理、街の料理、大半が感情過多、趣味性過剰で、何かすっきりしない様な気がしてならない。

　さて、本論の嗜好品の問題であるが、嗜好品の持っている性格と、先述の感情過多的傾向とが相まって、健康上ゆるがせに出来ない事態が生ずることが問題点である。

　酒、茶、コーヒー、甘みの菓子、煙草等の嗜好品は、病気の治療、特に慢性病の治療の際には、必ずといってよい位問題になる。それは、嗜好品が度を越せば多かれ少かれ健康上害になるということと、その性質上、節度が守られにくいということのためである。日常の飲食物はある程度の満腹感が来ると、そうむやみに詰め込めるものではないが、これが嗜好品であると後をひいて、いくらでも飲んだり食ったり出来る。水なら渇がとまれば、一定度以上はなかなか飲みにくいものであるのに、ビールなら水の量として考えてもみても相当な量を飲む。酒なども、旨さを自覚出来る程度を通りこしていくらでも飲めることに問題がある。煙草のみは口中が荒れて、ぴりぴりする様になっても習慣的に次の煙草に火をつける。すべて一種の魔力を持っている。また、そこが魅力なのであろう。酒でも、煙草でも、やめるには、この魔力と戦うのであるからむずかしい。やめるならぴったりやめることである。節酒、節煙ほどむずかしいものはない。戦時中は必須飲食物さえ不自由であったので、嗜好品が不自由であったことは当然で、そのために自然の節酒、節煙が

行われたが、当今の様に街中に物が氾濫して来ると、嗜好品の過剰をくいとめるものは、意志の力だけの感がある。

嗜好品の各々の功罪については、諸説紛々としてなかなか賑かであるが、適度に用いれば人間生活のうるおいとなることは間違いないし、また過ぎれば有害であることには、誰も異論はない筈である。

そこで如何にしたら、それが過度にならない様にすることが出来るか、または多少度を過ごしても、その実害を少なくすることが出来るかを考えるのが、「食方」の目的となるのである。

酒、煙草、コーヒー等の各々については、後で夫々考えることにして、先ず一般的に言ってどう考えたらよいかに就いて、二、三述べてみたい。

❶個人的対策としては、①その有害な度合をよく知らせること、②正しい用い方、有効な用い方の知識を徹底させること、③実害を少なくする方法、例えば身体の抵抗力、解毒力の増進、物理的、化学的方法による解毒法の研究。これが徹底すれば、いくら酒や煙草をのんでも差し支えないという有難い結果になる筈。④意志力の強化。これは個人的対策の第一に置くべきものの様であるが、これが最も当てにならないということは、人類の長い歴史が示している。

❷家庭的対策ともいうべきもの、家庭に於ける習慣が問題になるが、社会的習慣と関連している場合が多い。しかも我国の様に家族単位の国では、家庭内の食習慣は嗜好品の傾向に重要な影響を及ぼしている様である。

❸社会的対策、①社会の伝統、慣習に根ざすもので、これを是正する必要のある場合、例えば酔っぱらいに寛大である伝統。②正しい知識が普及していないため誤りを犯している場合。例えば砂糖濫用の害を知らないこと。③世相、風潮が享楽的、頽廃的なために起こる嗜好品濫用。これは単なる道徳教育位では喰いとめられない。禍根は深い所にある。

これらは嗜好品だけの問題ではない。

## 16 食方的喫煙考

　匂い、味をそのままにしておいて煙草から目にみえるあの煙をとってしまったら、煙草の魔力は半減するだろう。題名も筋も忘れてしまったが昔みた外国映画のファーストシーン。カメラが緩かに動いて部屋の中央の安楽椅子の背をとらえる。人の姿はみえないが、煙草の煙がゆっくり立ち昇っている。煙草の微妙な動き、何かしら言いしれない雰囲気が漂っている。私はこの場面を忘れられない。火と煙に対する郷愁が人類につきまとう限り煙草の魅力は減らないだろう。

　食物も含めて人間の嗜好品に対する愛着は、案外人間精神の奥深い所に関係があり、一片の禁止の言葉でやめさせられるものではない。耳や鼻を削がれても、煙草は近々300年間に新大陸の一部から全世界に拡がったのである。酒にしろ煙草にしろそれをのむ者は色々理屈をつけるが、衛生的には身体に害があることは間違いない。その効用の大半は人間生活の面での精神的な種類のものであり、人間生活が単に健康な身体だけを目的とするものでない以上、禁酒禁煙を一本調子に推し進めても実際の効果はないだろう。漢方がその証を捉えて、あらゆる人間のあらゆる場合に適応する手段がある様に、煙草をのむことについても色々な人間の色々な段階について人間的に考える愛情を持ってもよい筈である。だからここでは煙草の害を述べたり禁煙論を強調したりするつもりはない。禁煙にゆけない者に、また考えずに煙草を常用している人々に、同じのむならこの様なことを知っていたらと思う。幾分でも害を少なくまたそれが案外味を良くする吸い方でもあるが、それについて思いつくままに書いてみたいと思うのである。

　紙巻を吸う人に肺臓癌が多いと米英で騒いでいるが、煙草のニコチン

より紙のタールの方が原因らしいという説が出たりして賑かなことである。だからといって今吸っている紙巻をなるかならないかわからない肺臓癌のためにパイプ煙草に変えようとする人はまあ殆んど無い。またパイプ煙草や葉巻のような強いものを吸っている人には舌癌や喉頭癌が発生しやすいという説もあり、動脈硬化や煙草狭心症を起こしやすいと言われたりしてはパイプ煙草でもやはり駄目なことになる。

　新生は味が軽いからニコチンが少ない、したがって害が少ないだろうと言いふらして、重役階級や知ったかぶりのインテリが新生を推奨していたが、専売公社の発表では光と同量のニコチンを含んでいてピースの方が1ミリグラム少ないことになっている。自分で検査したのでないから、これもピースの売れ行きを良くするための策略かと疑いたくもなる。サラリーマンの新生礼讃は結局安いからであろう。ともあれ、2本から3本の紙巻煙草のニコチンを完全に抽出すれば人間の致死量（約50ミリグラム）になるというのだから、禁煙しない限り1ミリグラムや2ミリグラムの違いは問題にならない。煙草の一般的な吸い方を心得ている方が遙かに重要であろう。さてそれではその方法を列挙してみよう。

　❶出来るだけニコチン含有量の少ない煙草を選ぶこと、これも好みと経済が先行するので実際はむずかしい。また味とニコチン含量とは必ずしも平行していないから注意がいる。

　❷出来るだけ量を少なくすること、これも本数だけでは言えないことで、1本を半分までしか吸わない人が20本吸うのと、1本を半分ずつにして根元まで吸うのとでは、後者の方がニコチンがよけい入ることになる。本数と吸い方は相関的に問題になるのである。それでは何本位までよいかと問われた時、私は10本前後、最大限20本までと経験的にわり出した答えをすることにしている。

　❸湿った煙草をのまないこと。紙巻は大体11%の湿度をもって作られるそうだが、それより乾き過ぎても湿り過ぎても味が落ちるし、湿るとニコチンの口へ移行する量が多くなる。だからよく売れる店、保存を良

くしてある店で買うがよい。また吸いさしに再び火をつけて吸わぬことである。

田舎の老人が刻みを桐の煙草入れに入れ、木の葉やみかんの皮を入れて湿度を調節しているのはうまい方法である。応接間に具えつけのしまりの悪いシガレットケースから古い煙草をすすめられる程味気ないものはない。

❹パイプ、ホールダー、きせるを用いた方がよい。近頃薬品を用いてニコチンをとる様にしたホールダーがあるが、面倒がらなければあれもよい。しかし紙巻は何といっても使わないのがうまいのだから困る。

❺量を少なくするために今一つ大切なことは、煙草を吸う間を空けることと、煙草をゆっくり吸うことである。そのためには幾つかのことが考えられるが、第一に1本1本、一服一服の間をおくことである。刻みがその点では一番良いのであるが現代向きでない。パイプを用いる場合も掃除したり、詰めたりするのに時間がかかるのが値打ちである。それに長く持たせる競争が行われたりして尚よい。釣り師は竿の手入れをしながら釣りの醍醐味を味わうというが、パイプの手入れにはこの趣がある。

第二に決まった場所、決まった時間に吸う様にすることも間をおくことになる。仕事中には吸わないとか、設備のない所では吸わないとかするのである。禁煙と貼り紙してある下で、ぷかぷか吸う人種を私は文化人と認めない。煙草は愛嬌草といわれ社交の道具であるが、同時に煙草をのまない人がいる所、のんではいけない場所でのむやみな喫煙は人に不快を与えることを忘れてはならない。

第三に本当に吸いたくなるまで吸わないこと、これが最もうまく煙草を吸わないことでもあるし、また間も空くわけである。また何日かの禁煙日を作ることもよいし、また何回失敗してもよい禁煙の志を立てて、何日か禁煙できたとしたら、それはそれで役に立ったわけである。出来ないと諦めないで何回でも志を立てるがよい。

第四に煙草を口にくわえっぱなしにしないで時々口から離すことであ

る。ニコチンが唾液に溶ける率が多くなっていけない。

❻次に喫煙場所だがなるべく外気中で吸うのがよい。密閉した室内は最もいけない。煙草の煙は口からばかりでなく皮膚からも吸収され、煙草嫌いな人が煙のこもっている部屋に長くいると小便が煙草臭くなるという。それに戸外、特に山や海では、いかにも、煙草を味わう様にしてゆっくり吸う気になるのに室内でこもっている時には、ただせかせかと刺激を求めて立て続けに吸う傾向になるので面白くない。寝室で吸う習慣もよくない。

❼喫煙の時機であるが、空腹時、激しい運動のあと等にはのまないのがよい。食前より食後の方が害が少なく、またうまくもある。またある程度動いている時に吸う方が、座りっきりの時よりよいと言える。寝る直前に吸って口を漱がないで寝るのは面白くない。

❽次に煙草ののみ方そのものに就いてであるが、煙を深く吸い込まぬこと、吸うというよりふかすというのみ方をする方がよい。また口中に煙を長く含んでいないことも大切である。

一寸気がつかないことであるが、煙を吸った時は十分呼き出すこと、普通の呼吸では肺には残気があるのであるから、喫煙した時は、吸った以上に呼き出す様にすれば中に煙が残らないわけである。

次に煙草は少なくとも4分の1で捨てること、3分の1なら尚よい。特に前述の様に吸いさしをまた吸うのはまずいし害も多くなる。

❾最後に飲食物との関係であるが、酒を飲みながら喫煙するのはよくない。宴会等ではこれをこもった部屋でやるから尚いけない。

我が国では古来煙草毒解消に味噌汁を賞用しているが、岡田氏によれば向井震軒の書に「煙草を多服して眩暈、頭痛、悪心するものは味噌汁を飲んで即癒ゆ、急に汁なき時は焼き味噌を食うも又よし、煙管に脂の塞がるものは味噌汁をもってとおせばよく通ず云々」とあるというが本当に効くかどうかは疑わしい。証により漢方を用いればよいことだし、脂は酒精でよくとれる。

以上で一応食方的喫煙考を終わる。煙草の害、煙草と病気、禁煙については また書く積りである。……私は時雨ふる頃がすきだが、34年前一首を以て結びとする。

　また時雨　足早に家並みをすぎる　煙草もつ手わずかにふるえ齢四十（よわい）
（二九、十、二十）

## 17 嗜好品としてのたばこ

　たばこ有害説は、昔も今に劣らずなかなか盛んであった。貝原益軒は、『本草洞詮』の説を引用し、そのあとで次の様に言っている。「今俗に飲食の中にも、殊に酒、茶、煙草の三飲は、貴となく賤となく、智あるも愚なるも、わきて是を賞す、されば酒は毒有りと雖えども少なく飲む時は人に益あること医書に見えたり、殊に聖人もこれをすて給わず、茶は渇を潤し煩膩を去の能あり、ただ煙草のみ益なく害多き事これに過ぎたるものなし、俗輩奴婢のこれをすうは責るにたらず、士君子たる人の蕃国の俗をしたひ、身に害あるものを好み賞する事は甚ひが事なる可、元和元年六月廿八日将軍家より天下に令を下して、煙草を吸事を禁じ給ひしは、理ある御掟なりしが、今その禁のゆるみけるこそなげかはしけれ」と。また『養生訓』の中では、ややおだやかだが「煙草は性毒あり、煙をふくみて眩ひ倒るる事あり、習へば大なる害なく、少は益ありといへ共、損多し、病をなす事あり、又火災のうれひあり、習へばくせになり、むさぼりて後には止めがたし、事多くなり、いたつがはしく家僕を労す、初よりふくまざるにしかず、貧民は費多し」と言っている。
たばこをのまない人間の言葉である。
　おくれて明治の初めに、松本良順は『養生法』の中で、洋方の知識をも加味して、次の様に言っている。「煙草は其の質を委しく論ずれば、害

のみにして良とすべき所なし、されど今世界中追々盛に成て貴賤に限らず好嗜し馴たるもの其害なきがごとくなれど、馴ざるものは眼前に瞑眩し咳嗽を発し口舌を焦しまた胃の気を弱くする事著し、煙草に種々有嗅ぎたばことて粉末にして嗅ぐもの有咥み煙草とて口に入て直ちに其葉を喫ふものあり、また煙管もて只其煙を吸ふもの有、則我国の刻煙草西洋人の巻煙草など此類也、西洋人の煙草をふくをみるに皆只煙りを口に入て是を吹出すのみ我国人の習はしは気息に深く引てはらの中に入これを吐くに鼻より出す、されば西洋人にくらふれば其害尤多しといへども、年来のならはしにて幸に其毒にあたる事なし、煙草は一二吹してつれづれをなぐさめ、つらきを忘るるなと其煙の口に入て一種の佳味を覚え精神を鼓舞せしむるが為也吸ひ入るとすひ入さるにはよらず、されと弱き葉は吸ひ込されば功なきが如くなれば強き葉を口中のみにて吹去る事とすべし今俄に禁すれば又これが為に害あり年若き人はつとめて呑ならはざるうちに禁ずべし」と。この中で面白いのは、煙草の葉の強弱さを言っていることと、日本人と西洋人の吸い方の違いを論じ、強い葉を口だけで吸えと言っていることである。

　尚、医者に限らず、文人墨客の中にも猛烈な煙草反対論を出しているものがいるが、反対論者は煙草を吸わない人たちばかりだと言ってよい。それで、禁止論が観念的で、どうしたら煙草がやめられるか、またどうしたら煙草の害を少なくすることができるかを切実に論じた説はない様である。

　要するに、欧米でも我が国でも同様であるが、煙草禁止、弾圧の歴史が、即ち煙草流行の歴史であると言われる程、煙草の禁止はむずかしく、その流行をくいとめることは不可能と言ってよい。

　さて近頃の煙草有害説はと言えば、癌発生に関連したものがその主流をなしているが、煙草の実害の頻度から言えば、酒は問題にするに足りない。癌は治らない、特に肺癌は恐ろしいという恐怖心がなかったら、煙草と酒の関係を今日程やかましく論じないであろう。

それでは大体煙草の罪にしてよいと思われる害毒、病気にはどんなものがあるだろうか。まず消化管では、慢性咽頭炎・口腔粘膜の白色角化症、これらのために起こる味覚減退、また、アトニー性消化不良、腸管の機能低下等がある。

　循環器に対する煙草中毒として考えられるものは、心悸亢進、血管痙攣、動脈圧上昇、特に注意しなければならないのは、心筋硬塞、狭心症、動脈硬化等がある。末梢循環に対しては、特殊な作用をすることも知られている。

　強い煙草を吸うと手足のしびれるのを感じる。兎に角循環器に対する煙草の害は、直接的なので最も恐れてよい種類のものである。

　呼吸器の面では、慢性の刺戟により、粘膜が荒らされ、咳嗽の頻発となり、慢性気管支カタルを起こす。老人では、肺気腫を起こすこともあり得る。煙草の煙に殺菌作用があると思っている人があるが、誤りである。

　肺の慢性疾患、特に肺結核には煙草が禁物であることは当然である。

　神経系の面では、たばこによる脳の循環障害の結果として起こる障害と、ある種の神経細胞に直接作用して障害を起こす場合とある。

　重喫煙者にみられる、注意力、記憶力の減退、また意志力の低下は、たばこ中毒の結果とみてよい。たばこをのまなければ頭がはっきりしない、仕事が手につかないという場合がそれである。

　尚、子供や若年者では、その生長が妨げられるから、禁止するのは当然である。

　たばこと肺癌の関係は色々論じられているが、まだ決定的な結果は出ていない。しかし重喫煙者に肺癌が数倍多いということと、紙巻煙草が悪い、紙がその一役をかっているということは事実らしい。また紙は唇をあらして、唇の癌を作りやすくするという。紙巻をやめて、パイプや葉巻にすると舌癌を作るという。兎に角煙草のみは、癌の恐怖から逃れられない。癌が恐しいのなら煙草をやめるより仕方がないが、物は考え様で、現今の交通事故による危険率より少いのではないかと考える。そ

れなら今の世に生活している以上仕方のないことだとも言える。

　さて、以上長々と煙草の害を述べたが、これくらいで煙草がやめられるものでないことはわかりきった話である。たばこの魅力はそれ程強い。次にその魅力のよって来るところを考えてみると、第一に火を使うことにあるらしい。

　直接火を使うことが、他の食物や嗜好品と違っている。人類は火を使うことにより繁栄を来したので、火に対する愛着は強い。マッチの炎の色、煙草の火の色をみているだけでも気持が良い。

　第二に、火に関連して、煙の魅力が大きい。煙草は火以上に神秘的である。煙が出なかったら煙草の魅力は半減すると言ってよい。嚙み煙草、嗅ぎ煙草だけであったら、恐らく現今の様な煙草の流行は望めなかったであろう。ゆるやかに立ち上る紫煙、その千変万化の形は如何に我等の心を慰めてくれることか。

　第三に、煙草の煙による刺戟とわずかではあるがその麻痺性。それらによって生ずる複雑な味。これらは煙草の魅力からは除外できない。

　第四は、口唇に対する触感。パイプ、煙管、紙巻、葉巻と夫々異なるが、この本能的な触感も魅力の形成に相当大きな役割をしている。特にマドロスパイプを咥えるとそのことがよくわかる。口に何かを咥えていたいということは本能的なので、触感の持続ということも問題であるが、煙草はその点好条件を具えている。すぐ呑み込んでしまう様なでものは、いくら旨くても、それだけ愛着が出るまでにはならない。

　第五に、アクセサリー的要素である、アクセサリーは人間をより美しくみせたり、よりえらく見せたりする為に必要であるが、煙草は大人であることを誇示するためのアクセサリー、女が、男に負けまいとして対抗するためのアクセサリーと考えられる。また、アクセサリーそのものに対する愛着も煙草を離しがたいものにするという点も考えられる。それに真似をするという本能的なものが流行を形づくる。喫煙は真似しやすい、簡単に大人になった様な気分になれることが、若者に煙草を吸う

習慣をつける。

　第六に、経済的関係で、煙草はもうかる。もうけるために大いに宣伝奨励する。政府の専売になれば、煙草の売上と税金により国の財政が左右される。習慣にして、流行を作り上げなければ、煙草が売れない。これでは、いくら一方で煙草の害を言っても、その巨大な流行の力に抵抗しようがない。これは個人の嗜好の問題でなく、社会的環境が作り出す嗜好、ひいては習慣性ということになる。

　さて、以上の様な諸要素が重なり重なって、喫煙の習慣が助成されるのであるが、習慣にまでなったものをやめさせることは至難の業である。習慣は潜在意識と結びついて、やや本能に似た様な傾向を持っている。理屈でわかっていても習慣に反したことをすると、気分が悪くなる。煙草を無理にやめさせると、煙草中毒でなくとも、気分的に反抗的になる。

　この小文の目的は煙草をやめるというのではない。やめられる人はこんなものを読まなくてもやめられる筈である。やめられない人間らしい人々に、煙草の楽しみはそのままにしておいて、害を出来るだけ少なくする方法を考えて貰いたいからである。煙草の魅力について長々と書いたのは、その魅力はなるべく残しておいて、害を除くという面を考えるためである。次に私の結論を簡単に言えば、次の様になる。

　❶煙草の種類、もう老人しか用いないが長い煙管を使って刻み煙草を吸うこと。これは最も理想的だが、時代のテンポに合わない。

　紙巻を吸うなら、なるべく軽い、また、ニコチンの少ないものが良いということが常識だが、軽いから、ニコチンが少ないということにはならない。種類よりは吸う本数と吸い方による。ニコチンは化学的破壊作用によるより、物理的濾過法による方が取りやすいので、パイプやフィルターを用いる。近頃はニコチン除去の装置をしたパイプが色々出ている。相当売れている様である。

　紙巻を吸うより、パイプ煙草を吸う方が良いというのが、近頃の私の考えである。第一に量がずっと少なくてすむ。パイプ一杯に詰めても、

紙巻煙草1本にはならない。その一杯を普通に吸えば、紙巻3本吸った満足感があり、3本吸う以上の時間をもたせることができる。それに松本良順が古く言っている様に、煙草が強いので、肺まで吸い込むことができない。ふかすだけである。それにパイプは咥えているだけでもある程度満足ができるので、更に煙草の量が減ることになる。パイプの掃除に時間がかかる。釣師が釣竿の手入れをすると同じで、手入れの時間も喫煙の時間に準じて計算できる。大体以上の利点があるが、日本には旨いパイプ煙草がないのが最大の欠点である。

❷吸い方の注意。身体を動かしている時、即ち呼吸が激しい時、通気の悪い場所、閉じた部屋で煙が濃くなる場合、空き腹等に喫煙しない様に注意する。

アルコール飲料と一緒にむやみに喫煙するのもいけない。

煙草は雰囲気を楽しむのであるから、実際に吸うことより、煙草を吸う操作を楽しむように心掛ける。嗜好品は、良いものを適量というのが理想であるが、煙草もそうであってほしい。煙草は他の嗜好品と違い、煙が他人に迷惑をかけることがあるから、煙草のみは、その意味でエチケットを持たねばならぬ。エチケットを持てば、濫喫はしなくなる。昔から煙草は愛嬌草と言われるが、現在でも社交用としての効用は大きい。それで、喫煙家にもっとエチケットを守って欲しいと言いたい。我々の周囲にみる煙草のみは、あまりスマートでない。もっと美しいのみ方をして欲しい。

細かく言えば害の少ない吸い方の工夫は色々あるが、自分に最も適した方法を各自で研究して最もやりやすい方法を選ぶより仕方がない。その工夫の中に煙草のみの人生を生かす道がある。数多く吸うばかりが能ではない。

## 18 気管支喘息の食養

　気管支喘息は根治のむずかしい慢性病の一つである。内科書では、呼吸器病の部に分類されているが、勿論全身病の一つであり、アレルギー疾患として説明される部分もあるが、それで全部を説明し得ない。

　気管支喘息の治療に於て、薬方に決定的なものがないと同様に、食養上にも、これが絶対であるというものは、今のところないと言ってよい。まして、食養だけで、多種多様な気管支喘息を治癒させることが出来るとは考えられない。

　喘息患者のあらゆる面を正しく把握した上での適確な薬方の運用と、食養（狭義）と養生との緊密な適用により初めて、その全部とは行かないが、大半を根治せしめることが出来ると言い得るのではなかろうか。

　さてそれでは、なぜ食養をことさら取り上げるか。一つにはアレルギーという点から考えても、喘息の食餌関係は重要な意味があるのと、今一つは、薬だけでは根治まで持って行くのが非常にむずかしい。換言すれば、食養が相当重要な役割をすると考えられているからであろう。次に私の喘息治療にあたって経験したところを述べて御参考に供したいと思う。しかし、ここに述べる私の食方的考えは、あくまで漢方治療の一環としての食養で、いわゆる食養家が食養だけで喘息を治すという種類のものではない。

　まず、患者から、その食物関係を十分に聞き正す。喘息の発作が、果たして食物に関係があるか否かを知ることが、第一の要件であるからである。次に毎日の食餌摂取状態をなるべく詳しく記録させて、1,2ヵ月観察する。この記録には、発作の状態、大小便、汗、疲労、発熱、および晴雨、温度等の気候関係も同時に記録させておく。

この様な記録を観察して得た、食餌と喘息発作、及び喘息傾向の身体状況との関係の大体の傾向を述べることにする。

(1)

　喘息発作にアレルゲンとして働く食物は相当数あるが、西洋医学で言うほどそれが多いとは思えない。また、食物がきっかけで発作が起こったとしても、アレルギー関係で気管支喘息を説明しうる範囲は西洋医学のある派の学者が言うほど大きくはないと思う。

　というのは、その発作が、強い酒で起こったり、また、そば、なす、芥子菜の様な植物性食品で誘発されたり、えび、かに、鱒、鮭等の動物性蛋白質食品で起こったりする患者達でも、漢方治療が進むと、同じ様に治癒して行く。

　また、同じ患者で時にえびで発作が起こり、時にそばで発作が起り、その同じ、えび、そばでも発作に濃淡がある。即ち、身体の状況により、ある食物のアレルゲンとしての意味が不安定であると考えられる。もう一歩進めれば、漢方治療により、身体状況、俗にいう体質が改善されれば、アレルゲンとして特定の食物を考える必要がなくなる場合が多いということである。大騒ぎして、アレルゲンになる食物を探し、脱感作をする必要がないわけである。私の経験では、特定の食物に関連して起こる喘息は、極端な言い方をすれば、食養を考慮しなくてよいほど簡単に、漢方で治せると言ってよい。

(2)

　次に特定な食物ではなく、食餌全体の傾向としての、酸性食か、アルカリ性食かという問題、これは治しにくい喘息の治療に相当重要な関係があると考えられる。

　薬方を色々工夫しても発作を防ぎ得ない場合、食餌全体を改善し、徐々に体質を改善して発作を減らし、遂に治癒せしめうるということが言える。勿論薬方も発作を一時的にとめることに重点を置かず、身体の状況を改善するという方に重点を置く。初めは迂遠にみえて果たして効

果があるかどうか疑わしい気持ちになるが、結局は、この方法でなければうまく治癒しない例がある。医者も患者も根気がいるが、この場合初めて食養の重要なことに気がつくのである。

「気管支喘息の発作と体液環境」という研究の中に、喘息発作発現時には、体液はアルカローゼ傾向にある。しかし、酸塩基平衡障害が、喘息発作の直接原因であると考える単一な考えには組し得ない。食餌性アチドーゼを起こした場合、やはり喘息発作が起こっている。

酸療法やケトン食餌療法も、その意味で一方的な考えであり、一種の思いつきで実際には効果がないと言っている。

要するに、体液の酸性、アルカリ性の問題は、喘息発作の反応準備性とある関係があるが、直接の原因であるとは言い切れないということなのである。

私は自身、体液の検査をしたのでもなく、組織的な研究をしたのでもないので、前述の研究については何も言えないが、ただ、患者の食餌状況を観察したところでは、次の様なことが言えるのではないかと思う。

（イ）喘息患者には酸性食過多のものが非常に多い。

（ロ）治療中、食養を守り、アルカリ性食を指示した様に摂ったものは治療成績が良い。

（ハ）その反対に食養を守らないものは治療成績が悪い。

理論はともあれ、私はこの観察の結果に基づいて、アルカリ性食を十分摂らす様に指導している。

(3)

発作が食物と無関係で、食養も相当注意して居り、喘息以外に著患のない気管支喘息は、なかなか治療がむずかしい様に思う。さて以上の結果から今のところ私が行っている喘息の「食方」は次の様なものである。

まず患者の食餌を検討し、その不備を指摘し、私の考えている食物の配分比例に従わせる。野菜食を肉食の３倍、その野菜食の半分以上を生か、生に近い状態で摂らせる。また蛋白質性食品の種類と量を指示する。

これを、患者の身体状況、嗜好、その他を参照して、その都度、適した方法を見つけて指導してゆく。喘息の発作と食餌関係、身体状況、特に胃腸関係とには十分注意をはらい、私の思う正しい食餌を目標にして漸進的に改良してゆく。これが基本方針である。
　次に発作発現状態の患者に対しては発作がなるべく起らぬようまた、なるべく軽くすむ様にするため次の様な注意を与えている。
　❶特定な食物、即ちアレルゲンになると思われる食物は、一般的に食べない様に注意をする。一例を挙げると、なす、筍、アスパラガス、そば、芥子菜、そら豆。動物性のものでは、えび、かに、青肌の魚（鯖、鮪、鰹、さんま、鰊、ぶり等）、赤身の魚（鮭、鱒）。豚肉、貝類、卵、牛乳に注意すること。尚、食物以外でアレルゲンとなる木犀、百合の匂、乾草、猫の毛、等にも注意する様に教える。
　❷香辛料、例えば唐辛子、芥子、カレー粉、こしょう、わさび等は発作時には良くないが、ねぎ、大根おろし、生姜は適量用いれば害はない。
　❸食餌摂取の一般的な注意として、第一に腹一杯食べないことである。特に夕食を過食して夜になって発作を起こすことが多い（夕食を軽くする様にしただけで、発作を防げることがある）。とにかく1回量を減らして胃部に圧迫を加えない様に工夫する必要がある。
　尚、喘息発現時は、食餌は淡白な消化の良いものを選ぶことである。濃厚なもの、即ちあぶら物と言われる、天ぷら、フライの類、動物性脂肪蛋白質性食品の多食は慎まねばならぬ。
　果物、野菜を多く摂ることはアルカリ性食という意味以外通じを良くし慢性自家中毒状態にならぬ様にする為重要である。
　飲み物は刺激性のものや、炭酸飲料の様に胃部に膨満を来すものは発作を誘発しやすい。
　アルコール飲料は一般に良くないが、特に焼酎、ウイスキー、ジン、ブランデー等の強い酒は発作を起こしやすいから注意すべきである。
　❹禁忌ばかりを多く述べたが、喘息の根治にはやはり、体力が必要な

のであるから、食餌は全体としてバランスがとれていて、しかも発作を誘発しない物を適当に選び、栄養をつけることが重要なことである。そのためには食養上の工夫が必要となる。

　以上要するに、特効薬的な薬方が考えられないと同様に、特効薬的な食養法はないと考えるのである。要は、患者各々をよく観察し、その時々に適した注意をしながら、調和のとれた食生活を行わせるという地道なやり方が肝腎で、これが当分の間の気管支喘息の食養であると私は考える。

## 附編
# 伊藤清夫評伝

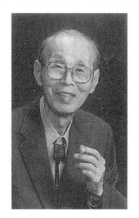

　伊藤清夫先生は、旧制千葉医科大学を卒業された後、入局した眼科の医局で、年下ではありましたが、同門の藤平健先生から熱心に誘われ、小倉重成先生に引き続いて、漢方を深く学ぶこととなります。ここに書いた3先生は、漢方を極められた先生方であったことや眼科の同門でもあったため、「千葉の三羽がらす」と敬意を持って呼ばれていました。

　それだけ強いきずながありましたが、この3名の先輩はそれぞれ個性が異なっていたように思います。私の印象で申しますと、伊藤清夫先生は医業の傍らに、日本東洋医学会の運営を含めた学会活動・研究会活動を最も熱意をもってされた方と聞いております。漢方については、奥田先生から学んだ古方を中心としたものから、それに本草学の知識を駆使した生薬の加減方に取り組まれ、さらに、附子などの成分研究に注目するなど科学的視点を重視した先生でもあったと思います。

並木隆雄

## 附編　伊藤清夫評伝

## 1 生い立ち

　1910（明治43）年9月1日、父・伊藤清太郎、母・はつの長男として、東京深川扇橋町（現・江東区扇橋）に生まれる。1917（大正5）年に東京市立王子小学校へ入学し、小学5年生で福井県福井市に移住。1922年福井市立宝永小学校、1927年に福井県立福井中学校を卒業するが、中学4年の末から肺結核で1年休学した。中学では、心臓外科で著名な医師の榊原仟と同級で親友であった。結核を患った経験が、後に伊藤が食養生について研究するきっかけの一つになる。伊藤は「生来病弱であった自分より榊原が先に亡くなったのは、食養のためかもしれない」と、鍋谷欣市に語っている。

　10人兄弟（男6人女4人）の長男であり、22歳の時に両親が亡くなったため、文字通り一家の大黒柱となる。若い頃は絵を描いていた時期もあり、画家になる夢を持っていたが、弟妹たちの面倒を見て生活を支えるために医師となることを決意する。

　1931年に旧制第八高等学校（現名古屋大学）理乙卒業。千葉医科大学（現千葉大学医学部）に進学し、1938年に卒業。眼科学教室へ入局して、教授の伊東弥恵治に師事する。伊東は当時眼科医として高名だったばかりでなく、文化人で絵画や美術、書などにも造詣が深く、伊藤とも話が合ったようである。

　入局後は木更津の君津中央病院眼科に勤務。患者が非常に多く、日によっては300人も診察したと、後年、対談で述べている。1939年に同科医長となり、翌1940年、千葉市中央区院内に伊藤医院（眼科）を開業。戦前は、多い日には200人の患者が来院するほど繁盛していた。医院は空襲で焼けたが、戦後、材木の配給で医院の跡地にバラックを建てて、眼

科を再開する。この頃から、奥田謙蔵の門下に入り、漢方を学び始める。なお 1948 年頃には千葉刑務所の嘱託医も務めていた。

1960 年に医学博士号授与。そのとき恩師の伊東彌恵治はすでに逝去しており、鈴木宜民を担当教授として学位を得た。学位論文は「高血圧症の眼底変化の統計学的研究」。

私生活では、千葉大学医学部時代に、東京家政大学の前身である渡辺女学校に通っていた喜多原まさを、千葉大学亥鼻祭で見初めて、1938 年に結婚。4 女 1 男（みさ、きさ、りつ、きよ、清司）に恵まれた。伊藤は家庭では、「明治の男」らしく厳格な父であったが、「女子でも教育を受けさせることが嫁入り道具」という考えから、娘たちの教育にも熱心だった。

疎開してきた伊藤の兄弟も含め、14 人の大家族で暮らしていた時代もあり、特に戦中戦後には経済的にも苦労したが、控えめで忍耐強い性格の妻・まさが、洋裁で家計を助けながら、伊藤や家族たちを陰で支えた。

## ❷漢方医として

### ①奥田門下

1948 年、三井家の流れを継ぐ奥田謙蔵に師事して漢方を学び始める。奥田との出会いは、奥田が栃木県今市市へ疎開し、時々上京しては武藤留吉宅で講義していた、1947 年頃。しかし、出会いの当時の伊藤は芝居などに夢中で、漢方には興味を示さなかった。その頃の芝居仲間に、千葉大学東洋医学研究会を藤平健とともに立ち上げ、戦後、日本東洋医学会の創立にも貢献した長浜善夫（1915 〜 1961）がいる。漢方を先に学び始めたのは長浜だった。長浜の影響もあるものの、伊藤が奥田に師事することになったきっかけは、同じ眼科で 2 年下にいた藤平健からの、度

重なる勧誘によるものであった。

　もともと日本の文化的なことに関心が高かった伊藤だが、藤平の誘いには、「忙しい」からと当初はなかなか首を縦に振らなかった。しかし藤平の熱意にほだされ、また日本の原点の医学が漢方だということを知り、奥田宅での漢方講義に参加することになる。そしてその後は、漢方にのめり込んでいく。藤平いわく、「（伊藤は）奥田先生のところへ行き始めた頃はもうおとなしくて、おとなしくて、ほとんど口を利かないくらい」「それが漢方に興味を持つようになったら、激しくなって、そのうちに一人で会をかき回すぐらいにいろいろなことを指示したり、すごくなった」というほど、漢方へ情熱を傾けていく。

　同時期に奥田の元で学んだメンバーは、一番弟子の和田正系をはじめ、藤平健、小倉重成、石野信安、千葉東弥、鍋谷欣市らがいる。薬大生が加わることもあり、講義は多いときは15、6人になった。

　奥田の門人会の名称は、「東京漢方医学会」から「奥門会」となり、それにあわせて機関誌も『漢方通信』から『古医学研究』へと切り替わった。同誌発刊の目的は「日本の漢方の正当である"古医方"を研究して、医学の向上に資せんとする」こととして、奥門会の発表の場となった。1955年6月の創刊から奥田が亡くなる1962年12月の「8巻第12号」まで、伊藤が編集人となり発行し続けた。発行当初は編集事務を手伝う者もいたが、後には編集事務から発送まで全てを伊藤一人で行うことになり、16ページの小冊子とはいえ毎月発行するのは大変だった。

　同誌のレギュラー執筆陣は、奥田のほか、和田正系、藤平健、小倉重成、伊藤清夫。ほかに、館野健、原田正敏、石野信安などが執筆することもあった。奥田は大変几帳面な性格で、原稿を書く際には一字一句おろそかにすることなく締め切り前に必ず仕上げ、校正も綿密に行った。門人の原稿の遅れによって冊子の発行が延びたり、あるいは誤字があったりすることを、奥田が大変気にしたため、伊藤はかなり気をもんだという。伊藤自身も「養生法講座」の連載を執筆していた。

編集の才があった伊藤が中心となって、奥田の死後、その講義をまとめた『傷寒論講義』を編集し、1965年3月に医道の日本社から出版。門人らはかねてより出版を切望していたが、原稿の内容に厳正で完璧になるまで推敲に推敲を重ねる奥田はなかなかゴーサインを出さず、脱稿間近で死去してしまった。そのため、遺された6冊のノートを門人数人で手分けして清書し、出版にこぎ着けた。伊藤が清書専用の原稿用紙を作るなど、手分けをしても個人差が出ないための工夫を重ねて始めたが、記載内容に繰り返し協議しないと解決できない場合などもあって、大変苦労したと伊藤は述べている。この本は昭和における『傷寒論』解説書の古典となった（『漢方古方要方解説』復刻版やオンデマンド版で現在でも入手可能）。

## ②日本東洋医学会

　1950（昭和25）年、長浜善夫、和田正系、藤平健、小倉重成らとともに、日本東洋医学会の設立に参画する。

　学会本部は千葉医大（現千葉大学医学部）眼科教室内に設置され、その後1958年に（株）ツムラの後援で中将湯ビル診療所薬局内に事務所を移転、1985年にビルが解体されるまで置かれていた。診療所内で毎月夕刻から理事会が開かれ、大塚敬節をはじめ、千葉からは藤平健、伊藤清夫、長浜善夫、小倉重成ら、東京からは矢数道明ら、横浜からは石原明らが参加して学会の運営にあたった。

　伊藤は1955〜67年に日本東洋医学会理事となり、1968年に、相見三郎の後を継いで第7代日本東洋医学会理事長に就任。以来、1972年まで理事長を務めることとなる。当時の理事長職はかなりの責任職であったというが、5期5年にわたって激務をこなした。伊藤は理事長として、特に関東と関西の連絡や協和にも力を注ぎながら、学会の基礎を確立。折しも、東京オリンピック後で西洋医学が盛んに導入された頃であり、温故知新たる東洋医学に対する理解が得にくい苦難の時代であったが、確

固たる信念を抱いて、地道な基礎固めを行っていった。こうした活動が、やがて日本医師会長・武見太郎の英断による漢方薬の健康保険収載に結びつき、日本東洋医学会自体も発展していくことになる。

　理事長退任後は、1973年から日本東洋医学会評議員。そして1979年には、日本東洋医学会の第30回学術総会会頭。3回にわたる準備委員長の経験を踏まえて責務を全うし、学会の発展に大きく貢献した。1989年より日本東洋医学会名誉会員。

　ちなみに、東洋医学会設立時に作られた「醫」をデザインしたバッジは、伊藤のアイデアによるもの。かつては学会などの際に会員が着用していた。

### ③臨床医

　1940年に伊藤医院を開業、当初は眼科を中心としていたが、次第に主たる診療は漢方・食養に移っていった。細かい症状に対処するため、基本的には生薬を処方。薬局の生薬在庫はかなりの量に上った。薬局は、妻のまさ、次女のきさを中心に、長女で医師のみさ、四女で薬剤師のきよらが手伝うこともあった。

　伊藤医院には全国から患者が集まるようになり、地方の患者へ漢方薬を送付する際にも必ず手紙を添える几帳面さが、さらに信頼を厚くした。患者には劇団や文壇関係者も多く、著名人では渥美清や市原悦子、瀬戸内寂聴らがいた。来院するのはリウマチを中心とした難病患者が多く、伊藤は附子・烏頭剤の研究・開発に力を注ぐようになる。

　小倉の「潜証論」、藤平の「併病論」に対して、伊藤は自分の漢方治療は「逐次実験法」と中村謙介に語っていた。中村は、10回ほど外来を見学しており、様子を「初診を特に丁寧に診察し、主方を決めると、あとはあまり転方せず、愁訴や腹診で加味。疼痛でもその様子で加味する生薬を選定し、その量もその都度加減して効果を上げていた。中医学的な個々の生薬の知識をかなり重視しているようだった。主方を変えない加

味での対応だった」「主方は奥田謙蔵の名残で古方であり、多数の加味を繰り返す。薬方単位という考えから離脱して生薬単位の治療法へと大きく変化している。生涯をかけてつかみ取った用法上の工夫」などと述べている。

　また鎌田慶市郎には、自らの漢方について、処方は基本法に対してどんどん加味していくことから「中医古方派」と称していたこともある。その面では藤平健とは相容れなかった。またリウマチに対する漢方治療については、伊藤が「柴胡剤を必要」と考えるのに対し、小倉重成は「柴胡剤は禁忌である」とし、意見がよく対立していたという。

　1958年、法人組織として初の漢方診療施設として、東京日本橋に医療法人金匱会中将湯ビル診療所(現金匱会診療所)が誕生(所長・大塚敬節)。漢方診療とともに、漢方医の教育機関としての役割も果たすこの診療所で、伊藤は定期的に診療を行うようになる。1971年頃、京都の緒方芳郎(玄芳)は、大塚と伊藤の診療に陪席していたとの記載がある。また、サテライト診療所である四谷西華クリニックにも、15年間診療に出向いていた。

　伊藤の門弟は、千葉の藤巻日出男、鎌田慶市郎、高橋法昭、中村謙介、鍋谷欣市、松下嘉一、盛克己、弘前の神靖衛、広島の小川新ら。また、ウチダ和漢薬で社長・会長を務めた伊藤敏雄とも親交が深かった。

## ④食養生

　生来体が弱く、中学のときに病気休学して以来、栄養学や食養生に関心を持つようになった。医学部時代には、食養の問題は西洋医学的「栄養学」で全て片付くと考えられていたことに疑問を抱く。日本人の食物や日本人の食事に関する専門的な研究がほとんど無いこと、一方民間には、食事療法や食養として、日本人の食物や食事についての考え方や方法が存在することを知るようになったと著書で述べている。

　やがて漢方医学を学び、病気に対しても西洋医学とは別な東洋医学的

方法が厳然として存在することを知るとともに、「日本人の食生活をどうするか」を検討するようになる。例えば、加工度の強い食物や付け味で食物の味を作ることを懸念している。「口においしいからといって、その食物をそのまま信用することはできない。操作によって安全性が損なわれる危険が増大する。危険な食品、ごまかし食品は増えはしても減りはしないだろうし、操作を加えた食物が私達の食生活の中に占める比率も大きくなる一方である。したがって私たちは、食物、食品について、今までよりいっそう広い知識を持たなければ、自らの健康を守るためのしっかりした食事方針を立てることができない」などと記している。

漢方の食養との関係について詳細に検証し、主として一般向けに『食を活かす(全3巻)』を著しているが、健康法や健康食品、食品などについての警鐘は、現在でもそのままあてはまる内容である。

### ⑤附子の研究

リウマチなどの難病に取り組み、附子の研究に精魂を傾けた。現在使用されているような、毒性が少なく治療効果の高い附子剤が開発されたのは、伊藤の功績によるところが大きい。1979年に、矢数道明と共同総監修で、『附子の研究』を出版科学総合研究所から出版した。

### ⑥漢方湯液治療研究会

日本の漢方医学の行く末を案じ、東亜医学協会会長の矢数道明らとともに、1991年に「漢方湯液治療研究会」を発足、同年11月10日に第1回研究会を開催する。関節リウマチなどの難病や気管支喘息についての治療、またがんに対する湯液治療の報告なども、四谷西華クリニック・新井基夫と共同発表している。この研究会は、「漢方治療研究会」として現在まで続いている。

## ❸漢方の普及・教育・交流

### ①全国での漢方普及活動

　伊藤は日本東洋医学会理事長として、中央と地方、本部と地方支部の関係などに配慮し、それぞれの地方部会の特性に応じた運営を心掛けていた。中四国支部の各県部会の運営には特に力を入れており、各地で一人で『傷寒論』の講義・解説をしては、広島から夜の寝台車で千葉に戻っていた。

　広島で長年にわたる親交があったのは、小川新(1920～2005)。社会保険広島市民病院外科部長から普照小川医院を開業し、広島漢方研究会会長、1986年には第37回日本東洋医学会学術総会会頭も務めた人物である。1970年、広島で開かれた学術総会の際に、理事長だった伊藤が広島で運営について指導したことから、親しい関係となったとみられる。誠実で柔和で柔軟な心、安心して接することができる人柄と、伊藤は小川を評している。

　東洋医学会理事長退任後も、伊藤は積極的に地方へ出向いて「実践漢方講座」と題した連続講演を行い、地道に漢方の普及を続けた。往復の車中はもっぱら原稿を書くことに費やし、講演後にはしばしば、風景撮影へ出かけた。鳥取や広島では10年間で延べ60回ほどの講演を行ったほか、新潟や弘前でも、それぞれ数10回に渡って出向き、講義を行った。弘前には、千葉大学医学部を卒業した医師であり牧師でもある、神インマヌエル医院の神靖衛がおり、晩年は神が撮影に同行することもあったという。

## ②日本漢方協会の発足

　伊藤が日本東洋医学会理事長だった1970年、主に薬剤師を対象とした「正しい漢方知識の普及」を目的に、日本漢方協議会(現日本漢方協会)が発足(会長・追平春樹)。伊藤が講師団団長を務め、事務は小太郎漢方製薬・内田商店(現ウチダ和漢薬)が受け持ってスタートした。

　日本東洋医学会の理事が講師となり、「漢方特別講座」(後に「漢方総合講座」)を開催。常任講師には伊藤のほか、小倉重成、大塚恭男、寺師睦宗、原田正敏、藤平健、藤井美樹、松下嘉一、山田光胤、矢数圭堂らが名を連ねている。現在、「漢方総合講座」は、財団法人日本薬剤師研修センター認定「漢方薬・生薬認定薬剤師」の更新時必修研修。また年に一度、漢方学術大会が開かれ、漢方薬局製剤・調剤実習や植物園におけるフィールド学習なども行われている。

## ③千葉大東医研の常任講師

　眼科教授・伊東彌恵治のもと、藤平健、長浜善夫らにより1939年に発足した旧制千葉医科大学東洋医学研究会(東医研)は、第二次世界大戦によって活動が途絶えていた。終戦後の1947年、学生であった高柳欽一の呼びかけで、再発足。それとともに、学生が選択で自由に受講できる課外授業として、週に1回の「東洋医学自由講座」を開講した。1949年より系統講義は藤平・小倉が行い、伊藤は和田正系とともに常任講師となって東洋医学一般や食養について受け持ち、後進の育成にあたった。

　「東洋医学自由講座」は、一般公開され誰でも参加可能な講座として、現在でも定期的に開かれている。

## ④聖光園細野診療所との交友

　伊藤の次に日本東洋医学会の理事長を務めた、聖光園細野診療所の坂口弘(1921-2003)は、旧制八高で伊藤の10年後輩にあたる。細野診療所

とは漢方診療上の交流は特になかったものの、造園に興味のある伊藤が、所長の細野史郎（1899-1989）を「オヤジさん」と呼んでよく訪問しては庭を見ていくなどの関係であったようだが、それは坂口とのつながりがきっかけとも考えられる。

　坂口を湯液治療研究会の特別講演に招聘するなど、交友が続いていた。後年、坂口ががんを患い術後の静養を続けていたときには、「漢方でがん患者を救う道を求めて研究を始め、相当の成績を得ているので東京へ出てこないか」という旨の長文の手紙を、坂口に送っている。晩年の伊藤が、がんの治療にも注力し、やがて湯液研究会の発足へつながっていくことがうかがわれる。

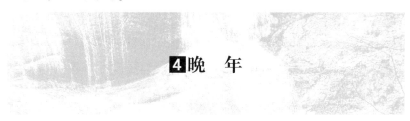

## 4 晩　年

　自宅は2世帯住宅で、1階に伊藤と妻のまさ、2階は次女・岩倉きさの一家が住んだ。医院は同じ敷地内にある3階建ての別棟の1階。若い頃より、診療が終わると夜はどこかへ出かけていったが、どこへ行っているのか、家族にも全く分からなかったという。晩年になってもその習慣は変わることがなく、「雨が降ろうと風が吹こうと、杖をついて袋を下げ、夜の街へ消えていった。歳を重ねるにつれ帰りは早くなった」と娘が述べている。

　1997年9月、半世紀以上に及ぶ付き合いとなった盟友・藤平健が死去すると、伊藤は激しく落胆する。「藤平さんのあの火葬場でお別れした顔が頭から離れない」「骨を拾ってつくづく人生のはかなさを感じた」などと、会う人会う人に寂しそうに何回も話し、家では話しながら涙も見せていたという。

　同年10月11日、伊藤を元気づけようとした家族が「米寿の会」を企画

する。伊藤はこのときは大変喜んで元気を取り戻したように見えたものの、その後は次第に横になって寝ることが多くなり、診療も辛そうな様子になる。元々食が細いところに、さらに日増しに食事量が減り、家では何を食べてもおいしくないと言って、何度も妻に作り直しをさせるようになった。家での口数も少なくなる。

10月23〜28日には第20回となる恒例の写真展を開き、11月5日の診療後にはロストロポービッチのチェロ演奏会を鑑賞。同15日には、いつも泊まりがけだった仙台講義に日帰りする。

12月5日から寝込み、9日にはかゆ食にも全く手を付けずカロリーメイトを1本飲むのみとなる。13日に点滴開始するが、伊藤は注射嫌いなので大変だったと、門人の高橋法昭が語っている。また中耳炎を併発し、門人である耳鼻科医の鎌田慶市郎が往診している。松下嘉一の計らいで入院することになったが、病院へ行く車まで運んでも、最後の力を振り絞るようにして居間の椅子まで駆け戻って座り、「行くのは嫌だ」というため、ついに救急車で入院の仕儀となった。入院中には廊下で転倒し、大腿骨折をして手術を受けたこともあった。

そして1998年6月15日午前2時45分、肺炎のため帰らぬ人となった。享年89。葬儀には延べ1000人以上が参列し、その死を悼んだ。戒名は「泉薬院医徳嚴清居士」。代々、北原家(妻まさの実家)の菩提寺だった千葉県中央区院内の寶幢院(ほうどういん)に眠る。

## 5 人物・趣味人

日本漢方古方の大家であることはもとより、漢方界でも随一の趣味人として医学以外にも多方面に才を発揮したことは、伊藤を語る上で欠かせない。

## 1 写　真

　風景写真は、プロ並の腕前だった。Nikon のズーム一眼レフを愛用し、「水」をテーマとした写真が中心で、特に奥入瀬や八甲田、千葉の房州を好んでしばしば撮影に出かけた。また全国各地の講演をする先々で、帰りには写真を撮って帰ってきた。伊藤は、若い頃に絵を描いていたことからも、風景画のような構図で風景を切り取るのがうまく、光と影に対する感性も鋭かった。奥入瀬・八甲田、北陸の海などで撮影した「水の流れ」「水の動き」を入れた作品が多い。粘り強くシャッターチャンスを狙うタイプで、例えば、画角にカモメが飛んでくるまで2、3時間じっと待つことも厭わなかった。60歳代頃まではいつも一人で撮影に行っていたが、晩年は講演先の門人と連れ立っていくこともあったという。写真の現像については、千葉市内のうさみ写真館と懇意にしていた。

　カラー写真になってからは、個展を開くようになる。1978年、千葉市中央区の画廊・ジュライで第1回個展風景写真展を開催。以来、「波と流れ」をテーマに毎年個展を開き、第20回まで続いた。個展会場に来た人をアップで撮影するのが恒例だった。

　作品は額装して、門下生の開業時などに祝い品として贈ることも多く、千葉市のもり内科クリニック（院長・盛克己）、市川市の藤巻クリニック（院長・藤巻日出男）などには、伊藤から贈られた写真が現在でも医院内に飾られている。

　なお、画廊の1階にあった喫茶「ジュン」は、千葉県バーテンダー協会会長の内田が営んでいた店で、市民劇場との関わりもあった。伊藤は酒は飲まないが、何十年も通っていたようである。

## 2 食　通

　診療所2階奥の和室に人を招いて、質の良いもの・貴重なものなどを出すのが好きだった。日本料理をたしなみ、自身はほとんど酒を飲ま

いにもかかわらず、全国の珍味や酒を集めていた。それを客人に振る舞う際には、1品ずつにうんちくがつく。富山の名産・鮎の内臓の塩漬け「うるか」はとくに好きで、訪客には必ず賞味させていた。ただ来客の都度、家族総出での準備が必要で、1階の台所から2階の座敷までのお運びも大変だったようである。

大学時代も自炊をしており、自分でも日本料理を作る。食材にもこだわって、自ら素材や味噌などの調味料も判別して仕入れるほど徹底していた。門人の鎌田慶市郎には、解禁間もない越前ガニを自宅まで持参し、見事な包丁さばきを見せたこともある。

ただ伊藤自身は少食で酒も飲まないので、会食の席などでは、ほとんど飲んだり食べたりせず、他人が飲んでいる間、もっぱらカメラを持って撮っていたようである。

## ③新短歌同人世話人

大学に入ったときから、現代語を使って和歌の精神を活かす「新短歌」を始める。雑誌『火の群れ』は、伊藤を発行人として1971年から刊行されたもの。新短歌連盟では理事も務めていた。もともと書くことにはまめで、いつも短歌メモを持ち歩いてアイデアを書き留め、多くの作品を残している。

＜漢方に関わる作品＞

**海にそそぐ流れ**
絶えまなくあふれる泉は
せせらぎとなり小川となり
やがて大きな流れとなる
私たちの漢方にそそぐ
あふれる想いは五十年にして
日本漢方の大きな流れになった

流れはやがて海にそそぐだろう
私たちの漢方に寄せる熱い期待は
世界のすみずみまで届くに違いない

＜晩年の作品から＞

◇いちめんに芽吹く青葉　来年も見られるかなと思いながら　また一ぷく
◇流れる雲を無心にながめていた若い日　時の経過には無関心だった
◇遠くの街のざわめきが潮騒のように枕辺に伝わってくる午前二時
　孤独の存在を確かめる
◇ぼろぼろと人の名が記憶から落ちていく
　つまりその人は僕から消え失せたのだ
◇ふっと記憶がうすれ近い存在も急速に遠のく
　呆けはこうして進むのか
◇公園を一廻りするだけで一日は終わる
　残された老いの日々がそのためにあるように
◇生きている以上は生きねばならぬ
　食べたくないのに錠のように飯を食う
◇過去を断ち切れば新たな出発ができるが
　記憶喪失になれば歩き出せまい

## ④焼き物収集

　地方訪問の折には、よく焼き物を鑑賞したり窯元に足を運んだりしていた。診療所２階の、客人を招く際に使用した和室の手前には、伊藤のコレクションを陳列してあるホール(洋間)があった。本棚に写真集や全集などの本が並び、ガラスショーケースには陶器を中心としたコレクションの数々が陳列されていた。茶碗や茶道具、花瓶、火鉢、キセルなど様々な骨董品や、陶芸品数百点が飾られていた。渋好みで、備前焼などが多かった。

## 5 演　劇

　大学時代には、千葉医科大学劇研究会(総責任者は眼科教授の伊東彌恵治)に属し、主に舞台装置を作っていた。長浜善夫が書いた戯曲で伊藤が舞台装置を担当し、藤平健を女中役でキャスティングしたこともある。伊藤がメーキャップも担当したが、藤平が体格がよいため、女性の着物が様にならなくて困ったというエピソードもある。

　千葉市市民劇団顧問を務め、診療所の3階を稽古場として提供していたこともあった。当時の市民劇場のメンバーに、市原悦子などがいる。

## 6 音楽・舞台芸術鑑賞

　音楽はクラシックを好んだ。子どもにも本物に触れさせるという方針から、ベルリンフィルやウィーンフィル、ヤッシャ・ハイフェッツ(ヴァイオリン)、マーゴ・フォンテイン(バレエ)などをはじめ、京劇、サーカスなどまで、一流の演奏会、舞台などの来日公演には、子どもたちも連れて鑑賞している。

## 7 絵　画

　元々は油絵や水彩画を描いていたが、医師になってからは「1枚の絵に3ヵ月も費やす時間はない」ため、もっぱら鑑賞専門。千葉大学時代には「白鯨社」という同人会にも籍を置いており、門人の鍋谷欣市もこの会に所属していた。

## 8 おしゃれ

　着る服や靴などにもこだわりを持ち、おしゃれだった。帽子が好きで、ループタイを愛用。また、写真撮影時にはブルゾンを着用していた。

　葉巻や紙巻きたばこを晩年まで吸っていたが、たばこにもこだわりがあり、イギリスの老舗たばこ、CRAVENやTHREE CASTLESしか吸わな

かった。

その他、京都の庭園研究調査などにも深い知識を有しており、小唄、茶道などもたしなみ、実に幅広い教養人であった。

## 6 著書・著作

### ①著　書

○『漢方精撰百八方－その運用とかんどころ　漢方で治る病気の話　特輯』（共著）臨床漢方研究会　1965 年
○『とにかく痩せます』久保書店　1969 年
○『食を活かす第一集』創元社　1974 年
　漢方関係の刊行物に発表した「食方漫筆」「食養随筆」から選んだもの。
○『これから健康で長生きするには』産業新潮社　1978 年
○『附子の研究 文献篇』（矢数道明 共監修）出版科学総合研究所　1979 年
○『食を活かす第二集』創元社　1980 年
○『漢薬運用の実際』（総監修）　健友館　1983 年
○『食養と漢方　食を活かす第三集』創元社　1984 年

### ②著　作

各方面に論文や論説、随筆などを多数公表。雑誌連載も多い。
主な連載に以下がある。
○『漢方の臨床』
　同誌への寄稿は、連載も含めて 160 回に及んだ。
　「漢方界おもてうら（全 26 回）」1987 年 3 月号～ 1991 年 5 月号
　　師である伊東彌恵治や奥田謙蔵、同級で演劇仲間でもあった長浜善

夫、千葉大学東洋医学研究会などについて記述している。

「日本の漢方診療の現状と今後（全49回）」1989年11月号〜1996年3月号

漢方診療について通観し、問題点を指摘した長期連載

「食方漫筆（全25回）」1954年3月号〜1958年9月号

○『活』（日本漢方研究所）

「活人随想」1983年頃〜1985年5月号（全19回）

「食物談義」

○『津村漢方』（ツムラ）

「薬局漢方入門」

○『月刊和漢薬』（ウチダ和漢薬）

1993年7月号〜1996年9月号「実践漢方入門」（全33回）

## その他

○奥門会機関誌『古医学研究』発行人　1955年〜
○新短歌雑誌『火の群れ』発行人　1971年〜　2014年休刊
○写真・新短歌『水のある風景』現代出版プランニング　1999年

# 文献リスト

【1951年】
伊藤清夫:喘息.漢方通信,2(7)1,1951.
伊藤清夫:學問と實踐.漢方通信,2(8)1,1951.
伊藤清夫:神經痛の治驗.漢方通信,2(8)4,1951.
伊藤清夫:不老長生談義.漢方通信,3(1)7,1951.

【1952年】
伊藤清夫:月經と喘息.漢方通信,3(7)3,1952.

【1953年】
伊藤清夫:最近2年間に診療せる氣管枝喘息の勸察.日本東洋醫學會誌,4(2)68,1953.

【1954年】
伊藤清夫:食方講座.漢方通信,5(3)4,1954.
伊藤清夫:果たして盲腸炎か.漢方通信,5(5)2,1954.
伊藤清夫:自家治驗2例.漢方通信,5(6)3,1954.
石野信安,伊藤清夫:附子劑の長期運用治驗.日本東洋醫學會誌,4(3)76,1954.
伊藤清夫:高血壓症の治驗と其觀察.日本東洋醫學會誌,4(3)77,1954.
伊藤清夫:食物と證.漢方の臨牀,1(1)42,1954.

【1955年】
伊藤清夫:餅.漢方通信,6(1)2,1955.
伊藤清夫:食方講座.漢方通信,6(3)2,1955.
伊藤清夫:慢性濕疹の治療經過.日本東洋醫學會誌,5(3)54,1955.
伊藤清夫:高血壓症の漢方治療.日本東洋醫學會誌,6(2)27-30,1955.
伊藤清夫:養生.古醫學研究,1(2)4,1955.
奥田謙藏,石野信安,小倉重成,千葉東彌,初芝澄雄,和田正系,藤平健,島津秀雄,藤田朝雄,原田正敏,伊藤清夫,館野健:古醫法とはどんなものか.古醫學研究,1(3)1,1955.
伊藤清夫:喘息の養生(上).古醫學研究,1(5)5,1955.
伊藤清夫:風邪の養生.古醫學研究,1(6)7,1955.
伊藤清夫:漢方研究のprimitivな問題.漢方の臨牀,2(6)61,1955.
伊藤清夫:食方漫筆夏の飲物.漢方の臨牀,2(8)54,1955.
伊藤清夫:食方漫筆風邪の食方.漢方の臨牀,2(12)45,1955.
伊藤清夫:食方漫筆風邪の食方.漢方の臨牀,3(1)55,1955.

【1956年】
河内省一,伊藤清夫,矢數道明,細野史郎,藤田正直,氣賀林一:喘息を語る.漢方の臨牀,3(5)3,1956.

# 文献リスト

伊藤清夫, 丸山昌郎, 間中喜雄, 和田正系, 長濱善夫, 矢數道明, 馬場辰二, 大塚敬節, 細野史郎, 柳谷素靈, 石原明, 氣賀林一：最近の治驗を語る. 漢方の臨牀, 3(7)10, 1956.

石原明, 柳谷素靈, 伊藤清夫, 藤平健, 氣賀林一, 丸山昌郎, 木村雄四郎, 細野史郎, 大塚敬節, 矢數道明, 吉田一郎：東洋醫學の將來を語る. 漢方の臨牀, 3(12)17, 1956.

伊藤清夫：不老長壽法談義. 古醫學研究, 2(1)6, 1956.

伊藤清夫：高血壓症の養生. 古醫學研究, 2(2)7, 1956.

伊藤清夫：高血壓症の養生. 古醫學研究, 2(3)4, 1956.

伊藤清夫：濕疹の治療と食養. 古醫學研究, 2(4)8, 1956.

伊藤清夫：冷性. 古醫學研究, 2(5)6, 1956.

伊藤清夫：日本の氣候と病氣梅雨に思ふ. 古醫學研究, 2(6)2, 1956.

伊藤清夫：肝と肝臟. 古醫學研究, 2(7)2, 1956.

伊藤清夫：下痢の食養. 古醫學研究, 2(8)6, 1956.

伊藤清夫：便秘と食養. 古醫學研究, 2(9)8, 1956.

伊藤清夫：頭痛と其對策. 古醫學研究, 2(10)5, 1956.

伊藤清夫：冷えに關連して. 古醫學研究, 2(11)10, 1956.

伊藤清夫：咳の出る時. 古醫學研究, 2(12)10, 1956.

伊藤清夫：高血壓症の漢法治療. 日本東洋醫學會誌, 7(2)52, 1956.

【1957 年】

伊藤清夫：仁術. 古醫學研究, 3(1)13, 1957.

伊藤清夫：肩凝記. 古醫學研究, 3(2)10, 1957.

伊藤清夫：腹痛. 古醫學研究, 3(3)10, 1957.

伊藤清夫：眩暈. 古醫學研究, 3(6)8, 1957.

伊藤清夫：リウマチと神經痛. 古醫學研究, 3(8)8, 1957.

伊藤清夫：食養への關心. 古醫學研究, 3(9)7, 1957.

伊藤清夫：感冒談義. 古醫學研究, 3(10)7, 1957.

伊藤清夫：養生講座を始めるに當て. 古醫學研究, 3(10)15, 1957.

伊藤清夫：神經症 Neurose. 古醫學研究, 3(11)3, 1957.

伊藤清夫：心臟病と其養生. 古醫學研究, 3(12)7, 1957.

伊藤清夫：養生法講座. 古醫學研究, 3(12)14, 1957.

伊藤清夫：手掌角化症治驗. 日本東洋醫學會誌, 8(3)110, 1957.

【1958 年】

伊藤清夫：一高齡者の療養記錄から. 古醫學研究, 4(2)8, 1958.

伊藤清夫：腎臟疾患の養生. 古醫學研究, 4(3)8, 1958.

伊藤清夫：渴雜感. 古醫學研究, 4(5)8, 1958.

伊藤清夫：胃下垂竝に胃 Atonie を伴ふ胃疾患と食養. 古醫學研究, 4(6)8, 1958.

伊藤清夫：養生法講座 (6). 古醫學研究, 4(6)16, 1958.

伊藤清夫：疼痛性炎症性胃疾患と食養. 古醫學研究, 4(7)6, 1958.

伊藤清夫：夏の食養. 古醫學研究, 4(8)9, 1958.

伊藤清夫：八味丸の兼用. 古醫學研究, 4(9)11, 1958.
伊藤清夫：動悸. 古醫學研究, 4(10)9, 1958.
伊藤清夫：養生法講座 (7). 古醫學研究, 4(10)16, 1958.
伊藤清夫：のぼせ雑感. 古醫學研究, 4(11-12)8, 1958.
伊藤清夫：養生法講座 (8～9). 古醫學研究, 4(11-12)28, 1958.
伊藤清夫：蕎麥の味と漢方. 漢方の臨牀, 5(7)39, 1958.
伊藤清夫：食方漫筆 (25). 漢方の臨床, 5(9)536, 1958.
伊藤清夫：肥満型の高血圧症患者の漢方治療. 日本東洋醫學會誌, 8(4)141, 1958.

【1959 年】
伊藤清夫：お血雑感. 古醫學研究, 5(2)9, 1959.
伊藤清夫：眼と食養. 古醫學研究, 5(3)9, 1959.
伊藤清夫：面皰の對策. 古醫學研究, 5(4)7, 1959.
伊藤清夫：甘い物と油物と面皰. 古醫學研究, 5(4)11, 1959.
伊藤清夫：養生法附記. 古醫學研究, 5(4)16, 1959.
伊藤清夫：嘔吐. 古醫學研究, 5(5)9, 1959.
伊藤清夫：梅雨の濕氣. 古醫學研究, 5(6)10, 1959.
伊藤清夫：夏期に多い下痢性疾患並に食養. 古醫學研究, 5(7)9, 1959.
伊藤清夫：小兒の夜尿症. 古醫學研究, 5(8)8, 1959.
伊藤清夫：養生法附記. 古醫學研究, 5(8)16, 1959.
伊藤清夫：高血圧症の治療經驗. 古醫學研究, 5(9)9, 1959.
伊藤清夫：喘息の治療. 古醫學研究, 5(10)10, 1959.
伊藤清夫：風邪. 古醫學研究, 5(11)9, 1959.
伊藤清夫：冷え症. 古醫學研究, 5(12)8, 1959.
細野史郎, 伊藤清夫, 大塚敬節, 藤平健, 長濱善夫, 矢數善明, 氣賀林一：最近の診療を語る. 漢方の臨牀, 6(10)562, 1959.

【1960 年】
伊藤清夫：高血圧症の漢方治療. 日本東洋医学会誌, 10(4)35, 1960.
伊藤清夫：咳を伴ふ疾患. 古醫學研究, 6(2)10, 1960.
伊藤清夫：胃潰瘍の治療. 古醫學研究, 6(3)9, 1960.
伊藤清夫：慢性濕疹治験 2 例. 古醫學研究, 6(4)3, 1960.
伊藤清夫：糖尿病と養生. 古醫學研究, 6(5)8, 1960.
伊藤清夫：夏の養正. 古醫學研究, 6(8)9, 1690.
伊藤清夫：リウマチ性疾患の治療. 古醫學研究, 6(9)8, 1960.
伊藤清夫：夏の養生 (續き). 古醫學研究, 6(9)17, 1960.
伊藤清夫：漢方に由る眼疾患の治療. 古醫學研究, 6(10)10, 1960.
伊藤清夫, 大塚敬節, 矢數善明, 石原明, 藤平健, 氣賀林一：診療夜話. 漢方の臨床, 7(8)476, 1960.
伊藤清夫：高血圧患者の眼症状に關する臨牀的並に統計的研究. 千葉医学雑誌, 35(6)2501, 1960.

## 文献リスト

【1961年】
伊藤清夫:所謂お血の治験.古醫學研究,7(2)7-9,1961.
伊藤清夫:所謂水毒.古醫學研究,7(3)6-8,1961.
伊藤清夫:藥の値段.古醫學研究,7(6)1,1961.
伊藤清夫:食養の第一歩.古醫學研究,7(6)8-9,1961.
伊藤清夫:皮膚病2種.古醫學研究,7(7)7-8,1961.
伊藤清夫:神經痛の治験.古醫學研究,7(8)8-10,1961.
和田正系,藤平健,小倉重成,原田正敏,大川清,遠田裕政,伊藤清夫:漢方の在り方.古醫學研究,7(9-10)2-23,1961.
伊藤清夫:奇妙な病氣2例の治験.古醫學研究,7(11)9-10,1961.
伊藤清夫:風邪の豫防と養生.古醫學研究,7(12)9-11,1961.
伊藤清夫:高血壓症の漢方治療の成績.日本東洋医学会誌,12(3)107-114,1961.
伊藤清夫:長生法隨想(5〜8).漢方研究,(7)10-11,1961.
伊藤清夫:長生法隨想(5〜8).漢方研究,(8)26-27,1961
伊藤清夫:長生法隨想(5〜8).漢方研究,(9)44-45,1961
伊藤清夫:長生法隨想(5〜8).漢方研究,(12)110-111,1961

【1962年】
伊藤清夫:リウマチの漢方治療.日本東洋医学会誌,12(4)155,1962.
伊藤清夫:關節リウマチの漢方治療.日本東洋医学会誌,13(2)96-98,1962.
伊藤清夫:長生法隨想.漢方研究,(80)22-23,1962.
伊藤清夫:高血壓症の治療.古醫學研究,8(2)10-13,1962.
伊藤清夫:眩暈治療.古醫學研究,8(4)10-11,1962.
伊藤清夫:咳の治験.古醫學研究,8(5)6-7,1962.
伊藤清夫:喘息の治療.古醫學研究,8(6)9-10,1962.
伊藤清夫:胃潰瘍顚末記.古醫學研究,8(7)7-9,1962.
伊藤清夫:長生法.古醫學研究,8(8-9)13-16,1962.
伊藤清夫:常習性便秘の對策.古醫學研究,8(10)8-9,1962.
伊藤清夫:高血壓症治験漢藥長期服藥例.古醫學研究,8(11)10-12,1962.
伊藤清夫:貝原益軒.漢方の臨床,9(11-12)55-66,1962.

【1963年】
伊藤清夫:高血圧症患者の漢薬長期服薬例.日本東洋医学会誌,14(3)137-139,1963.

【1964年】
森田幸門,細野史郎,伊藤清夫,藤平健,矢数道明,気賀林一:科学,非科学の問題.漢方の臨床,11(5)255-266,1964.
大塚敬節,伊藤清夫,山田光胤,寺師睦済,藤平健,矢数道明,相見三郎:出題と回答(1)(金匱会記録).漢方の臨床,11(10)584-590,1964.
矢数道明,大塚敬節,伊藤清夫,山田光胤:出題と回答(2)(金匱会記録).漢方の臨床,11(11)638-644,1964.
藤平健,大塚敬節,寺師睦済,山田光胤,伊藤清夫:出題と回答(3)(金匱会記録).漢

方の臨床, 11(12)715-721, 1964.
## 【1965年】
伊藤清夫：再生不良性貧血症の1治験例. 日本東洋医学会誌, 15(3)111, 1965.
伊藤清夫：中心性網膜炎の漢方治験. 日本東洋医学会誌, 15(4)152, 1965.
山田光胤, 大塚敬節, 相見三郎, 伊藤清夫, 藤平健, 寺師睦済：出題と回答(4)(金匱会記録). 漢方の臨床, 12(1)44-53, 1965.
伊藤清夫, 大塚敬節, 矢数道明, 山田光胤, 寺師睦済：出題と回答(5)(金匱会記録). 漢方の臨床, 12(2)87-92, 1965.
寺師睦済, 大塚敬節, 藤平健, 相見三郎, 伊藤清夫, 山田光胤：出題と回答(金匱会記録). 漢方の臨床, 12(9)531-537, 1965.

## 【1966年】
伊藤清夫：喘息治療と食養. 日本東洋医学会誌, 17(2)51-54, 1966.

## 【1967年】
伊藤清夫：関節リウマチの漢方治療経験. 日本東洋医学会誌, 17(4)152, 1967.

## 【1968年】
伊藤清夫：慢性関節リウマチの漢方治療経験. 日本東洋医学会誌, 18(4)138-140, 1968.
伊藤清夫：主要疾患の漢方治療高血圧症, 動脈硬化症. 漢方の臨床, 15(11-12)19-29, 1968.
伊藤清夫：難症痼疾の漢方治療再生不良性貧血. 漢方の臨床, 15(11-12)253-25, 1968.

## 【1969年】
湯田好一, 安井成美, 井上雄元, 和田正系, 伊藤清夫, 藤平健, 小倉重成, 高柳欽一, 松下嘉一：長期療養者に対する生薬投与の意義に対する研究. 日本東洋医学会誌, 19(3)123-134, 1969.
矢数道明, 石原明, 伊藤清夫, 長浜善夫：日本東洋医学会10年史. 日本東洋医学会誌, 19(4)205-224, 1969.
矢数道明, 伊藤清夫, 寺師睦済, 矢数圭堂, 山田光胤：日本東洋医学会20年史. 日本東洋医学会誌, 19(4)225-240, 1969.
湯田好一, 安井成美, 和田正系, 伊藤清夫, 藤平健, 小倉重成, 高柳欽一, 松下嘉一：国立千葉病院に於ける長期療養者に対する漢方薬の応用. 日本東洋医学会誌, 19(4)258-259, 1969.

## 【1970年】
伊藤清夫：漢薬を大切に扱う. 和漢薬, 20(1)12-13, 1970.
伊藤清夫：高血圧症患者の漢薬長期服薬例. 日本東洋医学会誌, 20(4)212, 1970.
伊藤清夫：漢方治療と云う事. 漢方研究, (185)381-384, 1970.
伊藤清夫：風邪の漢方治療. 漢方研究, (186)429-432, 1970.

## 【1971年】
伊藤清夫：かぜに用いられる薬方. 漢方研究, (189)58-62, 1971.
伊藤清夫：胃腸病の漢方治療. 漢方研究, (191)135-138, 1971.
伊藤清夫：水分代謝・口渇. 漢方研究, (196)340-342, 1971.

伊藤清夫:浮腫.漢方研究,(198)418-421,1971.
伊藤清夫:日本の医療と漢方.漢方の臨床,18(4-5)280-286,1971.
湯田好一,和田正系,藤平健,伊藤清夫,小倉重成,高柳欽一,松下嘉一:昭和44年度漢方薬エキス試用経験.日本東洋医学会誌,21(4)198-206,1971.
伊藤清夫:漢薬の現状と品質に関する諸問題本問題の意義と必要性.日本東洋医学会誌,21(4)215-216,1971.
和田正系,藤平健,伊藤清夫,小倉重成,高柳欽一,松下嘉一:漢方薬の適応と疾病の症状.日本東洋医学会誌,22(2)20-33,1971.

【1972年】
伊藤清夫:東洋医学の現状と将来.漢方医薬,(2)12-14,1972.
伊藤清夫:症候解説下痢・便秘(I〜II).漢方医薬,(2)22-24/(4)147-152,1972.
伊藤清夫:症候解説:腹痛.漢方医薬,(6)22-27,1972.
伊藤清夫:傷寒論抄録(1).漢方医報,(7)263-266/(9)11-14,1972.
伊藤清夫:傷寒論抄録(3).漢方医薬,(11)21-24,1972.
藤平健,山田光胤,伊藤清夫,熊谷朗,菊谷豊彦:漢方に何を期待するか.暮しと健康,27(10)24-31,1972.

【1973年】
伊藤清夫,菊谷豊彦,室賀昭三:高血圧症とその随伴症状の漢方治療.漢方医薬,(14)4-15,1973.
山田光胤,岡部素道,芹沢勝助,伊藤清夫:東洋医学とは何かその本質と治し易い病気.東洋医学,1(1)52-66,1973.

【1974年】
伊藤清夫:リューマチの漢方療法(3).毎日ライフ,5(2)72-74,1974.
伊藤清夫:気管支喘息の漢方療法(4).毎日ライフ,5(6)72-74,1974.
伊藤清夫:気管支喘息の漢方療法(5)喘息の養生・食養.毎日ライフ,5(8)72-74,1974.
伊藤清夫:かぜの養生.毎日ライフ,5(12)126-128,1974.
伊藤清夫:かぜの養生(続).毎日ライフ,5(13)82-84,1974.
伊藤清夫,菊谷豊彦,蔡宗傑:慢性関節リウマチの漢方療法.漢方医薬,(26)38-53,1974.

【1975年】
横手一二,伊藤清夫:こわい高血圧.主治医,15(1)1-10,1975.
伊藤清夫:漢方療法と食養生病的状態との適合の方向.食生活,69(9)25-30,1975.
伊藤清夫:東洋医学からみた食養生身土不二,食動平衛の二大方則.毎日ライフ,6(7)76-81,1975.
伊藤清夫:漢方療法と食養法.日本東洋医学会誌,26(1)26,1975.

【1976年】
伊藤清夫,小倉重成,藤平健:眼科疾患の治し方.東洋医学,4(1)24-39,1976.
伊藤清夫:附子剤と身体痛.漢方研究,(57)335-339,1976.

【1977年】
伊藤清夫:日本人の性格と日本の漢方(上).和漢薬,27(1)2-4,1977.

伊藤清夫：日本人の性格と日本の漢方（下）．和漢薬，27(2)4-6，1977．
伊藤清夫：肥満の漢方療法東洋医学的食養法を中心に．毎日ライフ，8(14)244-250，1977．
伊藤清夫：桂枝湯・麻黄湯．漢方医学講座（日本短波放送放送内容集），(4)，41-45，1977．
【1978年】
伊藤清夫：漢方薬．毎日ライフ，9(7)243-247，1978．
勝沼英宇，伊藤清夫：不老長寿を求めて発達した漢方薬—老年病と漢方療法—．漢方医学，2(6)3-8，1978．
【1979年】
伊藤清夫：難しい病気と漢方シリーズを開始するにあたって．毎日ライフ，10(1)77-79，1979．
伊藤清夫：慢性肝炎の漢方について-「証」に合わせ，病人の病態を観察しながら・薬方・薬味を工夫すれば更に大きな治療効果が期待できる．毎日ライフ，10(5)78-79，1979．
伊藤清夫：シリーズ難病に挑む漢方医学 慢性リウマチの漢方治療 病態に応じた複雑で巧妙な薬方の運用が成功の秘訣．毎日ライフ，11，66-73，1979．
伊藤清夫：日本の漢方．日本東洋医学会誌，29(4)217，1979．
【1980年】
伊藤清夫：漢方と気候の変化．小児科MOOK，(14)155-162，1980．
伊藤清夫：日本の漢方．日本東洋医学会誌，30(3)187-195，1980．
【1981年】
伊藤清夫：「傷寒論研究」の特集について．中医臨床，(4)17，1981．
顔正華，劉渡舟，高学敏，洪燿騰，菅沼伸，伊藤清夫，藤平健，勝田正泰，谷美智士，根本幸夫：座談会 日中古方派，傷寒論について大いに語る！．中医臨床，2(1)6-14，1981．
伊藤清夫：薬徴解説(18)柴胡．漢方医学講座（日本短波放送放送内容集），17，32-37，1981．
【1984年】
伊藤清夫：食物談義- 牛肉の問題-．活，26(2)2，1984．
伊藤清夫：食物談義(2)- 牛肉の問題(続)-．活，26(4)2，1984．
伊藤清夫：食物談義(3)- 牛肉の問題(続)-．活，26(6)2，1984．
伊藤清夫：食物談義(4)- コレステロール(1)-．活，26(8)2，1984．
伊藤清夫：活人随想(6) 疲労について(その五)．活，26(2)7，1984．
伊藤清夫：活人随想(7) 疲労について(その六)．活，26(3)7，1984．
伊藤清夫：活人随想(8) 疲労について(その七)．活，26(4)7，1984．
伊藤清夫：活人随想(9) 疲労について(その八)．活，26(5)7，1984．
伊藤清夫：活人随想(10) 睡眠について(その一)．活，26(6)7，1984．
伊藤清夫：活人随想(11) 睡眠について(その二)．活，26(7)7，1984．
伊藤清夫：活人随想(12) 睡眠について(その二)．活，26(8)7，1984．
伊藤清夫：活人随想(13) 睡眠について(その二)．活，26(9)7，1984．

## 【1985年】

伊藤清夫:賀正 年頭所感.活,26(10)1,1985.
伊藤清夫:活人随想(14) 睡眠について(その三).活,26(12)7,1985.
伊藤清夫:活人随想(15) 睡眠について(その四).活,27(1)7,1985.
伊藤清夫:活人随想(16) 睡眠について(その五).活,27(2)7,1985.
伊藤清夫:活人随想(17) 睡眠について(その六).活,27(3)7,1985.
伊藤清夫:活人随想(18) 睡眠について(その七).活,27(4)7,1985.
伊藤清夫:活人随想(19) 睡眠について(その八).活,27(5)7,1985.

## 【1986年】

伊藤清夫:附子使用経験(その一).和漢薬,36(9)60-63,1986.
近澤幸嗣郎,荒木重雄,玉田太朗,伊藤清夫,伊藤裕至,新井基夫:第3回和漢医薬学会{86}煎液中に移行する附子剤の総アルカロイド量とその臨床効果について.和漢医薬学会誌,3(3)262-263,1986.
伊藤清夫,藤平健,大塚恭男,藤井美樹,矢数圭堂:類聚方広義研究会(71)質疑応答 梔子鼓湯〜酸棗仁湯.活,27(11)9-10,1986.

## 【1987年】

伊藤清夫:漢方と食養について.日本綜合医学会雑誌,(18)20,1987.
近澤幸嗣郎,荒木重雄,玉田太朗,伊藤清夫,伊藤裕至,新井基夫:修治附子片の慢性関節リウマチに対する臨床効果とその薬理学的検討.日本東洋医学雑誌,37(4)297-304,1987.
伊藤清夫:21世紀に向けての東洋医学の役割.漢方の臨床,34(5)267-277,1987.
矢数道明,藤平健,坂口弘,伊藤清夫,山田光胤:座談会「日本漢方の特徴」夜話.漢方の臨床,34(9)577-591,1987.

## 【1988年】

近澤幸嗣郎,荒木重雄,玉田太朗,伊藤清夫,伊藤裕至,新井基夫:修治附子および烏頭含有アルカロイドの組成ならびにその煎液中への移行に関する研究.日本東洋医学雑誌,39(1)33-40,1988.
伊藤清夫:柴胡剤の運用について.漢方の臨床,35(12)1371-1380,1988.

## 【1990年】

伊藤清夫:漢方と食養.生態学的栄養学研究,(14)23-33,1990.

## 【1992年】

伊藤清夫:漢方湯液治療研究会について.漢方の臨床,39(2)147-148,1992.
新井基夫,五十嵐宏,伊藤清夫:慢性関節リウマチの湯液療法(第1報).漢方の臨床,39(2)183-194,1992.
伊藤清夫:体痛の薬方,リウマチの薬方.漢方の臨床,39(2)195-197,1992.
伊藤清夫:帰経・引経報使について.漢方の臨床,39(7)910,1992.
新井基夫,伊藤清夫:慢性関節リウマチの湯液治療.漢方の臨床,39(12)1591-1602,1992.
伊藤清夫:慢性関節リウマチの漢方薬方の運用.漢方の臨床,39(12)1603-1606,1992.

伊藤清夫:医学の窓 随証治療の実際(前編).千葉県医師会雑誌,44(3)288-289,1992.
【1993年】
伊藤清夫:第2回湯液研究会のテーマ講演「リウマチ」について.漢方の臨床,40(2)228-232,1993.
伊藤清夫:第2回湯液研究会のテーマ講演「リウマチ」について(続).漢方の臨床,40(4)670-677,1993.
伊藤清夫:古方の意味するもの.漢方の臨床,40(7)989,1993.
伊藤清夫:問診について(1).漢方の臨床,40(11)1500-1503,1993.
伊藤清夫:問診について(2).漢方の臨床,40(12)1620-1624,1993.
伊藤清夫:日本漢方の進歩発展の方策.日本東洋医学雑誌,43(3)482-483,1993.
岡本昭二,伊藤清夫,田辺恵美子,松下嘉一,滝沢和彦,伊藤隆,野口允,中島一,谿忠人,千葉庸夫,秋葉哲生,三潴忠道,高柳欽一:総合討論 アトピー性皮膚炎の漢方治療 西洋医学的アプローチと漢方医学の接点.第20回千葉東洋医学シンポジウム(アトピー性皮膚炎の治療(II)東西医学の立場から),100-107,1993.
【1994年】
伊藤清夫:巻頭言 漢方エキス製剤の保険適用除外問題について.漢方の臨床,41(1)9-10,1994.
新井基夫,伊藤清夫:慢性気管支喘息の湯液治療.漢方の臨床,41(1)71-85,1994
伊藤清夫:問診について(3).漢方の臨床,41(1)114-121,1994.
伊藤清夫:問診について(4).漢方の臨床,41(2)237-242,1994.
伊藤清夫:第3回漢方湯液治療研究会を終えて(1).漢方の臨床,41(3)399-401,1994.
伊藤清夫:第3回漢方湯液治療研究会を終えて(2).漢方の臨床,41(4)506-509,1994.
伊藤清夫:漢方というもの.漢方の臨床,41(12)1601-1603,1994
伊藤清夫:実践漢方入門シリーズ 柴胡剤の運用について.千葉東洋医学シンポジウム,(21)97-103,1994.
【1995年】
伊藤清夫:1995年・年頭の言.漢方の臨床,42(1)68-70,1995.
伊藤清夫:漢方というもの(続).漢方の臨床,42(2)226-230,1995.
新井基夫,伊藤清夫:慢性関節リウマチの治験例における薬方の運用(附)痛みに用いる附子について.漢方の臨床,42(6)666-677,1995.
伊藤清夫:吉益東洞と日本の科学思想 東洞における古方の考え方.漢方の臨床,42(9)1111-1118,1995.
伊藤清夫:吉益東洞と日本の科学思想(続)東洞における古方の考え方.漢方の臨床,42(10)1221-1224,1995.
伊藤清夫:東洞と求真を想う.漢方の臨床,42(12)1553-1554,1995.
【1996年】
伊藤清夫:巻頭言 随証治療の意味するもの-湯液治療を科学的に行い,日本漢方の発展を-.漢方の臨床,43(10)1929,1996.
新井基夫,伊藤清夫:癌の漢方湯液治療(第一報)子宮癌・乳癌.漢方の臨床,43(12)

2170-2183, 1996.
伊藤清夫:体痛の漢方湯液治療.痛みと漢方, (6)9-14, 1996.
【1997年】
伊藤清夫:千葉東洋医学講座(3)体痛の漢方湯液治療.月刊漢方療法, 1(3)236-242, 1997.
伊藤清夫,松下嘉一:特別企画 巻頭対談7 現代漢方医学の源流を探る!.月刊漢方療法, 1(8)584-595, 1997.
藤平健,伊藤清夫,秋葉哲生,中村謙介:座談会 奥田謙蔵先生を語る.漢方の臨床, 44(8)993-1015, 1997.
【1998年】
新井基夫,伊藤清夫:癌の漢方湯液治療(第2報)悪性リンパ腫, 45(5)611-619, 1998.
【2012年】
伊藤清夫:漢方ブーム.漢方の臨床, 59(2)324, 2012.

【大学図書】
・食を活かす,創元社, 1974.
・高血圧の治し方百科 現代医学・ツボ・漢方の併用効果をねらう,主婦と生活社, 1976.
・とにかく痩せます,久保書店, 1977.
・食養と漢方,創元社, 1984.
・これから健康で長生きするには:不老長寿への方策,産業新潮社, 1984.

【その他】
鍋谷欣市,盛克己,矢数道明,秋葉哲生,中林謙介,坂口弘,緒方芳郎,小川新,根本幸一,寺澤捷年,松浦敬一,高橋法昭,兪雪如,神靖衛,伊藤敏雄,鎌田慶市,松下嘉一,今田屋章:伊藤清夫先生を悼む.漢方の臨床, 45(7)849-905, 1998.
横内正典,宮崎綾子,磯島正,松下嘉一,三好史郎,藤井美樹,藤巻日出夫,新井基夫,土屋伊磋雄,長沢伸子:伊藤清夫先生を悼しむ(続).漢方の臨床, 45(8)1067-1090, 1998.
細川喜代治,永井良樹:伊藤清夫先生を悼む.漢方の臨床, 45(9)1220-1223, 1998.
西沢一:伊藤清夫先生から送られた写真.漢方の臨床, 45(10)1344-1353, 1998.
訃報- 漢方界の趣味人 伊藤清夫先生逝く-.東洋医学, 26(7)11, 1998.
伊藤みさ,岩倉きさ,鈴木きよ,竹久清司,今田屋章,鎌田慶市郎,高橋法昭,松下嘉一,盛克己:追悼座談会 漢方界の趣味人 伊藤清夫先生を偲ぶ会.東洋医学, 26(9)26-34, 1998.
緒方芳郎:(特別企画)巻頭インタビュー(25)大塚敬節、伊藤清夫両先生に師事、緒方芳郎氏に聞く!臨床から入り、傷寒論・金匱要略もそこから遡って勉強したらよいのではないか.月刊漢方療法, 4(4)265-273, 2000.
千葉大学大学院医学研究院和漢診療学ホームページ https://www.m.chiba-u.ac.jp/class/wakan/outline/predecessor/ito.html 千葉の先人たち,伊藤清夫.

# 索 引

## 【ア】

相見三郎……835
饗庭東庵……612
阿膠……(薬能)340
浅井周伯……612
浅田宗伯……138、192、357
浅田流漢方入門……139、357
味岡三伯……612
アトピー性皮膚炎……127、255、(瘀血)343
アレルギー性鼻炎……32、235、249、262
新井基夫……838
荒木正胤……62、347
安中散……(慢性胃炎)284、(胃潰瘍)287

## 【イ】

胃アトニー……216
胃炎……435
胃潰瘍……76、107、123
胃下垂症……216
胃癌……156
胃酸過多症……122、435
胃・十二指腸潰瘍……284
医界之鉄椎……541
医学における逐次実験法……449、553
医学の歴史……510
医学弁証法……588、674、676
医事或問……51、109、614
医断……114
石川太刀雄……540
石塚左玄……105、675、729
石野信安……5、834
石原明……835
頤生輯要……729
井関玄悦……612
一本堂薬選……192

伊藤仁斎……511、669
伊藤敏雄……837
伊東弥恵治……105、412、832
井上玄徹……612
疣……311
威霊仙……(痛み)320
咽喉炎……251
咽頭結核……251
茵蔯蒿……(駆水)170

## 【ウ】

烏頭……(鎮痛)294、395
烏頭湯……(身体痛)314、394
宇津木昆台……192、612
温経湯……(手掌角化症)213、(瘀血)334、338

## 【エ】

疫痢……267
越婢加朮湯……(身体痛)312
越婢加朮附湯……(身体痛)308、312
越婢加半夏湯……(喘息)259
越婢湯……(風邪)29、(身体痛)308、312、(合方)535
円形禿頭症……122、134、435
延寿養性訣……729
延年半夏湯……(肋間神経痛)306

## 【オ】

黄耆……(風邪)28、(駆水)166、181、(痛み)318、395
黄芩……88
黄疸……122
黄連解毒湯……215、(胃潰瘍)288
黄連湯……(急性胃炎)283
大沢仲昭……489
大島良雄……370、676

# 索引

大塚敬節……392、547、835、837
大塚恭男……492、840
大野修嗣……584
岡本玄治……612
緒方芳郎……837
小川新……837、**839**
小川鼎三……510
小倉重成……5、**392**、457、831、834、840
荻生徂徠……511、669
荻原幸夫……565
奥田謙蔵……**4**、91、347、405、448、456、480、547、575、586、833
奥門会……834
瘀血……**322**、(皮膚)790
お種人参……442
尾台榕堂……356、365
遠田裕政……5

## 【カ】

疥癬……312
解体新書……444、511
貝原益軒……365、511、621、729、767、820
化学的食養長寿論……105、675、729
香川修庵……192、511
香月牛山……612、729
下肢静脈瘤……(瘀血)301
仮性近視……216
風邪……**8**、**218**、**226**、249、313、(食方)767
　老人・虚弱者の――……250
　乳幼児の――……250
肩関節周囲炎……314
肩こり……131、**299**
脚気……312
葛根……(風邪)**28**、(痛み)294、**316**、395
葛根黄芩黄連湯……(風邪)**36**、(下痢)266
葛根加(苓)朮附湯……(鎮痛)183、217、300、(腰痛)301、(坐骨神経痛)304、(四十腕)305、(身体痛)**307**、394、**402**、(RA)496
　―加石膏……(RA)395

葛根加半夏湯……(風邪)21、36、201、229、(下痢)265
葛根湯……(風邪)9、11、**15**、**16**、21、**23**、229、**231**、247、(下痢)**265**、(肩こり)299、(身体痛)**307**、(合病)348、(加減)533
　―加桔梗石膏……401
　―類……(副鼻腔炎)215
滑石……(駆水)170、181
加藤謙斎……612
加味逍遥散……(便秘)276
鎌田慶市郎……837、844
過労……217
栝楼枳実湯……(咳)253
栝楼根……88、(加味)435
かわら茸……(癌)155、360
肝炎……122、275
巻懐食鏡……729
乾姜……**88**、(駆水)170、181、(痛み)**319**
乾姜附子湯……(水代謝)184
乾漆……(薬能)336
甘遂……(駆水)170、181
甘草……**88**、(風邪)**28**、(痛み)**315**、395
甘草瀉心湯……(下痢)**267**、(胃潰瘍)288
甘草湯(忘憂湯)……(痛み)**293**、(加減)533
甘草麻黄湯……(喘息)257
関節炎……183、217、312
関節痛……217
関節リウマチ……179、183、217、296、311、312、314、**394**、**495**、501、557
漢方医学十講……368、456
漢方医薬新聞……507
漢方概論……457、576
漢方古方要方解説……188、202、357、392、835
漢方後世要方解説……202、592
漢方診療医典……128
漢方治療提要……87、165、541
漢方保険診療指針……136
漢方薬物学入門……150

外傷……(瘀血)331
咳嗽……248
艾葉……(薬能)340
癌……153、359

## 【キ】

気管支炎……31、32、122、214、235、249
　慢性―……249、**252**、435
　老人の―……25、41、233、250、313
気管支拡張症……259
気管支喘息……32、122、123、**127**、216、
　235、249、250、251、**254**、826
桔梗……(加味)435
桔梗石膏……401
菊谷豊彦……417
枳実……88
北尾春圃……612
橘皮……(加味)435
気の研究……694
気の思想……705
木村康一……540
芎黄散……(瘀血)**334**
芎帰膠艾湯……(瘀血)332、**334**、338
急性胃炎……122、**282**
急性胃腸炎……267
急性腎炎……311、312
胸脇苦満……120
狭心症……122
杏仁……(風邪)28、(駆水)167、181、
　(痛み)318
虚弱体質の子供……213
切紙……609
金匱会中将湯ビル診療所……837
近世漢方医学史……592、608、612
筋肉痛……217、**299**
筋肉リウマチ……311

## 【ク】

車(乗物)酔い……215、266
呉秀三……602
黒田源次……694

## 【ケ】

桂姜棗草黄辛附湯……(身体痛)309
桂枝……88、(風邪)28、(渡邊)192、(奥
　田)203、(痛み)316、395、(薬能)340
桂枝湯……(風邪)9、14、16、21、23、229、
　231、(鎮痛)296、(身体痛)307、(加減)
　533、(合方)535
　―合越婢湯加朮附子……(RA)395
　―合越婢湯加朮附加当帰・薏苡仁・牛
　　膝・延胡索……(RA)503
桂枝加黄耆湯……(風邪)33、236、(加
　減)533
桂枝加葛根湯……(風邪)229、(身体痛)
　307、(加減)533
桂枝加桂湯……(風邪)33、236、(頭痛)
　213、246、(加減)533
桂枝加厚朴杏仁湯……(風邪)32、235、
　(加減)533
桂枝加芍薬湯……(下痢)266、(身体痛)
　307、(加減)533
　―加蜀椒・人参……(便秘)276
桂枝加芍薬大黄湯……(便秘)275
桂枝加芍薬附子湯……(身体痛)307
桂枝加朮附湯……(鎮痛)183、187、217、
　296、(腰痛)301、(坐骨・神経痛)304、
　(身体痛)307、394、**402**
桂枝加大黄湯……(下痢)266、(加減)533
桂枝加茯苓附子湯……187
桂枝加附子湯……(風邪)34、(鎮痛)296、
　(身体痛)307、310、394、(加減)533
桂枝加苓朮附湯……(鎮痛)187、(坐骨
　神経痛)304、(身体痛)307、394
桂枝甘草湯……(加減)533
桂枝去芍薬湯……(加減)533
桂枝去芍薬加附子湯……(加減)533
桂枝芍薬知母湯……(身体痛)308、311、
　394、(RA)496、557
桂枝二越婢一湯……(風邪)23、29、232、
　234、(合方)535
　―加朮附……(鎮痛)183、217、(身体
　痛)308、(RA)395、495

# 索引

桂枝二麻黄一湯……(風邪)23、29、231、(合方)535
桂枝人参湯……(下痢)268
桂枝茯苓丸……104、(冷えのぼせ)213、(喘息)260、(肩こり)300、(瘀血)331、334、337
桂枝茯苓丸加薏苡仁……(手掌角化症)213
桂枝附子湯……(体痛)394、(加減)533
桂麻各半湯……(風邪)11、21、23、29、229、231、234、(合方)535
啓迪集……608
頸部リンパ腺炎……435
痙攣痛……296
結核……131
結膜炎……312
血清薬理学……354、562
健康への道……105
下瘀血湯……(瘀血)334、338
下痢……262
外台烏頭湯……76
月経異常……213
眩暈……164、268
現代東洋医学……563
元文璋……588

## 【コ】

古医学研究……834
古今方彙……146、358
古今養生録……729
古方派……511
古方薬議……192、357
古方薬品考……192
小泉栄次郎……192
小橋恭一……565
胡熙明……377
膠飴……(痛み)293
皇漢医学……52、105、202、342、356、392、405、537
皇漢医学要方解説……108、202
高血圧症……122、125、137、216、274、275、(瘀血)301、(肥満)785

康治本傷寒論の研究……522、547
更年期障害……34、213
厚朴……(風邪)28
コレラ……267
合病……62、348
五虎湯……(喘息)258
五十肩……299、304
五味子……(風邪)28
五苓散……164、188、374、(風邪)36、235、(水代謝)184、(頭痛)213、246、(宿酔)215、(仮性近視)216、(下痢)266、(肩こり)300、(血清薬理学)566
牛膝……(痛み)320
呉茱萸……(駆水)169、181
呉茱萸湯……(頭痛)213
後世派……511
後藤艮山……511、659

## 【サ】

柴陥湯……435
柴胡……55、88、150
柴胡加芒硝湯……80、83、92、100、(合方)535
柴胡加竜骨牡蛎湯……76、83、93、102、104、122、(耳鳴り)133、(バセドウ)133、(風邪)239、(便秘)275、(肩こり)300、(円形禿頭症)435、(合方)535
　―大黄加減……(高血圧)127、137
　―去大黄加甘草・牡丹皮・桃仁・芍薬・釣藤鈎……(高血圧)127、136
　―去大黄加甘草合桂苓丸料加当帰・薏苡仁・かわら茸……(乳癌)155
　―合桂枝茯苓丸……(高血圧)330
柴胡枳桔湯……(肋間神経痛)306
柴胡去半夏加栝楼湯……80、83、92、100、(合方)535
柴胡桂枝乾姜湯……71、83、93、101、104、123、(風邪)238、(肩こり)300
　―加黄耆(茯苓)……34
　―合桂枝茯苓丸……393
　―合当帰芍薬散……393
柴胡桂枝湯……74、83、93、101、104、123、

（風邪）13、21、**37**、53、229、**237**、（腺病体質児）133、（胆嚢炎）214、（乳幼児便秘）275、（慢性胃炎）**284**、（肩こり）300、（肋間神経痛）306、（合方）535
　　―加減……（胃潰瘍）286
　　―加桔梗・石膏……401、（風邪）38、（咳）252
　　―加厚朴・杏仁……（咳）252
　　―加牡蛎・茯苓・小茴香・黄連・延胡索・縮砂……（胃潰瘍）76、107
　　―合桂枝加厚朴杏仁湯……（咳）253
　　―合半夏厚朴湯……（風邪）38、（小児喘息）128、（喘息）260
　　―合麦門冬湯……（風邪）38
　　―合麻杏甘石湯……（風邪）38
柴芍六君子湯……（便秘）276
柴朴湯……（風邪）13、22、（喘息）128、（気管支炎）435
柴苓湯……435、（風邪）36、（血清薬理学）565
細辛……（風邪）**28**、（駆水）167、181、（痛み）316
坂口弘……540、840
桜沢如一……105
三黄瀉心湯……77、（のぼせ）213、（宿酔）215、（便秘）273、（胃潰瘍）288
三叉神経痛……250
坐骨神経痛……217、296、303、314

【シ】

C 型肝炎……129
四逆散……**78**、**83**、**93**、103、104、**123**
　　―加味……（胃潰瘍）288
　　―合半夏厚朴湯……（喘息）26
四逆湯……（水代謝）184、（下痢）267
四君子湯……（胃潰瘍）288
四十腕……**304**
四物湯……104、（瘀血）332、**334**、339
梔子甘草豉湯……545
梔子厚朴湯……546
梔子豉湯……545
梔子生薑豉湯……545

疾患別中医治療の実際……496、502
湿疹……214、255
湿性肋膜炎……249
しもやけ……214
芍甘黄辛附湯……（坐骨神経痛）304、（身体痛）**309**
芍薬……**88**、（風邪）**28**、（痛み）294、315、395、（薬能）340、（薬徴）351、（加味）435
芍薬甘草湯……（鎮痛）296、（腰痛）301、（身体痛）307、310、（加減）533
芍薬甘草附子湯……（鎮痛）296、（腰痛）301、（坐骨神経痛）304、（身体痛）307、310
車前子……（駆水）170、181
衆方規矩……146、358
宿酔（二日酔）……215、266
手掌角化症……213、311
出血……（瘀血）332
傷寒論……**13**、343、461、530、544、（逐次法）557
傷寒論解説……547
傷寒論梗概……575
傷寒論講義……4、547、586、835
傷寒弁術……145
小建中湯……（虚弱体質）213、（幼児ヘルニア）215、（便秘）276、（胃潰瘍）288
小柴胡丸……（結核）131
小柴胡湯……**56**、**83**、**92**、**98**、**104**、**122**、343、433、549、（風邪）13、21、53、230、238、（腺病体質児）133、（浅田流）139、（虚弱体質）213、（乳幼児便秘）275、（肩こり）300、（肋間神経痛）306、（副作用）481、（合方）535
　　―加桔梗石膏……401、（風邪）39
　　―加麦門冬……（風邪）41
　　―加牡丹皮・当帰・茯苓・朮・かわら茸・霊芝・半技連……（胃癌）156
　　―合茵蔯蒿湯……（肝炎）435
　　―合茵蔯五苓散……（肝炎）435
　　―合桂枝加厚朴杏仁湯……（咳）253
　　―合桂枝茯苓丸……393、435、（喘息）442

# 索 引

―合桃核承気湯……435
―合当帰芍薬散……393、435
―合半夏厚朴湯……(小児喘息)129、259、(風邪)230、239、(咳)252、(喘息)260
―合麦門冬湯……(咳)253
―合麻杏甘石湯……(風邪)239、(咳)253
小青竜湯……(風邪)22、31、230、235、(喘息)128、260、(咳)249
―加杏仁・石膏……(喘息)259
―合半夏厚朴湯……(喘息)258
小半夏加茯苓湯……(水代謝)184、(車酔い)215、(つわり)247
生姜……88、(風邪)28、(駆水)169、181、(痛み)319
生姜瀉心湯……(下痢)267、(急性胃炎)283、(胃潰瘍)288
焦樹徳……364、376、501、519、528
商陸……(駆水)170、181
症例から学ぶ中医弁証論治……501、520
諸科学の解体……641
暑気あたり……266
食餌療法……733
食療正要……729
食を活かす……838
白髪……775
代田文誌……540
神経症……122、123、267
神経性心悸亢進……122
神経痛……183、217、296、302、310、311、312、313
神秘湯……(喘息)258
神靖衛……837、839
心臓弁膜症……122、123
身体痛……164、292
真武湯……558、(風邪)41、(水代謝)184、(下痢)268、(眩暈)374
痔……216、(瘀血)329、332
痔痛……293
地黄……(痛み)319、(薬能)336、340、(加味)435

十全大補湯……(易疲労)213、217、(胃潰瘍)288
朮……(駆水)166、179、181、(渡邊)196、(奥田)203、(痛み)317、395
朮附湯……(鎮痛)183、187、(身体痛)307、313、394
術後の回復……217
潤腸湯……(便秘)274
上熱下寒……33
耳聾……122
腎炎……249、312
蕁麻疹……214、(瘀血)332

## 【ス】

水蛭……(薬能)336
菅井正朝……588、676
杉田玄白……444、603、621
頭痛……213、246、313
　慢性―……268

## 【セ】

清暑益気湯……(夏ばて)213、(疲労)217
清熱解鬱湯……(胃潰瘍)288
成無已……62
石膏……(風邪)28、31、(痛み)319、395、(加味)435
赤小豆……(駆水)170
赤痢……267
施薬院全宗……612
川芎……(痛み)320、(薬能)336、340
潜証論……836
疝痛……296
腺病体質改善……122、435
喘息……31、(瘀血)343
喘息様気管支炎……127、216、250、255

## 【ソ】

桑白皮……(駆水)170、181
疎経活血湯……(身体痛)309
蔵志……373、406、444、603

864

## 索 引

### 【夕】

大棗……88、(風邪)28、(痛み)293、319、395
大黄……88
大黄甘草湯……(便秘)273
大黄䗪虫丸……(瘀血)334
大黄牡丹皮湯……104、(虫垂炎)216、(瘀血)332、334、338
大建中湯
　―合小建中湯……(便秘)276
大柴胡湯……69、83、93、102、104、122、(風邪)21、53、230、238、(喘息)127、(肩こり)131、300、(胆嚢炎)214、(便秘)275
　―加牡丹皮・桃仁・桂枝・茯苓……(高血圧)126
　―去大黄……104
　―合桂苓丸料合麻杏甘石湯加減……(喘息様気管支炎)128
　―合桃核承気湯……393
　―合当帰芍薬散……393
　―合半夏厚朴湯……(小児喘息)128、(風邪)239、(咳)252、(喘息)260
　―合麻杏甘石湯……(咳)253
大青竜湯……(風邪)24、35、232
大腸炎……268
大防風湯……(身体痛)309
高橋法昭……837
沢瀉……(駆水)166、181、(渡邊)198、(奥田)203
沢瀉湯……(眩暈)164、185、374、(用量)389
竹中通菴……729
武見太郎……836
田代三喜……510、608
田代眞一……354、562
館野健……834
多発性関節炎……311
炭酸ガス中毒……311
胆石症……122、123、214、275
胆嚢炎……76、122、275、435

丹毒……312
丹波康頼……608
打撲……(瘀血)331

### 【チ】

逐次実験法……449、553、836
竹節人参……442
竹葉石膏湯……(咳)250
血の道症……123、213、(瘀血)329
千葉東弥……834
知母……(痛み)318
中医古方派……837
中国医学史……522
中心性網膜炎……(瘀血)333
中耳炎……122、435
註解傷寒論……62
虫垂炎……216
調胃承気湯……(便秘)273
腸炎……268
腸結核……268
腸疝痛……123
猪苓……(駆水)166、181、(渡邊)200、(奥田)204
猪苓湯……(水代謝)184、(膀胱炎)214

### 【ツ】

通草……(痛み)318
痛風……216
疲れやすい……213
津谷喜一郎……417、508
津田玄仙……612
つわり……247

### 【テ】

低血圧……216
抵当湯……(瘀血)327、334、338
丁宗鐵……417
寺澤捷年……575
寺師睦宗……840
てんかん……122、123

# 索　引

## 【ト】

桃核承気湯……104、(月経不順)214、(喘息)260、(便秘)274、(肩こり)300、(瘀血)332、334、338
冬瓜子……(駆水)170、(薬能)336
当帰……(痛み)317、(薬能)336、340
当帰四逆加呉茱萸生姜湯……(冷え症)213、(身体痛)308
当帰芍薬散……104、(水代謝)184、(冷え症)213、(肩こり)300、(瘀血)331、334、339
　―加大黄……(便秘)276
　―加薏苡仁……(手掌角化症)213
　―合大黄甘草湯……(便秘)276
東洞全集……602
糖尿病……122
桃仁……(薬能)336、340
杜仲……(痛み)320
動脈硬化症……122、125、216、274、(瘀血)330、331
独活……(痛み)320
独参湯……441

## 【ナ】

内藤蕉園……192
中島随象……405
中田敬吾……573
中村謙介……836
長沢道寿……612
長沢元夫……58、344、522、547、586
長浜善夫……5、405、833
永富独嘯庵……511
名古屋玄医……511、659
夏ばて……213
鍋谷欣市……832、834
難聴(突発性)……133

## 【ニ】

二木謙三……105
にきび……213
日本の科学思想……406、444、510、603、622、674

乳癌……155
妊娠腎……(瘀血)332
人参……88、(痛み)319
人参湯……(水代謝)184、(下痢)268、(慢性胃炎)284、(胃潰瘍)288

## 【ネ】

ネフローゼ……249

## 【ノ】

のぼせ症……213
野間玄琢……612

## 【ハ】

肺炎……35、122、249
　老人の―……25、41、233、250、313
肺気腫……249、259
肺結核……122、251、253
肺水腫……249
排尿痛……310
伯州散……775
禿……775
長谷川弥人……139、357
秦宗巴……612
八珍錫類湯……(RA)502
八味丸……(水代謝)184、749、(便秘)276、(腰痛)302、(山薬)791
蜂蜜……(痛み)293
発汗……172
華岡青洲……604
鼻づまり……250
林市之進……612
原田正敏……834、840
半夏……88、(風邪)28、(駆水)169、181
半夏厚朴湯……(水代謝)184、(咳)251
半夏瀉心湯……(下痢)267、(急性胃炎)283、(慢性胃炎)284、(胃潰瘍)288、(肩こり)300
半枝蓮……(癌)155、360
麦門冬……(加味)435
麦門冬湯……(風邪)40、(咳)250、(喘息)259

866

# 索 引

バセドウ病……122、133

## 【ヒ】

費維光……586
冷え症……164、213
冷えのぼせ……(瘀血)329
痺証……501
皮膚病……312
肥満症……122、216、275、**780**
百日咳……214、249、250、251
平野元良……729
平野必大……729
白虎加人参湯……(風邪)**35**
白芷……(痛み)**320**
白朮附子湯……(体痛)**394**
病家須知……729
病後……217

## 【フ】

不安……267
不眠……267
腹痛……280
　　小児の―……310
浮腫……174、249
藤井美樹……840
藤平健……5、457、540、576、833、840、841
藤巻日出男……837、843
フルンケル……312
茯苓……**88**、(駆水)166、180、181、(渡邊)194、(奥田)203、(痛み)**317**、395
茯苓飲……(水代謝)184、(胃潰瘍)288
茯苓甘草湯……(水代謝)184
茯苓杏仁甘草湯……(水代謝)184
茯苓沢瀉湯……(水代謝)184
附子……(風邪)**28**、(駆水)168、181、(鎮痛)179、187、216、**294**、**315**、395、401、556
附子粳米湯……**186**、(胃潰瘍)289
附子湯……(水代謝)184、(身体痛)**307**、313、394、558
附子の研究……838
附子理中湯……267、(下痢)268、(胃潰瘍)288

## 【ヘ】

平胃散……(急性胃炎)**283**
平成薬証論……92
併病……62、836
変形性関節炎……313、314
変形性膝関節症……217、311
扁桃炎……122、435
便秘……270

## 【ホ】

方極……627
庖厨備用大和本草……729
細野史郎……368、405、456、841
補中益気湯……(易疲労)213、217、(血清薬理学)566
本草綱目……511
本草洞詮……820
本朝食鑑……729
防已……(駆水)166、181、(痛み)**318**
防已黄耆湯……180、(水代謝)184、(身体痛)313、395
　　―加附子……(変形性膝関節症)217、(身体痛)**308**
防已茯苓湯……180、(水代謝)184、(身体痛)313
　　―加附子……(変形性膝関節症)217
防風……(痛み)**320**
防風湯……(身体痛)**309**
膀胱炎……(瘀血)332
膀胱結石……(瘀血)332
芒硝……**88**
蛇虫……(薬能)**336**
朴炳奎……583
牡丹皮……(堕胎)332、(薬能)**336**、340
牡蛎……**88**

## 【マ】

麻黄……(風邪)**28**、(駆水)167、181、(痛み)**316**、395
麻黄加朮湯……(水代謝)184、(身体痛)**308**、311

索　引

麻黄加朮附湯……（身体痛）308
麻黄湯……（風邪）9、11、**15**、**16**、21、23、
　　229、**231**、（身体痛）308、（合方）535
麻黄附子甘草湯……（風邪）41
麻黄附子細辛湯……（風邪）22、25、**41**、
　　230、**233**、（水代謝）184、（咳）**250**、（身
　　体痛）308、312
麻杏甘石湯……（風邪）22、31、230、**234**、
　　（喘息）128、260、（咳）**250**
　　　―合半夏厚朴湯……（喘息）258
麻杏薏甘湯……（身体痛）308、311、394
麻子仁丸……（便秘）**274**
麻疹……251
松浦敬一……417
松岡恕庵……729
松下嘉一……837、840
松本良順……820
曲直瀬玄朔……612
曲直瀬道三……406、510、**608**、611
曲直瀬正純……612
慢性胃炎……122、**283**
慢性胃腸炎……267
慢性肝炎……107、122、435
慢性球後性視神経炎……164
慢性腎炎……249、（瘀血）332
慢性膵炎……123
慢性胆囊炎……214
慢性副鼻腔炎……215
慢性膀胱炎……214

【ミ】

ミシマサイコ（三島柴胡）……55、90、
　　387、436
水当たり……266
耳鳴り……122、133

【ム】

向井元升……729
室賀昭三……417

【モ】

木通……（駆水）169

木防已去石膏加茯苓芒硝湯……（水代
　　謝）184
盛克己……837、843
森田幸門……405
森秀太郎……540

【ヤ】

矢数圭堂……840
矢数道明……405、540、608、835、838
薬徴……65、87、166、192、351、373、551、
　　625
薬能……65、85、**179**、**333**
薬能方法弁……192
安井広迪……444
痩せ……216
夜啼症……123
夜尿症……123
山田光胤……443、840
山脇玄心……612
山脇東洋……373、444、511、603、612、
　　621、659
大和本草……511、621

【ユ】

湯本求真……52、105、342、392、405、448、
　　487、537、540

【ヨ】

幼児のヘルニヤ……215
養生訓……356、767
養生法……820
腰痛……216、**301**、314
腰背脚拘急、微痛……310
薏苡仁……155、（駆水）166、（痛み）**317**、
　　395、（癌）360、（加味）435
薏苡仁湯……（身体痛）309
薏苡附子敗醬散……（虫垂炎）216
吉益東洞……51、120、357、373、511、**602**、
　　611、**622**、**655**、659
余田民……507

868

# 索 引

## 【リ】

李朱医学……405、478、510、592、606、624、632、660
理中湯……(下痢)268
六君子湯……(易疲労)213、217、(胃潰瘍)288
竜骨……88、
竜胆……(痛み)320
流産……213、332
劉渡舟……386、461、521、539
苓甘姜味辛夏仁湯……(水代謝)184、(咳)249、(喘息)259
苓甘姜味辛夏仁黄湯……(咳)250
苓姜朮甘湯……559、(水代謝)184
苓桂甘棗湯……558
苓桂朮甘湯……558、(慢性球後性視神経炎)164、(水代謝)184、(仮性近視)216
臨床医学の誕生……633
臨床応用漢方医学解説……392

## 【ル】

類聚方……626
類聚方広義……5、356、365
るいれき……122、133

## 【レ】

霊芝……(癌)155、360
連翹……(駆水)170

## 【ロ】

肋間神経痛……305

## 【ワ】

和漢医薬学会誌……563
和漢薬考……192
和剤局方……146、358
和田啓十郎……541
和田正系……5、87、165、541、834
和田東郭……(四逆散)79
渡邊武……192、540

## 伊藤清夫漢方著作集

2025 年 3 月 14 日　第 1 刷発行

|著　　者|伊藤 清夫|
|編　　集|伊藤清夫漢方著作集刊行委員会|
|発 行 人|垣本 克則|
|発 行 所|株式会社 メディカルユーコン|

〒606-8225 京都市左京区田中門前町 87 番地
☎ (075) 706-7336　Fax (075) 706-7344
Web サイト　https://yukon.co.jp/

ⓒ Kisa Iwakura 2025. Printed and Bound in Japan
無断転載・複写を禁止します。
装丁／臼井 基夫 (creative works Scene inc.)
印刷・製本／亜細亜印刷株式会社
落丁本・乱丁本はお取替えいたします。ISBN978-4-901767-43-9